Klinische Elektroenzephalograpl

Stephan Zschocke

Klinische Elektroenzephalographie

Mit einem Beitrag von S. Kubicki über das Schlaf-EEG

und einem Geleitwort von E. Niedermeyer

Springer

Priv-Doz. Dr. med. S. Zschocke
Altonaer Straße 348a

D-25469 Halstenbek

Prof. Dr. med. S. Kubicki
Onkel-Bräsig-Straße 46

D-12359 Berlin

Mit 381 Abbildungen, davon 12 in Farbe

ISBN 3-540-54766-5 Springer-Verlag Berlin Heidelberg New York

Die Deutsche Bibliothek – CIP-Einheitsaufnahme
Klinische Elektroenzephalographie / Stephan Zschocke. Mit einem Beitr. von S. Kubicki über das Schlaf-EEG und einem Geleitw. von E. Niedermeyer. - Berlin ; Heidelberg ; New York ; Barcelona ; Budapest ; Hong Kong ; London ; Mailand ; Paris ; Tokyo : Springer, 1995
ISBN 3-540-54766-5
NE: Zschocke, Stephan; Kubicki, Stanislaw

Layout und Herstellung: Andreas Gösling, Heidelberg
Einbandgestaltung: Design & Produktion, Heidelberg
Satzerstellung durch den Autor mit DMC Calamus SL
Druck und Bindearbeiten: Appl, Wemding
SPIN: 10043220 25/3134-5 4 3 2 1 0 – Gedruckt auf säurefreiem Papier

Geleitwort

Einem Buch ein Geleitwort vorauszuschicken, ist an sich bereits eine ehrenvolle Aufgabe für den hierzu Eingeladenen. In diesem speziellen Fall – dem Werk meines Kollegen und Freundes Stephan Zschocke – ist es mir eine besondere Freude und Herzensangelegenheit.

Umfassende Werke von Einzelautoren werden immer seltener in unseren Tagen, ganz besonders, wenn es sich dabei um Darstellungen eines großen Fachgebietes handelt. Zschocke hat eigenhändig – wenn man von dem vorzüglichen Beitrag von Kubicki zum Schlaf absieht – ein erstaunliches Werk geschaffen, das in allen Punkten das Merkmal eines unabhängigen Denkers und Beobachters trägt. Der Stoff, und sei er noch so oft bearbeitet worden, wird durch seinen wachen, klugen Verstand filtriert und zumeist in neuer Form präsentiert, wobei gewisse Eigenwilligkeiten zutage treten, aber stets mit Fairness anderen gegenüber durchdacht.

Zschocke wurde durch jahrelanges Arbeiten in der experimentellen Neurophysiologie geprägt, und darum nimmt die Elektrogenese der Hirnpotentiale einen ganz besonders breiten Raum ein. Diese EEG-Potentiale werden in ihrer Normalität und in ihrem abnormen Verhalten behandelt, sei letzteres nun diffus oder fokal. Ganz vorzügliche Abbildungen kommen dem Verständnis zu Hilfe. Die neurologische Nosologie muß sich dabei diesen Einteilungsprinzipien unterordnen. Der Autor zeigt auch sein so grundehrliches Bemühen um eine saubere Akquisition der EEG-Aktivität. Da gibt es keine wegeabschneidenden Seitenpfade; der harte Weg zum Verständnis der EEG-Technologie zwecks Anfertigung technisch sauberer Kurven wird nirgends gekürzt. Eine solche Einstellung zur Gewinnung klinisch brauchbarer EEG-Kurven kann nicht warm genug begrüßt werden. Längst hatten wir „einen solchen Zschocke" gebraucht!

Möge diesem Werk Erfolg und seinem Autor noch viel Freude an dieser Bereicherung unseres Faches beschieden sein.

Ernst Niedermeyer, M.D.
Neurologist and Electroencephalographer
Professor of Neurology
The Johns Hopkins University School
of Medicine and Hospital, Baltimore, Maryland, U.S.A.

Vorwort

Das vorliegende Buch befaßt sich mit der Elektroenzephalographie wie sie routinemäßig in Klinik und Praxis durchgeführt wird beziehungsweise durchgeführt werden kann. Verfahren, die spezialisierten Einrichtungen wie beispielsweise der prächirurgischen Epilepsiediagnostik vorbehalten sind, bleiben ausgespart. Auch die besonderen Aspekte der Elektroenzephalographie des Kindes und der EEG-Diagnostik in der Psychiatrie konnten nur sehr eingeschränkt berücksichtigt werden. Diese Bereiche der Elektroenzephalographie, die schon immer einen eigenen Stellenwert hatten, erfordern eigenständige Darstellungen. Entsprechende Lehrbücher stehen zur Verfügung. Auch die Schlaf-EEG-Diagnostik wird vielfach als eine Spezialdisziplin gesehen. Umso glücklicher bin ich, daß dieses Buch durch diesen wichtigen Bereich der klinischen Neurophysiologie, der am ehesten noch die tägliche Praxis tangiert, mit dem Beitrag von Prof. St. Kubicki abgerundet wird.

In dem vorliegenden Buch wird den physiologischen und pathophysiologischen Grundlagen des EEG an verschiedenen Stellen oft besonderer Raum gegeben. Dabei wandelt man jedoch auf schmalem Grat, denn in bezug zum EEG des Menschen und insbesondere zu den EEG-Veränderungen bei den verschiedenen Erkrankungen des menschlichen Hirns fehlen diesbezüglich oft hinreichend gesicherte Erkenntnisse, oder sie fehlen ganz. Auf jeden Fall soll das Bestreben gefördert werden, die EEG-Wellen nicht nur als Epiphänomene zu sehen, die zu beschreiben sind, sondern immer auch als Abbild komplexer Vorgänge im erkrankten Gehirn.

Auch die methodischen Grundlagen der Elektroenzephalographie werden ausführlich dargestellt. Viele Fehler in der Praxis haben ihre Wurzel in einer unzureichenden Kenntnis der Technik, durch die die Neurophysiologie schon immer in besonderem Maße geprägt wurde. Vor allem die moderne digitale Elektronik darf für uns Kliniker nicht zu einer „black box" werden.

Dagegen bleibt die klinische Neurologie, der das EEG als diagnostisches Hilfsmittel dient, mit Absicht auf die für das Verständnis der EEG-Phänomene wichtigen Angaben beschränkt. Eine breitere Darstellung klinischer Sachverhalte hätte den Umfang dieses Buches gesprengt. Dazu stehen uns die Lehrbücher der klinischen Neurologie zur Verfügung.

Ich hoffe, daß das Buch allen etwas geben kann, die mit der klinischen Elektroenzephalographie zu tun haben, den EEG-Assistentinnen und -Assistenten ebenso wie den im EEG tätigen oder am EEG interessierten Ärzten, aber auch den Technikern, auf deren Mitarbeit wir angewiesen sind.

Ich habe vielen Mitarbeitern und Kollegen zu danken, die mir geholfen oder mich für die zeitlich aufwendigen Arbeiten an diesem Buch entlastet haben. Zu danken habe ich Prof. K. Kunze, dem Direktor der Neurologischen Universitätsklinik Hamburg-Eppendorf, daß ich auch nach meinem Ausscheiden aus dieser Klinik alle Möglichkeiten nutzen konnte, das Buch zu Ende zu bringen. Ich danke Prof. H. Zeumer, dem Direktor der Neuroradiologischen Abteilung des Universitätskrankhauses Hamburg-Eppendorf, für die Überlassung der verschiedenen, in diesem Buch wiedergegebenen CCT-Befunde.

Mein besonderer Dank gilt den Ratschlägen und kritischen Stellungnahmen der Herren PD Dr. H. Hinrichs, Prof. H. Petsche, Prof. P. Rappelsberger, Prof. E.-J. Speckmann, D. Struck und U. Walter. Zu besonderem Dank verpflichtet bin ich vor allem meiner langjährigen Mitarbeiterin und EEG-Assistentin Frau E. Kuhlmann. Viele der abgebildeten besonderen EEG-Beispiele gehen auf ihre mitdenkende Arbeit vor Ort (am Patienten) zurück, und auch bei der Verwirklichung dieses Buches hat sie mir in vielfältiger Weise geholfen. Schließlich gebührt dem Springer-Verlag für die Zusammenarbeit mein Dank und hier insbesondere für die im Verlaufe der Zeit durch Frau H. Berger und Herrn R. M. Kohl gewährte Unterstützung, jeweils unter der Leitung von Dr. Th. Thiekötter.

Stephan Zschocke

Inhaltsverzeichnis

1 Entstehungsmechanismen des EEG

Man muß unterscheiden zwischen den unmittelbaren *Potentialquellen* (Potentialgeneratoren) des EEG und den Strukturen, die den Rhythmus oder die verschiedenen *Potentialmuster* bedingen, mit denen die kortikalen Spannungsschwankungen registriert werden. Die eigentlichen Potentialgeneratoren liegen in der Hirnrinde. Auf dieser Ebene können die physiologischen Grundlagen als gut gesichert gelten. Die variablen Potentialmuster sind dagegen das Ergebnis einer Interaktion komplizierter Neuronenstrukturen in kortikalen und subkortikalen Bereichen des Hirns. In diesem Zusammenhang werden die nachfolgenden Ausführungen mitunter noch spekulativen Charakter haben müssen.

1.1 Potentialquellen des EEG

Seit den ersten Untersuchungen der von einem tierischen Hirn ausgehenden bioelektrischen Aktivität durch Caton bestanden kaum Zweifel daran, daß die von der Schädel- oder Hirnoberfläche ableitbaren Potentialschwankungen ihren Ursprung in der Aktivität der Ganglienzellen des Zentralnervensystems haben. Zunächst wurden sie als unmittelbare Summe bzw. als eine Superposition der Aktionspotentiale synchron aktiver Ganglienzellen interpretiert (Adrian u. Matthews 1934). Schon frühzeitig erkannte man jedoch, daß sich mit dieser Synchronisationstheorie die oft sehr trägen Potentialschwankungen des EEG nicht erklären lassen. Später konnte dann mit intrakortikalen Mikroableitungen nachgewiesen werden, daß schon in einem Abstand von 1 μm zu einer Ganglienzelle das Aktionspotential dieser Zelle kaum noch zu erfassen ist.

Das *Aktionspotential* entwickelt zwar mit einer Spannungsschwankung von 80–100 mV die höchste im Zentralnervensystem vorkommende Potentialdifferenz, jedoch handelt es sich dabei um eine Spannungsdifferenz zwischen der Innen- und der Außenseite der Zellmembran (*transmembranöse* Spannungsdifferenz), die man in der genannten Höhe nur durch intrazelluläre Mikroableitungen (gegen einen extrazellulären Referenzpunkt) erhalten kann. Das außerhalb der Zelle davon ausgehende Feldpotential hat dagegen eine weitaus geringere Stärke (gegen einen „indifferenten" Punkt gemessen in der Größenordnung von nur einigen 100 µV). Hinzu kommt die sehr kurze Dauer des Aktionspotentials von 1–2 ms, die die Effekte eventueller Summationen niedrig hält.

Daher sind auch schon bei direkten Ableitungen von der Kortexoberfläche die Aktionspotentiale der einzelnen Ganglienzellen nicht mehr nachweisbar. Da jedoch jede bioelektrische Entäußerung des Hirns letztlich durch die Nervenzellen als einzig aktive Elemente des zentralnervösen Gewebes verursacht wird, müssen die *unmittelbaren* Potentialquellen des EEG andere Strukturen in der Hirnrinde zur Grundlage haben.

Seit den ersten Untersuchungen an Motoneuronen des Rückenmarks (Brooks u. Eccles 1947; s. auch Eccles 1964) sind die ***Synapsen*** als weitere Spannungsquelle des ZNS bekannt. Später konnten sie als Potentialgeneratoren auch in der Hirnrinde mit Mikroelektroden identifiziert werden (Li u. Jasper 1953). Werden Synapsen aktiviert, so führt das an den nachgeschalteten Nervenzellen zu *lokal begrenzten* Membranpotentialschwankungen. Im Gegensatz zu den kurzen Aktionspotentialen der Ganglienzellen verlaufen diese sog. *postsynaptischen Potentiale* deutlich träger, und sie unterliegen nicht dem Alles-oder-nichts-Gesetz. Dadurch können sie sich in vielfältiger Weise überlagern und vor allem im Bereich der Dendriten vergleichsweise langsam veränderliche Summenpotentiale bilden (Abb. 1.1), die dann auch zum Ausgangspunkt jener räumlich weitreichenden Potentialfelder werden, die wir als EEG registrieren.

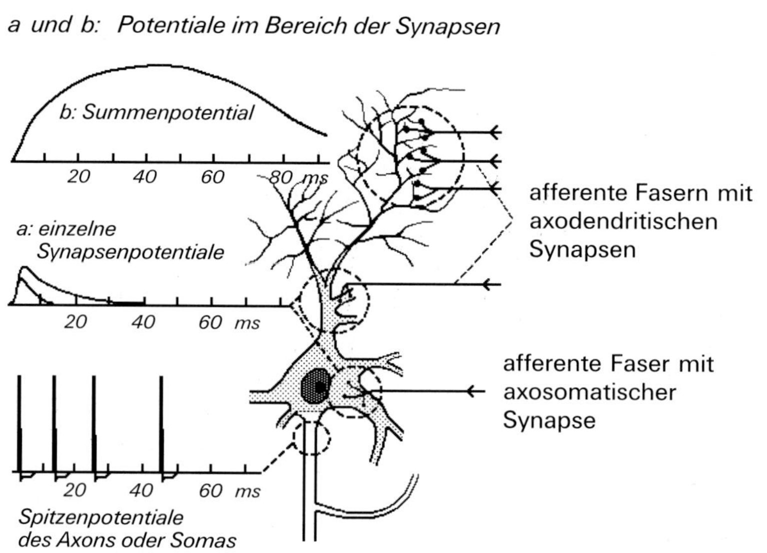

Abb. 1.1. Schematische Darstellung der verschiedenen Strukturen eines Neurons mit einem Vergleich der zeitlichen Größenordnungen der von ihnen ausgehenden Formen elektrischer Potentiale (mod. nach Caspers 1961). Das träge Potential (*b*) im Bereich der stark verzweigten Dendriten ist die Summe der postsynaptischen Potentiale einer Vielzahl einzelner axodendritischer Synapsen

1.1

1.1.1 Synaptische Erregungsübertragung

Man unterscheidet in erster Linie *axosomatische* und *axodendritische* Synapsen, je nachdem, ob der synaptische Kontakt am Zellkörper oder an den Dendriten hergestellt wird (vgl. Abb. 1.1). Synapsen können erregend (exzitatorisch) oder hemmend (inhibitorisch) wirken (s. unten). Im Zentralnervensystem entwickeln die synaptischen Verbindungen eine sehr variantenreiche Morphologie. Am Beispiel des Grundtyps einer Synapse sind die wichtigsten Vorgänge im Ablauf einer synaptischen Erregungsübertragung in Abb. 1.2 dargestellt.

Das über das Axon bzw. über eine Axonverzweigung an der Synapse ankommende Aktionspotential führt zunächst zu einer Depolarisation des synaptischen Endknopfes (der *präsynaptischen* Membran) (*1* in Abb. 1.2). Unter Mitwirkung der dabei auch einströmenden Ca^{2+}-Ionen (*2*) wird eine Bewegung (Migration) synaptischer Bläschen (Vesikel) in Richtung der präsynaptischen Membran ausgelöst. Diese Vesikel speichern die für die jeweilige Zelle typischen Transmittermoleküle. Die Bläschen lagern sich innen an der präsynaptischen Membran an, öffnen sich nach außen und schütten den Neurotransmitter in bestimmten Mengeneinheiten (Quanten) nach Art einer Exozytose in den synaptischen Spaltraum aus. Dort diffundiert der Transmitter innerhalb weniger Mikrosekunden zur Membran der nachgeschalteten Nervenzelle (subsynaptische Membran), wo er kurzzeitig an spezielle Eiweißmoleküle (Rezeptoren) gebunden wird (*3*). Diese Transmitter-Rezeptor-Bindung verursacht in der subsynaptischen Zellmembran eine passagere molekulare

Abb. 1.2. Die synaptische Erregungsübertragung und die Entstehung des postsynaptischen Potentials bei einer exzitatorisch wirkenden Synapse (**a**) und die davon abweichenden Membranvorgänge bei einer inhibitorischen Synapse (**b**). Die in ihrem zeitlichen Ablauf in den markierten Abschnitten *1*–*5* dargestellten Vorgänge werden im Text erläutert. *AP* Aktionspotential, *V* synaptische Vesikel, *Tr* Transmitter, *Rz* Rezeptor

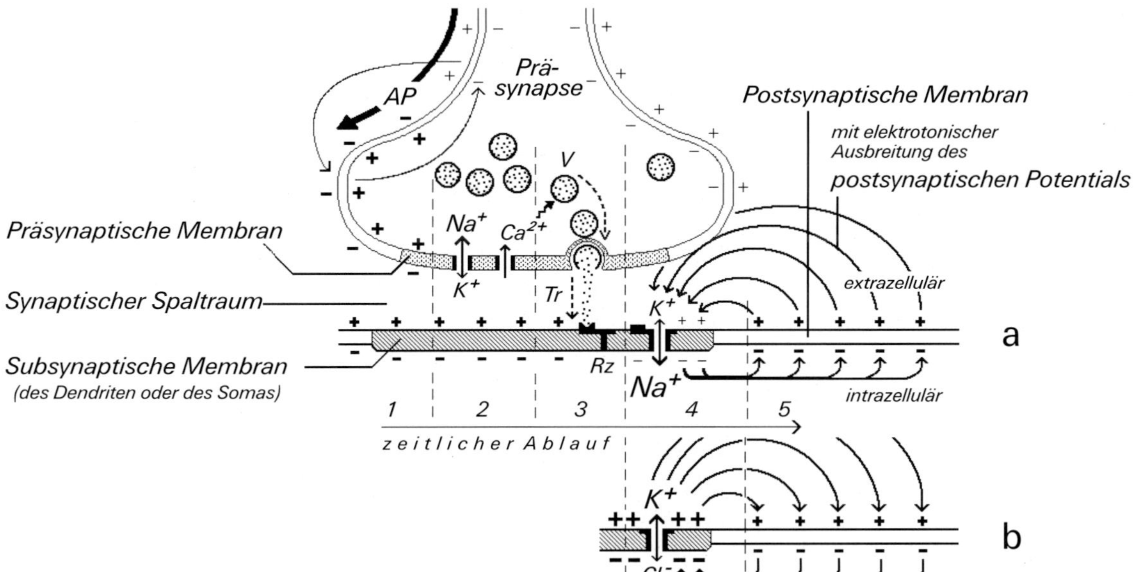

Strukturänderung, die für einige Millisekunden Kanäle für bestimmte Ionen öffnet. Über diese Kanäle wird entsprechend den bestehenden Konzentrationsdifferenzen schließlich eine Ionenbewegung in Gang gesetzt, die das Ruhemembranpotential der subsynaptischen Membran ändert (*4* in Abb. 1.2).

Jede Zellmembran besitzt ein *Ruhemembranpotential* von 70–80 mV. Die *Zellaußenseite* ist gegenüber dem Zellinneren *positiv* geladen. Dieses Potential entsteht durch intra- und extrazelluläre Konzentrationsdifferenzen verschiedener Ionen, die durch ein aktives (energieverbrauchendes) Transportsystem (die sog. Na-K-Pumpe) aufrechterhalten werden. Extrazellulär kommt es dabei zu einer Anreicherung von Na^+-Ionen. Das Ruhemembranpotential wird jedoch überwiegend durch die Konzentrationsdifferenz der K^+-Ionen bestimmt (sog. K^+-Gleichgewichtspotential). Eine übersichtliche Darstellung der Ionenprozesse an den Zellmembranen findet sich bei Speckmann (1981).

Eine (partielle) Depolarisation des Neurons erhöht die Erregbarkeit der Nervenzelle

Im Falle einer *exzitatorisch* wirkenden Synapse (Abb. 1.2a) werden durch die Transmitter-Rezeptor-Bindung relativ unspezifisch die Membrankanäle sowohl für Na^+ als auch für K^+ (und Cl^-) geöffnet. Die Ionen können entsprechend der vorhandenen (im Ruhemembranpotential aktiv aufrechterhaltenen) Konzentrationsdifferenz dieZellmembran passiv durchqueren. Dabei überwiegt zunächst der *Na^+-Einstrom*, so daß im Nettoeffekt die *Zahl positiver Ionen an der Außenseite der Zelle vermindert* bzw. im Zellinneren erhöht wird. Die Folge ist eine vorübergehende Verringerung des elektrischen Membranpotentials, d. h. eine *Depolarisation* der Membran. Im Hinblick auf die Effekte, die wir letztlich im EEG registrieren, sollte man besser sagen, das Zelläußere wird negativer. Synapsen mit diesem Effekt wirken exzitatorisch, weil eine Verminderung des Membranpotentials die Auslösung eines Aktionspotentials begünstigt (s. unten).

Eine Hyperpolarisation des Neurons vermindert dessen Erregbarkeit

Bei *inhibitorischen* Synapsen führt die Bindung des Transmitters an die subsynaptischen Rezeptormoleküle dagegen zur Öffnung von Ionenkanälen, die im Nettoeffekt umgekehrt zu einem *Überschuß von positiven Ionen an der Zellaußenseite* führt. Dadurch wird das Ruhemembranpotential erhöht (*Hyperpolarisation*) (Abb. 1.2b). Diese Potentialänderung erschwert die Auslösung eines Aktionspotentials, wirkt also hemmend auf die Aktivität der Nervenzelle. Bei den meisten inhibitorischen Synapsen wird diese Membranpotentialänderung durch einen selektiv verstärkten Ausstrom von K^+-Ionen bewirkt, bei manchen allerdings mit Öffnung entsprechender Membrankanäle auch umgekehrt durch einen Einstrom von Cl^--Ionen.

Die elektrochemischen Prozesse im Bereich einer Synapse laufen, obwohl sie von einer Wanderung von Molekülen (Transmitter) und Ionen getragen werden, mit einer erheblichen Geschwindigkeit ab, denn der synaptische Spaltraum, den die Transmittermoleküle „überwinden" müssen, ist lediglich 20–30 nm breit (1 nm = 1 mil-

1.1.1

lionstel mm). Die gesamte chemische Erregungsübertragung verzögert die elektrische Signalübermittlung nur um maximal 1–2 ms. Da elektrische *Impulse* in Milliksekundenabständen übertragen werden müssen, muß die Wirkung der Transmitter und die der Transmitter-Rezeptor-Bindung auch sehr rasch wieder rückgängig gemacht werden. Diese Vorgänge erfahren durch spezielle Enzyme eine starke Beschleunigung, so daß die ausgeschütteten Transmitter oft schon in wenigen Mikrosekunden wieder inaktiviert (aufgespalten) werden. Die Transmitterbestandteile werden wieder in die Präsynapse zurücktransportiert oder von Gliazellen aufgenommen und dann ebenfalls meistens einem „Recycling" zugeführt.

1.1.1.1 Allgemeine Bedeutung der Synapsenfunktionen für das EEG

Die chemische Erregungsübertragung mag als unnötig komplizierte Form der Signalfortleitung erscheinen. Sie bietet jedoch dem Organismus die ausgezeichnete Möglichkeit, bestimmte Funktionen des Nervensystems auch durch globale biochemische und hormonelle Einflüsse gezielt zu steuern. Da im Regelfall jedes Neuron nur einen Transmittertyp einsetzt, gibt es ganze *neuronale Funktionssysteme*, die nur einen bestimmten Transmitter benutzen (z. B. serotoninerge, noradrenerge oder dopaminerge Systeme). Der Organismus kann dann auch mit einer *allgemeinen* Ausschüttung von Botenstoffen (z. B. Hormonen) *gezielt* solche Neuronensysteme steuern, sofern diese Botenstoffe ausschließlich in die synaptischen Übertragungsvorgänge dieser Strukturen eingreifen. So wird auf diese Art beispielsweise der Schlaf-Wach-Rhythmus kontrolliert.

EEG-Veränderungen sind oft durch Störungen der Synapsen- oder Transmitterfunktion bedingt

Andererseits können auf diese Weise die komplexen Vorgänge der chemischen synaptischen Erregungsübertragung auch nachteilig beeinflußt werden. *Für viele pathologische EEG-Veränderungen liegt die Ursache überwiegend oder ausschließlich in einer Störung der Synapsen- oder Transmitterfunktion begründet.* Dies gilt insbesondere für stoffwechselabhängige Hirnerkrankungen und für viele Intoxikationen. Auch hierbei können bestimmte pathologische Metaboliten selektiv bestimmte Transmittersysteme stören und besondere Krankheitsbilder bedingen. Der Zyklus der Transmitter-Rezeptor-Wirkung kann durch spezielle Noxen an verschiedenen Stellen blockiert werden, oder es wird die Transmitterwirkung durch eine Fehlbesetzung der Rezeptoren an der subsynaptischen Membran außer Kraft gesetzt (kompetitive Hemmung). Auch die meisten Neuropharmaka entfalten ihre Wirkung auf dieser Ebene und bedingen dadurch die verschiedenen Merkmale pharmakologischer EEG-Veränderungen.

Die entscheidenden Phasen in der Signalübertragung, wie die Öffnung der Ionenkanäle in der subsynaptischen Membran und vor allem die transmembranösen Ionenbewegungen, sind energetisch gesehen passive Vorgänge. Sie setzen jedoch ein intaktes *Ruhemembranpotential* voraus, das mit Energieaufwand (Na-K-Pumpe) immer wieder regeneriert werden muß. Treten Störungen der Energieversorgung ein, so kann dieses Ruhemembranpotential der Nervenzellen nicht mehr aufrechterhalten werden. Bricht es zusammen, ist auch die Auslösung von Synapsen- oder Aktionspotentialen nicht mehr möglich. Auf diese Weise führen eine *Hypoxie, Hypoglykämie* oder *zerebrale Durchblutungsstörungen* zu schweren neuronalen Störungen und zu entsprechend ausgeprägten EEG-Veränderungen. Einzelne Schritte im Ablauf der synaptischen Erregungsübertragung sind allerdings auch direkt von einer permanenten Energiezufuhr abhängig.

1.1.2 Postsynaptische Potentiale

Die im Bereich der Synapse quer zur subsynaptischen Membran induzierten lokalen Änderungen des elektrischen Potentials (*4* in Abb. 1.2) führen zwangsläufig auch zu Potentialdifferenzen entlang der angrenzenden Zellmembran (*5* in Abb. 1.2). Diese Membranabschnitte werden in Fortsetzung der Funktionskette Axon → (Prä-) Synapse → subsynaptische Membran schließlich als *postsynaptische Membran* bezeichnet und die Potentialdifferenz zwischen der subsynaptischen und der postsynaptischen Membran als ***postsynaptisches Potential***. In Bezug zu jeder einzelnen Synapse ist *immer der gesamte übrige Anteil des Neurons als postsynaptischer Bereich* zu sehen. Jede Synapse liegt also zugleich im postsynaptischen Bereich anderer Synapsen, so daß sich die Synapsen auch untereinander beeinflussen können (s. unten, insbesondere Abb. 1.8).

EPSP = exzitatorisches postsynaptisches Potential

IPSP = inhibitorisches postsynaptisches Potential

Die durch das postsynaptische Potentialgefälle erzwungenen Ladungsverschiebungen werden im Gewebe durch elektrisch geladene Atome (Ionen) getragen. So bewirkt das postsynaptische Potential innerhalb und außerhalb der Zelle längs der Zellmembran jeweils gegenläufige Ionenströme, die entsprechend den Pfeilrichtungen in Abb. 1.2 zu einer *partiellen* Depolarisation (Abb. 1.2a) oder Hyperpolarisation (Abb. 1.2b) auch der postsynaptischen Membran führen, je nach exzitatorischer oder inhibitorischer Wirkung der Synapse. Die entsprechenden postsynaptischen Potentiale werden als ***EPSP*** (*exzitatorische postsynaptische Potentiale*) bzw. ***IPSP*** (*inhibitorische postsynaptische Potentiale*) bezeichnet.

In der Kürze der Zeit, in der ein postsynaptisches Potential auftritt (Größenordnung: 10–100 ms), kommt es nicht zu einem echten Ausgleich der entstandenen Ladungsdifferenzen. Es handelt sich lediglich um impulsartige Ionenbewegungen, die in den verschiedenen Gewebsstrukturen auf zahlreiche Widerstände stoßen. Tatsächlich sind die Verschiebungen der Ladungsträger nur minimal. Diese Form der elektrischen Wirkung bezeichnet man als *elektrotonischen* Stromfluß.

Postsynaptisch erfolgt im Neuron die Erregungsausbreitung passiv elektrotonisch

Die elektrotonische Erregungsausbreitung erfordert (außerhalb der jeweils aktivierten Synapse) keine weitere Öffnung von Ionenkanälen. Sie ist ein *passiver* Vorgang. Daher erfolgt die Ausdehnung des postsynaptischen Potentials mit einem *Dekrement*, d. h. mit einem stetigen Spannungsabfall, so daß sich die postsynaptischen Potentiale auch innerhalb einer Nervenzelle oft nur sehr begrenzt ausbreiten. Dieses Dekrement ist abhängig vom (kapazitiven) Widerstand der Zellmembran sowie vom elektrischen Widerstand des Extrazellulärraumes *und des Zytoplasmas* z. B. in den Dendriten. Dieser wird ganz wesentlich vom Durchmesser der Zellfortsätze bestimmt.

Aktionspotentiale werden in der Regel nur am Axonabgang ausgelöst

Je größer der Durchmesser eines Dendriten, desto geringer sein Längswiderstand, desto stärker die Ausbreitung des postsynaptischen Potentials. Diese Beziehung gilt z. B. auch für die dendritischen Dornen („dendritic spines"), die sich in Abhängigkeit von der synaptischen Beanspruchung in der Entwicklungsphase, aber auch noch im späteren Leben, variabel ausbilden können und einen Bezug zur Bildung von Gedächtnisspuren haben.

Erst am Abgang des Axons (dem *Ursprungskegel* des Axons, s. Abb. 1.7) und am ersten, noch markfreien Segment des Axons (dem *Initialsegment*) können die postsynaptischen Potentiale Wirkungen entfalten, mit denen sie in der Membran dieser Zellabschnitte Ionenkanäle öffnen. Führt diese Öffnung, wie im Falle eines bis in den Axonabgang ausgedehnten EPSP, zu einer Erniedrigung des örtlichen Membranpotentials und wird dabei eine kritische Schwelle erreicht, so setzt nach dem Alles-oder-nichts-Gesetz schlagartig eine vollständige Depolarisation ein, die wir als Aktionspotential registrieren. IPSP haben einen entsprechend umgekehrten Effekt, der die Wirkung eines EPSP aufheben und die Auslösung eines Aktionspotentials verhindern kann.

Im Gegensatz zu der chemisch (durch Transmitter) induzierten Öffnung von Ionenkanälen im Bereich einer aktivierten Synapse wird der im Prinzip gleichartige Membranprozeß am Axonabgang durch die postsynaptischen Potentiale rein elektrisch ausgelöst. Diese Unterschiede im Verhalten der verschiedenen Membranabschnitte einer Nervenzelle sind durch entsprechende Besonderheiten der molekularen Membranstruktur bedingt.

Aus den vorgenannten Merkmalen der einzelnen Abschnitte einer Nervenzelle läßt sich das ***grundlegende Funktionsprinzip eines Neurons*** ableiten (Abb. 1.3): Die zahlreichen, vorwiegend an den Dendriten durch diskrete („digitale") Signalzuflüsse ausgelösten, am Neuron beliebig graduell („analog") abstufbaren postsynaptischen Potentiale haben die Aufgabe, die Erregbarkeit des axonalen Initialsegments zu steuern. Im Normalfall wird nur an dieser Stelle bei Überschreitung der Membranschwelle mit der Auslösung eines Aktions-

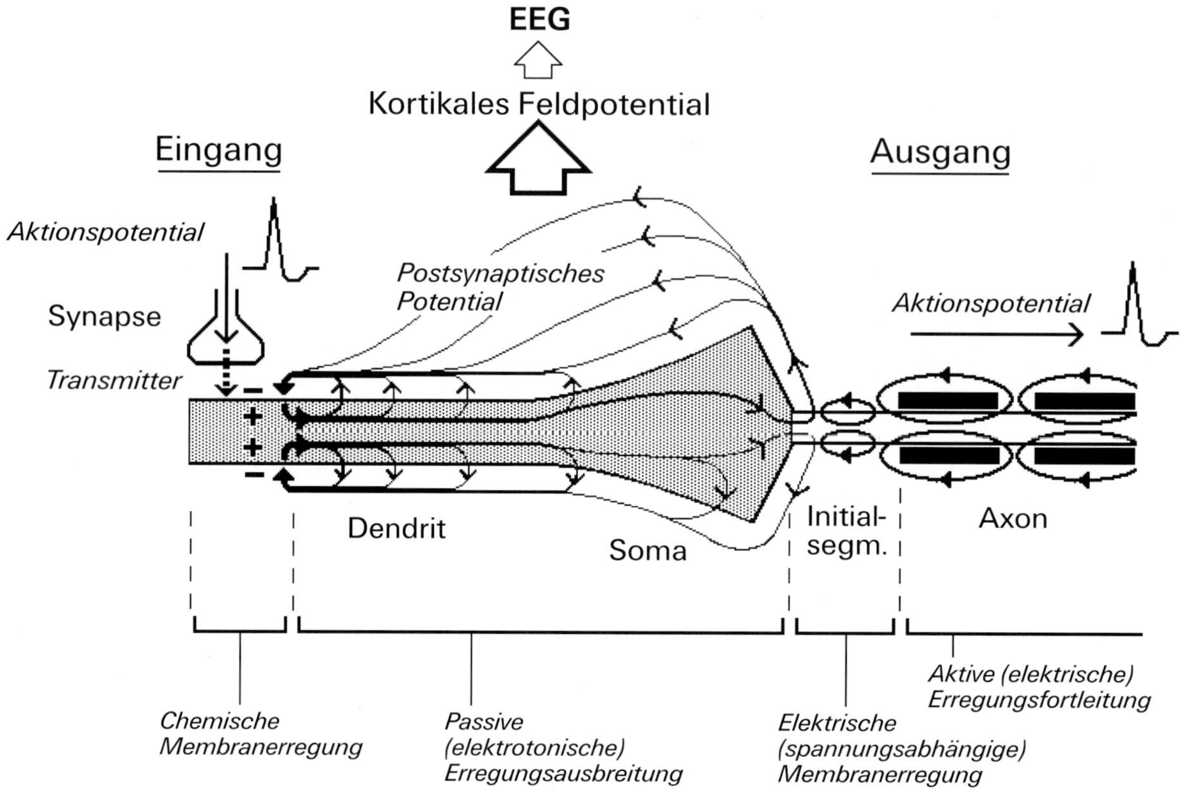

Abb. 1.3. Funktionsprinzip eines Neurons. Nach der neurochemischen Auslösung des synaptischen Potentials erfolgt zunächst eine rein passive elektrotonische Ausbreitung des postsynaptischen Potentials über die Nervenzelle hinweg und erst am Axonabgang schließlich die elektrische (spannungsabhängige) Auslösung und Fortleitung des Aktionspotentials. Das EEG rekrutiert sich aus den in der Abbildung schematisch angedeuteten postsynaptischen Feldpotentialen

potentials ein neues Signal generiert, das dann sich selbst regenerierend mit konstanter Amplitude (wiederum „digital") und mit der nötigen Sicherheit der Signalübermittlung weitergeleitet wird.

1.1.3 Kortikale Feldpotentiale

Extrazellulär erfolgt die Ionenverschiebung ganz überwiegend in den Spalten des Interzellulärraumes. Diese Spalten sind zwar extrem schmal, stellen aber in ihrer Summe einen nicht unwesentlichen Anteil des Hirnvolumens dar. Abb. 1.4 versucht, diese extrazellulären Ionenbewegungen am Beispiel positiver Ladungsträger bildhaft darzustellen.

Die Ionen stoßen auf verschiedene Widerstände, die in den kontinuierlich zusammenhängenden Spalten des Interzellulärraumes Gleichstromwiderständen entsprechen (ohmsche Widerstände, *R* in Abb. 1.4). Und immer dann, wenn ein Stromfluß auf Widerstände stößt, erzeugt er (nach dem Ohmschen Gesetz $U = I \cdot R$) elektrische Spannungen. Jeder beliebige Teilabschnitt des extrazellulären Medi-

1.1.3

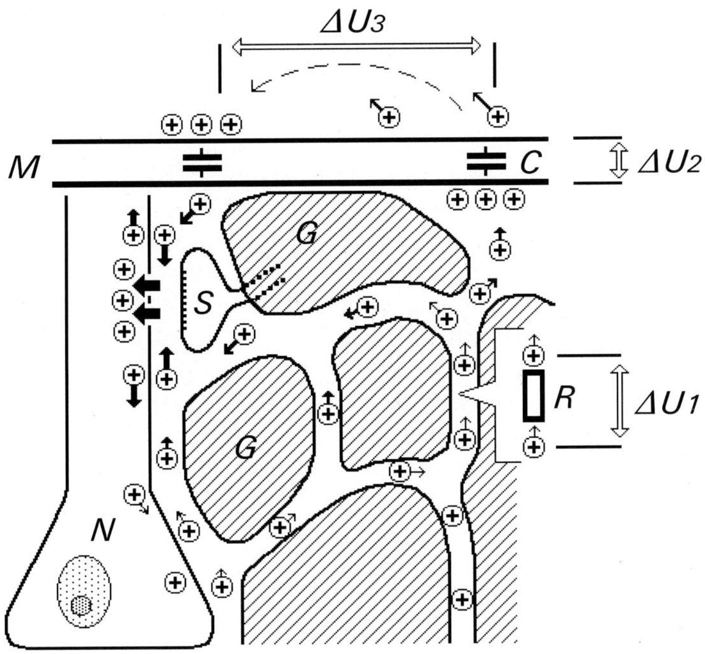

Abb. 1.4. Schematische Darstellung der durch ein (exzitatorisches) postsynaptisches Potential ausgelösten Bewegungen von elektrischen Ladungsträgern (Ionen) vor allem in den Spalten des Extrazellulärraumes. An den Gewebswiderständen (z. B. *R*) entstehen dabei Potentialdifferenzen (ΔU_1), die bei entsprechender Ableitung als *kortikale Feldpotentiale* nachweisbar sind. Membranstrukturen (*M*), wie Zell-, Faser- und Knochenmembranen, bilden kapazitive Widerstände *C*. Hier wird die elektromotorische Kraft durch entsprechende Konzentrationsänderungen der Ionen zu beiden Seiten der Membranen übertragen. Auf diese Weise breiten sich die kortikalen Feldpotentiale bis zur Schädeloberfläche aus, wo sie mit entsprechenden Potentialdifferenzen (ΔU_3) als EEG ableitbar sind. Die Abbildung zeigt das Verhalten positiver Ladungsträger. Negative Ionen (z. B. Cl^-) sind an diesen elektrotonischen Strömen mit entsprechend umgekehrten Ionenbewegungen gleichermaßen beteiligt.
S Synapse, *N* Neuron, *G* Gliazellen, *M* Membranstruktur.
Anmerkung: in der Abbildung bleibt die Bedeutung der Gliazellen für die extrazellulären Ionen (insbesondere für K^+) unberücksichtigt (s. Abschn. 1.4)

ums hat einen bestimmten Widerstand, an dem der Elektrotonus eine entsprechende Spannung erzeugt (z. B. ΔU_1 in Abb. 1.4). Die unterschiedlich hohen Gewebswiderstände führen gleichzeitig dazu, daß sich die Ionenbewegungen über relativ weite Bereiche des Extrazellulärraumes verteilen. Dies wird in Abb. 1.4 angedeutet. Die momentane elektrische Wirkung eines postsynaptischen Potentials verteilt sich damit *extrazellulär* auf einen weiträumigen Bereich, und man kann innerhalb der Hirnrinde in Bezug zu einem bestimmten Neuron ein ganzes Feld allmählich abnehmender Potentialdifferenzen messen. Dieses Feld bezeichnen wir als ***kortikales Feldpotential***.

Zwischen Hirn und EEG-Ableitelektrode liegen jedoch auch Membranstrukturen mit sehr hohen Gleichstromwiderständen (Hirnhäute, Schädelknochen, Kopfhaut), die für die Ladungsträger (Ionen) eine Barriere darstellen. Diese Strukturen verhalten sich wie Kondensatoren mit einem überwiegend kapazitiven Widerstand (*C* in Abb. 1.4), an dem sich Spannungen entsprechend U_2 aufbauen, die jenseits der Membran wieder zu entsprechenden Ionenverschiebungen führen. Bei hinreichender Stärke des Feldpotentials bewirken diese verschiedenen elektrotonischen Ionenbewegungen schließlich auch an der Kopfoberfläche Ladungsdifferenzen (ΔU_3 in Abb. 1.4), die wir als EEG möglichst unverfälscht abzuleiten versuchen (s. dazu auch Abschn. 2.1, insbesondere Abb. 2.1, 2.2).

Kortikale Feldpotentiale sind die Grundlage des ableitbaren EEG

Die postsynaptischen Potentiale kortikaler Neurone sind zwar die einzigen Generatoren, aber nicht der einzige Ausgangspunkt der kortikalen Feldpotentiale. Wie in Abschn. 1.4 dargestellt wird, haben sicher auch *Gliazellpotentiale* einen Anteil an der Ausbildung der Potentialfelder. Allerdings ist in diesem Zusammenhang die Bedeutung der Gliazellen (z. B. bei der Ausprägung von δ-Herden) noch nicht geklärt (s. Abschn. 8.1.3).

Völlig unklar, aber sicher nicht bedeutungslos, ist der Einfluß eines *Hirnödems*. Meistens ist das Hirnödem durch eine Zunahme des extrazellulären Flüssigkeitsgehaltes bedingt. Und dies kann, wie es die schematische Darstellung in Abb. 1.4 nahelegt, auf die Ausbildung bzw. Ausdehnung der kortikalen Feldpotentiale und damit schon rein elektrisch auf die Ableitung bzw. Ableitbarkeit des EEG nicht ohne Einfluß bleiben. Immerhin macht schon normalerweise der in sich zusammenhängende Extrazellulärraum 5–15 % des Hirngewebes aus.

1.1.4 Bedeutung der Dipolstruktur kortikaler Feldpotentiale

Wirkt eine Synapse exzitatorisch (wie in den Beispielen der Abb. 1.2a oder Abb. 1.3), so wird im Bereich der subsynaptischen Membran die positive Ladung der Zellaußenseite verringert. Dies läßt diesen Bereich *relativ* zur Außenseite aller übrigen (postsynaptischen) Membranabschnitte vorübergehend *negativer* erscheinen. Rein elektrisch gesehen wird damit an der Außenseite des Neurons der Bereich unter einer exzitatorischen Synapse zu einem Minuspol, der postsynaptische Abschnitt zu einem Pluspol. Eine derartige polare Struktur eines elektrischen Feldes bezeichnet man als *elektrischen* ***Dipol*** (Abb. 1.5). Da im Vergleich zu einer jeden Synapse der jeweilige postsynaptische Bereich wesentlich ausgedehnter ist, entwickelt sich im Falle einer exzitatorischen Synapse der „Pluspol" (des EPSP) entlang der postsynaptischen Membran mit allmählich abnehmender Stärke (er wird „verschmiert"; Abb. 1.5a). Einzelne neuronale Dipole haben daher stets eine asymmetrische Feldstruktur. Dies wirkt sich auf die an der Oberfläche ableitbaren Potentialdifferenzen und damit auf die Amplituden der ableitbaren EEG-Potentiale aus (vgl. Abb. 1.6). Die vorstehende Darstellung gilt in gleicher Weise auch für die IPSP hemmender Synapsen, jedoch mit jeweils umgekehrtem Vorzeichen.

Kortikale Feldpotentiale sind komplexe elektrische Dipole

Betrachtet man die entlang den Feldlinien eines Dipols auftretenden Ladungsverschiebungen als elektrischen Stromfluß, so wird gemäß einer in der Physik geltenden Konvention die Richtung dieses Stromflusses stets vom positiven zum negativen Pol angegeben (vgl. z. B. Abb. 1.2 oder 1.5). An der Zellmembran entspricht der Minuspol dann einem einwärts gerichteten Stromfluß („current sink") und der Pluspol einem auswärts gerichteten Stromfluß („current source", Quelle). Diese Bezeichnungen gelten sinngemäß auch für die Summe der Potentialdifferenzen, die wir als EEG ableiten, mit „Senken" und „Quellen" jetzt in Bezug zur Kopfoberfläche. Hier gewinnen diese Begriffe praktische Bedeutung beispielsweise im Zusammenhang mit den sog. Quellenableitungen (Abschn. 2.4.2.3).

Wenn wir die beiden Pole synaptisch ausgelöster Potentialfelder mit einem Minus- und Pluszeichen versehen (wie beispielsweise in Abb. 1.5), so ist das im Hinblick auf die tatsächlichen Änderungen des Membranpotentials nicht korrekt (s. Abb. 1.2), wohl aber in Bezug auf die entstehenden Potential*differenzen*. Außerdem ist diese Darstellung einfacher bzw. übersichtlicher.

Eine Nervenzelle besitzt zahlreiche Synapsen (eine große Pyramidenzelle bis zu 10 000), und jede einzelne Synapse entwickelt, wenn sie aktiviert wird, einen derartigen Dipol. Sind viele Synapsen gleichzeitig aktiv, so addieren sich zahlreiche Dipole zu einem komplexen „Summendipol". Erst eine solche Dipolsumme hat ausreichend starke Potentialfelder, die wir noch an der Kopfoberfläche erfassen können. Der *Grad der Synchronisierung* der synaptischen Aktivität ist also ein wesentlicher Parameter für deren Nachweis im EEG. Bei epileptischen Erregungssteigerungen führt eine abnorm hohe Synchronisierung kortikaler Feldpotentiale zu entsprechend hohen Amplituden der ableitbaren EEG-Wellen.

Entscheidend für das EEG ist die räumliche Struktur und Richtung der elektrischen Dipole kortikaler Feldpotentiale

Die *Fernwirkung* neuronaler Dipole ist außerdem von der *räumlichen Richtung* der Dipolfelder abhängig, und diese wird entscheidend durch die Gestalt und die Ausrichtung der Nervenzellen bestimmt. So wirkt sich die feinanatomische Struktur der Hirnrinde ganz wesentlich auf die Ausbreitung der kortikalen Feldpotentiale aus. Maßgebend für das EEG sind alle Neurone mit *senkrechter* Orientierung in der Hirnrinde. Hierzu gehören in erster Linie die großen Pyramidenzellen, deren Zellkörper vorwiegend in der 5. Schicht der Hirnrinde liegen. Ihre Spitzendendriten (apikale Dendriten) ziehen senkrecht durch die Hirnrinde nach oben und verzweigen sich in den obersten Schichten des Kortex. Sie verursachen entsprechend *senkrecht orientierte Dipole* (Abb. 1.5a). Werden Synapsen an vielen senkrecht und damit parallel angeordneten Neuronen aktiviert, so kann sich eine ganze Schicht gleichgerichteter Dipole entwickeln. Man spricht auch von einem (nach außen hin) „offenen" Dipolfeld. Nur diese Dipole sind in ihrer Summe für das EEG relevant. Etwa ein 1/3 aller Nervenzellen der Hirnrinde ist derart vertikal ausgerichtet.

Bedeutendste Potentialquellen sind die großen, senkrecht angeordneten Pyramidenzellen der Hirnrinde

Die Mehrzahl der kortikalen Neurone sind Schaltzellen, und diese haben häufig eine Struktur wie in Abb. 1.5c gezeigt. Hier führen die verschiedenen synaptischen Zuflüsse zu elektrotonischen Dipolen, die sich in wechselndem Ausmaß gegenüberstehen und sich damit hinsichtlich ihrer Fernwirkungen gegenseitig „neutralisieren" (Abb. 1.5d). Derartige Dipolanordnungen bezeichnet man

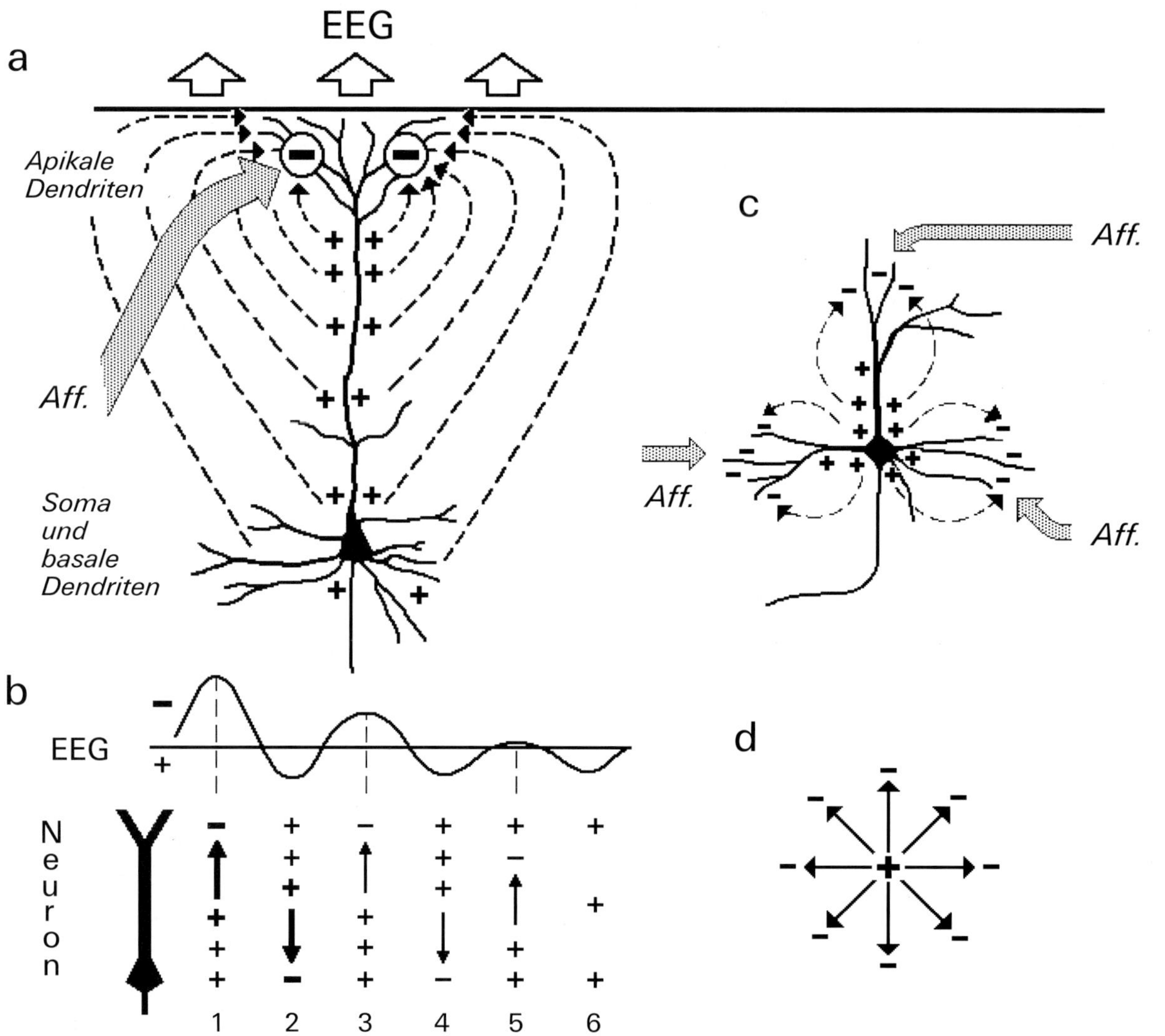

Abb. 1.5. Die Entstehung elektrischer Dipole auf der Basis postsynaptischer Feldpotentiale. Bedeutung der räumlichen Struktur der Neurone für die Entwicklung kortikaler Dipole. Darstellung der Effekte am Beispiel exzitatorischer postsynaptischer Potentiale.
a Senkrecht orientierte große Pyramidenzelle. Entwicklung eines („offenen") elektrischen Dipols durch momentane Aktivierung exzitatorischer Synapsen im Bereich der apikalen Dendriten. *Aff.:* aktivierende Zuflüsse (Afferenzen), z. B. aus dem Thalamus. **b** Schematische Darstellung der fluktuierenden Änderung eines elektrischen Dipols im Bereich einer Pyramidenzelle und deren Beziehung zum EEG. Die Abschnitte 1–6 zeigen verschiedene mögliche Dipolkonfigurationen, wie sie in Abhängigkeit von der Art der synaptischen Erregung auftreten können (s. auch Abb. 1.6). Die Dipolkonfiguration 1 entspricht der Potentialverteilung in **a**. Das EEG wird in erster Linie durch die (exzitatorischen) Synapsenpotentiale im Bereich der apikalen Dendriten geprägt. **c** und **d** Dipolkonfigurationen im Bereich der zahlreichen Schaltneurone der Hirnrinde (z. B. Sternzellen). Hier entwickeln sich die einzelnen elektrischen Dipole vielfach in entgegengesetzter Richtung, so daß sie sich hinsichtlich ihrer Fernwirkung gegenseitig „neutralisieren" („geschlossenes Dipolfeld"). Für das EEG haben sie deshalb keine Bedeutung

---
1.1.4

auch als (in sich) „geschlossene" Dipolfelder. Sie tragen zur Elektrogenese des EEG offensichtlich nur wenig bei.

Auch „offene" Dipolfelder können sich hinsichtlich ihrer Fernwirkungen gegenseitig weitgehend aufheben, wenn sie in Rindenbezirken entstehen, die sich in Hirnfurchen gegenüberliegen (vgl. Abschn. 2.2.2).

Als *Polarität der EEG-Wellen* bezeichnen wir in der Praxis die Ausschlagrichtung, mit der die Potentiale im EEG registriert werden. Sie ist ein wichtiges Befundkriterium. Sie wird zum einen durch die Art der Elektrodenverschaltung bestimmt, zum anderen aber bereits durch den Betrag und die jeweilige Richtung, mit denen sich die elektrischen Plus- und Minuspole der kortikalen Dipolfelder auf die EEG-Ableitepunkte auswirken.

Vordergründige Potentialquellen sind die EPSP der oberflächennahen apikalen Dendriten

Obwohl EPSP und IPSP entgegengesetzte elektrische Dipole generieren, können sie in einer Oberflächenableitung auch zu gleichartigen Potentialschwankungen führen. Dies ist vom Ort der synaptischen Aktivierung innerhalb der Hirnrinde abhängig. Für die vertikal orientierten Pyramidenzellen sind die verschiedenen Möglichkeiten in Abb. 1.6 dargestellt.

In Bezug zur Polarität der an der Kopfoberfläche *ableitbaren* Potentialschwankungen haben oberflächennahe EPSP (Abb. 1.6a) im Prinzip denselben Effekt wie die in tieferen Kortexschichten an den Zellkörpern der großen Pyramidenzellen generierten IPSP (Abb. 1.6d) und entsprechend umgekehrt (Abb. 1.6b,c). Unter physiologischen Bedingungen sind die synaptischen Aktivierungen entsprechend Abb. 1.6a,b,d die Regel, wobei die *Potentialschwankungen im EEG in erster Linie durch EPSP im Bereich der apikalen Dendriten* (Abb. 1.6a) geprägt werden.

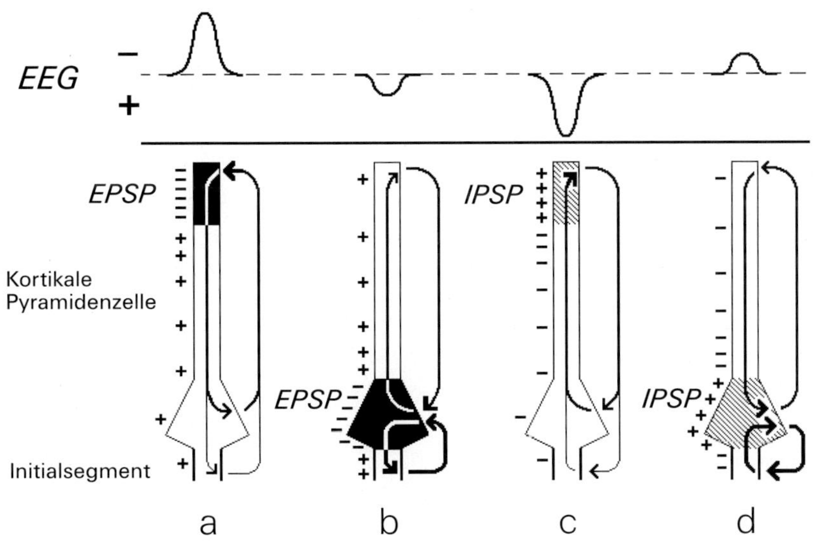

Abb. 1.6. Schematische Darstellung der Polarität der elektrischen Dipole einer kortikalen Pyramidenzelle in Abhängigkeit von ihrer synaptischen Erregung und die daraus resultierenden Spannungsschwankungen in einer Oberflächenableitung (EEG). **a** EPSP im Bereich der apikalen Dendriten. **b** EPSP am Soma des Neurons. **c** IPSP in Höhe der apikalen Dendriten. **d** IPSP am Soma. Aufgrund der unterschiedlichen Projektion der Dipole ergibt im Prinzip eine exzitatorische Afferenz im Bereich der apikalen Dendriten (**a**) eine gleichartige Polarität der Spannungsschwankung im EEG wie eine Aktivierung inhibitorischer Synapsen am Zellsoma (**d**) und umgekehrt (**b**, **c**). Infolge der Asymmetrie der Dipole sind deren Potentialänderungen an der Oberfläche jedoch sehr unterschiedlich ausgeprägt

Die in Abb. 1.6 dargestellten Beziehungen zwischen synaptischer Aktivität und Oberflächenpotential haben im Zusammenhang mit *epileptischen Erregungssteigerungen* besondere Bedeutung. So kann beispielsweise ein Spitze-Welle-Ablauf in einer vereinfachenden Betrachtungsweise als eine Abfolge postsynaptischer Potentialfelder entsprechend Abb. 1.6a und 1.6d erklärt werden. Die primäre abnorm synchronisierte Erregungssteigerung erzeugt zunächst ein postsynaptisches Potentialfeld mit EPSP entsprechend Abb. 1.6a (oberflächennegatives Spitzenpotential). Über synaptische Verschaltungen wird dann sofort eine massive Hemmung ausgelöst. Dieser Hemmung liegen IPSP zugrunde, die vorwiegend an den tieferliegenden Zellkörpern auch benachbarter Pyramidenzellen auftreten und ein Dipolfeld entsprechend Abb. 1.6d generieren. Wie die Abbildung zeigt, werden diese inhibitorischen, zur initialen Erregung entgegengesetzt gerichteten Dipolfelder mit einer zweiten, langsameren Potentialschwankung *an der Oberfläche* ebenfalls überwiegend als *negative* Potentialauslenkung erfaßt (im EEG als die trägere Nachschwankung bzw. „Wave-Komponente"). Eine derart ausgelöste vertikale und laterale Hemmung blockiert an den Ausgängen der efferenten Pyramidenzellen die weitere Erregungsausbreitung (Einzelheiten siehe Abschn. 7.2.1).

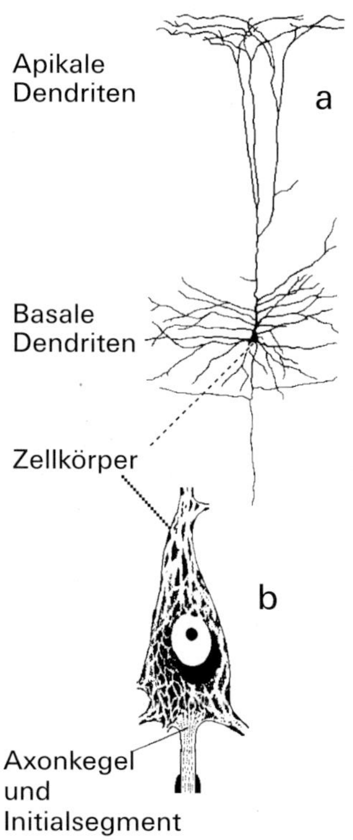

Abb. 1.7. Pyramidenzelle mit Zellkörper in der 5. Schicht des Kortex der Zentralregion (nach Cajal 1904). **a** Gesamte Zelle, **b** der Zellkörper isoliert vergrößert dargestellt. Weitere Erläuterungen s. Text

1.1.5 „Wertigkeit" der Synapsen

Wie oben ausgeführt, werden die Aktionspotentiale der Zelle durch den Einfluß postsynaptischer Potentiale überwiegend nur am Axonkegel des Neurons und am Initialsegment des Axons ausgelöst. Viele postsynaptische Potentiale im Bereich der stark verästelten Dendriten bleiben jedoch lokal begrenzt (Abb. 1.8). Bei einer Länge des apikalen Dendritenbaumes bis über 1 mm hat eine punktförmige synaptische Erregung je nach lokalen elektrischen Membraneigenschaften mitunter nur eine Reichweite von 0,1−0,2 mm (Rall 1962). Für die entscheidenden Effekte am Axonabgang ist daher die *Entfernung zwischen Synapse und Initialsegment* von ausschlaggebender Bedeutung. Sie ordnet den einzelnen Synapsen einen unterschiedlichen „strategischen Wert" zu (Speckmann 1981). Je geringer die Entfernung der Synapsen zum Axonkegel ist, desto größer wird ihr Einfluß auf die Zellaktivierung, desto größer ist ihre „Wertigkeit" im Rahmen der Erregbarkeitssteuerung des Neurons. Den größten Einfluß haben demzufolge axosomatische Synapsen (Abb. 1.8c). Synapsen mit geringer Reichweite beeinflussen zumindest benachbarte Dendritenstrukturen hinsichtlich ihrer Erregbarkeit gegenüber anderen synaptischen Zuflüssen (Abb. 1.8a). Abbildung 1.7 vermittelt am Beispiel einer Pyramidenzelle eine Vorstellung von dem realen Verhältnis zwischen der Ausdehnung der erregbarkeitssteuernden Dendriten und der Größe und Entfernung des Axonkegels als dem erregungsauslösenden Anteil des Neurons.

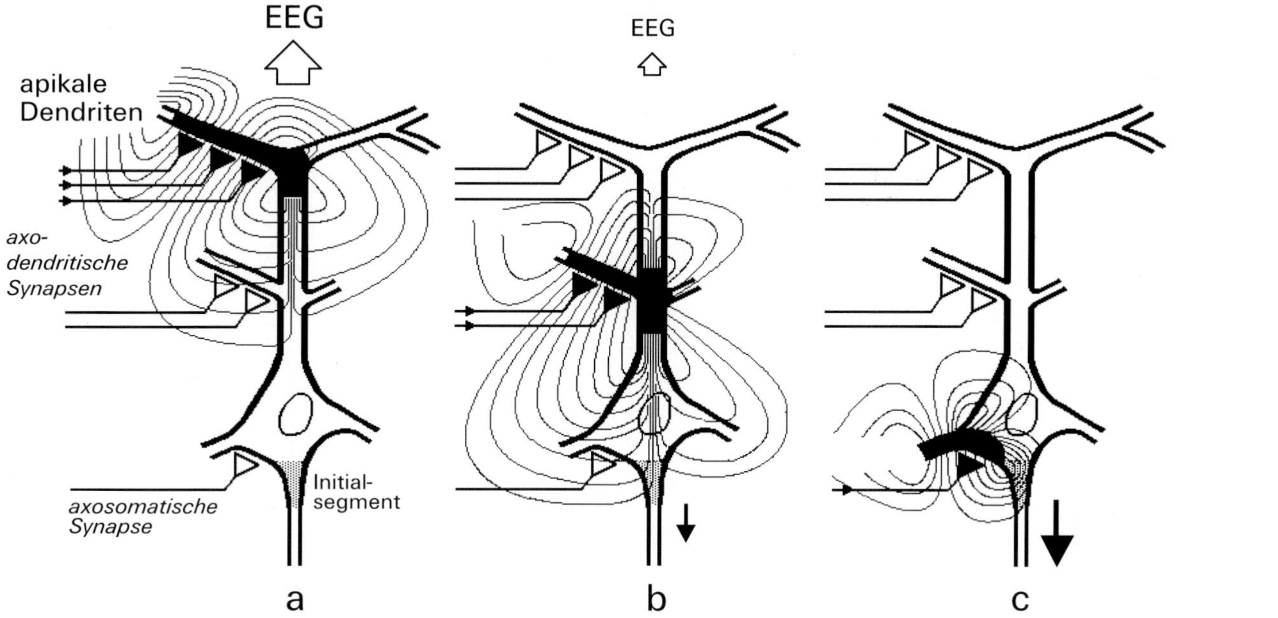

Abb. 1.8. Ausdehnung postsynaptischer Potentiale, ihr Anteil am EEG und ihr Einfluß auf den für die Auslösung eines Aktionspotentials maßgebenden Axonkegel der Nervenzelle. Die Erläuterungen gelten für die Ausbreitung exzitatorischer postsynaptischer Potentiale (EPSP). Die jeweils aktivierten Synapsen sind *schwarz* dargestellt, desgleichen der Bereich der dadurch bedingten Depolarisation der postsynaptischen Dendritenmembran bzw. (in **c**) der Membran des Zellsomas. Der Axonkegel ist *punktiert* dargestellt. In den Feldlinien der postsynaptischen Potentiale sind der Übersichtlichkeit halber die Stromrichtungspfeile nicht eingezeichnet. **a** Aktivierung von Synapsen im Bereich der apikalen Dendriten. Sie haben keinen Einfluß auf den Axonkegel, prägen jedoch das EEG. **b** Die elektrotonischen Potentialfelder der dem Zellsoma näher liegenden axodentrischen Synapsen können das Membranpotential am Axonkegel bereits unter die kritische Membranschwelle senken und ein Aktionspotential auslösen. **c** Die axosomatischen Synapsen haben den unmittelbarsten und damit stärksten Einfluß auf die Auslösung eines Aktionspotentials am Axonkegel, sind jedoch im EEG nicht zu erkennen. Axosomatische Synapsen haben häufig inhibitorische Wirkung (vgl. Text)

Mit den Wertigkeitsunterschieden der Synapsen innerhalb eines Neurons scheint ein elementares *Kodierungs- bzw. Dekodierungsprinzip* vorzuliegen. Diese topologisch bedingte Wertigkeit von Synapsen wird noch durch ein weiteres Prinzip der neuronalen Informationsverarbeitung ergänzt, das die Verteilung exzitatorisch und inhibitorisch wirksamer Synapsen betrifft. *Exzitatorische Synapsen* finden sich vorwiegend im Bereich der *Dendriten*, vor allem der apikalen Dendriten. Sie müssen in größerer Zahl aktiviert werden, wenn sie ein Aktionspotential auslösen sollen. Die Mehrzahl der *inhibitorisch* auf ein Neuron einwirkenden Synapsen sind dagegen mit höherem Stellenwert am *Zellsoma* lokalisiert. Danach scheint das Nervensystem den hemmenden bzw. erregungsbegrenzenden synaptischen Strukturen Vorrang zu geben.

1.2 Das EEG als Summe kortikaler Feldpotentiale

Die unmittelbare Beziehung zwischen dem EEG und den postsynaptischen Potentialen ist mit Simultanregistrierungen von EEG und intrazellulären Ableitungen einzelner kortikaler Nervenzellen vielfach belegt worden. Abbildung 1.9 zeigt dies an einem Beispiel einer rhythmischen Spindelaktivität im EEG, wie sie im Tierversuch unter leichter Barbituratnarkose auftritt. Sie wird durch entsprechend rhythmische thalamokortikale Afferenzen ausgelöst. In diesen Momenten vermehrter Synchronisation der kortikalen Aktivität laufen die Wellen dieser EEG-Spindeln den Membranpotentialschwankungen kortikaler Neurone weitgehend parallel. Aber nur ein Teil dieser postsynaptischen Potentialschwankungen löst auch Aktionspotentiale aus, wie das in Abb. 1.9 in der unteren Ableitung zu erkennen ist. Werden *extrazellulär* nur diese Aktionspotentiale abgeleitet, so wird es verständlich, daß die Korrelation zwischen einer derart erfaßten Zellaktivität und den Potentialen des EEG meistens nur gering erscheint.

Abbildung 1.10 zeigt eine Synopsis der bislang erörterten Zusammenhänge zwischen der neuronalen Aktivität der Hirnrinde und den Potentialschwankungen, die letztlich mit dem ***EEG*** aufgezeichnet werden. In dieser zeichnerischen Darstellung ist bei reduzierter Sinnesbelastung die thalamokortikale Afferenz, wie in Abschn. 1.5.4 noch dargestellt wird, zunächst durch eine gewisse Rhythmisierung gekennzeichnet, die zu entsprechend rhythmischen Aktivierungen der Synapsen eines Teiles der kortikalen Nervenzellen führt. Die gleichermaßen rhymthmischen Änderungen der dadurch generierten Feldpotentiale bedingen im EEG jene Potentialschwankungen, die wir beispielsweise bei geschlossenen Augen in Form von α-Wellen registrieren.

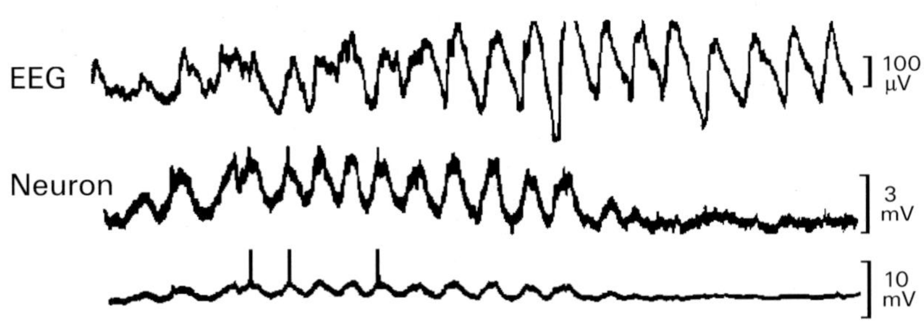

Abb. 1.9. Rhythmische Spindelaktivität im EEG in Beziehung zu einer intrazellulären Ableitung eines kortikalen Neurons (aus Creutzfeld 1983). Im EEG (*oberste* Ableitung) finden sich große 10/s-Spindelwellen. Das Membranpotential des unterhalb der EEG-Elektrode abgeleiteten Neurons zeigt rhythmische Schwankungen der gleichen Frequenz mit einem Shift nach oben (=Negativierung bzw. Depolarisierung). *Mitte:* höhere, *unten:* niedrigere Verstärkung zur Darstellung einiger durch die Zelldepolarisationen ausgelöster, wesentlich stärker spannungsbetonter Aktionspotentiale. Weitere Erläuterungen s.Text

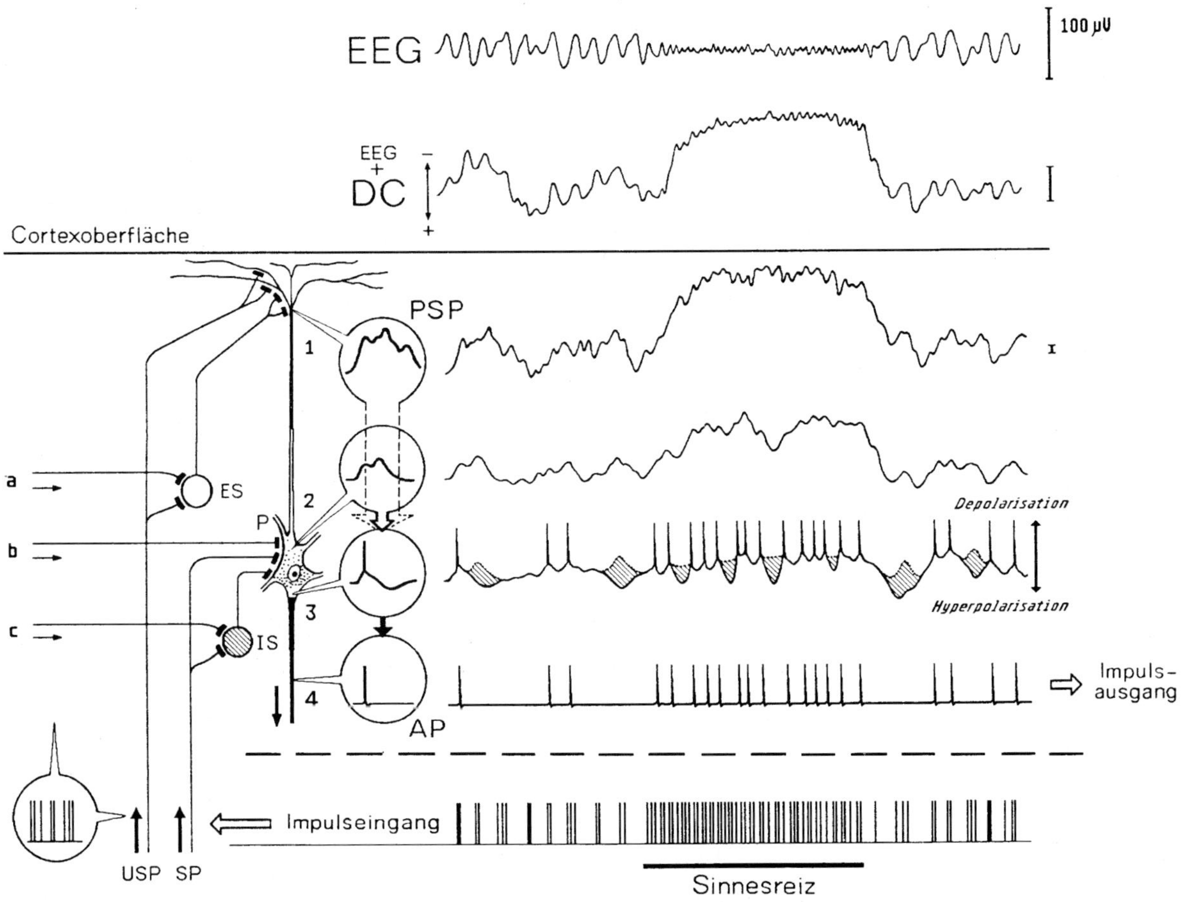

Abb. 1.10. Postsynaptische Summenpotentiale als Potentialquellen des EEG. Zeichnerische Darstellung. Summationen der postsynaptischen Potentiale (*PSP*) vor allem im Bereich der apikalen Dendriten sowie des Zellkörpers einer großen Pyramidenzelle (*P*) des Kortex. Die komplizierten Netzwerke der Zwischenneurone sind mit den Verknüpfungen *a–c* symbolisch in Form je einer exzitatorischen (*ES*) und (*schraffiert*) inhibitorischen Sternzelle (*IS*) angedeutet. Dargestellt ist der Potentialverlauf im Bereich der apikalen Dendriten (*1*), der basalen Dendriten (*2*), am Axonkegel (*3*) und am Axon (*4*). Die ständige Verrechnung der bevorzugt am Soma generierten IPSP mit den EPSP ist für einige Zeitpunkte im Verlauf des am Axonkegel ableitbaren Membranpotentials *schraffiert* hervorgehoben. *AP* Aktionspotentiale des Axons (Impulsausgang) mit einer Antwort auf den durch einen Sinnesreiz vorübergehend erhöhten Impulseingang über spezifische (*SP*) und unspezifische (*USP*) thalamische Afferenzen. Beachte die mit dem Sinnesreiz verknüpfte starke Summation der EPSP im Bereich der apikalen Dendriten, die zu einer deutlichen Verschiebung der kortikalen Gleichspannungskomponente *DC* in negativer Richtung führt. Da diese DC-Komponente aus methodischen Gründen herausgefiltert werden muß, ergibt sich schließlich in der Routinediagnostik das *ganz oben* dargestellte EEG. Die *rechts* eingezeichneten Amplitudenskalierungen sollen nur das Verhältnis andeuten, mit dem die einzelnen Potentialkomponten intra- und epikortikal sowie von der Kopfoberfläche erfaßt werden können

Tritt ein ***Sinnesreiz*** auf, wird über den jeweiligen Sinneskanal der *spezifische* thalamokortikale Signalzufluß verstärkt (*SP* in Abb. 1.10). Diese Afferenz aktiviert Synapsen in der 3.–5. Kortexschicht vorwiegend in der Nähe der Zellkörper größerer Pyramidenzellen. Ihre postsynaptischen Potentiale haben einen direkten und damit differenzierten Einfluß auf das Aktivitätsmuster dieser Zellen. Andererseits tragen sie wenig zum Potentialmuster des EEG bei. Über hemmende Zwischenneurone führen diese spezifischen Afferenzen vielfach auch zu IPSP am Soma der Pyramidenzellen, ebenso wie die intrakortikalen Verknüpfungen (*c* in Abb. 1.10) beispielsweise im Rahmen der lateralen Hemmung.

Das EEG wird in erster Linie durch unspezifische Aktivierungen des Kortex bestimmt

Ein Sinnesreiz verstärkt aber auch die Aktivität der vigilanzbestimmenden *unspezifischen* thalamischen Afferenzen (i. S. der sog. Arousal, vergl. Abschn. 1.5.5.1). Diese haben eine vorübergehend stärkere Summation von EPSP überwiegend in den oberen Kortexschichten zur Folge. Sie beeinflussen die Erregbarkeit der tieferliegenden Zellkörper nur sehr global (vorwiegend im Sinne einer allgemein verstärkten Bahnung). Im Schema der Abb. 1.10 wird dies durch Pfeile symbolisiert.

Die „kritischen Details" im Entladungsmuster des Neurons sind sodann das Ergebnis der Verrechnungen dieser zahlreichen EPSP und IPSP am Zellsoma nahe dem Axonkegel. In der halbschematischen Darstellung der Abb. 1.10 sind im Verlauf der vom Axonkegel ableitbaren Membranpotentialschwankung jene Abschnitte schraffiert markiert, in denen durch überwiegend inhibitorische Effekte die Auslösung eines Aktionspotentials verhindert wird.

DC-Potentiale

Die bei Sinnesreizen im Bereich der oberflächennahen Dendriten eintretende Summation einer großen Zahl von EPSP entwickelt eine entsprechend ausgeprägte Negativität an der Kortexoberfläche. Bei der üblichen Polung der angeschlossenen Verstärker führt das zu einer Auslenkung der Schreibzeiger nach oben. Verwendet man einen Gleichspannungsverstärker, so lassen sich für die Dauer des Sinnesreizes oft nachhaltige Negativierungen registrieren (EEG + DC in Abb. 1.10). Diese *DC-Potentiale*[1] sind sehr gute Indikatoren für Sinnesreize und ganz allgemein für Änderungen des Vigilanzniveaus (Speckmann u. Caspers 1974; Caspers et al. 1980).

Die *DC-Komponente* des EEG besäße aus mehreren Gründen diagnostisch eine besondere Bedeutung. Zwischen Hirn und EEG-Verstärker liegen jedoch noch eine ganze Reihe anderer, nicht neuronaler Gleichspannungsquellen (z. B. von Haut und Schweißdrüsen abhängige Potentiale, elektrodeneigene Potentialschwankungen), welche in ihrer Summe DC-Potentiale ergeben, deren Amplituden um ein Vielfaches höher sind als die der DC-

[1] DC = „direct current" (Gleichstrom; im übertragenen Sinne = Gleichspannung), im Gegensatz zu AC = „alternating current" (Wechselstrom).

Komponente des Hirns. Derzeit lassen sich diese verschiedenen Gleichspannungsquellen methodisch noch nicht zuverlässig voneinander abgrenzen. Da die nicht neuronal bedingten Gleichspannungsschwankungen die EEG-Verstärker ständig übersteuern würden, müssen sie in der praktischen EEG-Diagnostik durch eine Hochpaßfilterung (= Zeitkonstante der EEG-Verstärker) unterdrückt werden. Leider geht damit auch die kortikale DC-Komponente verloren.

Nach der notwendigen Hochpaßfilterung resultiert schließlich das EEG, wie wir es in der Routinediagnostik registrieren und wie es in Abb. 1.10 ganz oben dargestellt ist. Der Sinnesreiz ist nur noch an einem Frequenzwechsel zu erkennen, nämlich an einem Übergang eines bestimmten Ruhegrundrhythmus in einen Zustand scheinbarer Spannungsminderung mit Erhöhung der Frequenz. Wir bezeichnen diese Reaktion beispielsweise bei Augenöffnung als „Desynchronisierung" des EEG. Abbildung 1.10 macht deutlich, daß es sich bei der „Blockierung" durch Augenöffnung in Wahrheit um eine deutliche Zunahme und „Aufstockung" kortikaler Potentiale handelt.

1.3 Nichtsynaptische Erregungsübertragungen

Die Wirkung eines postsynaptischen Potentials bleibt im Regelfall auf das Neuron beschränkt, in dem es entsteht. Es steuert die Auslösung der Aktionspotentiale dieses Neurons. Und nur über diese Aktionspotentiale erfolgt die Signalübermittlung an andere Nervenzellen, mit einer erneuten Aktivierung von Synapsen am Zielneuron. Diese *synaptische Erregungsübertragung* ist der Normalfall.

Elektrotonische Wirkungen zwischen verschiedenen Nervenzellen sind möglich

Innerhalb der Hirnrinde sind jedoch auch direkte Interaktionen *zwischen den Dendriten verschiedener* Nervenzellen anzunehmen. Möglich ist diese *nichtsynaptische Erregungsübertragung* über die elektrotonischen Wirkungen der kortikalen Feldpotentiale.

Diese Wirkung kann man sich anhand der Abb. 1.4 leicht vorstellen. Dort wurde die Potentialdifferenz ΔU2 auf die (kapazitiven) Widerstände der verschiedenen anatomischen Membranstrukturen zwischen Hirn und Schädeloberfläche bezogen. Derartige Potentialdifferenzen entwickeln sich natürlich *an jeder Membran,* die im Einflußbereich eines neuronalen Dipols liegt, also auch an den Membranen benachbarter Nervenzellen. Da jedoch nach einfachen Stromverzweigungsgesetzen der Physik der elektrotonische Stromfluß überwiegend entlang den relativ niederohmigen Spalträumen zwischen den Zellen erfolgt, dürfte der Anteil der elektrischen Kraft quer zu den Membranen benachbarter Zellen nur gering bleiben. Dennoch scheinen sich auf diese Weise benachbarte Dendriten verschiedener Neurone untereinander zumindest in ihrer Erregbarkeit beeinflussen zu können.

Die direkte elektrische Kopplung von Nervenzellen kann durch spezielle Kontaktstellen zwischen Dendriten benachbarter Nervenzellen erleichtert werden. An diesen „gap junctions" zeigen eng aneinanderliegende Membranabschnitte der beiden beteiligten Zellen eine vermehrte Durchlässigkeit selbst für größere Moleküle und eine starke Verminderung des elektrischen Widerstandes (Loewenstein 1981). Da an diesen Stellen die Erregungsübertragung unmittelbar elektrisch erfolgen kann (und nicht chemisch über Transmitter), bezeichnet man diese Kontakte auch als *elektrische Synapsen*. „Gap junctions" existieren in besonderem Ausmaß auch zwischen Gliazellen (s. Abschn. 1.4.3).

Elektrische Synapsen?

Bei niederen Lebewesen ist die nichtsynaptische (direkte elektrotonische) Erregungsübertragung häufig anzutreffen. Welche Bedeutung sie im Zentralnervensystem des Menschen hat, ist umstritten (s. hierzu Petsche 1990a). Möglicherweise spielen Effekte dieser Art unter pathologischen Bedingungen eine besondere Rolle, wie beispielsweise zwischen den parallel (pallisadenförmig) angeordneten Pyramidenzellen der Hirnrinde bei der Entstehung epileptischer Erregungssteigerungen (vgl. Abschn. 7.3.2). Ähnliche Störungen im Sinne eines „Übersprechens" („cross talk", Ephapse) vermutet man nach Läsionen peripherer Nervenfasern beispielsweise bei einem Spasmus facialis.

Jeder elektrische Stromfluß erzeugt ein *Magnetfeld*. Daher sind auch alle Bewegungen der elektrischen Ladungsträger (Ionen) in einem kortikalen Potentialfeld von einem Magnetfeld umgeben. Diese elektromagnetischen Felder können wir heute in Form des Magnetenzephalogramms (MEG) auch nachweisen. Dieses Magnetfeld induziert an allen Gewebs- und Zellwiderständen natürlich wiederum elektrische Spannungen, so daß sich Nervenzellen auch über diese rein *elektromagnetischen Wechselwirkungen* untereinander ohne Mitwirkung von Synapsen direkt beeinflussen können. Wahrscheinlich betrifft dieser Einfluß aber, wenn überhaupt, auch nur Änderungen der Erregbarkeit der Zellen. Für echte Erregungsübertragungen von einem Neuron zum anderen dürften die *in der Hirnrinde* entstehenden magnetischen Felder zu schwach sein. Von außen können allerdings wesentlich stärkere Magnetfelder auf das Zentralnervensystem einwirken. Die Diskussion schädlicher Wirkungen der Magnetresonanztomographie (MRT) ist noch nicht abgeschlossen.

Elektromagnetische Wechselwirkungen?

Immerhin lassen die vorgenannten Möglichkeiten der direkten elektrischen und elektromagnetischen Wechselwirkung zwischen den Nervenzellen das EEG auch in einem anderen Licht erscheinen. Sie zeigen, daß die Potentialwellen des EEG vielleicht mehr sind als nur eine einfache „Begleitmusik" der neuronalen Aktivität der Hirnrinde, daß sie nicht nur als „Abbildung" der Hirnrindentätigkeit aufzufassen sind, sondern daß diese relativ langsamen Wellen auch eine echte Funktion besitzen könnten. Die elektrischen Felder, die den EEG-Wellen zugrunde liegen und die sich aus der außerordentlich komplexen Summe der postsynaptischen Potentiale vieler einzelner Nervenzellen ergeben, könnten wieder ganze Nervenzellareale integrierend modulieren. Da diese elektrischen Wechselwirkungen von den örtlichen synaptischen Verschaltungen unabhängig sind, ergäbe dies neben der synaptischen Funktionsstruktur ein weiteres funktionelles Ordnungsprinzip in der Hirnrinde.

1.4 Bedeutung der Neuroglia für die Entstehung kortikaler Feldpotentiale

Gliazellen finden sich im Zentralnervensystem 5mal häufer als Nervenzellen. Unter den beiden Haupttypen (Astrozyten und Oligodendrozyten) haben die in der Hirnrinde vorherrschenden Astrozyten (Abb. 1.11) für die Ausbreitung der kortikalen Feldpotentiale eine besondere Bedeutung. Die meist stark verzweigten Fortsätze dieser Gliazellen schieben sich zwischen die Dendriten und Axone der Nervenzellen, teilweise werden Nervenzellkörper und Nervenzellfortsätze sowie Synapsen von Astrozytenausläufern umhüllt (Abb. 1.13).

Neben einer gewissen gewebsstabilisierenden mechanischen Stützfunktion haben die Astrozyten in erster Linie die Aufgabe, den Stofftransport und den Stoffaustausch zu kontrollieren. Dabei hat die Regulation der extrazellulären Ionenkonzentration für die Funktionsfähigkeit der Neurone eine besondere Bedeutung. Dies betrifft vor allem die Konstanterhaltung der K^+-Konzentration im Extrazellulärraum.

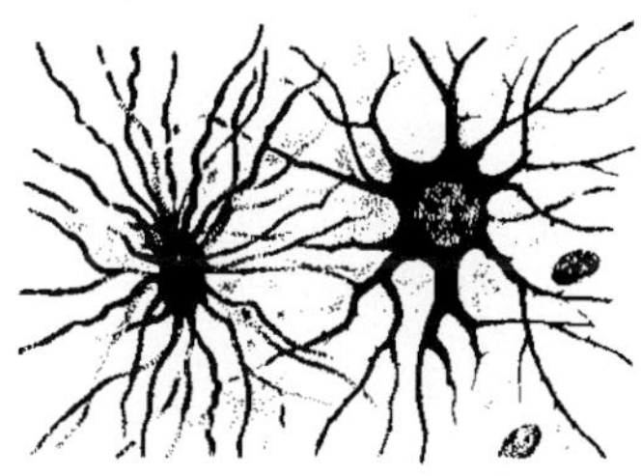

Abb. 1.11. Darstellung von Gliazellen durch Silberimprägnation (aus: Kahle et al. 1979). *Links* fibrillärer Astrozyt, *rechts* protoplasmatischer Astrozyt. Die protoplasmatischen Astrozyten sind der vorherrschende Gliazelltyp im Kortex

1.4.1 Gliazellen als Puffer der extrazellulären K^+-Konzentration

Bei jeder synaptischen Aktivierung der Zellmembran (exzitatorisch wie inhibitorisch) und vor allem bei jeder Auslösung eines Aktionspotentials treten im Endeffekt vermehrt K^+-Ionen aus dem Zellinneren in den Extrazellulärraum über. Diese werden über die Kalium-Natrium-Pumpe nur zu einem Teil wieder in das Neuron zurücktransportiert. Ein Teil verbleibt im Extrazellulärraum. Schon unter physiologischen Bedingungen kann dadurch im Bereich der aktiven Neurone die K^+-Konzentration kurzzeitig um das 2- bis 3fache ansteigen. Da das *Ruhemembranpotential durch das K^+-Gleichge-*

wichtspotential bestimmt wird (s. Abschn. 1.1.1), hat eine stärkere extrazelluläre Anreicherung von K^+-Ionen eine allgemeine *Depolarisation* der Zellmembranen zur Folge. Dies führt zunächst zu einer Erregbarkeitssteigerung, bei weiterer Depolarisation schließlich zu einem Funktionsausfall der Neurone. In geschädigten Hirnbereichen sind diese Vorgänge vor allem bei der Entwicklung fokaler epileptischer Erregungssteigerungen von Bedeutung.

Gliazellen zeigen keine eigene Aktivität

Gliazellen können einen K^+-Überschuß im Extrazellulärraum durch entsprechende K^+-Aufnahme beseitigen. Die Membran der Gliazellen ist *für K^+-Ionen nahezu frei permeabel*. Diese für die Aufrechterhaltung normaler Erregbarkeitsverhältnisse wichtige Pufferwirkung der Gliazellen betrifft auch andere Ionen (Ca^{2+}) und mit aktiven Membrantransportvorgängen beispielsweise auch Neurotransmitter (z. B. GABA), die aus dem Extrazellulärraum in die Gliazellen aufgenommen und gespeichert oder metabolisiert werden.

1.4.2 Membranpotentialschwankungen der Gliazellen

Gliazellen entwickeln keine selbständige Aktivität. Ihr Membranpotential beträgt unbeeinflußt 80 - 90 mV, ebenfalls (wie generell bei allen Zellen) innen gegenüber außen negativ geladen. Die vorstehend beschriebene Aufnahme von K^+-Ionen in die Gliazellen, die bei einer benachbarten neuronalen Aktivität durch einen extrazellulären K^+-Überschuß zwangsläufig einsetzt, führt zu einer Abnahme des Membranpotentials der Gliazellen. Die Folge ist eine *Depolarisation der Gliazellmembran*. Sie geht der extrazellulären Konzentrationszunahme der K^+-Ionen weitgehend parallel. Mißt man das Membranpotential der Gliazellen, so reflektiert es die extrazelluläre K^+-Konzentration fast wie ein Meßfühler. Genauere Kenntnisse der Gliazellpotentiale basieren auf den grundlegenden Untersuchungen von Kuffler und Mitarbeitern (Kuffler et al. 1964, 1966).

Die neuronale Aktivität führt sekundär auch zu erheblichen Membranpotentialschwankungen der Gliazellen

Die elektrochemische Kopplung der Gliazellen an die Neurone ist in Abb. 1.12 schematisch dargestellt. Sie zeigt, daß vor allem eine momentan höherfrequente neuronale Aktivität, wie sie bei abnormen Erregungsteigerungen von Nervenzellen auftreten kann, zu höheren und vor allem *trägen* Gliapotentialschwankungen führt.

Im Prinzip kann bereits eine stärkere *synaptische* Aktivität deutliche Gliapotentiale verursachen, unabhängig davon, ob sie zu Zellentladungen führt oder nicht. Da stets K^+-Ionen in den Extrazellulärraum freigesetzt werden (s. Abb. 1.2), ist es dann gleichgültig, ob die synaptische Aktivität durch EPSP oder durch IPSP gekennzeichnet ist. So können auch massive Hemmungsvorgänge (wie im Ablauf epileptischer Anfälle, vgl. Abschn. 7.2.1) mit einer hohen Frequenz von inhibitorischen postsynaptischen Potentialen Depolarisationen von Gliazellen auslösen.

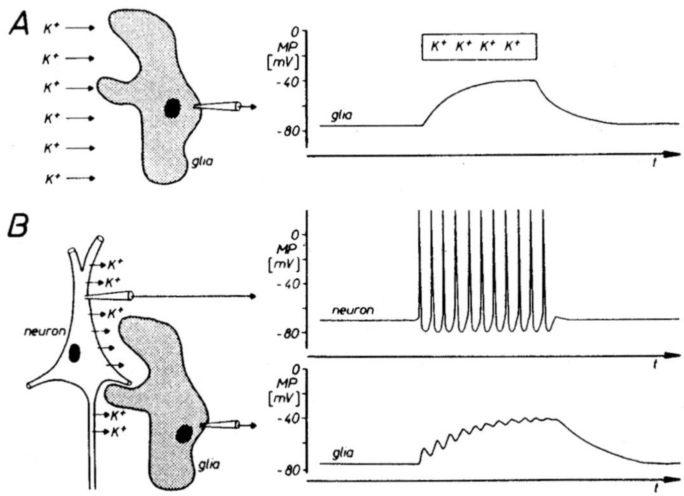

Abb. 1.12. Zeichnerische Darstellung einer Registrierung des Gliazellpotentials bei Erhöhung der extrazellulären K^+-Konzentration durch extrazelluläre Applikation von K^+-Ionen (**A**) oder durch die K^+-Ausschüttung infolge repetierender Zellentladungen eines benachbarten Neurons (**B**). In beiden Fällen führt der Anstieg der K^+-Konzentration zu einer Depolarisation der Gliazellmembran. (Aus: Speckmann u. Elger 1993)

1.4.3 Bedeutung der Gliapotentiale für das EEG

Durch die Gliapotentialschwankungen, die der Aktivität benachbarter Nervenzellen parallellaufen, werden die an sich inaktiven Gliazellen *sekundär* zu *eigenständigen Potentialgeneratoren*. Ganz ähnlich der elektrotonischen Fortleitung postsynaptischer Potentiale in einem Neuron führt auch die Membrandepolarisation der Gliazellen entlang der Gliazellmembran zu Ionenausgleichsströmen mit elektrotonischer Potentialausbreitung und -fortleitung. Damit bieten die Gliazellen grundsätzlich auch die Möglichkeit der Entstehung elektrischer Dipole. Angesichts der Grundstruktur eines einzelnen Astrozyten (Abb. 1.11) würden diese Dipole allerdings der neuronalen Dipolkonfiguration vom „geschlossenen Typ" entsprechen (s. Abb. 1.5d) und hätten dann für das EEG wenig Bedeutung.

Wie jedoch mit Untersuchungen auch am Nervengewebe von Säugetieren gezeigt werden konnte, sind die Fortsätze der Gliazellen über sog. „gap junctions" vielfach miteinander verbunden (Abb. 1.13). Es sind dies Kontaktstellen zwischen Fortsätzen verschiedener Astrozyten, an denen die Membranen beider Zellen dicht aneinanderliegen und besondere Membraneigenschaften aufweisen, die den notwendigen Austausch und Transport von Substanzen auch mit höherem Molekulargewicht ermöglichen. Gleichzeitig sind diese „gap junctions" Orte niedrigen Membranwiderstandes, wie dies oben schon für „elektrische Synapsen" bei Nervenzellen diskutiert wurde. Ähnlich den elektrischen Synapsen können sich auch bei Gliazellen über diese „elektrischen Brücken"

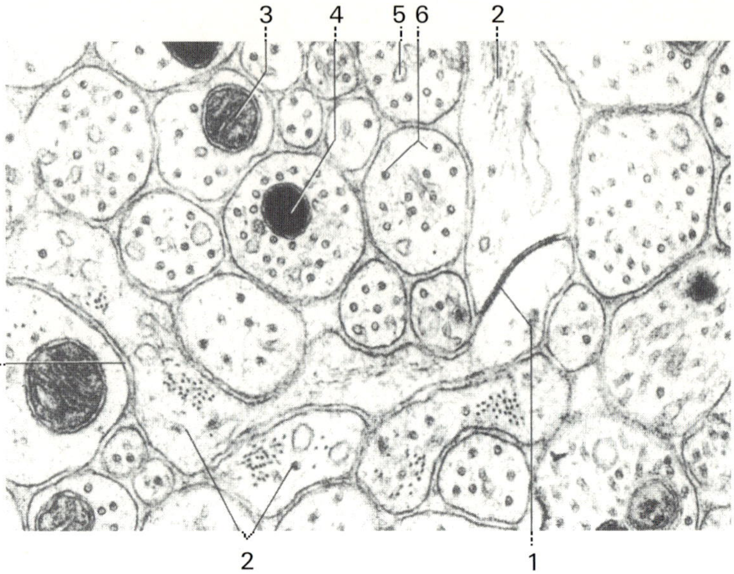

Abb. 1.13. „Gap junction" (*1*) zwischen den Fortsätzen zweier Astrozyten (Präparat und Aufnahme von B. Krisch, aus: Rauber u. Kopsch 1987). Die Astrozytenfortsätze (*2*) mit längs- und quergestreiften Filamenten umgurten ein Bündel von Nervenzellausläufern mit Mitochondrien (*3*), neurosekretorischen Bläschen (*4*), axoplasmatischem Reticulum (*5*) und Neurotubuli (*6*). Der Interzellulärraum (*7*) ist durchschnittlich nur 20 nm breit

Membranpotentialschwankungen weitgehend ungehindert ausbreiten. Führen neuronale Aktivierungen zu begrenzten *lokalen* Gliadepolarisationen, so können deren elektrotonische Potentiale über das Netzwerk der Gliazellen dann durchaus auch ausgeprägte und vor allem ausgedehnte elektrische Dipole generieren (Somjen 1993). Inwieweit die Gliazellformationen dabei eine gerichtete Dipolstruktur („offenes" Dipolfeld, s. Abb. 1.5b) entwickeln können, mit der sie als zusätzliche Potentialquelle für das oberflächlich ableitbare EEG in Frage kommen, ist noch unklar. Wie die Darstellung in Abb. 1.12 deutlich macht, wären die Gliazellpotentiale als Generatoren vor allem der langsamen Wellen im EEG besonders prädestiniert, da sie die hochfrequenten Nervenzellaktivitäten durch vergleichsweise sehr träge Potentialschwankungen begleiten.

Werden besonders die trägen EEG-Wellen auch durch Gliazellpotentiale verursacht?

Möglicherweise sind schon physiologische Phänomene, die üblicherweise postsynaptischen Summationspotentialen zugeordnet werden, zumindest teilweise auch mit Gliapotentialen zu erklären. So zeigten im Tierversuch epikortikal ableitbare evozierte Potentiale vor allem in Bezug zu den oberflächlich trägen negativen Komponenten eine auffällige zeitliche Korrelation mit gleichzeitig intrakortikal abgeleiteten Membranpotentialschwankungen von Gliazellen.

1.4.3

Die elektrophysiologisch nachweisbaren Folgen einer Schädigung des Hirnparenchyms werden in der Regel auf neuronale Funktionsstörungen zurückgeführt. Jede Läsion im Hirn führt aber *auch zu einer Schädigung von Gliazellen*. Welche Bedeutung die Funktionsstörung der Gliazellen vor allem für die Ausbildung von δ-Herdbefunden im EEG besitzt, ist ebenfalls nicht bekannt. Wahrscheinlich wird sie unterschätzt (vgl. auch Abschn. 8.1.3).

1.5 Entstehung der EEG-Rhythmen

Die Hirnrindenaktivität ist keine Spontanaktivität. Werden im Tierversuch Kortexareale unter Aufrechterhaltung der Blutversorgung vollständig isoliert (deafferentiiert), so treten nur noch regellos kurze Zellentladungen auf. Einzelne Neurone zeigen spontan auch ein oszillierendes Entladungsmuster. Eine rhythmische Aktivität ist jedoch im Bereich derartiger *Kortexinseln* nicht mehr nachweisbar (Creutzfeldt u. Struck 1962). Bleibt allerdings der Zusammenhalt größerer Kortexareale erhalten oder wird eine *ganze Hemisphäre* von ihren subkortikalen Afferenzen abgetrennt, so kann die Hirnrinde zumindest durch elektrische Reizung durchaus noch komplexe Potentialmuster generieren (Petsche u. Sterg 1968). Normalerweise sind jedoch für das Auftreten der kortikalen Potentiale, die dem EEG zugrunde liegen, *ständig Afferenzen aus tieferliegenden, subkortikalen Kernstrukturen erforderlich*. Dabei kommt dem Thalamus eine besondere Bedeutung zu. Die Funktionen des ***Thalamus*** werden wiederum von dem aufsteigenden aktivierenden System der ***Formatio reticularis*** beeinflußt. Über diese Strukturen unterliegt das EEG schließlich dem Einfluß sämtlicher Afferenzen des Zentralnervensystems sowie auch Einflüssen, die im Rahmen rückkoppelnder Regelungsmechanismen von efferenten, motorischen Systemen ausgehen.

1.5.1 Funktionsstruktur des Thalamus

Hinsichtlich ihrer Funktion und auch ihrer Bedeutung für das EEG kann man im Thalamus beiderseits verschiedene Kernkomplexe unterscheiden (Abb. 1.14). Leider findet man für die Thalamuskerne eine unterschiedliche und damit verwirrende Nomenklatur. In Abb. 1.14 und in der nachfolgenden Übersicht finden sich die in der angelsächsischen Literatur gebräuchlichen Bezeichnungen, die auf Walker (1938) zurückgehen.

Im Thalamus kann man von medial nach lateral folgende Kerngruppen unterschieden, die größtenteils durch die sich rostral V-förmig teilende weiße Substanz der Lamina medullaris interna voneinander getrennt werden:

1. Mediane Kerne:
Phylogenetisch alte Kerne der Mittellinie paraventrikulär direkt unter dem Ventrikelependym, die als Fortsetzung aus dem hypothalamischen, periventrikulären Kerngebiet angesehen werden können.

2. Nucleus medialis:
Großes assoziierendes Kernareal mit zahlreichen subkortikalen Verbindungen u.a. zum Hypothalamus, aber auch zum Nucleus reticularis thalami.

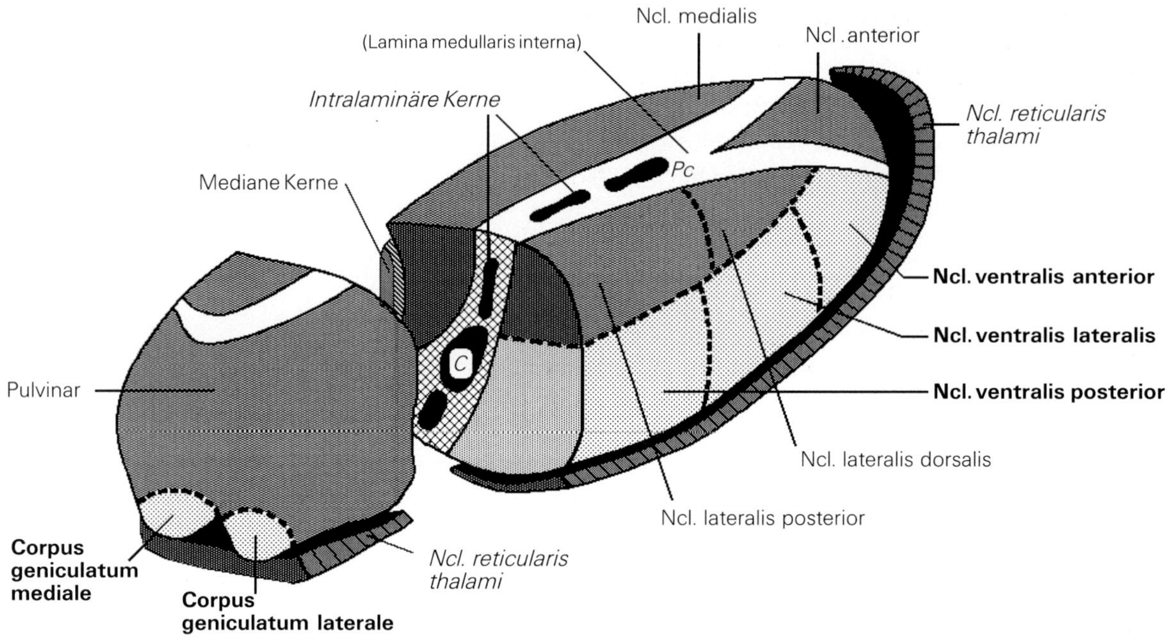

Abb. 1.14. Topographie der wichtigsten Thalamuskerne. **Fett**druck: spezifische Projektionskerne, Normaldruck: Assoziationskerne, *Schräg*druck: unspezifische Kerne mit dem für das EEG besonders bedeutsamen Nucleus reticularis thalami. *Pc* Nucleus paracentralis, *C* Nucleus centromedianus. (Mod. nach Brodal 1969)

Die vordergründige Funktion ergibt sich aus reziproken Verbindungen zum *frontalen* und *frontoorbitalen* Kortex im Zusammenhang mit dem limbischen System (Affektivität, Antrieb).

3. ***Intralaminäre Kerne*** (rostral z. B. Nucleus paracentralis, kaudal: Nucleus centromedianus, Nucleus parafascicularis):
Sogenannte *unspezifische Thalamuskerne* mit Afferenzen aus dem Tractus spinothalamicus, aus der Formatio reticularis des Mittelhirns, aber auch mit ausgedehnteren Zuflüssen aus dem Kortex (motorische, prämotorische und frontale Regionen). Aus der kaudalen Gruppe der intralaminären Kerne führen die efferenten Verbindungen vorwiegend in das Striatum, aus der rostralen Kerngruppe entspringt der wesentliche Teil des diffusen Projektionssystems für ausgedehntere Kortexareale (mit Betonung des Frontalhirns und des Gyrus cinguli). Damit sind vor allem die rostralen intralaminären Kerne für das EEG die bedeutsamen Schaltstellen des aktivierenden Projektionssystems der Formatio reticularis. Darin eingebunden haben die intralaminären Kerne auch für die Schmerzleitung und Schmerzempfindung eine besondere Bedeutung.

4. ***Nucleus anterior*** (anteriore Kerngruppe):
Gehört zu den Assoziationskernen und ist in erster Linie die Umschaltstation zwischen dem Hypothalamus und dem frontobasalen sowie zingulären Kortex.

5. ***Laterale Kerngruppe:***
Größtes Kerngebiet des Thalamus mit besonderer Bedeutung für die Potentialmuster des EEG. Sie wird unterteilt in:

a. Ventrale Kerngruppe:
spezifische Relaiskerne (Projektionskerne) mit reziproken Verbindungen zu den primären sensorischen Rindenregionen. Zu den Relaiskernen gehören auch das Corpus geniculatum mediale et laterale.

b. Dorsale bzw. dorsolaterale Kerngruppe (einschließlich Pulvinar):
Assoziationskerne mit reziproken Verschaltungen zu den entsprechenden Assoziationsarealen des Großhirns.

6. Nucleus reticularis thalami:
Diese dem Thalamus lateral aufgesetzte Kernschale hat für das EEG eine besondere Bedeutung, die weiter unten ausführlicher dargestellt wird.

Die Unterscheidung der Thalamuskerne in spezifische und unspezifische Kerne ist fragwürdig geworden. Dennoch bleibt diese Unterteilung sinnvoll, da sie zumindest schwerpunktmäßig auch verschiedenen Funktionssystemen des Thalamus entspricht.

Die Kenntnisse der Funktionen der verschiedenen thalamischen Kernkomplexe gründen sich überwiegend auf neurophysiologische tierexperimentelle Untersuchungen. Dabei ist Zurückhaltung geboten. Die enorme Entwicklung des Großhirns beim Menschen hat vor allem in den assoziativen und unspezifischen Thalamuskernen zu Funktionsänderungen und Funktionsverschiebungen geführt, so daß tierexperimentelle Ergebnisse nicht ohne weiteres auf den Menschen übertragen werden dürfen.

Der Thalamus gilt als zentrale Schaltstation der Sensorik. Weniger beachtet wird dabei oft, daß der Thalamus auch ausgiebige Verbindungen zu den motorischen Systemen des Hirns besitzt und damit eine wichtige integrierende Funktion für Sensorik *und* Motorik ausübt. Außer zu den motorischen Arealen des Großhirns und zum Kleinhirn bestehen intensive Verknüpfungen mit Afferenzen *vom* Pallidum und Efferenzen *zum* Striatum. Diese Einbindung in das motorische System dürfte bei besonderen EEG-Veränderungen infolge (zumeist hypoxisch bedingter) subkortikaler Schädigungen von Bedeutung sein (Abschn. 10.5.4). Ausführliche Darstellungen der funktionellen Anatomie des Thalamus finden sich beispielsweise bei Jones (1985) und Nieuwenhuys et al. (1991).

Auch eine Schädigung subkortikaler *motorischer* Systeme kann zu besonderen EEG-Veränderungen führen

1.5.1.1 Spezifische Projektionskerne und Assoziationskerne

Zum *spezifischen System* im engeren Sinne gehören die ventrolateralen Projektionskerne, die sich durch eine strenge topologische Ordnung auszeichnen. In der Regel werden auch die dorsolateralen Assoziationskerne dazugerechnet. Schwieriger ist die Zuordnung des Nucleus medialis und Nucleus anterior. Beide Kerne haben sich vor allem beim Menschen zu größeren Kernarealen entwickelt, parallel mit der ausgeprägten Entwicklung des Stirnhirns. Mit ihren komplexen afferenten und efferenten Verbindungen haben sie in erster Linie eine assoziative Funktion. Ihnen kommt für die häufig frontal betonte Projektion pathologischer EEG-Veränderungen besondere Bedeutung zu.

Die spezifischen Projektionskerne des Thalamus sind die Relaisstationen für sämtliche Sinneskanäle (mit Ausnahme des Riechsystems). Sie werden deshalb auch als *Relaiskerne* bezeichnet. „Relaisstation" bedeutet, daß in diesen spezifischen Kernarealen der afferente Signalfluß zum Kortex kontrolliert (enkodiert) wird. Innerhalb der einzelnen Sinneskanäle erfolgt auf dieser Ebene bereits eine wesentliche Informationsverarbeitung. Im Thalamus zeigt die hier noch modalitätsspezifische Funktionsgliederung der Neurone eine topologische Ordnung, die über entsprechende Bündelungen der thalamokortikalen Fasern auf den Kortex übertragen wird. Innerhalb der Hirnrinde sind diese Funktionsmoduln in vertikal orientierten Kolumnen organisiert (s. Abschn. 1.5.3). In Bezug auf die zusammengehörigen Funktionseinheiten im Thalamus und im Kortex (s. Abb. 1.15 und 1.18) sind die Verknüpfungen stets *reziprok* angelegt, d. h. zu jeder thalamokortikalen Projektion gehört eine gegenläufige kortikothalamische Verbindung.

Relaiskerne des Thalamus

Thalamokortikale Verknüpfungen und rückläufige Verbindungen existieren gleichermaßen auch für die *Assoziationskerne*, die in topologischer Ordnung reziprok mit den ausgedehnten Assoziationsgebieten des Großhirns verbunden sind.

1.5.1.2 Unspezifische Thalamuskerne

Zu den sog. *unspezifischen Kernen* gehören neben den paraventrikulären Kernen der Mittellinie (mediane Kerne), die beim Menschen nur noch gering ausgeprägt sind, vor allem die intralaminären Kerne und der Nucleus reticularis thalami. „Unspezifisch" bedeutet, daß die kortikalen Projektionen, soweit vorhanden, diffus erfolgen und daß diese Kerne besonders vielfältige Verbindungen mit anderen subkortikalen Arealen des Hirns und vor allem mit der Formatio reticularis besitzen. Die funktionellen Verknüpfungen sind anatomisch teilweise wenig gesichert, mitunter auch noch unbekannt. Teilweise gelten die unspezifischen Thalamuskerne als direkte Fortsetzung der Formatio reticularis des Hirnstamms, sozusagen als rostrales Ende des gesamten retikulären Systems. So hat die Zytoarchitektonik dieser Kerne auch viele Ähnlichkeiten mit der der retikulären Kernareale des Hirnstamms.

Die ***intralaminären Kerne*** gelten in erster Linie als Ausgangspunkt des diffusen kortikalen Projektionssystems, dem auch für die mehr globalen EEG-Veränderungen besondere Bedeutung zukommt. Sie erhalten Zuflüsse vor allem aus *extralemniskalen* Afferenzen der Sensorik (über den Tractus spinothalamicus und über das aszendierende polysynaptische System des Tractus spinoreticularis) sowie Zuflüsse aus den Stammganglien, insbesondere aus dem Pallidum. Zu den von der intralaminären Kerngruppe ausgehenden Verbindungen gehören neben dem *diffusen kortikalen Projektionssystem* vor allem Fasern zum Striatum (Putamen, Nucleus caudatus). Wahrscheinlich läuft auch ein Teil des Signalflusses des unspezifischen kortikalen Projektionssystems schleifenförmig über die Basalganglien. Dieses diffuse Projektionssystem besitzt für die Vigilanzkontrolle des Hirns maßgebende Bedeutung (s. unten). Die Einbindung der Basalganglien in dieses System unterstreicht die generelle Bedeutung der Motorik für die Vigilanzkontrolle und damit auch für das EEG.

Diffuse Projektionen in den Kortex

Die Charakterisierung dieses „unspezifischen" Projektionssystems als *diffus* schließt eine auf bestimmte Hirnareale schwerpunktmäßig begrenzte Projektion nicht aus, etwa in Abhängigkeit von den aktuell in Anspruch genommenen Sinnessystemen („gerichtete Vigilanzsteigerung") (s. unten). Neuerdings wird auch den Projektionsfasern, die von den intralaminären Kernen ausgehen, eine gewisse topologische Strukturierung mit reziproken Verknüpfungen zugesprochen (vgl. Saper 1987). Umgekehrt scheinen diffuse Projektionen auch von einem Teil der spezifischen Thalamuskerne auszugehen.

Eine weitere thalamische Kernformation, die zu den unspezifischen Kernen gerechnet wird, ist der ***Nucleus reticularis thalami*** (Purpura u. Yahr 1966; Scheibel u. Scheibel 1966a). Diese Kernstruktur dehnt sich zwischen den spezifischen lateralen Kernkomplexen des Thalamus und der Capsula interna aus und umgibt als schmale Zellschicht wie eine Schale den gesamten Thalamus von seinem oralen Pol bis zum Pulvinar und Corpus geniculatum laterale (s. Abb. 1.14). Die thalamokortikalen sowie die reziproken kortikothalamischen Verbindungen laufen bündelweise durch ihn hindurch und verleihen diesem flächenhaft ausgebreiteten Kern eine gitterförmige Struktur. Dennoch ist der Nucleus reticularis das einzige Kernareal des Thalamus, das offensichtlich keine direkten Zuflüsse aus Sinnessystemen oder aus dem Rückenmark erhält und keine efferenten Verbindungen (keine Projektionen) zum Kortex besitzt (Scheibel u. Scheibel 1966a; Jones 1975). Statt dessen erhält dieser Kern von den durch ihn hindurchziehenden spezifischen thalamokortikalen Bahnen *Kollateralen*, wie in Abb. 1.15 schematisch dargestellt. Der Nucleus reticularis thalami wirkt wie ein spezielles „interface" zwischen Thalamus und Hirnrinde. Die Zuflüsse *zu diesem* Kernareal sind exzitatorisch, mit Aktivierungen aus Thalamus und Hirnrinde. Die *aus dieser* Kernschale abgehenden Neurone sind dagegen in erster Linie *inhibitorisch*. Sie projizieren vorwiegend *zurück in die Relaiskerne* des Thalamus. Mit dieser inhibitorischen Rück-

Der *retikuläre Thalamuskern* hat für das EEG eine besondere Bedeutung

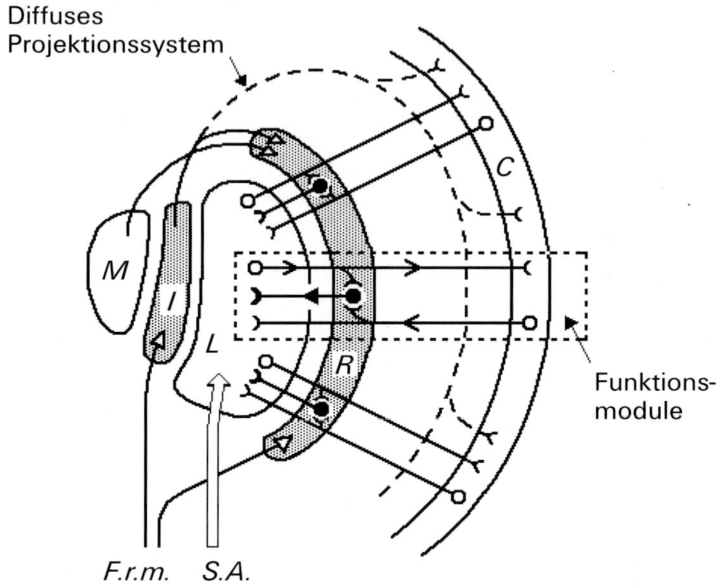

Abb. 1.15. Schematische Darstellung der intrathalamischen und thalamokortikalen Verbindungen, die für die Entstehungsmechanismen des EEG als wesentlich anzusehen sind.
M mediale Kerne des Thalamus, *I* intralaminaäre Kerne des Thalamus, *L* laterale Kerngruppe des Thalamus, *R* Nucleus reticularis thalami, *C* Kortex. Die reziproken Verknüpfungen zwischen Thalamus und Kortex sind funktionell modular organisiert.
F.r.m. Zuflüsse aus der Formatio reticularis des Mittelhirns, *S.A.* sensible Afferenzen (z. B. aus dem lemniskalen System). Die zu dem sog. „unspezifischen" thalamischen System gehörenden Kernareale sind *punktiert* hervorgehoben, die aus dem Nucleus reticularis in die lateralen Kerne ziehenden inhibitorischen Neurone sind *schwarz* markiert

kopplung in die Thalamuskerne besitzt der Nucleus reticularis thalami offensichtlich eine wesentliche Bedeutung für die *Rhythmusbildung im EEG* (Steriade u. Deschenes 1984, s. unten). Dieses Kerngebiet steht in erster Linie unter Kontrolle der Formatio reticularis (mesencephali). Faserverbindungen kommen auch aus den intralaminären Kernen und aus dem Nucleus medialis thalami sowie über subthalamische Kerne aus dem Hypothalamus und dem limbischen System.

1.5.2 Formatio reticularis

1.5.2

Die Formatio reticularis durchzieht als ein netzartig verflochtenes System zahlreicher, meist nur unscharf abgrenzbarer Kerngebiete den entwicklungsgeschichtlich älteren zentralen und dorsalen Bereich des gesamten Hirnstamms. In Brücke und Mittelhirn ist sie in den Haubenregionen (Tegmentum pontis et mesencephali) lokalisiert. Kaudal geht sie kontinuierlich in die zentrale (intermediäre) graue Substanz des Rückenmarks über, rostral in die intralaminären Kerne des Thalamus. Die Formatio reticularis enthält die lebenswichtigen vegetativen Zentren und ist mit aszendierenden und deszendierenden Projektionssystemen eine zentrale Schaltstation zwischen Großhirn und Peripherie. In axialer Richtung lassen sich 3 Kernzonen abgrenzen, eine laterale Zone, eine mediale Kernreihe sowie die medianen Kerne der Raphe pontis (Raphekerne) (Abb. 1.16).

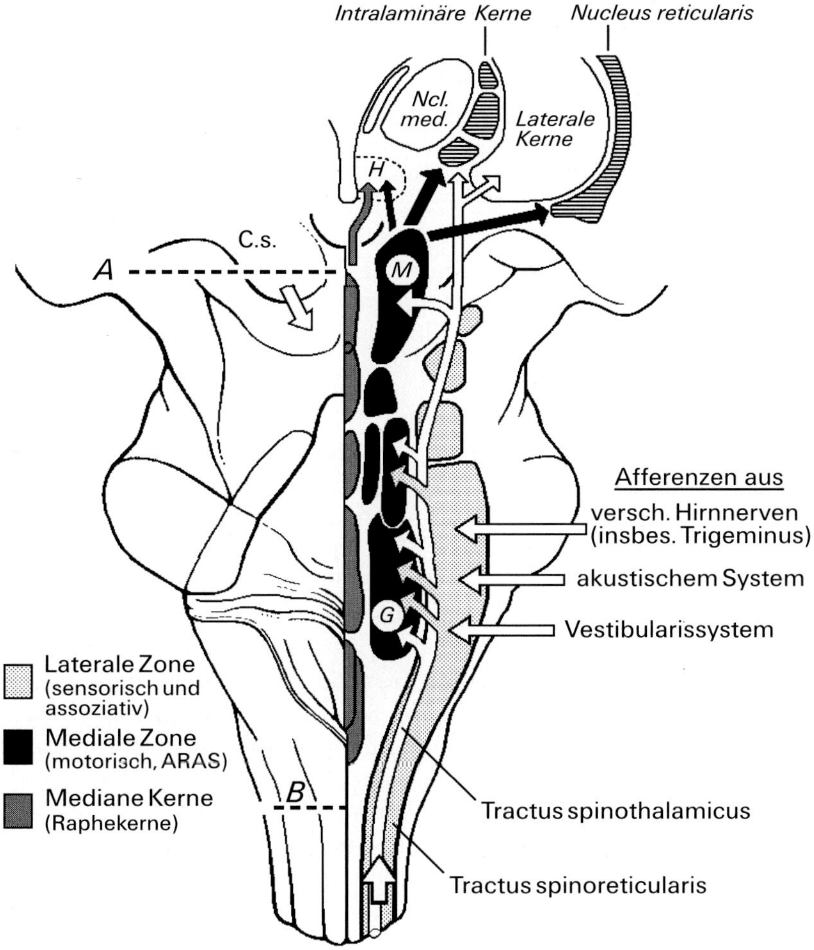

Abb 1.16. Schema der Kerngebiete der Formatio reticularis. Im oberen Bildbereich sind die Kernbereiche des Thalamus eingezeichnet (Nucleus medialis, intralaminäre Kerne, laterale Kerne, Nucleus reticularis). *H* Hypothalamus, *M* Formatio reticularis des Mittelhirns, *C.s.* Colliculus superior (Ausgangspunkt der visuellen Afferenz), *G* Nucleus gigantocellularis der Brücke. Von den spinalen Afferenzen sind der Tractus spinothalamicus und der Tractus spinoreticularis eingezeichnet (das in die spezifischen Thalamuskerne projizierende lemniskale System der Somatosensorik wurde weggelassen). *A* „cerveau isolé", *B* „encephale isolé"; Erläuterungen s. Abschn. 1.5.5. (Mod. nach Firbas et al. 1988 und Nieuwenhuys et al. 1991)

1. Mediale Kernzone:

Die mediale Kernzone hat für die Aufrechterhaltung des Bewußtseins und damit auch für dessen bioelektrisches Epiphänomen, das EEG, vorrangige Bedeutung. Sie repräsentiert den überwiegend efferenten („motorischen") Anteil der Formatio reticularis und ist die anatomische Grundlage des für die Vigilanzkontrolle bedeutsamen *aufsteigenden retikulären aktivierenden Systems (**ARAS**)* (s. Abschn. 1.5.5).

a. Afferenzen der medialen Kernzone:

Die Zuflüsse zu diesem vorwiegend aszendierenden System kommen aus allen sensiblen Bahnen, hauptsächlich jedoch aus spinoretikulären und spinothalamischen (also vorwiegend extralemniskalen) Bahnsystemen, ferner aus den in der lateralen Zone liegenden Kerngebieten sensibel-sensorischer Hirnnerven (Trigeminus, akustisches System, Vestibularapparat) sowie aus dem optischen System vorwiegend über den Colliculus superior. Aktivierende Zuflüsse kommen ferner vor allem aus dem Kleinhirn und dem Pallidum sowie aus dem Hypothalamus und dem limbischen System. Durch Axone aus dem kortikal-motorischen System erhält dieser Teil der Formatio reticularis auch Projektionen insbesondere aus prämotorischen Arealen des zerebralen Kortex. Zielpunkt dieser für die Bewußtseinserhaltung relevanten Signalzuflüsse sind zunächst vorwiegend die Kernareale der Brückenhaube, die in einem ausgedehnteren Bereich (der Area gigantocellularis, G in Abb. 1.16) auch durch besonders große Neurone zytoarchitektonisch relativ gut abgrenzbar sind.

b. Efferenzen der medialen Kernzone:

Die medialen retikulären Kerne der Brücke sind teilweise durch Neurone mit besonders langen, weitverzweigten Axonen gekennzeichnet (vor allem die des Nucleus gigantocellularis in der Brücke). Sie projizieren abwärts in die retikulospinalen Bahnen (motorische Funktion), aufwärts häufiger über polysynaptische Neuronenketten bis in den Thalamus. Die für das EEG wichtigsten Beziehungen sind die Verbindungen über die *Formatio reticularis des Mittelhirns* (M in Abb. 1.16). Hier trennen sich die Fasern der (mehrheitlich cholinergen) Retikularisneurone schwerpunktmäßig in zwei Richtungen. Dorsale Anteile der retikulären Formation des Mittelhirns knüpfen die Verbindung vorwiegend zu den unspezifischen intralaminären Thalamuskernen, ventrale Anteile zum Nucleus reticularis thalami (s.oben) sowie zu subthalamischen Kernen und zum Hypothalamus.

EEG und Vigilanz werden vor allem durch die Formatio reticularis des Mittelhirns kontrolliert

2. Laterale Kernzone:

Die laterale Kernzone ist der überwiegend sensorische Teil der Formatio reticularis mit Zuflüssen aus allen Sinneskanälen und mit einem kontinuierlichen Übergang aus dem intermediären Neuronengeflecht des Rückenmarks (Tractus spinoreticularis). In der lateralen Zone bzw. in deren Nachbarschaft liegen die wichtigen sensiblen Kernkomplexe des N. trigeminus, des Vestibularissystems und der zentralen Hörbahn sowie der Nucleus solitarius (Geschmacksorgan). Der Kernkomplex der lateralen Zone ist das ***Assoziationsgebiet*** der Formatio reticularis für zahlreiche somatische und viszerale Afferenzen. In seinem Bereich liegen auch die Zentren für die Regulation von Herz und Kreislauf, Atmung, Temperatur u.a. Die meist kurzen Axone der Nervenzellen dieser lateralen Zone laufen vorwiegend in die mediale Kernzone.

3. Mediane Kerne (Rhaphekerne):

Diese phylogenetisch alten Kerne gehören i.e.S. nicht zur Formatio reticularis. Die Neurone sind *serotoninerg*. Sie projizieren vor allem in den Hypothalamus (H in Abb. 1.16) sowie in den Kortex (Hippokampus und frontaler Kortex). Die Kerne der Raphe haben für die *Schlaf-Wach-Regulierung* und damit auch für das EEG eine besondere Bedeutung (s. Abschn. 5.2.1).

1.5.2

1.5.3 Funktionelle Gliederungen im Kortex

Innerhalb der Hirnrinde finden sich ineinandergreifend sowohl horizontale als auch vertikale Funktionsgliederungen, die beispielsweise bei Darstellung der intrakortikalen Faserstrukturen histologisch gut zu erkennen sind (s. Abb. 1.17b). Sie haben einen Bezug vor allem zur Topographie der thalamokortikalen Verbindungen.

Die ***horizontale funktionelle Gliederung*** ergibt sich durch Funktionsmoduln, in denen jeweils eine große Zahl kortikaler Neurone (Größenordnung 5000–10000) in senkrecht orientierten Kolumnen zu Funktionseinheiten zusammengeschlossen sind (Hubel u. Wiesel (1968); Mountcastle 1958). Der Durchmesser dieser Kolumnen beträgt 200–600 μm. Sie sind die funktionelle Basis der topologischen Ordnung, die beispielsweise in sensorischen Hirnbereichen aus den verschiedenen Sinneskanälen über die spezifischen Kernareale des Thalamus auf den Kortex übertragen wird (z. B. retinotopische oder somatotopische Gliederung). In motorischen Arealen der Hirnrinde sind die Moduln meistens Ausgangspunkt langer assoziierender oder in die Peripherie projizierender Axone. Die modulare Funktionsstruktur besitzt für alle topographisch orientierten neurophysiologischen Untersuchungen eine große Bedeutung.

Für das konventionell registrierte EEG hat die ***vertikale Funktionsgliederung*** die größere Bedeutung. Sie findet ihr anatomisches Korrelat in den verschiedenen *Schichten des Kortex*. In diesen Schichten haben die Zuflüsse aus dem Thalamus und aus den Assoziations- und Kommissurenbahnen hinsichtlich des Ortes ihrer synaptischen Kontakte verschiedene Schwerpunkte, die wiederum mit den Wertigkeiten der Synapsen vor allem an den langen vertika-

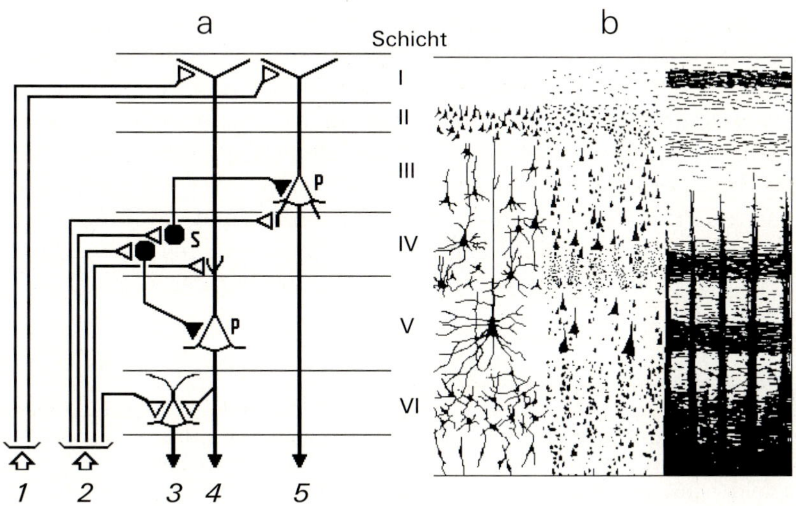

Abb. 1.17a Schematische Darstellung der laminaren Organisation thalamokortikaler Afferenzen in der Hirnrinde, soweit sie für die Erklärung der Entstehungsmechanismen des EEG von Bedeutung sein dürften (*1* unspezifische und *2* spezifische Afferenzen aus dem Thalamus, *3* kortikothalamische Rückkopplungen, *4* Efferenzen zu den motorischen Schaltstellen in Hirnstamm und Rückenmark und *5* in die Assoziationsbahnen, *P* Pyramidenzellen, *S* inhibitorische Sternzellen der IV. Schicht). **b** Darstellung der Schichten der Hirnrinde, *rechts* mit Markierung der Hauptfaserstrukturen durch entsprechende Färbung. (Aus: Creutzfeld 1983, nach Vogt u. Brodman)

len Pyramidenzellen in einem Zusammenhang stehen (s. Abschn. 1.1.5).

Die *spezifischen thalamokortikalen Afferenzen* aus den Projektionskernen des Thalamus enden mit ihren Synapsen vorwiegend an Sternzellen in der IV. Schicht der Hirnrinde sowie an dendritischen Verzweigungen der großen Pyramidenzellen in der V. Schicht und an basalen Dendriten kleinerer Pyramidenzellen in der III. Schicht (Abb. 1.17). Diese synaptischen Kontakte haben entweder eine unmittelbare exzitatorische Wirkung oder über inhibitorische Zwischenneurone (Sternzellen) einen hemmenden Einfluß auf die Pyramidenzellen, in beiden Fällen mit relativ direkten (eben „spezifischen") Effekten auf die Initialsegmente und damit auf die Entladungstätigkeit der Zellen.

Das Erscheinungsbild des EEG wird in erster Linie durch die mehr unspezifischen synaptischen Aktivitäten in den oberen Kortexschichten geprägt

Demgegenüber sind die sog. *unspezifischen Afferenzen* aus dem Thalamus vermutlich ganz überwiegend mit den obersten Rindenschichten verbunden. Hier finden sie ausgedehnte synaptische Kontakte zu den oberflächennahen apikalen Dendriten der verschiedenen Pyramidenzellen des Kortex. Diese Vorstellung gründet sich in erster Linie auf neurophysiologischen Befunden. „Unspezifisch" bedeutet, daß diese Afferenzen keine enger abgrenzbaren topologischen Zuordnungen zu bestimmten Funktionsarealen des Kortex besitzen. Sie werden deshalb auch oft als „diffuses" thalamokortikales Projektionssystem bezeichnet (s. unten).

Wie in Abschn. 1.1.5 dargestellt, ist der direkte Effekt einzelner Synapsen der obersten kortikalen Schichten auf die tiefer liegenden Somata der Neurone nur gering. Diese geringe synaptische „Wertigkeit" wird dadurch aufgewogen, daß im Rahmen der diffusen Projektion die unspezifischen thalamischen Afferenzen im Bereich der apikalen Dendriten ausgedehntere Terminationsareale[1] besitzen müssen, die viele Funktionsmoduln übergreifen und sich vielfach überlappen, wodurch sich stärkere Summationseffekte der überwiegend exzitatorischen postsynaptischen Potentiale entwickeln können. Diese haben dann auf tiefer liegende Neurone durchaus einen bedeutenden (vorwiegend bahnenden), aber eben wenig differenzierten („unspezifischen") Einfluß. Derartige Vorstellungen entsprechen der Funktion dieses unspezifischen oder diffusen thalamischen Projektionssystems. Es ist Teil (sozusagen die Endstrecke) des aufsteigenden retikulären aktivierenden Systems (ARAS) und hat z. B. für die regionale bis globale Steuerung der Vigilanz eine entscheidende Bedeutung.

[1] Unter einem *Terminationsareal* (Terminationsfeld) versteht man die horizontale Ausdehnung der intrakortikalen Verzweigungen einer in den Kortex ziehenden (afferenten) Nervenfaser. Spezifische Fasern haben Terminationsfelder mit einem Durchmesser von 200–600 μm, unspezifische Fasern breiten sich dagegen vermutlich bis über mehrere Millimeter hinweg aus.

1.5.3

1.5.4 Der Thalamus als Rhythmusgenerator

Die ersten Vorstellungen von einer thalamokortikalen Genese der EEG-Rhythmen gehen auf Bremer (1935) zurück. Dusser de Barenne u. McCulloch entwickelten 1941 eine Theorie der thalamokortikalen Rückkopplung, die die EEG-Wellen mit einer ständigen, rückkoppelnden Interaktion („reverberating circuits") über Neuronenketten zwischen Thalamus und Kortex zu erklären versuchte. Adrian konnte dann allerdings bereits schon 1941 nachweisen, daß im Thalamus eine rhythmische Aktivität überdauert, auch wenn der Kortex in der betreffenden Hirnregion abgetragen wird, während umgekehrt nach einer Entfernung des Thalamus jede rhythmische Aktivität erlischt.

In tierexperimentellen Untersuchungen wird vor allem das unter leichter Barbituratnarkose ableitbare EEG durch eine spindelförmig akzentuierte Rindenaktivität im Bereich von 7–14/s gekennzeichnet. Diese sog. Barbituratspindeln wurden im Experiment zu einem bevorzugten „Modell" (vgl. Abb. 1.9), da sie viele Eigenschaften mit der α-Aktivität des Menschen gemeinsam haben. Sie treten, wenngleich weniger deutlich und häufig, auch bei unnarkotisierten Tieren auf. Schließlich läßt sich eine Spindelaktivität gleicher Frequenz (vorwiegend 10/s) auch durch eine kontinuierliche elektrische Stimulation vor allem medialer Thalamuskerne als „recruiting response" auslösen. Diese Befunde führten schließlich zu der Annahme eines Schrittmachers in den medialen Thalamuskernen, eine Theorie, die von Jasper und seinen Mitarbeitern (ab 1949) ausgebaut wurde. Diese Ansicht wurde lange Zeit vertreten.

Erst eine selektive Zerstörung medialer und lateraler (spezifischer) Thalamuskerne führte zu der Erkenntnis, daß die medialen Kerne für die Entstehung einer rhythmischen Aktivität nicht erforderlich sind, wohl aber die lateralen Kerngruppen (Andersen u. Andersson 1968). Verfeinerte Techniken mit Multielektrodenableitungen aus dem Thalamus zeigten, daß die barbituratinduzierten Spindeln zwar in allen thalamischen Kerngruppen nachzuweisen sind, in den lateralen Kernen jedoch mit besonderer Regelmäßigkeit. Ein echter Schrittmacher wurde nicht gefunden, jedes Kerngebiet kann offensichtlich Schrittmacherwirkungen entfalten.

Thalamische Neurone sind durch besondere Eigenschaften gekennzeichnet, mit denen sie in zwei ***verschiedenen Funktionsformen*** tätig sein können, die auch für das EEG von Bedeutung sind:

1. Transfermodus (Relaisfunktion):
In diesem Modus werden Afferenzen aus den verschiedenen Sinneskanälen in die entsprechenden sensorischen Rindenareale projiziert. Dabei erfolgt in den Relaiszellen, die noch modalitätsspezifisch gegliedert in einzelne Funktionsmoduln zusammengeschlossen sind (s. oben), bereits eine Informationsverarbeitung. Die peripheren Impulszuflüsse werden nicht einfach nur durchgeschaltet, sondern nach Integration verschiedener Sinnesmodalitäten und -qualitäten mit einem modifizierten Impulsmuster enkodiert in den Kortex weitergeleitet. Im EEG entspricht dieser Funktionsmodus

dem Zustand einer *Beschleunigung und Desynchronisierung*, der vor allem durch visuelle Sinnesreize ausgelöst wird.

2. *Oszillatormodus:*
Bei *Reduktion der sensorischen Afferenz* entwickelt ein Großteil der Neurone im Thalamus eine *synchronisierte rhythmische Aktivität* in Form von burstartigen Nervenzellentladungen, die als Impulspakete mit einer Frequenz von 7–14/s auftreten. Dieser neuronale Rhythmus führt über die thalamokortikalen Verbindungen zu entsprechenden Potentialschwankungen im EEG. Sie entsprechen den tierexperimentell seit langer Zeit bekannten „Barbituratspindeln" im EEG. Die gleiche spindelförmig akzentuierte Aktivität kann auch bei nicht narkotisierten Tieren spontan auftreten, vor allem im Zustand einer „drowsiness" und im „slow-wave-sleep". Sie läßt sich ebenso auch durch periphere, intrathalamische oder kortikale elektrische Stimulation induzieren.

Die Rhythmen der EEG-Grundaktivität zeigen sich im Oszillatormodus der Relaiszellen des Thalamus

Diese ***im Oszillatormodus*** auftretende ***Rhythmizität*** ist ein besonderes Merkmal der Thalamuszellen, insbesondere der Neurone in den spezifischen Relaiskernen. Sie ist bedingt durch kurze Serien hochfrequenter Zellentladungen, die durch vergleichsweise lang anhaltende *Hyperpolarisationen* der Zellmembran mit entsprechender Blockierung der Zellaktivität voneinander getrennt werden. Die Dauer dieser hemmenden Hyperpolarisationen beträgt vorwiegend 100(–150) ms. Daraus ergibt sich eine Frequenz der burstartigen Zellentladungen und damit der spindelförmig akzentuierten Potentialschwankungen im EEG von vorwiegend (6–)10/s.

Die Mechanismen, die diesen periodisch auftretenden Hyperpolarisationen zugrunde liegen, sind noch klärungsbedürftig. In der „inhibitory phasing theory" von Andersen u. Andersson (1968) wird einer inhibitorischen Rückkopplung aus dem *Nucleus reticularis thalami* besonderes Gewicht beigelegt (s. unten). Neuere Untersuchungen ordnen den thalamischen Zellen auch echte Schrittmacherfunktionen zu, die durch hemmende Rückkopplungen lediglich modifiziert werden. Beide Theorien gehen von *besonderen Membraneigenschaften der thalamischen Neurone* aus, die sich in Abhängigkeit von der Intensität der afferenten Erregungen und der kortikalen Rückkopplungen ändern und das Entladungsmuster der Zellen variieren (Steriade u. Llinas 1988; Steriade et al. 1990, 1993).

Der inhibitorischen Rückkopplung über GABAerge Neurone aus dem Nucleus reticularis thalami kommt für die Rhythmusbildung sicher eine zentrale Bedeutung zu. Daneben existieren auch noch hemmende Interneurone innerhalb der einzelnen Thalamuskerne. Die Befunde gelten für Rhythmen i. S. der experimentell erzeugten *Spindelaktivität* im EEG. Inwieweit sie auch für die Entstehung des α-Rhythmus beim Menschen infrage kommen, muß noch offenbleiben. Die aus solchen Analogieschlüssen abgeleiteten Vorstellungen sind in Abb. 1.18 dargestellt und weitergehend erläutert. Diese schematische Darstellung gilt für die Zusammenhänge, wie sie im Zustand verminderter Afferenz (EEG unter „Ruhebedingungen") anzunehmen sind. Wahrscheinlich gelten sie auch für grundlegende EEG-Phänomene im Schlaf.

Weiter oben wurde dargestellt, daß die Verknüpfungen zwischen Thalamus und Kortex *modular* strukturiert sind (Abschn. 1.5.3). Dies kommt auch in Abb. 1.18 zum Ausdruck. Auf der Basis der vorstehend dargestellten Eigenschaften der thalamischen Relaiszellen sind möglicherweise alle diese Funktionseinheiten per se eigenständige Rhythmusgeneratoren. Innerhalb dieser Funktionsmoduln haben dann jeweils die *rückkoppelnden Verbindungen vom*

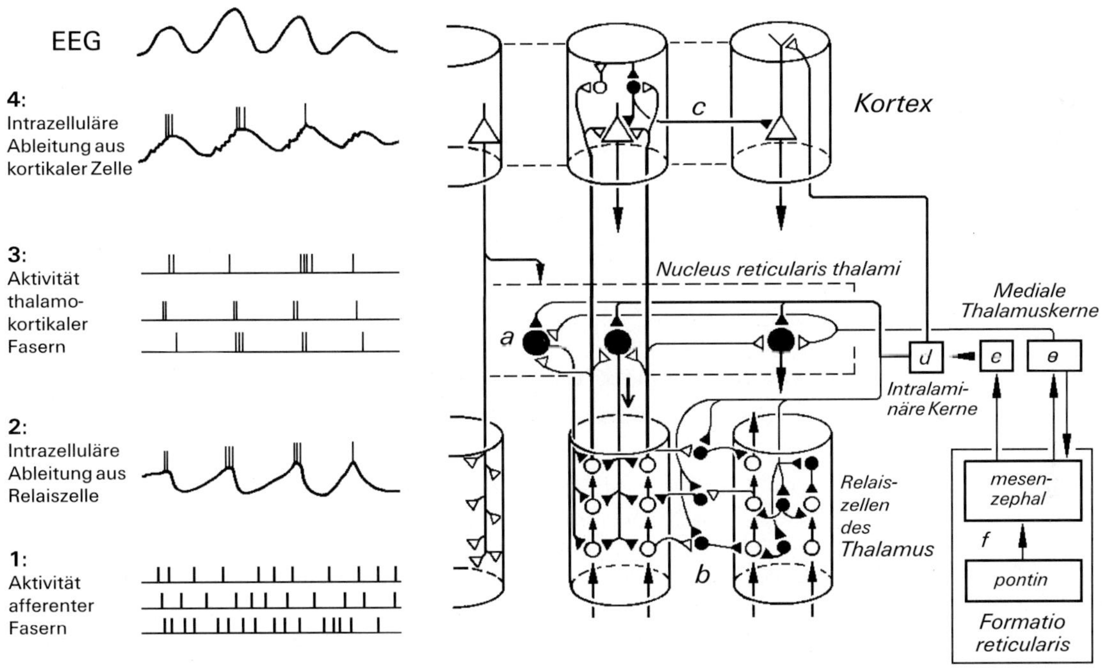

Abb. 1.18. Schematische Darstellung der Entstehung rhythmisierter Potentiale im EEG, wie sie beispielsweise für den α-Grundrhythmus anzunehmen sind. Bei verminderter sensorischer Afferenz werden einlaufende asynchrone Impulse (*1*) in den Relaiszellen der spezifischen Thalamuskerne durch deren besondere Eigenschaften und unter Kontrolle *inhibitorischer Rückkopplungen* vorwiegend aus dem Nucleus reticularis thalami (*a*) in gruppierte Entladungen umgesetzt (*2*). Diese nunmehr rhythmisierten Entladungen führen über die thalamokortikalen Verbindungen (*3*) zu einem entsprechenden Rhythmus der postsynaptischen Potentiale kortikaler Neurone (*4*), die mit ihren Feldpotentialen die Potentialquellen des EEG ergeben. Diese Mechanismen stehen über unspezifische Thalamuskerne (*d, e*) unter der Kontrolle der Formatio reticularis in Mittelhirn und Brücke (*f*) (vgl. Abschn. 1.5.5). Strukturen mit hemmender Funktion sind *schwarz* ausgefüllt. Diese sind auch für die laterale Hemmung in Thalamus (*b*) und Kortex (*c*) von Bedeutung. (Aus: Simon 1977, mod. nach Creutzfeldt u. Houchin 1974; Creutzfeldt et al. 1966a)

Kortex zum Thalamus für die Bildung des Rhythmus eine besondere Bedeutung. Daneben sind für die Entstehung des α-Grundrhythmus auch Verschaltungen innerhalb der Hirnrinde maßgebend.

Dem EEG liegt kein umschriebener Schrittmacher zugrunde

Dem EEG liegt somit kein anatomisch festlegbarer Schrittmacher zugrunde. Die häufige Synchronisierung oder Synmorphie (Petsche 1989) der Rhythmen *zwischen den verschiedenen Hirnarealen*, wie sie beim Menschen mit der α-Tätigkeit zumindest im Zustand der Entspannung zu beobachten ist, spricht jedoch dafür, daß diese außerordentlich zahlreichen, relativ eigenständigen Neuronenverbände im Thalamus und in der Hirnrinde auch *weiträumig koordiniert* werden können. Die anatomischen und physiologischen Grundlagen für diese Synmorphie der Aktivität größerer Regionen der Hirnrinde sind noch wenig geklärt. Im Hinblick auf die α-Wellen reichen die theoretischen Vorstellungen von einer ganz überwiegend kortikalen Entstehung dieser Rhythmen durch horizontale Verknüpfungen verschiedener Hirnrindenbereiche (z. B. in der sog. Resonanztheorie von Nunez 1981) bis zur Annahme neuronaler Querverbindungen auf thalamischer Ebene (sog. „Distributorneurone"), die bereits die einzelnen Kernareale des Thalamus und damit auch die zugehörigen Kortexbereiche nach Bedarf in wechselndem Ausmaß miteinander synchronisieren können (Scheibel u. Scheibel 1966a, b).

1.5.5 Einfluß der Formatio reticularis auf Thalamus und Hirnrinde

Die Bedeutung des Hirnstamms für die Aktivität der Hirnrinde wurde schon 1934 durch Adrian et al. erkannt. Sie führten den Begriff der „Desynchronisation" ein. Kurz darauf zeigte Bremer, daß ein Schnitt durch das Mittelhirn in Höhe der Colliculi superiores („cerveau isolé", A in Abb. 1.16) das EEG drastisch veränderte: es zeigte eine kontinuierliche langsame Aktivität ähnlich einem Schlaf-EEG, die durch Sinnesreize nicht mehr zu beeinflussen war. Ein Schnitt unterhalb der Medulla oblongata („encephale isolé", B in Abb. 1.16) ließ dagegen das EEG und seine sensorische Beeinflussung (über Hirnnerven) unverändert. Wachheit wurde als Folge einer ständigen sensorischen Afferenz („cortical tonus") gesehen, Schlaf als die einer sensorischen Deafferentiierung.

Eine differenziertere Analyse der Strukturen des Hirnstamms zwischen diesen beiden Schnitten Bremers brachten schließlich die grundlegenden Untersuchungen von Moruzzi u. Magoun (1949). Sie erkannten die Bedeutung der Formatio reticularis und konnten zeigten, daß vor allem eine Schädigung ihrer medialen Anteile zu einer Verlangsamung des EEG führte und umgekehrt eine Reizung der medialen retikulären Regionen einen desynchronisierenden Effekt hatte. Moruzzi und Magoun prägten den Begriff des „ascending reticular activating system" (ARAS).

Wie in Abschn. 1.5.2 (mit Abb. 1.16) dargestellt, lassen sich die Kernareale der Formatio reticularis in eine mediale und eine laterale Region unterteilen. Die Neurone mit vorwiegend efferenter („motorischer") Funktion sind in der ***medialen Kernzone*** lokalisiert. Außer absteigenden, retikulospinalen Bahnen (z. B. zur Kontrolle des Muskeltonus und der Reflextätigkeit) knüpfen diese medialen Kerne über polysynaptische Neuronenketten, aber auch direkt über lange und weitverzweigte Axone, Verbindungen zu den intralaminären Kernen des Thalamus. Dieses Neuronensystem ist die anatomische Grundlage des ***aufsteigenden retikulären aktivierenden Systems*** (ARAS), das vorwiegend über den Thalamus die Grundaktivität (den „Grundtonus") der Hirnrinde und damit den Grundrhythmus des EEG bestimmt. Eine Stimulation des ARAS bewirkt eine Vigilanz- und Aufmerksamkeitssteigerung, verbunden mit einer Beschleunigung und Desynchronisation des EEG. Der Verlust der Integrität dieses Systems führt zu Bewußtlosigkeit und zu gravierenden EEG-Veränderungen mit zumeist starker Verlangsamung der Grundaktivität.

ARAS = aufsteigendes retikuläres aktivierendes System der Formatio reticularis

Die Formatio reticularis ist, zusammen mit den Kernen der Raphe pontis, auch für die basale Steuerung des *Schlafrhythmus* maßgebend. Im Ablauf der Schlafperiodik treten sog. REM-Phasen auf, in denen das EEG ebenfalls relativ beschleunigt und desynchronisiert erscheint (s. Kap. 5). Wenn nachfolgend die *desynchronisierende* Wirkung der Formatio reticularis auf das EEG beschrieben wird, so bezieht sich die Darstellung auf die Beschleunigung des EEG bei einem *wachen*, entspannten Organismus, die mit einer Aufmerksamkeitssteigerung verbunden ist.

1.5.5.1 Desynchronisierende Wirkung der Formatio reticularis auf das EEG im wachen Zustand

Die Bezeichnung „Desynchronisierung" ist nur insoweit akzeptabel, als die damit verbundenen Effekte meistens durch einen Wegfall eines zuvor relativ regelmäßigen, „synchronisierten" (Ruhe-) Grundrhythmus gekennzeichnet sind. Da dies stets mit einer Frequenzzunahme verbunden ist, ist es besser, lediglich von einer Beschleunigung (der Hirnrindenaktivität) zu sprechen.

Eine Beschleunigung des EEG läßt sich durch Reizung verschiedener Abschnitte des Hirnstamms erzielen. Experimentell zeigt sie sich regelhaft bei elektrischer Stimulation der *Formatio reticularis des Mittelhirns*. Umgekehrt führt eine Schädigung der im Tegmentum von Mittelhirn und Brücke lokalisierten Substantia reticularis zu einer Verlangsamung und (abnormen) Synchronisierung des EEG. Dies sind Veränderungen, wie sie bei Hirnstammschädigungen sehr ausgeprägt auftreten können (Kap. 9).

Die Desynchronisierung entspricht einer Steigerung der kortikalen Aktivität. Erfolgt sie aus einem Zustand verminderter Vigilanz heraus, so ist sie auch Teil der *Weckreaktion* (*Arousal*). Unter physiologischen Bedingungen kann sie auf zweierlei Weise entstehen: zum einen durch eine Änderung der synaptischen Übertragung in den spezifischen Kernen des Thalamus (Relaisfunktion) infolge verstärkter Erregungen aus den Sinneskanälen, zum anderen durch eine verstärkte diffuse exzitatorische Projektion in den Kortex. Beide Mechanismen sind miteinander verknüpft (Abb. 1.19).

Weckreaktion (Arousal)

a. Desynchronisierung durch Änderung der thalamischen Relaisfunktion (Kontrolle der spezifischen Projektion)

In Abschn. 1.5.4. wurde die Bedeutung des *Nucleus reticularis thalami* für die Rhythmisierung des EEG dargestellt. In dem sog. Oszillatormodus des Thalamus kommt es aus diesem Retikulariskern zu einer hemmenden Rückkopplung auf die Relaiszellen der spezifischen Thalamuskerne (Abb. 1.15, 1.18). Möglicherweise ist dieser Mechanismus für die in Ruhe auftretende regelmäßige (synchronisierte) Grundaktivität von Bedeutung (Abb. 1.19a).

Eine *Stimulation der mesenzephalen Formatio reticularis* führt nun offensichtlich zu einer *Hemmung dieser intrathalamischen Inhibition*. Dieser Vorgang (die Hemmung einer Hemmung) wird als *Disinhibition* bezeichnet. Dadurch werden die Kerne des Thalamus *vom Oszillatormodus in den Transfermodus* umgeschaltet. Die afferenten Impulse aus den verschiedenen Sinneskanälen werden nunmehr von den Relaiszellen kontinuierlich und mit deutlich höherer Impulsrate in die Hirnrinde weitergeleitet. Im EEG wird eine zuvor rhythmische Spontanaktivität (entsprechend dem α-Gundrhythmus) unterbrochen und von einer frequenteren, unregelmäßigeren und flacheren Hirnrindenaktivität abgelöst (*desynchronisiertes* EEG, „aktives" EEG, „Arousal-EEG") (Abb. 1.19b).

Diese Effekte sind experimentell mit intrakortikalen Einzelzellableitungen vielfach belegt worden (s. Creutzfeld u. Jung 1961). Das im Ruhezustand gruppierte (burst- oder clusterartige) Entladungsmuster der kortikalen Neurone geht bei sensorischer Aktivierung in ein mehr kontinuierliches Aktivitätsmuster über. Innerhalb dieses kontinuierlichen Entladungsmusters zeigen die einzelnen Nervenzellen jedoch ein sehr differenziertes Verhalten. Einzelne Neurone zeigen bei Zunahme der sensorischen Afferenz auch eine Reduktion der Entladungsfrequenz. Damit ist der Übergang in *eine Desynchronisierung durch eine Zunahme der Variabilität der kortikalen neuronalen Entladungen* gekennzeichnet. Dies läßt sich durchaus als Ausdruck einer differenzierteren kortikalen Informationsverarbeitung verstehen.

Wie oben in Abschn. 1.5.4 ausgeführt wurde, bezieht sich die thalamokortikale Rhythmusbildung zunächst auf die einzelnen, reziprok miteinander verknüpften Funktionsmoduln in Thalamus und Kortex. Da jedoch vor allem beim Menschen die α-Grundaktivität

1.5.5.1

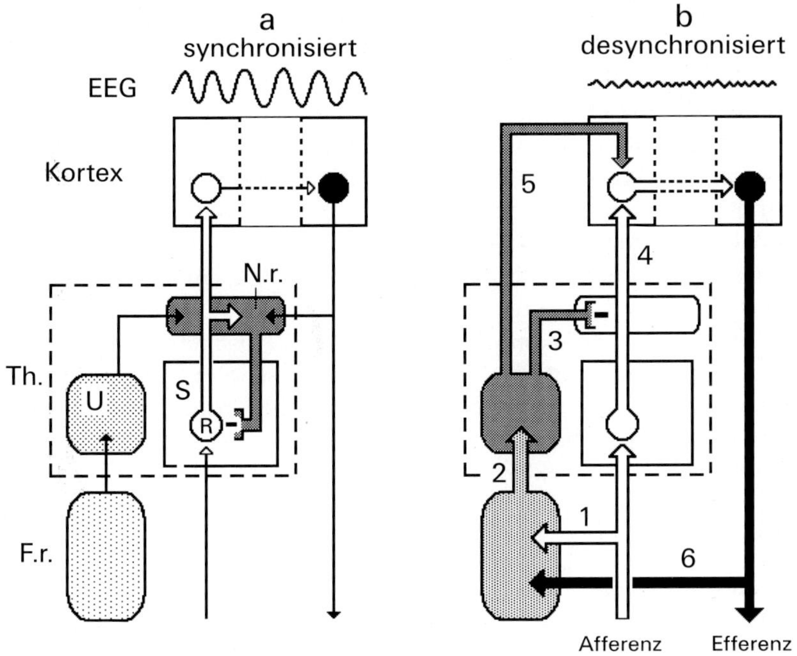

Abb. 1.19. Schematisch vereinfachte Darstellung der subkortikalen Generatormechanismen einer Weckreaktion („Arousal"). **a** Bei reduzierter sensorischer Afferenz (wach, entspannt, Augen geschlossen) zeigt das EEG α-Wellen durch rhythmisierte Hemmung der thalamischen Relaiszellen (*R*) vor allem über inhibitorische Neurone des Nucleus reticularis thalami (*N.r.*)(s. auch Abb. 1.18). *Th.* Thalamus mit unspezifischen Kernen (*U*) und spezifischen Kernen (*S*), *F.r.* Formatio reticularis. **b** Eine stärkere sensorische Afferenz (z. B. Öffnen der Augen) hat stets auch eine Aktivierung der Formatio reticularis zur Folge (*1*). Dies führt über unspezifische Kerne (*2*) zu einer Hemmung der inhibitorischen Neurone des Nucleus reticularis (*3*) und damit zu einer erhöhten Übertragung der afferenten Impulse zum Kortex (*4*). Die Aktivierung der Formatio reticularis bewirkt gleichzeitig eine verstärkte diffuse, vorwiegend exzitatorische (bahnende) Projektion in die Hirnrinde (*5*). Beides führt zu einer Beschleunigung und „Desynchronisierung" des EEG. Die gleichzeitig meist verstärkte motorische Aktivität kann rückläufig diese kortikale Aktivitätssteigerung stützen (*6*)

innerhalb der Hemisphären gut synchronisiert erscheint, müssen in Entspannung die einzelnen Schrittmachersysteme auch miteinander gekoppelt sein. Daher setzt die im Rahmen der Arousal eintretende Desynchronisierung auch eine Entkoppelung dieser übergreifenden Systeme voraus. Erst dadurch können die eingehenden Informationen selektiv (sinnesspezifisch) zur Informationsverarbeitung und -speicherung in den Kortex weitergeleitetet werden. Das heißt: „Desynchronisierung" als Reaktion auf einen Außenreiz bedeutet nicht nur eine allgemeine „Aktivitätssteigerung" des Kortex über diffuse Projektionssysteme (s. unten), sondern auch eine topographische Strukturierung der thalamokortikalen Erregungsüberleitungen in Abhängigkeit von dem momentan vordergründig aktivierten Sinneskanal.

b. Kortikale Aktivitätssteigerung durch „diffuse" Projektion

Die durch retikuläre Aktivierung ausgelöste Reorganisation der synaptischen Erregungsübertragung in den spezifischen Relaiskernen des Thalamus, durch die die spezifischen Afferenzen aus den einzelnen Sinneskanälen verstärkt und gezielt durchgeschaltet werden, wird in wechselndem Ausmaß auch von einer verstärkten diffusen Projektion in den Kortex begleitet. Wie in Abschn. 1.5.3 dargestellt wurde, hat dieses sog. *unspezifische Projektionssystem* über ausgedehnte exzitatorische synaptische Kontakte an apikalen Dendriten in der *oberflächlichen I. und II. Kortexschicht* einen nur wenig

Die Beschleunigung im EEG ist überwiegend ein „unspezifischer" Effekt

differenzierten, zumeist bahnenden Einfluß auf die Aktivität der tieferliegenden Pyramidenzellen. Allerdings können die über spezifische Thalamuskerne in die IV. und V. Schicht des Kortex einlaufenden sensorischen Afferenzen aus diesen obersten Kortexschichten heraus über eine Kaskade von Interneuronen auch inhibitorisch beeinflußt werden (Oshima 1983). Die diffuse Projektion verstärkt damit nicht nur exzitatorische, sondern auch inhibitorische synaptische Mechanismen. Dies dient offensichtlich der für eine differenzierte Informationsverarbeitung sehr wichtigen Erregungsbegrenzung.

Der diffuse Charakter dieses sog. unspezifischen Systems wird allerdings zunehmend in Frage gestellt. So scheint jede spezifische Afferenz zwar von einer mehr diffusen, aber immer noch *regional akzentuierten kortikalen Projektion* begleitet zu werden. Diese regional betonte Aktivitätssteigerung betrifft im Rahmen der kortikalen Informationsverarbeitung auch die ausgedehnten Assoziationsgebiete des Großhirns.

Eine regional betonte Desynchronisierung, die den aus den Sinneskanälen eintreffenden spezifischen Afferenzen parallelläuft, scheint für eine intensivere kortikale assoziative Informationsverarbeitung und damit auch für die bewußte Wahrnehmung wichtig zu sein. Die in die mittleren und unteren Kortexschichten einlaufenden spezifischen Sinneserregungen sind zunächst auf die jeweiligen primären kortikalen Projektionsfelder begrenzt. Erst durch die über die oberen Kortexschichten eingebrachte synaptische Aktivität des „diffusen" Projektionssystems wird der punktuell projizierte Sinnesreiz weiträumig „gebahnt" und in die ausgedehntere assoziative Informationsverarbeitung einbezogen, abhängig von situationsbezogenen Aufmerksamkeitssteigerungen oder -änderungen, und erst dann wird die Sinneserregung uns auch bewußt. Wie jeder selbst introspektiv feststellen kann, „springt" auf diese Weise unsere Aufmerksamkeitsrichtung ständig hin und her.

Die „spezifischen" Reaktionen auf Sinnesreize erfassen wir mit den evozierten Potentialen

In der klinischen Neurophysiologie erfassen wir die primären spezifischen Sinneserregungen mit den *frühen* Komponenten der *evozierten Potentiale*. Sie sind von der Aufmerksamkeit weitgehend unabhängig. Erst die mit längerer Latenz folgenden *späten* Potentialanteile sind von den jeweils parallellaufenden, mehr diffusen Projektionen und damit von der Aufmerksamkeit abhängig. Gezielt geprüft werden diese Mechanismen beispielsweise bei Untersuchungen der Welle P300. Auch die Analyse der „ereignisbezogenen Desynchronisation" (ERD = „event related desynchronization", Pfurtscheller u. Arinabar 1977) wird von diesen Vorgängen beeinflußt.

Das *„beschleunigte" EEG*, das wir bei einem wachen, aktiven Patienten beispielsweise in einer Langzeitableitung den Tag über registrieren, wird überwiegend durch die synaptische Aktivität der „unspezifischen" Projektionen in die oberen Schichten der Hirnrinde. Zwischen den mehr diffusen, aber immer noch regional akzentuierten kortikalen Projektionen und einer wirklich diffusen Projektion, die die gesamte Hirnrinde einbezieht, wird man eine klare Grenze nicht ziehen können. Das Ausmaß der sog. unspezifischen Projektion hängt wesentlich von der Intensität der eintreffenden Sinnesreize ab. Vor allem überraschende oder intensive, insbesondere schmerzhafte Reize bewirken eine entsprechend intensive und ausgedehnte exzitatorische Projektion, für die die Bezeichnung Weckreaktion (Arousal) in erster Linie zutrifft.

Den diffusen kortikalen Aktivierungen liegen *verschiedene Projektionssysteme* zugrunde, die sehr unterschiedliche Ausgangsorte haben. Der Thalamus ist hierbei eine wichtige Schaltstation. Aktiviert von der Formatio reticularis des Hirnstamms sind insbesondere die intralaminären Kerne (vor allem bei Schmerzerregung) Ursprung der diffusen thalamokortikalen Projektion. Möglicherweise existiert auch eine direkte retikuläre Projektion aus dem Hirnstamm in das Großhirn. Weitere „diffuse" Projektionssysteme haben ihre Ausgangspunkte im Hypothalamus, im limbischen System und vor allem im basalen Vorderhirn (Übersicht bei Saper 1987). Bis zu einem gewissen Grade handelt es sich dabei gleichzeitig auch um *bestimmte* ***Transmittersysteme***.

Für die aktivierende Projektion in die Großhirnrinde hat das *cholinerge System* eine vorrangige Bedeutung (Buzsaki et al. 1988; Steriade et al. 1990; Riekkinen et al. 1991). Der Transmitter der zu diesem Funktionssystem gehörenden Nervenzellen ist das Azetylcholin. Ansammlungen cholinerger Neurone finden sich in Kernen am Übergang von der *Brücke* zum Mittelhirn. Sie gehören zu dem aktivierenden System der Formatio reticularis. Für die direkte kortikale Aktivierung scheinen jedoch ausgedehnte Zellgruppen im *basalen Vorderhirn* entscheidend zu sein (Nucleus basalis). Der Ausfall der cholinergen Innervation der Hirnrinde führt zu einer Verlangsamung der kortikalen Aktivität. Die besondere Bedeutung der vorgenannten Regionen (pontomesenzephal und frontobasal) kommt auch klinisch zum Ausdruck. Schädigungen dieser Bereiche sind im EEG in besonderem Maße durch Ausbildung von δ-Wellen gekennzeichnet.

So komplex die oft noch unklaren anatomischen Grundlagen sind, *hinsichtlich ihrer Funktion kann man die unterschiedlichen Projektionssysteme als eine gewisse Einheit* betrachten. Sie sind eine physiologische Entität, keine anatomische. *Die Basis für die Aktivierung dieser Systeme ist die Formatio reticularis in Brücke und Mittelhirn.* Diese zentrale Bedeutung des Hirnstamms ergibt sich aus den gravierenden EEG-Veränderungen, die bei Hirnstammfunktionsstörungen eintreten können (Kap. 9).

1.6 Die Bedeutung des EEG. Kritische Zusammenfassung und Versuch einer Interpretation des α-Grundrhythmus

Unsere Kenntnisse über die Entstehungsmechanismen des EEG betreffen in erster Linie die Potentialgeneratoren in der Hirnrinde (Abschn. 1.1 bis 1.4). Durch Einzelzelluntersuchungen der experimentellen Neurophysiologie wissen wir inzwischen recht genau, wie die elektrischen Phänomene auf Zellebene entstehen und wie sie sich postsynaptisch in Form der kortikalen Feldpotentiale in der Hirnrinde ausdehnen.

Dem klinischen EEGisten stellt sich jedoch vor allem die Frage nach der Bedeutung der verschiedenen Rhythmen und Potentialmuster, mit denen wir das EEG ableiten können. Sie sind die Grundlage für seine diagnostischen Aussagen. In dieser Beziehung ist unser Wissen noch sehr lückenhaft (Abschn. 1.5). Bemerkenswerterweise gehen auch hier viele Erkenntnisse letztlich auf Einzelzelluntersuchungen zurück wie beispielsweise bei epileptischen Erregungssteigerungen (Kap. 7). Auch für die fortlaufende Hirnrindenaktivität, die wir als Ruhe- oder Hintergrundaktivität bezeichnen, sind Änderungen der Membraneigenschaften einzelner Zellen in Thalamuskernen von Bedeutung (s. Abschn. 1.5.4). In diesen Zusammenhängen beginnen wir die *Bedeutung der verschiedenen Transmittersysteme* zu verstehen, die gleichfalls über Veränderungen der Membraneigenschaften einzelner Zellen oder Zellsysteme Einfluß auf die Hirnfunktion und damit auch auf das Erscheinungsbild des EEG nehmen.

Die Potentialformen des EEG entstehen jedoch erst durch das komplexe Entladungsmuster einer Vielzahl gleichzeitig aktiver Zellen, von denen jede einzelne nur einen losen Zusammenhang mit der oberflächlich als EEG ableitbaren Summe der postsynatischen Potentiale aufweist (Abb. 1.9). Daher können die lediglich in begrenzter Zahl durchführbaren Einzelzellableitungen keine unmittelbaren Aufschlüsse über die Bedeutung eines bestimmten Potentialmusters geben.

In der Praxis orientiert sich die Interpretation des EEG ganz überwiegend (noch) an klinischen Erfahrungen. Wir lernen, unter welchen Bedingungen die verschiedenen Potentialmuster auftreten. Dabei können wir das EEG oft nur als Epiphänomen den verschiedenen physiologischen und pathologischen Zuständen der Hirnfunktion zuordnen. Diese Betrachtungsweise darf jedoch nicht zu einer reinen Phänomenologie werden. Mitunter werden Potentialformen akribisch differenziert, obwohl dem oft keine gleichermaßen differente physiologische oder pathophysiologische Bedeutung zugrunde liegt.

Problematisch wird es, wenn die Überlegungen zur Bedeutung des EEG mit Fragen nach dem *Zweck der EEG-Wellen* vermengt werden. Die Makropotentiale des EEG sind Fernfeldpotentiale und insofern lediglich ein Abbild dessen, was in wesentlich differenzierter Weise auf Zellebene passiert.

Evozierte und ereigniskorrelierte Potentiale haben natürlich etwas mit der Reiz- und Informationsverarbeitung zu tun. Problematisch werden derartige Überlegungen zum Sinn oder Zweck der bioelektrischen Phänomene in bezug zur *Spontanaktivität* des Hirns, die als Grundrhythmus das EEG im Ruhezustand charakterisiert. Inwieweit den langsamen EEG-Wellen tatsächlich eine besondere Funktion zukommen kann, wurde schon in Abschn. 1.3 diskutiert.

Bei rund 80% aller Menschen wird diese Grundaktivität durch eine *α-Tätigkeit* gekennzeichnet. Die α-Welle ist das Merkmal des normalen EEG schlechthin. Die rhythmische α-Tätigkeit wird durch einen entsprechenden Rhythmus kortikaler Nervenzellen verursacht. Bis heute wissen wir jedoch nicht, welche Funktion, welchen „Zweck" dieser Rhythmus hat. Die nachfolgenden Ausführungen versuchen eine Deutung, die jedoch zwangsläufig nicht frei ist von Spekulationen.

1.6.1 Mögliche Bedeutung des α-Grundrhythmus

Der α-Grundrhythmus ist nicht die einzige, aber die häufigste Form des Ruhegrundrhythmus des Hirns. Entscheidende Kriterien für sein Auftreten sind bestmögliche Reduzierung sensorischer Einflüsse und optimale psychische (und körperliche) Entspannung *bei gleichzeitiger Aufrechterhaltung der Vigilanz* (Bewußtseinshelligkeit). Der Grundrhythmus stellt sich von Mensch zu Mensch sehr verschieden dar, mit Übergängen in andere Grundrhythmustypen (Einzelheiten s. Kap. 4). Dagegen ist bei ein und demselben Menschen die Variabilität nur gering, vorausgesetzt, daß wiederholte Untersuchungen jeweils unter gleichen Bedingungen durchgeführt werden. Bis zu einem gewissen Grade sind die verschiedenen EEG-Typen auch genetisch determiniert (Vogel 1970).

Diese „Individualität" des EEG hat zu einer großen Zahl an Untersuchungen geführt mit dem Ziel, bestimmte Persönlichkeitsmerkmale mit dem EEG zu verknüpfen. Eine Zusammenstellung der bis 1974 zu diesem Thema publizierten Arbeiten findet man in einem „Alpha-Syllabus" (Brown u. Klug 1974), eine Übersicht und kritische Stellungnahme in dem Referat „Vom Berger-Rhythmus zum Alpha-Kult und zur Alpha-Kultur" von Gastaut (1974). Alle diese Untersuchungen haben keine bleibenden, signifikanten Resultate hinterlassen. Korrelationen mit dem Grad der intellektuellen Leistungsfähigkeit (IQ) sind schon deswegen fragwürdig, weil man dabei persönliche Merkmale ausgerechnet mit jenen EEG-Parametern verknüpft, die unter den Bedingungen einer Ruheableitung, also bei bestmöglicher Ausschaltung mentaler Aktivität registriert werden. Allgemein muß man den Versuchen (oder Versuchungen), den Grundrhythmustyp des EEG mit Merkmalen höherer Hirnfunktionen in Verbindung zu bringen, mit äußerster Skepsis gegenüberstehen.

Häufig wurde der α-Rhythmus mit *rhythmischen Erregbarkeitsschwankungen* oder mit einem allgemeinen Erregbarkeitszyklus in Verbindung gebracht, der mit der Frequenz der α-Wellen abläuft (Callaway 1962; Surwillo 1963; Dustman u. Beck 1965; Remond u. Lesevre 1967; Pfurtscheller u. Pfurtscheller 1970). Diese Untersuchungen bezogen sich vorwiegend auf Korrelationen einfacher oder komplexer Reaktionszeiten mit dem zeitlichen Ablauf der einzelnen α-Wellen. In Anlehnung an derartige Ergebnisse wurde der α-Rhythmus auch als Scanning-Mechanismus (Abtastmechanismus) aufgefaßt (Giannitrapani 1971), oder er wurde als interner Oszillator mit einem Zeitgeber (Taktgenerator) verglichen. Derartige Analogien zur Computertechnologie wurden schon 1958 von Norbert Wiener diskutiert.

Es gibt jedoch keinen Grund zu der Annahme, daß für die grundsätzliche Funktionsfähigkeit des Hirns ein genereller Taktgeber erforderlich ist. Der hierfür in Anspruch genommene α-Rhythmus würde dafür die Voraussetzungen auch nicht erfüllen können, da er nicht global auftritt. Daher ist es nicht verwunderlich, daß auch hinsichtlich angrenzender oder weiterführender Fragestellungen die umfangreiche Literatur zu diesem Thema zu sehr widersprüchlichen Ergebnissen geführt hat. Dies veranlaßte Gastaut 1974 zu der Feststellung, daß unsere Kenntnisse über den α-Rhythmus so wenig Fortschritte gebracht haben, „weil dieser Rhythmus nur ein allgemeines Nebenprodukt der Rindenfunktion darstellt, das alle Tierarten, besonders aber alle Primaten gemeinsam haben".

Es ist jedoch schwerlich zu akzeptieren, daß der α-Rhythmus als wesentliches biolektrisches Merkmal des Hirns lediglich ein Nebenprodukt, also ein Phänomen ohne besondere Bedeutung sein soll. Die möglichen Antworten auf die Frage nach der physiologischen Bedeutung des (α-) Grundrhythmus ergeben sich letztlich aus den Bedingungen, unter denen eine α-Aktivität registriert werden kann.

Vergleicht man die topographische Dominanz der in Ruhe ableitbaren α-Aktivität mit der regionalen Funktionsstruktur der Hirnhemisphären, so wird deutlich, daß der α-Grundrhythmus überwiegend bis ausschließlich auf den *postzentralen Hirnteil* begrenzt ist, der den *sensorischen Funktionen* des Großhirns dient (Abb. 1.20). Innerhalb des komplexen sensorischen Apparates des Großhirns besitzt das *visuelle System* vorrangige Bedeutung. Bei den Primaten hat der Gesichtssinn schon angesichts der Zahl der zuführenden

1.6.1

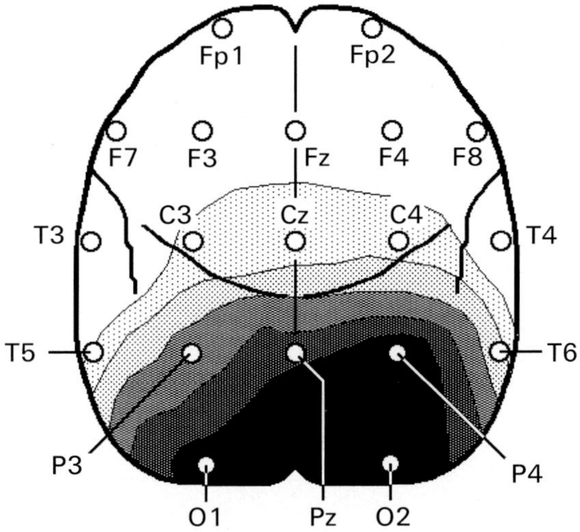

Abb. 1.20. Topographische Verteilung der α-Grundaktivität bei einer Normalperson. Zeichnerische Umsetzung einer EEG-Mappinganalyse. Die α-Tätigleit zeigt sich okzipital bis parietal mit der typischen rechtshirnigen Betonung

Signalkanäle (Optikusfasern) den stärksten neuronal aktivierenden Effekt (über den Thalamus und durch Aktivierung der Formatio reticularis). Da generell die für eine bewußte Informationsverarbeitung notwendige Bewußtseinshelligkeit (Vigilanz) von ständig aktivierenden Afferenzen abhängt, ist die *Vigilanz schon rein quantitativ vorwiegend an den Gesichtssinn gebunden* und daher auf Dauer nur bei geöffneten Augen aufrechtzuerhalten.

Auf der anderen Seite ist *ausgerechnet der visuelle Apparat das einzige Sinnessystem, das beliebig (durch Augenschluß) abgeschaltet werden kann*. Das bedeutet, daß die „Gefahr" einer Vigilanzabnahme durch Reduktion der Sinnesaktivität in erster Linie dann gegeben ist, wenn die Augen geschlossen werden. Akustische oder somatosensible Reize können den Vigilanzabfall nur begrenzt verhindern. Nach einem Augenschluß scheint daher für die weitere Aufrechterhaltung der Bewußtseinshelligkeit die Aktivierung eines besonderen neuronalen Mechanismus erforderlich.

Offensichtlich manifestiert sich dieser neuronale Mechanismus bei den höheren Säugetieren und Primaten in Form des spontan einsetzenden Rhythmus im α-Bereich. Er wird um so ausgeprägter registriert, je stärker äußere Reize ausgeschaltet werden und so lange aufrechterhalten, wie schlafinduzierende Einflüsse nicht auftreten bzw. zurückgedrängt werden. *Dieser Ruhegrundrhythmus garantiert auch bei geschlossenen Augen sofortige Reaktionsbereitschaft* auf äußere, alarmierende (z. B. akustische) Reize. Die verschiedenen Varianten des Ruhe-EEG, einschließlich der sog. Normvarianten, haben dabei offensichtlich gleichen Stellenwert. Sie zeigen lediglich, daß das Hirn für diesen „Schwebezustand" verschiedene neuronale Strategien entwickeln kann. Blinde modifizieren die Wertigkeit der Sinneskanäle.

Abb. 1.21. Mutmaßliche Bedeutung der Grundaktivität im α-Bereich, die bei Reizausschaltung und in Entspannung das Ruhe-EEG der meisten Menschen kennzeichnet. Weitere Erläuterungen s. Text

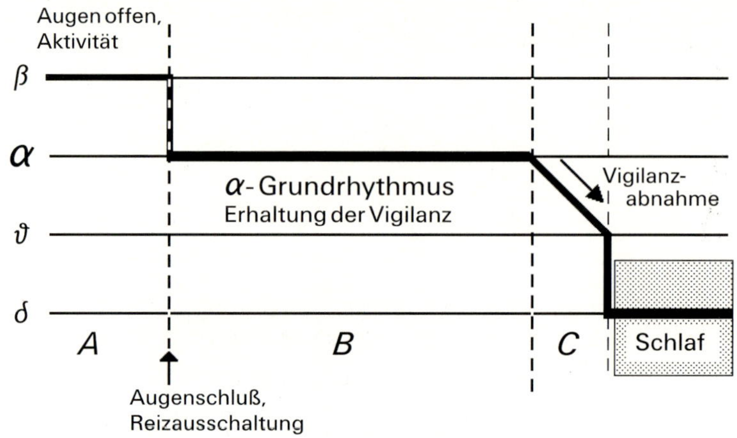

Zumindest beim Menschen hat auch die kortikale Aktivierung durch intensive gedankliche Assoziationen eine vigilanzsteigernde Wirkung, die den α-Rhythmus ablösen kann. Bezeichnenderweise führt eine mentale Aktivität bei geschlossenen Augen vor allem dann zu einer Unterdrückung der α-Tätigkeit, wenn die geistigen Vorstellungen vorherrschend einen visuellen Charakter haben (vgl. Abschn. 4.2.7, Abb. 4.6).

Im Abschn. 1.5.4 wurde dargestellt, wie man sich die Entwicklung des α-Grundrhythmus als Folge besonderer Eigenschaften bestimmter Thalamuszellen vorstellen kann. Bei Reduktion der sensorischen Afferenz werden diese Zellen auf ein anderes Entladungsmuster „umgeschaltet" (Oszillatormodus der Relaiszellen). Darüber hinaus sind auch besondere intrakortikale Mechanismen von Bedeutung, die bevorzugt in der parietookzipitalen Hirnregion auftreten, wenn der sensorische Input aus dem visuellen System unter einen bestimmten Pegel absinkt.

Abbildung 1.21 zeigt die postulierten Zusammenhänge in einem Schema. Würde bei einer Reizausschaltung die Umschaltung auf einen α-Grundrhythmus nicht erfolgen, so würde möglicherweise der Abschnitt *C* (mit Vigilanzabnahme und Schlaf) sehr bald nach dem Abschnitt *A* bzw. nach Augenschluß auftreten. Wie lange der Zustand der Vigilanzerhaltung durch den α-Grundrhythmus garantiert werden kann (Abschnitt *B* in Abb. 1.21) bzw. wann der Übergang in den Schlaf erfolgt, ist von verschiedenen schlafinduzierenden Faktoren abhängig, die unter dem Einfluß hormonaler Systeme ihren Ursprung in anderen Funktionsbereichen des Hirns haben. Der Übergang in den Schlaf ist dann kein einfaches weiteres Abgleiten auf einer stetigen „Vigilanzskala", sondern das Ergebnis einer Umschaltung auf einen anderen aktiven neuronalen Mechanismus.

2 Ableitung des EEG

In welchem Maße die Hirnrindenaktivität mit dem EEG dargestellt werden kann, hängt von zahlreichen Faktoren ab, vor allem:

- von der Struktur der Neurone und deren Anordnung in der Hirnrinde und damit von der Richtung und Ausdehnung der von ihnen ausgehenden elektrischen Dipole,
- vom Ausmaß der Synchronisierung der neuronalen Aktivität (s. Kap. 1),
- von den unterschiedlichen Leitfähigkeiten der verschiedenen Gewebsstrukturen,
- vom Abstand der EEG-Elektrode zum Potentialgenerator,
- von der Art der Elektrodenverschaltung, d.h. von der Wahl des Ableiteprogrammes im EEG-Gerät. Diese Wahl entscheidet darüber, wie die ableitbare kortikale Aktivität in der EEG-Registrierung letztlich „abgebildet" wird.

2.1 Abgriff aus der räumlichen Struktur der kortikalen Feldpotentiale

Ein idealisiertes Modell der Feldstruktur des elektrischen Dipols einer Nervenzelle ist in Abb. 2.1 dargestellt. Es zeigt den Zustand im Moment einer Erregung oberflächennaher Dendriten einer Pyramidenzelle. Der negative Pol liegt im Bereich der Dendriten, der positive Pol am Zellkörper. Das elektrische Feld wird durch *Feldlinien* dargestellt. Dabei ist es üblich, extrazellulär die Richtung der Feldlinien vom positiven Pol (Quelle) zum negativen Pol (Senke) des Dipols anzugeben.

In Abschn. 1.1.3 (Abb. 1.4) wurde dargestellt, wie innerhalb eines Dipolfeldes durch elektrotonische Ladungsverschiebungen an den verschiedenen Gewebswiderständen Potentialdifferenzen entstehen, die als *kortikale Feldpotentiale* ableitbar sind. Entlang den Feldlinien des Dipols sind sämtliche Werte vom positiven zum negativen Pol nachweisbar (in der idealisierten Darstellung der Abb. 2.1 z. B. von +1,0 bis −1,0). Verbindet man im gesamten Feld dann jeweils *alle Punkte gleichen Feldpotentials*, so erhält man

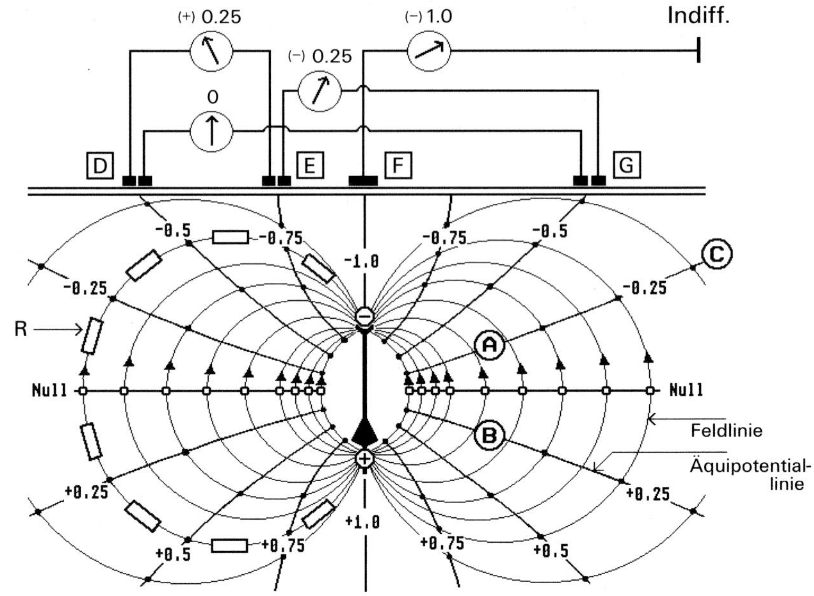

Abb. 2.1. Idealisiertes Modell des elektrischen Dipols einer kortikalen Pyramidenzelle mit Depolarisation der apikalen Denditren. Der Minuspol im Bereich der Dendriten und der Pluspol am Zellkörper sind mit den idealisierten Werten −/+1,0 versehen. Entlang den Feldlinien des Dipols durchlaufen die elektrischen Potentiale in jeweils gleichen (äquidistanten) Abständen alle Werte von −1,0 bis +1,0. Verbindet man alle Punkte gleichen Potentials, so erhält man die *Äquipotentiallinien.* Eine Potentialdifferenz und damit ein Nachweis dieses Dipols ergibt sich nur dann, wenn sich die Ableitepunkte (*A*−*G*) auf *verschiedene* Äquipotentiallinien beziehen. (*R:* Widerstände des Extrazellulärraums)

die sog. *Äquipotentiallinien.* Diese skalaren Linien elektrischer Dipole sind nur Hilfskonstruktionen. Sie sind jedoch für das Verständnis der Darstellbarkeit kortikaler bioelektrischer Phänomene in den Differenzableitungen unserer EEG-Geräte von grundsätzlicher Bedeutung.

Äquipotentiallinien

Eine *meßbare Potentialdifferenz* ergibt sich nur, wenn sich die Ableitepunkte auf *verschiedene Äquipotentiallinien* beziehen, wie beispielsweise in Abb. 2.1 im Falle einer intrakortikalen Ableitung auf die Punkte *A* und *B* (mit den gewählten Werten +0,25 und −0,25). Die Ableitepunkte *A* und *C* liegen dagegen auf ein und *derselben* Äquipotentiallinie. Zwischen ihnen kann eine Potentialdifferenz nicht gemessen, die Aktivität des Neurons nicht festgestellt werden.

Die gleichen Beziehungen ergeben sich auch bei den Ableitungen des EEG von der Kopfoberfläche. Bezieht sich die Differenzableitung auf Äquipotentiallinien mit gleich hohen Feldpotentialen gleicher Polarität (z. B. auf die Punkte *D* und *G*), so werden auch bei starker neuronaler Aktivität keine Potentialschwankungen zu registrieren sein. Sie sind erst nachweisbar, wenn die Ableiteelektroden auf unterschiedliche Äquipotentiallinien treffen (z. B. *E* und *G*). Dann gehen die Meßwerte allerdings immer nur mit den entsprechenden Potential*differenzen* in die Registrierung ein. Nur wenn einer der beiden Ableitepunkte hinreichend weit außerhalb der kortikalen Dipolfelder liegt (sog. indifferente Elektrode in den Bezugsableitungen, s. unten), entspricht die meß-

2.1

bare Potentialdifferenz dem wahren Feldpotential am Ort des anderen (differenten) Ableitepunktes (Punkt *F* in Abb. 2.1).

Registriert werden nur Potential*differenzen*

Schließlich ist bei der Differenzbildung das *Vorzeichen* zu berücksichtigen, das die Ausschlagsrichtung in der EEG-Registrierung bestimmt. Die Regeln, die bei dem Anschluß der beiden Eingänge eines Differenzverstärkers dabei gelten, werden weiter unten dargestellt. Beziehen sich beide Ableitungen auf kortexnahe („differente") Punkte (bipolare Ableitungen) und wird in Abb. 2.1 die jeweils links liegende Elektrode an den Eingang A des EEG-Verstärkers angeschlossen (s. unten), so ergibt die Ableitung von *E* gegen *G* eine Differenz von −0,25 und damit in der Registrierung einen Ausschlag nach oben. Eine Differenzableitung von *D* gegen *E* würde dagegen zur Registrierung eines (scheinbar!) positiven Potentials von +0,25 führen, obwohl auch diese Ableitung im negativen Bereich des kortikalen Dipols liegt.

Die gleichen Regeln gelten auch für die Summendipole größerer Nervenzellverbände, wie sie real dem EEG zugrundeliegen. In Abb. 2.1 wäre dann lediglich die einzeln eingezeichnete Pyramidenzelle durch einen ganzen, im Gleichtakt aktivierten Neuro-

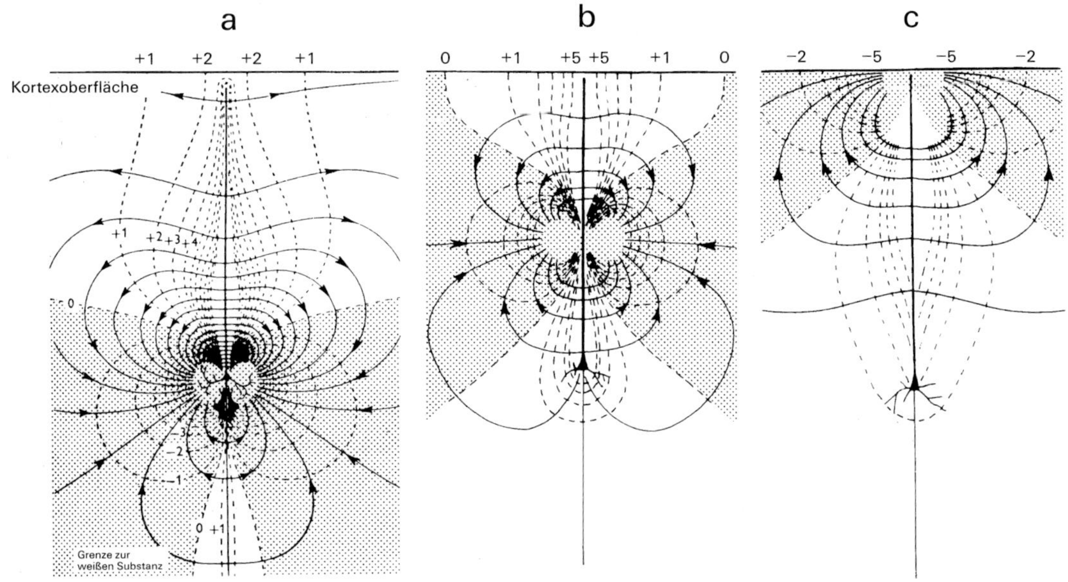

Abb. 2.2. Modelle extrazellulärer Feldpotentiale mit ihren Dipolstrukturen bei Erregung (Depolarisation) verschiedener Abschnitte einer Pyramidenzelle. Depolarisation des Neurons im Bereich des Zellkörpers (**a**), der mittleren Region apikaler Dendriten (**b**) und in den distalen Verzweigungen des apikalen Dendriten (**c**). Die Linien der Feldpotentiale sind *durchgezogen* gezeichnet, die Äquipotentiallinien *gestrichelt*. Die Bereiche negativer Potentialwerte sind *schattiert* hervorgehoben. Aus der Projektion der Äquipotentiallinien auf die Kortexoberfläche kann man ableiten, an welchen Kortexarealen der jeweilige Dipol mit einer positiven oder negativen Spannungsschwankung abgeleitet werden kann (in **a** nur als positives, in **c** nur als negatives Potential). (Aus: Creutzfeldt u. Houchin 1976)

nenverband zu ersetzen. Diese Regeln gelten ebenso für Differenzableitungen aus den Feldlinien verschiedener, funktionell voneinander weitgehend unabhängiger Summendipole weiter auseinanderliegender Kortexareale, wie das im EEG bei bipolaren Ableitungen mit einem Elektrodenabstand von durchschnittlich 5 cm normalerweise der Fall ist. Maßgebend ist immer nur die aktuelle *Potentialdifferenz an den Ableitepunkten.*

In Abweichung von der idealisierten Dipolstruktur der Abb. 2.1 wurde in Abb. 1.5 (Abschn. 1.1.4) bereits schematisch angedeutet, daß sich die neuronalen Dipole in Bezug auf eine einzelne Zelle, aber auch in Bezug auf die Summendipole synchron erregter Zellgruppen in der Regel stark *asymmetrisch* ausbilden. Dadurch wird die Struktur der kortikalen Feldpotentiale sehr kompliziert. In der Regel ist nur *ein Pol* klar definiert, nämlich durch den Ort der synaptischen Erregung. Der „Gegenpol" verteilt sich durch die mit Dekrement auftretende elektrotonische Erregungsausbreitung über weite Bereiche der Somadendritenstruktur des Neurons. Eine den realen Verhältnissen näherkommende, aber immer noch theoretische Darstellung möglicher Dipolstrukturen eines einzelnen Neurons zeigt Abb. 2.2. Die Einzelheiten der *Volumleitung im Hirngewebe* sind wesentlich komplexer (Gloor 1985)

Allgemein wird mit wachsendem Abstand der Ableitepunkte die Wahrscheinlichkeit für Differenzen zwischen den lokalen Feldpotentialen größer. Außerdem bleibt selbst bei hoher Synchronisation der kortikalen Aktivität zwischen verschiedenen Ableitepunkten eine Potentialdifferenz noch dadurch erhalten, daß die Kopplungen zwischen den einzelnen Hirnregionen meistens leicht zeitversetzt erfolgen (s. Abb. 2.20). So treten beispielsweise α-Wellen von okzipital nach vorne mit leichten Phasenverschiebungen auf.

2.2 Einfluß der Leitfähigkeiten des Gewebes und des Abstandes zwischen Potentialgenerator und EEG-Elektrode

2.2.1 Gewebsleitfähigkeit

In den Wechselfeldern der rhythmisierten kortikalen Feldpotentiale bedeutet „Stromfluß" immer nur eine kurze, wenig weitreichende, pendelnde Verschiebung von Ionen. Es müssen aber Ladungsträger bewegt werden, die im Gewebe auf verschiedene

Gewebsstruktur	Konduktivität (Ohm · m)	
Liquor	64	
Blut	150	
Kortex	300	(Mittelwert)
Weiße Substanz	650	(Mittelwert)
Knochen (niedrige Frequenz)	16000	
Haut (feucht)	20000	(sehr variabel)
Haut (trocken)	10^{13}	

Tabelle 2.1. Leitfähigkeit verschiedener Gewebsstrukturen des ZNS und des Schädels. (Nach Nunez 1981).

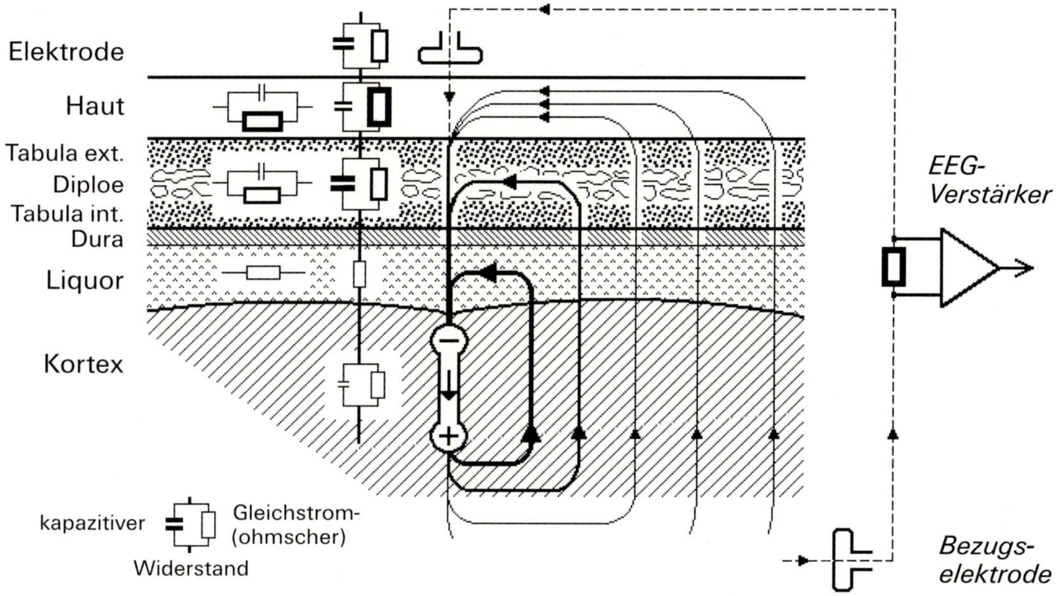

Abb. 2.3. Schematische Darstellung der Feldliniendichten eines kortikalen Dipols in Abhängigkeit von der komplexen (ohmschen und kapazitiven) Leitfähigkeit der verschiedenen Gewebsstrukturen zwischen Kortex und EEG-Ableiteelektrode. Der ungefähre Anteil der Widerstände wird durch die Größe bzw. die Linienstärke der Symbole gekennzeichnet. Weitere Erläuterungen s. Text

Widerstände stoßen. In den intra- und extrazellulären Flüssigkeitsräumen sind dies *ohmsche Widerstände*, über die (in der Regel isolierenden) Zellmembranen hinweg *kapazitive Widerstände (Impedanz;* vergl. Abb. 1.4). Ohmsche und kapazitive Widerstände ergeben zusammen die *komplexe Konduktivität*. Die Konduktivität der verschiedenen Kompartimente des Zentralnervensystems und der Gewebsstrukturen des Schädels ist in Tabelle 2.1 angegeben.

In Tabelle 2.1 findet sich für die weiße Substanz ein Mittelwert. Hier spielt die *Anisotropie* des Gewebes ein besondere Rolle. Sie ist durch die Faserstruktur des Hemisphärenmarks bedingt. Für Feldströme *parallel* zu den Glia- und Nervenfasern der Assoziationsbahnen ist die Gesamtkonduktivität (vorwiegend in Form des ohmschen Leitungswiderstands) 10-mal niedriger als für Feldlinien in Querrichtung der Fasersysteme (Nunez 1981). Feldpotentiale dürften sich daher bevorzugt in Richtung der Fasersysteme ausbreiten. Dies könnte bei der *Projektion von Herdstörungen* von Bedeutung sein (s. Abschn. 8.1.3).

In Abb. 2.3 ist der Einfluß der verschiedenen Gewebsleitfähigkeiten auf die Ausbreitung eines kortikalen Dipols schematisch dargestellt. Der relativ niedrige, vorwiegend ohmsche Widerstand innerhalb der Hirnrinde und im angrenzenden Liquorraum wirkt wie ein partieller Kurzschluß, der die von den Nervenzellen ausgehenden Feldpotentiale bereits innerhalb des Hirns erheblich reduziert. Dies ist wohl der wesentliche Grund für die niedrigen Amplituden, mit denen wir die EEG-Wellen an der Kopfoberfläche noch ableiten können. Für die kortikalen Feldpotentiale, die über die Hirnhäute hinausgreifen, sind vor allem die Schädelkalotte und die Haut inhomogene Strukturen, die die Ableitung des EEG auch noch durch kapazitive Widerstände beeinflussen. Deren Einfluß betrifft dann vor allem die Frequenzanteile im EEG.

Allgemein gilt die Regel: Kapazitive Widerstände in Richtung des Stromflusses („Längskapazitäten") dämpfen die Ausbreitung langsamer Potentialschwankungen. Kapazitäten quer zur Richtung des Stromflusses bzw. der Stromlinien („Querkapazitäten") haben einen kurzschließenden Effekt auf höherfrequente Potentialschwankungen. Diese „Querkapazitäten" sind für die EEG-Diagnostik von größerer Bedeutung (Amplitudenminderung von β-Wellen oder von epileptischen Spitzenpotentialen). Inwieweit „Längskapazitäten" in Richtung der Feldlinien beispielsweise an den Hirnhäuten und in der Schädelkalotte (Tabula interna, Diploe, Tabula externa) auftreten, wie sie für das EEG relevant sind, ist schwer abzuschätzen.

Die Kopfhaut ist der kritische Faktor für die Ableitbarkeit des EEG

Den stärksten Einfluß im Sinne einer (rein elektrischen) Grenzschicht hat die *Hautoberfläche mit Übergang zu dem praktisch unendlich hohen Widerstand der umgebenden Luft*. Dies führt zu einer starken Deformierung der Dipolfelder mit *relativ hoher Feldliniendichte in der Haut* (Abb. 2.3). Diese Inhomogenität begünstigt den Abgriff der Feldpotentiale für das EEG ganz erheblich. In der Haut selbst ist der Wassergehalt ein entscheidender Faktor (s. Tabelle 2.1). Deshalb ist die Entfernung der trockenen obersten Hornschichten der Haut unterhalb der EEG-Elektroden besonders wichtig.

2.2.2 Abstand der Potentialgeneratoren

Die Entfernung zwischen kortikalem Potentialgenerator und EEG-Ableiteelektrode wird durch die ***anatomischen Gegebenheiten*** bestimmt. In einem homogenen Medium nimmt die Feldlinienstärke eines Dipols mit dem Quadrat der Entfernung ab. In den inhomogenen und anisotropen Strukturen des Hirns und Schädels sind die Abweichungen davon sehr komplex. Elektrische Feldpotentiale breiten sich letztlich über den gesamten Kopf aus, und sie sind auch noch in Entfernungen von mehr als 10 cm erfaßbar, wenn man sie mit entsprechender Technik aus dem allgemeinen Rauschpegel herausheben kann, wie z. B. durch elektronische Mittelung die im Hirnstamm entstehenden frühen akustisch evozierten Potentiale (FAEP). Bei einfacher, direkter (konventioneller) EEG-Ableitung entziehen sich die meisten Potentialquellen dem direkten Zugriff, auch wenn sie in den Hemisphären liegen, dort aber in tieferen Hirngebieten lokalisiert sind (Cooper et al. 1965).

Nur rund ein 1/3 der Hirnrinde ist der EEG-Ableitung zugängig

Nur rund 1/3 der Hirnrinde liegt nahe der Schädeloberfläche. Nur dieses Drittel ist der EEG-Ableitung unmittelbar zugängig. Der größere Teil des stark gefurchten Hirns des Menschen ist mit EEG-Ableitungen von der Kopfoberfläche nicht direkt ableitbar. Dies wird immer wieder außer Betracht gelassen, wenn Diskrepanzen zwischen Klinik und EEG-Befund Irritationen auslösen.

Bei hoher Synchronisierung, wie sie im Zusammenhang mit epileptischen Erregungssteigerungen auftreten kann, nimmt die Reichweite der Feldpotentiale zu. In Abb. 2.4 ist dies für den kortikalen Dipol unterhalb *A* angedeutet, der mit geringen Anteilen auch noch bei *B* direkt erfaßbar ist. Wenn dennoch die mit dem Dipol *A* dargestellte neuronale Erregung, beispielsweise als epileptischer Fokus, am Ableitepunkt *B* noch zu deutlichen EEG-Veränderungen führt, so ist dies in der Regel kein direkter Abgriff, sondern die Folge einer ***neuronalen Projektion*** dieser Aktivität in den Rindenbezirk *B*. Diese Projektion erfolgt über Assoziationsbahnen (*P* in Abb. 2.4). Sie löst unter *B* in der Hirnrinde einen *neuen, ortsständigen* Erregungsvorgang aus, der mit seinem nunmehr wieder oberflächennahen Summendipol in der EEG-Ableitung deutlich darstellbar ist.

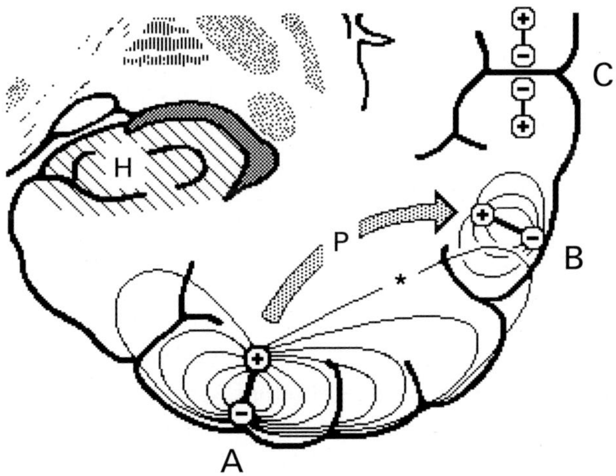

Abb. 2.4. *A:* kortikaler Dipol z.B. eines epileptischen Fokus im basalen Schläfenlappen. Bei hoher Synchronisierung können die epileptischen Entladungen als Fernfelder (*) in Ableitung *B* teilweise noch direkt erfaßt werden. Wenn jedoch diese temporobasale Aktivität auch unter *B deutlich* registriert wird, so ist dies die Folge einer *neuronalen Projektion (P)* von *A* nach *B* mit Auslösung eines neuen, *ortsständigen* Dipolfeldes unter *B*.
C: kortikale Dipole, die sich in Hirnfurchen gegenüberstehen und sich durch „Interferenz" ihrer Feldpotentiale der oberflächlichen Ableitung weitgehend entziehen können.
H: Hippocampus

Werden fokale Störungen im EEG auch noch in Nachbarableitungen erfaßt, so liegt dem angesichts der Elektrodenabstände, wie sie auf der Basis des 10-20-Sytems gewählt werden (s. unten), *praktisch immer eine derartige neuronale Projektion (Erregungsausbreitung)* zugrunde. Diese Zusammenhänge machen deutlich, daß umschriebene Erregungssteigerungen in einer EEG-Ableitung nicht ohne weiteres mit dem eigentlichen epileptischen Fokus gleichgesetzt werden dürfen.

Treten die oben dargestellten neuronalen Projektionen nicht auf, so kann sich auch eine ausgeprägte neuronale Aktivität im EEG *dem Nachweis entziehen*. Dies gilt vor allem für fokale epileptische Erregungssteigerungen im Bereich des basalen Schläfenlappens, insbesondere für epileptische Foci im Hippocampus (*H* in Abb. 2.4). Stereotaktische Tiefenableitungen des EEG aus diesen Bereichen haben gezeigt, daß selbst fokale epileptische Erregungssteigerungen, die zu *komplex-partiellen Anfällen* führen, in dem von der Kopfoberfläche ableitbaren EEG *ohne Veränderungen* einhergehen können (Wieser 1988).

Der ***Windungsreichtum des Hirns*** führt schließlich dazu, daß sich neuronale Potentialgeneratoren in Hirnfurchen häufig gegenüberliegen. Entwickeln sie zufällig oder infolge *synchroner Erregung* Dipolfelder, die sich „im Gleichtakt" gegenüberstehen (*C* in Abb. 2.4), so können deren Feldpotentiale derart interferieren, daß sie für eine oberflächliche Ableiteelektrode, die von beiden Dipolfeldern gleichweit entfernt liegt, nur noch sehr eingeschränkt nachweisbar sind.

2.3 Elektrodenpositionen zur EEG-Ableitung

Es gab verschiedene Vorschläge, die Positionen der Ableiteelektroden festzulegen (z. B. Gibbs u. Gibbs 1950; Jung 1953). Individuelle Ableiteschemata wurden in manchen EEG-Laboratorien traditionell lange Zeit fortgeschrieben. Die Empfehlung, die Elektrodenpositionen zur EEG-Ableitung möglichst weltweit zu standardisieren, geht auf den 1. Internationalen EEG-Kongreß 1947 in London zurück. Unter der Federführung von H. H. Jasper wurde schließlich auf dem 4. Kongreß der International Federation 1957 das sog. Ten-twenty-System (10-20-System) festgelegt (Jasper 1958; s. auch Jasper 1980). Es wird seitdem, immer noch mit manchen Ausnahmen, international einheitlich den klinischen Routine-EEG-Ableitungen zugrundegelegt. Lediglich bei Kleinkindern muß die Anzahl der Elektroden verringert und damit von diesem System abgewichen werden.

2.3

2.3.1 10-20-Elektrodensystem

Dem 10-20-System liegen 19 Ableiteelektroden zugrunde. Angesichts der variablen Schädelgrößen und -formen läßt sich die Lage der Ableitepunkte nicht mit absoluten Maßangaben festlegen. Die Elektroden müssen zueinander in ***relativen Abständen*** positioniert werden (Abb. 2.6). Das 10-20-System benutzt zudem für die Ortsangaben der Elektroden international einheitliche Bezeichnungen, die sich an den darunterliegenden Hirnarealen orientieren. Zumindest in Deutschland sind, seinerzeit durch einen führenden Hersteller von EEG-Geräten initiiert, auch einfache Numerierungen der Elektroden noch in Gebrauch.

2.3.1.1 Meßtechnische Festlegung der Elektrodenpositionen

Da die Positionen für die Elektroden in relativen Abständen festgelegt werden, sind am Kopf bestimmte Bezugspunkte erforderlich (Abb. 2.5). Für die Ausmessung in der *anterior-posterioren (sagittalen) Richtung* sind dies:

- das ***Nasion***: in der Mittellinie der Übergang zwischen Stirn und Nase (der „Nasenansatz", am knöchernen Schädel die Kreuzung der Sutura nasofrontalis mit der Medianlinie), und
- das ***Inion***: die bei den meisten Menschen am Hinterhauptknochen deutlich fühlbare Protuberantia occipitalis externa,

sowie für die *Festlegung der Querabstände* beiderseits

- ein ***präaurikulärer*** Bezugspunkt vor dem Tragus (dem knorpeligen Vorsprung vor dem äußeren Gehörgang). An dieser Stelle fühlt man meistens eine kleine, knöcherne Eindellung (Fossa praeauricularis).

Zwischen diesen Bezugspunkten wird die Entfernung mit einem Maßband gemessen und dann in Zehner- bzw. Zwanzigerschritten prozentual unterteilt (daher die Bezeichnung 10-20-System). Dafür sind verschiedene Prozeduren möglich. Die allgemein gül-

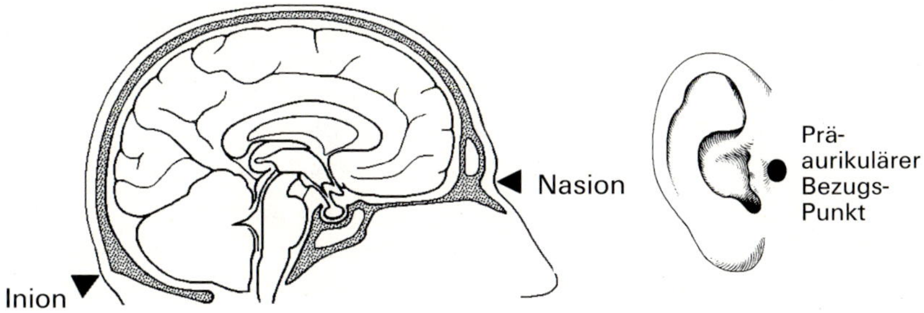

Abb. 2.5. Bezugspunkte für die in relativen Abständen durchzuführenden Markierungen der Ableitepunkte im 10-20-System

tige Durchführung gründet sich auf die von Jasper (1958) angegebene Verfahrensweise. Sie ist in Abb. 2.6 dargestellt. Praktische Einzelheiten der Elektrodenplazierung finden sich bei Pastelak-Price (1983).

Durchführung der Elektrodenpositionierung:

► Der erste Schritt betrifft die Markierung von Punkten in der *Längsrichtung entlang der Mittellinie* zwischen Nasion und Inion (mit einer Entfernung beim Erwachsenen von durchschnittlich 35 cm). Die erste Markierung wird nach 10 % der Gesamtdistanz gesetzt, die weiteren Abstände jeweils nach 20 % der gesamten Entfernung zwischen Nasion und Inion (Abb. 2.6a). Diese Markierungen in der Sagittalen ergeben die Ableitepunkte *Fz*, *Cz* und *Pz*. Die Punkte nach den ersten 10 % jeweils oberhalb des Nasions bzw. des Inions (*Fpz* und *Oz*) werden im 10-20-System nicht verwendet, sind jedoch für die wei-

Abb. 2.6. Festlegung der Elektrodenpositionen im 10-20-System nach Jasper (1958). Erläuterungen s. Text

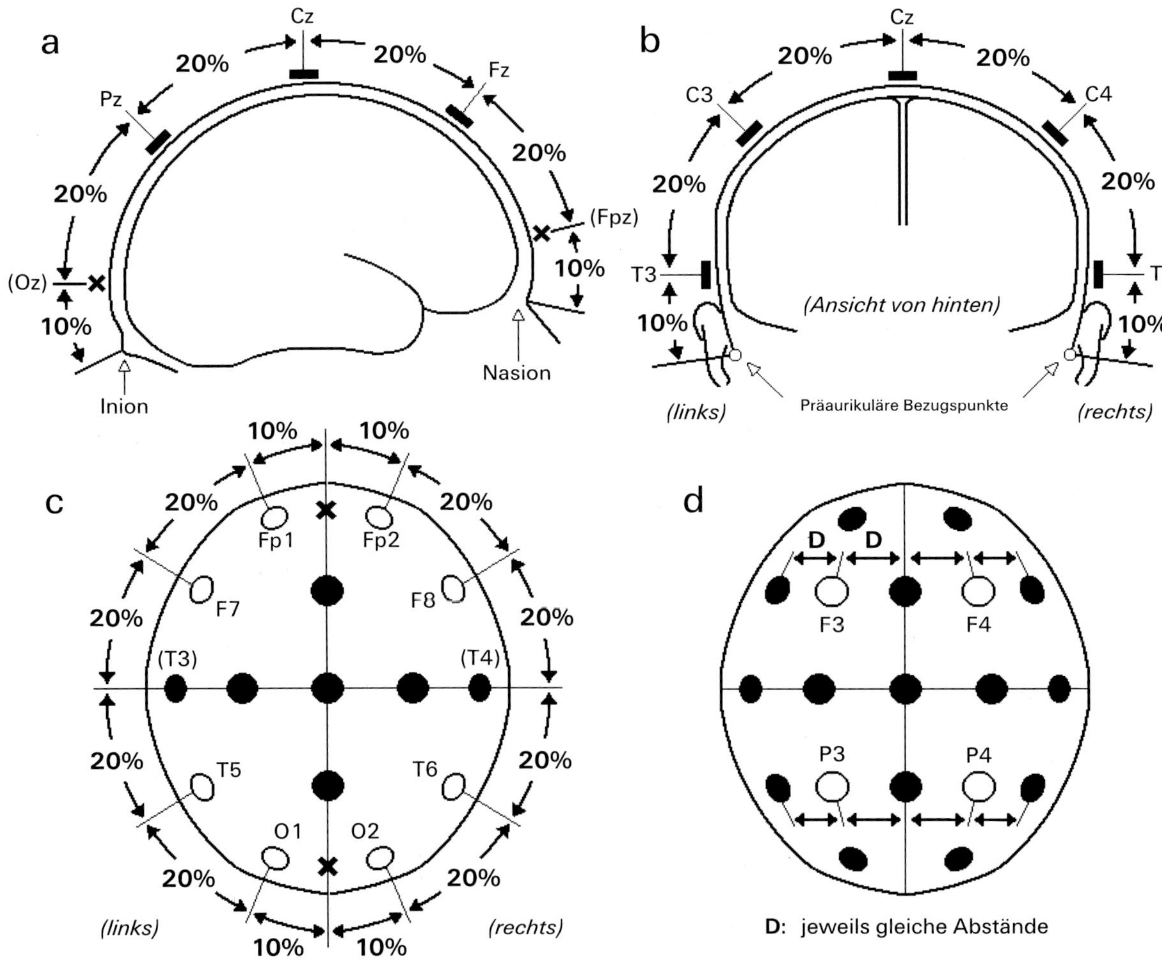

2.3.1.1

tere Messung als Bezugspunkte erforderlich. Die Markierung für *Cz* dient sodann für die Bestimmung der Distanzen in der Querrichtung.

- In der *Querrichtung* erfolgt die Messung zwischen den beiden präaurikulären Bezugspunkten über die bereits ermittelte Marke *Cz*, die in der Regel dem höchsten Punkt des Schädels, dem Vertex, entspricht. Dieser Meßvorgang legt auf beiden Seiten mit den jeweiligen 10-%-Abständen zu den präaurikulären Bezugspunkten die Positionen für die Elektroden *T3* bzw. *T4* fest (Abb. 2.6b), die wiederum als Bezugspunkte für die weitere Elektrodenlokalisierung dienen.
- Denn im nächsten Schritt wird beiderseits die über die Temporalregion führende Elektrodenreihe festgelegt. Das Maßband wird zwischen den Punkten (*Fpz*) und (*Oz*) (**x** in Abb. 2.6c) gezogen, und es wird diese Strecke wiederum in prozentualen Zehner- und Zwanzigerschritten unterteilt. Dies ergibt die Lokalisierungen für die Elektrodenpositionen *Fp1–F7–(T3)–T5–O1* bzw. *Fp2–F8–(T4)–T6–O2*.
- Das 10-20-System wird schließlich durch die Ableitepunkte *F3* und *F4* bzw. *P3* und *P4* komplettiert (Abb. 2.6d), die einfach interpoliert werden (z. B. in Querrichtung durch Halbierung der Distanzen zwischen *F7–Fz–F8* bzw. *T5–Pz–T6*).

Die international einheitlich benutzten Bezeichnungen der Ableitepunkte sind in Abb. 2.7 dargestellt und erläutert. In weiser Voraussicht wurde der Nummernindex von vornherein so gewählt, daß spätere Erweiterungen möglich blieben (z. B. Option für F5 zwischen F3 und F7 oder für P1 zwischen Pz und P3). Da-

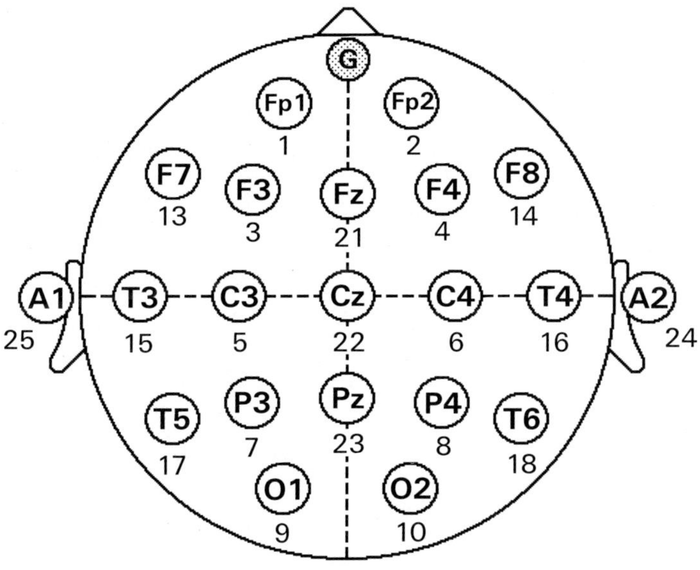

Abb. 2.7. Bezeichnungen der Elektroden im 10-20-System:

Fp = frontopolar,
F = frontal,
T = temporal,
C = zentral,
P = parietal,
O = okzipital,
A = aurikulär,
G = Erdungselektrode (Ground).

Indexziffern:
ungeradzahlig = links,
geradzahlig = rechts,
z = „zero" (statt 0).

Die Ziffern unterhalb der Elektroden entsprechen der in Deutschland noch häufig benutzten Numerierung

von wurde dann auch bei Vorschlägen zu dem erweiterten 10-%-System Gebrauch gemacht (s. unten).

2.3.1.2 Anatomischer Bezug des 10-20-Systems

Bei einer Festlegung der Ableiteorte im 10-20-System muß man durch häufige *Schädelasymmetrien* mit individuellen Abweichungen rechnen. Bezieht man sich korrekt auf die vorgenannten knöchernen Bezugspunkte, so führen Schädelasymmetrien beispielsweise im Rechts-links-Vergleich zu Abweichungen von einer ideal symmetrischen Elektrodenanordnung, die oft mehr als 10 % betragen (Binnie et al. 1982). Allerdings entsprechen diese Schädelasymmetrien häufig gleichartigen Asymmetrien des Hirns, so daß man hirnbezogen letztlich wieder „richtig liegt".

So befindet sich der präaurikuläre Bezugspunkt in der Mehrzahl der Fälle nicht auf der Mitte der seitlichen zirkulären Linie zwischen Nasion und Inion. Entsprechend kann (bei Rechtshändern) die vordere Hälfte der rechten Hemisphäre (ab Zentralfurche) dominieren und umgekehrt die hintere Hälfte der linken Hemisphäre (was beispielsweise in der Skizze in Abb. 2.8a zum Ausdruck kommt). Eine geometrisch als schief erscheinende Elektrodenanordnung kann dann hirnbezogen durchaus richtig sein.

Dennoch muß bei asymmetrischen Schädelkonfigurationen der Sitz der Elektroden mitunter nach Augenmaß etwas korrigiert werden. Dies sollte jedoch nur in Maßen geschehen. Sonst werden undurchschaubare Fehler eingebracht. In solchen Fällen muß man sich auf das Fingerspitzengefühl der erfahrenen EEG-Assistentin verlassen. Im Einzelfall gibt es hierfür ohne zusätzlichen radiologischen Aufwand keine Entscheidungs-

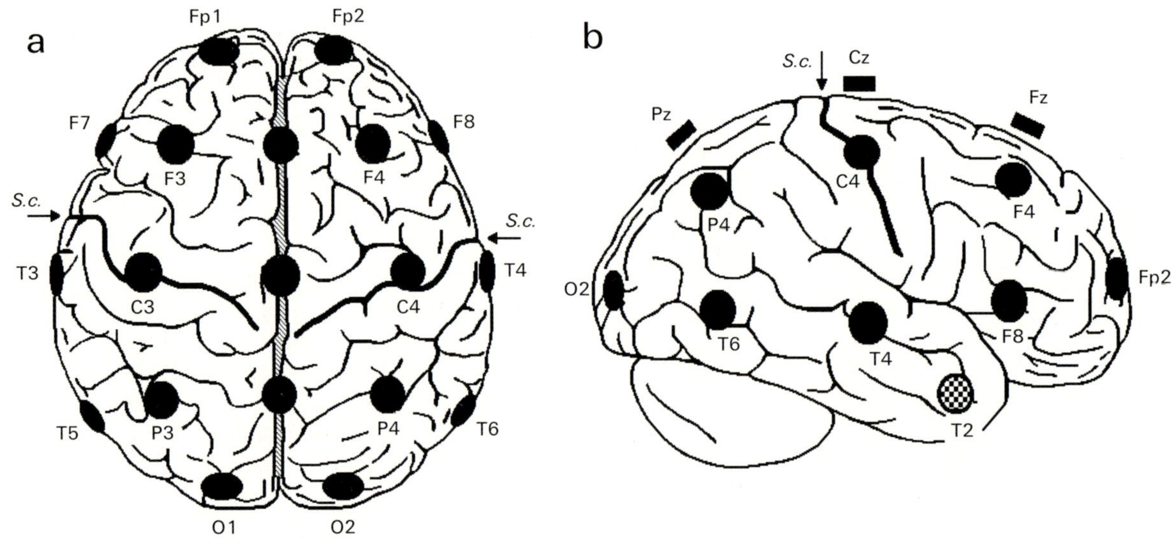

Abb. 2.8. Topographische Beziehungen der Ableitepunkte des 10-20-Systems zur Hirnoberfläche in Aufsicht (**a**) und seitlicher Ansicht von rechts (**b**). *S.c.* Sulcus centralis. Detaillierte Angaben s. Tabelle 2.2. Der zusätzliche anterotemporale Ableitepunkt *T2* (bzw. *T1* auf der linken Seite) wird im Text erläutert

Tabelle 2.2. Topographischer Bezug der Ableitepunkte des 10-20-Systems. (Nach Homan et al. 1987)

Elektroden-position	Kortikale Lokalisation	Area nach Brodman
Fp1, Fp2	Gyrus frontalis superior (rostrales Ende)	10
F3, F4	Gyrus frontalis medius (mittlerer Abschnitt)	46 (9)
F7, F8	Gyrus frontalis inferior (pars triangularis) (links nahe dem Broca-Sprachzentrum)	45
C3,C4	Gyrus praecentralis (Schulter-Ellbogen-Region)	4 (3)
P3, P4	Lobulus parietalis superior	7
T3, T4	Über Sulcus temporalis superior (überlappt Gyri temporales medius et superior)	21 / 22
T5, T6	Gyrus temporsalis medius (rechts mehr über Sulcus temporalis superior)	37 (39)
O1, O2	Lateral und oberhalb des Okzipitalpols	17 (18)

kriterien. Ein solcher Aufwand würde allerdings in der Routinediagnostik die Anforderungen übersteigen.

In der Praxis wird die topographische Zuordnung der Ableitepunkte zu den Hirnhemisphären mit einer Unschärfe belastet bleiben. Sie kann zumindest in Bezug auf die Lokalisierung epileptischer Foci bedeutsam werden. Die topographischen Beziehungen der Elektroden im 10-20-System sind in Abb. 2.8 dargestellt und in Tabelle 2.2 etwas detaillierter spezifiziert.

Die *Kritik am 10-20-System* gründet sich in erster Linie darauf, daß die Elektrodenpositionen den unteren Anteil der Konvexität beider Hemisphären, d. h. den Bereich unterhalb der temporalen Elektrodenreihe von Fp1 nach O1 bzw. Fp2 nach O2 ungenügend erfassen. Dies betrifft vor allem den vorderen Anteil des Schläfenlappens. Hier wurde mit den *anterotemporalen Positionen T1 bzw. T2* schon frühzeitig ein zusätzlicher Ableitepunkt empfohlen (Silverman 1960; Abb. 2.8b). Über diese Zusatzelektroden können die im Rahmen komplex-partieller Anfallsformen auftretenden temporalen Foci evtl. besser abgeleitet werden. In Bezug auf das 10-20-System liegt T1 (bzw. T2) etwa 2 cm unterhalb der Mitte der Verbindungslinie zwischen F7 und T3 (bzw. F8 und T4). Angesichts der festgelegten Konstruktion der meisten Ableitehauben können die Ableitungen T1 und T2 auch mit zusätzlichen Klebeelektroden vorgenommen werden.

Zusatzableitungen T1 und T2

2.3.2 10-%-System

Manche der heute verfügbaren technischen Möglichkeiten der EEG-Analyse erfordern eine größere Zahl an Ableitepunkten, als sie durch das 10-20-System vorgegeben wird. Zugleich erlaubt die heutige Technologie auch die Registrierung und Speicherung einer höheren Zahl an Ableitungen bzw. Meßwerten. Dies löste Bemühungen aus, das 10-20-System durch zusätzliche Elektrodenpositionen zu erweitern. Zunächst wurden zusätzliche Elek-

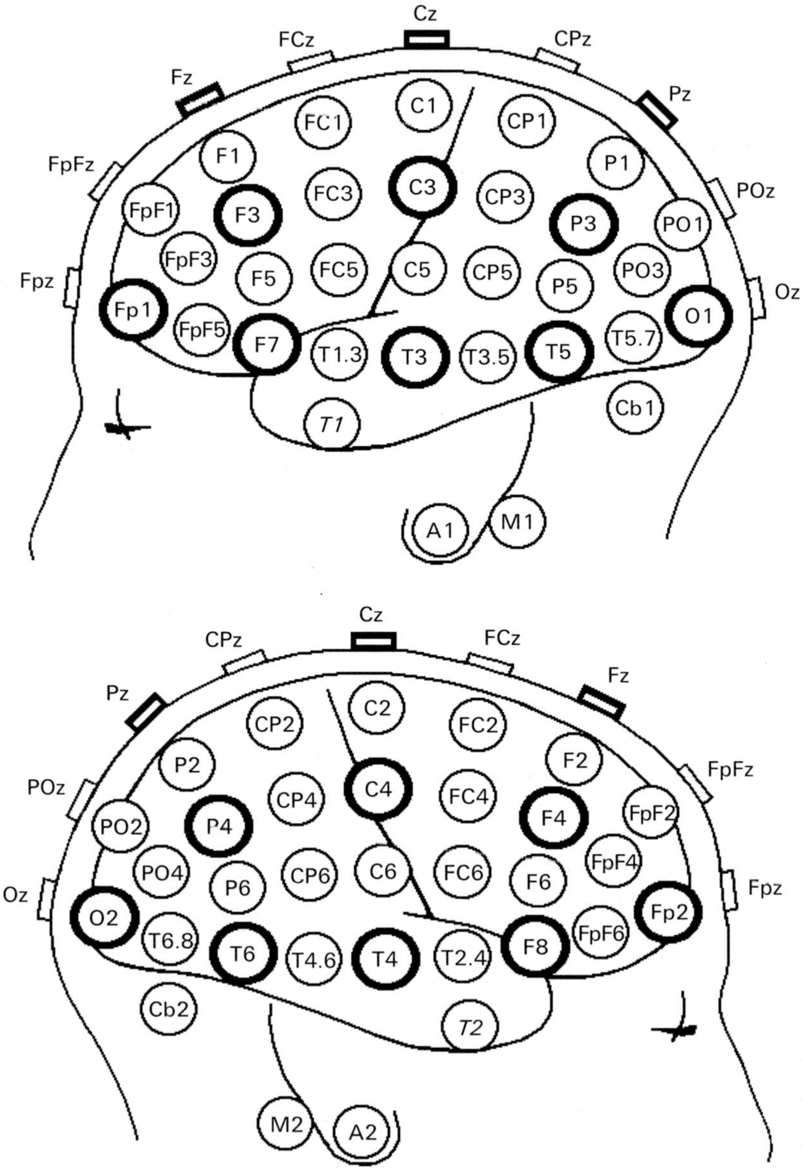

Abb. 2.9. 10-%-System mit 65 EEG-Ableitepunkten. Die Nomenklatur entspricht Empfehlungen der Deutschen EEG-Gesellschaft (Herrmann et al. 1989). Die stärker konturierten Ableitepunkte gehören zum 10-20-System. *T1* bzw. *T2* sind zusätzliche, klinisch bedeutsame anterotemporale Elektroden. Aus anderen Vorschlägen zu einem 10-%-System (s. Text) wurden die polygraphischen Ableitepunkte *Cb1/Cb2* (Cb = zerebellar) und *M1/M2* (Mastoid) übernommen.

trodenlokalisierungen für die Ableitung evozierter Potentiale eingeführt (z. B. C3', C4', Cz' für die SEP-Diagnsotik). Schließlich wurde vorgeschlagen, bei der Erhöhung der Zahl der Ableitepunkte konsequent der Logik des 10-20-Systems zu folgen (Übersicht bei Nuwer 1987). Dies führte zu dem 10-%-System, in dem auf der Basis der oben dargestellten Bezugspunkte am Schädel die relative Unterteilung der Längs- und Querreihen *durchgehend in Schritten von 10 %* vorgenommen wird.

Dieses 10-%-System geht auf Chatrian et al. (1985) zurück. Weitere Vorschläge betrafen dann die *Nomenklatur* der Elektrodenpositionen. Einschließlich verschiedener polygrafischer Ableitepunkte kann das 10-%-System bis zu 80 Elektrodenpositionen aufweisen. Angesichts dieser Vielzahl gewinnt die Wahl einer Nomenklatur, die man sich auch merken kann, berechtigte Bedeutung. Für den notwendigen Bezug zur Topographie der Großhirnoberfläche liegt bislang allerdings eine allgemein verbindliche Lösung nicht vor. Nach dem „primed 10 %-system" von Chatrian et al. 1985) gab es verschiedene weitere Empfehlungen (s. Nuwer 1987; American Electroencephalographic Society Guidelines 1991).

Die Elektrodenbezeichnungen in Abb. 2.9 gründen sich auf eine Empfehlung der Deutschen EEG-Gesellschaft (Herrmann et al. 1989), die für das Mapping von EEG-Parametern (EEG- und EP-Mapping) ausgearbeitet wurde. Danach werden die zusätzlichen Elektrodenbezeichnungen in anterior-posteriorer Richtung durch Kombination der Kennbuchstaben der jeweils davor bzw. dahinterliegenden Ableiteelektroden des 10-20-Systems festgelegt, allerdings mit einer Inkonsequenz in Bezug auf die Ableitepunkte der beiden fronto-temporo-okzipitalen Elektrodenreihen (z. B. statt T5.7 bzw. T6.8 besser TO1, TO2).

2.4 Anschluß und Verschaltung der Elektroden

Dem 10-20-System liegen an der Schädeloberfläche 19 Ableitepunkte zugrunde. Wenn EEG-Geräte mit weniger als 19 Schreibkanälen zur Verfügung stehen, so müssen diese 19 Elektroden zwangsläufig in verschiedenen Elektrodenmontagen zu mehreren, nacheinander anzuwählenden ***Ableiteprogrammen*** verschaltet werden, damit im Ablauf einer EEG-Aufzeichnung jeder Ableitepunkt einmal erfaßt wird. Aber selbst wenn eine entsprechende Anzahl von Registrierkanälen vorhanden ist, wird man dennoch stets verschiedene Elektrodenverschaltungen benutzen. Denn es gibt keine ideale Elektrodenkombination, die für alle möglichen EEG-Veränderungen eine problemlose Auswertung ermöglicht, wie weiter unten noch deutlich gemacht wird. Dies liegt in erster Linie darin begründet, daß eine *artefaktarme Registrierung nur mit Differenzverstärkern möglich* ist und daß damit *das EEG stets nur als Differenz* zwischen zwei mehr oder weniger aktiven Ableitepunkten aufgezeichnet werden kann. Dies führt in der Aufzeichnung zwangsläufig zu verschiedenen *Kunstprodukten*. Sie können stören, sie können aber auch die visuelle Auswertung erleichtern.

2.4.1 Prinzip der Differenzverstärkung

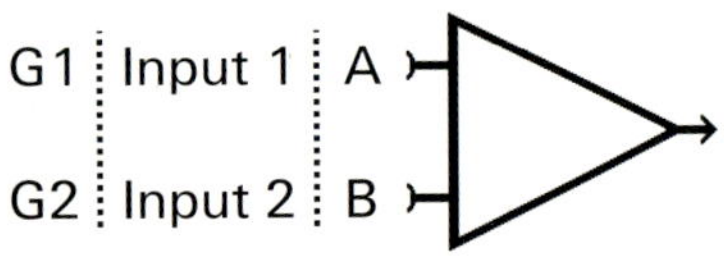

Abb. 2.10. Symbolhafte Darstellung eines Differenzverstärkers mit den im englischen und deutschen Sprachraum üblichen Bezeichnungen der beiden (EEG-) Verstärkereingänge (s. Text). In den nachfolgenden Abbildungen werden die Kennzeichnungen *A* und *B* verwendet

Die Funktion eines Differenzverstärkers wird in Abschn. 15.2.1 genauer dargestellt. An dieser Stelle geht es lediglich um das Prinzip der Differenzbildung zwischen den abgeleiteten EEG-Potentialen, soweit es für das Verständnis der Besonderheiten der verschiedenen Grundformen von Ableiteprogrammen maßgebend ist.

Abbildung 2.10 zeigt das Symbol eines Differenzverstärkers. Die beiden Eingänge werden im deutschen Sprachraum meistens mit *A* und *B* gekennzeichnet, im angelsächsischen Bereich nach den Empfehlungen der International Federation mit *Input* (Terminal) *1* bzw. *Input* (Terminal) *2*, in den USA häufig auch noch mit *G1* bzw. *G2* (G für „grid" = Gitter der alten Röhrentechnik).

Infolge der Differenzverstärkung sind die EEG-Wellen häufig Kunstprodukte

Das Ausgangssignal eines Differenzverstärkers ergibt sich aus der *Differenz* der an den beiden Eingängen A und B anliegenden Signale *(A−B) unter Berücksichtigung der Polaritätsbeziehungen bzw. des Vorzeichens der beiden Eingangssignale* (und natürlich multipliziert mit dem eingestellten Verstärkungsfaktor). Ein und demselben Ausgangssignal können jedoch beliebig viele Differenzen zugrunde liegen (s. Tabelle 2.3). Daher lassen sich *aus dem Ausgangssignal die beiden Eingangssignale A und B grundsätzlich nicht mehr rekonstruieren*. Daß wir dennoch aus der EEG-Registrierung Rückschlüsse auf die Eingangssignale (die abgeleitete Hirnrindenaktivität) ziehen dürfen, ist durch folgende Regeln und Festlegungen bei der Verschaltung im EEG-Gerät bedingt:

- Dem *Eingang A wird der Vorrang* gegeben. So wird bei Referenzableitungen (s. unten) die differente Ableiteelektrode grundsätzlich mit dem Eingang A, die Referenz (als möglichst potentialfreier Bezugspunkt) mit dem Eingang B verbunden. An (deutschen) EEG-Geräten sind die Eingangswahlschalter, über die die Signale auf diese Verstärkereingänge geschaltet werden können, in der Regel entsprechend mit A (a) und B (b) gekennzeichnet.

- Die Geräte sind so konstruiert, daß eine Potentialdifferenz, die den *Eingang A negativer* als den Eingang B werden läßt, zu einem *Zeigerausschlag nach oben* führt (Polaritätskonvention).

In EEG-Geräten, in denen die einzelnen Schreibkanäle auch per Handschaltung eingestellt werden können, entsprechen die A-Eingänge stets der oberen Schalterreihe. Sind die Schalter (oder die Schaltungsanzeigen) senkrecht angeordnet, so sind die A-Eingänge stets der linken Reihe der Kanalwähler zugeordnet.

2.4.1.1 Polaritätskonvention

Die Beziehungen zwischen den Eingangssignalen A und B und ihre Auswirkungen auf die EEG-Registrierung lassen sich in sog. ***Polaritätsregeln*** wie folgt zusammenfassen:

Man erhält einen Zeigerausschlag *nach oben*, wenn

- Eingang A negativer (oder weniger positiv) ist als Eingang B oder
- Eingang B positiver (oder weniger negativ) ist als Eingang A.

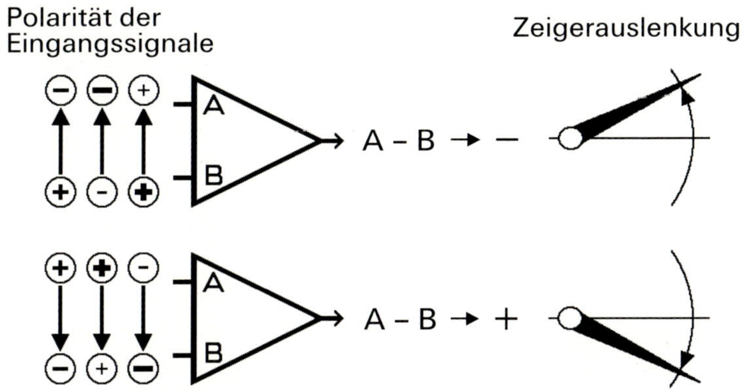

Abb. 2.11. Die Polaritätsregeln in der EEG-Registrierung. Sie bestimmen die Richtung der Zeigerauslenkung in Abhängigkeit von den Polaritätsbeziehungen der Eingangssignale A und B eines Differenzverstärkers

Eingang A	B	A − B	Ausg.-signal	Eingang A	B	A − B	Ausg.-signal
−50	0	(−50) − (0)	−50	0	−50	(0) − (−50)	+50
−50	−30	(−50) − (−30)	−20	−30	−50	(−30) − (−50)	+20
−30	+20	(−30) − (+20)	−50	+20	−30	(+20) − (−30)	+50
+10	+50	(+10) − (+50)	−40	+50	+10	(+50) − (+10)	+40
Zeigerausschlag			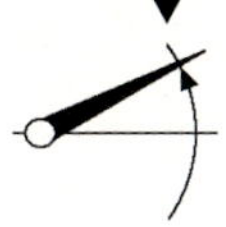				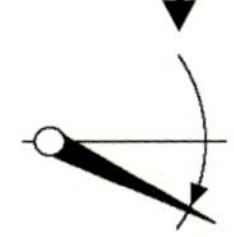

Tabelle 2.3. Beispiele für Differenzbildungen numerischer Werte (z. B. in µV) an den Eingängen A und B eines Differenzverstärkers und die Richtung des Zeigerausschlages (Polaritätsregeln)

Die entsprechend umgekehrten Relationen zwischen A und B führen zu einem Zeigerausschlag nach unten (Abb. 2.11). Numerische Beispiele sind in Tabelle 2.3 aufgeführt.

Abbildung 2.12 zeigt die grundsätzlich möglichen Verknüpfungen der an einem Differenzverstärker an den Eingängen A und B anliegenden Signale am Beispiel eines symbolisierten (epileptischen) Spitzenpotentials. Im Normalfall dominiert bei einer epileptischen Entladung im Ablauf des Spitzenpotentials eine Negativierung der Hirnoberfläche. Wenn dieses Spitzenpotential nur unter der an den Eingang A angeschlossenen Elektrode auftritt (mit einem Nullpotential am Eingang B), so wird es entsprechend den Regeln der Polaritätskonvention mit einer Potentialauslenkung nach oben dargestellt. Tritt dieses Spitzenpotential vorherr-

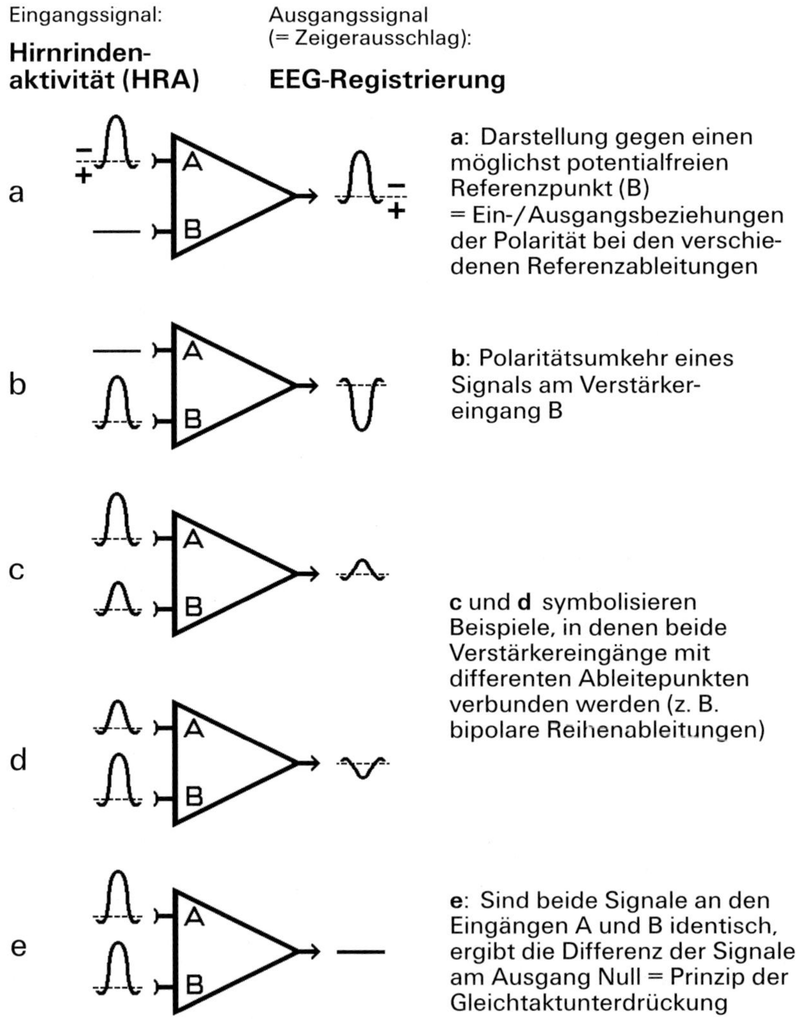

Abb. 2.12. Verschiedene Möglichkeiten der Differenzbildung der an den Eingängen A und B eines Differenzverstärkers anliegenden Signale. Darstellung am Beispiel eines symbolisierten Spitzenpotentials

2.4.1.1

schend am Eingang B auf (was bei einer EEG-Ableitung am Ende einer bipolaren Reihe durchaus vorkommen kann), wird es entsprechend der Polaritätsregel invertiert und damit „falsch" dargestellt (Abb. 2.12b).

In der Praxis ergeben sich mit ständig wechselnden Potentialen an beiden Eingängen meistens die Zusammenhänge, wie sie in Abb. 2.12c und 2.12d dargestellt sind. Sie gelten für alle Formen bipolarer Ableitungen und führen zu verschiedenartigen *Verfälschungen* der abgeleiteten kortikalen Aktivität (s. unten).

Sind die Signale an den Eingängen A und B hinsichtlich aller Parameter (Amplitude, Frequenz, Phase) völlig identisch, so ist die Differenz A−B gleich Null (Abb. 2.12e). Dieser Fall zeigt zugleich das Prinzip der *Gleichtaktunterdrückung,* die für eine artefaktarme EEG-Registrierung von besonderer Bedeutung ist (vgl. Abschn. 15.2.2).

2.4.2 Die grundsätzlichen Arten der Elektrodenverschaltung

Die Problematik bei der Wahl der Elektrodenverschaltung ist, daß wir stets mit Differenzverstärkern arbeiten müssen (s. oben und Kap. 15). Die verschiedenen Arten der Elektrodenverschaltungen (***Ableiteprogramme***) lassen sich auf zwei grundsätzliche Formen zurückführen, nämlich auf Referenzableitungen (Bezugsableitungen) und auf bipolare Ableitungen.

2.4.2.1 Referenzableitungen (Bezugsableitungen)

Kennzeichnend für eine Referenzableitung ist ein *gemeinsamer Bezugspunkt für alle Ableitepunkte* des EEG. Die einzelnen Elektroden (die sog. differenten oder „aktiven" Ableitepunkte) werden auf die Eingänge A des EEG-Gerätes geschaltet, der Bezugspunkt (der sog. indifferente, „inaktive" oder „neutrale" Ableitepunkt) über eine Sammelschiene mit allen B-Eingängen der Verstärker verbunden. Dieser Bezugspunkt wird als ***Referenz*** („common reference") bezeichnet. Mitunter findet man für diese Art der Elektrodenmontage noch die inkorrekte Bezeichnung „monopolare" oder „unipolare" Ableitung.

Als Referenz kommen zwei Möglichkeiten in Betracht:

- die *natürliche Referenz* mit einer am Patienten angebrachten Bezugselektrode und
- eine technisch hergestellte Referenz, die *Durchschnitts- oder Mittelwertreferenz.*

a. Natürliche Referenz

Sämtliche differenten Ableitungen beziehen sich auf einen bestimmten, gemeinsamen Ableitepunkt *am Patienten* (Abb. 2.13a). Gesucht wird dabei ein Bezugspunkt, der durch die Hirnaktivität nicht belastet wird (EEG-potentialfreier Ableitepunkt). Je größer die Entfernung dieses Punktes vom Hirn, desto besser wäre er geeignet. Ideal wäre daher die Großzehe. Eine EEG-Ableitung zu diesem Bezugspunkt würde jedoch das EKG (vergleichbar den Extremitätenableitungen II oder III) voll miterfassen.

Da das EKG eine im Durchschnitt 50mal höhere Amplitude aufweist als das EEG, würde es äußerst massiv als Artefakt einstreuen. Eine EEG-Registrierung wäre nicht möglich. Dies gilt für jeden anderen extrazephalen Bezugspunkt. Es wurden zwar besondere Elektrodenkombinationen beispielsweise über dem Sternoklavikulargelenk und über dem HWK 7 als Bezugspunkte vorgeschlagen, zwischen denen durch einen elektronischen Abgleich das EKG als Artefakt kompensiert werden kann [erstmals von Stephenson u. Gibbs (1951) als sog. „balanced non-cephalic reference electrode" empfohlen]. Dieser Abgleich müßte jedoch bei jeder EEG-Ableitung erneut und mit ziemlichem Aufwand vorgenommen werden.

In der Praxis bleibt die Referenzwahl auf einen *gemeinsamen Bezugspunkt am Kopf* begrenzt. Getestet und vorgeschlagen wurden Referenzpunkte im Nackenbereich, am Kinn oder im mittleren Gesichtsbereich (Nase, Wange). In der Regel werden diese Punkte durch einstreuende Muskelartefakte (teilweise auch wieder durch das EKG) zu stark belastet. Durchgesetzt haben sich die *Ohrläppchen als Referenz*. Es sind dies die Ableitepunkte A1 bzw. A2 im 10-20-System. Sie werden über eine *Sammelleitung* mit allen B-Eingängen der EEG-Verstärker verbunden (Abb. 2.13a) und dies in der Regel seitengetrennt, wobei die Ableitepunkte der linken und rechten Kopfhälfte meistens auf das seitengleiche Ohr bezogen werden (s. auch Abschn. 2.4.4 mit Abb. 2.27). In bestimmten Anwendungsfällen werden die beiden Ohrbezugselektroden auch miteinander verbunden (z. B. beim EEG-Mapping, s. Abschn. 17.5.1).

Treten an diesen Referenzpunkten *Artefakte* auf, so werden sie über die gemeinsam angeschlossenen Verstärkereingänge B simultan *in alle EEG-Kanäle eingeschleust* (Abb. 2.13b). Dies kann die Referenzableitung erheblich beeinträchtigen. Andererseits treten diese Störungen über die Sammelleitung in allen EEG-Kanälen nahezu identisch auf, wodurch sie als Artefakte meistens auch zu erkennen sind (Abb. 2.14).

Die Wahl der Ohren als Referenz täuscht mit den Referenzelektroden an den Ohrläppchen einen relativ hirnfernen Bezugspunkt vor. Maßgebend ist jedoch der Ansatz der Ohren *am Kopf*. Und dieser Ansatzpunkt liegt dem Schläfenlappen ziemlich nahe. Da-

2.4.2.1

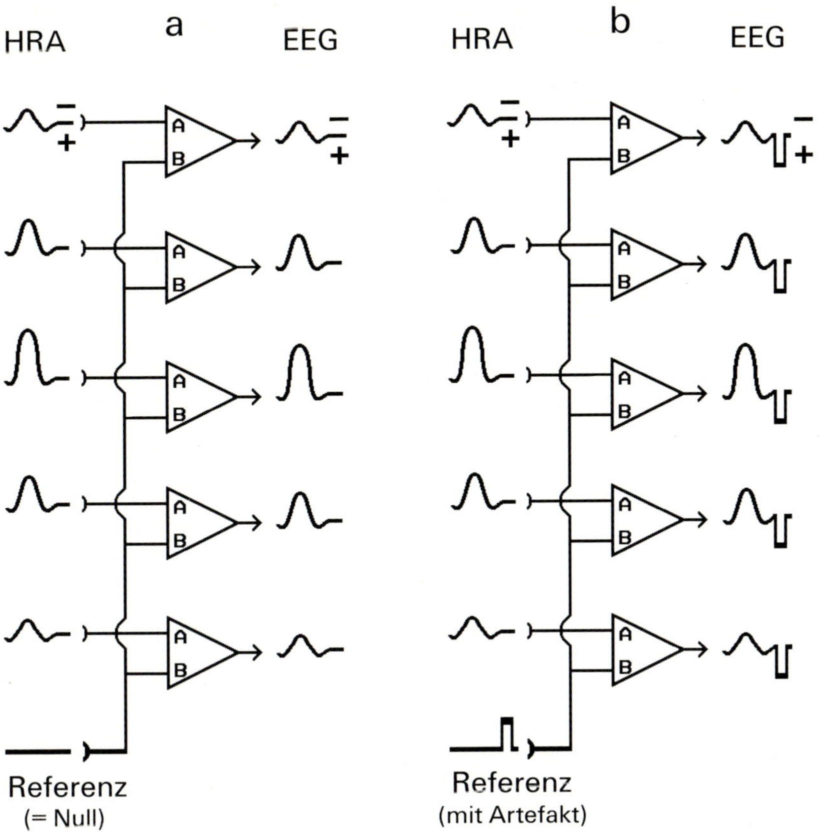

Abb. 2.13. Prinzip der Referenzableitung. Die differenten Ableiteelektroden werden jeweils auf die Verstärkereingänge A geschaltet, die Eingänge B gegen eine gemeinsame Referenz. Ist dieser Bezugspunkt potentialfrei, so wird das EEG korrekt abgebildet (**a**). Treten am Referenzpunkt Artefakte auf (**b**), so werden sie in *allen Ableitungen gleichermaßen* ausgeprägt registriert (und mit Polaritätsumkehr, entsprechend Abb. 2.12b)

durch kann die *Aktivität der temporalen bzw. temporobasalen Hirnregion* die Referenzableitung belasten. Vor allem die temporobasale Region, die bei epileptischen Erregungssteigerungen oder bei temporalen Herdbefunden zum Ausgangspunkt besonderer EEG-Veränderungen werden kann, prägt dann in der Referenzmontage wie ein „Artefakt" alle Ableitungen entsprechend den in Abb. 2.13b dargestellten Zusammenhängen, was zu undurchsichtigen Befunddarstellungen führen kann (s. Abschn. 2.4.4 mit Abb. 2.27). Diese Belastung der Ohrreferenz durch die temporobasale Hirnaktivität ist der gravierende Nachteil der Ohrelektrode als Bezugspunkt. *Bleibt der Referenzpunkt hinreichend frei von EEG-Potentialen, so stellt die Referenzableitung gegen die Ohren das EEG hinsichtlich Amplitude und topographischer Verteilung der EEG-Wellen korrekt dar.*

Prinzipiell läßt sich jeder andere Punkt an der Kopfoberfläche als Referenz verwenden. Wählt man eine einzelne *differente* Elektrode als Bezugspunkt, kann man von einer „aktiven" Referenz sprechen. Man muß dann nur die oft sehr komplexen Differenzbildungen zwischen diesem Referenzpunkt und den EEG-Poten-

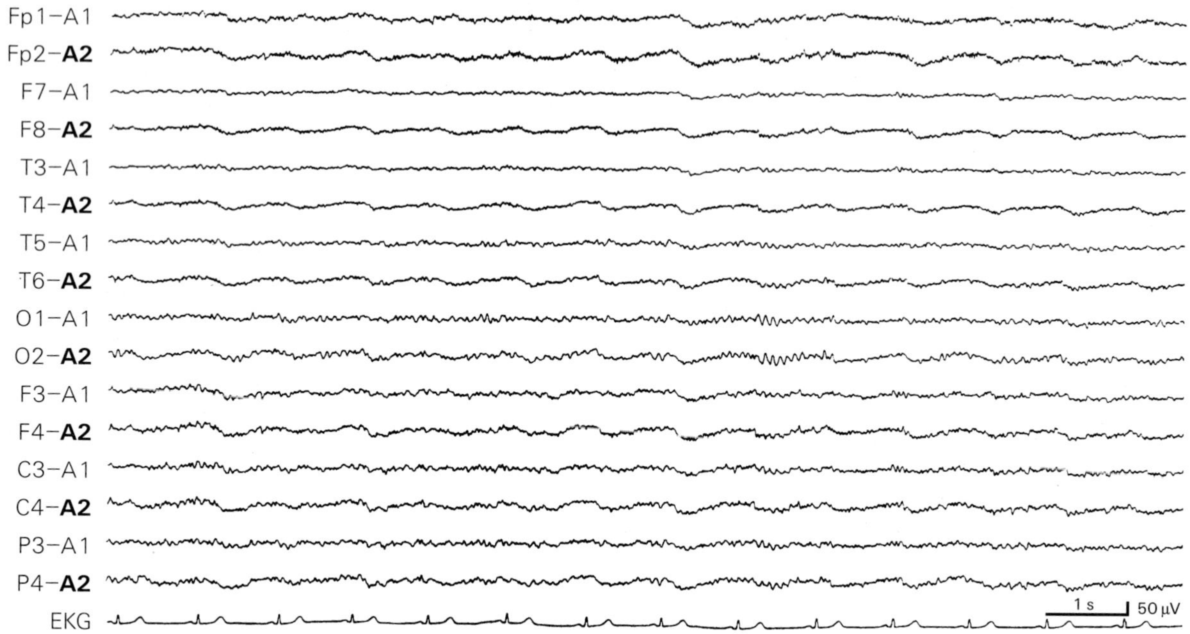

Abb. 2.14. Bezugsableitung gegen die jeweils gleichseitigen Ohren mit einem Pulsartefakt, das über die Ohrbezugselektrode *A2* in alle Kanäle der rechten Seite einstreut (geringe Artefaktbelastung auch der linken Seite über *A1*)

tialen der übrigen differenten Ableitepunkte berücksichtigen. Häufig wird der Vertex (Cz) als gemeinsame Referenz vorgeschlagen, gegen den alle anderen Ableitepunkte sternförmig geschaltet werden (s. Anhang B). Für eine *visuelle Auswertung* ist diese Referenzschaltung jedoch wenig geeignet, denn der Vertex zeichnet sich oft durch eine besonders ausgeprägte Hirnrindenaktivität aus, die dann allen B-Eingängen der Verstärker gemeinsam zugeführt wird. Die komplexen Verknüpfungen zwischen den einzelnen Ableitepunkten und dieser Referenz sind dann visuell nicht mehr zu differenzieren.

Vorteile der kopfbezogenen Referenzableitungen:

- Bei hinreichend (EEG-) potentialfreiem Bezugspunkt wird das EEG hinsichtlich Amplitude, Polarität und topographischer Verteilung der Hirnrindenaktivität korrekt dargestellt.
- Kopfbezogene Referenzableitungen lassen sich computerunterstützt in jede andere Form der Elektrodenverschaltung umrechnen (s. Abschn. 15.7).

Nachteile der kopfbezogenen Referenzableitungen:

- Artefakte am Referenzpunkt wirken sich auf alle EEG-Kanäle im Verhältnis 1:1 aus.
- Erfaßt die Referenzelektrode eine besondere Hirnaktivität, so wird sie auf alle übigen EEG-Kanäle übertragen

2.4.2.1

und führt zu schwer durchschaubaren Verknüpfungen mit dem EEG der einzelnen differenten Ableitepunkte. Bei der häufig benutzten Ohrreferenz gilt dies insbesondere für temporale bzw. temporobasale EEG-Veränderungen.

b. Durchschnittsreferenz (Mittelwertreferenz)

Die Durchschnittsdifferenz wird technisch gebildet. Es werden im EEG-Gerät von jedem Elektrodenanschluß Signalleitungen abgezweigt und über entkoppelnde Widerstände (R) an *einem* Punkt zusammengeführt (Abb. 2.15). An diesem Punkt (D_{ref}) werden die Potentiale aller einzelnen Ableitepunkte addiert bzw. gemittelt (Addition wechselnd positiver und negativer Potentialwerte). Dadurch erhält man an diesem Sammelpunkt den *Mittelwert bzw. den Durchschnitt der Signale aller angeschlossenen Elektroden*. Und mit diesem technisch gebildeten Bezugspunkt werden dann alle B-Eingänge der EEG-Verstärker verbunden.

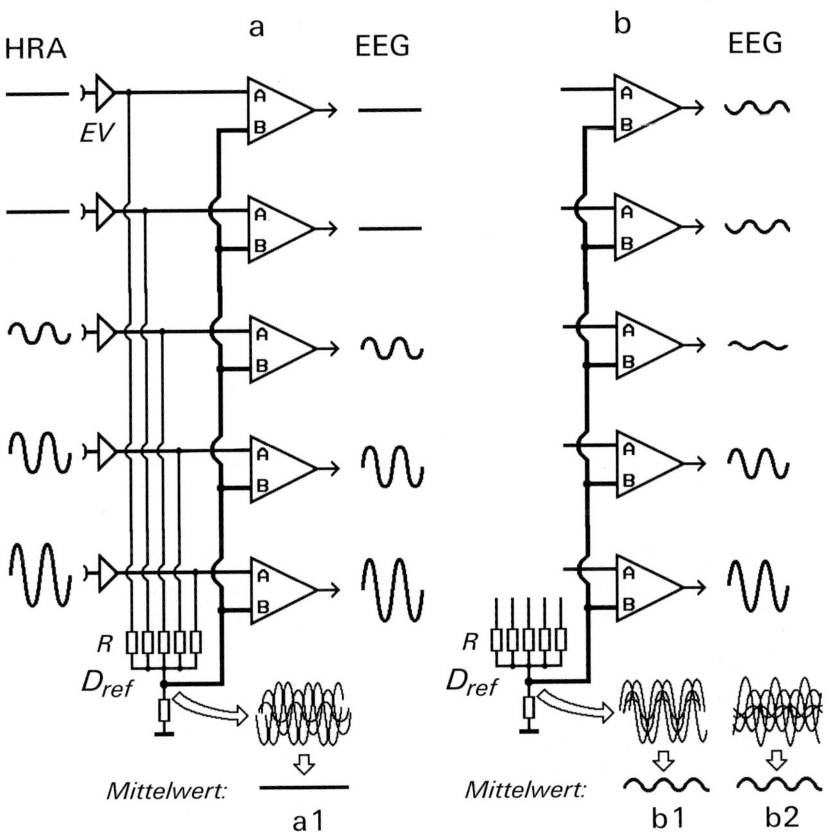

Abb. 2.15. Ableitung gegen eine Durchschnittsreferenz (*Dref*). Über entkoppelnde Widerstände (*R*) werden die Potentialschwankungen aller differenten Ableitepunkte im Nebenschluß an dem Punkt *Dref* zusammengeführt und gemittelt. Mit diesem Punkt werden alle B-Eingänge der EEG-Verstärker verbunden. Im Idealfall ergibt der Durchschnitt an diesem Referenzpunkt einen Nullwert. Das EEG wird dann korrekt abgebildet (**a**). Wie in **b** dargestellt, bleibt jedoch häufig aus verschiedenen Gründen (z. B. *b1* oder *b2*) ein Teil der EEG-Wellen am Referenzpunkt erhalten. Diese verursachen über die B-Eingänge verschiedene Kunstprodukte (s. auch Text; *HRA* Hirnrindenaktivität. *EV* Elektrodenvorverstärker)

Diese Methode wurde schon 1934 von Wilson et al. in die Elektrokardiographie eingeführt. Ihre Anwendung in der Elektroenzephalographie geht auf Goldman (1950) und Offner (1950) zurück, weshalb die Durchschnittsreferenzableitungen mitunter auch noch als Goldman- oder Goldman-Offner-Ableitungen bezeichnet werden. Anfangs war diese Verschaltungsart dadurch im Nachteil, daß die Sammelleitungen zu dem Referenzpunkt lediglich über Widerstände direkt mit den Elektroden verbunden wurden. Dies belastete die (damals ohnehin relativ niedrigen) Eingangswiderstände der Verstärker. Heute ist dies kein Problem, da moderne EEG-Geräte Elektrodenvorverstärker bereits in der Anschlußbox besitzen (*EV* in Abb. 2.15). Diese wirken in erster Linie als Impedanzwandler, so daß durch die Sammelleitungen zum Referenzpunkt die Widerstände am Eingang der nachfolgenden EEG-Verstärker nicht mehr belastet werden. Durchschnittsreferenzableitungen gehören daher heute zur Programmstruktur eines jeden EEG-Gerätes.

Ziel einer Durchschnittsreferenz ist ein Nullsignal am Referenzpunkt. Diese Bedingung wäre zu erfülllen, wenn es sich bei einem EEG in Bezug auf die verschiedenen Ableitepunkte um statistisch verteilte Signale handeln würde. Deren Mittelung ergäbe dann stets (weitgehend) Null (Abb. 2.15a). Tatsächlich ist das EEG sowohl im Normalfall (z. B. bei einem α-Grundrhythmus) als auch bei bestimmten pathologischen Veränderungen (z. B. SW-Aktivität) zwischen den einzelnen Ableitungen oft relativ gut synchronisiert. An der Durchschnittsreferenz ergibt die Mittelung dann nicht mehr Null, sondern es bleibt ein Rest der Hirnaktivität als Spannungsschwankung am Referenzpunkt erhalten. Dieses Restsignal wird über die B-Eingänge der Verstärker auf alle Kanäle übertragen und führt über die verschiedenen Differenzen A−B zu verschiedenartigen Kunstprodukten.

In Abb. 2.15b sind diese Zusammenhänge dargestellt, wie sie sich z. B. bei einer okzipital stark ausgeprägten α-Grundaktivität ergeben, Abb. 2.16 illustriert diesen Sachverhalt am Beispiel eines α-EEG. Am Referenzpunkt bleibt nach Mittelung aller Ableitungen ein relativ deutlicher Anteil von Spannungsschwankungen der α-Frequenz erhalten (*b1* oder *b2* in Abb. 2.15 bzw. *Average* in Abb. 2.16). Die Differenz zwischen den α-Wellen, die am Referenzpunkt noch auftreten, und den α-Wellen an den A-Eingängen der einzelnen EEG-Verstärker führt zu verschiedenen Kunstprodukten. So wird die von der Okzipitalregion aufgezeichnete α-Aktivität etwas reduziert. In Bezug auf die mittleren Hirngebiete, die noch α-Wellen in geringer Ausprägung aufweisen, kann durch die Differenz A−B diese α-Aktivität in der EEG-Aufzeichnung sogar fehlen. Dagegen wird in den Ableitungen der Frontalregion durch die Differenzbildung (A = keine α-Wellen, B = α-Wellen aus der Referenz) eine α-Aktivität registriert, die dort gar nicht auftritt. Derartige Effekte zeigen sich im EEG-Mapping durch die bildhafte Darstellung besonders störend (s. z. B. Abb. 4.4).

2.4.2.1

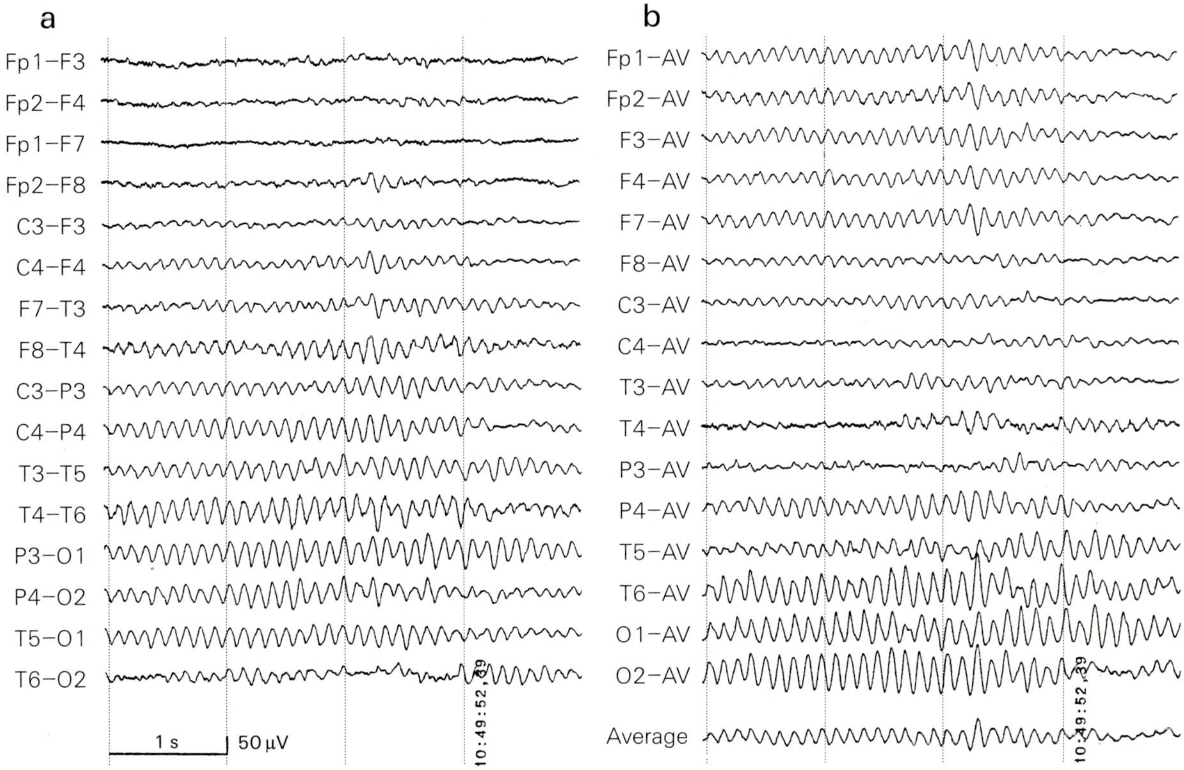

Abb. 2.16. α-EEG mit okzipital gut ausgeprägter, amplitudenbetonter α-Aktivität. **a** Bipolare Ableitung. **b** Ableitung gegen Durchschnittsreferenz. Der unterste Kanal (*Average*) zeigt die am Referenzpunkt noch auftretenden α-Wellen. Dieses Signal an der Referenz (das in einem EEG-Gerät normalerweise nicht dargestellt wird) wird über die Verstärkereingänge B allen Kanälen invertiert beigemischt. In den frontalen Ableitungen, in denen real eine α-Aktivität kaum auftritt, reflektieren sich die über die Referenz eingebrachten α-Wellen am deutlichsten. In den übrigen Kanälen ergeben sich unterschiedliche Differenzprodukte (s. auch Text). In den Ausschnitten **a** und **b** handelt es sich jeweils um *denselben* EEG-Abschnitt (das EEG wurde zunächst elektronisch gespeichert und nachträglich in diese beiden Programmversionen umgerechnet)

Diese Kunstprodukte ergeben sich auch in allen Fällen, in denen die Durchschnittsreferenz durch eine *örtlich besonders herausragende Hirnrindenaktivität* belastet bleibt, wie z. B. im Falle eines ausgeprägten δ-Herdes mit monomorphen, im Herdbereich relativ gut synchronisierten δ-Wellen. Die δ-Wellen des Herdes gelangen dann über die gemeinsame Referenz in abgeschwächter Form auch außerhalb des Herdbereiches zur Aufzeichnung. Mit dieser Eigenschaft haben *Ableitungen gegen eine Durchschnittsreferenz generell einen „glättenden" Effekt*. Man spricht auch von einer spatialen (= räumlichen) Tiefpaßfilterung, weil umschriebene amplitudenbetonte Potentialschwankungen auf dem Weg zur Papierregistrierung gleichsam etwas gedämpft („abgebaut") und zugleich in an-

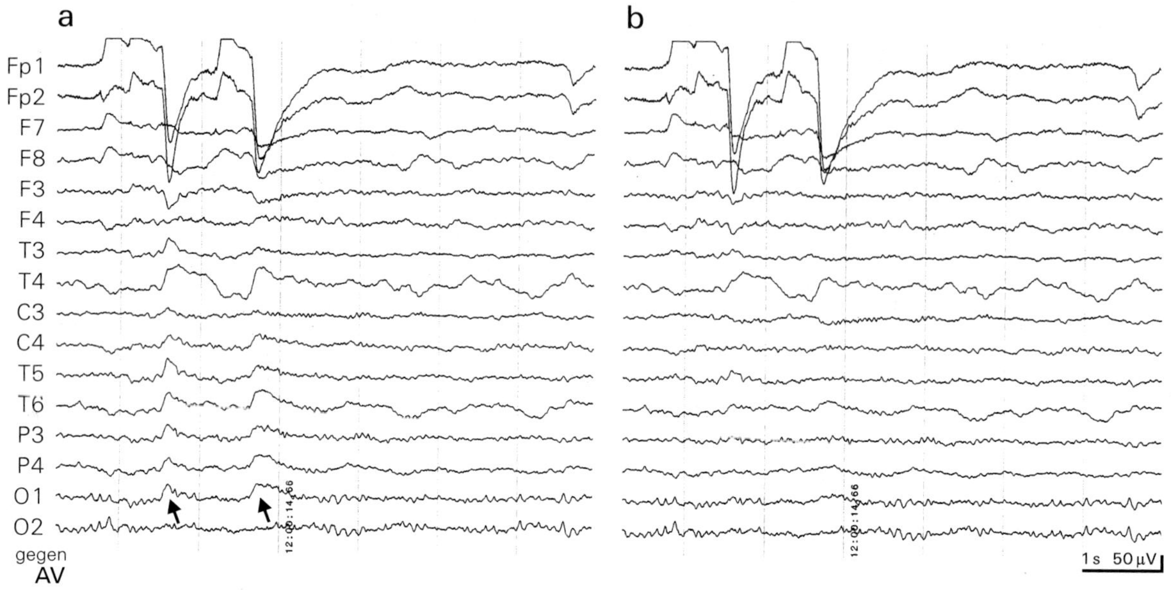

Abb. 2.17. Einstreuung von Augenbewegungsartefakten in das EEG bei Ableitung gegen eine Durchschnittsreferenz (*AV*). **a** Der Durchschnittsreferenz liegen sämtliche Ableiteelektroden zugrunde, einschließlich der durch die Augenbewegungsartefakte massiv belasteten Ableitungen Fp1 und Fp2. Die dadurch vor allem in C4 bis O1 auftretenden Artefakte täuschen eine Generalisierung der in einem Herdbereich (T4) zufällig ähnlich auftretenden δ-Wellen vor. **b** *Derselbe* Kurvenausschnitt mit Schaltung gegen eine Mittelwertreferenz, die ohne die frontopolaren Ableitungen Fp1 und Fp2 gebildet wurde.
Anmerkung: Die Kurvenausschnitte stammen von einem (digitalen) EEG-Gerät ohne Schreibbereichsbegrenzung. Bei den meisten EEG-Geräten wird die wahre Ausprägung der Augenartefakte durch die mechanische Begrenzung der Auslenkung der Schreibzeiger kaschiert!

dere Ableitegebiete hineingestreut werden. Das Potentialgebirge der EEG-Aktivität wird auf diese Weise leicht nivelliert. Bei Herdstörungen bleiben diese Effekte visuell meistens unterhalb der „Wahrnehmungsschwelle". In besonderen Fällen können sie jedoch durch Unkenntnis der vorstehend erörterten Zusammenhänge zu Fehlbeurteilungen führen (s. Abschn. 8.6 über Herdstörungen im EEG).

Wie oben ausgeführt, hat eine natürliche, kopfbezogene Referenz (z. B. die Ohrelektrode) den Nachteil, daß ein *Artefakt* unter dieser einen Elektrode oder eine besondere EEG-Aktivität an diesem Bezugspunkt in alle anderen EEG-Ableitungen im Verhältnis 1 : 1 einstreut (s. Abb. 2.13b und Abb. 2.14). Tritt dagegen bei einer Durchschnittsreferenzableitung unter einer der 19 Elektroden des 10-20-Systems ein Artefakt auf, so geht es über den Mittelwert am Referenzpunkt nur noch mit dem Verhältnis von 1 : 19 in jeden einzelnen EEG-Kanal ein.

2.4.2.1

Grobe Störungen wirken sich dennoch aus. Diese müssen kontrollierbar sein. Verfügt man über ein EEG-Gerät mit mindestens 19 Registrierkanälen, so lassen sich bei Durchschnittsreferenzableitungen auch alle differenten Ableitepunkte des 10-20-Systems aufzeichnen. Tritt an einer dieser Elektroden eine grobe Störung auf, so läßt sich ihr Einfluß auf die Durchschnittsreferenz und damit auf alle übrigen EEG-Kanäle erkennen bzw. abschätzen (Abb. 2.17). Hat man dagegen ein EEG-Gerät mit z. B. nur 12 Schreibkanälen, so fehlen in der Papierregistrierung jeweils 7 Ableitepunkte. Häufig wird auch bei solchen Geräten die Durchschnittsreferenz aus den Signalen aller 19 Elektroden gebildet. Dann können grobe Artefakte, die an den verdeckt mitlaufenden Elektroden auftreten, über die Durchschnittsreferenz die gesamte Aufzeichnung beeinträchtigen, ohne daß dies als Störung zu erkennen ist.

Es wird deshalb empfohlen, in Ableitungen gegen eine Durchschnittsreferenz nur jene Elektroden in die Referenzbildung einzubeziehen, die in dem angewählten Ableiteprogramm auch zur Darstellung kommen. Von manchen Geräteherstellern werden Ableitepunkte, die besonders häufig durch Artefakte belastet werden, von der Referenzbildung grundsätzlich ausgeschlossen. Dies gilt besonders für die Ableitepunkte Fp1 und Fp2, die durch Augenartefakte oft stark beeinträchtigt werden. Diese Augenartefakte treten dann auch und mitunter sogar wieder relativ deutlich in den okzipitalen Ableitungen auf (s. Abb. 2.17).

Vorteile der Durchschnittsreferenz:

- Ableitungen gegen eine Durchschnittsreferenz werden im Vergleich zu Ableitungen gegen eine natürliche (kopfbezogene) Referenz allgemein weniger durch Artefakte belastet.
- Im allgemeinen gewährleistet die Durchschnittsreferenz eine korrekte Darstellung der EEG-Potentiale.

Nachteile der Durchschnittsreferenz:

- Eine regional besonders stark betonte Hirnrindenaktivität wird in abgeschwächter und mitunter komplexer Form artifiziell auf alle übrigen Ableitungen übertragen. Die Ableitung gegen eine Durchschnittsreferenz hat einen „glättenden" Effekt („räumliche Tiefpaßfilterung"). Regional begrenzte Aktivitäten können dann in Ableitungen anderer Hirnregionen auftreten, wo sie real nicht vorkommen (z. B. α-Wellen in frontalen Ableitungen bei einem α-EEG mit okzipital stark amplitudenbetonter α-Aktivität).

2.4.2.1

2.4.2.2 Bipolare Ableitungen

In bipolaren Ableitungen werden jeweils *zwei* ***differente*** *Ableiteelektroden* an die Eingänge der Differenzverstärker angeschlossen. Ein gemeinsamer Bezugspunkt entfällt. Da bei bipolaren Ableitungen *stets nur die Differenz zwischen zwei „aktiven" Ableitepunkten* registriert wird, sind hierbei die Grundsätze der Differenzableitung (das Prinzip des Differenzverstärkers) von vorrangiger Bedeutung (s. Abb. 2.12).

Bei bipolaren Ableitungen werden die Elektroden stets *reihenweise verschaltet* (Abb. 2.18). Abgesehen von den Endpunkten dieser Elektrodenreihen wird jeder Ableitepunkt mit zwei benachbarten EEG-Kanälen verbunden. Umgekehrt gehen jeweils zwei benachbarte Elektroden in das Differenzprodukt A−B eines EEG-Kanals ein. Daraus ergeben sich bei bipolaren Ableitungen folgende Besonderheiten:

- Da sich das Ausgangssignal stets auf zwei benachbarte Elektroden bezieht und da zumindest im Normalfall die Hirnrindenaktivität regional relativ gut synchronisiert ist, bleiben die Potentialdifferenzen zwischen den einzelnen Elektroden oft relativ gering. Daher werden die EEG-Wellen in bipolaren Ableitungen in der Regel mit *reduzierter Amplitude* erfaßt (im Vergleich mit den Referenzableitungen). Je stärker die Potentialschwankungen unter den einzelnen Ableitepunkten synchronisiert auftreten, desto geringer wird die Differenz A−B und damit die Amplitude dieser Potentiale in der Aufzeichnung (typisches Beispiel ist schon die unterschiedliche Darstellung eines α-Grundrhythmus in Längs- und Querreihen).
- Die Potentialschwankungen der Hirnrinde können sich in Abhängigkeit von der Differenz A−B in der EEG-Aufzeichnung mit falscher Polarität darstellen. Erst die verschiedenen Verknüpfungen der Elektroden innerhalb einer Reihenableitung und deren Abbildung in der EEG-Registrierung erlauben einen Rückschluß auf die realen Verhältnisse unter jeder Ableiteelektrode (s. Polaritätsanalyse, Abschn. 2.4.6).
- Fokale, d. h. unter *einer* Elektrode örtlich *akzentuierte EEG-Veränderungen* führen entsprechend der Darstellung in Abb. 2.18a (F1) in den beiden Kanälen der EEG-Registrierung, die mit dieser Elektrode verbunden sind, zu einer Phasenumkehr der abgeleiteten EEG-Wellen. Da sich dieses Phänomen in Bezug auf einen Ableitepunkt in jeweils *unmittelbar benachbarten* EEG-Kanälen darstellt, wird es als ***enge Phasenumkehr*** (PU1) bezeichnet. In reiner Form stellt sich dieses Kunstprodukt in der Aufzeichnung dar, wenn eine einzelne Elektrode ein Artefakt verursacht (Abb. 2.19).

Die Phasenumkehr ist ein besonderes („nützliches") Kunstprodukt der bipolaren Ableitung

► *Wird eine ausgedehntere* Herdstörung im EEG *von zwei benachbarten Elektroden in gleicher Form und Ausprägung* erfaßt (F2 in Abb. 2.18b), so wird die Differenz der abgeleiteten Hirnaktivität *zwischen diesen beiden Elektroden weitgehend Null*. Beide Elektroden liegen auf gleichartigen Äquipotentiallinien (s. Abschn. 2.1). Deutliche Potentialdifferenzen ergeben sich in der bipolaren Reihenableitung erst dann, wenn sich die eine Elektrode noch im Herdbereich befindet, die jeweils nächste (davor oder dahinter liegende) Ableiteelektrode dann schon deutlich außerhalb der Herdstörung. Auch diese Potentialdifferenzen treten zueinander in Gegenphase auf, in der Registrierung jetzt allerdings mit Abstand und dazwischen mit einem Schreibkanal, in dem die Herdstörung nicht oder nur noch stark reduziert registriert wird. Man bezeichnet diesen Sachverhalt als sog. ***weite Phasenumkehr*** (PU2 in Abb. 2.18b).

Diese Phasenumkehrungen sind Kunstprodukte der bipolaren Elektrodenverschaltung. Im Abschn. 8.6 über Herdstörungen finden sich dazu noch weitere Erläuterungen und Beispiele. Auch wenn sich diese Phasenumkehrungen mit der Variabilität der EEG-Wellen ebenfalls sehr variabel darstellen, bleiben diese Kunstprodukte besonders auffällig und erleichtern die Erkennung einer fokalen Störung. Sie sind ein Grund für die Vorzugsstellung der bipolaren Elektrodenmontagen.

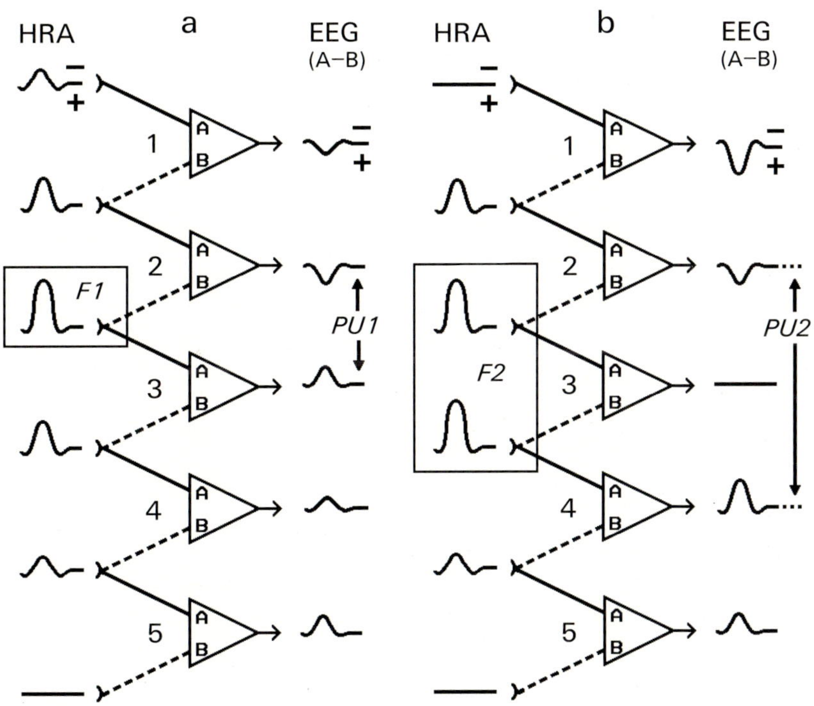

Abb. 2.18. Bipolare Reihenableitungen. Sie erfassen stets nur die Differenz zwischen zwei „aktiven" Ableitepunkten. Mit Ausnahme der ersten und letzten Elektrode einer Reihe wird jede Elektrode mit zwei benachbarten EEG-Verstärkern verbunden. Die Verknüpfung differenter Ableitepunkte führt zu deutlichen Abweichungen des registrierten EEG von der unter den einzelnen Elektroden auftretenden Hirnrindenaktivität *(HRA)* (s. auch Abb. 2.12). Fokal betonte EEG-Veränderungen (*F1*) führen zu dem Kunstprodukt der engen Phasenumkehr (*PU1*). Liegen zwei benachbarte Elektroden im Bereich einer ausgedehnteren Herdstörung mit weitgehend gleichartigen EEG-Wellen (*F2*), so entsteht das Phänomen der sog. weiten Phasenumkehr (*PU2*)

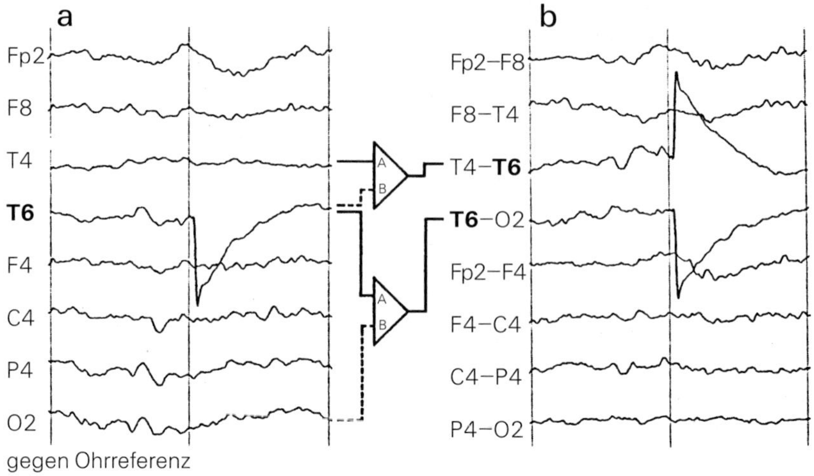

Abb. 2.19. Kurzer EEG-Ausschnitt mit einem Elektrodenartefakt der Elektrode T6, das sich bei Ableitung gegen Ohrreferenz (**a**) korrekt mit einer kurzen positiven Potentialauslenkung darstellt. In einer bipolaren Reihe (**b**) tritt es in den beiden benachbarten Differenzableitungen, die sich gemeinsam auf die Elektrode T6 beziehen, zwangsläufig mit *enger Phasenumkehr* auf

Abbildung 2.19 zeigt ein Beispiel für eine *enge Phasenumkehr,* wie sie häufig und dann in reiner Form zu registrieren ist, wenn ein Artefakt unter einer einzelnen Elektrode auftritt.

Die *weite Phasenumkehr* ist nicht ohne weiteres zu erkennen, vor allem dann nicht, wenn sich der Herd durch eine polymorphe, stark fluktuierende δ-Aktivität auszeichnet. Die Amplitudenminderung in dem mittleren der drei Registrierkanäle, die eine weite Phasenumkehr zeigen, kann zwei getrennte Herdstörungen vortäuschen (siehe Abschn. 8.6 über Herdstörungen, insbesondere Abb. 8.21).

In einem von der IFSECN veröffentlichten Verzeichnis der Fachausdrücke der klinischen Elektroenzephalographie (Chatrian et al. 1974) wird zwischen „instrumental phase reversal" und „true phase reversal" unterschieden. Die instrumentelle Phasenumkehr wurde vorstehend beschrieben und ist allein technisch durch die Art der Elektrodenmontage bedingt. Sie tritt in bipolaren Elektrodenmontagen auf. Gegenphasigkeiten der EEG-Wellen können zwischen benachbarten Ableitepunkten bei entsprechend realem Potentialverlauf jedoch auch als *echte* Phasenumkehr auftreten. Sie ist dann als reales Ableitungsergebnis natürlich auch in Referenzableitungen möglich, aber nur selten zu beobachten.

Die enge (instrumentell bedingte) Phasenumkehr als artifizieller, aber nützlicher Hinweis auf einen Fokus unter einer bestimmten Elektrode sollte sich möglichst in den Längs- *und* Querreihen zeigen, die diese Elektrode gemeinsam haben. Außerdem sollte sich die Aussage nur auf bipolare Ableitungen zwischen benachbarten Elektroden stützen. Denn in bipolaren Ableitungen, in denen bereits in der Verschaltung jeweils eine Elektrode übersprungen wird (s. unten), treten Phasenumkehrungen in Längsrichtung zwangsläufig schon dadurch auf, daß sowohl unter phy-

2.4.2.2

siologischen Bedingungen (α-Grundrhythmus) als auch bei pathologischen Veränderungen (z. B. SW-Aktivität) die EEG-Wellen in posterior-anteriorer Richtung eine zeitliche Versetzung aufweisen können. Diese *zeitliche Versetzung* bezeichnet man auch als *„Phasenverschiebung"*. Sie wird um so deutlicher, je größer der Abstand der Elektroden ist, die in eine bipolare Ableitung eingehen. Sie ist kein Kunstprodukt, sondern durch die Funktionsweise der zugrundeliegenden Generatormechanismen des EEG bedingt. Eine dadurch bedingte Phasenumkehr wäre der „true phase reversal" (s. oben) zuzuordnen.

Die besondere Bedeutung der Phasenbeziehungen im EEG

Die ***Phasenbeziehungen der EEG-Wellen*** untereinander sind bei jeder Differenzableitung wichtig, bei bipolaren Ableitungen sind sie von maßgebender Bedeutung. Abbildung 2.20 zeigt mehrere Beispiele, in denen die Eingangssignale an den beiden Eingängen eines Differenzverstärkers hinsichtlich Amplitude und Wellenform völlig identisch sind. Sie unterscheiden sich lediglich in ihren zeitlichen Beziehungen zueinander, also in ihren Phasenbeziehungen. Das Beispiel in Abb. 2.20a entspricht dem der Abb. 2.12e. Hier führt die Phasengleichheit der Signale (dargestellt am Beispiel von Sinuswellen) an den Eingängen A und B stets zu einem Ausgangssignal = 0. A und B befinden sich im Gleichtakt. Verschiebt sich das Sinussignal B gegenüber A um $^1/_2$ Periode, so befinden sich beide Signale zueinander in Gegenphase (Abb. 2.20c). Die Amplitude des Ausgangssignals verdoppelt sich, ansonsten bleibt der Ausgang mit den beiden Eingangssignalen identisch. Innerhalb der beiden Extreme (Abb. 2.20a und 2.20c) können zwischen A und B beliebige Phasenverschiebungen (φ) auftreten. Sie führen zu entsprechend abgestuften Amplituden und zu zeitlichen Versetzungen der Wellen im Ausgangssignal (Abb. 2.20b).

Haben die beiden Eingangssignale eine *komplexe Wellenform* wie im EEG, führen zeitliche Verschiebungen (Phasenverschiebungen φ) zwischen den beiden Eingängen A und B auch zu *Änderungen der Potentialform* (Abb. 2.20d–g). Dies wird vor allem bei der Registrierung epileptischer Potentiale relevant. Triphasische Wellenabläufe sind dann oft nur Kunstprodukte. Wie Abb. 2.20g erkennen läßt, wird auch der zeitliche Bezug der Spitze einer steilen Potentialschwankung variabel beeinflußt (*d* in Abb. 2.20g). Für die visuelle Auswertung bleiben diese geringen zeitlichen Versetzungen ohne Bedeutung. Für exakte, computergestützte Analysen können sie jedoch zu einer gravierenden Fehlerquelle werden!

In einer bipolaren EEG-Ableitung sind die Beispiele in Abb. 2.20b und 2.20e–g der Normalfall. Daß wir in bipolaren Elektrodenmontagen überhaupt ein EEG ableiten können, verdanken wir nicht zuletzt der Tatsache, daß die EEG-Wellen (im normalen α-Grundrhythmus ebenso wie bei generalisierter SW-Aktivität) in den einzelnen Ableitungen, wie schon erwähnt, mit zeitlicher

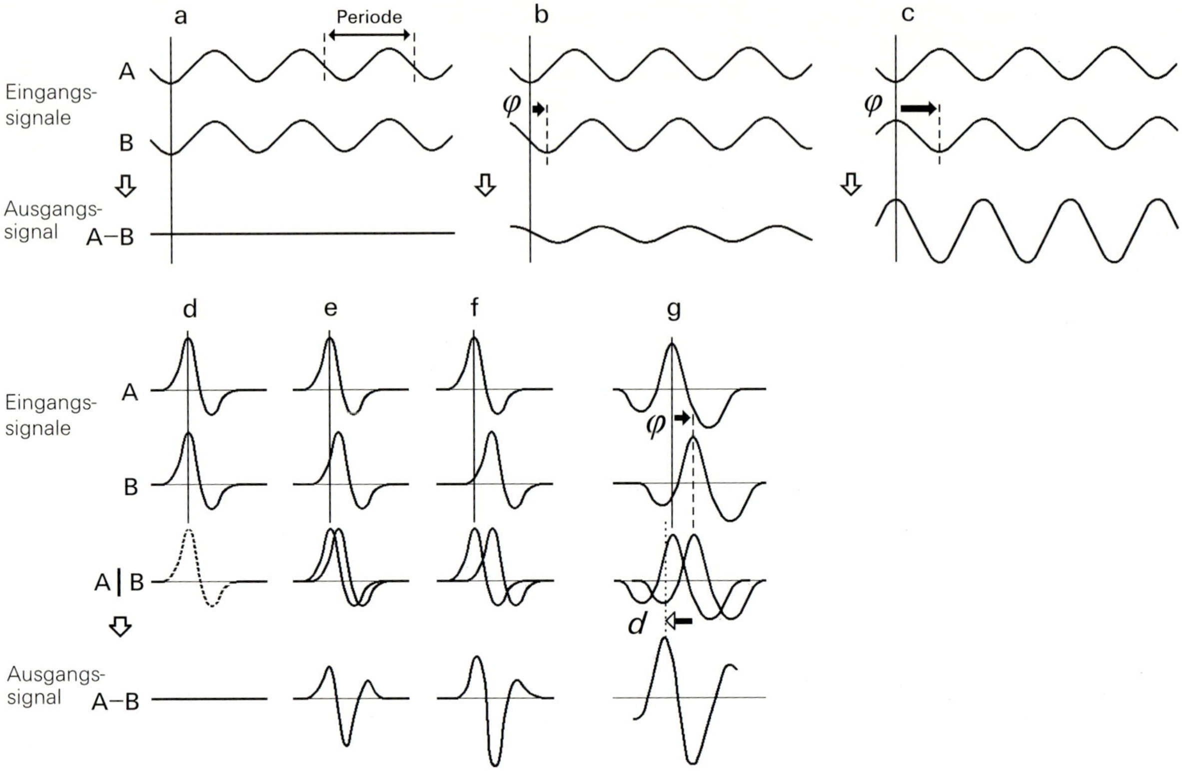

Abb. 2.20. Einfluß der Phasenbeziehungen bipolarer Ableitungen auf das Ausgangssignal. Bei *sinusförmigen* Eingangssignalen (vergleichbar mit α-Wellen) führt eine Phasengleichheit zwischen A und B zu einem Ausgangssignal = 0 (**a**). Phasenverschiebungen (φ) zwischen A und B verursachen zeitliche Versetzungen und vor allem *Amplitudenänderungen* des Ausgangssignals (**b**) bis zu einer Verdoppelung der Amplitude, wenn A und B in Gegenphase auftreten (**c**). Dies entspricht einer Phasenverschiebung (oder Phasendrehung) um 180°. Bei identischen, aber *komplexen* (polymorphen) Eingangssignalen führt die Differenzableitung bei einer Phasenverschiebung zwischen A und B auch zu einer *Änderung der Potentialform* (**d–g**). Beachte auch hierbei die leichte zeitliche Versetzung (*d* in **g**)

Versetzung auftreten. Wäre dies nicht der Fall, würden bipolare Reihenableitungen häufig ein flaches EEG ergeben. Es ist immer wieder eindrucksvoll (und irritierend), wie groß die Unterschiede zwischen Referenzableitungen und bipolaren Ableitungen dadurch sein können.

2.4.2.2 Bei bipolaren Ableitungen ist eine exakte und vor allem *seitensymmetrische* Elektrodenpositionierung besonders wichtig. Dies läßt sich bei generalisierten EEG-Veränderungen (z. B. bei einer SW-Aktivität) leicht demonstrieren. In Referenzableitungen gegen die Ohren sind leichte Abstandsänderungen der Ableiteelektroden untereinander in der Darstellung einer generalisierten EEG-Aktivität kaum zu erkennen. Denn maßgebend bleibt der Abstand zur vergleichsweise weit entfernt liegenden Ohrreferenz, der sich bei Verschiebungen einzelner Ableiteelektroden nur wenig verändert. Bei bipolaren Ableitungen ist dagegen *das registrierte EEG allein vom Abstand* ***zwischen*** *den Elektroden abhängig.* Asymmetrische Elektrodenabstände führen daher über entsprechend asymmetrische Differenzbildungen zu scheinbaren regionalen Abweichungen in der Amplitude und der Potentialform der EEG-Wellen.

Vorteile der bipolaren Ableitungen:

- Da sich bipolare Ableitungen immer nur auf benachbarte Elektroden beziehen, stellen sich umschriebene EEG-Befunde visuell besser erkennbar dar. Unterstützt wird die visuelle Analyse durch die instrumentell bedingte Phasenumkehr.
- Artefakte unter einzelnen Elektroden bleiben auf zwei benachbarte Ableitungen begrenzt und sind durch die (dann regelhaft auftretende) instrumentelle Phasenumkehr leicht zu erkennen (s. auch Abschn. 18.2.1).
- Da ein gemeinsamer Referenzpunkt fehlt, der die Aufzeichnung generell erheblich belasten kann, sind bipolare Ableitungen im Vergleich zu Referenzableitungen ganz allgemein weniger artefaktgefährdet.

Nachteile der bipolaren Ableitungen:

- In Bezug auf die realen Potentialschwankungen unter jeder einzelnen Elektrode führen bipolare Ableitungen in der EEG-Aufzeichnung zu verschiedenen Verfälschungen. Im Vergleich mit Referenzableitungen
  - wird die Amplitude der EEG-Wellen im Regelfall reduziert,
  - werden EEG-Potentiale mitunter mit falscher Polarität aufgezeichnet,
  - führt die Differenzableitung zu Veränderungen der Potentialform.

Zwischen diesen technisch bedingten Abweichungen in der EEG-Aufzeichnung und den wahren Verhältnissen unterhalb der einzelnen Ableiteelektroden *bleibt jedoch eine Analogie erhalten, die bei einer* ***visuellen*** *Auswertung mit entsprechender Erfahrung Rückschlüsse von der EEG-Aufzeichnung auf die realen Zustandsänderungen im Bereich der einzelnen Ableitepunkte erlauben.*

Eine exakte Rekonstruktion der realen Potentialänderungen unter jeder einzelnen Elektrode ist aus bipolaren Ableitungen jedoch grundsätzlich nicht mehr möglich. Das Ergebnis der bipolaren Ableitung bleibt ein Kunstprodukt. *Aus diesem Grunde dürfen*

2.4.2.2

bipolare Ableitungen speziellen, weiterführenden ***computergestützten*** *Auswertungen nicht zugrundegelegt werden.* Computeranalysen sollten sich stets nur auf (natürliche, kopfbezogene) Referenzableitungen stützen.

2.4.2.3 Quellenableitungen

Die Quellenableitung wurde von Hjorth (1975) eingeführt. Sie wird auch als *toposelektive Ableitung* bezeichnet (in der amerikanischen Literatur ferner als Laplace-Ableitung bzw. „laplacian montage"). Während bei bipolaren Reihenableitungen jede Elektrode innerhalb einer Längs- oder Querreihe nur mit 2 benachbarten Elektroden verknüpft wird, wird in einer Quellenableitung eine Elektrode jeweils mit *allen unmittelbar benachbarten Elektroden in Beziehung gesetzt* (Abb. 2.21). Die zentrale Elektrode (die Quelle) wird mit dem A-Eingang des zugehörigen Schreibkanals verbunden, die 4–8 benachbarten Elektroden über ein elektronisches Netzwerk gemeinsam an den Eingang B angeschlossen. Sie gelten damit für die Quellenelektrode als (lokale) Referenz.

Abbildung 2.21a erläutert das Prinzip. Das Ausgangssignal für den Ableitepunkt Q ergibt sich aus der Differenz zwischen dem Potential der Elektrode Q (der Quelle) und einem Durchschnittswert der Potentiale der benachbarten Elektroden (in der Abb. 2.21 der Elektroden 1–4).

In einem kompletten Quellenableiteprogramm ist jede Elektrode zum einen eine „differente" Quellenelektrode, zum anderen fungiert sie auch als Referenzelektrode für die benachbarten Ableitepunkte. Dadurch überlappen sich die Referenzbereiche der einzelnen Quellen (Abb. 2.21b). Gegenseitige direkte Beeinflussungen zwischen den Elektroden werden durch elektronische

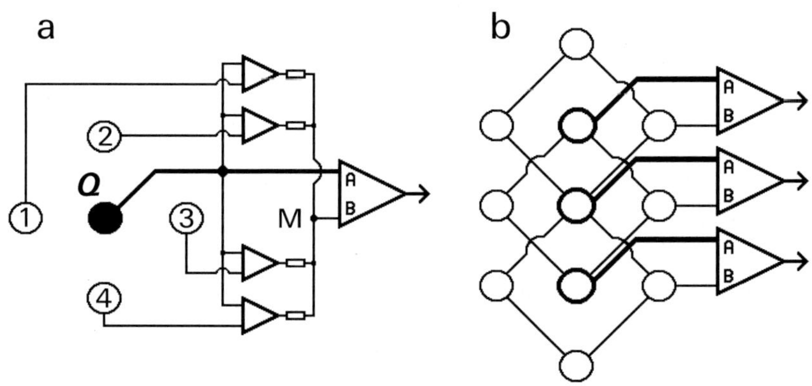

Abb. 2.21. Prinzip einer Quellenableitung. **a** Einer „differenten" Elektrode, der *Quelle* (*Q*), stehen (in diesem Bildbeispiel nur) 4 benachbarte Elektroden (*1–4*) als Referenz gegenüber. Die Quellenelektrode wird an den Eingang A des zugehörigen Verstärkerkanals angeschlossen, der gewichtete Mittelwert (*M*) der benachbarten Elektroden als Referenzpotential an den Eingang B (s. auch Text). **b** Innerhalb des gesamten Elektrodensystems überlappen sich diese Quellenschaltungen (vgl. auch Abb. 2.23)

2.4.2.3

Entkoppelungen verhindert, d. h. die Verknüpfungen zu diesen komplexen Quellenableitungen erfolgen erst innerhalb des EEG-Gerätes, nachdem die Signale jeder einzelnen Elektrode durch einen Elektrodenvorverstärker gelaufen sind.

Abbildung 2.22 zeigt die Signalverknüpfungen einer Quellenableitung am Beispiel einer generalisiert auftretenden Spitze-Welle-Aktivität, und zwar an einem vereinfachten Verknüpfungsschema für die Elektrode C3 als Quelle. Dieses Beispiel zeigt, daß Quellenableitungen für die Darstellung *generalisierter und zugleich weitgehend synchronisierter* EEG-Aktivitäten wenig geeignet sind. In der Differenz der Potentiale zwischen der Quelle (C3) und den weitgehend identischen Potentialabläufen der lokalen Durchschnittsreferenz (Mittelwert der Summe von F3, T3, Cz und P3) stellt sich die SW-Aktivität kaum noch dar.

Die unmittelbare Verknüpfung einer Quellenelektrode mit den jeweiligen Nachbarelektroden hat Ähnlichkeiten mit einer bipolaren Ableitung. Man könnte die Quellenableitung, im Gegensatz zu den bipolaren Reihenmontagen, auch als „räumliche bipolare Elektrodenmontage" bezeichnen. Andererseits ergibt der Bezug auf die Zusammenschaltung von bis zu 8 umliegenden Elektroden bereits eine Art von Durchschnittsreferenz, die jedoch im Hinblick auf die zentrale, differente Ableiteelektrode (die Quelle) regional begrenzt bleibt. Jede differente Elektrode hat ihre eigene lokale Durchschnittsreferenz. So gesehen entspräche die Quellen-

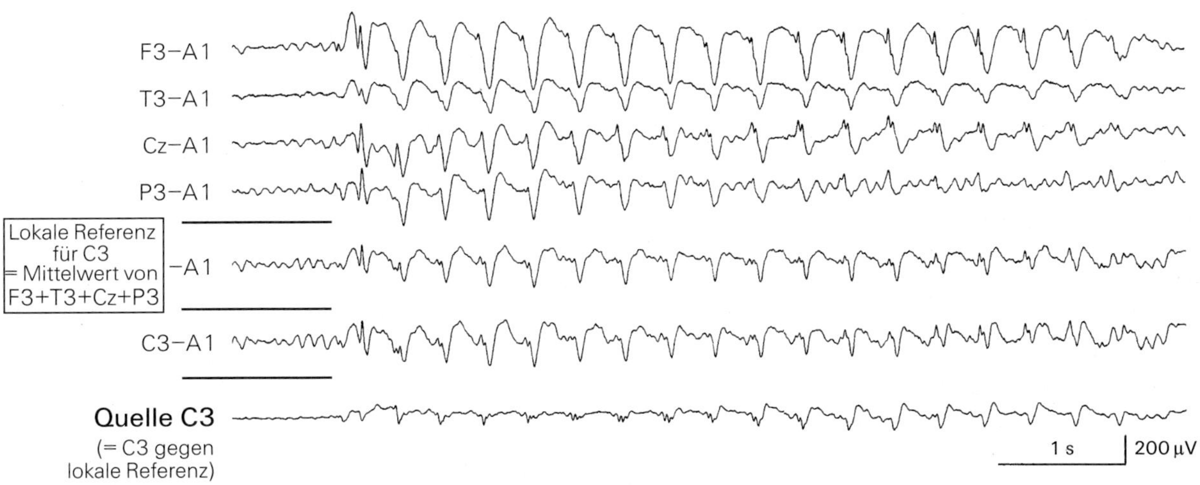

Abb. 2.22. Signalverknüpfungen bei einer Quellenableitung am Beispiel einer generalisierten SW-Aktivität. Für die Ableitung C3 als Quelle stellen in diesem Bild die Elektroden F3, T3, Cz und P3 die lokalen Bezugselektroden dar (entsprechend 1–4 in Abb. 2.21). Der Potentialverlauf unter diesen Elektroden ist in den ersten 4 Zeilen dargestellt, darunter der Mittelwert aus diesen 4 Elektroden (lokale Referenz für C3) sowie das reale Potential unter C3 (sämtlich gegen das Ohr geschaltet). Die unterste Kurve zeigt schließlich die *Quellenableitung für C3*, wie sie sich aus der Differenz der beiden darüberliegenden Kurven ergibt. Weitere Erläuterungen s. Text

ableitung einer multiplen, jeweils „topographisch begrenzten Durchschnittsreferenzableitung", was sich auch in der häufig benutzten Bezeichnung „toposelektive Ableitung" ausdrückt. Die Quellenableitung ist somit eine Kombination von bipolarer und Referenzableitung.

In Rahmen der Potentialtheorie der Mathematik lassen sich die Zusammenhänge bei Quellenableitungen mit Hilfe der Differentialgleichung nach Laplace exakt darstellen. Hierzu sei auf die spezielle Literatur verwiesen (Hjorth 1975; Nunez 1981).

Bei bipolaren Reihenableitungen werden die einzelnen Ableitepunkte untereinander im Verhältnis 1:1 verrechnet. Bei Quellenableitungen ist dies nicht mehr statthaft. Bezieht man eine bestimmte Elektrode innerhalb des 10-20-Systems auf die benachbarten Ableitepunkte, so liegen dieser „lokalen Durchschnittsreferenz" im 10-20-System Elektrodenabstände zugrunde, die von einer Elektrodenreihe zur anderen unterschiedlich groß sind (zumal bei einer schrägen Verknüpfung wie z. B. F3-T3). Und unterschiedliche Abstände der Elektrode bedingen unterschiedliche Amplitudenwerte der EEG-Potentiale. Ferner haben Elektroden, die im 10-20-System am Rande liegen, wie z. B. F7, T3, T5, O1, in ihrem Umfeld weniger Referenzelektroden als z. B. C3, Cz, C4 (Abb. 2.23). Diese „geometrischen Unzulänglichkeiten" werden im EEG-Gerät durch eine variable elektronische Verrechnung der einzelnen Elektroden untereinander so gut wie möglich kompensiert.

So werden bei der Differenzbildung zwischen der Quellenelektrode und den umliegenden Referenzelektroden die Signale der letzteren mit *unterschiedlichen Faktoren gewichtet*. Hierfür zwei Beispiele (vgl. Abb. 2.23):

Bei einer Verschaltung der Elektrode F8 (als Quelle) gegen die 4 verfügbaren benachbarten Elektroden (Fp1, F4, C4, T4) gehen diese Bezugselektroden nicht einfach nur mit $1/4$ ihrer Signalamplituden in die gemein-

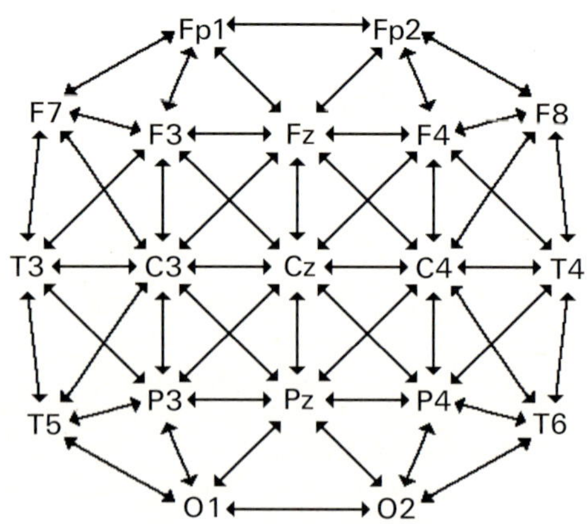

Abb. 2.23. Beispiel für die Vernetzung aller Elektroden des 10-20-Systems bei einer Verschaltung zur Quellenableitung

2.4.2.3

same Referenz (die „lokale Durchschnittsreferenz") ein, sondern ihre Anteile müssen unterschiedlich gewichtet werden, weil zumindest der Abstand zwischen F8 und C4 deutlich größer ist als zwischen F8 und den übrigen Elektrodenpositionen. Da der größere Abstand zwischen 2 Elektroden im allgemeinen zu höheren Amplituden der zwischen ihnen ableitbaren Potentialschwankungen führt, muß das Differenzpotential zwischen F8 und C4 innerhalb der „lokalen Durchschnittsreferenz" vermindert werden. Dies wird in dem elektronischen Netzwerk, das den Quellenableitungen zugrunde liegt, durch entsprechend angepaßte Faktoren berücksichtigt. Statt den Faktoren 0,25 (die sich für 4 Bezugselektroden zu 1,0 addieren) ergeben sich für die Bezugselektroden der Quelle F8 die Gewichtungen 0,28 Fp2 + 0,28 F4 + 0,16 C4 + 0,28 T4.

Die entsprechenden Gewichtungsfaktoren für die Elektrode Fz als Quelle, die sich nach dem Verschaltungsschema der Abb. 2.23 auf 7 Bezugselektroden unterschiedlichen Abstandes bezieht, ergeben sich wie folgt: Fz wird geschaltet gegen 0,13 Fp1 + 0,13 Fp2 + 0,16 F3 + 0,16 F4 + 0,13 C3 + 0,16 Cz + 0,13 C4.

Quellenableitungen gehören heute in jedem EEG-Gerät zum Programmangebot. Leider hat sich ein einheitliches Verknüpfungs- und Verrechnungsprinzip nicht durchgesetzt.

Die Vorteile der Quellenableitung liegen in der jeweils regional begrenzten Referenz begründet. *Fokale EEG-Veränderungen stellen sich schärfer abgegrenzt dar* (Abb. 2.24a). Der Nachteil wird deutlich, wenn ausgedehntere Herdstörungen oder generalisierte Verände-

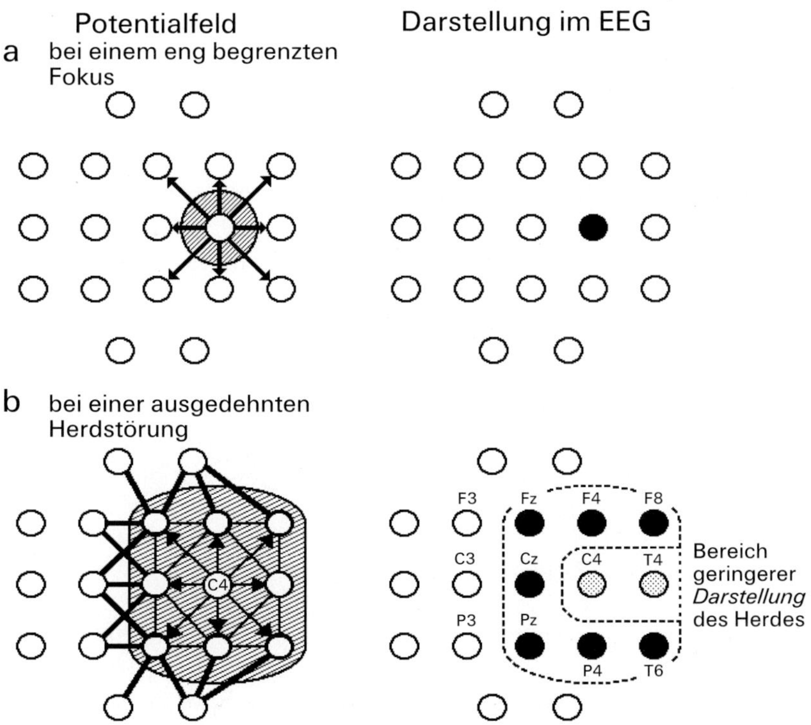

Abb. 2.24. Quellenableitungen eignen sich insbesondere zur Darstellung fokaler EEG-Veränderungen (**a**). Bei ausgedehnten EEG-Veränderungen treten Kunstprodukte auf (**b**). Einzelheiten s. Text

rungen das EEG kennzeichnen. Dann können Befundverfälschungen auftreten, die dem Kunstprodukt ähnlich sind, das bei bipolaren Reihenableitungen in Form der weiten Phasenumkehr auftritt (s. oben). Bei Quellenableitungen zeigt es sich jedoch durch die zweidimensionale Verknüpfung der Elektroden in sehr komplexer Form. Innerhalb einer ausgedehnten Herdstörung mit relativ gut synchronisierten δ-Wellen erfassen benachbarte Elektroden zu jedem Zeitpunkt ein annähernd gleiches Potentialniveau. Die Potential*differenzen* zwischen ihnen bleiben dadurch gering (z. B. in Abb. 2.24b die Elektrode C4 in Bezug zu Cz, F4, P4 und T4). Dadurch werden mitunter auch ausgeprägte δ-Wellen im Zentrum einer ausgedehnten Herdstörung artifiziell reduziert aufgezeichnet, und es können statt einem Herd zwei Herdstörungen vorgetäuscht werden (Abb. 2.24b). Dieses Verhalten der Quellenableitung wird der Wirkung einer „spatialen Hochpaßfilterung" gleichgesetzt, da innerhalb des zweidimensionalen Elektrodennetzes hohe Potentialunterschiede (steile Potentialgradienten) zwischen benachbarten Ableitepunkten deutlicher dargestellt werden als flache, über mehrere Elektroden hinweg reichende Gradienten der Potentialverteilung. Diese negative Eigenschaft der Quellenableitung wird vor allem bei einer generalisierten und synchronisierten EEG-Aktivität deutlich (SW-Aktivität; vgl. Abb. 2.22). In Mapping-Darstellungen des EEG kann die Quellenableitung zu schwer durchschaubaren Kunstprodukten führen (zu „Löchern" im Kartogramm; vgl. Abschn. 17.3).

Vorteile der Quellenableitungen:

- ▶ Enger begrenzte Herdstörungen stellen sich schärfer akzentuiert dar. Quellenableitungen sind für die Darstellung fokaler EEG-Veränderungen (z. B. epileptischer Foci) besonders gut geeignet.
- ▶ Quellenableitungen werden durch Artefakte weniger belastet.

Nachteile der Quellenableitungen:

- ▶ Die Amplituden (Amplitudengradienten) der EEG-Wellen werden häufig reduziert.
- ▶ Ausgedehnte Herdstörungen können verfälscht dargestellt werden. Bei generalisierten EEG-Veränderungen können durch regional variable Differenzen zwischen den einzelnen Ableitepunkten schwer durchschaubare Kunstprodukte auftreten.

Quellenableitungen können als elektronisches Endprodukt durchaus bestimmten computerunterstützten Analysen zugrunde gelegt werden (beispielsweise dem Mapping des Spontan-EEG). So-

2.4.2.3

bald jedoch die Beziehungen zwischen einzelnen Ableitepunkten *zur Grundlage weiterführender Rechneranalysen* werden sollen, *dürfen Quellenableitungen nicht mehr verwendet werden*. Denn sie beinhalten, wie alle bipolaren Ableitungen, Signalverfälschungen, die sich grundsätzlich nicht mehr auf einzelne Ableitepunkte zurückrechnen lassen.

2.4.3 Die verschiedenen Ableitearten im Vergleich

In Abb. 2.25 werden die Unterschiede in der Darstellung des EEG bei Schaltung gegen eine Ohrreferenz, gegen eine Durchschnittsreferenz, in Quellenableitungen und im Ergebnis einer bipolaren Reihenableitung zusammenfassend dargestellt. Es handelt sich stets um *ein und denselben EEG-Abschnitt*, der mit Hilfe der Technik des „papierlosen EEG" aus den gespeicherten Rohdaten nachträglich in diese verschiedenen Elektrodenmontagen umgesetzt wurde. Es wurde wiederum eine SW-Aktivität als Beispiel gewählt, da sich anhand eines solchen relativ regelmäßigen Potentialmusters die Unterschiede klar darstellen lassen.

Abb. 2.25. Gegenüberstellung verschiedener Elektroden- bzw. Referenzmontagen am Beispiel einer generalisierten SW-Aktivität. Es handelt sich stets um *denselben EEG-Abschnitt*. Weitere Erläuterungen s. Text

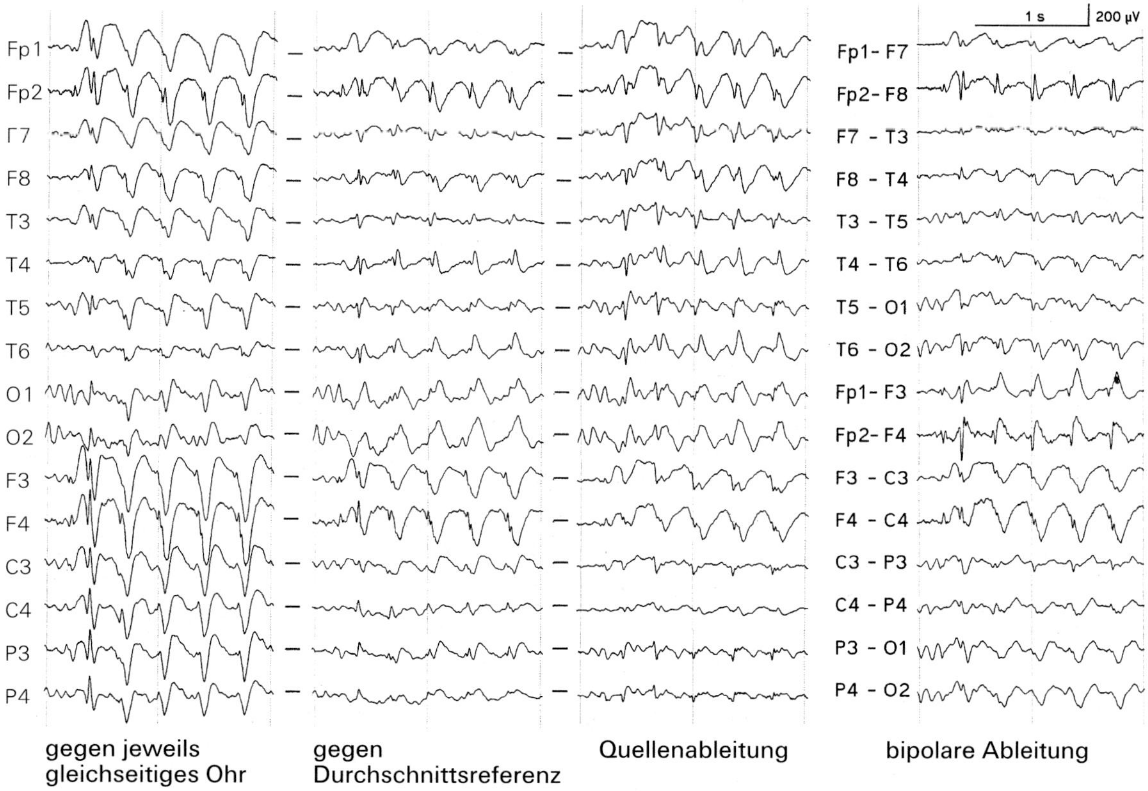

Die Gegenüberstellung macht deutlich, daß eine „naturgetreue" Wiedergabe der Hirnrindenaktivität kaum zu erreichen ist. Offensichtlich kommt in dem in Abb. 2.25 abgebildeten Beispiel die EEG-Registrierung mittels Ohrreferenz der realen Potentialverteilung über der Hirnoberfläche am nächsten.

Manche der in den vorausgegangenen Abschnitten erläuterten Details kann man in der Zusammenstellung der Abb. 2.25 gut erkennen. So vergleiche man beispielsweise die bipolaren Ableitungen C3–P3 und C4–P4 mit den entsprechenden Ableitungen in der Ohrreferenzmontage (links im Bild). Mit einer Ohrreferenz zeigt sich das SW-Muster unter den genannten Elektroden sehr ausgeprägt, gleichzeitig aber weitgehend identisch, so daß sich bei bipolarer Verschaltung dieser Elektroden die SW-Aktivität nach der Differenzbildung kaum darstellt.

2.4.4 Zum Problem der Referenz

Die vorausgegangenen Abschnitte haben gezeigt, daß die Wahl der Referenz für die Abbildung des EEG das entscheidende Kriterium darstellt. In Abb. 2.26 ist für die 4 vorstehend beschriebenen Grundtypen der Elektrodenverschaltung der Einfluß der verschie-

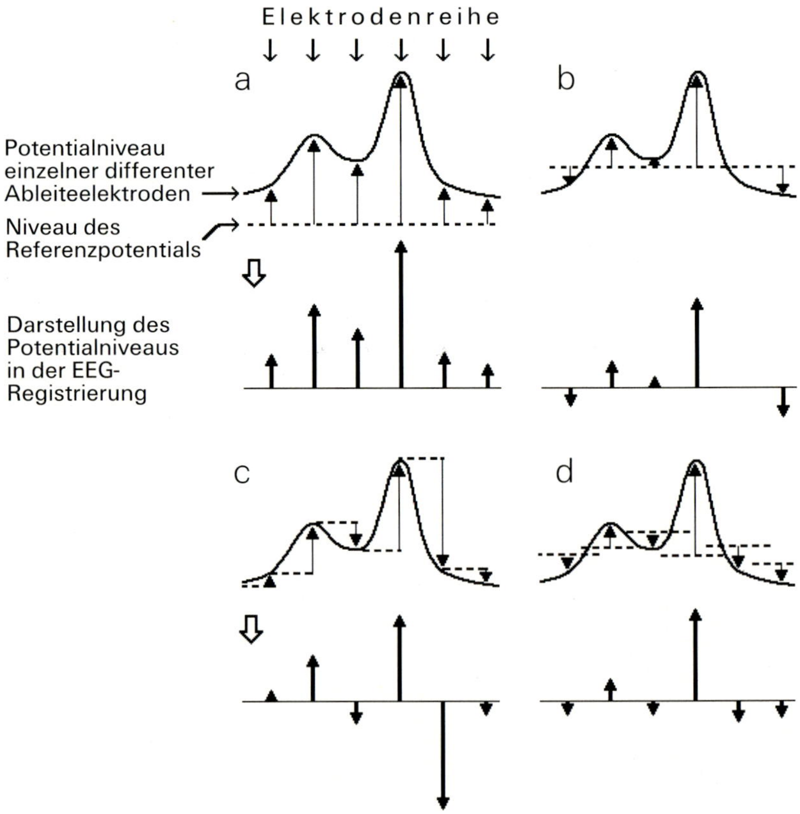

Abb. 2.26. Beziehung zwischen dem Potentialniveau der verschiedenen Referenzformen und den Potentialniveaus der Aktivität unter den einzelnen Elektroden. Die jeweiligen Differenzen ergeben sehr unterschiedliche Darstellungen der Potentiale in der EEG-Registrierung. **a** Kopfbezogene Referenz (z.B. Ohrreferenz), **b** Durchschnittsreferenz, **c** bipolare Elektrodenmontage, **d** Quellenableitung. In den kopfbezogenen Referenzableitungen wird das EEG im Prinzip korrekt abgebildet (zu Ausnahmen s. Text!). Fokale EEG-Veränderungen (in der Abb. der höchste Gipfel im Potentialverlauf der Elektroden) stellen sich in den Quellenableitungen und meistens auch in der Durchschnittsreferenz gut dar. Die durch eine bipolare Elektrodenmontage bedingten Kunstprodukte werden in **c** deutlich

2.4.4

denen Bezugspunkte nochmals aus der „Sicht des jeweiligen Referenzniveaus" in einer Synopsis dargestellt. Sie zeigt erneut, daß die natürliche, *kopfbezogene Referenz* im Prinzip die korrekteste Darstellung des EEG ermöglicht.

Grundsätzlich kann man auch jede differente Elektrode des 10-20-Systems als Referenzpunkt wählen, wenn dieser Bezugspunkt nach Lage des *Einzelfalls* durch die spezielle EEG-Aktivität, die man analysieren will, nicht oder nur geringfügig kontaminiert wird. Im Falle des α-Grundrhythmus sind die Elektroden Fp1 oder Fp2 geeignete Bezugspunkte, weil frontopolar α-Wellen normalerweise nicht zu erwarten sind. Ein frontaler Herdbefund läßt sich im Hinblick auf den Anteil langsamer (δ-)Wellen mit einem Referenzpunkt über der Okzipitalregion hinreichend korrekt darstellen.

Ein kopfbezogener Referenzpunkt kann dagegen zu einer erheblichen Fehlerquelle werden, wenn er die für den EEG-Befund maßgebende Aktivität deutlich miterfaßt. Häufig wird der Vertex (Cz) in sternförmigen Verschaltungen als Referenzpunkt gewählt (s. Anhang B). Hierbei ist die „Verschmutzung" der Referenz durch EEG-Aktivität natürlich offensichtlich und wird von jedem EEGisten auch einkalkuliert werden (wenngleich sie dann kaum richtig abzuschätzen ist). Die Gefahr, daß derartige Einflüsse unerkannt bleiben, ist besonders bei der allgemein üblichen Ohrreferenz gegeben. Die Ohrreferenz ist nie frei von Hirnrindenaktivität (s. auch Abschn. 2.4.2.1). Früher wurde diese Annahme durch die falsche Bezeichnung „unipolare" Ableitung noch gefördert.

Die Ohrreferenz kann erhebliche Falschdarstellungen im EEG verursachen

Die verschiedenen Besonderheiten, die bei Verwendung der ***Ohrreferenz*** berücksichtigt werden müssen, sind in Abb. 2.27 dargestellt. Abbildung 2.27a zeigt in einer Schaltung gegen die gleichseitige (rechte) Ohrreferenz, daß das EEG in der *temporalen Elektrodenreihe* besonders in T4, aber auch noch in F8 und T6, durch die *geringeren Abstände zur Ohrelektrode* gleichermaßen geringer ausgeprägt erscheinen muß als in den übrigen Ableitungen der rechten Kopfhälfte. Aus diesem Grund wird mancherorts die Bezugsschaltung gegen das kontralaterale Ohr vorgezogen (s. unten).

Abbildung 2.27c macht deutlich, wie ein temporaler Herd verfälscht aufgezeichnet werden kann, *wenn die prozeßbedingten EEG-Veränderungen auch von der Ohrelektrode erfaßt* werden. Die Referenz wird dann zu einem „aktiven" Ableitepunkt (vgl. auch Abschn. 2.4.2.1). Zwischen der Ableitung über dem Herd und der Ohrbezugselektrode ist die Differenz der EEG-Veränderungen, die die Herdstörung markieren, nur gering. Der Herdbefund wird ausgerechnet am Ort seiner deutlichsten Ausprägung (T4, T6) oft weitgehend ausgeblendet. Andererseits wird er über die Ohrreferenz in Ableitungen hineingespiegelt, die real keinen Bezug zu dieser Herdstörung haben.

Abb. 2.27. Einfluß einer durch temporale Hirnaktivität beeinflußten Ohrreferenz auf die Darstellung des EEG

a Amplitudenminderung des über temporale Elektroden (F8, T4, T6) erfaßten EEG infolge zu geringen Abstandes dieser Ableitepunkte zur Ohrreferenz (A2)

b Die Referenzableitung gegen das kontralaterale Ohr ermöglicht annähernd gleiche Abstände zur Referenz, spiegelt jedoch EEG-Veränderungen der Gegenseite (z. B. ~ ausgehend von dem Areal unter T5) in die ipsilateralen Ableitungen und verwischt Seitendifferenzen im EEG-Befund

c Falschdarstellung einer temporalen Herdstörung (*schraffiertes Areal*), deren pathologische Aktivität (z. B. δ-Wellen) auch von der Ohrreferenz (A2) miterfaßt wird

d Referenzableitungen gegen verbundene Ohren (A1 + A2) können zu groben Befundverfälschungen führen, wenn die temporale Herdstörung einer Seite über die verbundenen Ohren voll auf die Gegenseite gespiegelt wird (was auch durch „elektronische Entkoppelung" der verbundenen Ohrelektroden nicht verhindert wird)

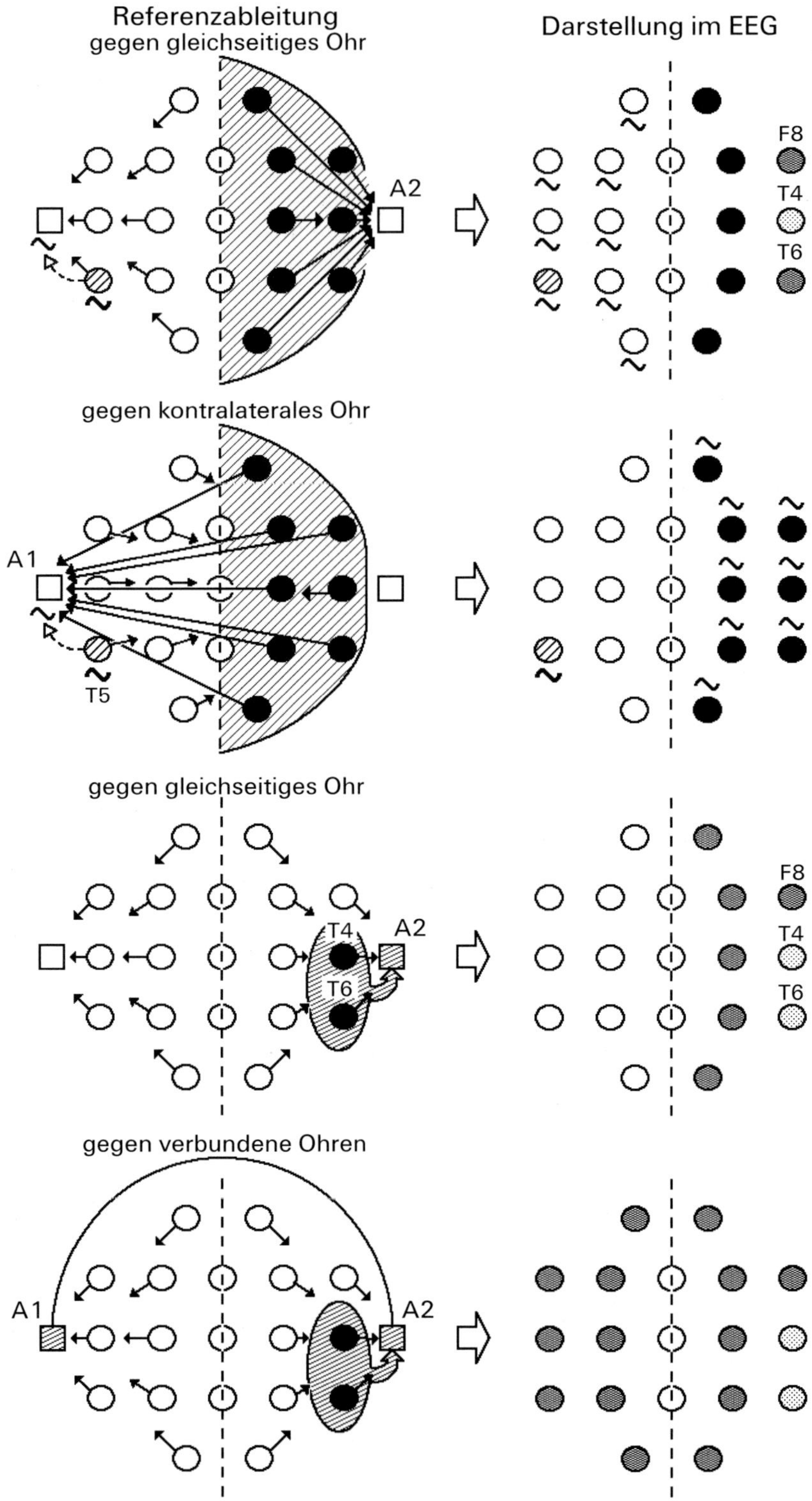

2.4.4

Häufig werden Programme empfohlen, in denen die Elektroden einer Seite gegen das *kontralaterale Ohr* geschaltet werden (Abb. 2.27b). Damit vermeidet man die vorstehend beschriebenen Fehlerquellen aber nur im Prinzip. Abgesehen davon, daß auch auf der Gegenseite besondere EEG-Veränderungen vorliegen können, werden temporale Herdstörungen häufig über neuronale Querverbindungen in die Gegenseite projiziert. Dann wird man erneut mit diesem Problem konfrontiert, wobei jetzt die Falschdarstellung noch schwieriger zu erkennen ist. Schaltungen beider Seiten gegen das jeweils kontralaterale Ohr verwischen Seitendifferenzen im EEG.

Die Belastung der Ohrreferenz durch EEG-Aktivität kann diagnostisch auch nutzbringend sein. Da die temporobasale Hirnregion durch die Ableitepunkte T3 und T4 bzw. T5 und T6 nur ungenügend oder gar nicht mehr erfaßt wird, sind mitunter die Ohrbezugsableitungen die einzige Elektrodenmontage (mit der Ohrelektrode als „aktive" Elektrode), in der eine pathologische temporobasale Aktivität zu erkennen ist, auch wenn die Aktivität dann über das Ohr als Bezugspunkt in alle Ableitungen einer Kopfhälfte hineingespiegelt wird. In Durchschnittsreferenzableitungen ist es sinnvoll, die Ohrelektroden auch als aktive (differente) Ableiteelektrode mitzuverwenden.

Gravierende Falschbefunde können sich schließlich ergeben, wenn das gesamte Elektrodensystem auf *verbundene Ohrreferenzelektroden* bezogen wird. In diesem Fall ist eine Übertragung der im temporalen Herdbereich auftretenden δ-Wellen auch auf die Ableitungen der kontralateralen Hemisphäre möglich (Abb. 2.27d; s. auch Abschn. 17.5.2 mit Abb. 17.13 im Kapitel über das EEG-Mapping).

Fazit dieses Abschnitts ist die Feststellung, daß *die Ohrreferenz für die visuelle Beurteilung der in der klinischen Elektroenzephalographie häufig vorkommenden* ***temporalen*** *Herdstörungen grundsätzlich wenig geeignet ist.* Die Analyse temporaler Befunde sollte sich auf Durchschnittsreferenzableitungen und/oder auf bipolare Ableitungen stützen.

Ganz anders stellt sich dieser Sachverhalt bei *computerunterstützten Analysen* dar. Hier kann man das EEG zunächst für jede einzelne Elektrode in Form von „Rohdaten" auf Datenträgern elektronisch speichern. Diese Rohdaten lassen sich dann nachträglich in beliebiger Form weiterverarbeiten. Dazu sind *Referenzableitungen gegen einen Punkt sogar Voraussetzung,* und es ist dann *jede Referenz* in Form eines bestimmten Bezugspunktes am Kopf geeignet, unabhängig davon, wie stark die Referenz durch EEG-Signale belastet wird. Für eine visuelle Auswertung wäre die Papierregistrierung solcher Rohdaten kaum brauchbar. Was wir visuell nicht schaffen, ist für einen Rechner dagegen kein Problem. Mit Computerhilfe lassen sich die gespeicherten Rohdaten nachträglich über entsprechende *Differenzbildungen* in jede beliebige Referenzmontage umwandeln oder mit einer Durchschnittsreferenz darstellen. Sie lassen sich auch in jede Form der bipolaren Verschaltungen oder zu Quellenableitungen umrechnen. Ausgehend von den gespeicherten Rohdaten können diese Transformationen *nachträglich jeweils mit ein und demselben EEG-Abschnitt* frei wählbar und beliebig oft durchgeführt werden. Diese Möglichkeit ist der besondere Vorteil des sog. „papierlosen EEG" (s. Abschn. 15.7).

2.4.5 Ableiteprogramme (Schaltprogramme)

(s. auch Anhang B)

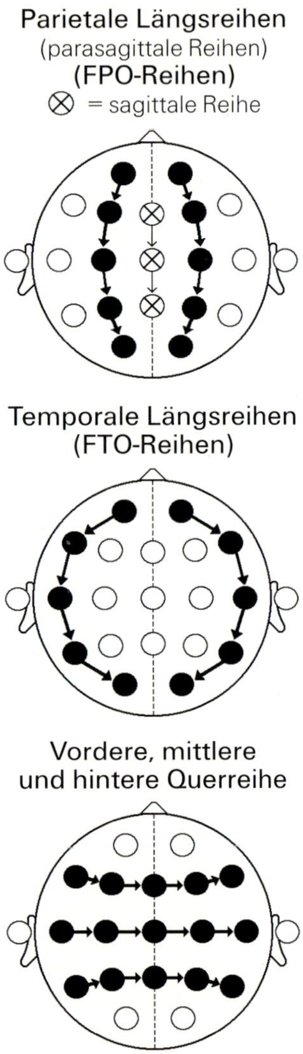

Abb. 2.28. Elektrodenreihen im 10-20-System

Wie eingangs erläutert, werden die 19 Ableitepunkte des 10-20-Systems im Verlauf einer EEG-Untersuchung stets in verschiedenen Kombinationen auf die Eingänge der EEG-Verstärker geschaltet. Diese Elektrodenkombinationen (Elektrodenmontagen) bezeichnen wir als *Ableiteprogramme* (besser wäre: Schaltprogramme). Das Gesamtprogramm einer EEG-Untersuchung soll stets Referenzableitungen und bipolare Elektrodenmontagen enthalten, sowie – wenn technisch möglich – auch Quellenableitungen. Erst damit lassen sich die in den vorstehenden Abschnitten beschriebenen Vor- und Nachteile der verschiedenen Elektrodenmontagen gegenseitig aufwiegen.

Mit der EEG-Aufzeichnung wird die zweidimensionale Verteilung der Ableiteelektroden an der Kopfoberfläche in die eindimensionale Anordnung der Schreibkanäle umgesetzt. Bei der visuellen Auswertung müssen wir die topographische Zuordnung der untereinander angeordneten Schreibkanäle geistig wieder rekonstruieren, erweitert durch die zeitliche Dimension, die wir mit der fortlaufenden EEG-Registrierung hinzugewinnen. Diese Leistung muß bei der Einarbeitung in die EEG-Diagnostik besonders geübt werden. Eine sinnvolle Elektrodenmontage bzw. eine leicht überschaubare Zuordnung zu den Schreibkanälen ist dabei sehr hilfreich. Manche unorthodox bis unsinnig gestalteten Ableiteprogramme erschweren nicht nur die Auswertung, sondern sind oft auch regelrechte Fehlerquellen. C.E. Henry (in Klass u. Daly 1984, S. 159 ff.) demonstriert eine Reihe von Beispielen.

Im 10-20-System lassen sich die Ableitepunkte 5 ***Längsreihen*** (FTO und FPO jeweils links/rechts sowie die sagittale Reihe) oder 3 ***Querreihen*** (vordere, mittlere und hintere Querreihe) zuordnen (Abb. 2.28). Die Mehrzahl der routinemäßig eingesetzten Ableiteprogramme bezieht sich auf diese reihenförmige Anordnung der Elektroden. Bei bipolaren Verschaltungen ist der Bezug auf diese Elektrodenreihen zwangsläufig gegeben. Aber auch bei Referenzschaltungen oder Quellenableitungen, in denen im Prinzip jede Elektrode für sich allein steht, sollte in den Standardprogrammen die reihenförmige Zuordnung der einzelnen Ableitepunkte zu den übereinander angeordneten Schreibkanälen möglichst eingehalten werden.

Bei EEG-Geräten mit mindestens 16 Kanälen kann man die Ableitepunkte in der EEG-Registrierung von oben nach unten

- links-rechts *alternierend* aufzeichnen (Abb. 2.29a, d) oder
- in den ersten 8 Kanälen zunächst alle Ableitungen der linken Seite aufzeichnen und darunter die entsprechenden Ableitungen der rechten Seite anordnen (sog. *blockweise* Darstellung, Abb. 2.29b, e).

Die alternierende Links-rechts-Darstellung stellt in Bezug auf korrespondierende Hemisphärenpunkte *lokale* Seitendifferenzen zwischen den beiden Hirnhälften deutlicher dar, da sie in der EEG-Kurve unmittelbar untereinander ausgeschrieben werden. In den blockweisen Seitendarstellungen sind dagegen *allgemeine* Seitendifferenzen der EEG-Veränderungen besser zu erkennen. Die Wahl zwischen diesen beiden Darstellungsmöglichkeiten bleibt letztlich individuellen Gewohnheiten der EEG-Auswerter vorbehalten.

Wählt man die blockförmige Seitendarstellung, so ergibt sich wiederum die Wahl zwischen einer

- *reihenorientierten* Abbildung des EEG (Abb. 2.29b, e) und einer
- topographisch von frontal nach okzipital *sektorenförmig* angeordneten Zuordnung der Aufzeichnung (Abb. 2.29f).

Bei einer sektorenförmigen Elektrodenmontage stellt sich z. B. eine ausgedehnte, fronto-temporo-präzentral lokalisierte Herdstörung in der EEG-Kurve als gut abgrenzbarer Befund dar, frontale Betonungen generalisierter EEG-Phänomene sind klarer zu erkennen.

Die Reihen in Abb. 2.29a bzw. b bezeichnet man auch als *enge bipolare Reihen* (mit „engem Elektrodenabstand"), weil stets benachbarte Elektroden miteinander verschaltet sind. Wird jeweils eine Elektrode übersprungen, handelt es sich um sog. *weite bipolare Reihen* („weiter Elektrodenabstand"), wie z. B. mit Fp1-T3, F7-T5, T3-O1 usw. Ein derartiges Programm hat mehr Übersichtscharakter, aber auch den Vorteil, daß infolge des größeren Elektrodenabstandes flache EEG-Wellen mit höheren Amplituden aufgezeichnet werden. Bei Ableitungen zur Hirntodbestimmung gehören deshalb weite bipolare Ableitungen auch zu den Empfehlungen (s. Anhang F). Natürlich kann man diese Effekte in jedem Programm auch mit einer Erhöhung der Verstärkung erreichen. Man verstärkt dann allerdings auch alle Elektroden- und Muskelartefakte, während bei weiten Elektrodenabständen nur das EEG deutlicher registriert wird. Man bezeichnet diesen Effekt weiter Elektrodenabstände auch als „physiologische Verstärkung". Herdförmige EEG-Veränderungen lassen sich mit weiten bipolaren Reihen zwangsläufig nur ungenügend darstellen.

Bipolare *Querreihenschaltungen* gehören stets zum Gesamtprogramm eines EEG-Gerätes. In den Querreihen stellen sich temporale EEG-Befunde häufig deutlicher dar als in der temporalen

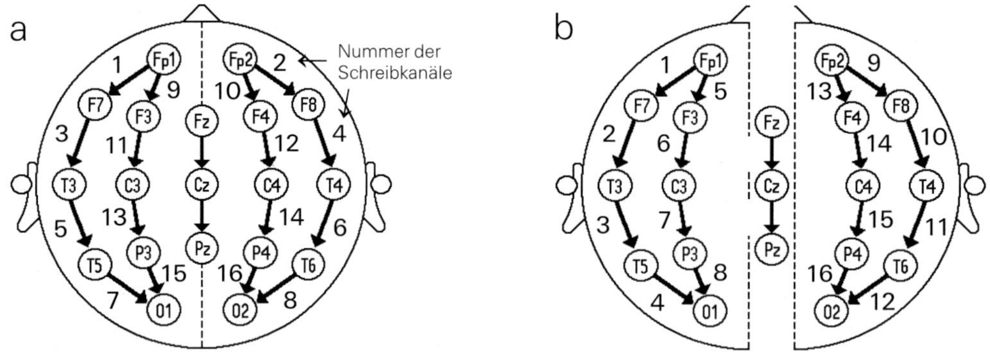

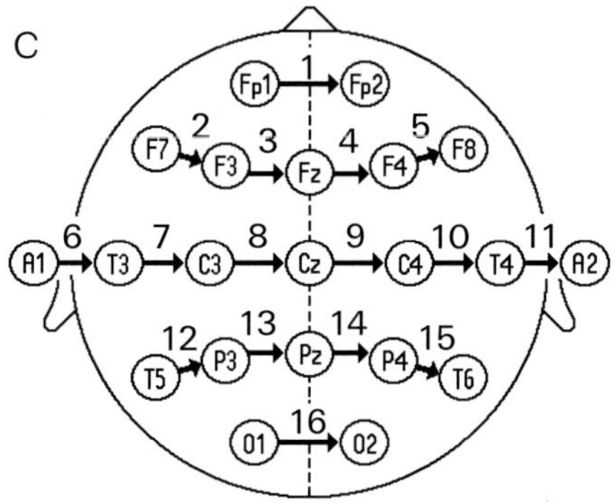

Abb. 2.29. Standardprogramme. Beispiele für ein 16-Kanal-EEG-Gerät. Weitere Vorschläge und Varianten für andere Gerätekonfigurationen s. auch Tabelle 2.4, Text und Anhang B.
Die neben bzw. über den Elektroden angegebenen Ziffern beziehen sich auf die *Nummern der Schreibkanäle* des EEG-Gerätes. **a** Bipolare Längsreihen mit *alternierender* Links-rechts-Zuordnung der Schreibkanäle. **b** Bipolare Längsreihen mit *blockförmiger* Zusammenfassung der Elektroden der linken und rechten Seite. **c** Bipolare Querreihen.

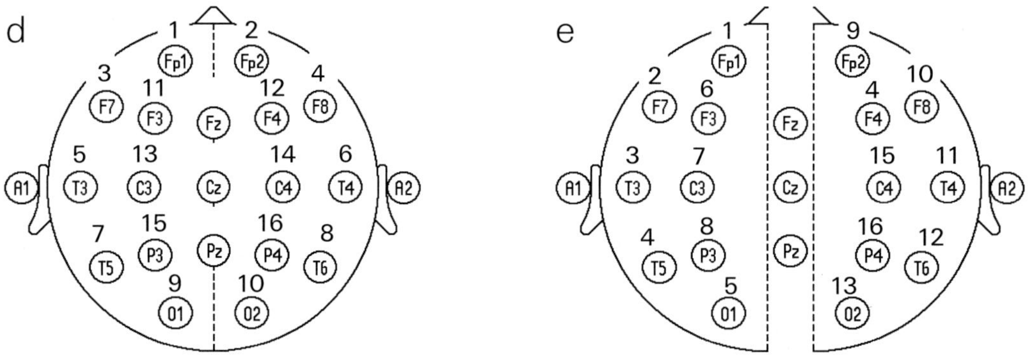

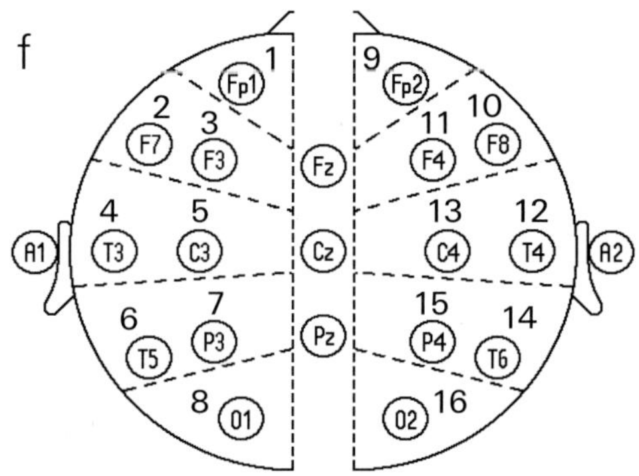

d Reihenförmige Schaltung der Ableitepunkte mit *Links-rechts-Alternanz* der Schreibkanalzuordnung bei Referenzableitungen (gegen die Ohren A1 bzw. A2 oder gegen die Durchschnittsreferenz) sowie bei Quellenableitungen. **e** Gleichartige Referenzableitungen mit *blockförmiger* Zusammenfassung der Elektroden der linken und rechten Seite. **f** Bei blockförmiger Links-rechts-Darstellung können Referenz- und Quellenableitungen von frontal nach okzipital auch *sektorenförmig* den Schreibkanälen zugeordnet werden (s. auch Text)

2.4.5

Längsreihe. Bei EEG-Geräten mit mehr als 12 Kanälen empfiehlt sich die Verlängerung der mittleren Querreihe durch Einbeziehung der beiden Ohrelektroden A1 und A2 (Abb. 2.29c). Sie werden dann zu aktiven Ableitepunkten der temporalen (temporobasalen) Hirnregion. Möglich sind ferner zusätzliche Querreihen frontal (F7-Fp1-Fp2-F8) und okzipital (T5-O1-O2-T6).

In Schaltungen gegen eine Durchschnittsreferenz sollten auch die Ohrelektroden A1 und A2 als „aktive" Elektroden mit 2 gesonderten Kanälen einbezogen werden. Dies gilt ferner für die zusätzlichen *temporalen Ableitepunkte T1 und T2* (s. auch Abschn. 2.3.1.2). T1 und T2 liegen nahe dem Temporalpol (s. Abb. 2.8) und können bei temporalen fokalen epileptischen Erregungssteigerungen sehr aufschlußreich sein. Man sollte sie allerdings nicht direkt in eine bipolare Reihenschaltungen einbeziehen, weil sie zu einer Zickzackverschaltung mit unterschiedlichen Elektrodenabständen führen würden.

Bipolare Längsreihen haben den Nachteil, daß sich mit ihnen frontale und okzipitale Herdstörungen nur unvollkommen darstellen lassen. So können sich an den Endpunkten der Längsreihen Phasenumkehrungen nicht mehr entwickeln (s. auch unten Abschn. 2.4.6). In diesen Fällen ist eine *ringförmige bipolare Reihenschaltung* sehr nützlich, die über die Frontal- bzw. Okzipitalregion hinweggeführt wird (Abb. 2.30a). Ein Herd beispielsweise unter Fp1 kann sich dann mit einer Phasenumkehr zu F7 bzw. Fp2 abbilden. In Abb. 2.30a beginnt die Reihenschaltung links bei T3. Dies kann variiert werden.

Von Henry (1984) wird ein System aufeinanderfolgender *Dreiecksverschaltungen* angegeben (Abb. 2.30b). Mit ihnen können Abnormitäten im Bereich der Temporallappen gut analysiert werden, wenn sie mit kleiner Amplitude und ausgedehnteren Feldpotentialen auftreten. Diesen sog. großen Dreiecksverschaltungen werden noch kleine Dreiecksverschaltungen an die Seite gestellt (z. B. Fp1-F7, F7-F3, F3-Fp1), deren Interpretation allerdings problematisch sein soll.

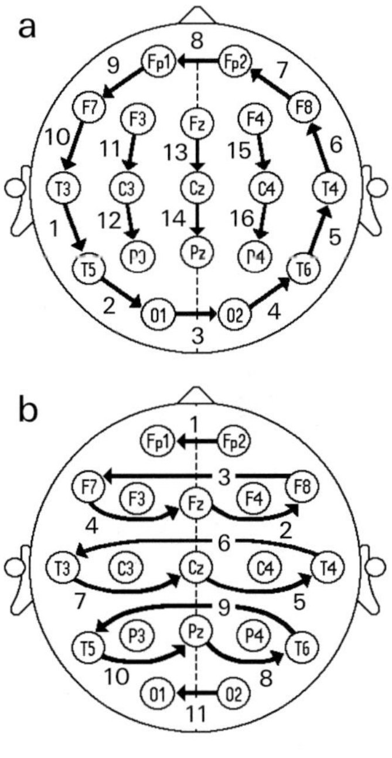

Abb. 2.30. Spezielle Elektrodenverschaltungen, die in besonderen Fällen von Vorteil sein können. **a** Ringförmige bipolare Elektrodenreihe, **b** Dreiecksverschaltungen (nach Henry 1984). Erläuterungen s. Text

Die Programmschemata der Abb. 2.29 gelten für die heute noch häufig benutzten 16-Kanalgeräte. Sie vernachlässigen im Interesse der Symmetrie der Programmstruktur die 3 sagittalen Elektroden Fz, Cz und Pz. Bei EEG-Geräten mit mindestens 19 Kanälen setzt man diese 3 Ableitungen meistens an das untere Ende der Schreibkanalsequenz, bei einer blockförmigen Links-rechts-Darstellung kann man sie auch zwischen diesen beiden Blöcken anordnen.

Schließlich kann man bei Geräten mit mindestens 16 Kanälen innerhalb eines Ableiteprogramms auch *zwei verschiedene Arten von Elektrodenverschaltungen kombinieren*. Es ist für die Auswertung sehr nützlich, daneben aber auch sehr lehrreich, zu sehen, wie sich ein und dasselbe EEG-Phänomen in einer Referenzschaltung

Ohrreferenz links-rechts alternierend, entspr. Abb. 2.29d	Durchschnitts-referenz li.-re. altern., entspr. Abb. 2.29d	Ohrreferenz links/rechts sektorenförmig, entspr. Abb. 2.29f	Durchschnitts-referenz li./re. in Sekt., entspr. Abb. 2.29f	Bipolare Längsreihen li.-re. altern. entspr. Abb. 2.29a	Bipolare Schaltungen li./re. in Sekt., entspr. Abb. 2.29f	Querreihen entspr. Abb. 2.29c	Quellen-ableitungen entspr. Abb. 2.29d
EOG	EOG	EOG	EOG	EOG	EOG	EOG	EOG
Fp1–A1	Fp1–AV	Fp1–A1	Fp1–AV	Fp1–F7	Fp1–F7	Fp1–Fp2	Fp1–Q
Fp2–A2	Fp2–AV	F7–A1	F7–AV	Fp2–F8	Fp1–F3	F7–F3	Fp2–Q
F7–A1	F7–AV	F3–A1	F3–AV	F7–T3	F7–T3	F3–Fz	F7–Q
F8–A2	F8–AV	T3–A1	T3–AV	F8–T4	F3–C3	Fz–F4	F8–Q
T3–A1	T3–AV	C3–A1	C3–AV	T3–T5	T3–T5	F4–F8	T3–Q
T4–A2	T4–AV	T5–A1	T5–AV	T4–T6	C3–P3	A1–T3	T4–Q
T5–A1	T5–AV	P3–A1	P3–AV	T5–O1	T5–O1	T3–C3	T5–Q
T6–A2	T6–AV	O1–A1	O1–AV	T6–O2	P3–O1	C3–Cz	T6–Q
O1–A1	O1–AV	Fp2–A2	Fp2–AV	Fp1–F3	Fp2–F8	Cz–C4	O1–Q
O2–A2	O2–AV	F8–A2	F8–AV	Fp2–F4	Fp2–F4	C4–T4	O2–Q
F3–A1	F3–AV	F4–A2	F4–AV	F3–C3	F8–T4	T4–A2	F3–Q
F4–A2	F4–AV	T4–A2	T4–AV	F4–C4	F4–C4	T5–P3	F4–Q
C3–A1	C3–AV	C4–A2	C4–AV	C3–P3	T4–T6	P3–Pz	C3–Q
C4–A2	C4–AV	T6–A2	T6–AV	C4–P4	C4–P4	Pz–P4	C4–Q
P3–A1	P3–AV	P4–A2	P4–AV	P3–O1	T6–O2	P4–T6	P3–Q
P4–A2	P4–AV	O2–A2	O2–AV	P4–O2	P4–O2	O1–O2	P4–Q
Fz–AV	Fz–AV	Fz–AV	Fz–AV	Fz–AV	Fz–AV		Fz–Q
Cz–AV	Cz–AV	Cz–AV	Cz–AV	Cz–AV	Cz–AV		Cz–Q
Pz–AV	Pz–AV	Pz–AV	Pz–AV	Pz–AV	Pz–AV		Pz–Q
EKG	EKG	EKG	EKG	EKG	EKG	EKG	EKG

Tabelle 2.4. Programmschemata für ein 21-Kanal-EEG-Gerät. Die Programmstrukturen entsprechen weitgehend denen, die in Abb. 2.29 für ein 16-Kanalgerät angegeben sind

und in einer bipolaren Reihenschaltung darstellt (ein derartiger Vergleich ist mittlerweile mit dem papierlosen EEG elegant möglich und diagnostisch von großem Vorteil).

Der Anteil an EEG-Geräten mit mindestens ***21 Schreibkanälen*** wird zunehmen. Es steht dann jeder Ableiteelektrode des 10-20-Systems ein Kanal zur Verfügung, und man könnte mit einer einzigen Art von Elektrodenverschaltung auskommen. Da es jedoch, wie vorstehend ausführlich dargelegt wurde, keine ideale Elektrodenkombination gibt, *wird man auch weiterhin die einzelnen Vor- und Nachteile der verschiedenen Programmtypen nutzen müssen.* Die in unserer Klinik für die Routine eingesetzten Programme sind in Tabelle 2.4 angegeben.

Das Programmschema enthält Referenz- und bipolare Ableitungen jeweils in einer alternierenden Links-rechts-Anordnung sowie in Zusammenschaltungen der linken und rechten Seiten in Sektorenform entsprechend den 16-Kanal-Programmen in Abb. 2.29a–f. Die Programme enthalten nunmehr auch stets die sagittalen Elektroden Fz, Cz und Pz. Da sie sich als mittelständige, unpaare Elektroden keiner Seite zuordnen lassen, wur-

2.4.5

den sie auch in den Ohrbezugsableitungen und bipolaren Ableiteprogrammen gegen eine Durchschnittsreferenz geschaltet. Derartige Kombinationen sind bei den modernen (digitalen) EEG-Geräten ohne weiteres möglich. Für polygraphische Registrierungen, die außer EOG und EKG noch EMG, Messungen mit einem Bewegungsfühler oder eine Atemregistrierung enthalten, können noch weitere drei Kanäle hinzugeschaltet werden.

Für die Programmgestaltung seien folgende Regeln nochmals hervorgehoben:

- Im Ablauf einer EEG-Untersuchung gehören Referenzschaltungen (gegen Ohren) sowie Ableitungen mit bipolaren Längs- und Querreihen zur Minimalanforderung.
- Die Verknüpfung bzw. Zuordnung der Elektroden erfolgt in den Längsreihen stets von vorn nach hinten. In den Querreihen ist die Richtung der Elektrodenverknüpfung (links vor rechts oder rechts vor links) nicht festgelegt. Dies wird weiter unten noch diskutiert.
- *Die Programme sollten so einfach wie möglich gestaltet werden.* Die wichtigsten Gesichtspunkte für die Zuordnung der einzelnen Elektroden zu den Schreibkanälen sind
  - *Geradlinigkeit* der Elektrodenreihen und
  - *gleichförmiger Abstand* der in eine Montage eingehenden Elektroden (soweit im 10-20-System vorgegeben).

Von diesen Regeln gibt es nur wenige begründete Ausnahmen (z. B. Dreiecksverschaltungen). Ansonsten sind schräge Elektrodenverknüpfungen, Zickzackreihen oder direkte Verschaltungen von Elektroden der einen mit der anderen Seite unbedingt zu vermeiden.

Im Interesse der visuellen Auswertung gilt noch ein weiterer Grundsatz: zumindest in den Standardprogrammen (die routinemäßig eingeschaltet werden) sollte für alle Programmtypen (Referenz-, bipolare oder Quellenableitungen) die *topographische Zuordnung der Ableitepunkte zu der Sequenz der Schreibkanäle möglichst gleich oder gleichartig gehalten* werden. Wählt man beispielsweise für die bipolare Reihenmontage eine alternierende Links-rechts-Darstellung, so sollten auch die Referenzprogramme diese Schreibkanalanordnung aufweisen.

Besitzt man EEG-Geräte unterschiedlicher Größe (wie z. B. in der Klinik des Autors als Folge der langjährigen technischen Entwicklung 8-, 12-, 16- und 21-Kanal-Geräte), so ist natürlich eine einheitliche Programmstruktur nicht möglich. Dennoch lassen sich die Ableiteprogramme so gestalten, daß sich ihre *wesentlichen Grundzüge* in den verschiedenen Gerätegenerationen wiederfinden.

In allen EEG-Geräten lassen sich die verschiedenen Ableiteprogramme während einer Untersuchung durch den sog. *Programmwahlschalter* oder durch entsprechende Drucktasten vorprogrammiert abrufen. Die Vorprogrammierung erfolgt entweder mechanisch (bei alten Geräten) bzw. durch Einsetzen entsprechend programmierter EPROMs[1]. Neuere Geräte lassen sich durch die EEG-Assistentin auch frei programmieren. Mit der Technik des PL-EEG (s. Abschn. 15.7) erreicht man schließlich den höchsten Grad der Flexibilität. In allen Fällen besteht die Möglichkeit, das Ableiteprogramm auch noch *während einer Untersuchung* über Einzelwahlschalter, elektronische Tippschalter oder per Computer ad hoc ganz individuell den gegebenen Anforderungen anzupassen.

Bei den heute verfügbaren EEG-Geräten sind mindestens 12, vielfach bis zu 32 Ableiteprogramme vorprogrammierbar. Wenn es die Kanalzahl des EEG-Gerätes zuläßt, sollten *spezielle Programme für polygraphische Registrierungen* mit entsprechend freien Kanälen abrufbar zur Verfügung stehen (z. B. EOG im ersten Kanal oder EMG bzw. Bewegungsfühler am unteren Rand der Registrierung). Für die EKG-Registrierung besitzen neuere EEG-Geräte in der Regel schon einen zusätzlichen Schreibkanal am unteren Rand der Kurve.

Hinsichtlich der Programmstrukturen gibt es leider keine Normen. Jedes EEG-Labor hat „seine Programme", die verständlicherweise oft lange Zeiten tradiert werden. Angesichts der Vielfalt der klinischen EEG-Geräte (8–24 Kanäle) und der vielfältigen Möglichkeiten der Elektrodenverschaltungen, aber auch im Hinblick auf die unterschiedlichen Interessen der verschiedenen EEG-Labors, wird man eine Einheitlichkeit auch kaum erreichen können.

Außerhalb Europas werden überwiegend nach den Richtlinien der Amerikanischen EEG-Gesellschaft (zuletzt 1986, Guideline 7) die einzelnen Ableitepunkte vorzugsweise in einer Links-rechts-Alternanz aufgezeichnet (wie auch in den meisten Abbildungen in diesem Buch). In Europa wird entsprechend einer alten Empfehlung der IFSECN die Rechts-links-Abfolge bevorzugt. Die Kontroversen zu diesem Thema haben wenig Sinn. Die Praxis wäre nur durch eine Konvention zu regeln. Die Links-rechts-Abfolge entspricht unserer allgemeinen „Links-Rechts-Kultur" (im Schreiben und Lesen) und auch der Elektrodennumerierung im allgemein anerkannten 10-20-System (links ungeradzahlige, mit 1 beginnende, rechts geradzahlige Nummern bzw. Indizes).

---

[1] EPROM = „electric programmable read-only memory". Elektronischer Speicherbaustein, in den die notwendigen Informationen elektronisch „eingebrannt" werden. Er kann dann, entsprechend angesteuert, nur noch ausgelesen werden. EPROMs lassen sich leicht auswechseln.

2.4.5

2.4.6 Zur Polaritäts- und Lokalisationsanalyse

Das Stichwort „Polaritätsanalyse" betrifft in erster Linie die Interpretation der bipolaren Ableitungen (Bätz 1980; Knott 1985; Lesser et al. 1985). Auch die Lokalisierung umschriebener EEG-Veränderungen ergibt in erster Linie bei bipolaren Elektrodenmontagen besondere Probleme (zu denen man im weiteren Sinne auch die Quellenableitungen rechnen muß). Eine ausgezeichnete Darstellung der Lokalisationsanalysen vor allem epileptischer Erregungssteigerungen findet sich bei Lüders u. Noachtar (1994). In diesem Zusammenhang machen die „spielerischen" Möglichkeiten, die man mit dem nachträglichen beliebigen Wechsel der Montagen elektronisch gespeicherter EEG-Daten hat, die Technik des sog. papierlosen EEG besonders nützlich.

Die Regeln der Polaritätsanalyse sind einfach, ihre Anwendung bei der Auswertung komplexer EEG-Muster dagegen mitunter schwierig. Das Prinzip der Differenzverstärkung, das die Besonderheiten bipolarer Ableitungen bedingt, und die sog. Polaritätskonvention wurden in Abschn. 2.4.1 erläutert, die Vor- und Nachteile bipolarer Elektrodenverschaltungen in Abschn. 2.4.2 dargestellt. Das besondere Kunstprodukt der (instrumentellen) Phasenumkehr wurde mit Abb. 2.18 erklärt.

Bei *Phasenumkehrungen* zwischen den Ableitungen benachbarter Elektroden läßt sich anhand der Richtung der in Gegenphase ausschlagenden Schreibzeiger festlegen, ob die Potentialschwankung unter jener Elektrode, die beiden Schreibkanälen gemeinsam zugeordnet ist, negativ oder positiv auftritt (Abb. 2.31). Diese Differenzierung ist beispielsweise für die Artefakterkennung wichtig. So ist eine oberflächen*positiv* abgeleitete „Spitze" eher ein Artefakt (Abb. 2.33), denn epileptische Spitzenpotentiale sind mit ihrer Hauptkomponente durch ein oberflächen*negatives* Potential charakterisiert.

Es wurde schon erwähnt, daß mit einer Phasenumkehr ein Fokus erst dann topographisch relativ eindeutig festgelegt werden kann, wenn die Gegenphasigkeit mit gleicher Deutlichkeit sowohl

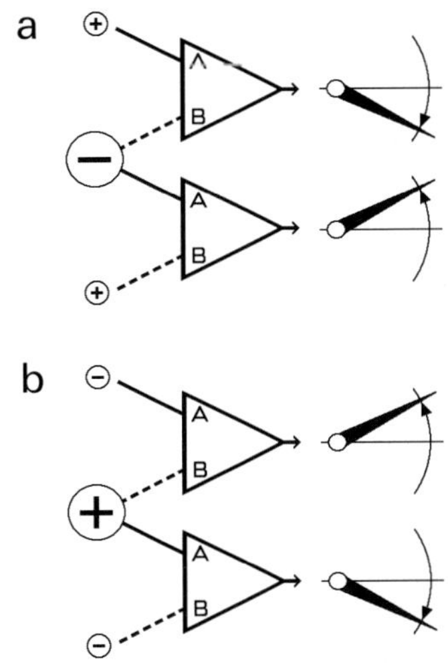

Abb. 2.31. Einfache, aber wichtige *Grundregel der Polaritätsanalyse:* Bewegen sich bei Phasenumkehrungen die Schreibzeiger aufeinander zu, so ist das ihnen gemeinsam zugrundeliegende Potential negativ (**a**), entfernen sich die Zeiger voneinander, so ist es positiv (**b**). Siehe hierzu auch Abb. 2.11 in Abschn. 2.4.1.1

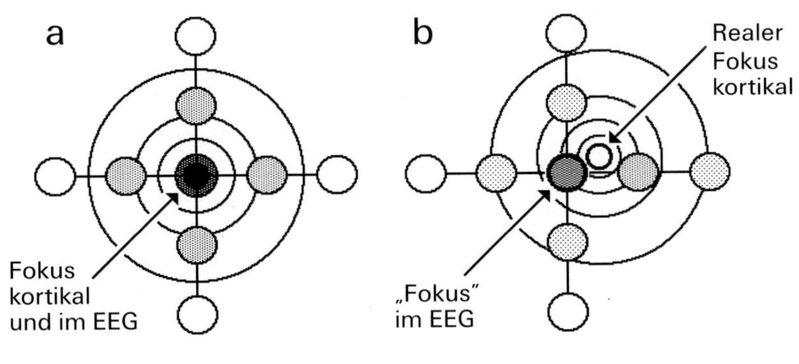

Abb. 2.32. Der Schwerpunkt eines Fokus kann sich im EEG nur in bezug auf die konkreten Ableitepunkte darstellen. Liegt im Gegensatz zu **a** der *kortikale Fokus* neben bzw. zwischen den Ableitepunkten (**b**), so wird der *„Fokus" im EEG* in bezug auf die nächstliegende Elektrode abgebildet. Angesichts der relativ großen Elektrodenabstände im 10-20-System kann dieser „spatial aliasing effect" (s. Text) durchaus von Bedeutung sein

in einer Längs- als auch in einer kreuzenden Querreihe auftritt. Zeigt sich die Phasenumkehr *nur in einer der beiden* Reihenmontagen, so ist angesichts der relativ großen Elektrodenabstände im 10-20-System korrekterweise nur die Aussage erlaubt, daß man sich mit der Ableiteelektrode, die die Phasenumkehr verursacht, lediglich *in der Nähe* eines Fokus befindet. Die Beachtung dieser Einschränkung kann angesichts der großen Abstände der Elektroden im 10-20-System z. B. bei dem Nachweis eines epileptischen Fokus durchaus wichtig sein.

Nur selten wird die im Zentrum („im Fadenkreuz") der sich kreuzenden Elektrodenreihen sitzende Elektrode genau über dem Fokus liegen (wie in Abb. 2.32a). In der Mehrzahl der Fälle liegt der Schwerpunkt einer fokalen Hirnrindenstörung *zwischen den Ableitepunkten* des 10-20-Systems. Dann wird diese Herdstörung von der nächstliegenden Elektrode nur noch partiell erfaßt, in der EEG-Registrierung jedoch so dargestellt, als ob die fokale Veränderung ihren Schwerpunkt unter dieser Ableiteelektrode besitzt (Abb. 2.32b). Anders kann das Elektrodennetz des 10-20-Systems diesen Fokus auch nicht „sehen". Diese artifizielle „Verschiebung" eines Fokus ist in der Registrierung nicht erkennbar. In der bildhaften Darstellung von Mapping-Analysen fällt dieser sog. „spatial aliasing effect" dadurch auf, daß fokale Störungen auffällig häufig konzentrisch zu den in der Farbkarte markierten Ableitepunkten angezeigt werden (s. Abschn. 17.3 mit Abb. 17.9).

Schwierigkeiten und Fehldeutungen bipolarer Ableitungen ergeben sich besonders an den *Endpunkten bipolar verschalteter Elektrodenreihen*. In den Längsreihen sind dies die Ableitepunkte Fp1 bzw. Fp2 und O1 bzw. O2. Da hier jeweils eine weitere benachbarte Elektrode fehlt, kann sich die wichtige Information der Phasenumkehr nicht mehr entwickeln. In diesen Fällen ist die ringförmige bipolare Elektrodenverschaltung von Vorteil (Abb. 2.30a), die die Phasenumkehrungen auch in Bezug auf die Fp- und O-Elektroden darstellen kann. Aber auch in den einfachen Reihenableitungen können EEG-Phänomene (z. B. Spitzenpotentiale) oder Artefakte, die nur unter den Elektroden Fp1 bzw. Fp2 oder O1 bzw. O2 auftreten, meistens richtig interpretiert werden, wenn man die Prinzipien der Differenzverstärkung kennt und die Regeln der Polaritätskonvention berücksichtigt (Beispiele in Abb. 2.33 und 2.34; s. auch Abschn. 2.4.1.1).

Besondere okzipital auftretende EEG-Wellen, wie Lambda-Wellen (Abschn. 4.8.3) oder die sog. POSTS (Abschn. 5.4.4), werden in bipolaren Längsreihen mit falscher Polarität aufgezeichnet, da sie über O1 bzw. O2 als die letzten Elektroden am Ende der Längsreihen überwiegend nur noch von den B-Eingängen der EEG-Verstärker erfaßt und damit entsprechend der Polaritätskonvention invertiert werden (s. auch Abb. 2.12b).

2.4.6

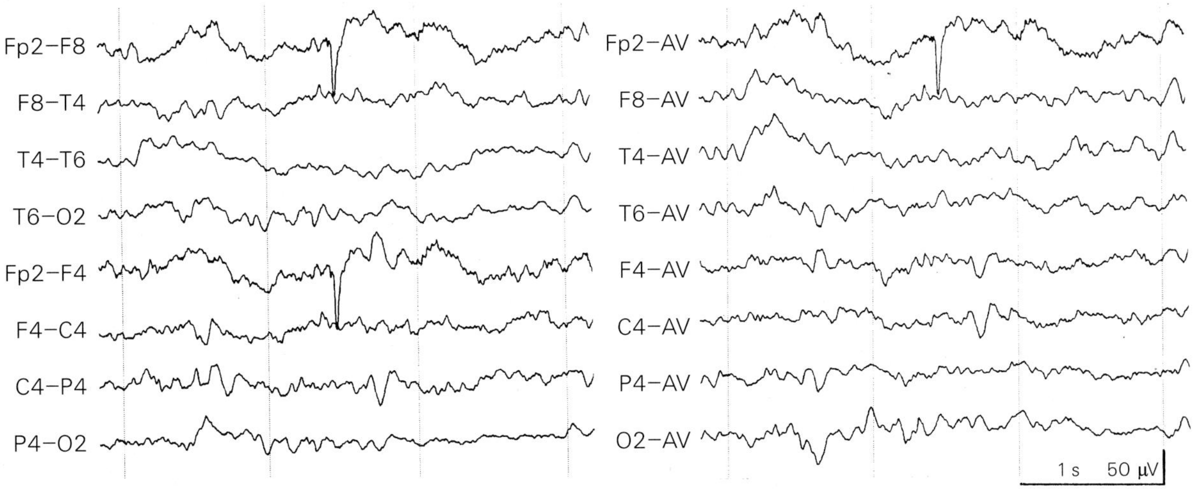

Abb. 2.33. In der bipolaren Reihenmontage (*links*) tritt eine positive Spitze in den Ableitungen Fp2–F8 und Fp2–F4 auf, also in Bezug zur Elektrode Fp2. Da in beiden Kanälen Fp2 mit den Eingängen A verbunden ist, ist die Positivität dieser „Spitze" echt. Sie erweist sich damit mit überwiegender Wahrscheinlichkeit als Artefakt. Die Positivität stellt sich dann erwartungsgemäß auch in der Montage desselben (zuvor elektronisch gespeicherten) EEG-Ausschnitts gegen die Durchschnittsreferenz AV (*rechts*) dar

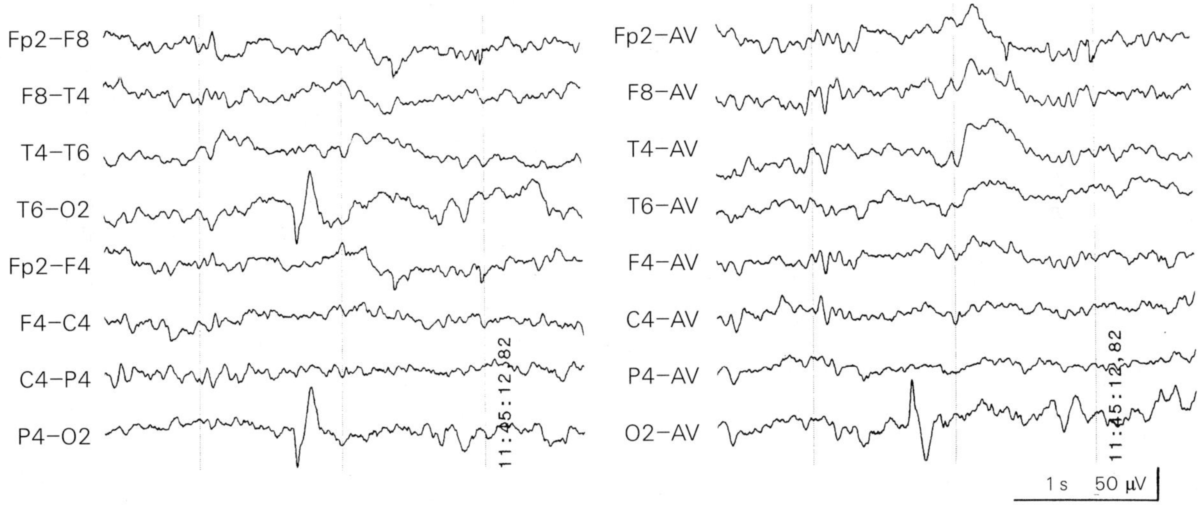

Abb. 2.34. Ein initial positiv gerichteter biphasischer Potentialablauf zeigt sich in den bipolaren Ableitungen T6–O2 und P4–O2 (*links*) mit einem gemeinsamen Bezug zur Elektrode O2. Artefakt oder epileptisches Spitzenpotential? Da der Ableitepunkt O2 in einer bipolaren Reihe mit dem invertierenden Verstärkereingang B verbunden ist, muß die initiale Komponente dieses Potentials real oberflächennegativ sein, wie es die Montage desselben (zuvor elektronisch gespeicherten) EEG-Abschnitts gegen die Durchschnittsreferenz AV (*rechts*) bestätigt. Diese Darstellung unterstützt die Deutung des Potentials als epileptische Erregungssteigerung (schließt jedoch ein Artefakt nicht aus). Der Befund der gesamten EEG-Registrierung bestätigte den epileptischen Fokus rechts okzipital

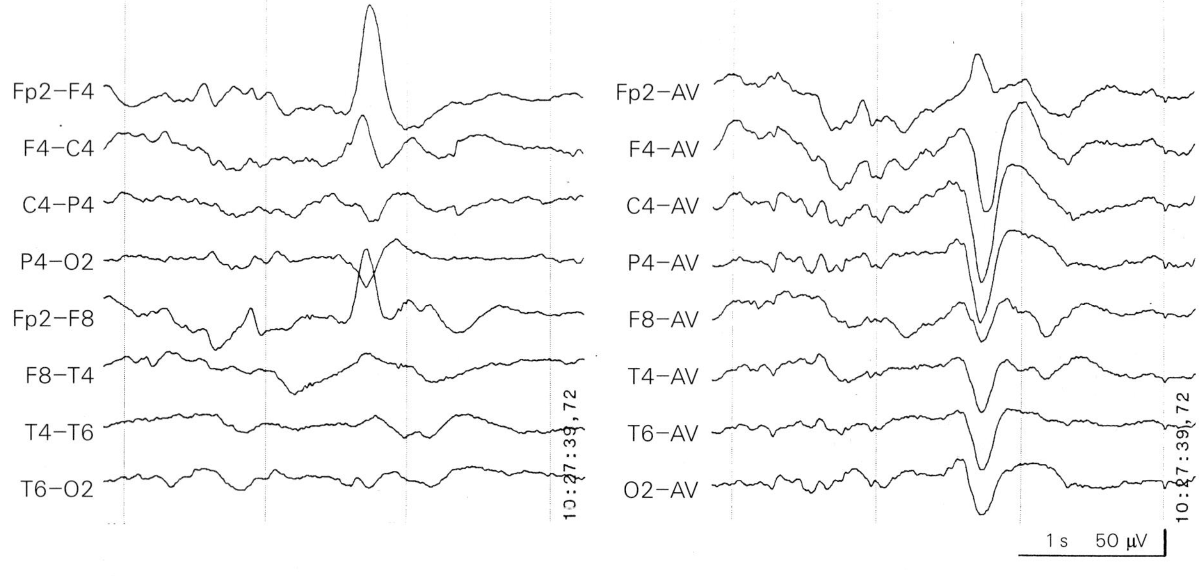

Abb. 2.35. Bipolare Reihenmontage mit Falschdarstellung einer generalisiert auftretenden δ-Welle (*links*). Es wird eine fokale Betonung frontal (unter Fp2) vorgetäuscht. Im *rechten* Bild ist derselbe (vorher elektronisch gespeicherte) EEG-Ausschnitt nochmals mit Schaltung gegen eine Durchschnittsreferenz (*AV*) dargestellt. In dieser Montage ist die δ-Welle unter Fp2 sogar am geringsten ausgeprägt. Die Abweichungen in den einzelnen bipolaren Elektrodenverknüpfungen (*links*) lassen sich aus dem rechten Bild ohne weiteres rekonstruieren

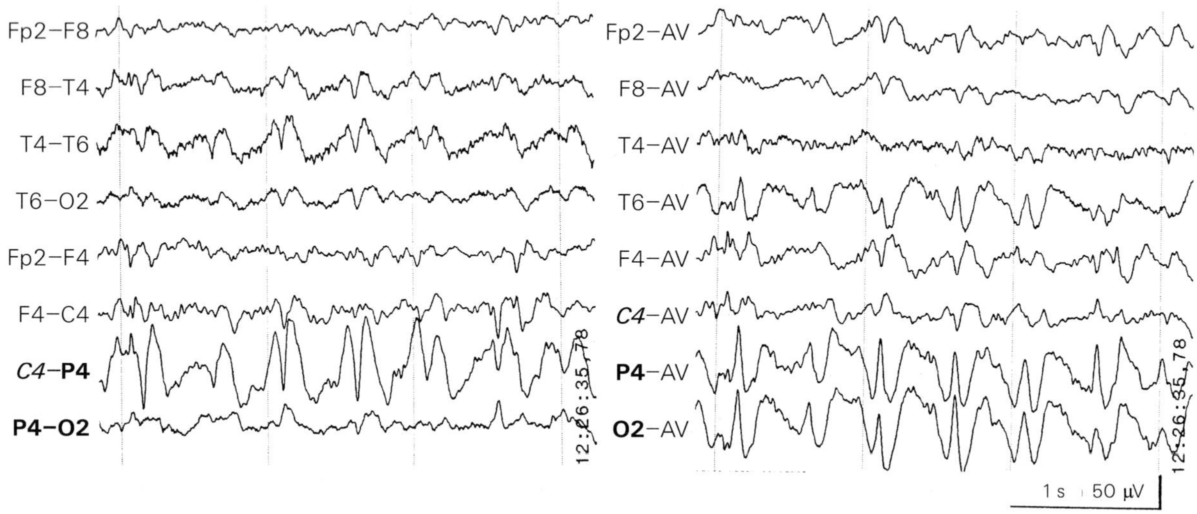

Abb. 2.36. Beispiel mit Falschdarstellung einer fokalen Störung (epileptischer Fokus) am Ende einer bipolaren Reihenmontage (*links*), wenn der Befund von den *beiden letzten* Elektroden einer Reihe annähernd gleichartig erfaßt wird. In der *rechten* Bildhälfte ist derselbe (elektronisch gespeicherte) EEG-Ausschnitt nochmals in einer Schaltung gegen die Durchschnittsreferenz abgebildet. Hier ist der Fokus unter P4 und O2 annähernd gleich deutlich ausgeprägt. In der bipolaren Reihenmontage (*links*) bleibt dieser Befund mit der Differenzbildung zwischen C4 und P4 unklar, weil sich das epileptische Graphoelement in dieser Differenz nicht darstellen läßt. Gleichartige Probleme ergeben sich (noch häufiger) über der frontotemporalen Region in bezug auf die Elektroden Fp2–F8 (bzw. Fp1–F7)

Bipolare Ableitungen können bei besonderen Potentialverteilungen generalisierter Funktionsstörungen zu groben Befundverfälschungen führen. Dafür zeigt Abb. 2.35 ein Beispiel. In der bipolaren Reihenmontage (linke Bildhälfte) steht eine akzentuierte δ-Welle frontal (Fp2) ganz im Vordergrund. Rechts ist *derselbe* EEG-Abschnitt nochmals mit Schaltung gegen eine Durchschnittsreferenz dargestellt. In dieser Verschaltung zeigt sich der δ-Ablauf ausgerechnet unter Fp2 am wenigsten ausgeprägt. Der Falschbefund in der bipolaren Montage ergibt sich aus der Verteilung und Polarität der δ-Welle, wie in der Ableitung gegen die Durchschnittsreferenz zu erkennen ist, die den δ-Ablauf sicher korrekter abbildet.

Bipolare Elekrodenmontagen können zu einer falschen Lokalisierung umschriebener EEG-Veränderungen führen, wenn eine ausgedehntere Herdstörung durch *zwei benachbarte* ***und*** *am Ende* einer Elektrodenreihe liegende Ableitepunkte weitgehend *gleichartig* erfaßt wird, was relativ häufig vorkommt. Dafür zeigt Abb. 2.36 ein Beispiel. Läge diese Herdstörung unter zwei Ableitepunkten *innerhalb* einer bipolaren Elektrodenreihe, so würde sich dieser Sachverhalt durch die sog. weite Phasenumkehr zu erkennen geben (s. Abb. 2.18).

2.4.6

3 Auswertung und Beschreibung des EEG

Dieses Kapitel befaßt sich mit den Techniken, Richtlinien und Besonderheiten der Auswertung und Beschreibung eines EEG-Befundes. Die Vielgestaltigkeit der EEG-Veränderungen erfordert in der Definition der Merkmale besondere Sorgfalt. Bezüglich der Terminologie wurden von seiten der International Federation of Societies for Electroencephalography and Clinical Neurophysiology (IFSECN, heute: IFCN) (Chatrian et al. 1974) und auf dieser Basis von der Deutschen EEG-Gesellschaft Richtlinien und Empfehlungen herausgegeben (1985).

Folgende Parameter sind bei der Beschreibung eines EEG-Befundes zu berücksichtigen:

- ***Frequenz***.
- ***Amplitude*** (Spannungsdifferenz, Spannungsabgriff).
- ***Form*** (Morphologie) charakteristischer Potentialanteile (Komponenten) der Grundaktivität oder besonderer *Potentialmuster* (zusammengesetzte Potentialformen, Potentialkomplexe).
- ***Häufigkeit*** besonderer Potentialformen und -muster (in Bezug zum normalen *Grundrhythmus* des EEG wird die Häufigkeit der Wellen durch den Begriff der *Ausprägung* definiert).
- ***Zeitliche Abfolge*** (Modulation, Dynamik) der Potentialschwankungen.
- ***Zeitliche Beziehung*** zwischen den Potentialschwankungen innerhalb einer Hemisphäre oder in bezug auf homologe Ableitepunkte beider Hemisphären (Symmetrie).
- ***Topographische Verteilung*** bzw. Betonung des Grundrhythmus und topographische ***Abgrenzung*** besonderer Potentialmuster oder Befunde.

Diese Merkmale des EEG sind zu beschreiben für die Ableitung

- unter ***Ruhebedingungen***,
- bei ***äußeren Reizen*** (Reagibilität des EEG, s. Kap. 4),
- unter ***Provokationsmaßnahmen*** (s. Kap. 6).

3.1 Frequenz der EEG-Potentiale

Die Frequenz ist der maßgebende Parameter. In dem von der Kopfoberfläche ableitbaren EEG lassen sich Potentialschwankungen bis ca. 30/s erfassen.

3.1.1 Einteilung in EEG-Frequenzbereiche

Berger (1929) grenzte zunächst den α- und β-Bereich ab. Später wurde die Skala nach unten um den δ-(Delta-)Bereich erweitert, worunter zunächst alle langsameren Frequenzen unterhalb des α-Bandes verstanden wurden. Schließlich gaben Untersuchungen von Walter u. Dovey (1944) Anlaß, innerhalb dieser langsamen EEG-Frequenzen noch den ϑ-(Theta-)Bereich von 4–7,5/s abzugrenzen (die Bezeichnung Theta wurde gewählt, weil die Autoren für diese ϑ-Wellen einen besonderen thalamischen Ursprung vermuteten). Für diese EEG-Wellen zwischen dem α- und δ-Band war im deutschen Sprachraum lange Zeit auch die inzwischen obsolete Bezeichnung „Zwischenwellen" üblich.

Die heute gebräuchliche Abgrenzung der verschiedenen EEG-Frequenzbereiche ist in Abb. 3.1 dargestellt.

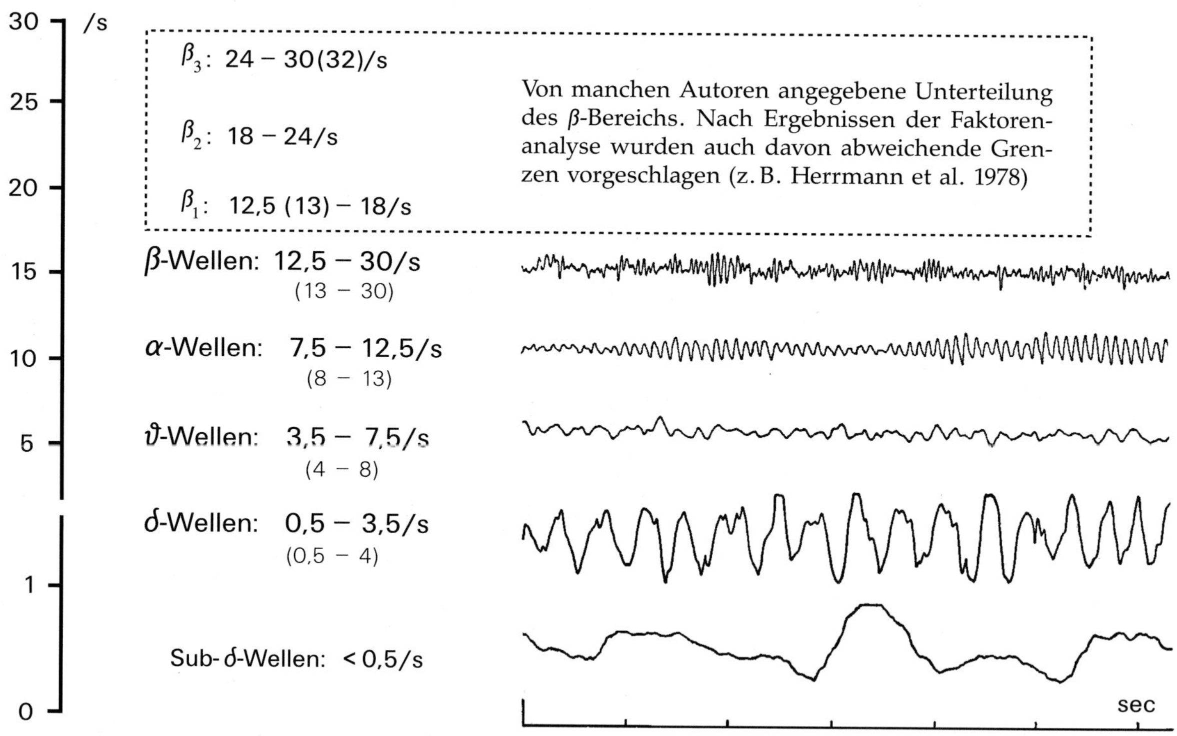

Abb. 3.1. Einteilung und Bezeichnungen der Frequenzbereiche des EEG (in Klammern leicht abweichende, häufig verwendete Frequenzgrenzen)

3.1.1

3.1.2 Diskussion der Frequenzgrenzen

Die Frequenzeinteilung ist empirisch entstanden. Bei der Mehrzahl der hirngesunden Menschen läßt sich parietal bis okzipital eine Grundaktivität zwischen 8 und 13/s registrieren, mit einem Häufigkeitsgipfel bei 10/s. Damit galt dieser Frequenzbereich von Anfang an als das besondere Merkmal des normalen Ruhegrundrhythmus. Die Grenzziehung bei 12–13/s erscheint gerechtfertigt. Denn im Vergleich zu den α-Wellen zeigen Frequenzen oberhalb 13/s (β-Wellen) in der Regel eine andere topographische Verteilung und eine andere zeitliche Dynamik, beides offensichtlich als Ausdruck einer eigenständigen physiologischen Bedeutung dieser β-Wellen.

Das relativ breite β-Band von 13–30/s wurde im Verlauf der Zeit nach verschiedenen empirischen Gesichtspunkten, nach Ergebnissen genetischer Untersuchungen (Vogel 1962b) und im Hinblick auf pharmakogene Einflüsse auf das EEG in verschiedene Bereiche unterteilt (s. Abb. 3.1). In der klinischen Routinediagnostik ist die Differenzierung der verschiedenen Formen von β-Aktivität nach *topographischen* Gesichtspunkten vorzuziehen (s. Abschn. 4.3).

Auch die untere Grenze des α-Bereichs bei 8–7,5/s scheint physiologischen Gegebenheiten zu entsprechen. So ist die Verlangsamung durch *Vigilanzminderung* keine einfache, stetige Frequenzabnahme des EEG. Mitunter ist noch im α-Bereich eine flüchtige Frequenzminderung zu erkennen, ab 8/s bricht der Grundrhythmus dann jedoch abrupt ab und wird von einem langsameren, anfangs meist flachen EEG abgelöst, das durch andere topographische Kriterien gekennzeichnet ist und das mit Eintritt des Schlafes einen anderen Funktionszustand des Hirns signalisiert. Sinkt bei einem *wachen* Menschen die dominante Frequenz der Grundaktivität unter 8/s, so liegt in der Regel eine Funktionsstörung vor.

Kaum begründet erscheint dagegen die Grenze zwischen den ϑ- und den δ-Wellen bei 3,5/s. Diese Grenzziehung markiert weder unter physiologischen Bedingungen (z. B. im Schlaf) noch bei zerebralen Funktionsstörungen besondere Zustandsänderungen.

Es wurde vielfach versucht, mittels multivariater (mehrdimensionaler) statistischer Analysen die vielen, untereinander abhängigen Variablen des EEG auf eine möglichst kleine Zahl unabhängiger, echter Einflußgrößen bzw. Faktoren (Faktorenanalyse, s. Andresen 1993) zu reduzieren, um daraus auch physiologisch besser begründbare Frequenzbandgrenzen ableiten zu können. Eine praktische Bedeutung haben die Ergebnisse bislang nicht gewinnen können.

3.1.3 Bestimmung der Frequenz

Allgemein werden in der klinischen Elektroenzephalographie die Frequenzen als Anzahl der Potentialschwankungen *pro Sekunde* angegeben und nicht, wie in der Schwingungslehre der Physik, in Hertz (Hz). Das EEG ist eine komplexe Addition kortikaler Feldpotentiale, die mit Schwingungen nichts zu tun haben. Die Bezeichnungsart x/s ergibt sich zwangsläufig schon dadurch, daß die Frequenz der EEG-Rhythmen durch Auszählen der einzelnen Potentialschwankungen ermittelt wird.

3.1.3.1 Frequenzbestimmung fortgesetzt (kontinuierlich) auftretender EEG-Aktivität

Die Bestimmung der Frequenz (zumindest zeitweilig) fortgesetzt auftretender Potentialschwankungen erfolgt durch Auszählen der Wellen(-maxima) pro Sekunde (Abb. 3.2b), was in verschiedenen Abschnitten der Aufzeichnung wiederholt erfolgen muß. Bei geringen Frequenzschwankungen (±0,5/s) genügt die Angabe der mittleren Frequenz, ansonsten sind die unteren und oberen Grenzen anzugeben. Bei stärkeren Schwankungen der Frequenz werden Begriffe wie „frequenzinstabil" oder „frequenzlabil" verwendet, die man jedoch immer durch Zahlenangaben präzisieren sollte (z. B. „vermehrte Streuungsbreite der Frequenz von 8–11/s, mit einer Dominanz um 10/s"). Der Begriff „dysrhythmisch" wird häufig gewählt, wenn bei sehr variablem Potentialablauf ein deut-

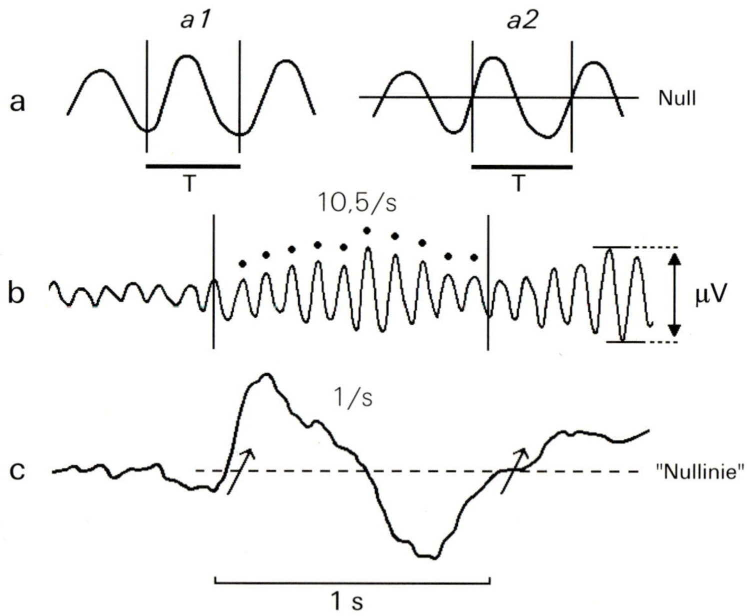

Abb. 3.2. Bestimmung der Frequenz. **a** Frequenzzuordnung durch Messung der Periodendauer *T* (Frequenz f = 1/T) entweder von einer Wellenspitze zur anderen (*a1*) oder von einem Nulldurchgang zum nächsten gleichsinnigen Nulldurchlauf (*a2*). **b** Bei kontinuierlich auftretenden Potentialfolgen (z. B. Grundrhythmus) erfolgt die Bestimmung durch Auszählen der Wellen pro Sekunde. **c** Bei einzelnen Potentialschwankungen erfolgt die Messung in der Regel nach *a2* an einer visuell assoziierten Horizontalen („gedachte Nullinie"). In **b** *rechts:* Amplitudenbestimmung Spitze – Spitze

licherer Anteil langsamer Komponenten bereits eine Störung anzeigt. Dieser Begriff ist jedoch (ebenso wie der der „Dysrhythmie") durch verschiedene Bedeutungsinhalte besetzt und kann zu Mißverständnissen führen. Vom Gebrauch dieser Bezeichnung wird abgeraten (Kugler 1981).

3.1.3.2 Frequenzzuordnung diskontinuierlich oder einzeln auftretender Potentiale.

Angaben zur Frequenz beziehen sich häufig auch auf *diskontinuierlich* auftretende Potentialmuster, wie beispielsweise bei epileptischen Erregungssteigerungen (z. B. „3/s-SW-Aktivität"). Auch *einzelne* besondere Potentialschwankungen müssen einem Frequenzbereich zugeordnet werden (z. B. „vereinzelt einstreuende 2/s-δ-Wellen"). In diesem Falle ermittelt man die Frequenz (die Frequenzzugehörigkeit) aus der Zeitdauer zwischen zwei gleichsinnigen Durchgängen der Potentialschwankung durch eine virtuelle Horizontale („gedachte Nullinie") (Abb. 3.2c), was bei komplexen Potentialmustern einige Übung erfordert. Es gibt Meßschablonen (nach Schütz), die diese Bestimmung erleichtern können.

3.2 Amplitude der EEG-Potentiale

Die Amplituden der EEG-Wellen liegen bei Ableitungen von der Kopfoberfläche größtenteils unter 100 μV (Mikrovolt; 1 μV = 1 millionstel Volt). Sie werden durch die verschiedenen Gewebsschichten zwischen Hirn- und Kopfoberfläche stark reduziert (s. auch Abschn. 2.2). Bei Ableitungen direkt von der Hirnoberfläche sind sie etwa 10mal so hoch (500–1000 μV).

Die Amplituden sind wesentlich auch von der Wahl der Elektrodenverschaltung abhängig

Im klinischen EEG haben, im Gegensatz zur Frequenz, die Amplituden insoweit einen geringeren Stellenwert, als sie ganz wesentlich *von den Ableitebedingungen* abhängen. Wie in Kap. 2 dargestellt, ist die Spannungshöhe das Ergebnis der Potential*differenz* zwischen den beiden Eingängen der Differenzverstärker eines jeden EEG-Kanals. Diese Differenz wird durch die Wahl der Elektrodenverschaltungen und damit durch das angewählte Ableiteprogramm bestimmt. Im allgemeinen ergeben bipolare Ableitungen mit engem Elektrodenabstand niedrige Amplituden, Bezugsableitungen gegen die Ohren höhere Spannungsdifferenzen.

Das Ergebnis der Differenzbildung wird nicht nur durch die Absolutbeträge der Amplituden bestimmt, sondern auch durch die *Phasenbeziehungen* der EEG-Wellen zwischen zwei verschiedenen Ableitepunkten (s. Abschn. 2.4.2.2, Abb. 2.20). Dies gilt besonders für bipolare Reihenableitungen und Quellenableitungen. Am deutlichsten kann man das bei einem Vergleich bipolarer Längs- und Querreihen erkennen. Ein in den Längsreihen registrierter regelmäßiger, gut ausgeprägter und auch spannungsbetonter α-Grundrhythmus wird in den Querreihen meistens mit deutlich geringerer Amplitude und Ausprägung registriert. Grund: im Gegensatz zur okzipitofrontalen Richtung, in der die α-Wellen mit „Phasenverschiebungen" ablaufen, treten α-Wellen in Links-rechts-Richtung über benachbarten Punkten der Hemisphären weitgehend phasengleich auf.

Ist ein exakter Vergleich der Potentialamplituden verschiedener EEG erforderlich, so kann sich der Vergleich immer nur auf ein bestimmtes Ableiteprogramm beziehen. In der Regel wählt man hierfür die *Bezugsableitungen* gegen die Ohren. Da die Grundaktivität regional sehr unterschiedlich ausgeprägt ist, beziehen sich die Angaben zur Amplitude zudem immer auf jene Ableitepunkte der Hemisphären, an denen sich z. B. die α-Aktivität am deutlichsten zeigt (in der Regel okzipital oder parietal, meistens rechtshirnig).

Die Amplituden der EEG-Wellen werden als Differenz zwischen dem negativen Höchstwert der einen zum positiven Maximalwert der nachfolgenden Halbwelle angegeben (Abb. 3.2b) (μV „Spitze–Spitze" bzw. „peak to peak"). Auch hierfür gibt es Meßschablonen.

Attribute wie „niedrig" oder „hoch" sind stets nur *relative* Angaben in Bezug zu bestimmten Potentialformen oder -frequenzen

In den Befundformulierungen werden Amplituden häufig mit den Attributen „niedrig" oder „hoch" gekennzeichnet. Diese Zuordnungen sind natürlich sehr relativ (und subjektiv) und nur mit Nennung einer bestimmten Potentialform oder -frequenz sinnvoll. Wenn die Amplitude ein besonderes Merkmal ist, sollten immer die Zahlenwerte angegeben werden.

Die verschiedenen Frequenzanteile des EEG sind im Regelfall durch sehr unterschiedliche Amplitudenniveaus gekennzeichnet, die allein mit Angaben wie „hoch" oder „niedrig" nicht eindeutig deklariert werden. So hat eine α-Welle mit einer Spannungshöhe von z. B. 50 μV eine mittlere Amplitude. Mit einer gleichen Amplitude müßte eine β-Welle bereits als hoch, eine δ-Welle dagegen als flach eingestuft werden.

Speziell in Bezug zur α-Grundaktivität gilt:

α-Wellen < 20 μV = niedrige Amplitude,

α-Wellen 20–60 μV = mittlere Amplitude,

α-Wellen > 60 μV = hohe Amplitude

α- und β-Wellen zeigen in der Regel eine ***Modulation*** mit an- und abschwellender Amplitude. Diese Modulation wird als *spindelförmig* bezeichnet. Von ***Spindeln*** (im engeren Sinne) spricht man, wenn der Anstieg und der Abfall der Amplituden mit einer stabilen Frequenz in einem Zeitraum von 1 s oder weniger erfolgen (z. B. β-Spindeln).

Bei stärkerer Modulation des α-Grundrhythmus können die Amplituden beträchtlich schwanken. Dann gibt man den durchschnittlichen Wert der α-Amplituden sowie die im Rahmen der meist spindelförmigen Modulation der α-Wellen häufig erreichten Maximalwerte an. Seltene Abweichungen werden vernachlässigt.

Der durchschnittliche Wert ist zu schätzen, eine exakte und dann entsprechend häufige Messung wäre in der Routinediagnostik übertriebene Genauigkeit. In der Routine begnügt man sich meistens mit einer gröberen Einteilung der Amplituden, wie weiter oben in der Randspalte angegeben.

3.3 Morphologie der EEG-Potentiale

Die Form der Graphoelemente des EEG kann durch *zufällige* Kombinationen oder durch Überlagerungen mehrerer Potentiale verschiedener Frequenzen sehr variabel und dann ohne besondere Bedeutung sein. Auch unterschiedliche Differenzbildungen zwischen aktiven Elektroden können in Abhängigkeit vom Ableiteprogramm die Potentialform beeinflussen. Im Zweifel geben sich komplexe Potentialformen erst durch eine mehr oder weniger *identische Wiederholung* als besondere Graphoelemente (oder auch als Artefakt) zu erkennen.

3.3.1 Morphologie fortgesetzter Potentialabläufe

Ein fortgesetzter Ablauf von Potentialen kann sehr regelmäßig erfolgen. Bei einem ständigen Wechsel von Potentialform und Potentialamplitude mit meist leichten Schwankungen der Frequenz sprechen wir von unregelmäßig. Der Begriff „unregelmäßiges EEG" als abnormer Befundtyp wird in Kap. 4 erläutert.

Die Grundaktivität einer Hirnregion kann sich durch besondere Potentialformen auszeichnen. Neben den meist sinusoidalen α-Wellen seien hier der oft arkadenförmig auftretende μ-Rhythmus der Präzentralregion genannt (s. Abschn. 4.8.1). Bei pathologischen Verlangsamungen kann die ϑ- oder δ-Aktivität vor allem im Bereich einer hemisphäriellen Herdstörung sehr unregelmäßig auftreten. Wir sprechen dann auch von *polymorph*. Umgekehrt sind auffällig *monomorphe* (sinusoidale) δ-Wellen möglich, wie beispielsweise bei subkortikal generierten und in die Hirnrinde projizierten Störungen (vgl. Kap. 9).

Sinnvolle Begriffe in bezug zur Morphologie:

regelmäßig (regulär), unregelmäßig (irregulär),

monomorph
polymorph

biphasisch
triphasisch
polyphasisch

3.3.2 Morphologie einzelner Potentiale

Einzelne Potentiale können durch *charakteristische Wellenformen* diagnostisch von Bedeutung sein. Oft sind sie durch bestimmte Bezeichnungen bereits eindeutig etikettiert (z. B. Vertex-Wellen, λ-Wellen). Dies gilt auch für epileptische Graphoelemente (scharfe

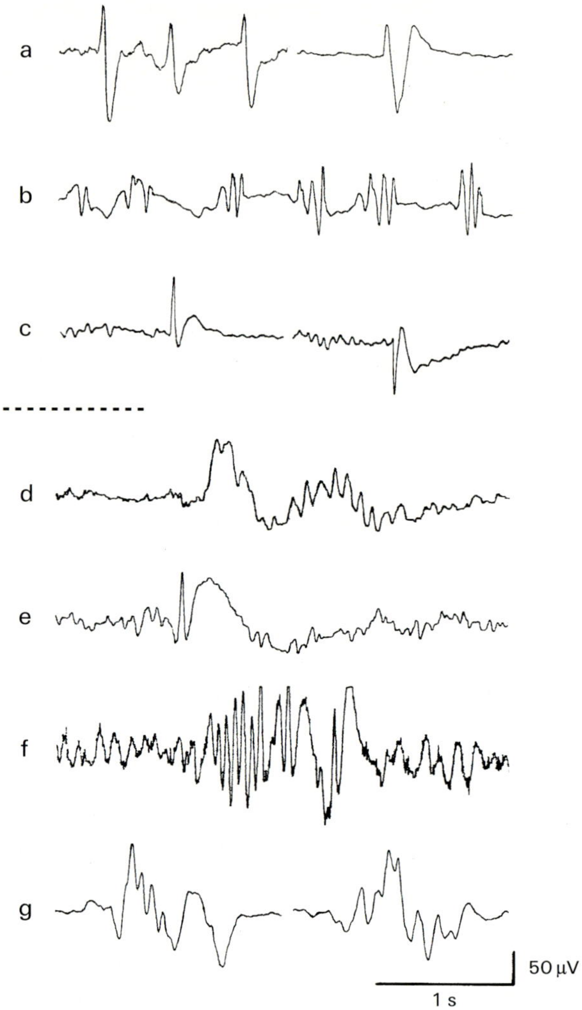

Abb. 3.3. Beispiele für verschiedene Potentialformen (**a–c**) und Potentialkomplexe (**d–g**).
a Biphasische und triphasische Wellen, **b** polyphasische Potentiale, **c** negative und positive Spitzen. Die Potentialformen **a–c** sind in erster Linie Ausdruck (zumeist epileptischer) Erregungssteigerungen.
d K-Komplex (im Schlaf),
e Spike-Wave-Komplex (SW),
f Polyspike-Wave-Komplex,
g polymorphe Komplexe (das Beispiel entstammt einem Burstsuppression-Muster)

Wellen, Spitzenpotentiale, vgl. Kap. 7). Bei der Beschreibung der Wellenform spielt die *Steilheit* des Potentialanstiegs (der Potentialgradient) eine entscheidende Rolle. Sie ist ein Gradmesser für das Ausmaß der Synchronisierung der den EEG-Wellen zugrundeliegenden kortikalen postsynaptischen Feldpotentiale. An- und absteigende Potentialschenkel können eine unterschiedliche Steilheit haben, zumeist ist die ansteigende Flanke steiler.

Bei der Beschreibung einzelner Potentialformen kann man *biphasische, triphasische* und *polyphasische* Potentialabläufe unterscheiden (Abb. 3.3a, b). Letztere sind in der Regel Bestandteil besonderer Potentialkomplexe. Schließlich ist die Angabe der (vorherrschenden) *Polarität* einer Potentialschwankung ein wichtiges Merkmal (negative und positive Spitzen in Abb. 3.3c). Die registrierte

3.3.2

Polarität ist natürlich von der Elektrodenverschaltung abhängig (vgl. Abschn. 2.4). Eine genaue Kenntnis der Polaritätsanalyse (Abschn. 2.4.6) ist für die richtige Lokalisierung fokaler Störungen wichtig und hilft oft auch bei der Abgrenzung gegenüber Elektrodenartefakten. Im Zusammenhang mit epileptischen Erregungssteigerungen gibt es noch besondere morphologische Merkmale. Diese werden in Kap. 7 erläutert.

3.3.3 Potentialkomplexe

Potentialkomplexe sind *Zusammensetzungen* von Potentialschwankungen unterschiedlicher Form und Frequenz. Beispiele sind die im Schlaf auftretenden K-Komplexe (Abb. 3.3d) oder die SW-Komplexe bei epileptischen Erregungssteigerungen (Abb. 3.3e, f). Sie werden in den einschlägigen Kapiteln ausführlicher dargestellt. Der Begriff „Potentialkomplex" sollte auf Graphoelemente dieser Art beschränkt bleiben, bei denen das gemeinsame Auftreten der verschiedenen Potentialanteile durch eine physiologische oder pathophysiologische *Verknüpfung* erklärt oder zumindest vermutet werden kann (und die damit funktionell eine gewisse Entität darstellen). Meistens kehren diese Potentialformationen dann auch weitgehend identisch wieder.

3.4 Häufigkeit der EEG-Potentiale. Ausprägung

Ab wann das Auftreten bestimmter Potentiale als „häufig" oder „selten" (vereinzelt) eingestuft wird, ist von ihrer Art abhängig. Richtig verstanden werden diese Attribute nur, wenn man vom EEG etwas versteht. Wenn es sich um entscheidende Befundmerkmale handelt, sollte man die Häufigkeit durch Zahlenangaben unmißverständlich festlegen. Bei vergleichenden Verlaufskontrollen kann dies wichtig sein.

Die Bezeichnung „Ausprägung" bzw. „ausgeprägt" wird im EEG umgangssprachlich häufig verwendet. Dabei geht die Amplitude als Bewertungskriterium mit ein, wie beispielsweise bei der Beschreibung von Herdstörungen mit den Bezeichnungen „ausgeprägt", „mäßig ausgeprägt" oder „gering ausgeprägt".

Der Begriff „Ausprägung" i.e.S. bezieht sich nur auf den normalen α-Grundrhythmus

Der Begriff ***Ausprägung*** im eigentlichen Sinne bezieht sich jedoch allein auf die Beschreibung des normalen *Grundrhythmus* (also in der Regel des α-Grundrhythmus) und deklariert die *Häufigkeit der (α-)Wellen pro Zeiteinheit*. Hierbei hat die Amplitude nur insofern eine Bedeutung, als für sie bei der Festlegung der Häu-

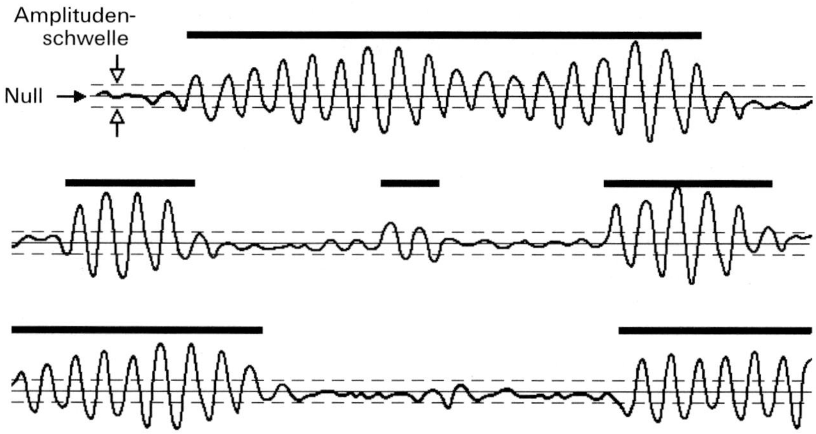

Abb. 3.4. Bestimmung der Ausprägung einer α-Tätigkeit (Grundrhythmus) als Häufigkeit der Wellen pro Zeiteinheit (α-Index). Gezählt werden die α-Wellen, die einen bestimmten Amplitudenwert überschreiten (meistens werden 10 μV als Schwellenwert festgelegt). In dem gezeichneten Beispiel der Abbildung überschreiten die α-Wellen in ca. 60% der dargestellten Zeit die Amplitudenschwelle (α-Index = 60)

figkeit der Wellen nach unten eine Grenze gezogen werden muß. So werden bei der Bestimmung der α-Ausprägung nur jene α-Wellen gezählt, die mit Amplituden von mehr als 10 μV auftreten. Angesichts der Abhängigkeit der Amplituden von der Elektrodenmontage sollte sich die Festlegung der Ausprägung ebenfalls nur auf die Bezugsableitungen gründen. Die auf dieser Basis ermittelte Häufigkeit der Wellen pro Zeiteinheit wird als Index (*α-Index*) bezeichnet und in Prozent angegeben (Abb. 3.4).

Soll die Ausprägung genau festgelegt und mit der Angabe des α-Index der Typ des α-EEG genauer spezifiziert werden, so muß der EEG-Abschnitt für die Bestimmung möglichst groß bemessen werden (mehrere Seiten einer EEG-Aufzeichnung). Aufgrund der Abhängigkeit des α-Grundrhythmus vom Grad der Vigilanz sind die Bedingungen einer Ruheableitung zu beachten bzw. einzuhalten (vgl. Abschn. 4.2.4). Die bestmögliche α-Ausprägung, die man ermitteln möchte, gilt nur für einen schmalen Grat, zu dessen beiden Seiten schon leichte Vigilanzminderungen oder „Vigilanzsteigerungen" sehr rasch zu einer Abnahme der α-Ausprägung führen.

α-Index

unter 30%
= gering ausgeprägtes α-EEG,
30–60%
= mäßig ausgeprägtes α-EEG,
über 60%
= gut ausgeprägtes α-EEG

Eine genaue Festlegung des α-Index ist allerdings nur bei bestimmten psychophysiologischen Untersuchungen erforderlich. In der klinischen Praxis genügt für die Kennzeichnung des α-EEG eine grobe Einteilung, wie nebenstehend angegeben, die man mit einiger Übung beim Durchblättern der EEG-Kurve schätzen kann.

In ähnlicher Weise ist eine Quantifizierung der Häufigkeit von β-, ϑ- oder δ-Wellen möglich, mit entsprechender Angabe eines β-, ϑ- oder δ-Index. Davon wurde bei psychophysiologischen Untersuchungen Gebrauch gemacht (s. z. B. Schmettau 1970) oder mit Verwendung eines δ-Index bei der Beurteilung pathologischer EEG-Befunde. Praktische klinische Bedeutung haben diese Indizes nicht erlangt, da vor allem bei pathologischen EEG-Veränderungen die verschiedenen, sich oft überlagernden Frequenzanteile visuell nur mühsam voneinander abzugrenzen sind.

3.5 Zeitliche Abfolge und zeitliche Beziehungen der EEG-Potentiale

3.5.1 Zeitliche Abfolge (Dynamik, Modulation)

Die ableitbaren Hirnrindenpotentiale bezeichnet man allgemein als Aktivität („Tätigkeit"). Treten EEG-Potentiale regelmäßig und mit konstanter Frequenz auf, kann man auch von einem *Rhythmus* sprechen. Der Begriff „Grundrhythmus" ist besonders definiert (Abschn. 4.1).

Eine Aktivität kann *kontinuierlich* oder *diskontinuierlich* auftreten. Die Grenze zwischen diesen beiden Merkmalen ist nicht definiert. Im physiologischen Bereich sind mehr als 10 s dauernde Potentialfolgen konstanter Amplitude eher die Ausnahme. Der normale (α-)Grundrhythmus ist durch eine ständige Zunahme und Abnahme der Amplituden im Bereich von Sekunden gekennzeichnet. Einen auffallend kontinuierlichen, unmodulierten Potentialablauf sehen manche bereits als Merkmal einer Funktionsstörung.

Treten bei diskontinuierlich registrierten Potentialfolgen längere Pausen ein, so sind Bezeichnungen wie „intermittierend", „passager" oder „flüchtig" üblich, aber nicht sonderlich informativ.

Paroxysmale Aktivitäten heben sich durch abweichende Frequenzkomponenten, durch Amplitudenbetonungen und durch besondere, oft repetierend auftretende Potentialformen aus der Grundaktivität heraus. Im Hinblick auf die zeitliche Dauer eines Paroxysmus (griechisch Verschärfung) sind Bezeichnungen wie Gruppe, Serie, oder „längere Strecken" üblich. Es ist jedoch kein besonderer Aufwand, wenn daneben zusätzlich die Dauer der Paroxysmen in Sekunden angegeben wird, als Mittelwert oder mit Angaben der Minima und Maxima, auch wenn sich bei straffer Diktion dadurch in einem Satz Zahlenangaben etwas häufen (z.B. „während 30 min wurden 5mal 3/s-SW-Gruppen von jeweils 1–2 s registriert").

Begriffe in bezug zur zeitlichen Abfolge:

kontinuierlich, diskontinuierlich, intermittierend, passager,

paroxysmal,

transient, episodisch, periodisch, repetitiv, rhythmisch

Besondere Ereignisse bzw. Potentiale können zufallsverteilt unregelmäßig auftreten, oder sie werden gelegentlich (episodisch) oder nur vereinzelt registriert (Transiente). Treten sie als einzelne Graphoelemente oder Potentialkomplexe voneinander getrennt, aber fortgesetzt (***repetitiv***) in auffallend regelmäßigen Abständen auf, so wird diese Erscheinungsform auch als ***periodisch*** bezeichnet. Dies kann ein diagnostisch richtungweisendes Merkmal sein, wie z. B. bei metabolischen Enzephalopathien oder bei Enzephalitiden (Abschn. 10.5.2, 12.5). Zeigen sich die repetitiv auftretenden Wellen oder Komplexe mit weitgehend identischem Muster in Abständen von einer oder mehreren Sekunden, so sind sie in der Standardregistrierung leicht zu erkennen. Periodizitäten, die mit längeren zeitlichen Abständen auftreten, erkennt man dagegen mitunter erst bei langsamerer Registriergeschwindigkeit.

3.5.2 Zeitliche Beziehungen zwischen EEG-Potentialen

Alle Bezeichnungen in Verbindung mit dem Begriff „synchron" sind im klinischen EEG nur unter Vorbehalt zu verwenden

Die zeitlichen Beziehungen betreffen in erster Linie den Grad des ***Gleichlaufs*** zwischen den EEG-Wellen verschiedener Ableitepunkte, insbesondere im Vergleich homologer Areale der linken und rechten Hemisphäre. In der klinischen Nomenklatur sprechen wir auch von Synchronisierung, obwohl die zeitlichen Beziehungen der von der Kopfoberfläche ableitbaren Makropotentiale sehr locker bleibt. Deshalb hält Petsche für das zeitlich korrelierte (niemals exakt zeitgleiche!) Auftreten bestimmter Potentiale in verschiedenen Hirnregionen den Ausdruck „Synmorphie" für besser geeignet.

Bei bestimmten pathologischen Veränderungen, insbesondere bei epileptischen Erregungssteigerungen, sprechen wir auch von *abnormen Synchronisierungen*, wenn sie sich projizieren oder generalisieren und dabei die bioelektrischen Entäußerungen *verschiedener Hirnareale* in einen Gleichtakt zwingen.

Mitunter werden Bezeichnungen wie „Hypersynchronisierung" oder „hypersynchrone Entladungen" verwendet, und es werden darunter in der Regel die *einzelnen* epileptischen Erregungssteigerungen (z. B. Spitzenpotentiale) verstanden. Im Gegensatz zu der oben genannten abnormen Synchronisierung zwischen verschiedenen Hirnarealen (Ableitepunkten) ist jedoch der Hypersynchronismus, der den einzelnen epileptischen Entladungen zugrundeliegt, ein Phänomen auf der Ebene neuronaler Netzwerke, über die nur tierexperimentelle Untersuchungen Aufschluß geben können, nicht aber das klinische EEG. Der Ausdruck „Hypersynchronisierung", der zudem uneinheitlich definiert wird, sollte daher in der klinischen EEG-Diagnostik vermieden werden.

Bei subkortikal generierten Funktionsstörungen ist eine *bilaterale Synchronisierung* (oder Synmorphie) von langsamen Potentialen ein charakteristisches Merkmal (Abschn. 9.3.2).

Subtilere Analysen der zeitlichen Beziehung zwischen verschiedenen Ableitepunkten sind mit der visuellen Auswertung einer Papierregistrierung nicht möglich. Das liegt nicht nur an der Begrenzung der visuellen Auflösung, sondern auch an den verschiedenen Verfälschungen, die die in der Routinediagnostik üblichen Elektrodenmontagen mit sich bringen (vgl. Abschn. 2.4.2.2). Genauere Untersuchungen erfordern spezielle computerunterstützte Methoden.

3.6 Topographie der EEG-Potentiale

3.6.1 Diffuse, generalisierte Potentialausbreitung

Eine *diffuse* Verteilung bestimmter Potentiale oder Frequenzen bedeutet ausgedehnt, aber nicht unbedingt alle Ableitungen betreffend. Treten Abänderungen in allen Ableitungen auf, so gilt der (allerdings meistens synonym gebrauchte) Ausdruck *generalisiert*. Er findet vor allem bei epileptischen Erregungssteigerung Anwendung, wenn sie sich über das ganze Hirn ausbreiten.

Werden subkortikal generierte Störungen konstant seitenbetont registriert, bezeichnet man sie auch als (rechts- oder linksseitig) *lateralisiert* (lateralisierte Projektion).

3.6.2 Umschrieben auftretende Potentiale

In der Reihenfolge der Deutlichkeit örtlich betonter Merkmale sind Begriffe wie regional betont, umschrieben (lokalisiert), herdförmig oder fokal sinnvoll bzw. in flüssig abgefaßten Befundbeschreibungen nicht zu vermeiden.

Bei umschriebenen Funktionsstörungen (Herdstörungen) ist die Topographie der wichtigste Aspekt der Befundbeschreibung. Topographische Merkmale können mit Hilfe der EEG-Kartogra-

Abb. 3.5. Die topographischen Beziehungen der Ableitepunkte des 10-20-Systems und die in der Beschreibung des EEG üblichen lokalisatorischen Bezeichnungen. Zur Frage des Ableitepunktes „vordere Temporalregion" (F7 bzw. F8) s. Text

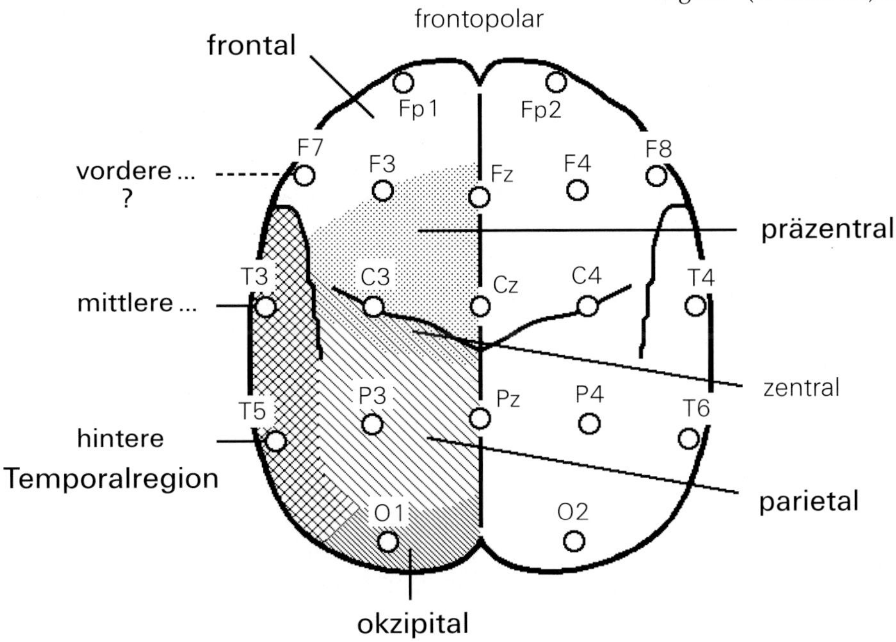

Sinnvolle Begriffe in bezug zur Topographie:

generalisiert,
diffus,

bilateral,
bilateral symmetrisch,
unilateral,
lateralisiert,
seitenbetont,

regional betont,
umschrieben,
herdförmig,
fokal

phie (EEG-Mapping) in einem Teil der Fälle besser und objektiver dargestellt werden (Kap. 17). Zumindest wird der schriftliche Befund durch eine Mapping-Darstellung anschaulich ergänzt.

Die in der klinischen Elektroenzephalographie in Bezug zum 10-20-System üblichen Lokalisationsangaben sind in Abb. 3.5 aufgeführt. In Abweichung von der anatomischen Nomenklatur grenzen wir in der Klinik innerhalb des Frontallappens die *Präzentralregion* ab, die sich als motorische Zone der Hirnrinde auch im normalen EEG durch topographische Besonderheiten auszeichnet (μ-Aktivität). Unsicherheiten ergeben sich hinsichtlich der Zuordnung zur funktionellen Topographie des Hirns für die Ableitepunkte F3 und F4 (frontal oder präzentral?) und F7 bzw. F8. Letztere liegen über dem Gyrus frontalis inferior, erfassen in der Regel aber noch (mitunter sogar überwiegend) die Aktivität der vorderen Temporalregion bzw. des Temporalpols. Dies ist vor allem im Zusammenhang mit den temporal häufig fokalisiert auftretenden epileptischen Entladungen ein kritisches Detail. Weitere Einzelheiten hierzu (insbesondere bezüglich T1 und T2 als Ableitepunkte des Temporalpols) finden sich in Abschn. 2.3.1.2.

Die Lokalisationsangaben werden oft kombiniert verwendet, wie frontotemporal, präzentroparietal, temporookzipital oder auch temporoparietookzipital usw. Dabei werden die Teilbezeichnungen in Richtung von frontal nach okzipital verknüpft.

Bei umschriebenen *Verlangsamungen* benutzen wir die Bezeichnung *Herd*. Auch wenn focus (lat.) „Herd" bedeutet, verwenden wir den Begriff des *Fokus* ausschließlich im Zusammenhang mit *epileptischen* Erregungssteigerungen. Unglücklich sind Bezeichnungen wie „okzipitaler α-Fokus" für die okzipitale Betonung des α-Grundrhythmus.

3.7 Allgemeine Anmerkungen zur Beschreibung von EEG-Befunden

3.7

Ein EEG ist ein sehr komplexer Laborbefund. Nicht nur die Auswertung, auch die Beschreibung erfordert besondere Übung. Deshalb werden die sprachlichen Elemente der EEG-Beschreibung in diesem Kapitel immer wieder besonders hervorgehoben. Das Problem ist die Reduktion einer außerordentlich vielfältigen visuellen Information auf einen vergleichsweise kurzen, aber dennoch ausreichend informierenden schriftlichen Befund. Man muß lernen, wichtiges von unwichtigem zu trennen. „Nothing is gained by translating visual complexity into verbal prolixity" (Gibbs u. Gibbs 1951).

Es gibt eine Fülle von Bezeichnungen oder Etikettierungen besonderer EEG-Befunde, die mitunter auch im Kreise der klinischen Neurophysiologen nicht übereinstimmend benutzt werden. Mit Blick auf die Ärzte, die am EEG-Befund interessiert sind, vom EEG aber nicht viel oder gar nichts verstehen, muß man diese Fachausdrücke auf ein unumgängliches und möglichst einheitliches Mindestmaß reduzieren. Gegebenfalls sind sie, soweit sie die abschließende Beurteilung wesentlich kennzeichnen, zusätzlich zu erläutern. Selbst die Nennung eines „SW-Paroxysmus" garantiert keineswegs das richtige Verständnis dieses Befundes. Trotz erwünschter Kürze sollte man dann erweiterte Formulierungen wählen wie „...SW-Paroxysmen als Ausdruck einer generalisierten epileptischen Erregungssteigerung".

Das Dokument einer EEG-Befundung besteht neben den personenbezogenen Daten aus:

1. Diagnose einschließlich wichtigster Daten der Anamnese,
2. Angabe der aktuellen Medikation,
3. besondere Fragestellungen,
4. Zustand des Patienten zum Zeitpunkt der Ableitung,
5. Befundbeschreibung,
6. Beurteilung und Interpretation.

Die Punkte 1–3 sind Angaben, die von dem Arzt zu machen sind, der die EEG-Untersuchung anfordert. Zum Zeitpunkt der EEG-Ableitung müssen sie gegebenfalls ergänzt oder hinterfragt werden. Wichtig ist, daß die Anmeldeformulare eine Rubrik enthalten, in der eine *Kontraindikation für bestimmte Provokationsmaßnahmen* angekreuzt werden kann (bzw. muß).

Unabdingbare Voraussetzung für die Bewertung eines EEG ist die Kenntnis von *Alter* und *Bewußtseinszustand* des Patienten zum Zeitpunkt der Ableitung sowie Angaben zur Therapie mit *zentralnervös wirksamen Pharmaka.*

Zu 1): Das EEG wird zunächst nach den vorstehend erläuterten Kriterien ausgewertet und beschrieben. Die Kenntnis der *klinischen Diagnose* ist erst für die Beurteilung wichtig, für die Interpretation des Befundes dann allerdings Voraussetzung (s. unten).

Entscheidend sind die Angaben zur ***Anamnese,*** wenn sie den zeitlichen Abstand eines besonderen akuten Ereignisses zur EEG-Ableitung betreffen. Dies gilt insbesondere für epileptische Anfälle mit der Frage, ob die registrierten EEG-Veränderungen noch als (passagere) postiktuale Störung aufzufassen sind, oder ob sie eine vor dem Anfall bereits bestandene und damit weiterhin persistierende Funktionsstörung anzeigen. Ähnliche Fragestellungen ergeben sich bei Schädel-Hirn-Traumen oder in Fällen mit einer Migraine accompagnée. Die Interpretation im Sinne einer nur passageren Störung kann natürlich nur durch weitere Verlaufskontrollen gesichert werden.

Zu 2): *Zentralnervös wirksame* ***Pharmaka*** können das EEG vordergründig beeinflussen und sind dann zumindest allgemein als Medikamenteneffekt meistens nicht zu verkennen. Nicht selten führt erst der Nachweis dieser EEG-Veränderungen zu einer entsprechenden Nachfrage und dann mitunter zu einer Ergänzung der Anamnese. Wichtig sind die Angaben zur Therapie, wenn EEG-Veränderungen auf einen Medikamenteneffekt verdächtig sind und gegenüber anderen EEG-Befunden oder -Merkmalen abgegrenzt werden müssen. Zwingend erforderlich wird die genaue Kenntnis der Therapie bei Intensivpatienten, die häufig stark sediert werden.

Zu 3): Je nach ***Fragestellung*** muß die grundsätzliche Art der EEG-Diagnostik bereits im Vorfeld diskutiert und festgelegt werden (Routine-EEG, EEG mit besonderen Ableitungen oder mit spezieller Polygraphie je nach Labormöglichkeiten, Schlaf-EEG, Langzeit-EEG usw.). Eine erfahrene EEG-Assistentin weiß jedoch auch noch während der Routine-EEG-Ableitung auf besondere Fragestellungen mit entsprechenden Variationen des Untersuchungsablaufes einzugehen (Wahl bzw. längere Benutzung eines bestimmten Ableiteprogramms, Zuschaltung polygraphischer Ableitungen, vorübergehende Änderungen der Registriergeschwindigkeit u. a.).

Zu 4): Die Beschreibung des ***Zustandes des Patienten*** zum Zeitpunkt der Ableitung gilt vor allem seiner *Bewußtseinslage.* Dies ist besonders wichtig bei Ableitungen auf Intensivstationen. Bei bewußtseinsklaren Patienten sind *Vigilanz* und Entspannungsgrad wichtige Zustandsmerkmale während der EEG-Ableitung, die jedoch einer Beobachtung und Bewertung nur eingeschränkt zugänglich sind. Vigilanzminderungen geben sich im EEG prompt zu erkennen. Eine auffällige Schläfrigkeit sollte jedoch zusätzlich vermerkt werden. Andererseits werden leichte Vigilanzschwankungen, die das EEG bereits verändern, vom Patienten selbst mitunter nicht bemerkt.

Zur Zustandsbeschreibung des Patienten während der Ableitung gehören auch Angaben über auffällige Verhaltens- und Reaktionsweisen oder zur allgemeinen Kooperationsfähigkeit. Motorische (z. B. extrapyramidal-motorische) Entäußerungen müssen vermerkt werden. Dazu gehört vor allem ein Tremor, der zu irritierenden Artefakten führen kann (s. Abschn. 18.1.4). Besonders wichtig ist die möglichst genaue *Beschreibung epileptischer Anfälle,* was bei gleichzeitiger Zuwendung zur laufenden EEG-Registrierung (sofern sie noch möglich ist) höchste Konzentration erfordert. Da in der Routinediagnostik in den meisten Labors ein Arzt nur in besonderen Fällen anwesend sein kann, ist die Zustandsbeobachtung und -beschreibung des Patienten eine wesentliche Aufgabe der EEG-Assistentin.

Wir geben stets auch die *Tageszeit* an, zu der das EEG abgeleitet wurde. Dies kann bei Verlaufskontrollen in Bezug zu epileptischen Befunden wichtig sein (tageszeitliche Schwankungen der Erregbarkeitssteigerung). Gelegentlich kann eine morgendliche Hypoglykämie einen Befund (z. B. unter Hyperventilation) bedingen, der bei einer Kontrolle zu einer anderen Tageszeit nicht auftritt.

Zu 5): Die besonderen Parameter und Begriffe der ***Befundbeschreibung*** wurden oben erläutert. *Auswertebögen*, in denen vorgegebene Merkmalsnennungen lediglich angekreuzt werden, haben Vor- und Nachteile. So zwingen die Formulare den Auswerter zu Merkmalsangaben, die, wenn sie für den Befund unerheblich sind, in freien Befundformulierungen oft unterbleiben. Damit sind solche Auswertebögen gute Unterlagen für eine computergestützte Dokumentation oder für spätere statistische Auswertungen. Andererseits können Strichlisten der individuellen Vielfalt eines EEG-Befundes nie voll gerecht werden. Das gilt auch für entsprechende Eingabemasken am Computerbildschirm, die mit der Technik des papierlosen EEG in Zukunft den Alltag bestimmen werden.

Es erfordert eine besondere Übung, die komplexen EEG-Phänomene möglichst präzise und dennoch kurz zu beschreiben. Die Lesbarkeit der Befundbeschreibung und damit die Akzeptanz des gesamten EEG-Befundes kann durch eine gute Syntax mit geschickt gewählter Variabilität der beschreibenden Attribute gefördert werden. Diesen Gesichtspunkt sollte man nicht unterschätzen! Schlecht gewählte Formulierungen oder die häufige Tendenz, verschiedene Teilaspekte in mehreren eingeschobenen Nebensätzen unterzubringen, können zu Mißverständnissen führen. Umständliche und unnötig lang abgefaßte Befundberichte werden oft nicht bis zum Ende gelesen. Dennoch: bei allen Bemühungen um gute („abwechslungsreiche") Formulierungen, *für die spezielle Nomenklatur, mit der wir einzelne EEG-Merkmale kennzeichnen, ist Einheitlichkeit zu wahren.*

Manchen Bezeichnungen, die recht allgemein erscheinen, ist ein konkreter Bedeutungsinhalt zugeordnet. Beispielsweise verstehen wir unter dem Begriff der „α-Welle" nur den Potentialbestandteil des normalen α-Grundrhythmus. Um Mißverständnissen vorzubeugen, sollte man andere α-Frequenzanteile als Potentialschwankungen „im α-Bereich" bezeichnen und durch weitere Merkmale (Amplitude, Steilheit, örtliche Akzentuierung u. a.) charakterisieren, soweit sie nicht bereits durch eine besondere

Nomenklatur entsprechend etikettiert werden können (z. B. μ-Aktivität, λ-Wellen). Artifiziell entstandene Potentialschwankungen sind, auch wenn sie im δ-Frequenzbereich auftreten, keine δ-Wellen. Die mit einem griechischen Buchstaben kombinierte Bezeichnung „Welle" gilt *ausschließlich* für die hirneigene Aktivität.

Zu 6): Die ***Beurteilung*** eines EEG-Befundes enthält eine kurze *Zusammenfassung* der Befundbeschreibung und die *Interpretation* des Befundes.

Die physiologische oder pathophysiologische Deutung der EEG-Wellen ist zunächst unabhängig von der Klinik eine *EEG-bezogene Interpretation* des Befundes („EEG-Diagnose") und damit obligater Bestandteil der Beurteilung. Sie führt zu Feststellungen wie „Allgemeinveränderung", „Herdstörung", „epileptische Erregbarkeitssteigerung (bzw. Erregungssteigerung)" usw. Die EEG-bezogene Interpretation schließt Aussagen zur möglichen Lokalisation ein.

Problembehaftet ist die *klinische Interpretation*. Es gibt EEG-Veränderungen, die für eine bestimmte klinische Funktionsstörung oder Situation signifikant sein können. Beispiele sind Intoxikationen, hypoxische Hirnschädigungen, besondere Enzephalitisformen oder epileptische Anfälle.

Generell gelten Bezüge zwischen EEG und Klinik nur in einer Richtung: Ein typischer EEG-Befund kann auf eine bestimmte zerebrale Funktionsstörung hinweisen, umgekehrt muß die gleiche Funktionsstörung jedoch keineswegs immer durch diesen EEG-Befund ausgezeichnet sein. Das bedeutet, daß *der Ausschluß einer bestimmten zerebralen Funktionsstörung mit Hilfe einer EEG-Ableitung kaum einmal hinreichend sicher möglich ist.* Man kann bestenfalls mit Wahrscheinlichkeitsangaben operieren.

In der Mehrzahl der Fälle mit allgemeinen Abänderungen des EEG und in nahezu allen Fällen mit herdförmig abgrenzbaren Befunden ist eine *artdiagnostische* Differenzierung überhaupt nicht möglich. *Hier sollte man der Versuchung einer klinischen Interpretation widerstehen*. Will man die mögliche klinische Bedeutung eines EEG-Befundes wenigstens diskutieren, so sollte die Wortwahl die Fraglichkeit der Interpretation eindeutig erkennen lassen. Aber auch dann ist Vorsicht geboten. Bereits Formulierungen wie „Verdacht auf..." können zu weit gehen. Man erlebt es immer wieder, wie derartige Formulierungen aufgewertet werden, wenn im Verlauf der klinischen Diagnostik andere Untersuchungen ergebnislos bleiben.

Auf besondere Fragestellungen ist gezielt einzugehen. Betrifft sie die Suche nach einer zerebralen Erregbarkeitssteigerung, so sollte ein negativer Befund immer mit dem Hinweis „für die Dauer der Registrierung" versehen werden, um zu unterstreichen, daß eine Routineableitung als kurzer zeitlicher Ausschnitt nur Stichprobencharakter haben kann.

Als Laborbefund hat das EEG einen eigenständigen Wert und kann zur klinischen Diagnose beitragen, die klinische Differentialdiagnose beeinflussen oder Anlaß zu weiteren Untersuchungen sein. Der umgekehrte Weg, der für einen Laborbefund an sich *vermieden werden sollte, nämlich die Deutung des Befundes erst unter Kenntnis der Klinik,* ist im Falle des EEG nicht nur erlaubt, sondern oft sogar notwendig. Wenn allerdings EEG-Veränderungen *nur* in Bezug zur Klinik interpretiert werden können, sollte dies in der Befundabfassung *stets eindeutig hervorgehoben* werden.

4 Die Grundaktivität des normalen EEG (Erwachsener). Grundrhythmus, EEG-Varianten und hirnregionale Besonderheiten

4.1 Definition der Begriffe

Die außerordentliche Vielfalt des normalen EEG macht eine Typisierung erforderlich. Im deutschen Sprachraum führte Jung (1953) eine Einteilung ein, die sich bald mit verschiedenen Variationen durchsetzte. Sie betraf „nach dem Gesamteindruck" die 4 Typen „α-EEG", „β-EEG", „flaches EEG" und „unregelmäßiges EEG". Diese Unterteilung wurde dem Variationsreichtum des (normalen) EEG unter klinischen Gesichtspunkten einigermaßen gerecht, vermischte aber verschiedene Parameter und Einflußgrößen auf das EEG. So wurden hirnlokale Besonderheiten in diese Typeneinteilung einbezogen, ebenso Einflüsse durch mangelhafte Entspannung oder durch Vigilanzänderungen.

Jede Hirnregion hat eine bestimmte Form von Grundaktivität, die sich durch Besonderheiten auszeichnen kann. In frontalen und temporalen Hirnregionen können ϑ-Wellen auftreten, die (prä-) zentrale Region kann durch β-Wellen oder durch eine besondere Aktivität im α-Bereich (μ-Aktivität) geprägt sein. Diese hirnlokalen Formen der Grundaktivität haben jedoch nur akzessorischen Charakter.

Gekennzeichnet wird das Ruhe-EEG der meisten Menschen durch eine parietal bis okzipital auftretende α-Tätigkeit. Diese okzipitale Dominanz der α-Aktivität ist der Grund, die *Bestimmung des EEG-Typs grundsätzlich nur nach der in der Okzipitalregion vorherrschenden EEG-Aktivität vorzunehmen*. Diese Aktivität wird dann jeweils als der *Grundrhythmus* des EEG definiert. Die über der hinteren, sensorischen Hirnregion auftretende Aktivität hat auch physiologisch einen besonderen Stellenwert (s. Abschn. 1.6.1). Sie ist jener Anteil des EEG, der auf visuelle Reize am deutlichsten reagiert.

Die Bezeichnung ***Grundaktivität*** gilt allgemein für jede Hirnregion. Die Grundaktivität der okzipitoparietalen Hirnregion definiert den ***EEG-Typ.*** Und nur die EEG-Anteile, die mit dieser Grundaktivität in Zusammenhang stehen, bezeichnen wir als ***Grundrhythmus.***

Ein EEG wird danach als α-Typ bezeichnet (oder als EEG mit α-Grundrhythmus), solange die okzipitale bis parietale Grundaktivität durch α-Wellen geprägt wird, auch wenn über der vorderen Hirnregion eine deutliche β-Aktivität zu registrieren ist. Dagegen wird es als β-Typ deklariert, wenn β-Wellen auch okzipital dominieren und sich dann beispielsweise bei Sinnesreizen wie α-Wellen verhalten.

Die Einteilung in diese Grundrhythmustypen gilt nur für Jugendliche und Erwachsene. Im Kindesalter stehen andere Gesichtspunkte für die Versuche einer „Typisierung" des EEG im Vordergrund. Hier werden die Kriterien durch die verschiedenen Entwicklungsstufen bestimmt.

Neben den häufig anzutreffenden Normtypen finden wir mit einem niedrigen Prozentsatz noch besondere Erscheinungsformen des Ruhe-EEG, die dem Normbereich zuzurechnen sind, und die wir – letztlich nur weil sie relativ selten sind – als *Grundrhythmusvarianten* bezeichnen (Abschn. 4.4, 4.5). Ihre Kenntnis ist wichtig, weil sie pathologischen EEG-Veränderungen ähnlich sein können.

Nicht selten wird eine eindeutige Zuordnung schwierig. Dann verzichtet man auf eine Typenangabe und beläßt es bei einer einfachen Beschreibung der Grundaktivität.

Von jeder Grundaktivität können sich einzelne Wellen oder Wellenformationen als besondere Befunde abheben. In Bezug auf evozierte Potentiale wird für die reizunabhängige Grundaktivität oft auch die Bezeichnung „Hintergrundaktivität" („background activity") benutzt. „But what is background and what is foreground?" (Niedermeyer 1993). Manche komplexen Befunde evozierter Phänomene, die auch zu einer längeranhaltenden ereignisbezogenen Desynchronisierung führen können (Pfurtscheller), relativieren solche Bezeichnungen.

Bei pathologischen Veränderungen, die die Hirnrindenaktivität allgemein verändern, sollte zumindest der Ausdruck „Grundrhythmus" nicht verwendet werden. Er bezieht sich lediglich auf das *normale* EEG eines wachen Menschen (eingeschlossen die Grundrhythmusvarianten). Die Bezeichnung „Grundaktivität" wird dagegen mit sehr breitem Bedeutungsinhalt eingesetzt (beispielsweise „verlangsamte Grundaktivität").

4.1.1 Einteilung und Häufigkeit der Grundrhythmusformen (EEG-Typen)

Nach den Kriterien von Kubicki u. Höller (1980) werden 3 Grundrhythmusformen als Normtypen abgegrenzt, deren Häufigkeit mit dem Zahlenmaterial dieser Autoren in Tabelle 4.1 angegeben

EEG-Grundrhythmus	Gesamt	Aufteilung nach Amplitudenbereichen (hoch) > 50	10 – 50	(flach) 3 – 10	(extrem flach) < 3	[µV]
α	1292 **86,13%**	68 4,53%	1152 76,80%	72 4,80%	-	
β	108 **7,20%**	-	43 2,87%	63 4,20%	2 0,13%	Nieder-Voltage-Typ
(ϑ)	84 **5,60%**	-	21 1,40%	52 3,47%	11 0,73%	135 = 9%
Mischbilder	16 **1,07%**	-	9 0,60%	7 0,47%	-	
		68 4,53%	1225 81,67%	194 12,93%	13 0,87%	

Tabelle 4.1. Aufteilung von 1500 normalen EEG von Erwachsenen zwischen 20 und 69 Jahren nach Grundrhythmustyp und Amplitude. (Nach Kubicki u. Höller 1980)

ist. Neben der maßgebenden Frequenz wird die Amplitude der Wellen als ein zweites, nachgeordnetes Einteilungskriterium herangezogen. Ein α-Grundrhythmus (*α-EEG*) findet sich als häufigster Normtyp bei ca. 86% der Menschen. Ein *β-Typ* kommt in Tabelle 4.1 mit 7,2% und eine zumeist flachere und unregelmäßigere Grundaktivität vorherrschend im ϑ-Bereich mit 5,6% vor.

Ein α-EEG findet sich bei 86% aller Menschen

Bei einem Vergleich größerer Statistiken ergibt sich eine recht gute Übereinstimmung lediglich hinsichtlich der Häufigkeit des α-Typs (weltweit durchschnittlich 85%), da sich ein α-Grundrhythmus meistens auch eindeutig definieren läßt. Die Problematik der statistischen Zahlen zeigt sich in Bezug auf die Grundrhythmustypen außerhalb des α-Bereichs. Hier ist das Zahlenwerk sehr von Bewertungs- oder Zuordnungsmaßstäben abhängig und beispielsweise im Hinblick auf den β-Typ auch von exogenen (medikamentösen) Einflüssen. Diese sind in größeren statistischen Zusammenstellungen nicht einwandfrei zu kontrollieren.

Problematisch erscheint die Abgrenzung eines Grundrhythmus vom ϑ-Typ. So ist die Bezeichnung „Theta-EEG" als Festlegung eines EEG-Typs auch nicht im Gebrauch. Die Kurven sind überwiegend flach und entsprechen zumeist jenem EEG-Bild, das üblicherweise als *Niederspannungs-EEG* bezeichnet wird (analog dem „flachen EEG" in der Einteilung nach Jung). Wenn man bei einem extrem flachen EEG die Verstärkung erhöht (was in solchen Fällen als vorübergehende Abweichung von der Routine stets zu empfehlen ist), so kommen meistens niedrige, unregelmäßige ϑ-Wellen, teilweise auch niedrige β-Wellen und mitunter irregulär auftretende α-Wellen zur Darstellung (s. Abb. 4.16). Bezogen auf die Frequenzanteile stellt das Niederspannungs-EEG somit keinen einheitlichen EEG-Typ dar (s. den Bereich „Nieder-Voltage-Typ", der in Tabelle 4.1 umrahmt abgegrenzt ist). Andererseits gehört ein Teil der Niederspannungs-EEG zu jenen Erscheinungsformen, die mit einem autosomal-dominanten Erbgang eine gewisse Entität darstellen. Daher wird das Niederspannungs-EEG als besonderer EEG-Typ angesehen (s. Abschn. 4.6).

Grundsätzlich ist die Frage berechtigt, inwieweit es überhaupt sinnvoll ist, bestimmte EEG-Typen abzugrenzen. Im Einzelfall geht das oft nicht ohne Willkür. Offensichtlich gilt der Spruch, der Max Nonne zugeschrieben wird: „Die Natur kennt kein Schema, aber ein Schema ist bequema".

4.2 α-Grundrhythmus (α-EEG)

4.2.1 Frequenz der α-Wellen

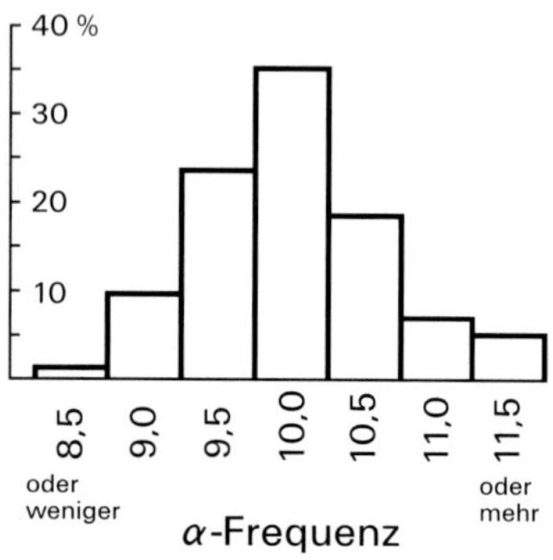

Abb. 4.1. Verteilung der α-Frequenz bei 200 Probanden im Alter von 24–35 Jahren. (Nach Kellaway 1984)

Bei gesunden Erwachsenen zeigt die Frequenz innerhalb des α-Bandes von 8–12/s interindividuell annähernd eine Gaußsche Häufigkeitsverteilung mit einem Maximum bei 10/s (Abb. 4.1). Vom 3. Lebensjahr an werden im EEG bereits α-Wellenanteile um 8/s registriert. Mit zunehmender Ausprägung und Regularisierung wird ab dem 16. (–20.) Lebensjahr schließlich der für das Erwachsenenalter bleibende Typ erreicht. Individuell ist das Erscheinungsbild der α-Tätigkeit dann sehr konstant, sofern die Ableitungen *stets unter gleichartigen Bedingungen* durchgeführt werden. Die normale Schwankungsbreite der Frequenz eines regelmäßigen α-Grundrhythmus liegt bei einer Normalperson unterhalb 1/s (±0,5/s).

Im Alter fällt die durchschnittliche Frequenz wieder leicht ab. Allerdings beträgt sie auch im hohen Lebensalter (80–100 Jahre) bei klinisch Gesunden im Durchschnitt noch 8,6/s (Hubbard et al. 1976). Manche Autoren sehen einen α-Rhythmus von 8/s in jedem Fall bereits als leicht verlangsamt an. Immerhin ist bis zum mittleren Lebensalter die statistische Wahrscheinlichkeit, ein α-EEG mit dieser Frequenz noch bei einer Normalperson zu finden, nur gering (s. Abb. 4.1). Bei älteren Menschen kann die α-Tätigkeit temporal um 1/s langsamer auftreten als okzipital, ohne daß klinisch besondere Befunde vorliegen.

4.2.2 Amplitude der Alpha-Wellen

Die Amplitude zeigt meistens „spindelförmige" Schwankungen. Diese *Amplitudenmodulation* der α-Aktivität (Abb. 4.2) soll Ausdruck minimaler Fluktuationen des Vigilanzpegels sein. Wie Tabelle 4.1 zeigt, liegen die Amplituden der α-Wellen überwiegend

4.2.2

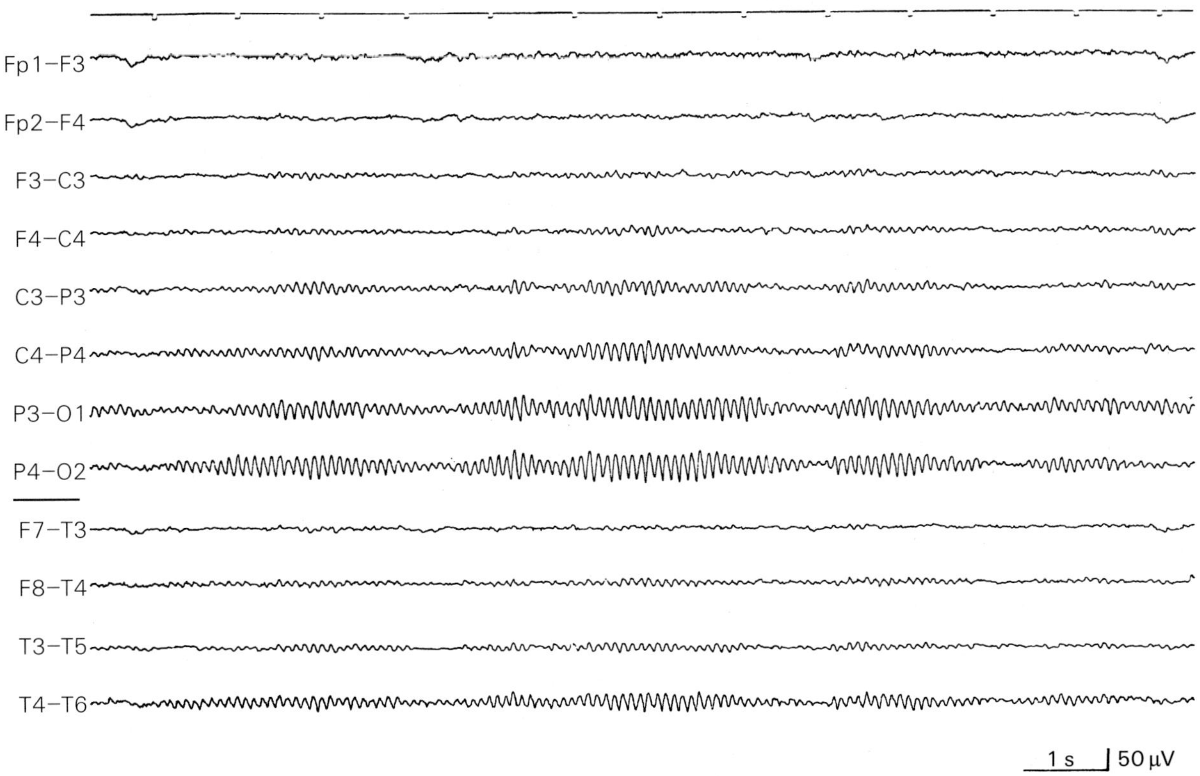

Abb. 4.2. Normales, gut ausgeprägtes α-EEG mit spindelförmiger Modulation der Amplituden der vorwiegend okzipital auftretenden α-Wellen um 10/s

im Bereich von 10–50 µV. Allgemein nimmt mit zunehmendem Alter die Amplitude der α-Wellen ab. α-Grundrhythmen mit Amplituden durchgehend unter 20 µV finden sich bei etwa 25% der Erwachsenen, bei 5% bleiben die α-Wellen unter 10 µV. Bei Kindern ist umgekehrt eine α-Aktivität unter 20 µV normalerweise nicht zu finden (Petersen u. Eeg-Oloffson 1971).

Natürlich ist die Amplitude vom Abstand der messenden Elektroden abhängig (s. Abschn. 3.2). Einen Einfluß auf die abgreifbaren Spannungsdifferenzen hat die Dicke der Schädelkalotte (Leissner et al. 1970). Zweifellos wirken sich auch altersabhängige Änderungen der extrazerebralen Gewebsstrukturen (z.B. Wassergehalt) über entsprechende Impedanzänderungen auf den Spannungsabgriff der kortikalen elektrischen Dipolfelder aus. Verschiedene Beispiele für normale α-Tätigkeiten sind in Abb. 4.3 zusammengestellt.

4.2.3 Potentialform der α-Wellen

Die Potentialform der α-Wellen kann sehr *regelmäßig* sein und sinusoidalen Charakter annehmen (Abb. 4.3d). Mit niedrigeren Amplituden treten α-Wellen eher unregelmäßig auf. Bei *unregelmäßi-*

4.2.3

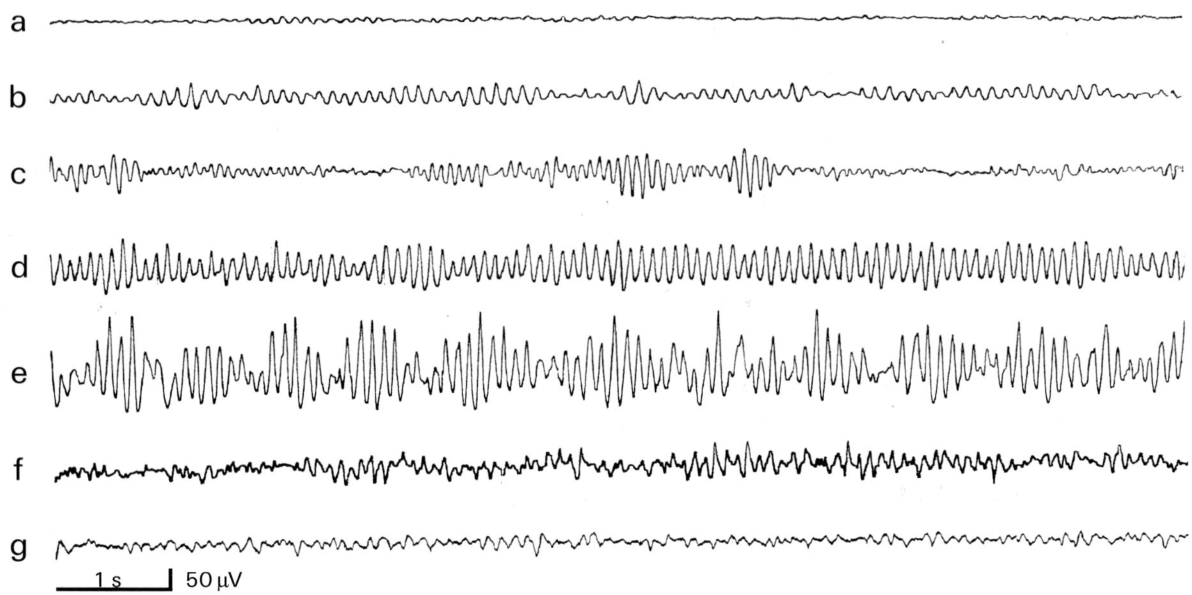

Abb. 4.3. Verschiedene Formen eines α-Grundrhythmus: **a** sehr flache α-Aktivität, **b** und **c** mäßig ausgeprägter α-Grundrhythmus mittlerer Amplitude um 8,5/s (**b**) bzw. 12,5/s (**c**), **d** mehr kontinuierlich ausgeprägter, wenig modulierter α-Rhythmus, **e** spannungsbetonter, spindelförmig modulierter α-Grundrhythmus, **f** und **g** unregelmäßige α-Aktivität mit einer dominanten Frequenz um 9/s

ger α-Tätigkeit kann die Frequenz der α-Wellen stärker streuen (Abb. 4.3f). Ein unregelmäßiges α-EEG findet sich bei etwa 15% der gesunden Erwachsenen. Angegeben wird dann die *dominante* Frequenz, die man visuell ganz gut schätzen kann. Die Grenzziehung zu einem frequenzlabilen EEG (Abschn. 4.7) ist nicht frei von Willkür. Mitunter zeigt der Potentialablauf eine besondere Kontur (einseitig spitz zulaufende α-Wellen mit M-Form oder U-Form ähnlich der zentralen μ-Aktivität, s. Abschn. 4.8.1). Vor allem bei bipolaren Ableitungen sind solche Potentialformen teilweise nur die Folge besonderer Phasenbeziehungen zwischen den α-Wellen verschiedener Hirnregionen. In der klinischen Diagnostik haben diese verschiedenen Potentialkonfigurationen keine Bedeutung.

4.2.4 α-Ausprägung

4.2.4

Die α-Ausprägung ist als *Häufigkeit der α-Wellen pro Zeiteinheit* definiert (vgl. Abschn. 3.4). Sie ist entscheidend von der Vigilanz abhängig. Schon leichte Vigilanzminderungen führen zu einem Abbruch der α-Aktivität. Umgekehrt bewirkt auch eine mangelhafte Entspannung eine Reduktion der α-Tätigkeit. Deswegen ist eine konsistente Festlegung des Ausprägungsgrades schwierig. Dennoch ist die α-Ausprägung (der *α-Index*) ein Merkmal, das den individuellen α-EEG-Typ kennzeichnet. Bei minimaler Ausprägung finden sich einzelne niedrige α-Wellen oft nur noch unter Hyperventilation. Nähert sich der α-Index umgekehrt 100% (ununterbrochene α-Tätigkeit), bezeichnet man den α-Grundrhythmus auch als *kontinuierlich ausgeprägt* (Abb. 4.3d). Beziehungen zu Persönlichkeitsmerkmalen oder zu klinischen Daten ließen sich nicht finden.

Im Hinblick auf genetisch bedingte Varianten des EEG ist ein auffallend monomorpher α-Typ mit spannungsbetonten, sinusoidalen und durch geringe Modulationen der Amplitude gekennzeichneten α-Wellen von Interesse, für den nach Familienuntersuchungen ein einfacher dominanter Erbgang angenommen wird (Dieker 1967). Nach statistischen Untersuchungen von Vogel liegt die Häufigkeit dieser Form bei rund 4 % der Normalbevölkerung (Vogel 1986).

4.2.5 Seitendifferenzen des α-Grundrhythmus

Seitendifferenzen des EEG sind hinsichtlich *Amplitude* und *Ausprägung* des α-Grundrhythmus häufig und physiologisch. In der überwiegenden Mehrzahl der Fälle wird die α-Tätigkeit *rechtshirnig* mit höherer Amplitude und mit besserer Ausprägung registriert. Im Durchschnitt beträgt das Verhältnis rechts / links für beide Parameter etwa 3 : 2. Eine Beziehung zur Hemisphärendominanz bzw. Händigkeit der Untersuchten wurde oft vermutet, konnte aber *nicht* signifikant belegt werden. Daher ist das (Spontan-)EEG zur Bestimmung der dominanten Hemisphäre ungeeignet. Im Hinblick auf Amplitudendifferenzen sollen entsprechende Seitenunterschiede in der Dicke der Schädelkalotte von Bedeutung sein (Leissner et al. 1970). Seitendifferenzen von Amplitude und Ausprägung gibt man in Prozent an, wobei die Seite mit der höheren Amplitude bzw. Ausprägung gleich 100% gesetzt wird.

Seitendifferenzen der α-Amplituden (und der α-Ausprägung) als einzige Befunde sind keine sicheren Befunde

Häufig findet man die Angabe, daß konstante Seitendifferenzen der ***Amplituden*** von mehr als 50% als abnorm gelten, zumindest dann, wenn sie der physiologischen Norm entgegengesetzt gerichtet sind, wenn die α-Wellen also linkshirnig mit den höheren Amplituden registriert werden.

Diese Aussage erscheint uns problematisch, wenn sich die Festlegung einer hemisphäriellen Funktionsstörung allein auf einen solchen Seitenunterschied stützen soll. Solange eine α-Aktivität noch auftritt, sind bei Hemisphärenprozessen Seitendifferenzen des α-Grundrhythmus zwar die Regel, jedoch finden sich dann auf der betroffenen Seite in der Regel noch weitere, mitunter nur diskret ausgebildete Befunde (Einstreuung langsamerer Wellen), die man suchen muß, ggf. mit verlängerter Ableitedauer oder mit wiederholten Kontrollen. Als einziges Merkmal ist auch eine deutliche Seitendifferenz der α-Amplituden nur ein sehr unsicheres Indiz für eine Funktionsstörung. Anlaß zu weiteren Untersuchungen sollte ein derartiger Befund jedoch stets sein.

Starke Amplitudenminderungen können auch durch Besonderheiten der Ableitebedingungen vorgetäuscht werden (Hämatome der

Kopfschwarte, aber auch ungleiche Elektrodenabstände bzw. partielle Kurzschlüsse zwischen Elektroden!).

In der Wertungsskala von Seitenunterschieden sind auffällige *Differenzen der α-**Ausprägung*** (konstant mehr als 50 %) schon eher verwertbar. Außer einer pathologischen Reduktion kann auch eine auffällig hohe (kontinuierliche) Ausprägung der α-Grundaktivität einer Seite einen suspekten Befund ergeben. Die betroffene Hemisphäre zeigt damit offensichtlich eine verminderte Modulations- und Reaktionsfähigkeit seiner Grundaktivität. Meistens ist die α-Tätigkeit auf dieser Seite auch etwas langsamer. Dieser Befund wird als pathologische α-„Aktivierung" bezeichnet (was von den vermuteten pathophysiologischen Zusammenhängen aus betrachtet eigentlich falsch ist).

Seitendifferenzen der α-Frequenz sind eindeutige Befunde

*Signifikante Seitendifferenzen der α-**Frequenz*** sind dagegen *sichere* Befunde. Ist hier im direkten Seitenvergleich (d. h. im Vergleich mehrerer zeitgleicher Sekundensegmente links/rechts) die Differenz größer als 1/s, so kann auch ohne Nachweis anderer Abnormitäten auf der Seite der niedrigeren Frequenz eine Funktionsstörung angenommen werden.

4.2.6 Topographie des α-Grundrhythmus

Am häufigsten werden die α-Wellen *okzipital* betont registriert, nächstdem *parietal* und über der hinteren Temporalregion bzw. temporookzipital, insgesamt also über jenen Hirnregionen, die sensorischen (vornehmlich visuell geprägten) Funktionen dienen (vgl. hierzu auch Abschn. 1.6.1). Die Darstellung der α-Verteilung ist allerdings wesentlich von der Elektroden- bzw. Referenzmontage abhängig (Abb. 4.4).

Die Darstellung der α-Verteilung ist wesentlich von der Elektrodenmontage abhängig

In bipolaren Reihenableitungen, Quellenableitungen und auch in Elektrodenschaltungen gegen eine Durchschnittsreferenz sind die jeweiligen Referenzpunkte nicht frei von α-Potentialen (vgl. Abschn. 2.4), so daß durch entsprechende Differenzbildungen die α-Verteilung um so mehr verfälscht dargestellt wird, je spannungsbetonter und regelmäßiger (d. h. besser synchronisiert) die α-Aktivität auftritt. Eine gute Synchronisierung der α-Wellen findet sich vor allem parietal, so daß in den vorgenannten Elektrodenmontagen die Parietalregion oft weitgehend ausgespart erscheint. Dieser Effekt zeigt sich am deutlichsten in den Quellenableitungen (Abb. 4.4a).

Ist eine korrekte Darstellung der α-Verteilung das Ziel der Untersuchung, so ist die *Ohrreferenz* vorzuziehen (Abb. 4.4c). Sie wird zwar durch Potentialanteile des temporobasalen EEG belastet, die jedoch nur einen geringen Anteil an α-Wellen enthalten. Bei Verwendung dieser Referenzmontage ist der α-Grundrhythmus bei Ableitung im entspannten Wachzustand mit abnehmender Ampli-

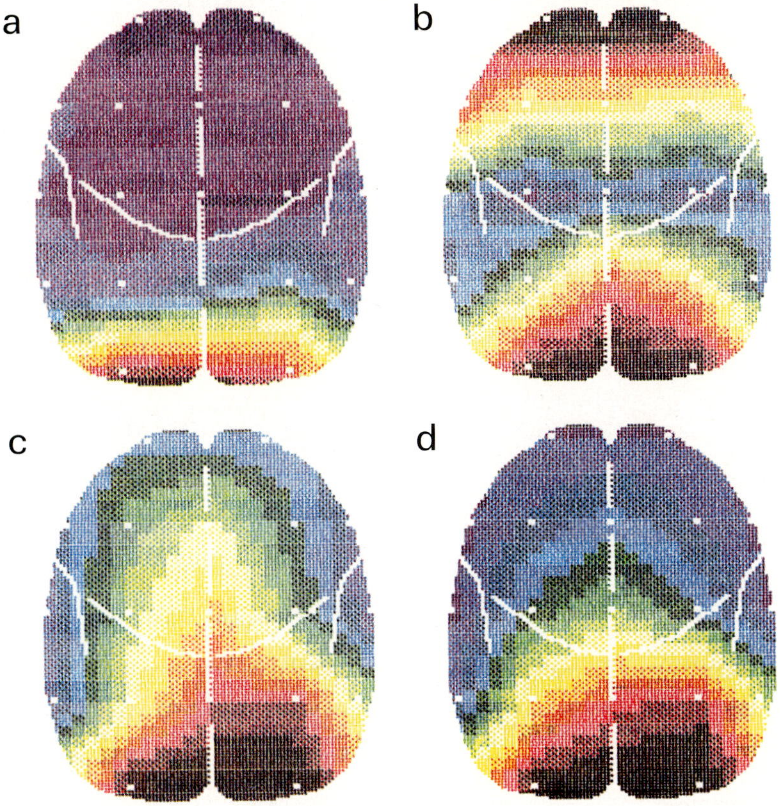

Abb. 4.4. Topographische Darstellung des α-Grundrhythmus in Abhängigkeit von der Elektroden- bzw. Referenzmontage. Spektralanalyse-Mapping des Spontan-EEG (α-Aktivität im Bereich 8–12 Hz, Mittelung der Spektralwerte von 30 EEG-Epochen von je 2 s Dauer).
a Quellenableitung, **b** Ableitung gegen Durchschnittsreferenz, **c** Ableitung gegen verbundene Ohren als Referenz, **d** Ableitung gegen gemeinsame Referenzelektrode am Kinn.
Die Ableitungen gegen Ohren oder Kinn stellen die α-Verteilung offensichtlich korrekt dar. Beachte bei Ableitung gegen die Durchschnittsreferenz (**b**) die „Spiegelung" von α-Aktivität in die vorderen Hirnregionen (s. Abschn. 2.4.2.1). Weitere Erläuterungen s. Text. Zur Methodik des EEG-Mapping s. Kap. 17

tude regelhaft bis zur Zentralregion ableitbar. Auch präzentral zeigen sich oft noch Wellen im α-Frequenzbereich, die jedoch definitionsgemäß meistens nicht mehr zum Grundrhythmus gehören, sondern häufig als μ-Rhythmus die Grundaktivität der Präzentralregion kennzeichnen können. In der Frontalregion werden α-Wellen normalerweise nicht oder nur flüchtig und angedeutet registriert.

Bei älteren Menschen kann die α-Grundaktivität über der hinteren Temporalregion und parietal bis zentral deutlicher ausgeprägt sein als okzipital. Eine Ausdehnung von α-Wellen bis in die Frontalregion ist bei einer Vigilanzabnahme passager möglich (sog. „Anteriorisierung" der α-Aktivität; vgl. Abschn. 5.1.1). Eine länger anhaltende diffuse Ausbreitung von (dann stets langsamen) α-Wellen ist bereits ein Zeichen einer Funktionsstörung, der klinisch eine abnorme subvigilante Bewußtseinslage zugrunde liegen kann.

4.2.7 Einfluß von Sinnesreizen auf den α-Grundrhythmus.

Bei normaler Vigilanz haben emotionale Belastungen und der mentale Aktivitätszustand einen im Einzelfall sehr variablen Einfluß auf den Grundrhythmus. Akustische oder taktile Reize führen bei geschlossenen Augen in dem Maße zu einer α-Minderung, in dem sie die Aufmerksamkeit steigern. Abstrakte mentale Leistungen (Kopfrechnen) haben keinen oder nur einen geringen Effekt auf den okzipitalen α-Rhythmus (Niedermeyer et al. 1989). Eine prompte und normalerweise vollständige *Blockierung* des α-Grundrhythmus sieht man nur bei ***visuellen*** *Reizen* durch Augenöffnung (Abb. 4.5). Damit ist der α-Rhythmus vordergründig mit dem visuellen Sinnessystem verknüpft (s. auch Abschn. 1.6).

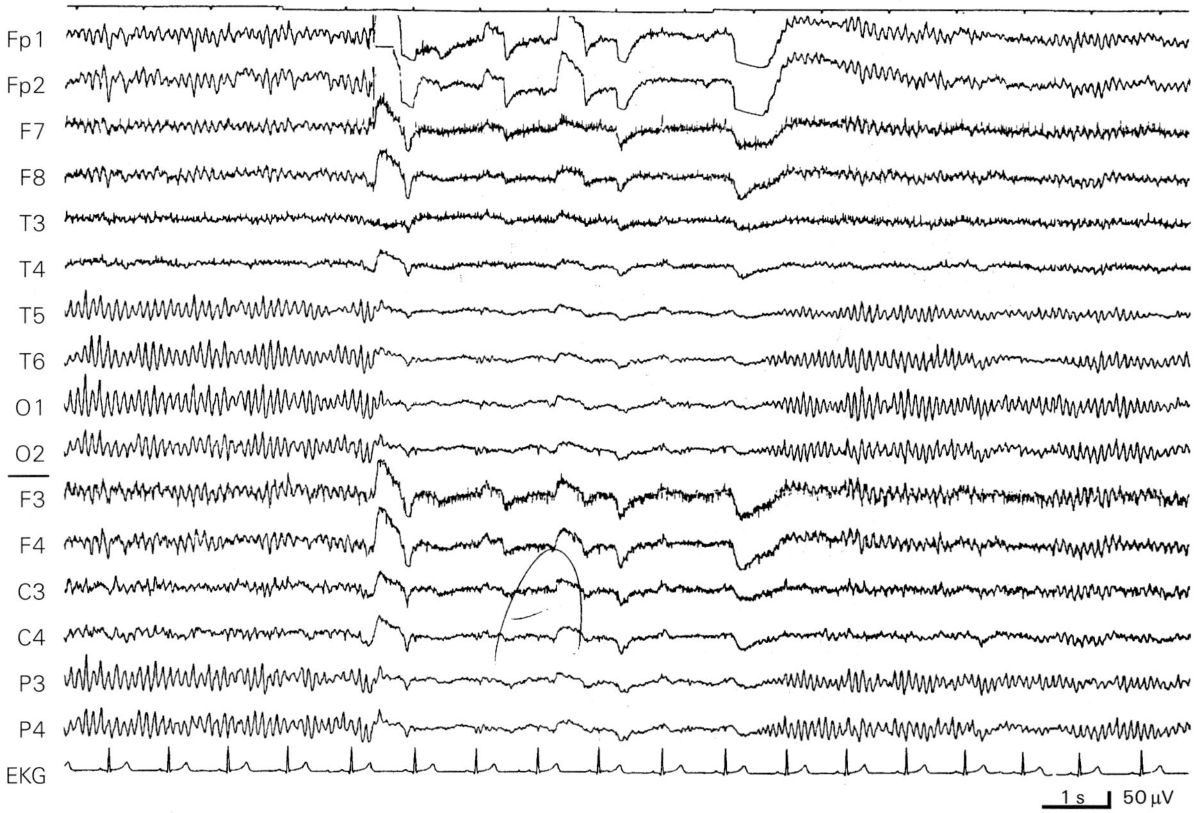

Abb. 4.5. Gut ausgeprägter, regelmäßiger α-Grundrhythmus von 8–9/s. Ableitung gegen Durchschnittsreferenz. Blockierung der α-Tätigkeit durch Augenöffnung. Beachte die leichte Frequenzzunahme der α-Aktivität im Off-Effekt nach Lidschluß (s. auch Text). Die α-Wellen in den frontopolaren Ableitungen (Fp1, Fp2) sind ein Kunstprodukt (Einstreuung über die Durchschnittsreferenz; s. Abb. 4.4b, vgl. auch Abschn. 2.4.2.1b mit Abb. 2.16)

Diese visuelle Blockade wird bei einer EEG-Untersuchung für jedes Ableiteprogramme mindestens einmal geprüft, bei Einsatz der papierlosen EEG-Technik in regelmäßigen, über den gesamten Untersuchungsablauf verteilten Abständen.

Die visuelle Blockade des Grundrhythmus ist ein aktiver Vorgang der Wahrnehmung

Die Blockade durch Augenöffnung tritt allerdings auch in einem weitgehend abgedunkeltem Raum auf. Der Lichteinfall ist nicht maßgebend. Schon bei geschlossenen Augen kann eine intensive *bildhafte Vorstellung* (visuelle Imagination) zu einer vollständigen α-Blockierung führen (Abb. 4.6). Beim Öffnen der Augen hängt der Effekt davon ab, ob die untersuchte Person die Dinge im Umfeld auch *fixiert*. Sinkt der Vigilanzpegel ab, so fällt dieser aktive Vorgang aus. Der Patient öffnet zwar die Augen, verbleibt jedoch in einem „dösigen" Zustand ohne gerichtete visuelle Aufmerksamkeit. Entsprechend fehlt dann auch die α-Blokkierung bei Augenöffnung als erstes Zeichen einer Vigilanzminderung. Dies ist ein typisches Zeichen für Müdigkeit. War das EEG durch Vigilanzabnahme zuvor bereits abgeflacht, so kann die α-Tätigkeit bei mangelhafter Vigilanzsteigerung nach Augenöff-

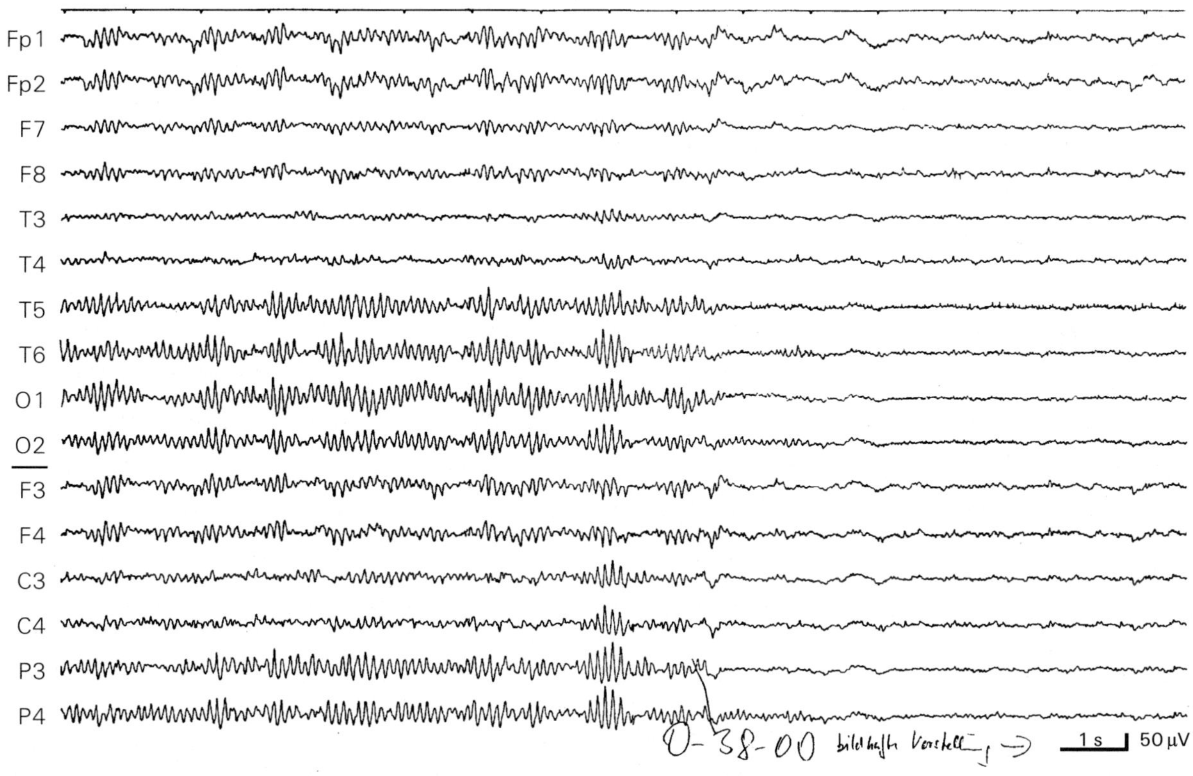

Abb. 4.6. Gut ausgeprägtes α-EEG mit Blockierung des α-Grundrhythmus bei geschlossenen Augen allein durch intensive geistige Vorstellung (visuelle Imagination) eines zuvor eingeprägten Bildes. Erläuterung s. Text. Gleiche EEG-Ableitung wie in Abb. 4.5 (Ableitung gegen Durchschnittsreferenz)

nung zunächst erst auftreten (sog. „paradoxe" α-Aktivierung; vgl. Abschn. 5.1).

Bei normaler Vigilanz und bei Hirngesunden wird nach Augenöffnung die α-Aktivität zumindest während der ersten Sekunden stets blockiert (On-Effekt) und durch eine niedrige, beschleunigte („desynchronisierte") Hirnrindenaktivität abgelöst.

In dem beschleunigten EEG sind die Wellen im β-Bereich Ausdruck gesteigerter kortikaler Leistung. Sie dürfen nicht mit den β-Wellen verwechselt werden, die in verschiedener Form auch als Grundaktivität auftreten können (s. Abschn. 4.3). Bleiben die Augen geöffnet, können α-Wellen mit geringer Ausprägung und Amplitude zeitweise wieder erscheinen. Dies ist dann vom aktuellen Vigilanzpegel oder Aufmerksamkeitsgrad abhängig.

Die Reaktion nach Lidschluß (Off-Effekt) hat kurzzeitig eine allgemein aktivierende Wirkung

Nach Lidschluß tritt der zuvor blockierte α-Grundrhythmus prompt wieder auf und zeigt dabei in der Regel für 1–3 s eine besondere Akzentuierung (*Lidschlußeffekt, Off-Effekt*). Diese (Re-) Aktivierung dokumentiert sich mit einer kurzzeitigen Amplitudenzunahme und oft auch mit einer passageren Steigerung der Frequenz der α-Wellen um 1–2/s (sog. „squeak-Effekt"). Deswegen sollte die Frequenz des α-Grundrhythmus nicht an diesem Lidschlußeffekt bemessen werden. Wurde zuvor ein nur minimal ausgeprägtes α-EEG registriert, so kann eine zusammenhängende Folge von α-Wellen bzw. eine regelmäßige α-Tätigkeit oft nur für die Dauer dieses Lidschlußeffektes registriert werden. Diese Befundkonfiguration kann ein Hinweis darauf sein, daß der Patient insgesamt nicht hinreichend entspannt war.

Die Blockierung bei Augenöffnung wie auch die Akzentuierung nach Lidschluß müssen annähernd symmetrisch erfolgen. Konstante Seitendifferenzen, insbesondere mit mangelhafter Blockierung der α-Wellen auf einer Seite, sind bereits Hinweise auf eine Funktionsstörung (s. Abschn. 8.1.1).

4.3 β-Wellen im normalen EEG

Potentialschwankungen oberhalb 13/s werden als β-Wellen bezeichnet. Berücksichtigt man auch minimal angedeutete β-Wellen zumeist in der Präzentralregion, so findet man sie in nahezu jedem EEG.

Bei direkten Ableitungen von der Hirnrinde (epikortikale Ableitungen) treten β-Wellen vor allem in der Präzentralregion wesentlich deutlicher und häufiger auf als in dem von der Kopfoberfläche ableitbaren EEG. Die kortikalen Feldpotentiale werden durch die verschiedenen, das Hirn umhüllenden Gewebe um so stärker reduziert („gefiltert"), je höher ihre Frequenz ist (vgl. Abschn. 2.2). Daher zeigen β-Wellen die stärkste Amplitudenminderung. Bei epikortikalen Ableitungen lassen sich Potentiale auch noch weit oberhalb 30/s nachweisen, in der EEG-Ableitung von der Schädeloberfläche sind diese Wellen mit der üblichen Verstärkung der EEG-Geräte nicht mehr erkennbar.

Jasper u. Penfield (1949) konnten mit epikortikalen Ableitungen zeigen, daß Aktivitäten im β-Bereich als eine besondere Komponente der lokalen (Ruhe-)Grundaktivität jener zentralen und frontalen Hirnabschnitte anzusehen sind, die motorischen Hirnfunktionen dienen. Dementsprechend werden diese β-Rhythmen vor allem durch motorische Leistungen unterdrückt, ähnlich dem μ-Rhythmus im α-Spektrum, der mit der zentralen β-Aktivität auch korreliert ist (vgl. Abschn. 4.8.1).

β-Wellen sind die eigentliche *lokale* Spontanaktivität der Hirnrinde

Offensichtlich sind β-Wellen ganz allgemein die eigentliche Form der lokalen Ruheaktivität („Spontanaktivität") der Hirnrinde, die lediglich in der hinteren (sensorischen) Hirnhälfte unter Ruhebedingungen durch den besonderen, thalamokortikal generierten Ruhegrundrhythmus im α-Bereich ersetzt wird (s. Abschn. 1.6.1). Das macht auch die Tatsache verständlich, daß sedierende Medikamente trotz Müdigkeit zu einer starken β-Vermehrung führen können. Dies wird als paradox empfunden, weil im allgemeinen eine Beschleunigung im EEG als Ausdruck einer Aktivitätssteigerung gesehen wird. Die β-Wellen nach Sedierung sind offenbar Zeichen einer „Isolierung" der Hirnrinde (mit „Freigabe ihrer Spontanaktivität"). Die aktivitätsbedingte Frequenzzunahme (etwa die Beschleunigung und „Desynchronisierung" mit niedrigen Wellen im β-Bereich bei Augenöffnung) hat dagegen einen ganz anderen Stellenwert.

Für eine Beschreibung und Interpretation des klinischen EEG werden β-Wellen erst dann relevant, „wenn sie das EEG merklich kennzeichnen". Diese Definition ist sehr subjektiv. Eine plausible Grenze kann man nicht angeben. Im Gegensatz zu α-Wellen, die als Bestandteil des häufigsten Grundrhythmustyps eindeutig definiert sind, haben β-Wellen zudem einen sehr variablen Stellenwert. Die übliche Abgrenzung verschiedener Formen von β-Aktivität (Vogel u. Götze 1962; Kuhlo 1976) ist nicht frei von Einteilungszwängen.

Teils physiologisch begründet, teils nach klinisch-empirischen Kriterien, aber auch nach genetischen Gesichtspunkten, werden letztlich drei Formen abgegrenzt:

- eine meist spindelförmig akzentuierte β-Tätigkeit, die überwiegend *frontopräzentral* registriert wird und als besondere *lokale Grundaktivität* dieser Hirnregion aufzufassen ist,
- *diffus einstreuende β-Wellen,* die in der Regel im Zusammenhang mit einem α-Grundrhythmus auftreten und lediglich als akzessorische EEG-Komponente bewertet werden, und
- eine *okzipital* betonte Aktivität im β-Spektrum, die mit allen Merkmalen eines *Grundrhythmus* erscheint.

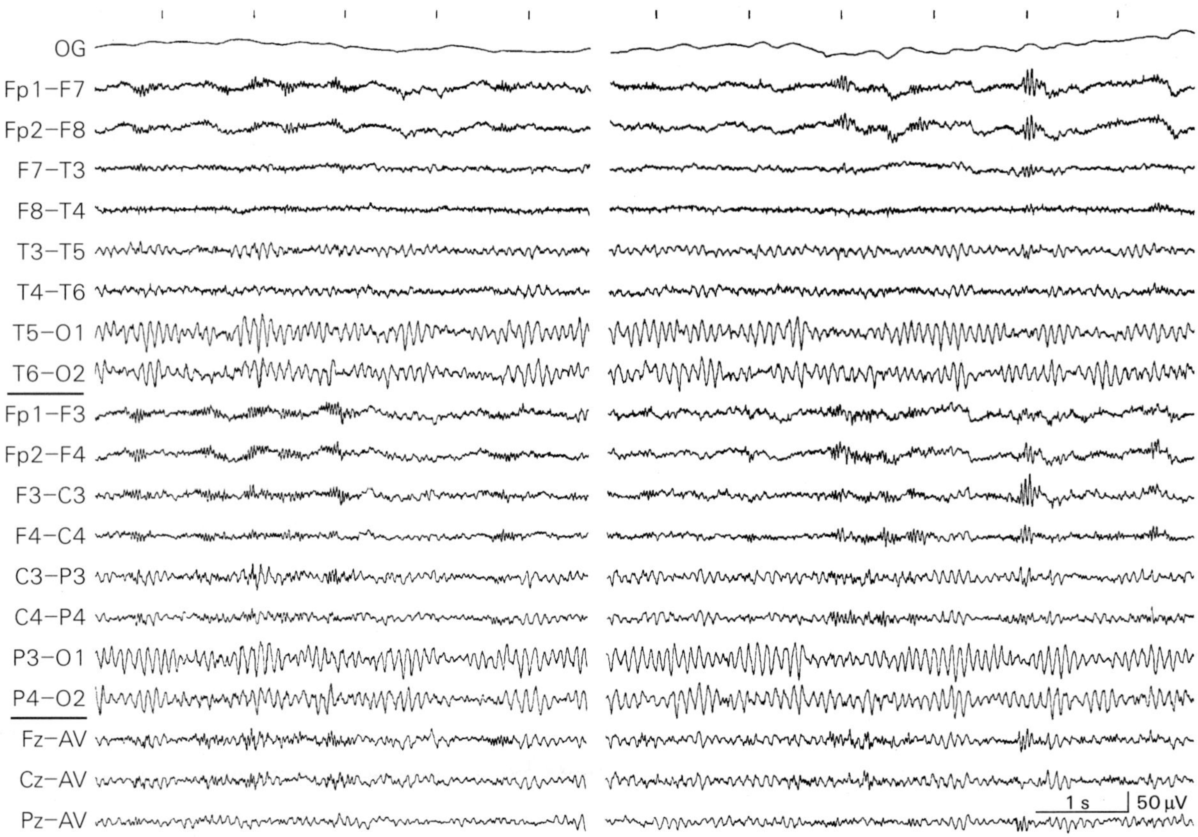

Abb. 4.7. α-EEG mit frontopräzentraler, spindelförmig akzentuierter β-Tätigkeit als Form der lokalen Grundaktivität der vorderen Hirnregion. Die Einnahme von Medikamenten wurde glaubhaft verneint. *Klinisch:* 40jährige Patientin, Zustand nach Schleudertrauma der HWS 1 Jahr zuvor

Erschwert werden die Bemühungen um eine Einteilung durch die oben schon erwähnten Effekte zentralwirksamer Pharmaka, die zu einer starken β-Vermehrung führen können (s. Abschn. 14.1.1). Diese schlecht kontrollierbaren Medikamenteneffekte belasten die statistischen Angaben über die Häufigkeit der verschiedenen Manifestationsformen von β-Wellen und können im Einzelfall eine Zuordnung unmöglich machen.

4.3.1 Frontozentrale β-Wellen als hirnlokale Grundaktivität

Die β-Aktivität der frontozentralen Hirnregion tritt bevorzugt spindelförmig akzentuiert auf. Die Dauer einzelner *β-Spindeln* (β-„Bursts") beträgt meistens weniger als eine halbe Sekunde. Unter allen β-Formen des normalen EEG zeigen sie die deutlichsten Amplituden, oft bis 30 µV, in kurzen Spindeln auch bis 50 µV, auch in Fällen, in denen Medikamenteneffekte hinreichend sicher aus-

4.3.1

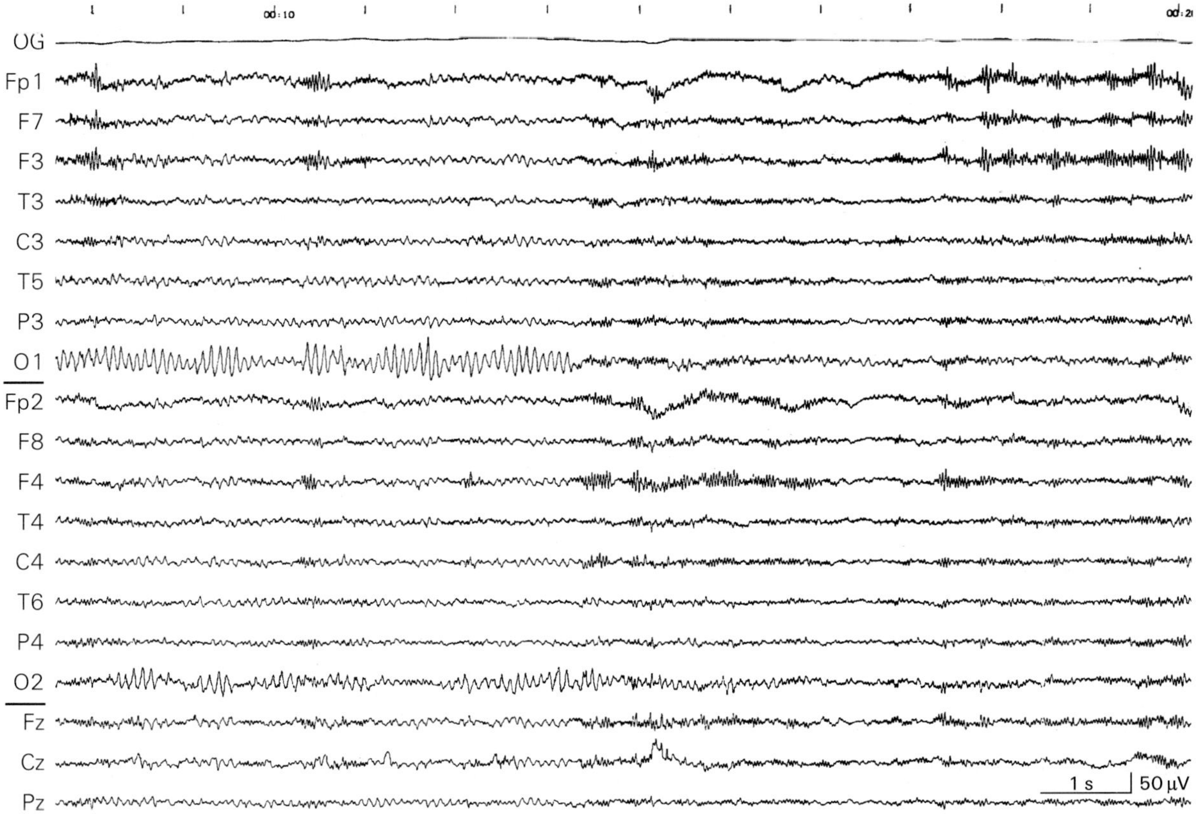

Abb. 4.8. Frontopräzentrale β-Tätigkeit als hirnlokale Grundaktivität. Gleicher Fall wie in Abb. 4.7. Quellenableitung. Vorübergehend starke frontale Akzentuierung einer frequenten β-Aktivität um 30/s bei Vigilanzabnahme (erkennbar an dem Abbruch des α-Grundrhythmus)

geschlossen werden können (Abb. 4.7). In dieser Ausprägung sind sie allerdings nur selten zu beobachten, in der größeren Statistik von Vogel u. Fujiya (1969) bei 1–2 % normaler Erwachsener. Bei einem Teil dieser Fälle läßt sich ein genetischer Faktor aufzeigen (Vogel 1966a).

Zumindest im Ablauf der einzelnen Spindeln treten die β-Wellen sehr regelmäßig auf, die Frequenz beträgt vorwiegend 18–25/s, bei frontaler Betonung bis 30/s. Als ausgesprochen lokale Grundtätigkeit der Hirnrinde sind diese β-Wellen zwischen angrenzenden Hirnregionen, vor allem aber im Links-rechts-Vergleich, zeitlich wenig korreliert, im Gegensatz zu dem ausgedehnteren (α-)Grundrhythmus der hinteren Hirnhälfte.

Die erstmals von Jasper u. Penfield (1949) am freigelegten Hirn beobachtete Blockierung der zentralen β-Aktivität bei motorischen Aktionen läßt sich bei der an der Kopfoberfläche ableitbaren β-Tätigkeit nicht gleichermaßen nachweisen (allerdings wird dies in der Routinediagnostik nur selten gezielt geprüft). *Visuelle Reize haben keinen Effekt* (keine Blockierung bei Augenöffnung). Eine Vigilanzabnahme kann vor allem die frontal mit höherer Frequenz (bis 30/s) auftretende β-Aktivität vorübergehend stark verdeutlichen (Abb. 4.8; subvigile β-Aktivität, s. Abschn. 5.4.2). Im Schlaf verschwindet sie. Schlafspindeln, die dann im Schlaf mit Wellen im unteren β-Frequenzbereich auftreten, haben mit andersartigen Entstehungsmechanismen einen anderen Stellenwert.

Deutliche und konstante *Seitendifferenzen* in der Ausprägung der β-Wellen bzw. β-Spindeln gelten als Hinweis auf eine lokalisierte kortikale Schädigung, wobei allerdings Tumoren sowohl eine abnorme Akzentuierung als auch eine Unterdrückung der β-Tätigkeit bedingen können. Eindrucksvoll und in vielen Fällen sogar richtungweisend können β-Wellen fokal stark akzentuiert im Bereich von Kalottendefekten auftreten (s. Abschn. 8.2). Ansonsten haben sich trotz umfangreicher Literatur Beziehungen zwischen dem Ausmaß von β-Aktivitäten im EEG und bestimmten neurologischen Erkrankungen nicht sichern lassen (Übersicht bei Kuhlo 1976). Dies gilt auch für die Fälle mit diffus einstreuender β-Aktivität. Die Zusammenhänge mit psychiatrischen Erkrankungen werden sehr kontrovers diskutiert.

4.3.2 Diffuse β-Komponente des normalen (α-) EEG

Mit zunehmendem Alter treten β-Wellen in einem α-EEG schätzungsweise bei 1/3 aller Menschen mehr oder weniger diffus eingestreut auf, in der Regel ebenfalls mit einer Betonung in der Präzentralregion. Diese β-Aktivität ist eine *akzessorische Komponente* des jeweiligen α-EEG. Sie soll bei Frauen deutlicher auftreten als bei Männern (Vogel u. Götze 1962).

Die Amplitude dieser β-Wellen bleibt in der Regel deutlich unter 20 μV. Höhere β-Wellen diffuser Verteilung legen zunächst einen Medikamenteneffekt nahe. Die Frequenz der akzessorischen diffusen β-Komponente ist sehr variabel und läßt sich schwer festlegen, da die β-Wellen meist unregelmäßig eingestreut registriert werden. Soweit auszählbar, liegt die Frequenz vorwiegend bei 18–20/s.

Bei dem zugrundeliegenden α-EEG handelt es sich häufig um einen gering ausgeprägten α-Grundrhythmus mit unregelmäßigen α-Wellen ebenfalls niedriger Amplitude. Sind niedrige α- und β-Wellen gleichermaßen vertreten, ergeben sich schwer einzuordnende Mischbilder (s. Abschn. 4.7).

Sinnesreize haben auf die diffuse β-Komponente keinen oder nur einen geringen Effekt. Ist der eigentliche α-Grundrhythmus deutlicher ausgeprägt, so erkennt man bei Augenöffnung eine Blockierung der α-Aktivität, während die β-Wellen weitgehend

4.3.2

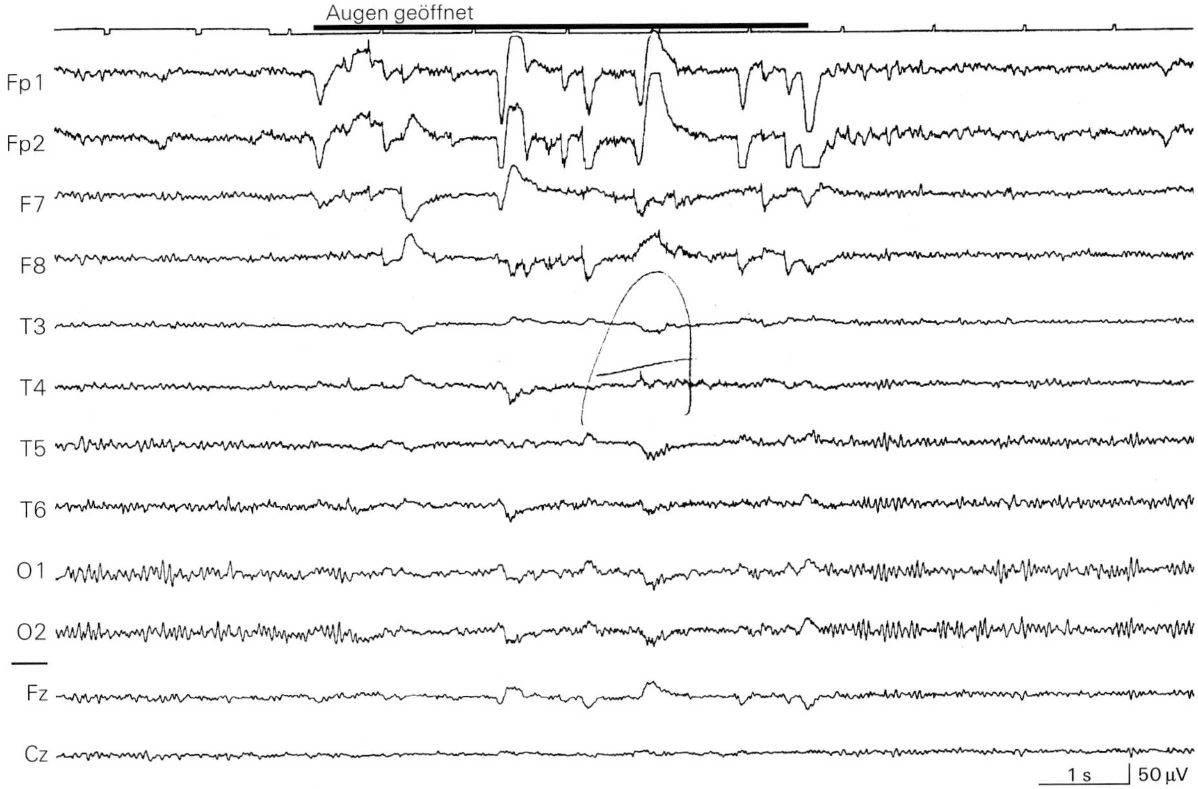

Abb. 4.9. β-Aktivität als Grundrhythmus (β-EEG). Die okzipital betonte β-Tätigkeit um 16/s wird auch durch Augenöffnung prompt blockiert.
Klinisch: 39jährige Patientin, Verdacht auf Encephalomyelitis disseminata. Keine für das EEG relevanten Pharmaka

unbeeinflußt bleiben. Tritt die α-Tätigkeit nur noch im Off-Effekt nach Lidschluß kurzzeitig auf, dann ist dieser flüchtige Effekt der Hinweis darauf, daß man es trotz diffuser β-Komponente letztlich mit einem (minimal ausgeprägten) α-EEG als Normtyp zu tun hat.

4.3.3 β-Aktivität als Grundrhythmus (β-EEG)

Mit *okzipitaler Betonung* und mit anderen, *einem α-EEG gleichwer*tigen *Merkmalen* kann eine Aktivität im β-Bereich auch eine besondere Form des normalen Grundrhythmus darstellen. Bei relativ regelmäßigem Potentialablauf liegt in diesen Fällen die Frequenz im unteren β-Spektrum vorwiegend bei 14–18/s. Wie der α-Grundrhythmus, so reagiert auch diese β-Tätigkeit auf visuelle Reize (prompte Blockierung bei Augenöffnung, Abb. 4.9). In der Mehrzahl der Fälle sind die β-Wellen dieses Typs niedrig (unter 20 µV). Vereinzelt finden sich im unteren β-Frequenzbereich Grundrhythmusformen, in denen β-Wellen zeitweise zu Wellen der halben Frequenz (ähnlich α-Wellen) „verschmelzen". Diese Formen werden deswegen häufig auch als „schnelle α-Varianten" bezeichnet (s. Abschn. 4.4).

β-Aktivitäten, die als Grundrhythmus auftreten, haben den gleichen Stellenwert wie die Wellen des α-EEG

4.3.4 Zum Begriff „β-EEG"

Im Interesse der Eindeutigkeit der Begriffe, die wir in der EEG-Nomenklatur anstreben, sollte die Bezeichnung „β-EEG" in Analogie zum „α-EEG" nur für jene β-Aktivitäten verwendet werden, die einen Grundrhythmustyp repräsentieren, wie im vorausgegangenen Abschnitt 4.3.3 dargestellt. Andere β-Wellen müssen mit kurzen erläuternden Zusätzen beschrieben werden, wie beispielsweise „α-EEG mit diffuser β-Komponente", „β-Aktivität als präzentral akzentuierte Variante" oder „diffuse β-Akzentuierung als Ausdruck eines Medikamenteneffekts". Da der Begriff „β-EEG" unscharf definiert in Gebrauch ist, empfiehlt es sich der Klarheit wegen, auch das β-EEG i. e. S. mit „β-EEG als Grundrhythmustyp" zu bezeichnen.

4.4 Sogenannte α-Varianten als Grundrhythmustyp

Unter den EEG, deren okzipital ableitbarer Grundrhythmus ausserhalb des α-Bereichs liegt, finden sich relativ seltene Formen, die noch eine feste Beziehung zum α-Frequenzband erkennen lassen. Sie werden deshalb als α-Varianten bezeichnet. Es handelt sich einerseits um Grundrhythmen im β-Spektrum bei 16–18 (20)/s (*schnelle α-Variante*, Abb. 4.10), andererseits um okzipitale Frequenzen im ϑ-Bereich um 5–6/s (*langsame α-Variante*, Abb. 4.11). Man erkennt diese Varianten an dem zeitweiligen Wechsel mit α-Wellen, wobei die Grundfrequenz der schnellen α-Variante zu diesen α-Wellen in einem Frequenzverhältnis von 2 : 1 auftritt, die der langsamen Variante umgekehrt in einem Verhältnis von 1 : 2. Die verschiedenen Komponenten stehen zueinander in relativ festen Phasenbeziehungen, was sich bei „Überlagerungen" beider Frequenzanteile durch besondere Potentialformen zu erkennen gibt („höckerige" Wellen, „Bifurkationen"; s. vergrößerte Ausschnitte in Abb. 4.10 und 4.11).

Das Frequenzspektrum der Wellen, die wir als normalen Grundrhythmus definieren können, erstreckt sich über den Bereich von 5–20/s. α-Wellen kennzeichnen lediglich den häufigsten Grundrhythmustyp

Man nimmt an, daß diesen Varianten Generatoren ähnlich denen des normalen α-Grundrhythmus zugrundeliegen, die sich nur durch geringe Besonderheiten in der neuronalen Verschaltung auszeichnen. Dementsprechend zeigen die α-Varianten hinsichtlich Topographie, Reaktivität und Abhängigkeit vom Vigilanzpegel alle Eigenschaften des regulären α-Grundrhythmus, wie in Abschn. 4.2 dargestellt. In großen Statistiken finden sich diese α-Varianten in der Normalbevölkerung mit einer Häufigkeit von 0,1–0,5 % (Vogel 1986). Beide Varianten scheinen genetisch determiniert zu sein.

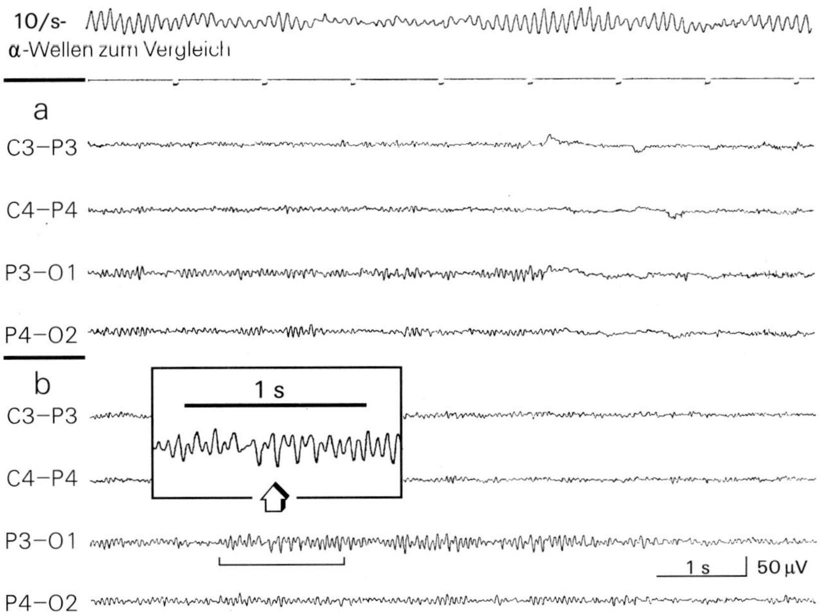

Abb. 4.10. „Schnelle α-Variante". Vorherrschend Wellen im β-Bereich um 18/s, daneben flüchtig auch „subharmonische" 9/s(α)-Wellen (s. Ausschnittsvergrößerung). Am oberen Bildrand normale 10/s(α)-Wellen zum Vergleich. **a** und **b** Kurvenausschnitte aus fortlaufender Registrierung. Weitere Erläuterungen s. Text

Abb. 4.11. „Langsame α-Variante". Interferenz von 6/s(ϑ)-Wellen mit Wellen der doppelten Frequenz (entsprechend 12/s-α-Wellen). Die Komponente mit doppelter Frequenz führt häufig zu charakteristischen Einkerbungen der langsamen Potentiale (s. Ausschnittsvergrößerung). Weitere Erläuterungen s. Text

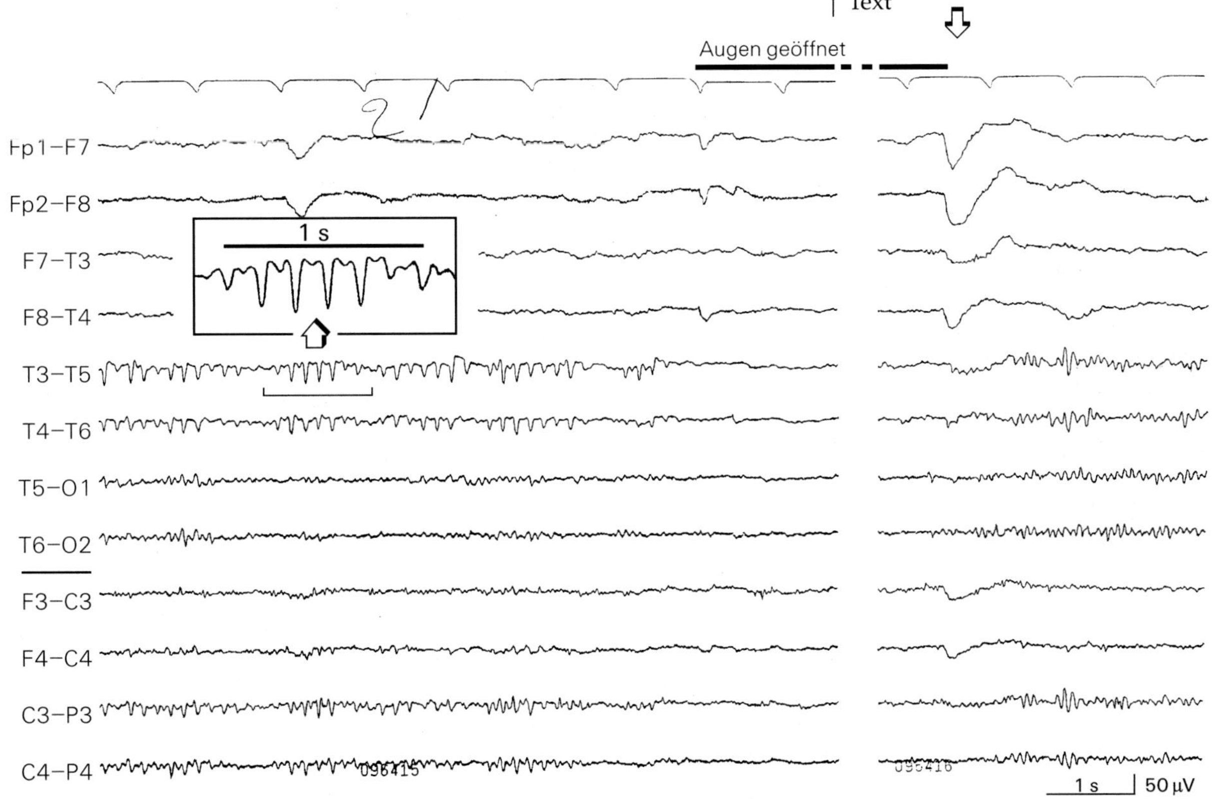

Die *langsame α-Variante* ist leicht zu erkennen, da neben der kennzeichnenden langsamen Grundkomponente auch die mit doppelter Frequenz ablaufenden α-Wellen stets zu finden sind. Die langsame Variante kann sehr ausgeprägt sein (Abb. 4.12). Eine Fehldeutung als abnormer Befund ist dann möglich („pathologische ϑ-Aktivität"). Eine ähnliche Normabweichung wird als besondere 4/s-Grundrhythmusvariante weiter unten beschrieben.

In der *schnellen α-Variante* treten die langsameren „subharmonischen" Wellenanteile (die „normalen" α-Wellen) in der Regel nur flüchtig auf. Sind sie gar nicht zu erkennen, dann wird man die Kurve zwangsläufig als β-EEG einstufen. Mag es grundlagenphysiologisch von Interesse sein, klinisch ist es letztlich ohne Bedeutung, ob ein EEG als schnelle α-Variante oder als („langsames") β-EEG bezeichnet wird.

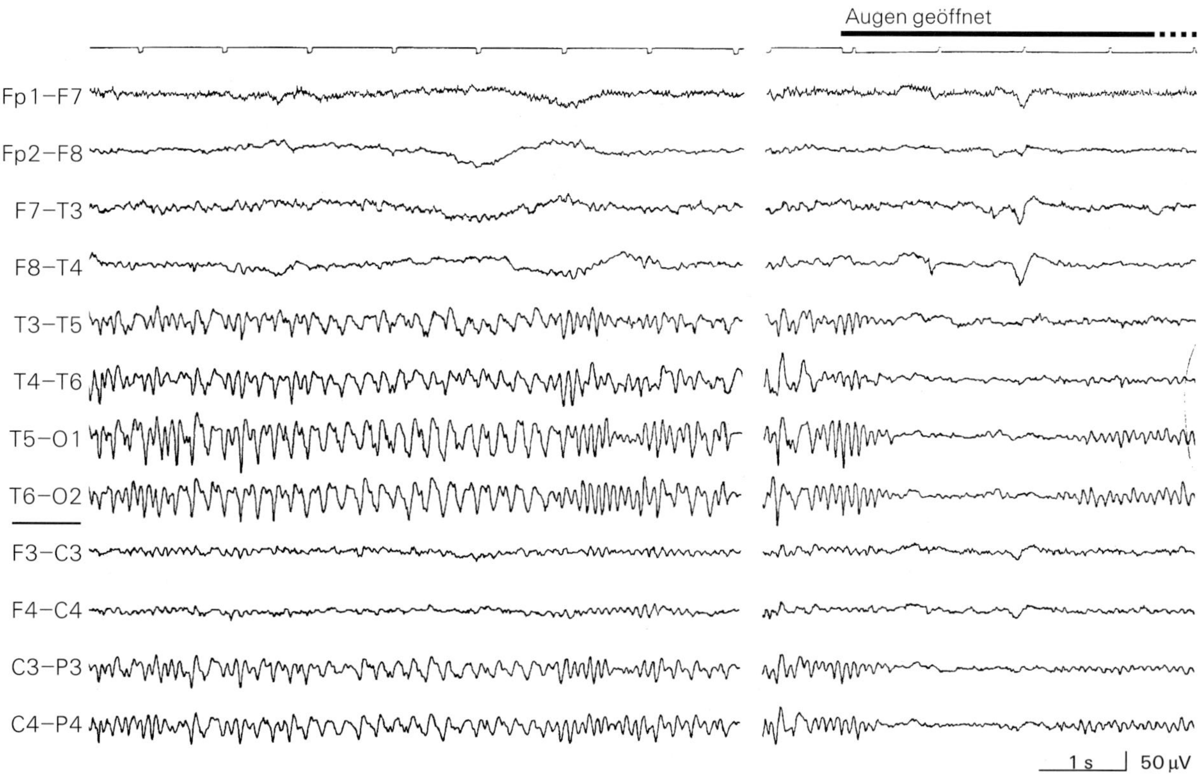

Abb. 4.12. Langsame Grundrhythmusvariante mit einer dominanten Frequenz um 5/s, im Wechsel mit α-Wellen um 10 (−11) /s. Beide Frequenzkomponenten treten auch überlagert auf, so daß die 5/s-Wellen zeitweise mit „Einkerbungen" erscheinen. Aufgrund dieser relativ festen Phasenbeziehung zum α-Band kann man dieses EEG auch als „langsame α-Variante" bezeichnen (s. Text). Prompte Blockierung beider Grundrhythmuskomponenten bei Augenöffnung. *Klinisch:* 21jährige Patientin mit sog. Spannungskopfschmerz. Ein hirnorganischer Prozeß ließ sich ausschließen. „Psychologische Probleme"

4.5 Langsame Varianten des Grundrhythmus

Bei Kindern sind etwa bis zur Pubertät mit abnehmender Häufigkeit ϑ- und δ-Wellen normaler Bestandteil der Grundaktivität aller Hirnregionen. Erst nach Stabilisierung des EEG bei Jugendlichen und im Erwachsenenalter sind diese langsamen Wellen, wenn sie im Wachzustand noch deutlich registriert werden, als abnorm einzustufen. Nur mit einer Häufigkeit von wenigen Fällen auf 1000 Normalpersonen können bei Erwachsenen langsame Komponenten im EEG nachweisbar bleiben, die sich als ϑ-Wellen vorwiegend um 4/s zu einem besonderen Grundrhythmus entwikkeln oder als δ-Wellen (δ-Transiente) in einen α-Grundrhythmus eingestreut auftreten.

4.5.1 4/s-Grundrhythmusvariante

Das EEG wird in jenen Hirnabschnitten, die sonst einen normalen α-Grundrhythmus zeigen, durch eine langsame Grundaktivität von vorwiegend 4/s geprägt (Abb. 4.13), mit einer Streuungsbreite von 3–5/s. Die langsamen Wellen können im Wechsel mit α-Wellen auftreten. Dabei stehen sie, im Gegensatz zur oben beschriebenen langsamen α-Variante, zu den α-Wellen in keiner festen Phasenbeziehung. Der langsamen 4/s-Variante müssen besondere Generatormechanismen zugrundeliegen, die offensichtlich auch genetisch determiniert sind (Untersuchungen vor allem von Vogel und Kuhlo). Insoweit kann man diese Variante auch als echte Abnormität ansehen.

Ansonsten zeigt die 4/s-Komponente alle Eigenschaften, die in Abschn. 4.2 für den normalen α-Grundrhythmus beschrieben wurden: Lokalisation vorwiegend okzipital bis parietal und im Bereich der hinteren Temporalregion, häufige rechtshirnige Betonung, prompte Blockierung bei Augenöffnung, Akzentuierung unter Hyperventilation, Abbruch der Tätigkeit bei Vigilanzminderung, nachhaltige Unterdrückung bei Fotostimulation. Vor allem die *Lichtreizreaktion* ist für die Abgrenzung gegen andere, abnorme Verlangsamungen des EEG ein wichtiges Kriterium. Die 4/s-Wellen werden unter Fotostimulation sogar prompter und nachhaltiger blockiert als die α-Wellen.

In den Untersuchungen von Gastaut (Aird u. Gastaut 1959), Kuhlo (1967), Neundörfer (1970) und Heintel (1975) finden sich zur Häufigkeit der 4/s-Variante Angaben von 1,6‰ bis 7,5‰. Damit muß man immerhin fast bei jedem 100. Patienten mit dieser Variante rechnen, was auch unserer Erfahrung entspricht.

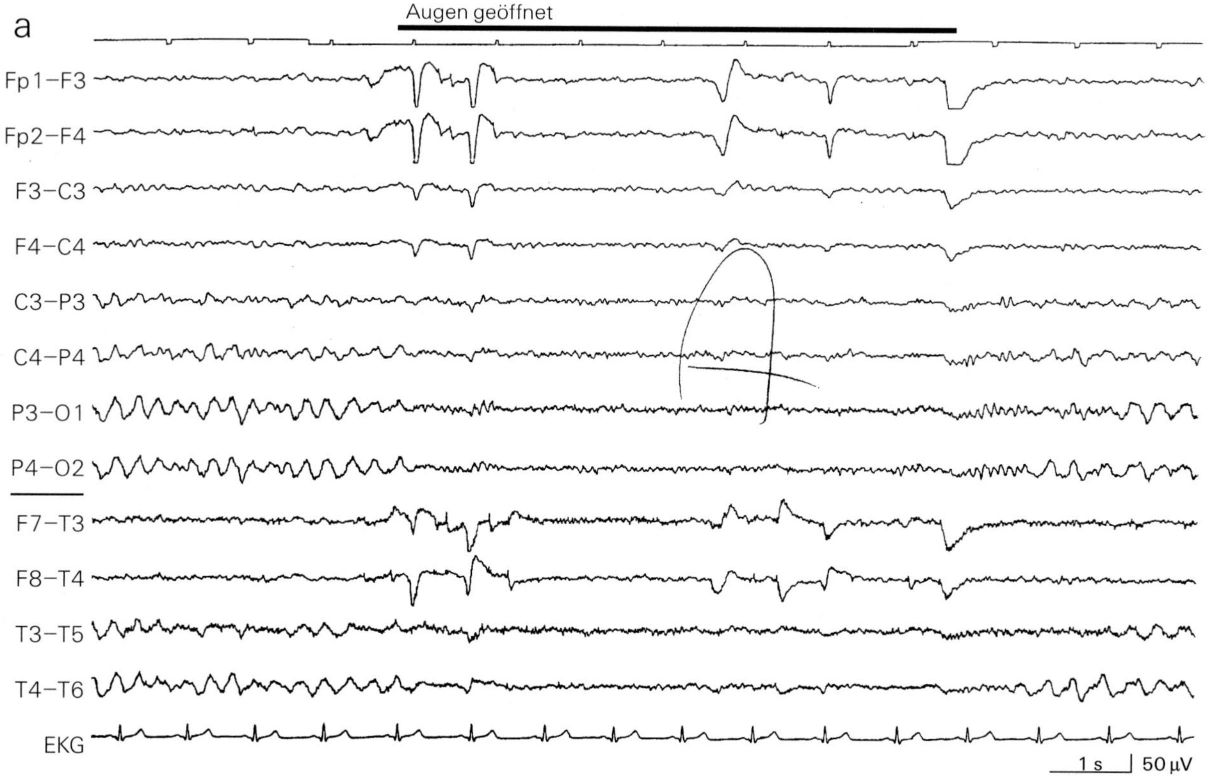

Abb. 4.13. 4/s-Grundrhythmusvariante. Die 4/s(ϑ)-Wellen werden durch Augenöffnung prompt blockiert (**a**) und im Off-Effekt nach Lidschluß typischerweise kurzzeitig durch α-Wellen abgelöst. Vollständige und anhaltende Unterdrückung der langsamen Grundaktivität vor allem auch unter Fotostimulation (**b**). Statt dessen treten teilweise noch α-Wellen auf, z.T. führt die Fotostimulation (*FS*) auch zu deutlichen Ankopplungen. *Klinisch:* 27jährige Patienten mit Kopfschmerzattacken und Erbrechen, Auffassung als Migränereaktionen. Neurologisch und CCT unauffällig

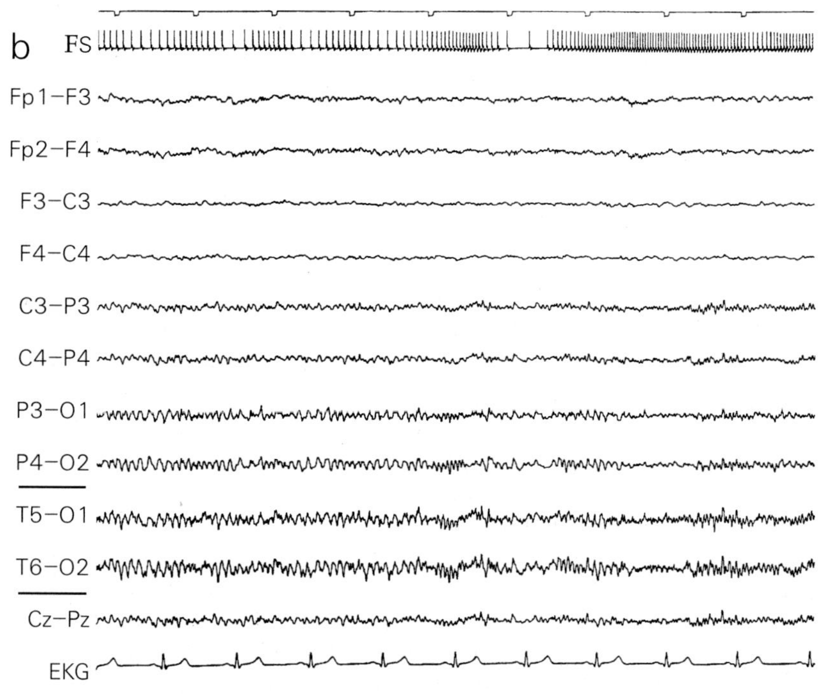

4.5.1

Der Grundrhythmusvariante liegt keine klinisch bedeutsame Funktionsanomalie zugrunde. Bei den Merkmalsträgern werden lediglich gehäuft psychische Auffälligkeiten beschrieben (abnorme oder neurotische Persönlichkeitsstrukturen, Heintel 1975). Möglicherweise ist auf dieser Basis bei Patienten mit einer 4/s-Variante der Kopfschmerz der häufigste Überweisungsgrund für die EEG-Untersuchung.

Die Abgrenzung gegenüber pathologischen Verlangsamungen ist nicht immer einfach. Auf eine Variante sollte man sich im Zweifel erst nach langfristigen Verlaufskontrollen festlegen bzw. auf die Notwendigkeit weiterer Kontrollen verweisen. Soweit ausreichende Längsschnittuntersuchungen vorliegen, scheint die 4/s-Grundrhythmusvariante ab dem 2. Lebensjahrzehnt jeweils ein konstantes individuelles Merkmal zu bleiben (Heintel 1975).

Auf eine 4/s-Grundrhythmusvariante sollte man sich erst nach Verlaufskontrollen festlegen

Problematisch sind die Fälle, in denen die Träger einer solchen Variante echte pathologische EEG-Veränderungen erleiden. Die Grundrhythmusvariante kann sich bei Hirnerkrankungen überraschend „resistent" zeigen. Eine sichere Unterscheidung zwischen den langsamen Wellen der Variante und prozeßbedingten Verlangsamungen ist dann zumindest anfangs kaum möglich.

4.5.2 δ-Transiente im α-Grundrhythmus

δ-Wellen waren vor allem bei Kindern im EEG der hinteren Hirnregion lange Zeit Gegenstand intensiver Diskussionen (s. Kellaway 1984). Denn einerseits sind δ-Potentiale im okzipitalen EEG bei 10–20 % aller Kinder durchaus normal, andererseits stellen sie bei zahlreichen zerebralen Erkrankungen im Kindesalter auch einen besonderen EEG-Befund dar.

Nach Ausschluß pathologischer Ursachen sind auch noch in einer Altersgruppe von 18–30 Jahren bei 7–10 % δ-Wellen im EEG der hinteren Hirnregion als harmlose Besonderheit nachweisbar (Kellaway 1984). Die Begrenzung dieses Befundes ganz überwiegend auf das jugendliche Alter hat zu der Bezeichnung „posterior slow waves of youth" geführt (Aird u. Gastaut 1959). Eine genetische Disposition konnte bislang nicht festgestellt werden.

Der typische Befund sind δ-Wellen mit einer Dauer von 300–500 ms (entsprechend 3–2/s), die einzeln oder in kurzen Serien in einem zumeist gut ausgeprägten α-Grundrhythmus einstreuen (Abb. 4.14). Sie treten jedoch *nie fortlaufend* in Form eines echten (zusätzlichen) Rhythmus auf, weshalb sie in der Literatur vielfach auch als „slow posterior arrhythmic waves" bezeichnet werden (Kuhlo 1976). Wir benutzen, wie Scheuler et al. (1988), die Bezeichnung juvenile „δ-Transiente" (des α-Grundrhythmus).

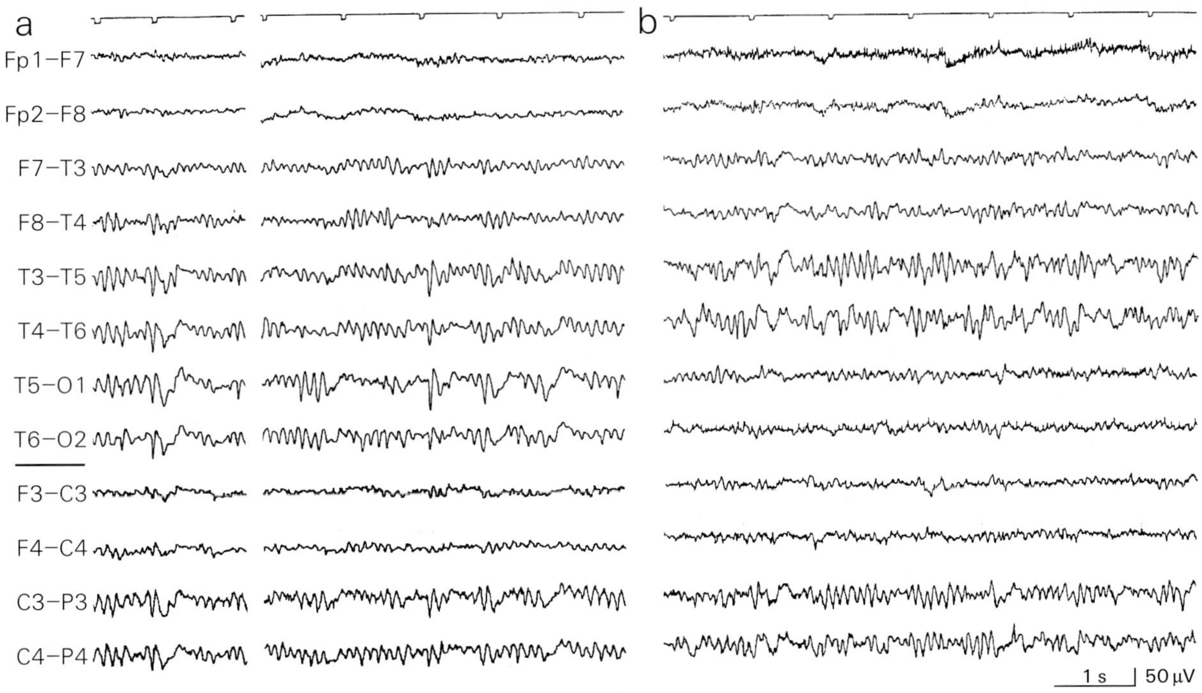

Abb. 4.14. δ-Transiente als Varianten eines α-Grundrhythmus.
Klinisch: **a** 23jähriger Patient, epileptische Anfälle seit 3 Jahren (Grand mal). Neurologisch und CCT unauffällig. EEG-Ableitung unter Hyperventilation.
b 22jährige Patientin, Verdacht auf zentralvestibuläre Krisen. EEG-Ableitung am Ende der Hyperventilation. Neurologisch unauffällig

Die Bindung an den α-Grundrhythmus ist obligat. Die δ-Potentiale übersteigen selten das Amplitudenniveau des α-Rhythmus, können allerdings bei deutlicher α-Tätigkeit auch Amplituden bis 150 µV erreichen. Häufig werden sie durch eine besonders betonte, z. T. schärfer akzentuierte α-Welle eingeleitet (Abb. 4.14a), so daß sie Sharp-slow-wave-Komplexen ähnlich werden können, ohne deren Stellenwert zu besitzen (s. jedoch weiter unten). Wie der α-Grundrhythmus sind sie häufig rechtshirnig betont und werden durch Augenöffnung stets blockiert, aber durch Fotostimulation nicht immer unterdrückt. Unter Hyperventilation werden die δ-Abläufe verdeutlicht, mitunter treten sie überhaupt erst unter der Mehratmung auf. Auch Vigilanzminderungen können sie kurzzeitig akzentuieren.

Die δ-Transienten sind eine Variante ohne klinische Bedeutung. Lediglich in Fällen, in denen sie auch noch jenseits des 30. Lebensjahrs deutlich auftreten, sollen psychiatrische Auffälligkeiten zu beobachten sein. Vermutete Korrelationen mit echten zerebralen Funktionsstörungen oder mit voraufgegangenen (z. B. geburtstraumatischen) Hirnschäden ließen sich nicht sichern.

4.5.2

In Einzelfällen gibt es allerdings Hinweise darauf, daß den eingeschalteten δ-Abläufen eine minimale neuronale Dysfunktion im Sinne einer momentan gesteigerten Erregbarkeit zugrundeliegt, auf deren Basis sich unter Hyperventilation EEG-Störungen pro-

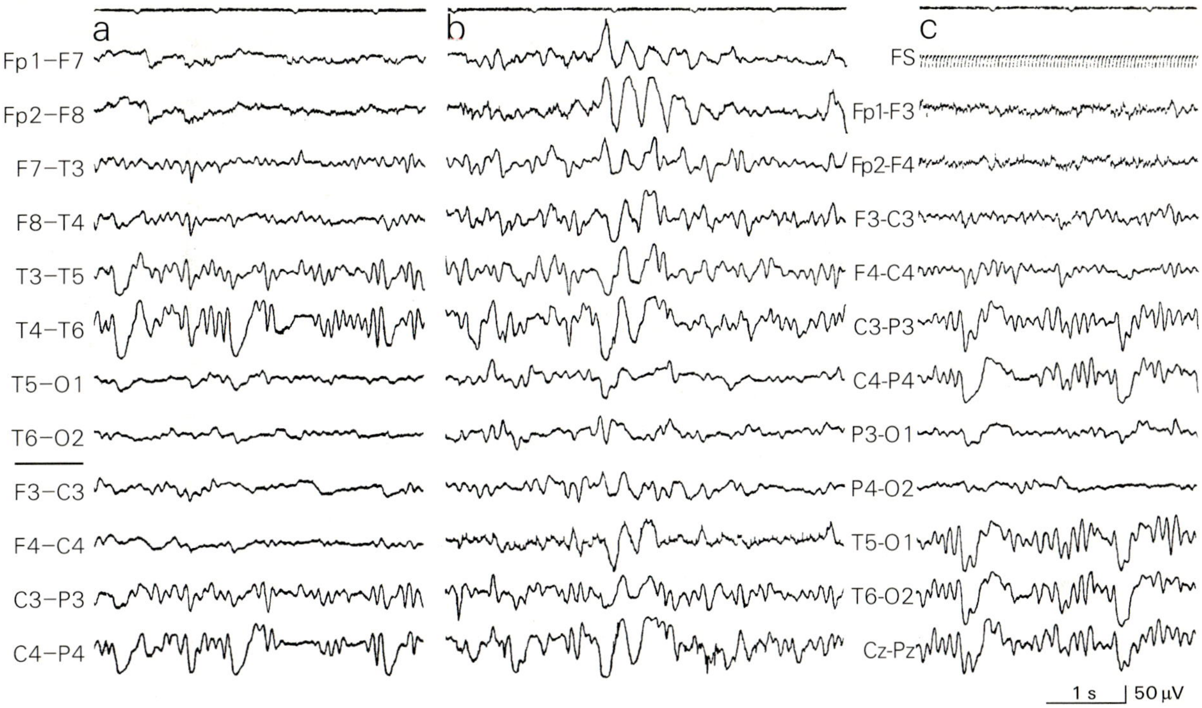

Abb. 4.15. Mutmaßliche ausgeprägte δ-Transienten eines α-Grundrhythmus (**a**). Grenzfall. Offensichtlich auf dem Boden dieser Variante unter Hyperventilation Entwicklung einer abnormen Reaktion (**b**). Die Fotostimation (*FS*) hat keinen Effekt (**c**).
Klinisch: 20jährige Patientin mit Kopfschmerzen, Zustand nach Schädel-Hirn-Trauma vor 2 Jahren. Neurologisch unauffällig

vozieren lassen (s. den Grenzfall in Abb. 4.15). Wir beobachteten auch einzelne Fälle, in denen bei bestehender epileptischer Erregbarkeitssteigerung δ-Transienten mit vorgeschalteter steilerer α-Welle in SW-Abläufe übergehen konnten (s. Abschn. 7.5.3, Abb. 7.38).

4.6 Niederspannungs-EEG als Normtyp

Nach einer Definition der IFSECN (1966, 1974) wird ein EEG als Niederspannungs-EEG („low voltage record") bezeichnet, wenn die Aktivitäten in der Ruheableitung zwischen zwei beliebigen Punkten der Kopfoberfläche Amplituden von 20 μV nicht überschreiten. Diese Bedingung gilt vor allem auch für Referenzableitungen mit weitem Abstand zur Bezugselektrode (z. B. Pz, Cz oder Fz gegen die Ohrbezugselektrode). Die Definition ist willkürlich. Von vielen (auch von uns) wird die Amplitudengrenze etwas kritischer bei 10 μV festgelegt.

Das entscheidende Kriterium ist das *Fehlen von α-Wellen* (bzw. irgendeines *Grundrhythmus*) *in den okzipitalen Ableitungen*. Lediglich im Off-Effekt nach Lidschluß können flüchtig noch angedeu-

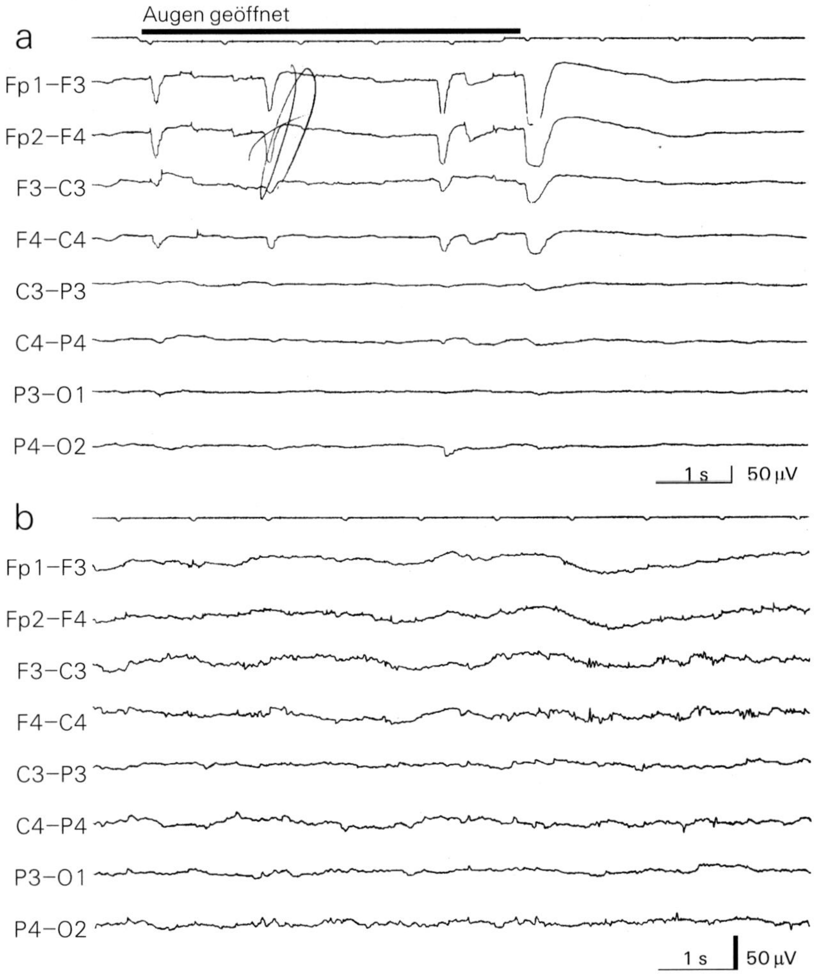

Abb. 4.16. Niederspannungs-EEG bei normaler (**a**) und erhöhter Verstärkung (**b**) (vgl. die Amplitudeneichungen). Bei *erhöhter Verstärkung* kommen lediglich niedrige, unregelmäßige Wellen im β-, α- und ϑ-Bereich zur Darstellung sowie träge Potentiale im δ-Bereich, die von Elektrodeninstabilitäten nicht mehr sicher zu unterscheiden sind.
Klinisch: 55jähriger Patient, diffuses Beschwerdebild, neurologisch unauffällig

tet α-Wellen auftreten. Auch unter Hyperventilation sind minimal ausgeprägte α-Aktivitäten mit der Zuordnung zum Niederspannungstyp vereinbar.

Erhöht man die Verstärkung, so stellt sich eine unregelmäßige Hirnrindentätigkeit mit Frequenzanteilen im β-, α- und ϑ-Bereich dar (Abb. 4.16; s. auch die Abgrenzung des Nieder-Voltage-Typs in Tabelle 4.1). Zeigen sich noch niedrige α-Potentiale, so treten sie nicht mehr in zusammenhängender Folge auf. Vielfach werden auch sehr flache δ-Wellen deutlich. Diese sind allerdings bei erhöhter Verstärkung von den langsamen Potentialschwankungen durch Instabilitäten der Elektrodenpotentiale nicht mehr sicher abzugrenzen (Abb. 4.16b).

Die Definition des Niederspannungs-EEG bezieht sich auf das Ruhe-EEG im Wachzustand. Außer unter Hyperventilation können auch im Zusammenhang mit den Ankopplungseffekten bei

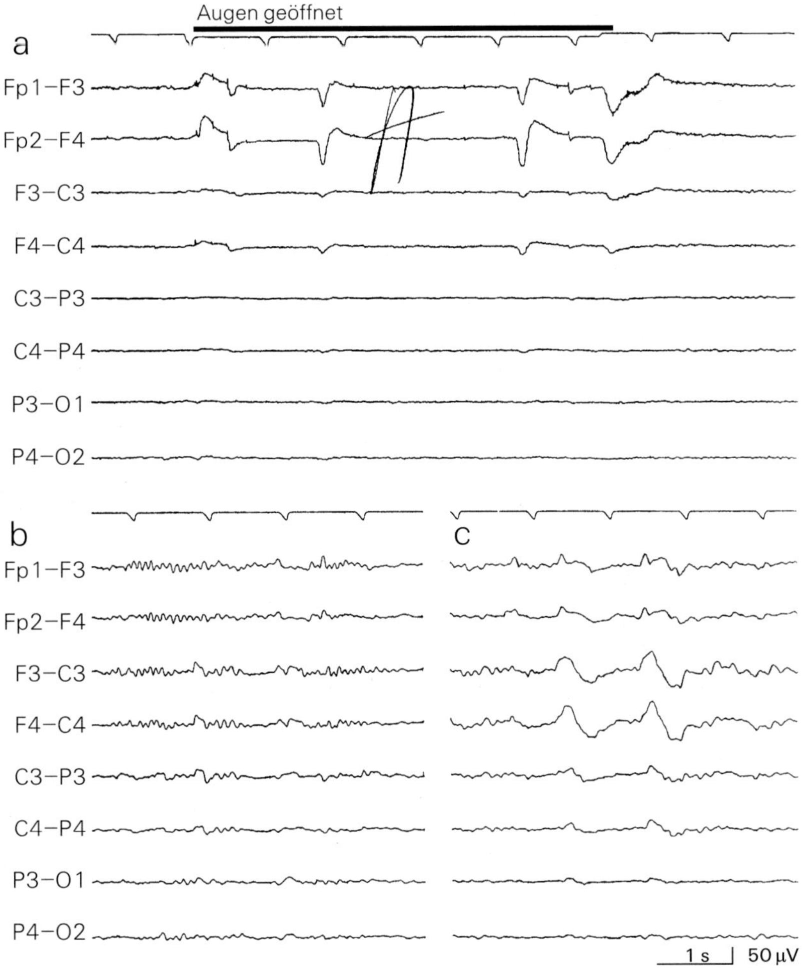

Abb. 4.17. Niederspannungs-EEG. Bei normaler Verstärkung nur minimal angedeutete α-Wellen vorübergehend nach Lidschluß (**a**). Dagegen deutlich akzentuierte Potentiale im NREM-*Schlaf* mit Schlafspindelaktivität (**b**) und K-Komplexen (**c**). *Klinisch:* gesunder Proband, 35 Jahre

Fotostimulation durchaus deutlichere Potentialschwankungen auftreten. Eindrucksvoll ist oft die Diskrepanz zum *Schlaf,* in dem Schlafspindeln, K-Komplexe und die δ-Wellen des tieferen Schlafes *gut ausgeprägt* registriert werden können (Abb. 4.17). Niedermeyer (1993) unterscheidet anhand der verschiedenen Erscheinungsformen in Ruhe, unter Hyperventilation und im NREM-Schlaf 4 unterschiedliche Kategorien des „low voltage EEG".

Die Abgrenzung gegenüber spannungsarmen Kurven, die lediglich durch mangelhafte Entspannung verursacht werden und gegenüber Abflachungen durch Vigilanzminderung ist in der Regel kein Problem, wenn man die Reaktionen beispielsweise im Off-Effekt nach Lidschluß oder nach Weckreizen beachtet.

Die Angaben über die Häufigkeit des Niederspannungs-EEG differieren, offensichtlich bedingt durch die Unschärfen in der Definition. Sie reichen von 3,6% (unter 7048 Patienten bei Niedermeyer 1963) bis 7% (Vogel u. Götze 1959, 1707 Fälle). In Tabelle 4.1 (Kubicki u. Höller 1980) sind 9% als Nieder-Voltage-Typ abgegrenzt.

Als Normalbefund schält sich das Niederspannungs-EEG ab dem 13. Lebensjahr allmählich heraus, etwa ab dem 20. Lebensjahr scheint sich bei den Trägern dieses Merkmals der Niederspannungstyp vollständig zu manifestieren. Nach den Studien von Vogel u. Götze (1959) läßt sich zumindest in der Mehrzahl der Fälle ein einfacher autosomal-dominanter Erbgang nachweisen (s. auch Vogel 1962a, 1970).

Die neurophysiologischen Grundlagen für die Entwicklung des Niederspannungstyps sind nicht bekannt. Neben der Entwicklung besonderer Formen neuronaler kortikaler Verschaltungen sind auch entsprechende Besonderheiten der thalamokortikalen Verknüpfungen denkbar, die bei Augenschluß die Vigilanzerhaltung garantieren, ohne daß sich ein regulärer α-Rhythmus ausbildet (vgl. auch Abschn. 1.6.1). Dagegen werden im Schlaf neuronale Strukturen maßgebend, deren kortikale Feldpotentiale offenbar wieder der vorherrschenden Norm entsprechen (Abb. 4.17).

Im Einzelfall können pathologisch bedingte flache EEG oft nur mit Hilfe aller klinischen Informationen gegen ein Niederspannungs-EEG (als Normtyp) abgegrenzt werden

Starke Abflachungen des EEG sind auch unter verschiedenen pathologischen Bedingungen möglich. Diese müssen ausgeschlossen sein, bevor ein flaches EEG als Niederspannungstyp (mit dem Stellenwert eines Normtyps) eingestuft wird. Nach Niedermeyer (1993) sind es vor allem Patienten mit *chronischer vertebrobasilärer Insuffizienz* und Menschen mit *chronischem Alkoholismus* (Krauss u. Niedermeyer 1991), die sich durch flache EEG-Kurven auszeichnen können, wahrscheinlich nach allmählicher Abnahme der Ausprägung eines zuvor bestehenden α-EEG. Gering ausgeprägte α-Grundrhythmen markieren auch sonst häufig das EEG chronischer Alkoholiker. Auffällig oft findet sich ein Niederspannungs-EEG bei der Huntington-Krankheit. Natürlich kann jede schwere diffuse Hirnschädigung zu einer generellen Abflachung des EEG führen, vor allem präfinal. Die klinischen Umstände stellen dann den Sachverhalt klar. Flache EEG können nach schweren Schädel-Hirn-Traumen als Residualbefund überdauern.

4.7 Mischformen

In der täglichen Routine lassen sich manche EEG nicht eindeutig einem der in den vorangegangenen Abschnitten dargestellten Grundrhythmustypen zuordnen. Am häufigsten führt eine mangelhafte Entspannung des Patienten zu einem Kurvenbild mit niedriger, meist sehr regellos erscheinender Aktivität im α- und β-

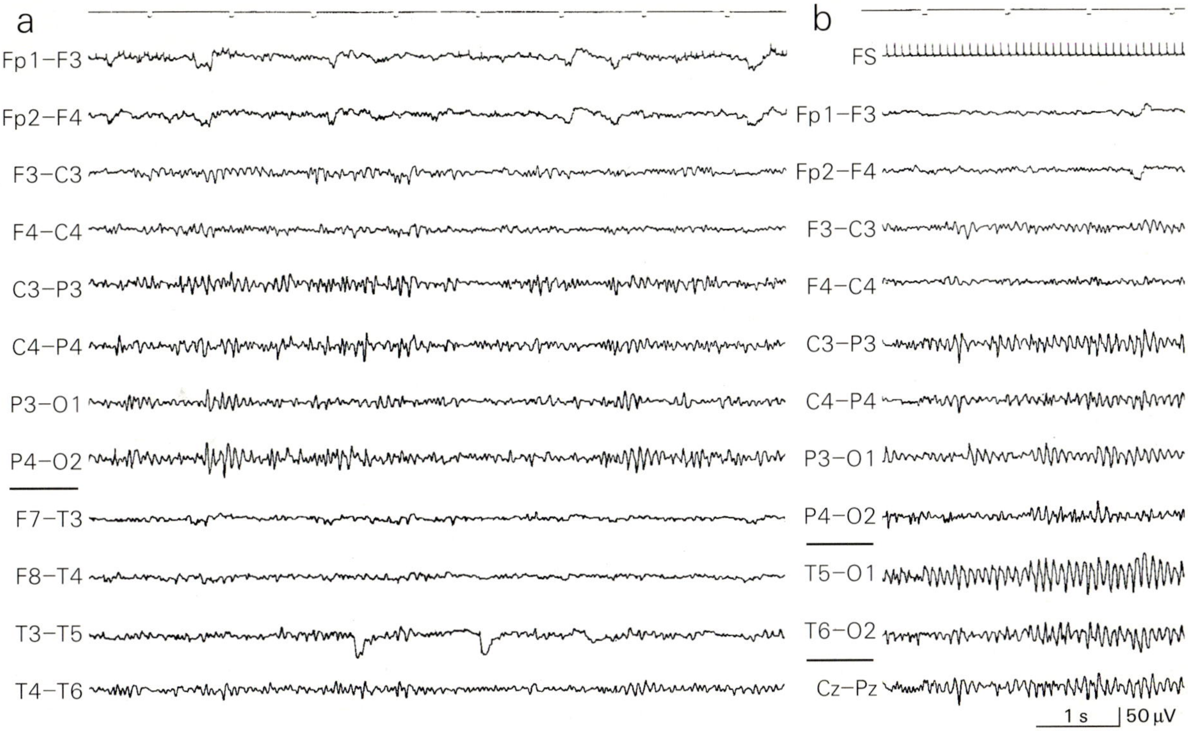

Abb. 4.18. Frequenzlabiles EEG möglicherweise als Grundrhythmustyp. Parietookzipital betonte α-β-Mischaktivität, vorwiegend α-Wellen um 10–11/s. Deutliche Ankopplungen bei Fotostimulation (**b**) i. S. eines „photic driving" (vgl. Abschn. 6.2.1) vor allem bei einer Lichtreizfrequenz um 10/s. *Klinisch:* 27jährige Patientin, Verdacht auf Encephalomyelitis disseminata, aber auch Kopfschmerzanamnese! Angeblich keine zentral wirksamen Pharmaka. In der abgebildeten Form könnte das EEG aber durchaus auch Ausdruck eines Medikamenteneffekts sein

Spektrum, ähnlich dem „desynchronisierten" EEG, wie es bei geöffneten Augen zu registrieren ist. Kann man sich nicht festlegen, so sollte man rein deskriptiv die Bezeichnung „EEG im α-β-Bereich" wählen, ggf. mit dem Zusatz „möglicherweise als Ausdruck mangelhafter Entspannung". Vielfach wird die Ableitung dann auch durch Muskelartefakte belastet. Der Zustand schlechter Entspannung („Erwartungsangst", „psychogene Alphareduktion", Scherzer 1966) offenbart sich meistens durch flüchtige und dann passager sogar auffallend deutliche α-Akzentuierungen zumindst im Off-Effekt nach Lidschluß oder mit einer deutlichen α-Ausprägung erst unter Hyperventilation. Die Mehratmung hat einen entspannenden Effekt. Eine erfahrene EEG-Assistentin zieht in solchen Fällen die Hyperventilation im Untersuchungsablauf vor.

In vergleichsweise wenigen Fällen ist eine α-β-Mischaktivität auch als Grundrhythmustyp anzutreffen. Läßt sich durch wiederholtes Auszählen eine eindeutig dominante Frequenz nicht festlegen, so liegt ein *frequenzlabiles EEG* vor (Abb. 4.18). In der Regel dominieren die α-Anteile. α- und auch β-Wellen treten mit mittleren Amplituden bis 50 µV auf (im Gegensatz zu den *stets* spannungsarmen α-β-Mischtypen infolge mangelhafter Entspannung).

Das „frequenzlabile EEG" ist selten eindeutig als Normtyp festzulegen

Viel häufiger ist die Frequenzlabilität allerdings Ausdruck einer leichten allgemeinen Funktionsstörung in erster Linie bei vaskulären Enzephalopathien (Abschn. 13.1.1) oder Hinweis auf einen Medikamenteneffekt (Abschn. 14.1). Entschließt man sich, eine frequenzlabile Grundaktivität als Grundrhythmusform einzustufen, so sollte man der Bezeichnung „frequenzlabiles EEG" den Zusatz „als Normtyp" anfügen.

4.8 Hirnregionale Besonderheiten des normalen EEG

Genaugenommen ist der α-Grundrhythmus die „hirnlokale Besonderheit" des gesamten sensorischen Teils des Großhirns. Die Bindung dieser Grundaktivität an die Vigilanzkontrolle des gesamten Hirns, die dann auch das gesamte EEG vordergründig prägen kann, ist der Grund, diese EEG-Tätigkeit als Grundrhythmus zu definieren (vgl. Abschn. 4.1). Daneben gibt es noch weitere, vergleichsweise weniger deutliche Formen hirnlokal begrenzter Grundaktivitäten, die nachfolgend beschrieben werden. Sie gelten jeweils nur für das EEG im *Wachzustand*. β-Wellen und β-Gruppen der frontopräzentralen Hirnregion wurden bereits in Abschn. 4.3.1 dargestellt. Bei stärkerer Vigilanzabnahme und im Schlaf treten andere hirnlokale Besonderheiten in den Vordergrund (z. B. POSTS, Vertexzacken, Schlafspindeln). Sie werden in Kap. 5 abgehandelt.

4.8.1 µ-Rhythmus der Zentralregion

Die μ(Mu- oder My)-Aktivität ist – nach der okzipitalen α-Grundtätigkeit – die deutlichste und häufigste Form besonderer hirnlokaler Aktivität. Der griechische Buchstabe μ steht für „motorisch" (statt „m" wurde „μ" gewählt, gemäß der Tradition, EEG-Wellentypen mit griechischen Buchstaben zu bezeichnen). Damit wird die Beziehung dieser Aktivität zu den Hirnrindenbereichen mit motorischer Funktion zum Ausdruck gebracht.

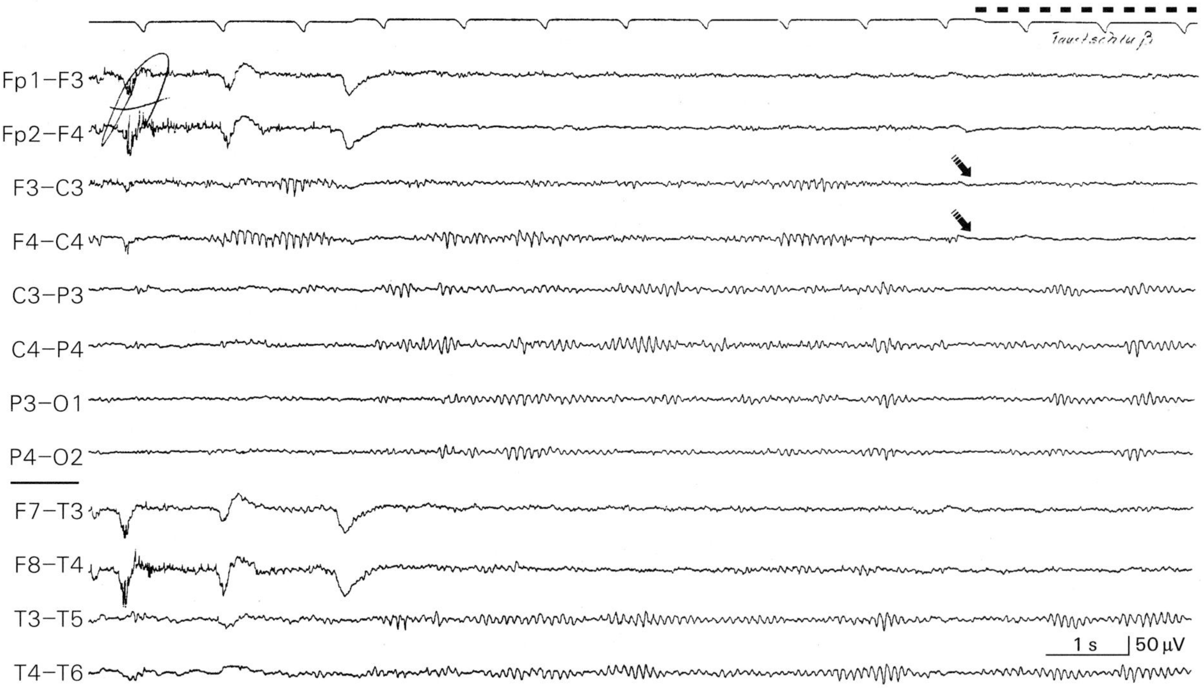

Abb. 4.19. μ-Aktivität der Präzentralregion (F3-C3, F4-C4). Sie ist die lokale Grundaktivität der Hirnregionen mit motorischer Funktion. Blockierung durch Faustschluß (mit *Pfeilen* markiert), dagegen bleibt der okzipitale α-Grundrhythmus unverändert. Bei Augenöffnung wird die α-Tätigkeit blockiert, während die μ-Aktivität unbeeinflußt bleibt

μ-Wellen treten ganz überwiegend in der *Präzentralregion* auf, geringer ausgeprägt auch postzentral, entsprechend der gemischt sensomotorischen Funktion dieser Areale entlang der Zentralfurche. Im 10-20-System werden sie am besten von den Ableitepunkten C3 bzw. C4 (und auch Cz) erfaßt, aufgrund besonderer lokaler Phasenbeziehungen in den engen *bipolaren* Ableitungen besser als in Referenzableitungen (Kuhlmann 1978).

Die Frequenz der μ-Wellen liegt im α-Bereich, mit einer Dominanz bei 10–11/s und einer Streuung der individuell auftretenden Frequenzen zwischen 8 und 12/s ähnlich der Häufigkeitsverteilung des α-Grundrhythmus. Die μ-Wellen sind deshalb den α-Wellen der angrenzenden parietookzipitalen Hirnregion sehr ähnlich, haben jedoch in der Regel eine von dem α-Grundrhythmus leicht abweichende (meistens um 1/s höhere) Frequenz.

Außer der

- Begrenzung auf die *(prä-)zentrale Region* beider Hemisphären

sind noch folgende Merkmale maßgebend:

- μ-Wellen haben in der Regel eine mehr oder weniger deutliche *„arkadenähnliche" Potentialform* (Abb. 4.19). Allerdings können auch die okzipitalen α-Wellen in bipolaren Ableitungen bei entsprechenden Phasenbeziehungen ähnlich konfiguriert registriert werden.
- Die zentrale μ-Aktivität zeigt in ihrer Auftretensweise eine vom

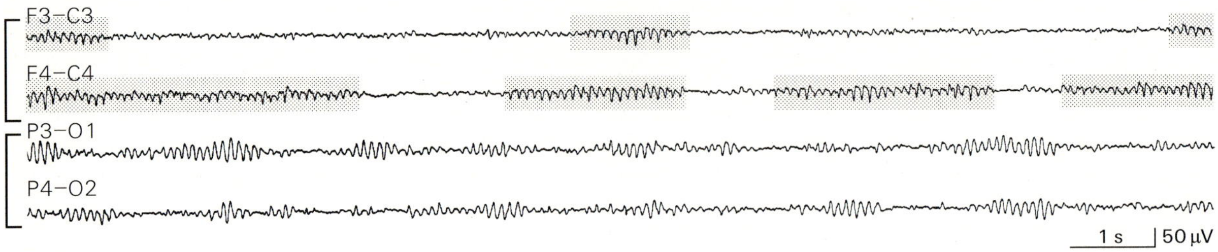

Abb. 4.20. Die (prä-)zentrale μ-Aktivität zeigt in ihrer Auftretensweise stets eine andere zeitliche Dynamik als die parietookzipital ableitbare α-Grundaktivität. In dem Kurvenausschnitt sind μ-Wellen größer als 10 µV durch *unterlegtes Raster* markiert

jeweiligen α-Grundrhythmus meistens *deutlich abweichende Dynamik* (Abb. 4.20). Häufig erscheint sie einseitig oder links/rechts alternierend. Bei bilateralem Auftreten sind die einzelnen μ-Wellen links/rechts zeitlich nicht korreliert (*keine bilaterale Kohärenz*; im Gegensatz zum α-Grundrhythmus; Storm van Leeuwen et al. 1978).

- Bei *Vigilanzabnahme verschwindet* die μ-Aktivität sofort.
- Bei *visuellen Reizen* (Augenöffnung) bleibt die μ-Aktivität *unbeeinflußt* (Abb. 4.19). Das Betrachten von bestimmten Bildern kann μ-Wellen sogar verstärken (Koshino u. Niedermeyer 1975), ebenso die übliche Fotostimulation.
- Dagegen wird die μ-Aktivität durch *Aktivierungen der motorischen Hirnregion prompt unterdrückt.*

Die Unterdrückung der μ-Aktivität wird am besten durch Faustschluß geprüft (Abb. 4.19). Diese Reaktion tritt stets bilateral auf, am deutlichsten jedoch durch Bewegung auf der jeweils kontralateralen Körperseite. Es genügt schon, daß sich der Untersuchte die Bewegung (z. B. das Schließen der Faust) geistig vorstellt (Blockade durch Intention einer Bewegung).

Der isolierte Einfluß von Tests dieser Art auf die μ-Rhythmen wird allerdings nur deutlich, wenn die Prozedur mit einem kooperationsfähigen Patienten vorher genau abgesprochen (ggf. zunächst geübt) wird. Ansonsten führt der Befehl, die Faust zu schließen, über eine momentane allgemeine Anspannung des Patienten zu einer Unterdrückung auch des α-Grundrhythmus.

Die μ-Aktivität ist die Ruhegrundaktivität der motorischen Hirnregion

Die μ-Aktivität ist als Ruhegrundaktivität der sensomotorischen Region des wachen Hirns aufzufassen. Die neurophysiologischen Grundlagen sind noch nicht genügend geklärt. Offensichtlich besteht eine unmittelbare Beziehung zu jener Form von β-Tätigkeit der Zentralregion, die erst bei epikortikalen Ableitungen deutlich erfaßt werden kann (vgl. Abschn. 4.3.1). Auch diese β-Komponente wird bei motorischen Leistungen „blockiert".

4.8.1

Zur Häufigkeit der μ-Aktivität: Die Ähnlichkeit mit der parietal angrenzenden α-Grundaktivität erschwert die Erkennung des μ-Rhythmus. Häufig treten *α- und μ-Wellen überlagert* auf. Die in älteren Statistiken genannten Zahlen zur Häufigkeit des μ-Rhythmus (3–20 %) gründen sich auf visuelle Kurvenauswertungen.

Computergestützte Untersuchungen, die auch die „versteckten" μ-Wellen erfassen, zeigen, daß sie, wenn auch nur flüchtig, offensichtlich genauso häufig anzutreffen sind wie die okzipitale α-Tätigkeit (z. B. Schopenhorst et al. 1980; Pfurtscheller u. Aranibar 1978). μ-Wellen sind bereits bei Kindern nachweisbar, am deutlichsten bei Jugendlichen, bei Frauen häufiger als bei Männern (Eeg-Olofsson 1971).

μ-Wellen sind häufig, visuell aber oft nicht eindeutig zu erkennen

Beziehungen zu besonderen Hirnfunktionsstörungen oder Hirnerkrankungen haben sich für die μ-Aktivität nicht sichern lassen. Früher wurde die Eigenschaft des μ-Rhythmus, auch einseitig aufzutreten, gelegentlich als Herdbefund mißdeutet. Zu dem mitunter ähnlichen „Breach-Rhythmus" nach Schädeltrepanationen (s. Abschn. 8.2) hat die μ-Aktivität nur insofern eine Beziehung, als sich dieser abnorme Rhythmus auf der Basis der jeweiligen lokalen kortikalen Grundaktivität am häufigsten präzentral entwikkelt. Bezeichnungen wie „posttraumatischer μ-wave-Fokus" können zu Mißverständnissen führen.

4.8.2 ϑ-Wellen im normalen EEG

Bis zur Stabilisierung des Grundrhythmus in der Adoleszenz sind ϑ(Theta)-Wellen (4–7,5/s) mit abnehmender Häufigkeit ein normaler Bestandteil des EEG. Im Kindesalter können ϑ-Rhythmen um 6–7/s frontozentral betont im Zusammenhang mit emotionalen Belastungen deutlich werden. Beziehungen zwischen emotional geprägten Situationen und einer ebenfalls vorwiegend frontal auftretenden ϑ-Aktivität wurden auch bei Erwachsenen beobachtet. Eine Übersicht über die zumeist ältere Literatur findet sich bei Knott (1976).

ϑ-Wellen haben möglicherweise einen besonderen Bezug zum limbischen System im frontalen und temporalen Hirnbereich

Ein besonderer ϑ-Rhythmus von 6–7/s kann frontal bei bestimmten mentalen Leistungen auftreten. Sein Schwerpunkt in der frontomedianen Hirnregion führte zu der Bezeichnung Fmθ (Ishihara u. Yoshii 1972; Mizuki et al. 1980). Abbildung 4.21 zeigt ein Beispiel.

Generell ist es ein Problem, für die ϑ-Anteile im EEG Normgrenzen zu definieren. Als Grundrhythmus sind ϑ-Wellen nur in wenigen Fällen zu beobachten. Wir sprechen dann von Grundrhythmusvarianten (Abschn. 4.5). Flache ϑ-Wellen zeigen sich auch im Niederspannungs-EEG (Abschn. 4.6). Ansonsten finden sich im normalen EEG des Erwachsenen nur vereinzelt niedrige ϑ-Potentiale oberhalb 5/s, dagegen keine zusammenhängenden ϑ-Rhythmen. Bei Jugendlichen besteht hinsichtlich einstreuender ϑ-Wellen noch eine *frontale* Betonung, mit zunehmendem Alter sind niedrige ϑ-Potentiale mehr *temporal* Bestandteil der lokalen Grundaktivität.

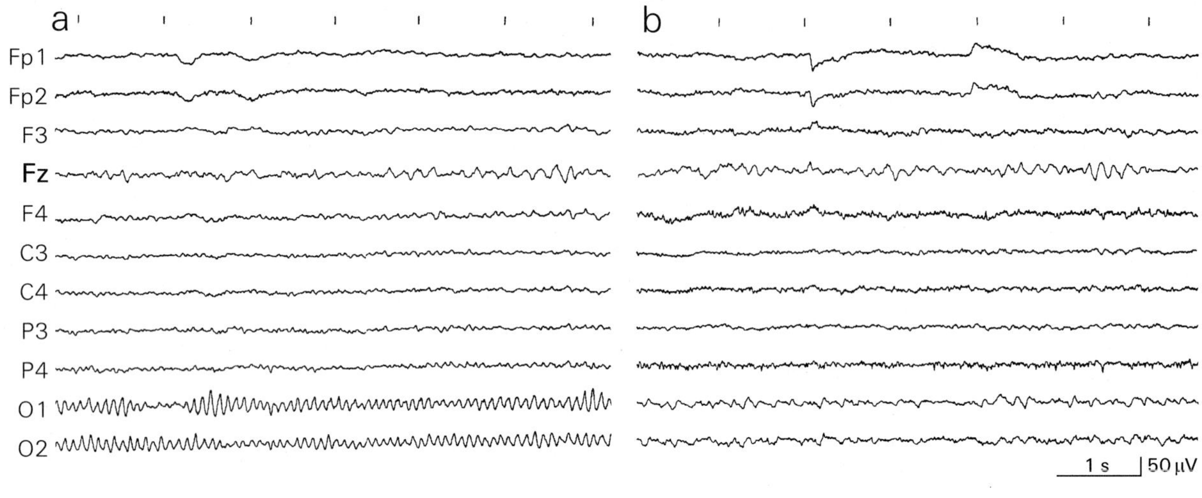

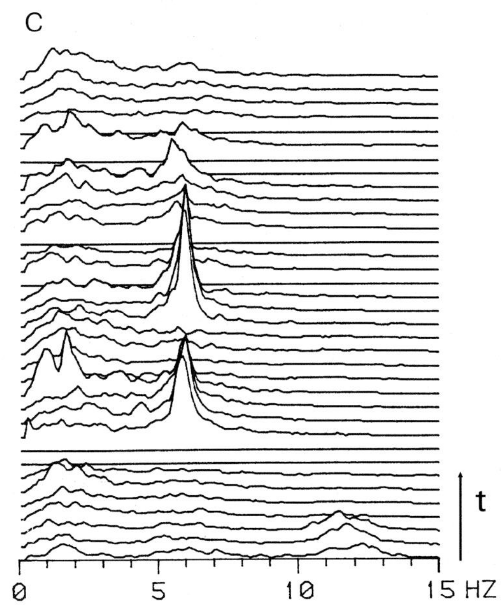

Abb. 4.21. Beispiel für eine frontale hirnlokale ϑ-Aktivität, die durch mentale Leistungen ausgelöst wird (Lösen eines Kreuzworträtsels). Die 6/s-ϑ-Wellen treten frontomedian auf (Fz, sog. Fmθ, vgl. Text). **a** Ableitung bei dem Versuch, eine Lösung in Gedanken zu finden (Augen geschlossen), **b** beim Ausfüllen des Kreuzworträtsels mit offenen Augen (beachte auch die λ-Wellen okzipital, s. Abschn. 4.8.3). **c** und **d** sind fortlaufende Spektralanalysen des Ableitepunktes *Fz* in Phasen verschiedener geistiger Beanspruchung, **c** mit Ausgabe in Form des CSA, **d** Ausschnitte desselben Testabschnitts als Chronospektrogramm. Der Anstieg der 6/s-Aktivität vorzugsweise beim Lösen des Rätsels ist in beiden Darstellungen deutlich zu sehen. Die Art der geistigen Beanspruchung ist unterhalb **d** vermerkt (zur Methodik dieser Frequenzanalysen s. Kap. 16)

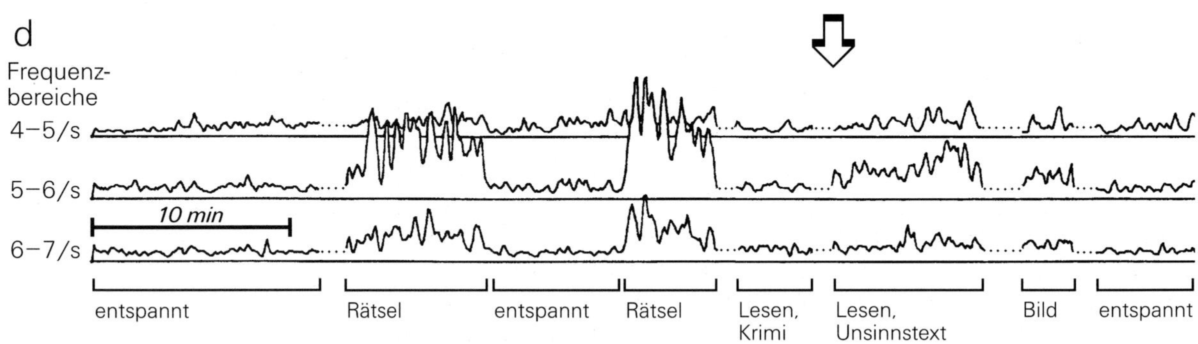

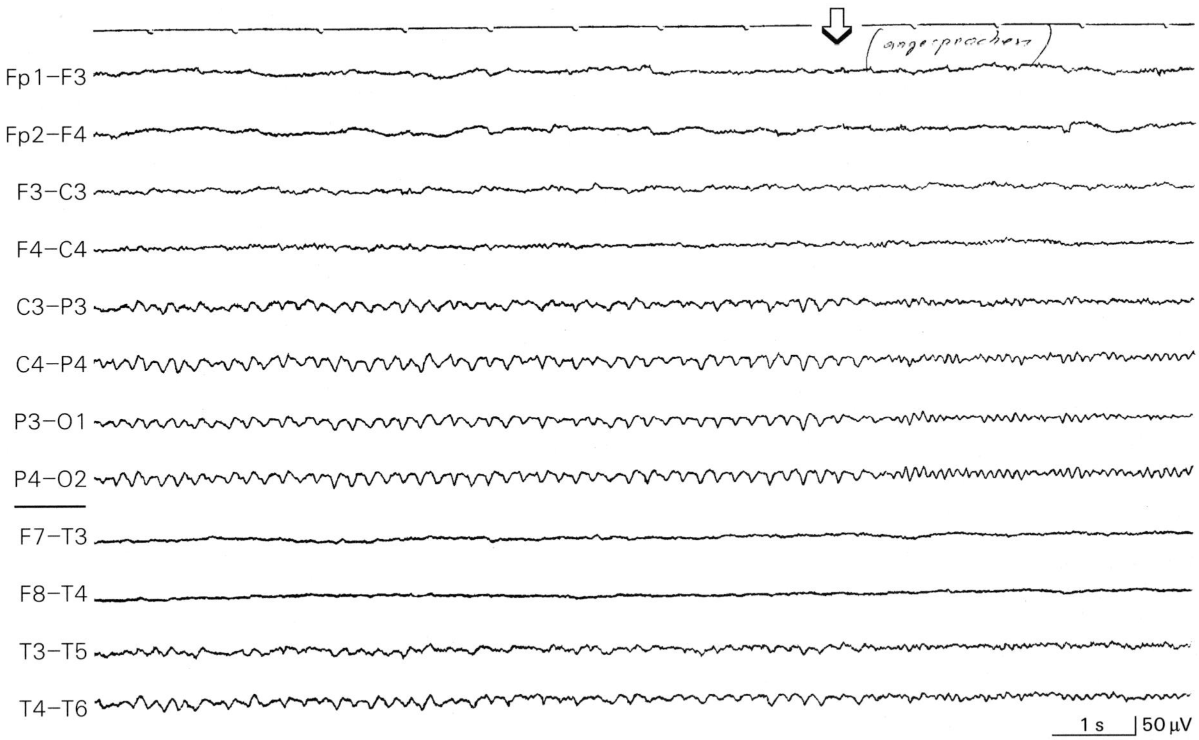

Abb. 4.22. Verlangsamung in den ϑ-Bereich durch Vigilanzabnahme. Ungewöhnliche, aber mögliche Reaktion mit länger anhaltender monomorpher ϑ-Aktivität (um 5/s). Kein abnormer Befund. Prompte α-Rekrutierung bei Ansprache des Patienten (*Pfeil*).
Klinisch: 43jährige Patientin mit multiplem Beschwerdebild (rezidivierende Sensibilitätsstörungen verschiedener Körperregionen). Neurologisch unauffällig. Keine zentral wirksamen Pharmaka

Als normal eingestuft sollten die ϑ-Wellen Amplituden von 20 µV nicht überschreiten. Diese Grenze ist allerdings immer zum allgemeinen Amplitudenniveau des EEG in Bezug zu setzen.

Im *Ruhe-EEG* Erwachsener sind passagere *Rhythmisierungen von ϑ-Wellen immer auffällig*. Daraus ergeben sich teilweise besondere Potentialmuster, die widersprüchlich beurteilt werden (z. B. sog. psychomotorische Varianten).

Unter *Hyperventilation* sind akzentuierte ϑ-Rhythmen bei Kindern durchaus häufig, bei Jugendlichen normalerweise noch möglich, bei Erwachsenen (ab dem 20. Lebensjahr) ebenfalls auffällig. Allerdings bleibt dann deren Bedeutung meistens unklar. Temporal können rhythmisierte ϑ-Abläufe Hinweis auf regionale (temporobasale) Erregbarkeitssteigerungen sein, frontal sind akzentuierte ϑ-Wellen mitunter Zeichen einer subkortikalen (insbesondere hypothalamischen) Störung.

In Phasen einer *Vigilanzminderung* gehören flache ϑ-Wellen zu jedem EEG. In der Regel sind sie dann im Zusammenhang mit der für Vigilanzschwankungen typischen Aufeinanderfolge von α-Zerfall und Abflachung leicht zu erkennen. Selten treten bei einem Vigilanzabfall rhythmische ϑ-Wellen deutlicher akzentuiert in Erscheinung, wie im Beispiel der Abb. 4.22. Dies kann in der Beurteilung zu Unsicherheiten führen.

4.8.3 λ-Wellen

λ(Lambda)-Wellen sind steil akzentuierte Potentiale der *Okzipitalregion*, die bei offenen Augen im Zusammenhang mit *sakkadischen Augenbewegungen* auftreten. Voraussetzung ist die aufmerksame Betrachtung einfacher Bildmuster, die visuell abgetastet werden müssen. λ-Wellen lassen sich stets bilateral, wenn auch oft asymmetrisch ableiten. Unter entsprechenden Testsituationen sollen sie bei 80 % aller Probanden auftreten (Ausführliche Übersicht bei Chatrian 1976b).

λ-Wellen zeigen sich triphasisch mit einer dominanten oberflächenpositiv projizierten, steilen Komponente. Da sie in bipolaren Reihenschaltungen über die Elektroden O1 und O2 von den invertierenden Verstärkereingängen B erfaßt werden, treten sie in der EEG-Kurve mit einer vorwiegend negativ gerichteten Potentialauslenkung auf (Abb. 4.23).

In der EEG-Praxis haben die λ-Wellen geringere Bedeutung, da sie nur bei offenen Augen erscheinen und nur bei adäquaten Musterstrukturen im Blickfeld des Patienten. Dann können sie allerdings bei Amplituden gelegentlich über 50 μV mit epileptischen scharfen Wellen verwechselt werden.

Abb. 4.23. λ-Wellen in den okzipitalen Ableitungen beiderseits (O1, O2) nach Öffnen der Augen, offensichtlich durch aufmerksames Betrachten verschiedener Gegenstände im Blickfeld der 36jährigen Patientin (Erläuterungen s. Text)

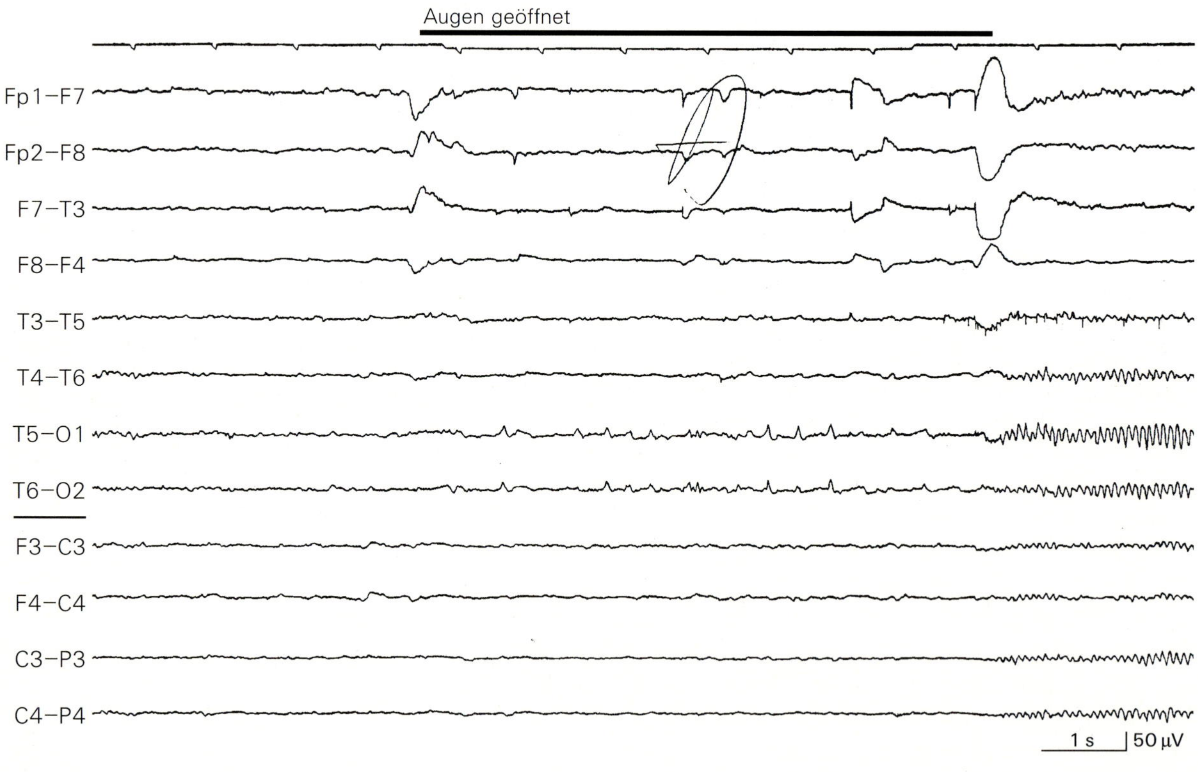

Die λ-Wellen sind „selbstinduzierte" visuell evozierte Potentiale ähnlich den durch Musterreize induzierten VEP (für deren Auslösung umgekehrt das stimulierende Muster bewegt wird). Da λ-Potentiale als „Einzelantworten" vergleichsweise sehr ausgeprägt auftreten, werden zusätzliche Kopplungen mit dem okulomotorischen System vermutet, das die Sakkaden der Augen kontrolliert.

4.9 Genetischer Hintergrund des normalen EEG

Jedes EEG ist polygenetisch determiniert

Die Einblicke in den genetischen Hintergrund des normalen menschlichen EEG gehen im wesentlichen auf die Untersuchungen von Vogel zurück. Er bot dafür als neurophysiologisch orientierter Humangenetiker die idealen Voraussetzungen (Vogel 1958, 1986; Vogel u. Götze 1959). Es ist erstaunlich, in welchem Maße das EEG trotz seiner Vielfalt und komplexen Entstehungsmechanismen genetisch determiniert erscheint. Verständlicherweise gründen sich die einschlägigen Untersuchungen vor allem auf EEG-Studien an eineiigen Zwillingen oder auf der Analyse besonderer EEG-Merkmale, die sich in Familienuntersuchungen „quantitativ durch Maß und Zahl einigermaßen charakterisieren lassen" (Vogel u. Götze 1959). Sie haben dann Modellcharakter.

Gut untersucht ist die genetische Basis für das Niederspannungs-EEG (Vogel 1962a), für besonders auffällige β-Spindeln der frontalen Hirnregion (Vogel 1962b, 1966b) und für die augenfällige 4/s-Grundrhythmusvariante (Kuhlo et al. 1969; Neundörfer 1970; vgl. Abb. 4.24). Bei den meisten der genannten Formen wird ein autosomal-dominanter Erbgang angenommen.

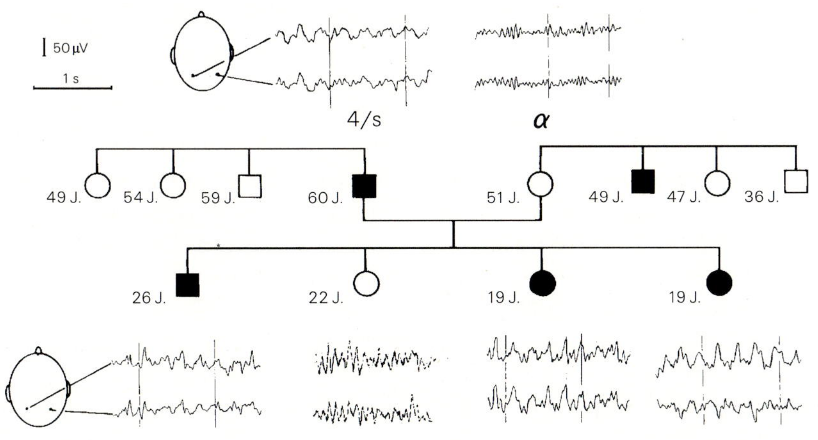

Abb. 4.24. Stammbaum mit (unregelmäßiger) autosomal-dominanter Vererbung der 4/s-Grundrhythmusvariante. Die Merkmalsträger sind durch *schwarz* ausgefüllte Symbole gekennzeichnet; *Kreis* für weiblich, *Rechteck* für männlich. (Nach Neundörfer 1970; nachuntersucht von Vogel 1986)

Zweifellos ist jedes EEG genetisch geprägt. In der Mehrzahl der Fälle bleibt dieser Aspekt lediglich in der großen Gesamtvariabilität verborgen. Dies gilt in ähnlicher Weise auch für die verschiedenen evozierten Potentiale. Das klinische Interesse gilt mehr den *genetischen Aspekten bei abnormen EEG-Befunden im Kindesalter* und den erblichen Belastungen bei bestimmten *epileptischen Syndromen* (s. Kap. 7).

4.10 Zusammenfassung

Bei einem wachen Menschen zeigt jede Hirnregion unter den Bedingungen einer Ruheableitung eine bestimmte Form einer lokalen Grundaktivität. Frontal und temporal ist sie wenig ausgeprägt und individuell unterschiedlich strukturiert. Das Frontalhirn zeigt vorwiegend Komponenten im β-Bereich. In der Zentralregion sind in Bezug auf die motorischen Hirnareale μ-Wellen als Ruhegrundaktivität anzusehen, die durch motorische Leistungen „blockiert" wird. Geprägt wird das EEG jedoch durch die Grundaktivität der sensorischen hinteren Hälfte des Hirns, die vorwiegend durch das visuelle System beeinflußt wird. Die Art der okzipital bis parietal auftretenden Grundaktivität bestimmt den EEG-Typ. Diese Grundaktivität bezeichnen wir dann auch als Grundrhythmus.

Bei rund 85 % aller Menschen liegt die okzipitale Grundaktivität und damit der Grundrhythmus im α-Bereich (α-EEG). Daneben gibt es okzipitale Grundaktivitäten, also Grundrhythmusformen, mit einer Frequenz außerhalb des α-Spektrums. Oberhalb 13/s sprechen wir (der Terminologie der Frequenzeinteilung getreu) von einem β-EEG. Die β-Wellen dieses EEG-Typs haben jedoch einen anderen Stellenwert als die lokalen β-Aktivitäten der vorderen Hirnregionen. Der Bezug dieser frequenten Grundrhythmusformen zu Generatormechanismen analog denen der α-Wellen bleibt bei den sog. „schnellen α-Varianten" auch erkennbar. Langsame Formen des Grundrhythmus (unterhalb 8/s, „langsame α-Varianten") sind vergleichsweise selten. Der Begriff „Theta-EEG" ist nicht in Gebrauch. Die 4/s-Grundrhythmusvariante ist möglicherweise eine echte Abnormität, wenngleich ohne besondere klinische Bedeutung. In bis zu 9% der Fälle werden EEG dem Niederspannungstyp zugewiesen.

Die häufigen Formen von Grundrhythmen und anderer lokaler Grundaktivitäten sind mit kurzen Ausschnitten aus voraufgegangenen Abbildungen nochmals in Abb. 4.25 in einer 1 : 1-Darstellung abgebildet.

4.10

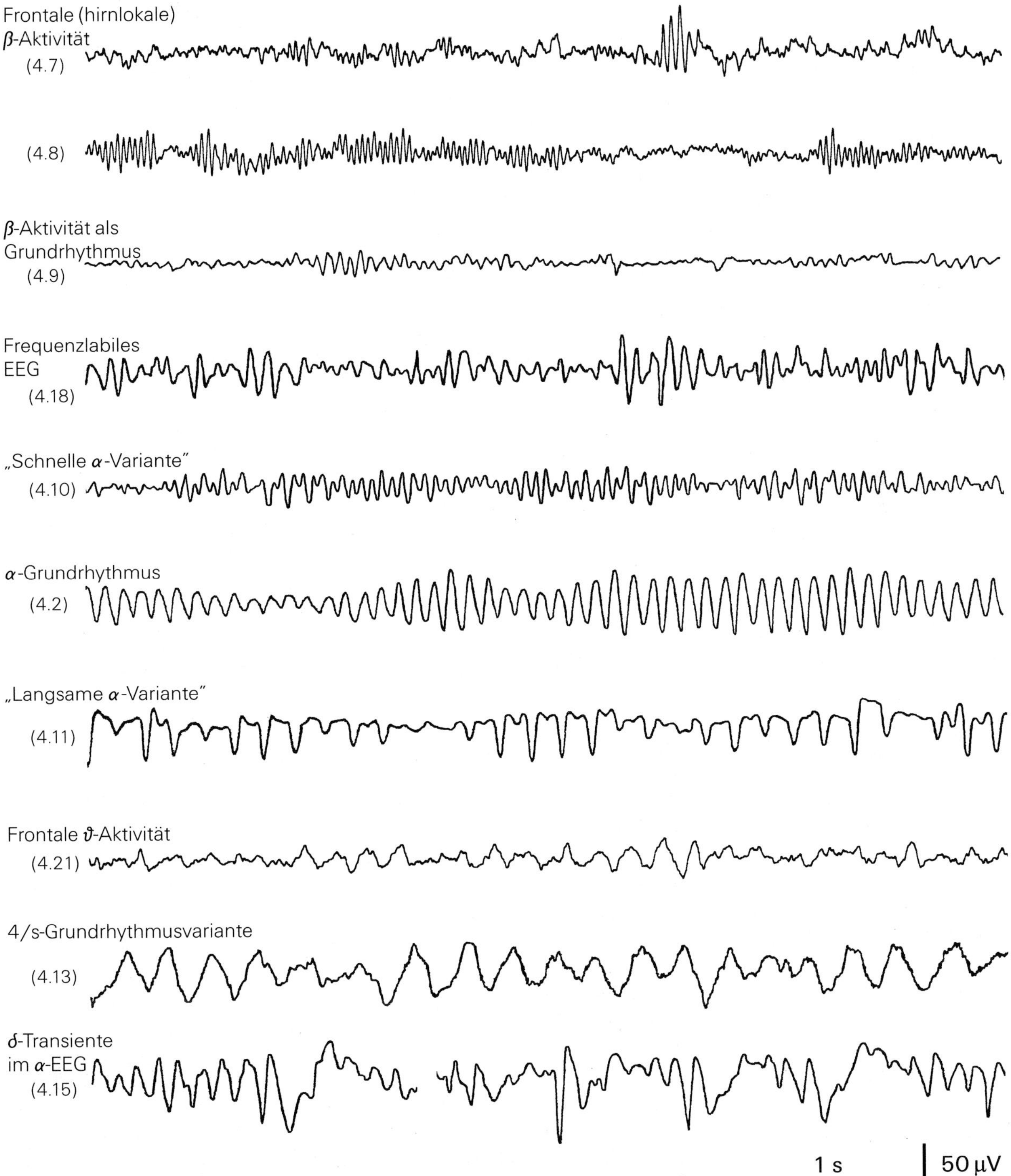

Abb. 4.25. Synopsis verschiedener Formen von Grundrhythmen und hirnlokaler Grundaktivität in einer *Darstellung 1:1*. Kurze Ausschnitte aus den Abbildungen dieses Kapitels (Abb.-Nr. in Klammern)

5 Vigilanz und Schlaf

St. Kubicki

Der Übergang vom Wachzustand in den Schlaf ist keine stetige Abnahme irgendeiner Hirnleistung, sondern eine in mehreren Stufen auftretende *Umorganisation der neuronalen Funktionen* des Hirns. So ist auch im EEG die Abnahme der Vigilanz und der Eintritt des Schlafs nicht nur mit einer Verlangsamung der Hirnrindenaktivität verbunden, sondern es treten neue, besondere Potentialmuster hinzu, die einen neuen, andersartig aktiven Zustand des Hirns signalisieren.

Im Wachzustand sind häufige *Schwankungen der Vigilanz* die Regel. Schon leichte Vigilanzminderungen geben sich *im EEG durch Abflachungen und Verlangsamungen* zu erkennen. Es gehört zu den besonderen „Übungsaufgaben" eines angehenden EEGisten, diese EEG-Veränderungen von pathologisch bedingten Verlangsamungen zu unterscheiden. Wichtiges Unterscheidungsmerkmal ist dabei die besondere Dynamik, die die EEG-Veränderungen bei Vigilanzschwankungen kennzeichnen.

Der Begriff der „Vigilanz" wird in der Regel mit dem der „Wachheit" gleichgesetzt und beide Begriffe mit *Funktionszuständen eines gesunden Hirns.* Liegen echte Bewußtseinsstörungen vor, so sollten Fluktuationen im EEG, die mit Schwankungen einer noch eingeschränkt vorhandenen Ansprechbarkeit auftreten, nicht mehr als Vigilanzschwankungen bezeichnet werden, sondern als „Schwankungen der Bewußtseinslage".

5.1 Vigilanzgrade. Vigilanzschwankungen im EEG

Schon bei der visuellen Auswertung des EEG kann man ohne Schwierigkeiten 3 Vigilanzstufen ausmachen:

- Wachsein (wach, *angespannt, aktiv*),
- entspannte Wachheit (wach, *entspannt*) und
- verminderte Wachheit (wach, *müde*).

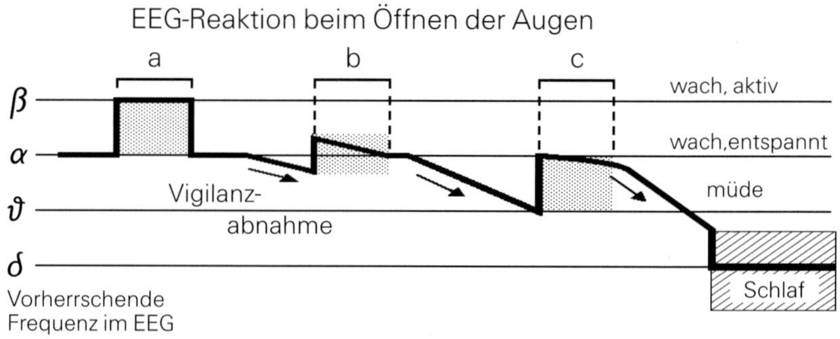

Abb. 5.1. Schematische Darstellung der Vigilanzgrade und der abgestuften visuellen Reaktion (*punktierte* Abschnitte **a**, **b**, **c**) bei zunehmender Vigilanzminderung. **a** Normale „Blockadereaktion" bei Augenöffnung mit Beschleunigung der Grundaktivität in den β-Bereich. **b** Fehlende „Blockadereaktion" bei leichter Müdigkeit. **c** α-Aktivierung durch Augenöffnung bei stärker geminderter Vigilanz (oft auch als „paradoxe α-Aktivierung" bezeichnet). Weitere Erläuterungen s. Text (s. auch Abb. 1.21)

In ***entspannter Wachheit*** (Augen geschlossen) finden sich in bestimmten kortikalen Arealen rhythmische Wellen als Ausdruck einer besonderen neuronalen Ruhelage (s. Abschn. 1.5). Diese Hirntätigkeit wird als *„Ruhegrundaktivität"* bezeichnet. Nach dem Erscheinungsbild des EEG in diesem Zustand wird der EEG-Typ (der „Grundrhythmus") festgelegt (s. Abschn. 4.1). Bei rund 85% aller Menschen sind α-Wellen überwiegend in der hinteren (sensorischen) Hirnregion der normale Grundrhythmus (α-EEG als Normtyp).

Mit Steigerung zur ***angespannten Wachheit*** (aktives Wachsein) wird diese Ruhegrundaktivität durch eine niedrige, unregelmäßige, frequentere Grundaktivität („low voltage fast activity", „desynchronisiertes" EEG) abgelöst.

Ebenso führen schon leichte Minderungen der Wachbereitschaft (***Vigilanzminderungen***) zu einem Abbruch der zuvor registrierten (α-) Ruhegrundaktivität, jetzt jedoch mit Übergang in eine *unregelmäßige langsamere Grundaktivität* (Abb. 5.2). Mitunter zeigt sich noch eine flüchtige Übergangsphase mit einer Abnahme der Frequenz der α-Wellen, bevor die α-Tätigkeit ganz verschwindet.

Verlangsamungen durch Vigilanzschwankungen geben sich durch eine besondere Dynamik zu erkennen

Solange der Mensch nicht endgültig einschläft, können diese Vigilanzminderungen bei starker Müdigkeit ständig ***fluktuierend*** auftreten und das EEG mit gleichermaßen fluktuierend einsetzenden Verlangsamungen vordergründig prägen. Es kann dann schwierig werden, den Grundrhythmus des EEG (den EEG-Typ) festzulegen, da sich kaum einmal ein hinreichend stabiler Zustand der entspannten Wachheit einstellen kann. Problematisch kann dann auch die *Abgrenzung gegenüber pathologisch bedingten Verlangsamungen* werden. Eine pathologische Verlangsamung zeigt sich mehr oder weniger kontinuierlich. Dagegen sind die *EEG-Veränderungen bei Müdigkeit im Regelfall durch eine* ***besondere Dynamik*** gekennzeichnet (Abb. 5.1). Vigilanzschwankungen zeigen ein allmähliches „Abgleiten" in die Verlangsamung und (spontan

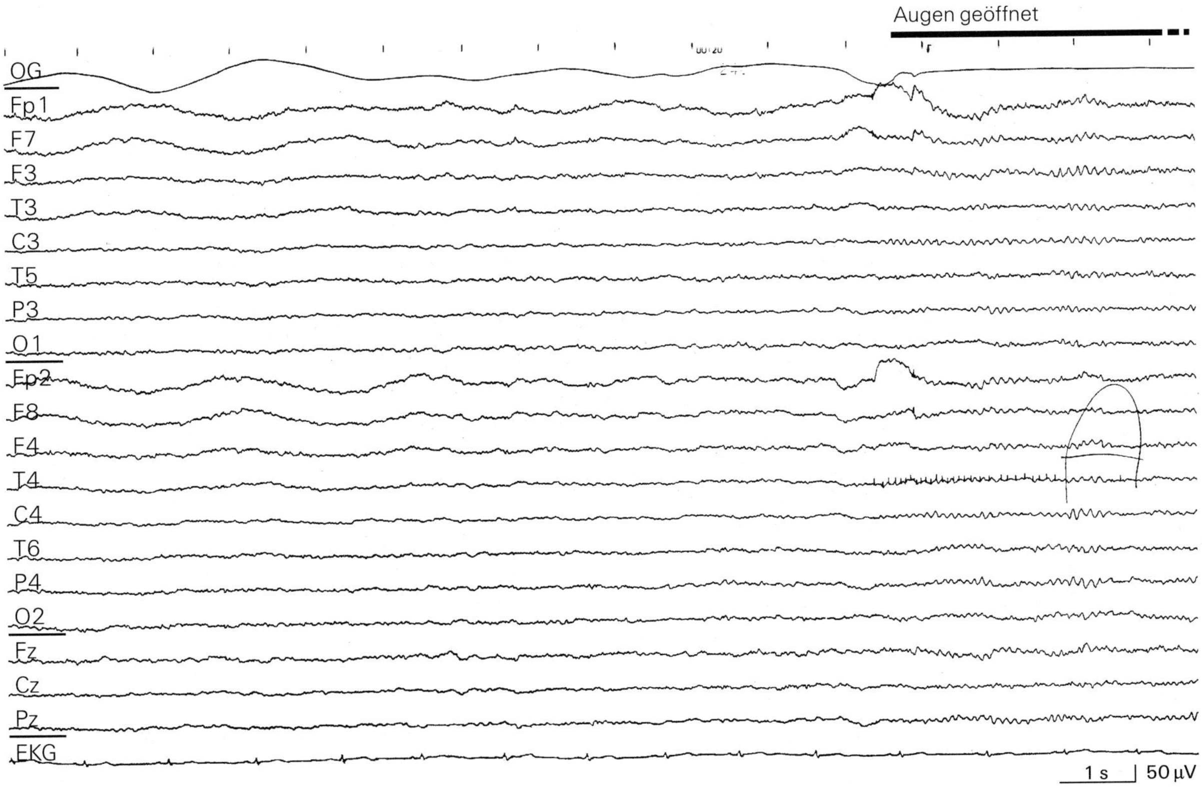

Abb. 5.2. Abflachung und Verlangsamung des EEG bei Vigilanzminderung. Beachte die langsamen, pendelnden Augenbewegungen (SEM, „slow eye movements"), die sich im Okulogramm (*OG*) mit einem piezoelektrischen Bewegungsfühler gut erfassen lassen. Sie führen zu entsprechend trägen Bulbusartefakten im frontalen EEG. Ableitung gegen Durchschnittsreferenz. *Rechts* Reaktion bei Augenöffnung mit (sog. „paradoxer") α-Aktivierung. Weitere Erläuterungen hierzu s. Text

oder durch Weckreiz) eine plötzliche Wiederkehr des jeweiligen Grundrhythmus (Arousal, vgl. Abschn. 5.4.7). Dies ergibt ein „sägezahnförmiges" Verlaufsprofil. Es entspricht dem sichtbaren Einnicken und Aufschrecken eines müden Zuhörers.

Charakteristisch sind ferner *Abstufungen in der* ***visuellen Reaktion*** *des EEG*. In entspannter Wachheit wird die okzipitale (α-) Grundaktivität bei Augenöffnung sofort „blockiert" und durch eine frequente Aktivität im β-Bereich abgelöst (Abb. 5.1a, s. auch Abschn. 4.2.7). Erstes Zeichen der Müdigkeit ist die *unvollständige* oder *fehlende „Blockadereaktion"* (Abb. 5.1b). Sie zeigt, daß der Untersuchte die für diese EEG-Reaktion nötige visuelle Aufmerksamkeit nicht mehr erreicht. Ist bereits eine Vigilanzabnahme mit Abflachung des EEG eingetreten, so kann der Proband beim Augenöffnen in diesem Zustand eingeschränkter Aufmerksamkeit „hängenbleiben", d. h. beim Öffnen der Augen zeigt sich eine

Fehlende Reaktionen oder eine α-Aktivierung erst durch visuelle Reize sind ein typisches Merkmal verminderter Vigilanz

α-Tätigkeit und keine weitere Frequenzzunahme (Abb. 5.1c, Abb. 5.2). Da dieses Verhalten im Gegensatz zu der an sich zu erwartenden Reaktion steht, spricht man auch von einer sog. *„paradoxen α-Aktivierung* bei Augenöffnung". Inhaltlich ist dieser Begriff falsch. Das Phänomen zeigt lediglich, daß der Proband beim Öffnen der Augen infolge seiner Müdigkeit auf einem niedrigeren Vigilanzniveau verbleibt (vgl. auch Abschn. 4.2.7). Diese „paradoxe α-Aktivierung" ist ein wichtiges Zeichen dafür, daß die zuvor registrierte Verlangsamung der Grundaktivität überwiegend oder ausschließlich durch eine normale Vigilanzabnahme bedingt gewesen ist. Leichte pathologische Verlangsamungen des EEG können allerdings bei Augenöffnung ähnliche Beschleunigungen aufweisen. Der erfahrene EEG-Auswerter kann jedoch diese beiden Möglichkeiten gut unterscheiden.

In der üblichen Einteilung der Schlafstadien gehören die EEG-Veränderungen bei den vorstehend erläuterten Vigilanzschwankungen bereits zu den *Schlafstadien „Wach" und 1* (vgl. Abschn. 5.5). In diesen Phasen verminderter Vigilanz können deshalb auch schon weitere „schlafeinleitende" Merkmale das EEG kennzeichnen, wie hypnagoge ϑ-Gruppen und subvigile β-Aktivität. Sie werden im Abschn. 5.4 dargestellt. Vertexwellen können im Rahmen von Vigilanzschwankungen auftreten, ohne daß bereits bleibender Schlaf eingetreten ist. Generell sind bei Müdigkeit steile Potentiale oder paroxysmale Potentialgruppen häufiger anzutreffen. In Phasen der Vigilanzminderung sollte man hinsichtlich ihrer Einstufung als „abnorm" sehr zurückhaltend sein (Übersicht bei Santamaria u. Chiappa 1987). Andererseits treten manche epileptische Erregungssteigerungen gerade bei Vigilanzminderungen besonders in Erscheinung (s. Abschn. 7.5.4).

SEM: „slow eye movements", langsame, pendelnde, horizontale Augenbewegungen bei Müdigkeit

Häufiges Zeichen der Müdigkeit sind unter den geschlossenen Augenlidern *träge, pendelnde Augenbewegung in horizontaler Richtung* (SEM, „slow eye movements", Abb. 5.2; s. auch Abschn. 5.3.1.2). Sie können in den frontalen bzw. frontolateralen EEG-Ableitungen träge Potentialschwankungen verursachen, die oft als Elektroden- oder „Schwitzartefakte" verkannt werden. Mit dem Elektrookulogramm (EOG) und auch schon mit einem auf die Augenlider geklebten Bewegungsfühler (s. Abschn. 15.8.1) läßt sich die Zuordnung zu den SEM leicht belegen.

5.1.1 Globale und lokale Vigilanz

Bei verminderter Wachheit und im Schlaf haben alle Reize – ungeachtet ihrer Spezifität – zunächst nur den gleichen, als unspezifisch bezeichneten, weckenden Effekt (*Arousal*), der über dem gesamten Kortex gleichermaßen sichtbar wird (***globale** Vigilanz-*

5.1.1

steuerung; s. auch Abschn. 1.5.5). Die Spezifität der Reize wird erst im Wachzustand wirksam und führt dann zu umschriebenen kortikalen Funktionsänderungen. Sie zeigen sich je nach Art des Reizes ausschließlich im dem für die spezielle Informationsverarbeitung zuständigen Areal. Dies wird auch als ***lokale*** *Steigerung der Vigilanz* bezeichnet. Sie läßt sich elektrophysiologisch gut nachweisen. So können bei Menschen mit zentraler μ-Aktivität und posteriorem α-Rhythmus beide Felder getrennt aktiviert werden. Der Proband kann trotz Öffnen der Augen mit Blockierung der α-Grundaktivität (visueller Reiz) seinen μ-Rhythmus weiterbestehen lassen und umgekehrt durch Bewegungen des Daumens oder durch Berührungen (somatosensorische Reize) nur die μ-Aktivität beeinflussen und (bei geschlossenen Augen) seinen parietookziptalen α-Rhythmus beibehalten.

Der Zustand „wach/entspannt" führt also sowohl in visuellen als auch in somatosensorischen Hirnarealen zeitgleich zu zwei verschiedenen Ruherhythmen im α-Wellenbereich. Ein weiteres Feld jedoch, der hochsensible *präzentrale Bereich* über dem supplementär-motorischen Areal, ist auf diesem Vigilanzniveau noch keineswegs entspannt, sondern verharrt weiter in einem hohen Aktivitätszustand. Erst im Zustand „müde", wenn in den beiden anderen Feldern der α-(bzw. μ-)Rhythmus bereits zerfällt, tritt in dieser Hirnregion mit hochfrontal ausgeprägtem Maximum eine aktivierte α-Rhythmik auf. Diese wird häufig als *„anteriorisiertes α"* bezeichnet. Dieser Begriff ist irreführend, weil er suggeriert, das α habe sich von posterior nach anterior „verlagert". *Tatsächlich ist jedoch ein weiteres Areal in einen besonderen α-Ruherhythmus übergegangen.*

5.2 Zirkadianer Rhythmus und ultradiane Zyklen

„*Zirkadian*" bedeutet über den ganzen Tag verteilt (lat. *circa* ringsum, *dies* Tag). Gemeint ist damit der Bezug des stetigen Wechsels von Schlafen und Wachen und anderer, sich wiederholender Vorgänge *auf den 24-h-Tag*. Unter **„*ultradian*"** versteht man zeitlich enger begrenzte, ständig wiederkehrende Vorgänge *innerhalb des Tag-Nacht-Ablaufs*. Die Bezeichnung ist eigentlich falsch (lat. *ultra* jenseits, länger als); „infradian" wäre korrekter (lat. *infra* darunter, auch: innerhalb).

Man kann – der Wellenmechanik entlehnt – die chronobiologischen Abläufe dieses andauernden Wechsels von Wachen und Schlafen, wie auch von Nichttraum- und Traumschlaf, als *sinusför-*

mige Abläufe von Ruhe- und Aktivitätszyklen betrachten (zirkadiane Schlaf-Wach-Zyklik und ultradiane NREM-REM-Zyklik). Daran knüpfen sich verschiedene weitere Fachausdrücke.

So wird von Schlaf- und Wach-*Phasen* bzw. von NREM- und REM-*Phasen* gesprochen (Abschn. 5.5.5). Der Abschnitt, nach dem sich bei einer „Schwingung" eine bestimmte Phase wiederholt, wird als *Periode* bezeichnet und der Abstand zwischen gleichen Perioden als *Periodendauer*. Die regelmäßige Wiederholung ergibt den (Schlaf-)*Rhythmus*.

Als phasisch werden leider auch fluktuierende zerebrale, motorische oder autonome Ereignisse beschrieben, wie unregelmäßige Muskelzuckungen („twitches") im Traumschlaf oder irregulär im Schlafablauf auftretende REM-Einschiebungen, die (als Ereignisse außerhalb der zyklischen Ordnung) besser *episodisch* genannt werden sollten.

Als ***Schlafphase*** wird jener Teil des zirkadianen Zyklus bezeichnet, der vom Schlafbeginn bis zum endgültigen morgendlichen Erwachen reicht. Die Schlafphase bezieht begrifflich auch eventuelle nächtliche Wachzeiten (Wachepisoden) mit ein. Die Schlafzeit wird als *Schlafphasendauer* (synonym Schlafperiodendauer) definiert. Analog entspricht die *Wachphase* dem Wachanteil in der zirkadianen Zyklik.

5.2.1 Physiologische Grundlagen

Der zirkadiane Wach-Schlaf-Rhythmus wird durch die Nuclei suprachiasmatici bestimmt (vordere Kerngruppe des Hypothalamus)

Gesteuert wird der 24-h-Schlaf-Wach-Zyklus durch die ***Nuclei suprachiasmatici***, die direkt über dem Chiasma opticum paarig dicht nebeneinander an der vorderen unteren Auszipfelung des 3. Ventrikels liegen. Sie weisen einen autonomen, auch bei Isolierung weiterlaufenden, *zirkadianen Rhythmus* auf, mit einer schnelleren Entladungsfrequenz am Tag und einer verminderten in der Nacht. Die Nuclei suprachiasmatici sind die „endogene Uhr des Gehirns".

Die maßgebenden Afferenzen (Zuflüsse) erhalten diese Kerne *von der Netzhaut* (Moore 1973). Der entscheidende Zeitgeber – d. h. diejenige äußere Schwingung, die die innere, biologische Schwingung „mitnimmt" und damit ihre Dauer bestimmt – ist also das Tageslicht. Andere Afferenzen (aus dem Hypothalamus und aus dem Mittelhirn-Raphe-Komplex) scheinen die autonome Rhythmik nicht zu beeinflussen (Inouye 1981).

Direkte Läsionen der Nuclei suprachiasmatici führen zu einer Arrythmie der Schlaf-Wach-Folge (Groos 1981). Dagegen bleibt nach einem Verlust oder Ausfall der Augen der zirkadiane Rhythmus erhalten; er wird lediglich freilaufend (d. h. er wird noch geregelt, läuft aber nicht mehr im 24-h-Rhythmus des äußeren Schrittmachers ab). *Blind geborene Kinder* entwickeln folgerichtig eine freilaufende Rhythmik; sie müssen durch den äußeren „sozialen Rhythmus" zu einer geordneten 24-h-Zyklik gebracht werden (Okawa et al. 1987). Bei normalen Säuglingen entwickelt sich die Rhythmik mit der Markscheidenreifung innerhalb der ersten 3–4 Monate (Anders u. Emde 1971).

Die Regelmechanismen der Nuclei suprachiasmatici haben offenbar keinen Einfluß auf die Gesamtmenge des Schlafs. Auch die Verteilung von NREM- und REM-Phasen ist davon unabhängig (s. unten). Ebenso unterliegt beispielsweise die *zirkadiane Temperaturzyklik*, die zwar eng an die Schlaf-Wach-Zyklik gebunden ist, anderen Steuerungsmechanismen. Sie kann sich unter freilaufenden Bedingungen (sog. Bunkerversuche) von der Schlaf-Wach-Zyklik abkoppeln („innere Desynchronisation"; Wever 1979).

Die ultradianen Schlafzyklen werden durch pontomesenzephale Kerngebiete gesteuert – sie haben für die Befunde *im Koma* eine besondere Bedeutung

Als *neuronale Steuerungszentren der periodischen NREM/REM- oder Schlaf-/Traumschlafaktivität* wurden Kerne im Übergangsbereich zwischen Mittelhirn und Brücke ausgemacht. Jouvet (1969) beschrieb den *serotoninergen* ***Nucleus dorsalis raphe*** und die *noradrenergen* ***Loci coerulei*** als die wichtigsten Funktionszentren in diesem Bereich.

Ausschaltung des Raphekerns führt zu anhaltender Schlaflosigkeit, eine doppelseitige Zerstörung der Loci coerulei dagegen zu Hypersomnie ohne Traumphasen. Die Raphekerne scheinen den Schlaf zu induzieren. *Die Loci coerulei bedingen offenbar die motorische Blockade* (Muskelatonie) im REM-Schlaf.

Für die *Ausbildung der REM-Zyklik* sind dagegen die durch besonders weitreichende Axone gekennzeichneten retikulären Gigantenzellen (***Nucleus gigantocellularis*** der Brücke) als Führungsneurone anzusehen (Hobson 1988). Sie initiieren

- über die mesenzephale Formatio reticularis die *kortikale Aktivierung*,
- über die okulomotorischen Kerne die *schnellen Augenbewegungen* und
- über die medulläre Formatio reticularis (und die Loci coerulei) die *Hemmung der Motorik* insbesondere in der REM-Phase.

Mit diesen Funktionen haben die Gigantenzellen als ultradiane Schrittmacher Beziehungen zu den sog. *PGO-Wellen* (ponto-genikulo-okzipitale Entladungen). Diese werden durch Nervenzellaktionspotentiale verursacht, die in der *REM-Phase* synchron salvenartig in Kernen der Brücke, im Corpus geniculatum laterale und im okzipitalen Kortex auftreten (Hobson 1988).

Die im Bereich der Brücke und des Mittelhirns liegenden Zentren der Schlafsteuerung haben für die klinischen und elektroenzephalographischen Zeichen des ***Komas*** *eine maßgebende Bedeutung* (s. Abschn. 9.3.4, insbesondere Abb. 9.3).

5.3 Schlafpolygraphie

5.3.1 Obligatorische Parameter

Um die Zyklik des nächtlichen Schlafes zu erfassen, bedarf es auf jeden Fall dreier Parameter. Dies sind außer dem EEG das Elektrookulogramm (EOG) und das Elektromyogramm (EMG).

5.3.1.1 Zur Elektroenzephalographie im Schlaf

Rechtschaffen u. Kales (1968) verlangen für die EEG-Registrierung lediglich einen Abgriff von zentral zum (gegenseitigen) Ohr. Mit dieser stark eingeschränkten Registrierung wird allerdings die Erkennung etlicher Muster (z. B. der K-Komplexe und Vertexwellen) erschwert und die Erfassung anderer Muster (z. B. der POSTS; s. Abschn. 5.4.4) unmöglich gemacht. *Um die volle Übersicht über die elektroenzephalographische Schlaforganisation zu erhalten, sind Ableitungen von der frontopolaren bis zur okzipitalen Region unverzichtbar.* Bei hirngesunden Personen kann man sich auf die Mittellinienelektroden beschränken (Fpz, Fz, Cz, Pz, Oz), bei Erwartung von Herdzeichen (z. B. in der Epileptologie) ist der volle Elektrodensatz nach dem 10-20-System zu fordern (Klebeelektroden).

Die Ableitung zum gegenseitigen Ohr ist ein unsinniges Relikt aus der Anfangszeit der EEG-Forschung. Die Vermischung der Aktivität beider Hemisphären in Ableitungen zum kontralateralen Ohr ist katastrophal (s. Abschn. 2.4.4). *Zu empfehlen sind Bezugsableitungen gegen das jeweils ipsilaterale Mastoid* (Cb1 bzw. Cb2).

Die Verstärkung in den EEG-Kanälen entspricht der bei üblichen Routineableitungen mit Ausschlägen von 7 mm für 50 μV bzw. 1 cm für 70 μV. Weitere Einzelheiten s. Höller u. Irrgang (1981).

5.3.1.2 Elektrookulographie (EOG)

Die Okulographie ist zur Feststellung der *schnellen Augenbewegungen* („rapid eye movements", ***REM***) im Traumschlaf obligatorisch. Daß in verschiedenen Situationen auch *langsame Augenbewegungen* („slow eye movements", ***SEM***) und auch *Nystagmen* zu registrieren sind, ist ein nützlicher Nebeneffekt.

Die *Registrierung der Augenbewegungen* kann über getrennte Elektroden über und unter einem Bulbus sowie vom Epikanthus beiderseits erfolgen (s. Abschn. 15.8.1). Da im Schlaf die horizon-

5.3.1.2

talen Augenbewegungen dominieren, genügt zur Erfassung der vertikalen Komponente auch eine gemeinsame Elektrode über der Glabella (Höller u. Irrgang 1981).

Die Augenbewegungen lassen sich bei geschlossenen Augen auch mit einem ***Bewegungsfühler*** erfassen, der auf ein Augenlid geklebt wird (piezoelektrische Sensoren, vgl. Abschn. 15.8.1.2). Ihr *Nachteil:* Sie registrieren nur Bewegungen an sich, nicht aber deren Richtung. Sie können daher nur ein orientierendes Okulogramm (OG) liefern. Zur genauen REM-Analyse sind sie nicht geeignet. Ihr *Vorteil:* Sie bilden die biogenen Potentiale (also das EEG) nicht mit ab (Abb. 5.7).

Langsame Augenbewegungen (SEM) treten schon im Wachzustand *während hypnagoger Phasen* auf (s. Abschn. 5.5.1) sowie bei *starker Müdigkeit* (Schlafstadium 1). Es sind sinusförmige, bis über mehrere Sekunden hinweg ablaufende, pendelnde Augenbewegungen (Abb. 5.2, 5.10).

Schnelle Augenbewegungen können unter geschlossenen Augen auch bei Müdigkeit gesehen werden. Sie verschwinden aber gemeinhin sofort mit Einsetzen des Schlafstadiums 1; dann zeigen sich nur noch SEM. Im Traumschlaf treten schnelle Augenbewegungen (die ***REM i. e. S.***) mit äußerst schnellen, weit ausgreifenden Augenbewegungen auf, wie sie willentlich nicht zu produzieren sind (Abb. 5.15). Die markanteren sind *horizontal* gerichtet, doch sind auch deutliche vertikale Bulbusbewegungen möglich. Vereinzelte (episodische) schnelle Bulbusbewegungen sind auch im NREM-Schlaf zu beobachten. Da sie dann aber meistens von der langsamen EEG-Tätigkeit überdeckt werden (hohe δ-Wellen werden natürlich auch von den EOG-Ableitungen erfaßt), lassen sich diese Bulbusbewegungen nur mit piezoelektrischen Bewegungsaufnehmern nachweisen (zur Technik s. Abschn. 15.8.2.2).

Bei etlichen Personen sind wiederholt auch *nystagmusähnliche* Augenbewegungen zu registrieren, teils im Zusammenhang mit REM (i. S. eines Endstellungsnystagmus), teils auch isoliert. Sie stehen möglicherweise mit den PGO-Wellen in Verbindung (s. Abschn. 5.2.1).

5.3.1.3 Elektromyographie (EMG)

Der nächtliche *Muskeltonus* wird am besten *(sub)mental registriert* (seitlich am oder unter dem Kinn). Die Verstärkung des EMG muß individuell eingestellt werden (Zeitkonstante 0,15 s oder weniger, s. Höller u. Irrgang 1981).

Die tonische Muskelaktivität ist im NREM-Schlaf hoch und *im REM-Schlaf stark reduziert* bis praktisch erloschen. Auch im NREM-*Tief*schlaf nimmt sie sukzessive ab. Nach Bewegungs-Arousals, d. h. nach den durch Haltungsänderungen hervorgerufenen Schlafabflachungen oder sogar -unterbrechungen, kommt es oft wieder zu länger anhaltenden Amplitudensteigerungen der Muskelaktivität. Im REM-Schlaf treten wiederholt kurzzeitige (phasische) Muskelaktivitäten auf.

5.3.2 Fakultative Parameter

Je nach klinischer Fragestellung ist die Polygraphie im Schlaf zu erweitern durch die

- ***Elektrokardiographie (EKG):*** Diagnostisch wichtig können *Rhythmusstörungen des Herzens* sein. Daher genügt eine geeignete Brustwandableitung.
- ***Respirographie:*** Die Atmung kann *nasal* (mit Thermistoren oder auch mit piezoelektrischen Sensoren) oder *thorakal* (mit Dehnungsmeßstreifen) abgeleitet werden. Bei einem Schlaf-Apnoe-Syndrom sind zur Unterscheidung des primär peripheren und zentralen Ursprungs beide Ableitetechniken erforderlich.
- ***Aktographie:*** Körperbewegungen können mittels *piezoelektrischer Aufnehmer* erfaßt werden, die man am Körper des Patienten oder unter der Bettmatratze plaziert (Höller 1982). Für die Aufzeichnung der Körperbewegungen stehen auch kleine Aktographen zur Verfügung, die wie Armbanduhren getragen werden können.
- ***Elektrodermatographie:*** Sie erfolgt mit speziellen Geräten über Sensoren, die den *elektrischen Hautwiderstand* fortlaufend messen. Er ist im NREM-Schlaf gesteigert, im REM-Schlaf vermindert. Auch im Rahmen von Arousal-Reaktionen treten Hautwiderstandsänderungen auf.

5.3.3 Ableitetechnik zur Schlafpolygraphie

Zur Ableitung bioelektrischer Parameter werden *Napfelektroden* verwendet, die im Haarbereich (z. B. EEG) mit Kollodium fixiert oder in wenig beharrten Hautbereichen (EOG, EMG) mit Kleberingen befestigt und mit einem Elektrolytgel aufgefüllt werden (Höller u. Irrgang 1981). Es sind natürlich die üblichen Kriterien für eine qualitativ einwandfreie EEG-Ableitung (z. B. Elektrodenübergangswiderstände) einzuhalten. Die Führung (Verlegung) der Elektrodenableitekabel ist Sache der Erfahrung und Geschicklichkeit der EEG-Assistentin. Eine gewisse Artefaktbelastung wird man zumindest bei unruhigen Schläfern nicht vermeiden können.

Für die Registrierung von Schlafableitungen wird angesichts der stundenlangen Registrierdauer der *Papiervorschub* nach den Regeln von Rechtschaffen u. Kales (1968) *auf 15* oder 10 mm/s reduziert. Diese von der üblichen EEG-Routine abweichende Zeitbasis erfordert eine gewisse Umgewöhnung bei der Auswertung der Kurven und sie wurde auch in der Mehrzahl der Abbildungen zu diesem Kapitel eingehalten. Die eingestellte Geschwindigkeit des Registrierpapiers legt zugleich die *Dauer* des für die Beschreibung und Quantifizierung von Schlafableitungen wichtigen Begriffs der *Epoche* fest (s. Abschn. 5.5.3).

Vor und nach jeder Aufzeichnung müssen die einzelnen Verstärkerkanäle durch *Eichsignale* kontrolliert werden. Werden Bandaufzeichnungen zur weiteren apparativen Auswertung vorgenommen, so sind auch sinusförmige Eichsignale (z. B. von 8 Hz, 100 μV und 30 s Dauer) zur Einpegelung der nachgeschalteten Analysatoren notwendig.

Es gibt mittlerweile vielfache Bemühungen und auch kommerzielle Geräte oder Programme zur automatischen Erstellung von Schlafprofilen (Somnogramme). Ihre Brauchbarkeit in der Praxis müssen sie erst noch beweisen.

5.4 EEG-Schlafmuster

5.4.1 Hypnagoge ϑ-Gruppen

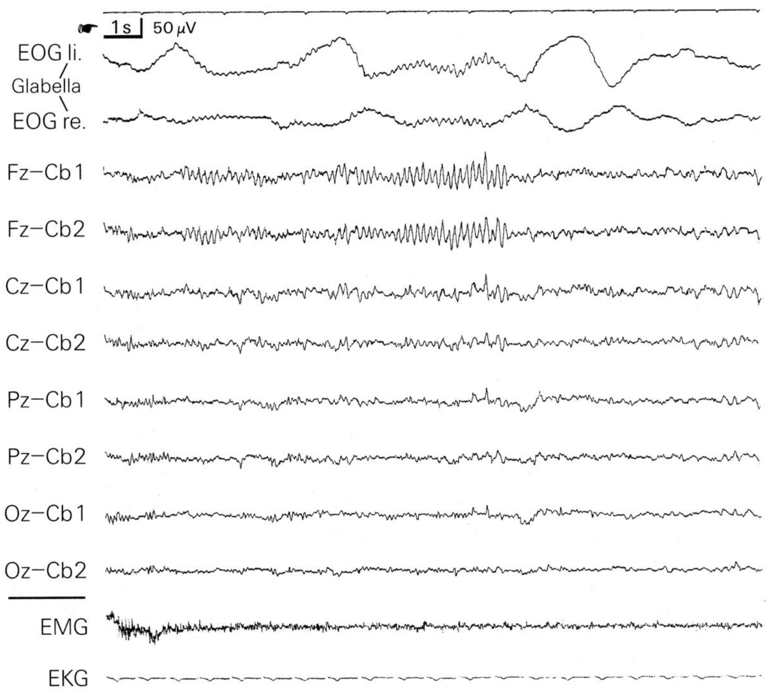

Abb. 5.3. Hypnagoge, frequenzstabile 7/s-Serie frontal (*Fz*), wie sie beim Einschlafen insbesondere bei jüngeren Menschen häufiger auftreten. Okzipital finden sich noch einige α-Wellen. Im *EOG* treten SEM auf. *Beachte die geringere Registriergeschwindigkeit*, wie sie in der Schlafpolygraphie üblich ist (s. Skalierung *links oben* im Bild; dieser Maßstab läßt im Vergleich zu den meisten anderen Abbildungen dieses Buches die frontalen ϑ-Potentiale wie α-Wellen erscheinen)

Unter hypnagogen ϑ(Theta)-Gruppen werden ganz überwiegend *frontal* bilateral auftretende Serien relativ hochamplitudiger, frequenzstabiler Wellen um 6–7/s verstanden, die in der Einschlafphase, im Übergang vom Wachzustand in das Stadium 1, auftreten und besonders im Kindes- und Jugendalter registriert werden (Kruse et al. 1980; Abb. 5.3).

5.4.2 Subvigile β-Aktivität

Eine subvigile β-Aktivität tritt am deutlichsten im *Schlafstadium 1* hervor, ist aber auch schon im Stadium Wach und auch noch im beginnenden Stadium 2 sowie wieder im REM-Schlaf zu finden.

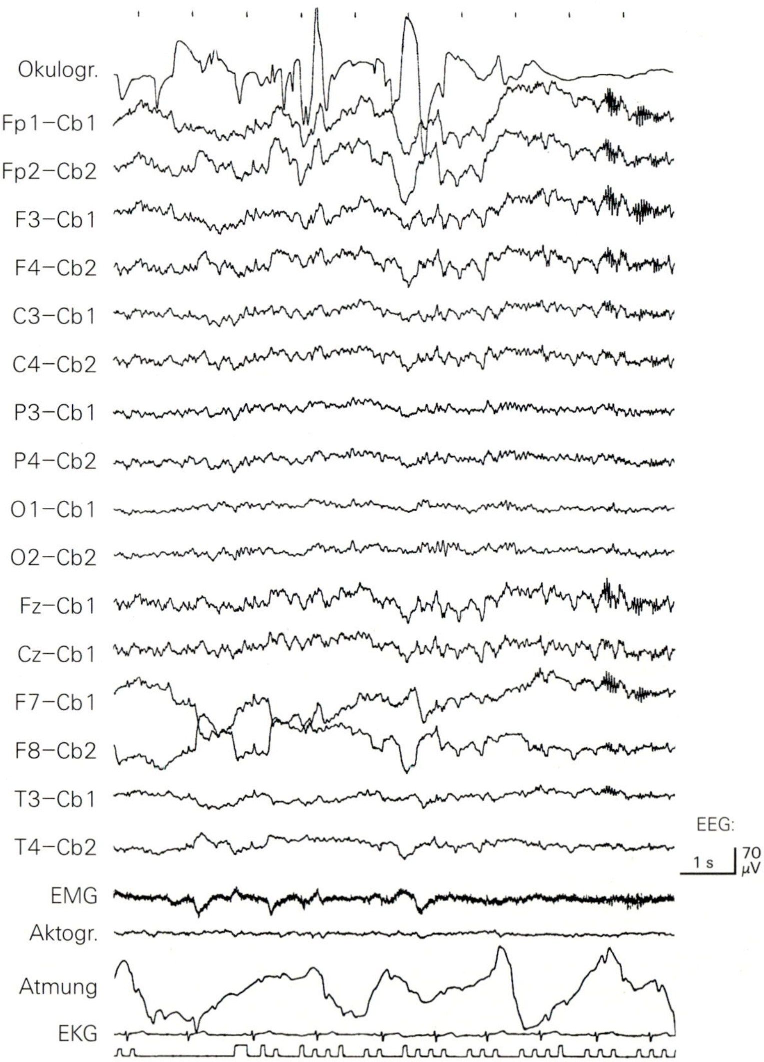

Abb. 5.4. Serien schneller β-Aktivität rechts frontal (sog. „subvigiles β"), die bei den Trägern dieses Merkmals in den Stadien Wach und 1 sowie im REM-Stadium zu finden sind. Die Abbildung zeigt ein REM-Stadium mit ausgeprägt schnellen Augenbewegungen (in der *obersten Spur* piezoelektrisch registriert). Klassich auch die flache, unregelmäßige und z.T. höherfrequente Grundaktivität sowie der stark reduzierte Muskeltonus und die unregelmäßige Atmung. Typisch ist auch, daß die subvigile β-Aktivität hoch*negativ* mit den schnellen Augenbewegungen korreliert

5.4.2

Sie sind von den (β-) Schlafspindeln zu unterscheiden. Schlafspindeln und subvigile β-Aktivität schließen sich gegenseitig weitgehend aus. Nur bei starker Ausprägung können sich subvigile β-Gruppen zu Beginn des Schlafstadiums 2 noch mit Schlafspindeln durchmischen.

Die subvigile β-Aktivität ist ein Merkmal der Einschlafphase. Sie ist von den (β-) Schlafspindeln zu unterscheiden

Die subvigile β-Aktivität existiert in einer *langsameren Form* um (16–)18–24/s und einer *schnelleren Variante* von mehr als 30/s (Abb. 5.4). Sie findet sich *frontozentral* betont, oft in klar abgrenzbaren Gruppen und Serien, die mitunter periodisch auftreten. Beide Frequenzformen können bei ein und derselben Person nebeneinander vorkommen und sich auch überlagern. Bei Merkmalsträgern mit hoher Dichte an subvigilem β können die Amplituden bis zu 50 μV erreichen (Kubicki et al. 1989).

Die subvigile β-Aktivität kann hypnagoge ϑ-Wellen, Vertexwellen, Sägezahnwellen (im REM) und K-Komplexe überlagern. Die interindividuelle Varianz ihrer Ausprägung ist sehr groß, die intraindividuelle sehr gering. Das Muster wurde bereits bei 2jährigen Kindern beobachtet.

5.4.3 Vertexwellen

Als Vertexwellen (Vertexspitzen, Abb. 5.5) werden bilateral synchrone, mono- oder biphasische, initial oberflächennegative Transienten bezeichnet, die ihr *Ausprägungsmaximum eng umschrieben zentral* haben. Bereits frontal und parietal nehmen sie stark an Amplitude ab, frontopolar und okzipital sind sie in der Regel nicht mehr zu registrieren. Sie haben eine Dauer von 170–250 ms und können Amplituden bis 200 μV erreichen. Vertexwellen treten vor allem im *späten Stadium 1* und im *frühen Stadium 2* auf, können aber auch im REM-Schlaf gefunden werden.

Vertexwellen haben ein scharfes Maximum über der Zentralregion

5.4.4 Positive okzipitale Transienten im Schlaf (POSTS)

Für die *p*ositiven *o*kzipitalen *s*charfen *T*ransienten im *S*chlaf wird üblicherweise die Abkürzung POSTS verwendet. Früher wurden sie wegen ihrer Ähnlichkeit mit den λ-Wellen des Kindesalters auch als „Schlaf-Lambda" bezeichnet. Gegenüber den λ-Wellen (s. Abschn. 4.8.3) fehlt den POSTS allerdings die eindeutige Beziehung zu visuellen Ereignissen; außerdem bilden sie sich erst mit der Pubertät aus, wenn die Ausprägung der kindlichen λ-Tätigkeit wieder zu verschwinden beginnt (Arfel u. Laurette 1972). POSTS sind bei etwa 50% der Bevölkerung nachzuweisen (Prior u. Dea-

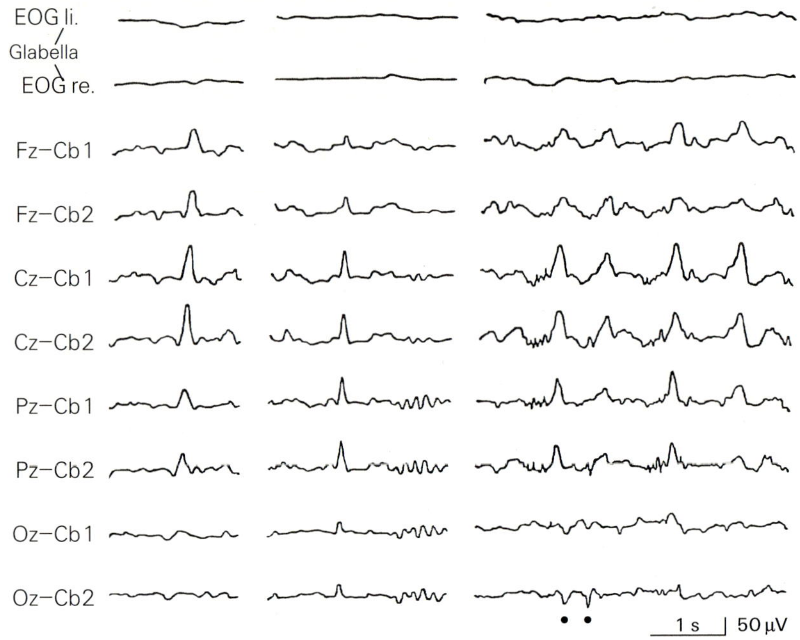

Abb. 5.5. Beispiele normal konfigurierter, überwiegend monophasischer Vertexwellen unterschiedlicher Dauer, Größe und Verteilung. *Unten rechts* (Oz–Cb2) vereinzelt auch POSTS (mit *Punkten* markiert)

Abb. 5.6. Positive okzipitale scharfe Transienten im Schlaf (POSTS). Sie treten ausschließlich in der posterioren Ableitung *Oz* auf (mit *gestrichelter Linie* markiert). Schlafstadium 2 mit Schlafspindelaktivität

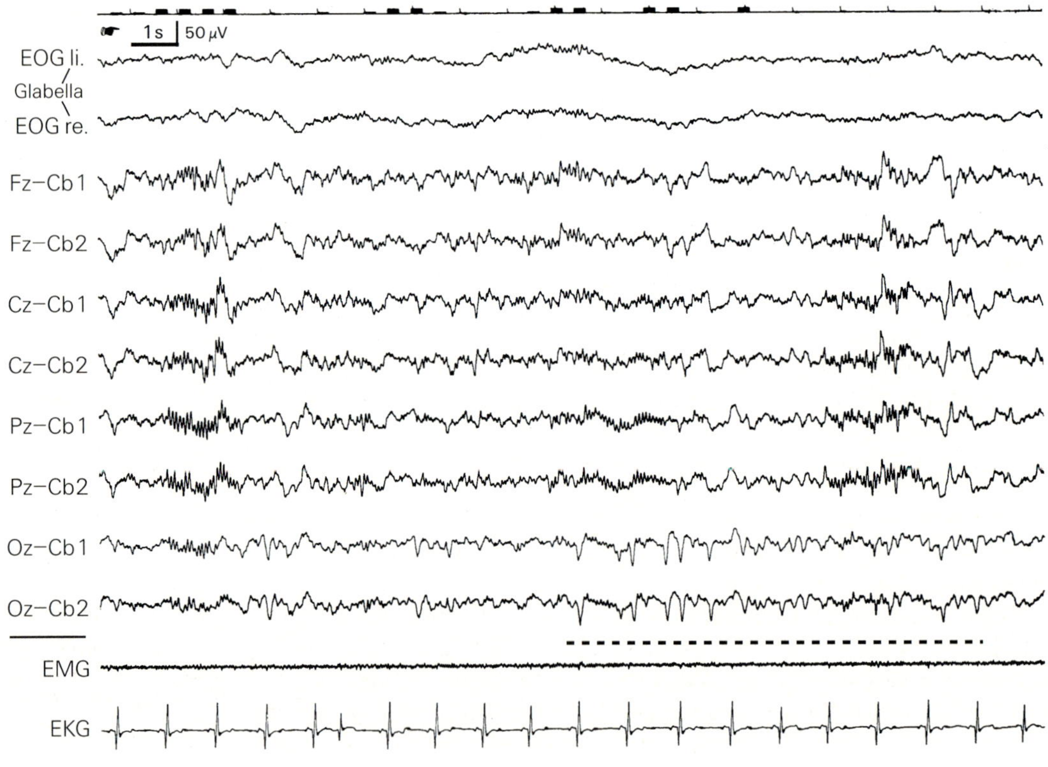

5.4.4

con 1969) und sind von einer Person zur anderen sehr variabel ausgeprägt, bei ein und derselben Person dagegen sehr stabil.

POSTS treten in den *NREM-Schlafstadien* überwiegend bis ausschließlich in den *okzipitalen* Ableitungen auf (Abb. 5.6). Trotz vorherrschend oberflächen*positiven* Potentials erscheinen sie in *bipolaren Reihenableitungen* mit negativem Ausschlag, da sie am posterioren Ende der Elektrodenreihe im letzten Differenzverstärker über den Eingang B invertiert werden (vgl. Abschn. 2.4.6).

POSTS erscheinen okzipital oberflächenpositiv, jedoch nur aufgrund des Prinzips der Differenzverstärker in den bipolaren Reihenableitungen mit negativen Auslenkungen

Die POSTS wurden mit den bei Katzen nachgewiesenen *ponto-genikulo-okzipitalen Spitzen (PGO-Spikes)* in Verbindung gebracht (s. Abschn. 5.2.1).

5.4.5 Schlafspindeln

Spindeln sind als zeitlich kurze Wellenfolgen von relativ stabiler Frequenz mit an- und absteigender Amplitude definiert (s. auch Abschn. 3.2); bei den Schlafspindeln (früher auch: Sigma-Spindeln) ist letzteres nicht immer deutlich ausgeprägt.

Schlafspindeln treten in zweierlei Form auf:

- ***Frontale Schlafspindeln:*** Sie haben ein *frontopolar-frontales* Ausprägungsmaximum und eine *Frequenz um 12/s,* womit sie von frequenter α-Aktivität (α-Schlaftyp, s. Abschn. 5.4.9) mitunter schlecht zu unterscheiden sind. Sie treten etwa zur gleichen Zeit auf wie die parietalen Schlafspindeln, werden aber oft nicht beachtet, weil das Schlaf-EEG im allgemeinen – gemäß den Regeln von Rechtschaffen u. Kales (1968) – meist nur von der zentralen Elektrode aus registriert wird, in der sie entweder fehlen oder sich mit den parietalen Schlafspindeln vermischen.
- ***Parietale Schlafspindeln*** haben eine *Frequenz um 14/s* und mitunter Amplituden von mehr als 50 μV. Ihr Ausprägungsfeld reicht häufig von *frontal bis okzipital* (Abb. 5.6). Sie treten manchmal über beiden Hemisphären asymmetrisch auf. Bei vielen Personen zeigen sie eine Periodik von 4 s (Azumi et al. 1975; Kubicki et al. 1986; Spieweg et al. 1992).

Beide Formen der Schlafspindeln lassen sich durch automatische Analysen sehr gut voneinander trennen (Poiseau et al. 1991; Jobert et al. 1992).

Die Schlafspindeln sind eines der charakteristischen Merkmale des *Schlafstadiums* 2. Sie sind ein *sicheres Zeichen für den eingetretenen Schlaf,* weshalb es sinnvoller ist, den Schlafbeginn mit der ersten Epoche Stadium 2 anzusetzen als mit dem Beginn des Stadiums 1 (Yamadori 1971), wie das früher üblich war. Die Schlafspin-

Schlafspindeln sind ein sicheres Zeichen für den eingetretenen Schlaf

deldichte schwankt interindividuell erheblich, ist aber intraindividuell sehr konstant (Perri et al. 1977; Silverstein u. Levy 1971). Die Häufigkeit der Spindeln beträgt im Mittel 0,5–5,4/min Stadium 2 und kann im Extremfall bis über 8/min erreichen (Gaillard u. Blois 1989; Grau 1989; Kubicki et al. 1989).

Schlafspindeln wurden – im Rahmen von Tiefenableitungen des EEG in der prächirurgischen Epilepsiediagnostik – auch in subkortikalen Strukturen registriert (Jankel u. Niedermeyer 1985; Wieser u. Siegfried 1979), im Hippokampus (Montplaisir et al. 1981; Wieser 1985) und im Fastigium cerebelli (Caderas et al. 1982). Da Steriade et al. (1987) nachweisen konnten, daß bei der Katze nach Ausschaltung afferenter (peripherer) Zu-

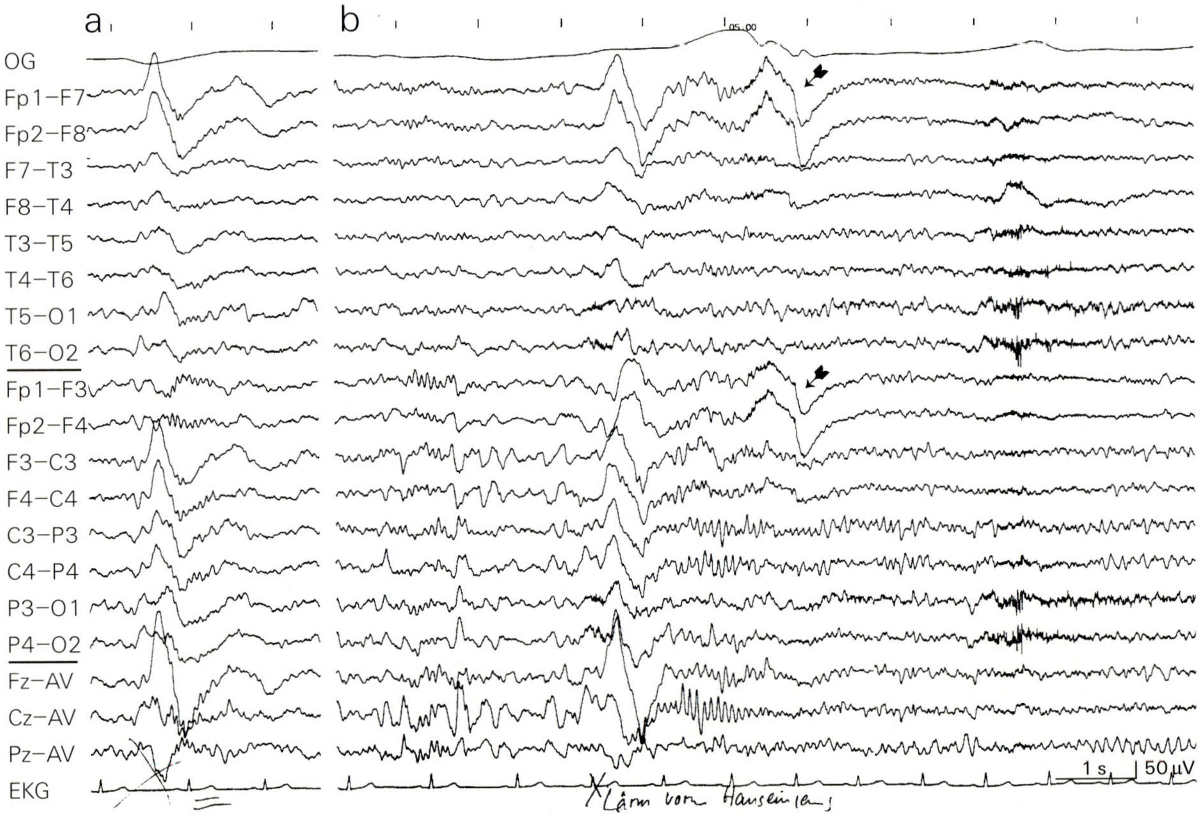

Abb. 5.7. **a** K-Komplex im Schlafstadium 2, ausgelöst durch einen akustischen Reiz, ohne Weckeffekt. **b** K-Komplex bei demselben Patienten nach intensivem akustischem Reiz, der zu einer kurzen Weckreaktion („arousal reaction") führt. Beachte die Spindelaktivität im Anschluß an den K-Komplex im Vergleich zu einer Schlafspindel kurz davor (vor einer Vertexwelle). Die mit *Pfeilen* markierte träge Welle ist ein Augenartefakt (s. die piezolektrische Registrierung der Augenbewegung im *OG*). Im Rahmen der Diagnostik nach Schlafentzug wurde das EEG mit einer bipolaren Reihenmontage abgeleitet. Beachte die partielle Phasenumkehr des K-Komplexes von F3/F4 nach Fp1/Fp2. Siehe auch Text

5.4.5

flüsse der retikuläre Kern des Thalamus auf eine Spindelproduktion übergeht, wird es wahrscheinlich, daß die Schlafspindelaktivität eine neurale Verschaltung repräsentiert, in der thalamokortikale Strukturen vorübergehend von tieferen Einflüssen entkoppelt werden. Spindeln sind daher im Schlaf Ausdruck eines Schutzeffektes gegenüber Außenreizen (*schlafprotektiver Effekt*).

5.4.6 K-Komplexe

K-Komplexe sind *Antwortpotentiale* auf akustisch, somatosensibel (Hautreize), propriozeptiv (aus den Tiefenrezeptoren des Körpers stammende) oder zentral (im ZNS selbst ausgelöste) Signale. *Die meisten Arousalreaktionen und Bewegungen im Schlaf werden durch K-Komplexe eingeleitet.* Weil propriozeptive und zentrale Signale experimentell nicht reproduzierbar sind, werden die damit verbundenen K-Komplexe als *spontan* bezeichnet.

K-Komplexe leiten als Reaktion auf Außenreize Weckreaktionen ein

Da spontane K-Komplexe die weitaus häufigsten sind und es unwahrscheinlich ist, daß sie überwiegend nur durch propriozeptive Reize ausgelöst werden, wurde geschlossen (Kubicki 1992), daß sie häufig eine zentrale Quelle haben. Als solche ist der *Hippokampus* zu vermuten, von dem aus über die Fornices, Corpora mamillaria und das Vicq-d'Azur-Bündel einerseits und über die zum Höhlengrau laufenden Fasern andererseits alle jene Hirnregionen erreicht werden, in denen bei Tiefenableitungen K-Komplexe abgeleitet werden konnten, so z.B. aus dem dorsolateralen Thalamus (Jurko u. Andy 1978), dem Nucleus centromedianus (Centre médian) und dem zentralen Höhlengrau nahe dem 3. Ventrikel (Wieser u. Siegfried 1979; Wieser 1985).

Das K in der Bezeichnung „K-Komplex" kommt von der Abkürzung für „knock" („to knock": engl. klopfen), das in den 30er Jahren von Loomis und Mitarbeitern in die EEG-Kurven geschrieben wurde, wenn sie einen K-Komplex durch Klopfsignale auslösten.

Die *erste Komponente* des Komplexes ist eine kurze, oberflächennegative frontoparietale Spitze mit *zentralem* Maximum (Abb. 5.8), die nur bei wenigen Menschen gut ausgeprägt und oft von der Grundaktivität nur schwer zu unterscheiden ist. Deshalb werden K-Komplexe nach ihrer *zweiten Komponente* bestimmt, die im Gegensatz zur ersten ein *frontales Ausprägungsmaximum* aufweist. Diese zweite Komponente zeigt eine primär negative und sekundär positive Auslenkung; dieses Potential kann Amplituden bis über 750 μV erreichen, und es muß – um nach den Regeln von Rechtschaffen u. Kales (1968) anerkannt werden zu können – eine Mindestamplitude von 75 μV und eine Dauer von mindestens 500 ms haben. Mit der zunehmenden Synchronisation beim Übergang in das Stadium 3 wird im K-Komplex oft noch eine weitere negative Nachschwankung sichtbar.

Die vorstehend genannten Merkmale eines K-Komplexes gelten für die in der Schlafpolygraphie bevorzugten Bezugsableitungen gegen das Mastoid (Cb1/Cb2), die – wie alle Bezugsableitungen – die Topographie des EEG hinreichend korrekt darstellen. In der Routinediagnostik werden Schlafableitungen häufig nur kurzzeitig nach Schlafentzug vorgenommen, und dann im Hinblick auf mögliche fokale Störungen meistens mit den *bipolaren Reihenmontagen* wie z.B. in Abb. 5.7. Dabei stellen sich K-Komplexe hinsichtlich Amplitude und Verteilung zwangsläufig anders dar. Charakteristisches Artefakt ist in bipolaren Längsreihen eine *partielle Phasenumkehr* der im Schlaf mehr zentral betont auftretenden K-Komplexe (und Vertexwellen) *zu den frontalen Ableitungen hin* (Abb. 5.7). Pathologische bilaterale δ-Abläufe zeigen diese Phasenumkehr häufig nicht.

Die Angaben zur *Dichte* – d.h. der Anzahl der K-Komplexe pro Minute im Schlafstadium 2 – schwanken in der Literatur von 1,2 (Johnson u. Karpan 1968) bis zu 1,7 (Grau 1989). Sie kann im Extremfall aber auch nur 0,25 betragen (also alle 4 min ein Komplex) oder 4,5 erreichen (Kubicki et al. 1989).

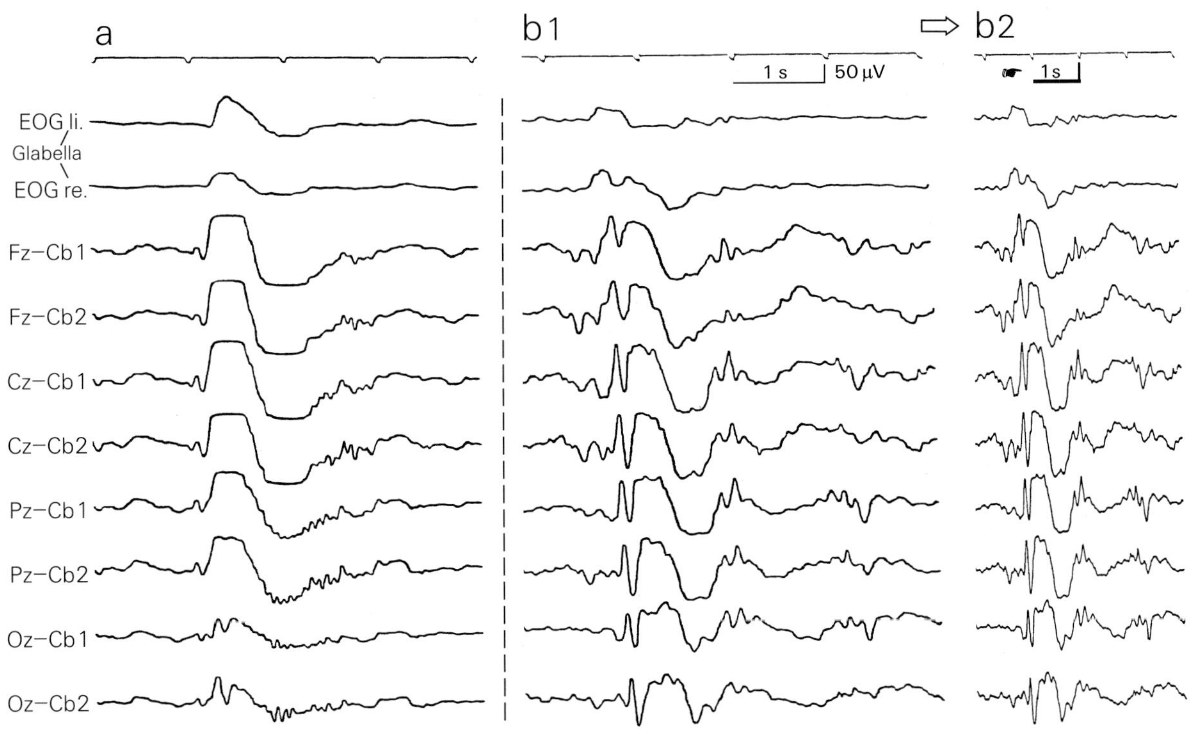

Abb. 5.8. Die erste Komponente eines K-Komplexes, eine mehr frontoparietal betonte *negative Spitze*, ist oft nur in Bezugsableitungen erkennbar (**a, b**). In bipolaren Reihenmontagen stellt sie sich aufgrund ihrer hohen Synchronität meistens gar nicht dar. Ist diese negative Spitze stark ausgeprägt (**b1**), wird der K-Komplex vorschnell als epileptisches Phänomen fehlinterpretiert, vor allem, wenn mit langsamerem Papiervorschub aufgezeichnet wird (**b2**). Beachte in beiden Beispielen (**a, b**) die unvermeidliche Einstreuung der langsameren Welle des K-Komplexes in die EOG-Ableitungen

5.4.6

K-Komplexe können deutliche *Merkmalsabweichungen* aufweisen (Kugler 1973); in der Verteilung findet man gelegentlich auch posteriore Maxima oder Wellen mit nur angedeuteter positiver Auslenkung. Naitoh et al. (1982) unterschieden die Qualität der K-Komplexe noch danach, ob sie mit einer Schlafspindel ausklingen (K1-Komplexe) oder nicht (K0-Komplexe) (Ehrhart et al. 1981).

5.4.7 Arousal-Reaktionen

Arousal-Reaktionen führen oft nur zu plötzlichen Änderungen der Schlaftiefe

Die Arousal-***Reaktion*** ist elektroenzephalographisch durch das plötzliche Auftreten einer *frontozentral betonten α-Aktivität* definiert. Diese wird *in der Regel durch einen K-Komplex eingeleitet* (Abb. 5.7b) und von Änderungen anderer polygraphischer Meßgrößen begleitet (Schieber et al. 1971). Dazu gehören vor allem Steigerungen der Herzfrequenz und des Muskeltonus (Johnson u. Karpan 1968), ferner bei manchen Menschen vermehrt langsame Augenbewegungen und Atemfrequenzsteigerungen, zuweilen auch Körperbewegungen. Häufig ist die Arousal-Reaktion Anlaß für einen abrupten Übergang von einem tieferen in ein flaches Stadium des NREM-Schlafes oder vom REM-Schlaf in das Stadium 0 (Wach), jeweils mit der Möglichkeit des endgültigen Erwachens. Von einer ***Arousal*** kann per definitionem allerdings erst gesprochen werden, wenn sich aus der anterior betonten eine *okzipital akzentuierte α-Aktivität* entwickelt (s. Abb. 5.7) und die Person damit wirklich erwacht ist. Manche Autoren bezeichnen Arousal-Reaktionen von weniger als 5 s Dauer (wie sie häufig nach K-Komplexen ohne Abflachung des Schlafes auftreten) als *Mini- oder Mikro-Arousal-Reaktionen.*

5.4.8 δ-Aktivität im Schlaf

Kontinuierliche δ-Wellen kennzeichnen den tiefen Schlaf

Die δ-Aktivität prägt die *Schlafstadien 3 und 4* (sog. SWS-Schlaf, s. Abschn. 5.5.3.2, Abb. 5.13 und 5.14). Sie ist individuell sehr unterschiedlich ausgeprägt und zeigt sich in zwei verschiedenen Formen:

- in einer *mehr anterioren* und sinusförmig ablaufenden Aktivität um 1,5–2/s und
- in einer *mehr posterioren* und polymorph gestalteten Aktivität um bzw. unter 1/s.

Diese beiden δ-Arten sind in Form und Verteilung so verschieden, daß sie auf *zwei unterschiedliche Generatoren* schließen lassen. Dementsprechend zeigen diese zwei unterschiedlichen δ-Aktivitäten eine sehr geringe zeitliche Übereinstimmung der Wellen innerhalb einer jeden Hemisphäre (intrahemisphärale Kohärenz), wohingegen der zeitliche Gleichlauf zwischen jeweils gleichen Ableitepunkten der linken und rechten Hemisphäre (interhemisphärale Kohärenz) für beide δ-Frequenzen eher hoch ist (Beier u. Kubicki 1987). Nicht selten tritt die anterior betonte δ-Aktivität schon einige Epochen vor der polymorphen Form auf.

Wegen Vielgestaltigkeit der δ-Wellen, die bei der anterioren Aktivität vor allem auf der Überlagerung durch schnellere Frequenzen beruht, ist es visuell sehr schwierig, die Dauer einer δ-Welle zu bestimmen; davon hängt aber wiederum die Bestimmung der Amplitude ab. Deshalb ergeben sich für die Schlafstadien 3 und 4 (sog. SWS-Schlaf, s. Abschn. 5.5) auch die größten Unstimmigkeiten bei den visuellen Auswertungen.

5.4.9 Der α-Schlaftyp

Beim α-Schlaftyp ist die NREM-Aktivität, kaum dagegen die REM-Grundaktivität, durch eine regelhafte, meist amplitudenhohe, frontal betonte α-Tätigkeit von 8–12/s überlagert (Abb. 5.9). Die α-Ausprägung nimmt vom Stadium 1 über das Stadium 2 bis zum δ-Schlaf deutlich zu, und sie ist in der ersten Nachthälfte – unabhängig vom Schlafstadium – stärker ausgebildet (Scheuler

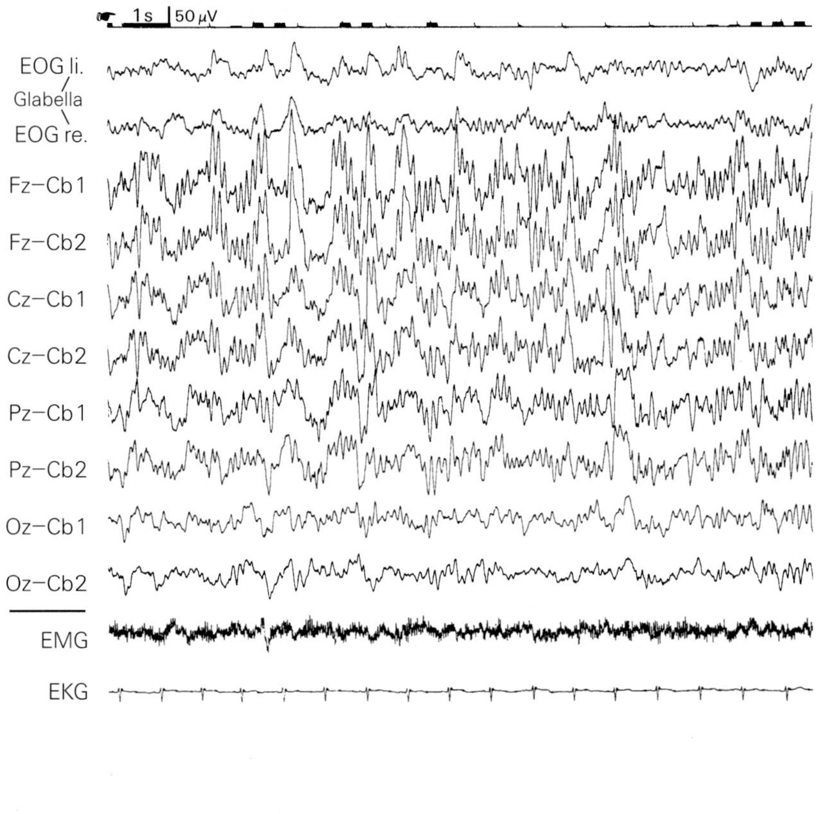

Abb. 5.9. Typisches α-Schlafmuster. Ausschnitt aus einer Epoche Schlafstadium 3 mit starker Überlagerung durch α-Aktivität. Ihre stärkste Ausprägung hat sie frontal, ihre geringste frontopolar (nach der Einstreuung im EOG zu urteilen) und okzipital

5.4.9

et al. 1983). Dadurch entsteht der Eindruck, daß die α-Überlagerung im Tiefschlaf überwiegt, was zur Begriffsbildung des „α-δ-Schlafs" führte. Benzodiazepine reduzieren diese α-Aktivität in der ersten wie der zweiten Nachthälfte (Scheuler et al. 1983).

Der α-Schlaftyp ist eine Besonderheit an der Grenze der Norm

Der Stellenwert dieses α-Schlaftyps ist noch nicht befriedigend geklärt. Er wurde als Ausdruck einer besonderen Schlafstörung aufgefaßt, beispielsweise durch die Schmerzzustände bei dem Fibrositissyndrom (Hauri u. Hawkins 1973; Moldowski u. Lue 1980). Scheuler et al. (1983) berichteten jedoch über ein gehäuftes familiäres Auftreten auch bei gesunden Schläfern und diskutierten die Möglichkeit eines einfachen dominanten Erbgangs.

5.4.10 Sägezahnwellen

Sägezahnwellen sind Muster des REM-Stadiums

Die sog. Sägezahnwellen sind ein spezielles, aber nicht obligates *Muster des REM-Stadiums* (Abb. 5.15). Sie treten meistens schon einige Minuten vor den ersten schnellen Augenbewegungen auf und fallen deshalb z. T. in Epochen, die nach den Regeln von Rechtschaffen u. Kales (1968) noch als NREM-Schlaf zu definieren sind.

Die Sägezahnwellen sind in Serien auftretende, primär oberflächennegative, meist biphasische steile Entladungen mit Amplituden bis 150 μV. Sie zeigen dieselbe Verteilung wie die Vertexwellen (Yasoshima et al. 1984). In den Momenten, in denen sich schnelle Augenbewegungen zeigen, treten sie in der Regel nicht auf.

5.4.11 14 und 6/s-positive Spitzen

Die 14 und 6/s-positive Spitzen, kurz auch „14 und 6" genannt, wurden von Gibbs u. Gibbs (1971) im Schlaf vornehmlich jugendlicher Personen beobachtet. Es sind ein- oder doppelseitig auftretende Gruppen arkadenförmier (oberflächenpositiver) Wellen um 13–16 und 5–7/s, die im flachen Schlaf bevorzugt über der *hinteren Temporalregion* zu registrieren sind und deren Bedeutung bis heute nicht geklärt ist.

5.5 Schlafablauf. Schlafstadien

Subjektiv definieren wir den Schlaf ausschließlich über den eintretenden Bewußtseinsverlust. Die eigentliche Schlafphase wird jedoch schon längere Zeit vor dem Einschlafen durch die *hypnagoge Phase* eingeleitet und klingt nach dem Erwachen über eine (morgendliche) *hypnopompische Phase* aus.

Tabelle 5.1. Gegenüberstellung der Stadieneinteilungen von Loomis et al. (1937), Dement u. Kleitman (1957) und der heute gebräuchlichen Einteilung nach Rechtschaffen u. Kales (1968)

	Rechtschaffen u. Kales (1968)	Dement u. Kleitman (1957)	Loomis et al. (1937)
Wach	W	–	–
Sehr leichter Schlaf	1	I	A* B**
Leichter Schlaf	2	II	C
Mitteltiefer Schlaf	3	III	D
Tiefer Schlaf	4	IV	E
Traum-Schlaf	REM	V	–

* mit visueller Blockadereaktion
** ohne visuelle Blockadereaktion

5.5.1 Hypnagoge Phase

In der hypnagogen Phase (*υπνος* Schlaf, *αγορεύειν* gebieten; „der Schlaf gebietet bereits") begegnen uns eine Reihe *mentaler Störungen* (Konzentrationsstörungen, Minderung kognitiver Leistungen, mnestische Störungen, halluzinatorische Verkennungen) und *physiologischer Leistungsänderungen* (Müdigkeit, Gähnen, schwere Lider, periorbitale Hyperthermie). Gelegentlich treten auch (hypnagoge) Zuckungen auf; normalerweise im Augenblick des Einschlafens. Die hypnagoge Phase kann zeitlich sehr stark schwanken.

Im EEG zeigen sich α-Aktivitäten im frontozentralen Bereich (sog. anteriorisiertes α), subvigiles β, hypnagoge ϑ-Gruppen und – bei geschlossenen Augen – langsame oder schnelle Bulbusbewegungen. Unter besonderen Bedingungen können auch bereits einzelne Vertexwellen oder K-Komplexe auftreten.

5.5.2 Hypnopompische Phase

In der morgendlichen hypnopompischen Phase (*πομπευω* begleiten; „der Schlaf begleitet" noch den Erwachten) sind – individuell sehr unterschiedlich – über kürzere oder längere Zeit hinweg die *kognitiven, mnestischen und sensomotorischen Leistungen noch beeinträchtigt*. Dies kann sich in Desorientiertheit, Schlaftrunkenheit, Ungeschicklichkeit, verlangsamter Informationsverarbeitung und Müdigkeit äußern. Im EEG kann man mitunter noch K-Komplex-ähnliche Konfigurationen registrieren, vor allem aber dem α-Rhythmus *noch unterlagerte langsame Frequenzen*. De facto zeigen auch die kurzen nächtlichen Wachzeiten mehr oder weniger ausgeprägt hypnopompische Merkmale.

5.5.3 Schlafphase mit Schlafstadien

In der Schlafphase finden sich periodisch wiederkehrende EEG-Veränderungen, die es erlauben, mehrere ***Schlaf(tiefen)stadien*** zu definieren.

Die Arbeitsgruppe um Loomis beschrieb schon zwischen 1935 und 1937 die meisten der heute bekannten EEG-Merkmale im Schlaf, z. B. Schlafspindeln und K-Komplexe, Sägezahnwellen und δ-Aktivität (Loomis et al. 1935, 1936, 1937). Sie konnten zeigen, daß sich die δ-Phasen mehrfach in der Nacht wiederholten. Die ultradiane zyklische Ordnung des nächtlichen Schlafes wurde jedoch erst mit der Registrierung der schnellen Augenbewegungen durch Aserinski u. Kleitman (1953) offenbar und damit auch die Periodik des Träumens (Dement u. Kleitman 1957).

Die Schlafphase zeigt einen ***zyklischen Ablauf von NREM- und REM-Phasen.*** Letztere werden nach den schnellen Augenbewegungen („rapid eye movements") bezeichnet, die das Träumen in der REM-Phase begleiten. NREM oder NonREM bedeutet dementsprechend eine Phase ohne schnelle Augenbewegungen. Sie entspricht einem tieferen, traumarmen Schlaf (s. auch Abschn. 5.5.3.2).

Die NREM-REM-Phasen treten mit einem *durchschnittlichen Abstand von* ***90 min*** *auf* (Hartmann 1968). Lange Zeit wurde diskutiert, ob diese 90-min-NREM-REM-Zyklik nur im Schlaf vorhanden ist, oder ob sie sich auch am Tage als *basale Ruhe-Aktivitäts-Zyklik* („basic rest activity cycles", BRAC) fortsetzt (s. Kleitman 1982). Die Beobachtungen von Hobson (1988) sprechen für letzteres. Innerhalb der 24 h des Tages finden sich demnach auch im Wachzustand etwa 12 (11–13) Zyklen als Ruhe-Aktivitäts-Wechsel, was sich auch in entsprechenden Leistungsschwankungen äußern kann, und im Schlaf 4 (3–5) als NREM-REM-Wechsel. Diese Zyklen können auch im Koma-EEG zu erkennen sein.

Die ursprünglichen ***Schlafstadieneinteilungen*** nach Loomis et al. (1937) sowie Dement u. Kleitman (1957) wurden Ende der 60er Jahre durch die Unterteilungen von *Rechtschaffen u. Kales (1968)* abgelöst (Tabelle 5.1). Letztere legten für die visuelle Schlafstadienbestimmung international anerkannte Regeln vor, die die einzelnen Schlafstadien und die Übergangsepochen definieren.

Der Schlafablauf wird zur *Beschreibung* der registrierten Befunde in *Epochen* eingeteilt

Für die visuelle Auswertung wird die gesamte Schlafregistrierung in *gleich lange* Abschnitte unterteilt, die dann den einzelnen Schlafstadien zugeordnet werden müssen. Diese Abschnitte werden als ***Epochen*** bezeichnet. Sie werden zweckmäßigerweise jeweils *einem Blatt der EEG-Aufzeichnung* gleichgesetzt (30 cm Länge des Registrierpapiers). Damit ist die Dauer einer Epoche natürlich von der Papiergeschwindigkeit abhängig. Da Schlaf-EEG üblicherweise mit einem *Papiervorschub von 15 oder 10 mm/s* aufgezeichnet werden, *dauert eine (Schlaf-)Epoche 20 bzw. 30 s*. Prinzipiell hat eine Registrierung mit 15 mm/s den Vorteil, daß auch die höheren Frequenzanteile (wie die subvigile β-Aktivität oder die Schlafspindeln) visuell noch klar erkennbar und damit bestimmbar (meßbar) bleiben.

Die 6 nächtlich zu differenzierenden Stadien werden als Wach (und 0), 1, 2, 3, 4 und REM bezeichnet.

5.5.3.1 Stadium Wach (und 0) (Abb. 5.10)

Als Stadium ***Wach*** (*W*) werden Epochen definiert, in denen in mehr als der Hälfte der Zeit α-Aktivität vorliegt.

Dabei bedeutet „Wach" nicht vollständige Wachheit (mit Aktivität des Patienten). Vielmehr zeigt dieses Stadium in Ableitungen bei geschlossenen Augen trotz noch vorherrschender α-Aktivität bereits charakteristische *Hinweise auf Müdigkeit* und das baldige Einschlafen, wie

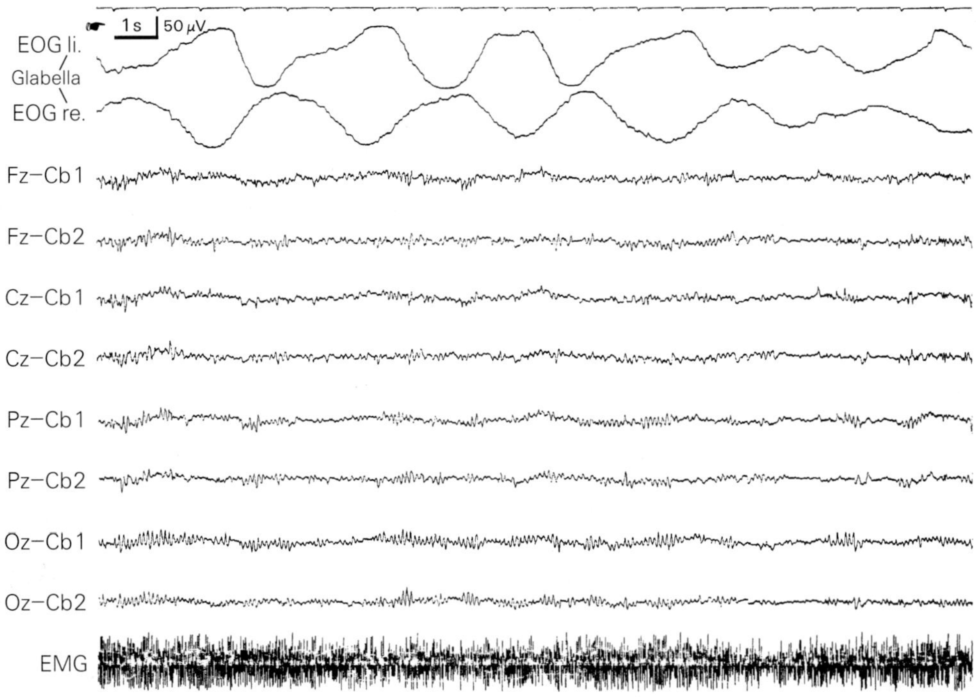

Abb. 5.10. Epoche des Stadiums „Wach" (bzw. 0) mit okzipital akzentuierter α-Aktivität. Im *EOG* die für die bereits eingetretene Müdigkeit typischen langsamen, „schwimmenden" Augenbewegungen (SEM). Im *EMG* hochamplitudiges Interferenzmuster

5.5.3.1

- langsame horizontale Augenbwegungen (*s*low *e*ye *m*ovements, SEM, vgl. Abschn. 5.3.1.2)
- subvigile β-Aktivitäten und
- hypnagoge ϑ-Serien.

Manche Menschen zeigen in diesem Stadium allerdings auch sehr schnelle, heftige Augenbewegungen, die denen der REM in den Traumphasen ähnlich sind und durch automatische Analysen nur schwer von diesen zu trennen sind.

Als ***Stadium 0*** werden die *Wachepochen* bezeichnet, die *innerhalb des Schlafes* auftreten. Begrifflich ist es von Wachzeiten vor dem Schlaf (Einschlafzeit) und nach dem Schlaf (morgendliche Zeit im Bett) zu trennen.

Bei ausschließlicher Registrierung der EEG-Ableitung von der Zentralregion – gemäß den Empfehlungen von Rechtschaffen u. Kales – kann allerdings zwischen längeren Arousal-Reaktionen mit anterior betontem α und kurzen Wachzuständen mit okzipital betonter α-Tätigkeit nicht unterschieden werden, weil der Überblick über die Verteilung fehlt.

5.5.3.2 NREM-Schlaf

Die Schlafstadien 1–4 werden als NREM-Schlaf oder „Nicht-Traum-Schlaf" dem REM- oder „Traum-Schlaf" gegenübergestellt. Verschiedentlich wurde zwar auch beim Erwecken aus NREM-Stadien (meistens den Stadien 3 und 4) über Träume berichtet. Im Gegensatz zu den klassischen REM-Träumen mit ihren Handlungs- und Erlebnisinhalten sind diese jedoch verschwommen und handlungslos.

Die Bezeichnung „ruhiger Schlaf" für das NREM-Stadium ist obsolet und hat eine Berechtigung nur in der Pädiatrie beim Schlaf Neugeborener, bei denen die typischen Merkmale der NREM-Stadien noch nicht zu differenzieren sind (Kruse et al. 1980).

a. Stadium 1 (Abb. 5.11)

> Ein ***Stadium 1*** liegt vor, wenn die α-Wachaktivität zerfällt und dafür mehr als die Hälfte der Epoche von einer unregelmäßigen, meist relativ flachen ϑ-/δ-Grundaktivität belegt ist.

Als besondere Merkmale dieses Stadiums können *hypnagoge ϑ-Gruppen* auftreten, die *subvigile β-Aktivität* wird deutlicher. Im späteren Stadium 1 treten häufig *Vertexwellen* hinzu. Treten in den üblichen Routineableitungen ***deutlichere Vigilanzschwankungen*** auf, entsprechen die EEG-Veränderungen weitgehend diesem Sta-

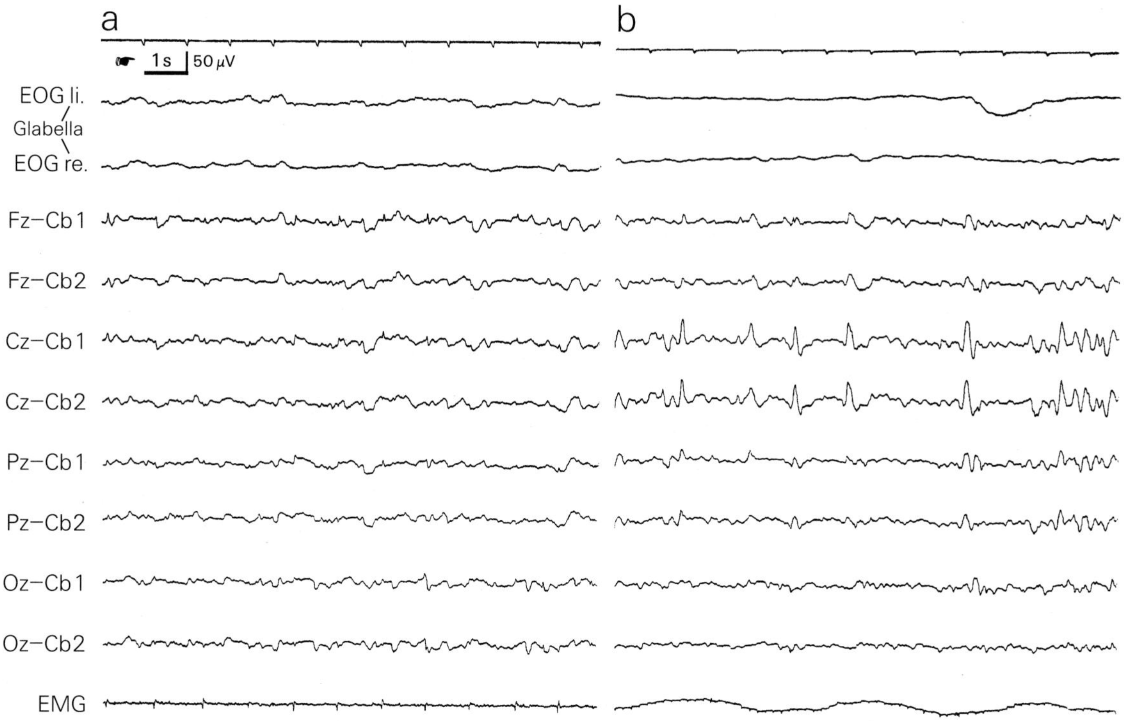

Abb. 5.11. Epoche Stadium 1. **a** Die für dieses Stadium typische flache und unregelmäßige ϑ-/δ-Grundaktivität. **b** Vertexwellen mit dem typischen Maximum zentral, teils als Transienten, teils in der selteneren Form von Serien. Horizontale Augenbewegungen sistieren in der Regel sofort mit Eintritt in das Stadium 1. Der Muskeltonus kann noch erhöht sein

dium 1, auch wenn es nicht zum Einschlafen kommt. Dementsprechend repräsentiert umgekehrt im Wach-Schlaf-Ablauf das Stadium 1 in der Einschlafphase noch einen Wachzustand mit allerdings niedrigem Vigilanzgrad.

Tritt das Stadium 1 im weiteren Verlauf der Nacht auf, dann hat es den Charakter eines reinen (kurzen) Durchgangsstadiums. Nach den Regeln von Rechtschaffen u. Kales werden deshalb die zwischen den REM-Epochen liegenden Stadium-1-Abschnitte in ganzer Dauer dem REM-Schlaf zugeschlagen, und die zwischen den Stadien 2 liegenden Stadium-1-Epochen, so sie nicht länger als 3 min dauern, dem Spindelschlaf (Stadium 2) hinzuaddiert.

5.5.3.2

b. Stadium 2 (Abb. 5.12)

Als ***Stadium 2*** werden Epochen mit mindestens einer Schlafspindel und/oder einem K-Komplex definiert.

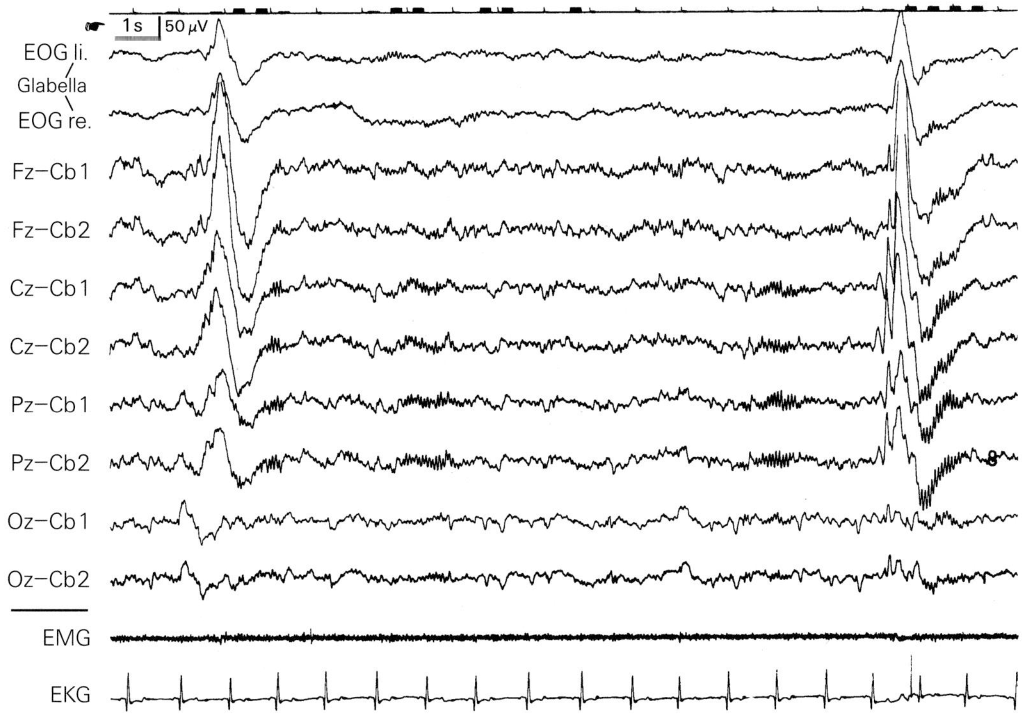

Abb. 5.12. Epoche Stadium 2 mit zwei K-Komplexen hoher Amplitude; der *rechte* zeigt beide Komponenten, sowohl primäre Spitzen als auch die biphasische, negativ-positive langsame Nachschwankung. Zentroparietal finden sich 4 Schlafspindeln; im EOG zeichnen sich auch flache frontale Spindeln ab

Im späten Stadium 2 können bereits δ-Aktivitäten wie im Stadium 3 vorkommen. Diese dürfen aber nicht mehr als 20% der Epoche einnehmen. Die erste δ-Aktivität zeigt sich nicht selten als ein zunehmendes Nachschwingen der langsamen Komponente des K-Komplexes.

c. Stadium 3 und 4 (Abb. 5.13, 5.14)

Auf ein ***Schlafstadium 3*** wird entschieden, wenn δ-Wellen von 2/s oder langsamer mit Amplituden von 75 µV oder mehr 20–50% einer Epoche einnehmen.

Das Schlaf-EEG wird als ***Stadium 4*** deklariert, wenn die oben (für das Stadium 3) definierte δ-Aktivität mehr als 50% einer Epoche einnimmt.

Die Schlafstadien 3 und 4 werden gemeinhin als *δ-Schlaf* zusammengefaßt (weitere Synonyme: Tiefschlaf, langsamer Schlaf, SWS

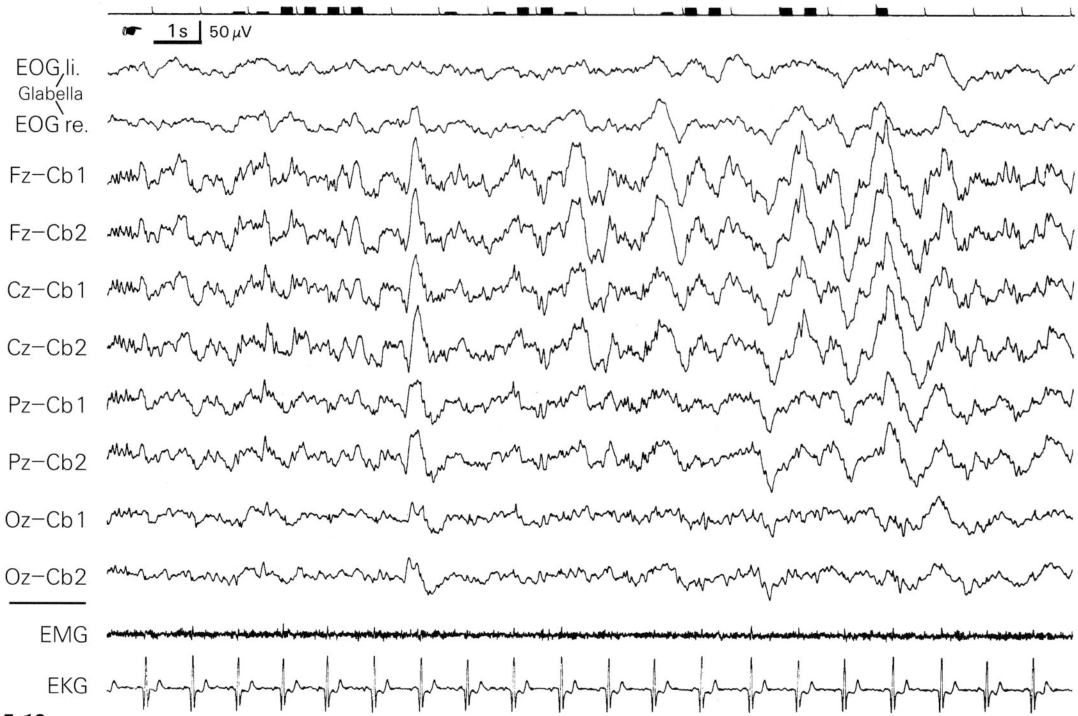

Abb. 5.13

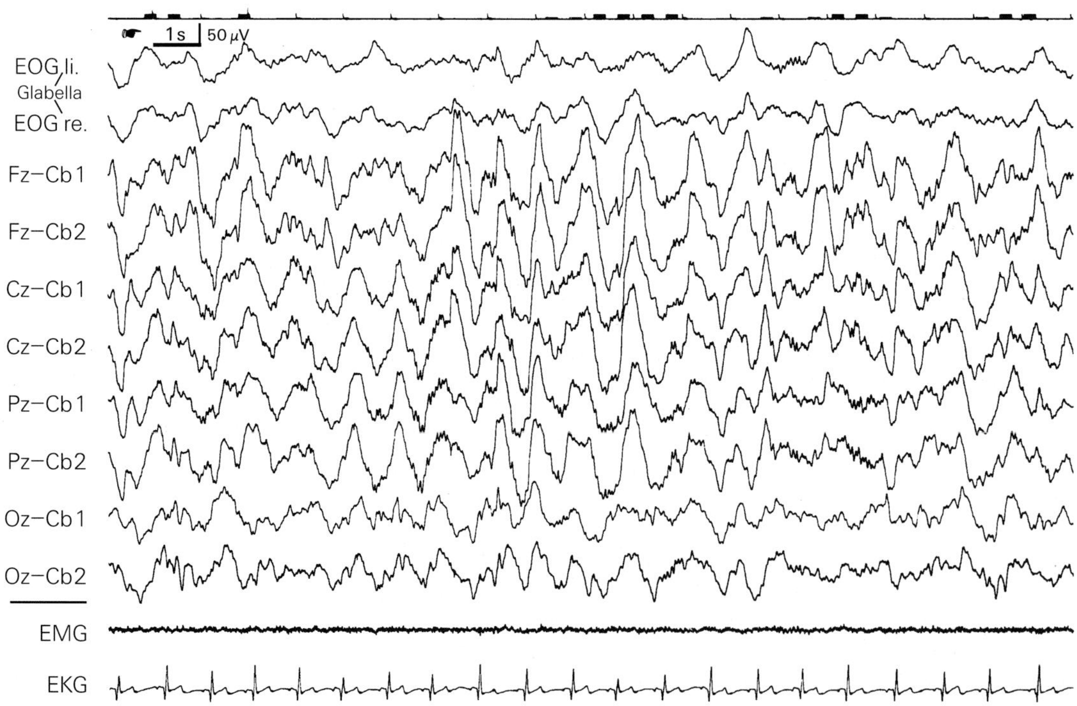

Abb. 5.14

5.5.3.2

← **Abb. 5.13.** Schlafstadium 3 mit ausgeprägter δ-Aktivität, die jedoch definitionsgemäß noch weniger als 50 % der Schlaf-EEG-Epoche bedeckt

← **Abb. 5.14.** Schlafstadium 4. Die δ-Aktivität mit δ-Wellen unter 2/s und Amplituden über 75 μV bedeckt deutlich mehr als 50 % der Schlaf-EEG-Epoche

= „*s*low *w*ave *s*leep"). Grundsätzlich abzulehnen ist die semantisch völlig unsinnige Bezeichnung „orthodoxer Schlaf", was korrekt übersetzt „richtiger Meinungsschlaf" hieße (ορϑὸς = richtig, δõξα = Meinung).

5.5.3.3 REM-Schlaf (Abb. 5.15)

Das ***Stadium REM*** ist gekennzeichnet durch das EEG-Bild eines flachen Schlafes bei gleichzeitigem abruptem Auftreten schneller Augenbewegungen (REM = „*r*apid *e*ye *m*ovements") und (weitestgehendem) Verlust an tonischer Muskelaktivität.

Der REM-Schlaf zeigt eine *dem Stadium Wach ähnliche EEG-Grundaktivität*. Meistens findet sich eine flache, unregelmäßige (δ-)ϑ-Aktivität wie im Stadium 1 (= „wach" bis „sehr müde"), weshalb früher auch von einem „Stadium-1-REM" gesprochen wurde. Bei einigen Personen findet sich sogar eine klassische okzipitale α-Grundaktivität, analog einem Zustand „wach/entspannt". *Der Traumschlaf unterscheidet sich jedoch vom Wachzustand obligatorisch durch die schnellen Augenbewegungen und den stark verminderten bis aufgehobenen Muskeltonus.* In Kontrast zum Wach-EEG sind die Schläfer *besonders schwer weckbar.*

Abzulehnende Synonyme für den Begriff „REM-Schlaf" („Traum-Schlaf") sind: „schneller", „aktiver", „desynchron(isiert)er", „irregulärer" oder „unruhiger" Schlaf. Auch heute wird das REM-Stadium oft noch als *„paradoxer"* Schlaf bezeichnet (παραδοξοσ = unerwartet, sonderbar). Dieser Terminus bezieht sich auf den oben erwähnten Kontrast zwischen notwendiger Stärke der Weckreize und dem EEG, das einem flachen Schlaf ähnlich ist. Daß die Grundaktivität im REM-Schlaf in der Tat die Organisation eines flachen Schlafes repräsentiert, zeigen akzessorisch auftretende Merkmale des leichten Schlafes wie hypnagoges ϑ, subvigiles β und Vertexwellen. Im Gegensatz zum Tiefschlaf dürften die benötigten starken Weckreize im REM auf der hohen Neuronenbesetzung bzw. geringen Neuronenverfügbarkeit (Caspers u. Speckmann) im Traum beruhen, was etwa der Situation bei wachen, aber konzentriert arbeitenden Personen entspräche (zu den Begriffen „Neuronenbesetzung bzw. -verfügbarkeit" s. auch Abb. 7.36 im Kapitel über epileptische Erregungssteigerungen).

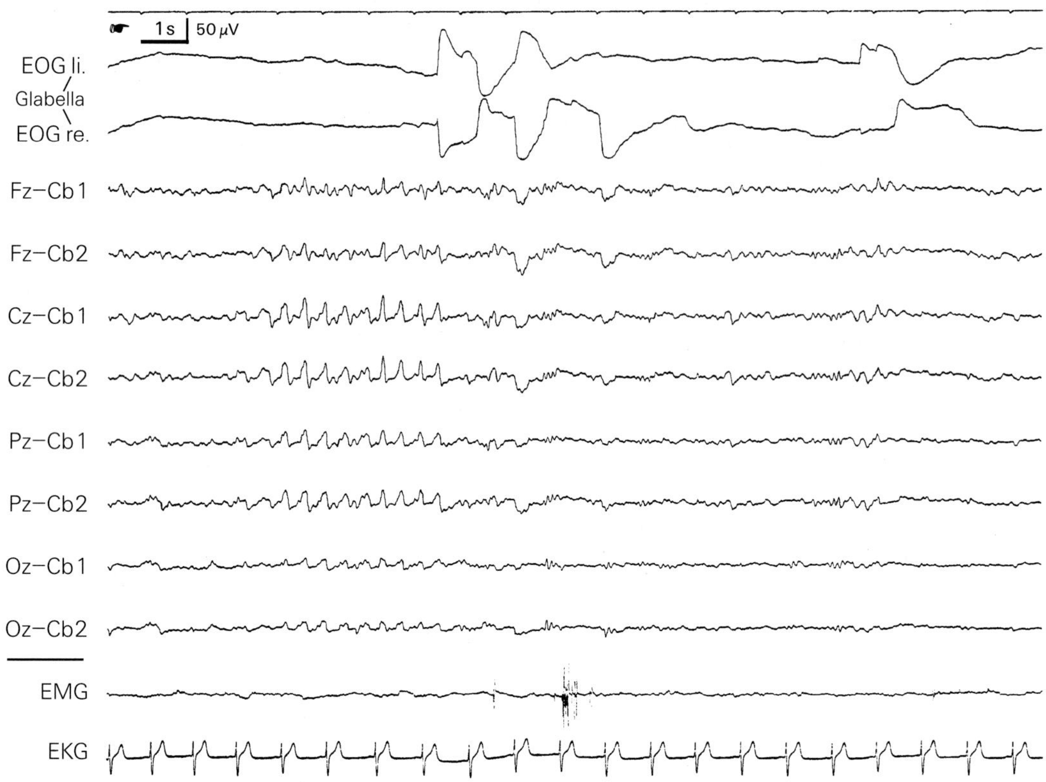

Abb. 5.15. Eine Epoche Schlafstadium REM. Die Grundaktivität ähnelt der des Stadiums 1. Im *EOG* treten jedoch ruckartige schnelle Augenbewegungen auf (REM, „rapid eye movements"). Zentral und parietal finden sich in der *ersten Hälfte* der Abbildung sog. Sägezahnwellen, die in REM-Phasen häufig anzutreffen sind. Das tonische *EMG* ist ausgelöscht; in der Mitte tritt lediglich eine kurze phasische EMG-Entladung auf

Motorische Reaktionen (Bewegungen) werden in der REM-Phase (während der Träume!) durch eine besondere neuronale Hemmung unterdrückt. Diese Hemmung steht in Beziehung zur noradrenergen Funktion des Locus coeruleus in der Brücke.

Bei gesunden Schläfern treten in längeren REM-Phasen die Augenbewegungen zeitlich mitunter *in Perioden organisiert* auf, was auf eine weitere zyklische Ordnung innerhalb der REM-Perioden verweist. Dabei entsprechen die Abschnitte zwischen den REM-Sequenzen entweder einer Stadium-1-Organisation, oder es finden sich einzelne Spindelbildungen. Besonders die längeren morgendlichen REM-Phasen werden dadurch quasi fragmentiert.

5.5.3.3

Selbst innerhalb der REM-Sequenzen treten die *schnellen Augenbewegungen* nicht kontinuierlich, sondern *in Clustern* auf. Die Sägezahnwellen, ein für den REM-Schlaf typisches, wenn auch nicht obligates Muster (s. Abschn. 5.4.10), stellen sich gemeinhin in den augenbewegungsfreien Phasen ein (Abb. 5.15). Sie entladen zwar synchron mit den nystagmusähnlichen, korrelieren aber negativ mit den schnellen Augenbewegungen. Und auch die okzipitale α-Aktivität im REM mancher Schläfer stellt sich nur zwischen den Clustern schneller Augenbewegungen ein.

Als ***REM sine REM*** werden Traumschlafphasen bezeichnet, bei denen alle Merkmale einer REM-Phase vorhanden sind (wie Muskelatonie, EEG-Grundorganisation, Sägezahnwellen) und nur die *schnellen Augenbwegungen fehlen*. Dies ist auch unter pathologischen Bedingungen möglich. Fehlen neben den Augenbewegungen auch die Sägezahnwellen, sollte man von einem *frustranen oder abortiven REM* sprechen.

5.5.4 Schlafstadienübergänge

Der Übergang von einem der 4 NREM- oder des REM-Stadiums in ein anderes erfolgt gemeinhin *nicht abrupt, sondern sukzessiv* und kann über etliche Epochen hinweg dauern. Diese Übergänge sollten nicht als gesonderte Stadien definiert werden. Bei Epochen mit Merkmalen unterschiedlicher Stadien entscheidet über die Zuordnung, welches Merkmal den größeren Teil der Epoche besetzt. Wenn also beim Übergang vom Spindel- in den REM-Schlaf die Schlafspindeln noch mehr als die Hälfte der Epoche besetzen, dann wird diese dem Stadium 2 zugerechnet; wenn dagegen der größere Teil der Epoche bereits durch schnelle Augenbwegungen besetzt ist, so muß sie dem Stadium REM zugeschlagen werden.

Die Übergänge von einem Schlafstadium zum anderen sind im Hinblick auf *epileptische Erregungssteigerungen* und das Auftreten nächtlicher *Anfälle* besonders kritisch (s. Abschn. 7.5.4.4).

Unter besonderen Bedingungen, wie unter hohen Pharmakadosen oder bei fortgeschrittenen Enzephalopathien, können die Schlafstadiengrenzen *undefinierbar* werden.

Als *Bewegungszeit* („movement time") werden Epochen bezeichnet, in denen mindestens die Hälfte der Zeit durch das bewegungsbedingte EMG oder durch Bewegungsartefakte undefinierbar überdeckt bleibt.

5.5.5 NREM-REM-Zyklik. Schlafprofil

Wenn die Schlafstadien – Epoche für Epoche – hintereinander aufgetragen werden, ergibt sich das ***Schlafprofil***. Dieses Profil offenbart im Normalfall die regelhafte Anordnung der einzelnen Schlafstadien, d.h. die ***ultradiane Schlafzyklik*** mit dem periodischen Wechsel von NREM- und REM-Phasen.

Die ultradiane Schlafzyklik setzt sich normalerweise aus 4–6 NREM-REM-Zyklen zusammen

Da der Schlaf in aller Regel mit einer NREM-Phase beginnt, wird ein Schlafzyklus jeweils als NREM- mit nachfolgender REM-Phase definiert ***(NREM-REM-Zyklus).*** In den seltenen Fällen, in denen der Schlaf mit einer REM-Phase anfängt, beginnt die Zyklusberechnung erst mit Einsetzen des NREM-Schlafes. Die *NREM-REM-Zykluslänge* beträgt im Mittel etwa *95 min* (Hartmann 1968). Daraus resultieren bei Schlafzeiten von 6,5–8,5 h *4–6 Zyklen pro Nacht*. Üblicherweise sind sie nicht alle gleichlang, sondern die mittleren mit etwa 110 min länger als der erste und der letzte mit etwa 85 min.

Die für die Beurteilung der Schlaforganisation wichtigen EEG-Variablen sind:

- **Einschlaflatenz,**
- **Gesamtschlafzeit,**
- **Aufwachhäufigkeit,**
- **Zahl der Zyklen pro Nacht,**
- **SWS-Latenz,**
- **REM-Latenz**

Ein wichtiges Maß für die ultradiane Zyklusarchitektur sind die *Latenzen*, mit denen die einzelnen Stadien auftreten. Die Einschlafzeit (*Einschlaflatenz*) wird vom Zeitpunkt „Licht aus" bis zum Beginn der ersten Epoche Schlafstadium 2 in Minuten berechnet. Die SWS- und die *REM-Latenzen* werden von der ersten Epoche Stadium 2 aus – ebenfalls in min – angegeben.

Der *REM-Anteil* ist besonders im ersten Zyklus mitunter minimal, kann aber am Morgen bis zu mehr als 1 h andauern. Damit verkürzt sich gegen Morgen das *REM-Intervall*, d. h. die Zeit zwischen dem Ende einer REM-Phase und dem Beginn der folgenden. Die REM-Phasenlängen ändern sich mit dem Alter, dem Gesundheitszustand und mit dem Ausmaß von Schlafstörungen.

5.5.5.1 Normales Schlafprofil (Abb. 5.16)

Das Schlafprofil weist bei gesunden Schläfern ganz bestimmte Gesetzmäßigkeiten auf:

- In aller Regel *beginnt der Schlaf mit einer NREM-Periode*, in der nacheinander die Stadien 1–4 durchschritten werden. Dann folgt die erste REM-Periode.
- NREM- und REM-Perioden wechseln sich regelmäßig ab und bilden eine geordnete sog. *90-min-NREM-REM-Schlafzyklik*.
- Der *Tiefschlaf ist stärker auf die ersten Schlafzyklen verteilt* und nimmt gegen Morgen ab. Im letzten Schlafzyklus ist oft keine δ-Aktivität mehr erkennbar.
- Die *REM-Perioden werden gegen Morgen länger* und stabiler, d.h. sie zeigen mehr und intensivere schnelle Augenbewegungen. Die letzte REM-Periode ist mitunter verkürzt, weil die Personen aus dem Traumschlaf erwachen.

Die Mittelwerte der Gesamtzeiten der verschiedenen Stadien in einem normalen Nachtschlaf sind in Tabelle 5.2 aufgeführt.

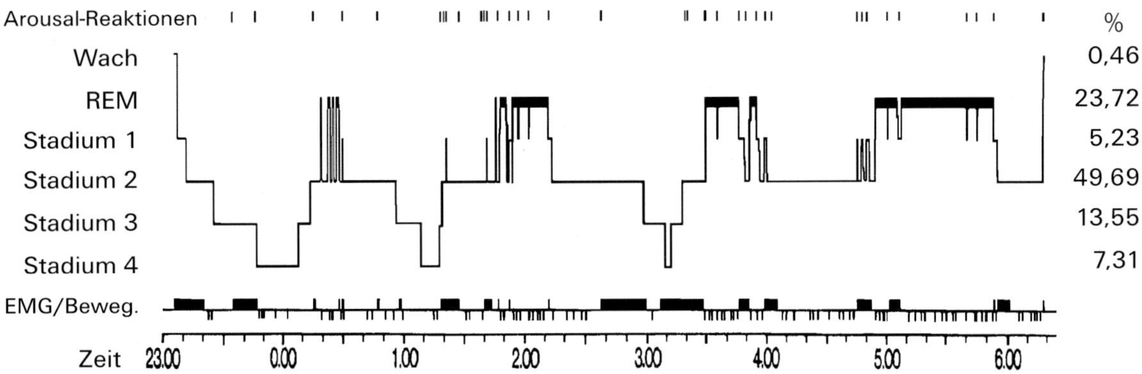

Abb. 5.16. Schlafprofil eines 22jährigen gesunden Probanden mit 4 Schlafzyklen (1 Zyklus: eine NREM-Periode mit der nachfolgenden REM-Periode). Die NREM-Perioden flachen im Verlaufe der Nacht in typischer Weise ab, während die REM-Perioden zunehmend länger werden. Der prozentuale Anteil der einzelnen Schlafstadien (*rechts*) liegt im Bereich der Norm (s. Tabelle 5.2)

Tabelle 5.2. Prozentualer Anteil der verschiedenen Schlafstadien am Gesamtschlaf bei Kurz-, Normal- und Langschläfern. (Nach Hartmann 1973)

Schlafstadien	Kurzschläfer	Schlaftypen Normalschläfer	Langschläfer
W	3,4 [%]	3,6 [%]	8,6 [%]
1	2,5	4,2	3,4
2	50,7	51,0	50,9
3	7,6	8,1	4,4
4	16,2	9,6	9,2
(3+4)	(23,8)	(17,7)	(13,6)
REM	19,8	23,5	23,6
Gesamtschlafzeit	$\overline{x} = 330{,}1$ min	$\overline{x} = 424{,}3$ min	$\overline{x} = 514{,}0$ min

5.5.5.2 Altersbezogene Besonderheiten

Der Schlaf von Neugeborenen und Kleinkindern weicht so stark von der Schlaforganisation älterer Kinder und Erwachsener ab, daß er einer eigenen Klassifikation und Terminologie bedarf (Anders u. Emde 1971; Kruse et al. 1980). Es kann hier nur auf die einschlägige Literatur verwiesen werden (Dumermuth 1972).

Die voll ausgereifte Schlafaktivität findet sich bei ***Kindern*** und *Jugendlichen* in hoher Ausprägung, d.h. mit *höheren Amplituden als bei Erwachsenen*. Hypnagoges ϑ findet sich reichlicher als in späteren Alterstufen, die δ-Aktivität ist besonders dicht und amplitudenhoch.

Schon vom 20. Lebensjahr ab geht die Ausprägung aller EEG-Merkmale wieder zurück. Die Häufigkeit der Spindeln und K-Komplexe nimmt langsam ab und – was überrascht – auch die der Arousal-Reaktionen. Dennoch wachen alte Personen nachts häufiger auf.

Die Abflachung der δ-Amplituden im zunehmenden Alter bedeutet nicht unbedingt auch eine Abflachung des Schlafes

Mit ***zunehmendem Alter*** flacht der Schlaf deutlich ab; es finden sich vermehrt Stadien Wach, 1 und auch noch 2. Die *Tiefschlafverminderung* zeichnet sich dabei stärker in der *Abflachung der δ-Amplituden* ab als in der Dauer der vorhandenen δ-Aktivität. Die Amplituden der δ-Wellen sind jedoch nicht unbedingt ein Maßstab für die Tiefe und „Qualität" des Schlafes. Der nächtliche Gesamtanteil an REM reduziert sich relativ wenig, aber die Häufigkeit der schnellen Augenbewegungen und die Höhe der Ausschläge läßt deutlich nach.

Im Senium wird häufiger eine Verschiebung der Schlaf-Wach-Zyklik mit frühem Erwachen und Aufstehen beobachtet, die als „senile Bettflucht" karikiert wird.

5.5.5.3 Gestörte Schlafprofile

Die wichtigsten Schlafstörungen, die sich im Profil eindeutig widerspiegeln, sind *Einschlaf-* und *Durchschlafstörungen* sowie *vorzeitiges endgültiges Erwachen*.

Fragmentierungen des Schlafablaufs sind die häufigsten Zeichen von Schlafstörungen

Als *Schlaffragmentierung* wird die wiederholte (repetitive) Unterbrechung des Schlafes durch Weckreaktionen (Arousals) und Wachzeiten bezeichnet. Sehr ähnlich ist der Begriff der *Stadienfragmentierung* zu verstehen, unter den auch die Unterbrechung eines Schlafstadiums durch ein anderes fällt, was natürlich ebenfalls zur Störung der geordneten Schlafarchitektur führt. Von etlichen Autoren wird der Begriff der „Fragmentierung" jedoch ausschließlich auf die Unterbrechung des REM-Schlafes durch Bewegungs-Arousals oder Stadium-2-Aktivität eingeengt.

Lange wie kurze REM-Phasen werden im übrigen nicht selten durch kurze NREM-Abschnitte unterbrochen (*frakturierte REM-Phasen*). Diese dürfen jedoch nicht länger als 15 min dauern, weil sonst der Beginn einer neuen REM-Phase definiert werden muß.

Im gestörten Schlaf sind häufig auch die *Latenzen verlängert*. Gelegentlich treten δ-Aktivitäten erst im 2. NREM-REM-Zyklus auf. Dann ist die SWS-Latenz signifikant verlängert. Die REM-Latenz ist verlängert, wenn – beispielsweise durch Hypnotika – der REM-Druck vermindert wird. *Ein Schlafdefizit (Schlafentzug) führt zu einer Verkürzung der REM-Latenz.*

Unter bestimmten Bedingungen kann der Schlaf auch ***mit unüblichen Stadien beginnen***, z. B.

- unmittelbar *mit Tiefschlaf* nach einem vorangegangenen totalen Schlafentzug oder
- *mit einem REM-Stadium* (Sleep-onset-REM-Periode, SOREMP) bei *Narkolepsie* (s. unten).

Als sleep-onset-REM gilt auch noch, wenn die REM-Periode bis zu 10 min nach einer bereits begonnenen NREM-Epoche einsetzt. Der Beginn des Schlafes mit einer SOREMP gilt als pathologisch, kommt aber auch bei schlafgesunden Menschen – und da familiär gehäuft – vor.

Die SOREMP (Sleep-onset-REM-Periode) ist nicht unbedingt ein pathologisches Zeichen

Selten tritt innerhalb eines NREM-Abschnitts, also außerhalb der Schlafperiodik, ein Einschub von REM-Schlaf auf. Häufiger sind allerdings *kurze Einschübe unvollständiger REM-Epochen*, also nur ein Einbruch („drop out") des Muskeltonus oder einige kurze schnelle Augenbewegungen innerhalb des NREM (im Tiefschlaf wegen der hohen δ-Einstreuung in das EOG nur piezoelektrisch aufzudecken). Semantisch richtig wäre, in solchen Fällen von REM-Episoden zu sprechen, doch wird dieser Begriff inkorrekt für die clusterartige Häufung von schnellen Augenbewegungen innerhalb einer normalen REM-Phase verwendet.

5.6 EEG-Diagnostik bei Schlafstörungen (ausgewählte Aspekte)

Ein Drittel unseres Lebens verbringen wir im Schlaf, aber erst seit etwa 10 Jahren wird ihm ärztlicherseits die volle Aufmerksamkeit entgegengebracht, die er verdient. Es gibt zahlreiche besondere, überwiegend an die Schlafzeit gebundene Störungen mit unterschiedlichem Krankheitswert (z. B. Enuresis nocturna, Pavor nocturnus, verschiedene Parasomnien, Insomnien und Hypersomnien). Manche internistischen Gesundheitsstörungen zeigen in besonderem Ausmaß Beziehungen zu Störungen der Wach-Schlaf-Zyklik und des Schlafes selbst, wie beispielsweise bei dem Schlaf-Apnoe-Syndrom. Die zahlreichen und komplexen Sachverhalte, die sich an die „neue" Disziplin der Schlafdiagnostik in speziellen Schlaflaboratorien knüpfen, müssen der inzwischen umfangreichen Spezialliteratur überlassen bleiben. Im folgenden können nur einige Aspekte genannt werden, die für die neurologische Praxis und für die EEG-Diagnostik im engeren Sinne besondere Bedeutung besitzen.

In besonderen Fällen ist das Schlaf-Apnoe-Syndrom eine Indikation für die Schlafpolygraphie

- ***Apnoe-Syndrom:*** klinisch bedeutsam sind mehr als 5 apnoische Pausen pro h Schlafzeit (*Apnoe-Index*) von mehr als 10 s Dauer. Die apnoischen Pausen enden in der Regel in einer Mikro-Arousal(-Reaktion) und können einen Wechsel in ein flacheres Schlafstadium oder Erwachen bewirken. Durch die häufigen Arousal-Reaktionen kommt es zu einer völligen *Zerstörung der Schlafarchitektur*, vor allem zu einer Unterdrückung des δ-Schlafes. Im ***Pickwick-Syndrom*** werden imperative Schlafattacken und verlängerter (beeinträchtigter) Nachtschlaf aufgrund kardiopulmonaler Störungen mit pulmonaler Hypertonie wegen extremer Adipositas beschrieben. Der größere Teil dieser Patienten leidet zudem unter Schlaf-Apnoen (speziell vom obstruktiven Typ).

- ***Narkolepsie:*** Das Kardinalsymptom ist der *imperative Einschlafzwang (Schlafanfall)* am Tage besonders in Momenten der Ruhe. Hinzukommen können affektiver Tonusverlust (Kataplexie), hypnagoge Halluzinationen und Schlaflähmungen (Wachanfälle).

  Bei einer Narkolepsie ist die *EEG-Polygraphie im Schlaf* häufig geprägt durch
  - sog. *Sleep-onset-REM-Perioden* (SOREMP) bzw. *kurze REM-Latenzen* (s. Abschn. 5.5.5),
  - flache Schlafprofile,
  - häufige Stadienwechsel und
  - häufiges Erwachen.

  Im Wachzustand zeigt das EEG bei einer Narkolepsie – von seltenen Fällen symptomatischer (prozeßbedingter) „narkoleptischer Reaktionen" abgesehen – *keine pathologischen Veränderungen*. Der erhöhte „Schlafdruck" zeigt sich lediglich durch oft starke Vigilanzschwankungen, die sich jedoch prinzipiell nicht von jenen unterscheiden, die bei einem Gesunden unter starker Müdigkeit auftreten können (s. Abschn. 5.1).

Multipler Schlaflatenz-Test

Der ***multiple Schlaflatenz-Test*** dient der Beurteilung (und „Quantifizierung") des physiologisch unterschiedlichen Schlafdrucks im Tagesablauf und der pathologischen exzessiven Tagesmüdigkeit. Er besteht aus EEG-polygraphischen Messungen des Intervalls zwischen „Licht aus" und „Schlafbeginn" während des Tages in Abständen von 2 h. Der Untersuchte darf und soll dabei einschlafen; er wird jeweils nach spätestens 30 min geweckt. Erreicht der Patient bei wiederholten Messungen in weniger als 5 min das Stadium 1, gilt dies als Zeichen erhöhter Schläfrigkeit. Voraussetzung ist natürlich, daß der Patient in der voraufgegangenen Nacht ausreichend (mindestens 8 h) geschlafen hat.

- ***Schlafstörungen*** treten bei zahlreichen ***zerebralen Erkrankungen*** auf (z. B. entzündliche, degenerative und toxische Enzephalopathien). Sie sind dann häufig für die Befindlichkeit der Erkrankten von Bedeutung, und die Schlafanalyse ist dann ein wichtiger Teilaspekt in der Therapieplanung.

  Besondere Bedeutung gewinnen die physiologischen und pathophysiologischen Grundlagen des Schlafes und der Schlafdiagnostik für die Beurteilung von Patienten ***im Koma*** und in der ***Aufwachphase aus dem Koma***. Die Besserung kündigt sich mit der *ersten Wiederkehr basaler Schlaf-Wach-Rhythmen* an (Kubicki et al. 1970; Butenuth u. Kubicki 1975). Sie entsprechen vorübergehend offenbar der basalen Ruhe-Aktivitäts-Zyklik („basic rest activity cycles", BRAC), die von Kleitman beschrieben wurde (s. Kleitman 1982), s. auch Abb. 15.33. Relativ spät erst kehrt der REM-Schlaf wieder.

Erste Zeichen einer basalen Schlaf-Wach-Rhythmik in der Aufwachphase aus dem Koma

▶ ***Apallisches Syndrom:*** Auch im ausgeprägten apallischen Syndrom ist noch eine gewisse Wach-Schlaf-Zyklik erkennbar. Es treten jedoch keine dem normalen Schlaf vergleichbaren Muster – wie Schlafspindeln, K-Komplexe oder Vertexwellen – mehr auf. Schlafen und Wachen sind auf wenige Änderungen im EEG reduziert. Häufig findet sich im Wachzustand ganz im Gegensatz zum Normalzustand eine δ-Aktivität um ca. 1/s und im Schlaf eine 4–5/s-ϑ-Aktivität (s. Abschn. 9.3.5.2).

5.7 Änderungen pathologischer EEG-Befunde im Schlaf

Bei ***organisch bedingten EEG-Herden*** führen Vigilanzminderungen und der Schlaf eher zu einem Informationsverlust. Eine ödembedingte fokale δ-Aktivität (etwa infolge eines Tumors) kann *bereits bei geringer Vigilanzminderung* bis spätestens im Schlafstadium 1 bis zur Unkenntlichkeit *reduziert* werden und im Stadium 2 *völlig verschwunden* sein (s. auch Abschn. 8.5). Verstärkungen einer tumorbedingten δ-Aktivität sind dagegen äußerst selten. Mit der Abflachung des Schlafes und Vigilanzsteigerung kehrt der δ-Herd sukzessive wieder zurück, es sei denn, die Schlafzeit dauerte mehr als 90 min; dann bleibt der Wiederaufbau der Herdaktivität auch nach dem Erwachen noch für 20–30 min aus (Schoppenhorst u. Kubicki 1973).

Die meisten δ-Herde (Verlangsamungsherde) verschwinden im Schlaf

Umschrieben kortikale Herdstörungen mit fokalen abnormen Aktivierungen (wie beispielsweise ein sog. Breach-rhythm-Herd, vgl. Abschn. 8.2) gehen bei Müdigkeit in eine auffälligere, langsamere, flächenmäßig ausgedehntere Aktivität über, in der dann epilepsieverdächtige Potentialkonfigurationen deutlicher hervortreten können (Niedermeyer 1970; Kubicki et al. 1973).

Im Gegensatz zu Verlangsamungsherden wird eine ***epileptische Aktivität*** *durch Vigilanzabnahme und Schlaf oft deutlich provoziert* (s. Abschn. 7.5.4). Dies kann mit Kurzschlafableitungen als Provokationsmaßnahme diagnostisch ausgenutzt werden (s. Abschn. 6.4).

Epileptische **Erregungssteigerungen (epileptogene Herde) können im Schlaf besonders verstärkt auftreten**

Im Schlaf-EEG finden sich neben den klassischen epileptischen Mustern häufig auch Hinweise auf eine erhöhte Erregbarkeit durch sehr *scharfe Konfigurationen von Vertexwellen, K-Komplexen und anderen Potentialen* (Wittenbecher u. Kubicki 1982; Kubicki u. Höller 1992).

Die Einführung des Begriffs eines *„epileptischen K-Komplexes"* ist im Prinzip unnötig. Die Definition ist praktisch nur gegeben bei einem spike-wave-artigen Komplex mit anschließender Spindel (was äußerst selten ist). Spitzen mit langsamer Nachschwankung ohne nachfolgende Spindelaktivität sollten (wie im Wach- so auch im Schlaf-EEG) einfach als Spike-wave-Komplexe bezeichnet werden.

Bei Schläfrigkeit treten gelegentlich rhythmische, sog. ***mitt-temporale Spitzen*** auf, die von Gibbs u. Gibbs – offensichtlich aufgrund falscher Polung – als ϑ-Entladungen („square size pattern") um 4–7/s angesehen und mit dem inzwischen obsoleten Terminus „psychomotor variant" belegt wurden. Über die epileptische Natur dieser mitt-temporalen Spitzen herrscht jedoch Uneinigkeit. Die Tatsache, daß dieses Muster bei Anfallskranken im allgemeinen häufiger zu beobachten ist, belegt noch nicht den epileptischen Charakter dieses Befundes.

6 Provokationsmethoden im EEG

Bei einer unter den Standardbedingungen (Ruhe, Entspannung, Augen geschlossen) durchgeführten Routineableitung des EEG sind bei manchen zerebralen Erkrankungen die erwarteten Befunde nicht oder nicht eindeutig zu erkennen. Von Anfang an wurden daher verschiedene Provokationsmaßnahmen eingesetzt, die bestehende EEG-Veränderungen verdeutlichen, latente Funktionsstörungen hervorheben oder Abnormitäten im EEG überhaupt erst auslösen. Die verschiedenen Provokationsmethoden (im englischen Sprachgebrauch häufig – und korrekter – auch als „activation methods" bezeichnet) können zu einem maßgebenden Zugewinn an Information führen. Im Vordergrund steht der Nachweis einer epileptischen Erregbarkeitssteigerung. Aber auch nichtepileptische Herdstörungen können ausgelöst bzw. verdeutlicht werden.

Die besondere Problematik in der Beurteilung der Aktivierungs- bzw. Provokationseffekte liegt darin, daß *stets auch die normale EEG-Aktivität beeinflußt und verändert werden kann, ohne daß dem eine pathologische Bedeutung zukommt.* Die Abgrenzung dieser Veränderungen gegen tatsächlich pathologische Reaktionen erfordert die spezielle Erfahrung sowohl der EEG-Assistentin als auch des auswertenden Arztes. Die Erfahrung erstreckt sich auch auf die Auswahl und den gezielten Einsatz besonderer Provokationsmaßnahmen.

Belastende und nicht ungefährliche Methoden, wie z. B. Karotisdruck- oder Karotisabklemmungsversuche, Sauerstoffmangelatmungen oder kurze reine Stickstoffbeatmungen, gehören der Vergangenheit an. Die Applikation epileptogener Stoffe bleibt (prächirurgischen) Epilepsiezentren vorbehalten, die über die erforderlichen Einrichtungen und vor allem über die notwendige Routine verfügen. Geblieben sind 3 Methoden, die – mit wenigen Kontraindikationen – in jedem EEG-Labor eingesetzt werden können:

- die *Mehratmung (Hyperventilation)*,
- die *Fotostimulation* und die
- Ausnutzung des *Schlafes* (ggf. nach *Schlafentzug*) als besondere Bedingung für die Auslösung epileptischer Erregungen.

Darüber hinaus kann vor allem bei Epilepsiepatienten der Versuch mit ganz bestimmten, *gezielt eingesetzten provozierenden Maßnahmen* sinnvoll werden, mit denen man versucht, *anfallsauslösende Faktoren*, die sich *aus der Anamnese* ergeben, unter einer EEG-Ableitung nachzuvollziehen.

Bei Anfallspatienten ist jedoch *nicht die Auslösung eines Anfalls Ziel der Provokation, sondern lediglich der Nachweis epileptischer Erregungssteigerungen im EEG*. Dennoch können Anfälle unvorhergesehen und unvermittelt auftreten. Diese Möglichkeit muß mit dem Patienten besprochen werden. Generell sollte jede Provokationsmaßnahme dem Patienten kurz erläutert werden. Weigert er sich, so sollte er nicht bedrängt werden. Besondere Einschränkungen in der Anwendung der verschiedenen Provokationen werden weiter unten noch erwähnt.

Kann man mit besonderen Reaktionen unter einer Provokation rechnen, sollte tunlichst der Arzt anwesend sein. In der Regel ist die EEG-Assistentin bei den zumeist unerwartet auftretenden Ereignissen auf sich selbst angewiesen. Die Vorkommnisse müssen genau beobachtet und später protokolliert werden. Auch geringfügige Reaktionen (z. B. einzelne Zuckungen) oder auffällige Verhaltensweisen des Patienten sind wichtig. Bei gleichzeitiger Beobachtung der EEG-Registrierung erfordert das eine hohe Aufmerksamkeit und Erfahrung. Bei Krampfanfällen steht natürlich die Sorge um den Patienten im Vordergrund. Bei nicht konvulsiven Anfällen oder scheinbar nur im EEG auftretenden iktualen Phänomenen (s. Kap. 7) ist seine *Ansprechbarkeit* zunächst nur durch Testfragen zu prüfen (ggf. durch kurze Tests der einfachen Wahrnehmung und Merkfähigkeit mit späterer Abfrage. Da man die laufende EEG-Registrierung aber möglichst nicht beeinträchtigen will, erfolgt die genauere Befragung des Patienten hinterher.

Sehr nützlich ist es, wenn eine *Videoeinrichtung* zur Verfügung steht, die vorsorglich mitläuft oder schnell gestartet werden kann. Sie kann dem Arzt später über den Bericht der EEG-Assistentin hinaus wichtige Informationen liefern. Für die Ausbildung der EEG-Assistentin und der Ärzte ist es zudem sehr vorteilhaft, wenn man eine Videosammlung der verschiedenen Anfallsformen demonstrieren kann (neben eigenen Aufnahmen haben wir dazu auch Beispiele aus einem prächirurgischen Epilepsiezentrum zur Verfügung). Besonders ein komplexer partieller Anfall kann mitunter erst als solcher erkannt werden, wenn man weiß, welche Symptome möglich sind.

6.1 Hyperventilation (HV)

Durch die Hyperventilation wird der *Kohlensäuredruck* (CO_2-Partialdruck) im Blut und damit im Gehirn gesenkt (s. unten). Die Mehratmung wird durchgeführt, wenn alle routinemäßig verwendeten Ableiteprogramme abgelaufen sind. Sie erfolgt ebenfalls mit einem Standardprogramm, das möglichst alle Hirnregionen darstellt. Abweichend davon kann jedoch jenes Schaltprogramm gewählt werden, das einen pathologischen Befund bereits vorher am deutlichsten erfaßte. Bei nervösen und verspannten Patienten mit Muskelartefakten im EEG kann es sinnvoll sein, die HV vorzuziehen, da sie in der Regel einen entspannenden, beruhigenden Effekt hat (s. unten).

Über die ***Dauer der HV*** gibt es verschiedene Ansichten (s. z. B. Höller u. Reimer 1979). Treten deutliche und auch diagnostisch eindeutige Reaktionen auf, wird sie beendet. Ansonsten sollte man sie möglichst bis zu einer Dauer von 5 min fortsetzen, vor allem, wenn der Patient ersichtlich nicht sonderlich tief atmet. Nach Ende der HV wird das EEG noch mindestens 2 min lang weitergeschrieben.

Der Patient ist zu instruieren, daß er *nicht schnell, sondern tief durchatmet.* (mindestens Verdoppelung des Minutenvolumens). Die Atemfrequenz soll nicht wesentlich über der Frequenz der Ruheatmung liegen. Zu schnelles Atmen (Hecheln) ist überwiegend nur eine Totraumventilation (Trachea, Bronchien), die den Gasaustausch nicht beeinflußt. Zu starkes Atmen kann zu einer *tetanischen Reaktion* führen. Mit dem Bild dieser Reaktion, die auch mit einem epileptischen Ereignis verwechselt werden kann, sollte die EEG-Assistentin vertraut sein, und mit den Maßnahmen, sie zu unterbrechen (Rückatmung aus vorgehaltenem Beutel).

Die tatsächliche Intensität („Qualität") einer HV läßt sich durch Augenschein nur schwer beurteilen. Sie ist abhängig von Körperform und Größe des Patienten, dem Verhältnis von Brustwand- zu Zwerchfellatmung u. a. Dies ist zu bedenken, wenn vergleichende EEG-Studien auch die Effekte der HV einbeziehen. Maßgebend ist die alveoläre Ventilation. Eine exakte Vergleichsbasis kann man nur durch infrarotspektrographische Messungen des *endexspiratorischen* CO_2-Drucks gewinnen.

Diagnostisch relevante EEG-Veränderungen unter Hyperventilation:

Am stärksten reagieren Patienten mit „primär" generalisierten Anfällen und SW-Aktivität im EEG

Den stärksten provokativen Effekt hat die HV bei Patienten mit sog. „primär" generalisierten Anfällen und unter diesen insbesondere bei jenen, die sich im EEG durch eine *SW-Aktivität* auszeichnen. Bei diesen Patienten kann in bis zu 80 % der Fälle mit einer Auslösung von SW-Entladungen gerechnet werden (Abb. 6.1), auch wenn in dem zuvor registrierten Ruhe-EEG zunächst ein entsprechender Befund nicht erhoben wurde. Bei Absencen

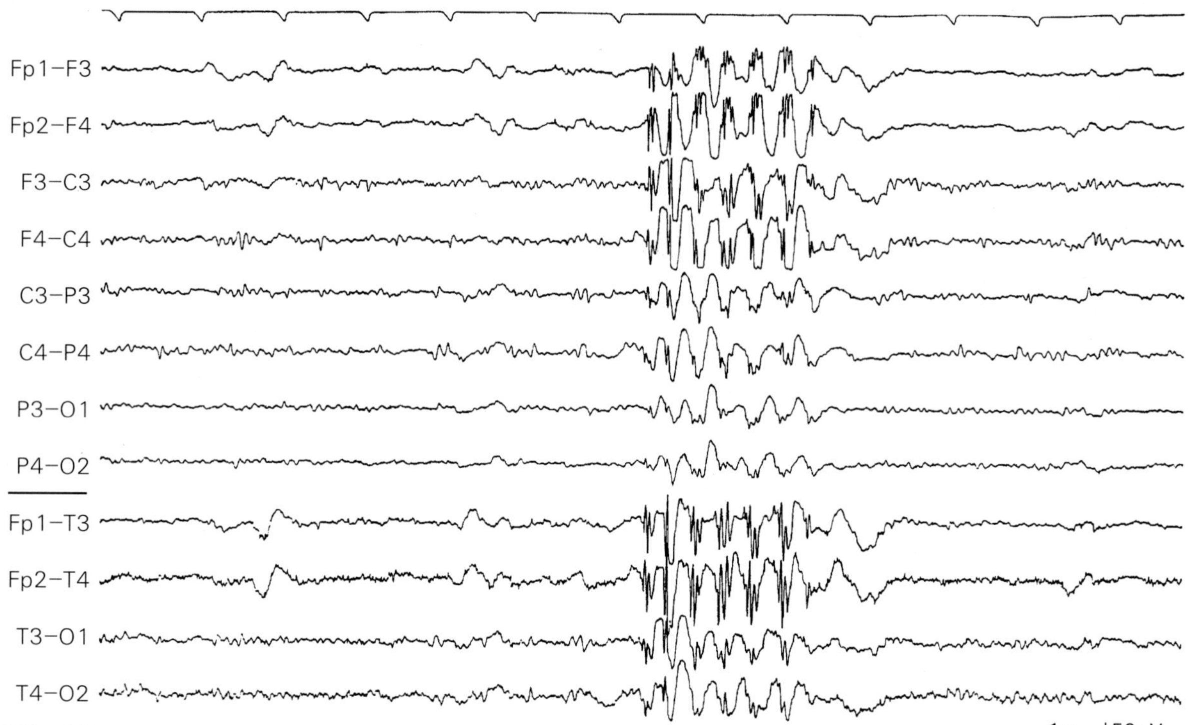
Fp1–F3
Fp2–F4
F3–C3
F4–C4
C3–P3
C4–P4
P3–O1
P4–O2
Fp1–T3
Fp2–T4
T3–O1
T4–O2
1 s
50 µV

Abb. 6.1

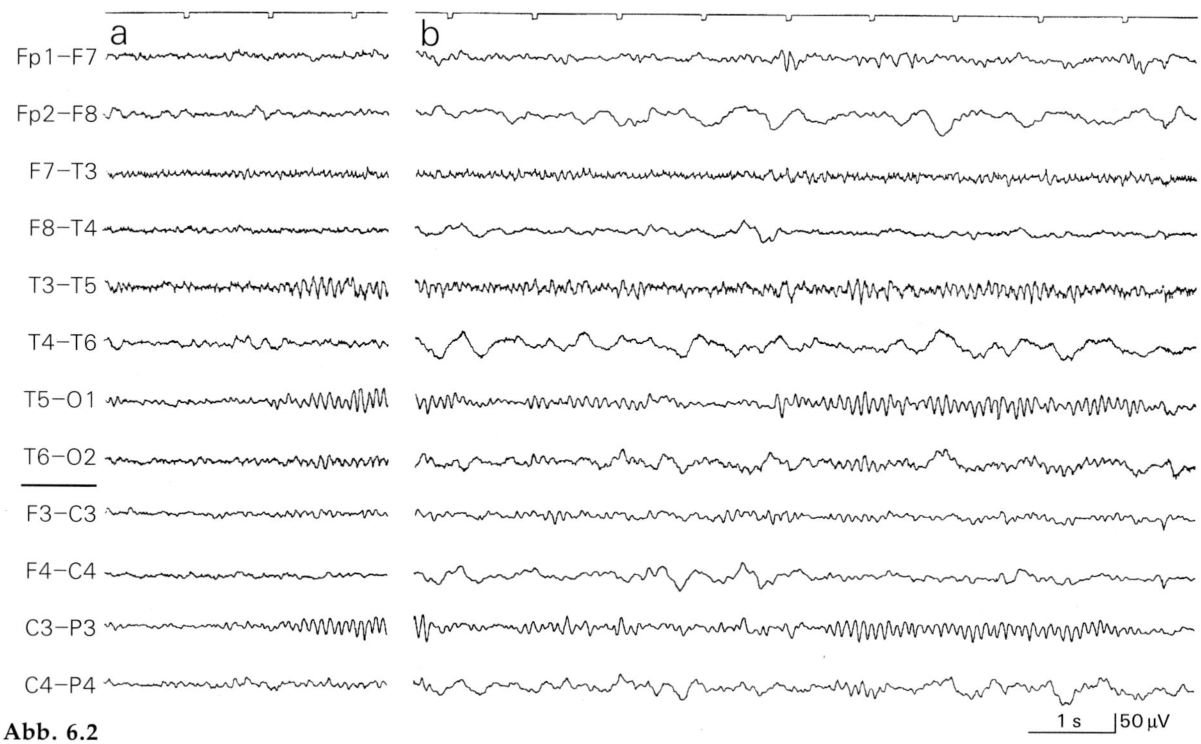
a
b
Fp1–F7
Fp2–F8
F7–T3
F8–T4
T3–T5
T4–T6
T5–O1
T6–O2
F3–C3
F4–C4
C3–P3
C4–P4
1 s
50 µV

Abb. 6.2

← **Abb. 6.1.** EEG-Ableitung unter Hyperventilation. Die Provokation löst 2 SW-Paroxysmen aus (3/s-SW-Aktivität mit polyphasischer Struktur der Spitzenkomponente). Bei dieser Patientin ergaben die Ruheableitung und auch spätere Kontrollen keine pathologischen Befunde. Die in der Abbildung außerhalb des Paroxysmus in bezug zu Fp1/Fp2 aufgetretenen langsamen Wellen sind Augenartefakte. *Klinisch:* 30jährige Patientin mit 2 generalisierten epileptischen Anfällen nach einer Entbindung. Neurologisch unauffällig. In der Anamnese vermutlich epileptische Anfälle lediglich als Kind

← **Abb. 6.2.** Eine in der Ruheableitung (**a**) gering ausgeprägte, vaskulär bedingte Herdstörung temporal rechts (leichte Verlangsamung mit polymorpher Aktivität überwiegend im ϑ-Bereich mit meist weiten Phasenumkehrungen in bezug auf F8–T4) wird unter der Hyperventilation (**b**, 2. min der HV) stark verdeutlicht. Die jetzt im δ-Bereich auftretenden polymorphen Wellen breiten sich über die gesamte rechte Hemisphäre aus. *Klinisch:* 25jährige Patientin mit einem angiographisch nachgewiesenen Moya-Moya-Syndrom (entzündliche Erkrankung der A. carotis mit Ausbildung von Stenosen). Während der Akzentuierung der EEG-Herdstörung unter HV klagte die Patientin über ein Taubheitsgefühl in der linken Hand

ist die Wahrscheinlichkeit einer Anfallsauslösung *vor allem bei Kindern* hoch. Generalisierte tonisch-klonische Anfälle treten vergleichsweise seltener auf. Die Wahrscheinlichkeit für die Provokation *fokaler oder partieller Anfälle* unter einer HV ist deutlich niedriger. Interiktuale fokale Erregungssteigerungen (einzelne Spitzen oder scharfe Wellen) werden durch eine HV lediglich in rund 10 % der Fälle zusätzlich provoziert (9 % z. B. bei Morgan u. Scott 1970).

Die HV kann auch nichtepileptische Herdstörungen (Verlangsamungsherde) beeinflussen

Auch nichtepileptisch bedingte *Herdstörungen* können durch die HV verdeutlicht werden. Hier gibt es keine besondere Regel. Möglicherweise betrifft der verstärkende Effekt besonders vaskulär bedingte Herdbefunde (Abb. 6.2). Bei gefäßabhängigen Erkrankungen kann allerdings in Einzelfällen die HV die fokale Störung auch reduzieren (möglicherweise infolge des sog. umgekehrten Steal-Effekts?).

Unspezifische Veränderungen und HV-Reaktionen Gesunder:

In der Mehrzahl der Fälle führt die Mehratmung zu Veränderungen des EEG, die wir nicht einordnen können (und deshalb gern als „unspezifisch" bezeichnen). Eine klare Grenze zwischen

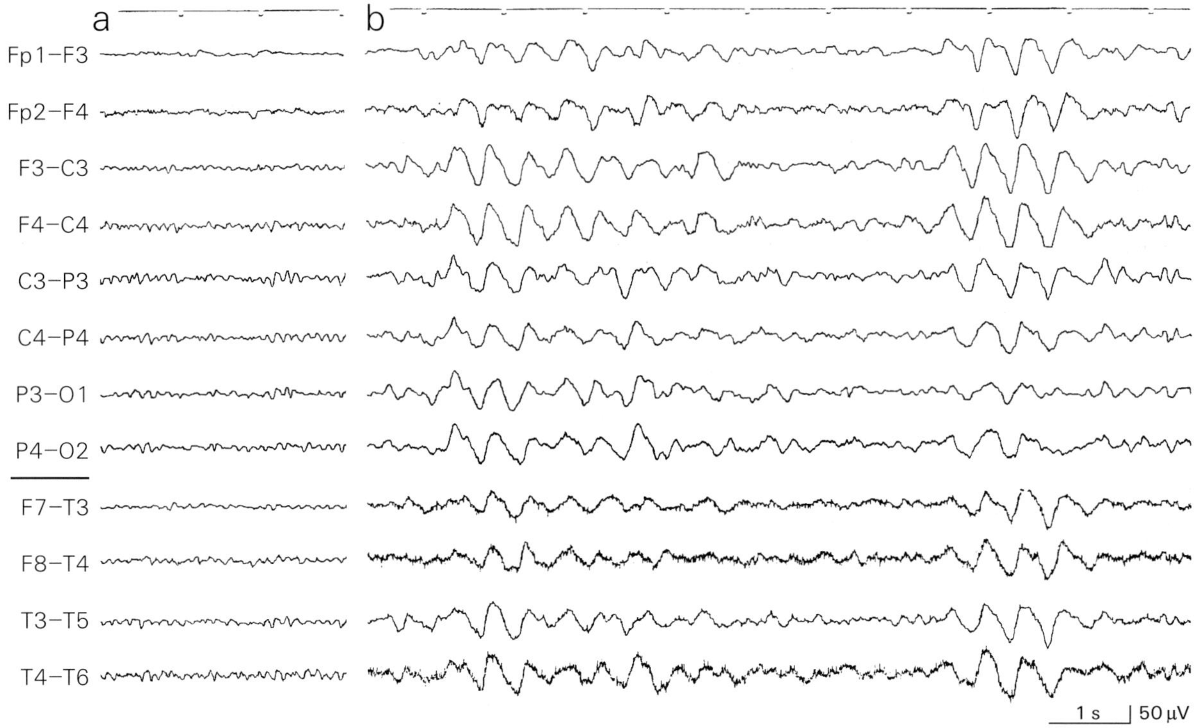

Abb. 6.3. Nach unauffälliger Ruheableitung (**a**) ausgeprägte „unspezifische" Reaktion in der 3. min der Hyperventilation (**b**) bei einem 42jährigen Patienten mit seltenen (generalisierten und psychomotorischen) Anfällen. Eindeutig epileptische Erregungssteigerungen wurden auch im Langzeit-EEG (2mal 24 h) nicht nachgewiesen. In der abgebildeten Form kann die HV-Reaktion bei den verschiedensten zerebralen Erkrankungen oder Funktionsstörungen auftreten. Weitere Darlegungen s. Text

„noch normal" und „bereits abnorm" kann nicht gezogen werden. Entscheidend für die Bewertung ist das ***Alter*** der Patienten.

Bei Kindern sind deutliche HV-Reaktionen normal

Bei Kindern sind deutliche HV-Reaktionen normal. Es entwickeln sich *generalisierende δ-Wellen* von meist 2–4/s. Die Reaktion kann sehr ausgeprägt sein, am deutlichsten im Alter von 8–12 Jahren. Auch Jugendliche zeigen in dieser Hinsicht noch eine Labilität.

Nach dem 20. Lebensjahr sind jedoch Reaktionen, wie in Abb. 6.3 dargestellt, als abnorm einzustufen. Die generalisierten δ-Wellen treten bilateral synchron und frontal betont auf (ähnlich der IRDA, s. Abschn. 10.3). Die Grundaktivität zeigt (meistens schon vorher) eine zunehmende allgemeine Verlangsamung. In dieser Form findet man den Befund bei den *verschiedensten zerebralen Erkrankungen und Funktionsstörungen,* häufig auch bei Anfallskranken, nicht selten als Befund ohne klinisches Korrelat. Entsprechend unterschiedlich (und unklar) ist die diagnostische Bedeutung dieser Reaktion. Wir können sie nur als *besondere Labilität* subkortikaler Strukturen interpretieren, die bei besonders steiler Ausprägung der δ-Wellen („δ-Steilwellen") zugleich auch als Hinweis auf eine allgemeine (*nicht sogleich epileptische!*) Erregbarkeitssteigerung gesehen werden kann (wie unten mit Erläuterung der Entstehungsmechanismen deutlich wird). Geringe HV-Reaktionen (vereinzelte δ-Wellen oder δ-Gruppen, leichte allgemeine Verlangsamung), die erst in der 3. min der Mehratmung einsetzen, sollte man auch bei Erwachsenen lediglich erwähnen. Ihr Stellenwert ist dann vom klinischen Bezug abhängig.

Es gilt die Regel: *Je schneller sich die Reaktion unter einer HV entwickelt* (z. B. noch vor Ablauf der 1. min) und *je länger sie die HV überdauert,* desto höher ist ihr Stellenwert *als abnormer Befund.* Die Reaktion sollte auch bei Kindern innerhalb von 30–40 s nach Ende der HV weitgehend abgeklungen sein.

Bei Kindern zeigt sich die HV-induzierte δ-Aktivität, wie auch für andere Befunde charakteristisch, häufig okzipital betont.

Es besteht eine deutliche Abhängigkeit der HV-Reaktion vom Blutzucker. Vor allem die häufige *Hypoglykämie* am Morgen (EEG-Ableitung vor dem Frühstück) kann zu dem Befund beitragen. Deswegen notieren wir stets auch die Uhrzeit der EEG-Untersuchung. Ein Glas Zuckerwasser (mit z. B. 50 g Glukose) kann nach 15 min die HV-Reaktion vollständig beseitigen.

Kontraindikationen zur Hyperventilation:

Schwere *kardiale* und *kardiopulmonale* (bzw. rein pulmonale) Erkrankungen schließen eine Mehratmung aus. Sollten in dem mitregistrierten EKG besondere *Herzrhythmusstörungen* erkennbar werden, ist die HV abzubrechen. Kontraindiziert ist die HV ferner bei *Subarachnoidalblutungen* und *intrazerebralen Blutungen.* Bei intrakraniellen Drucksteigerungen (Hirnödem) ist Vorsicht geboten, auch wenn die maschinelle Überbeatmung auf Intensivstationen sogar zur intrakraniellen Drucksenkung eingesetzt wird (Minderung des zerebralen Blutvolumens). Die Vorsicht gilt besonders bei *Drucksteigerungen durch Hirntumoren.* Stets sollte der zuständige Arzt konsultiert werden.

Die Indikation für die ***HV bei Anfallskranken*** wird unterschiedlich beurteilt. Besteht an dem Anfallsleiden kein Zweifel und (oder) sind im Ruhe-EEG bereits deutliche Zeichen epileptischer Erregungssteigerungen nachweisbar, kann man in der Regel auf eine zusätzliche Provokation verzichten. Hierüber muß der EEG-Arzt entscheiden. *Bei einer **Schwangerschaft** führen wir keine HV durch.* Kommt es zu einem Anfall, ist das Risiko für das Ungeborene nicht kalkulierbar.

Zur Entstehung der HV-Reaktionen:

Die Hyperventilation führt zu einer *Senkung des CO_2-Partialdrucks* in Blut und Gewebe (Hypokapnie). Die Folge ist eine *Minderung* *der Durchblutung* durch Engstellung der Gefäße. Sie führt zu einer *Reduktion des* O_2*- und Glukoseantransports*.

Auf welchem Wege die neuronalen Funktionen letztlich gestört werden, ist jedoch noch nicht sicher geklärt. Gute Übersichten hierzu finden sich bei Bostem (1976) oder bei Patel u. Maulsby (1987). Die Zusammenhänge sind in Abb. 6.4 dargestellt.

Die vorherrschende Ansicht ist, daß die durch die Vasokonstriktion ausgelöste Ischämie (bzw. *ischämische Hypoxydose*) der auslösende Faktor ist. Neurophysiologische Grundlagenuntersuchungen haben jedoch gezeigt, daß nicht nur der O_2-Mangel, sondern auch *schon der Abfall des* CO_2*-Partialdrucks selbst zu einer Depolarisation der Zellmembranen der (meisten) Neurone* führt (Speckmann u. Caspers 1973). Danach ist auch ein *unmittelbarer Effekt der Hypokapnie* anzunehmen. In Fällen, in denen die HV-Effekte sehr rasch einsetzen, ist dies sicher auch der Fall. Wahrscheinlich wirken sich letztlich beide metabolischen Faktoren (zuerst die CO_2-Reduktion und dann der nachfolgende O_2-Mangel) mit ihren gleichgerichteten Wirkungen *additiv* (oder kumulativ) aus. Bei Patienten, bei denen im EEG unter einer HV Verlangsamungsherde verdeutlicht werden, ist hauptsächlich die Ischämie und Hypoxie als auslösender Faktor anzunehmen. Dies gilt vor allem für vaskulär bedingte Herdstörungen, in deren Bereich die Durchblutung bereits gestört ist.

Daneben gibt es noch die Theorie der *zentralnervösen Auslösung* der HV-Reaktion (Patel u. Maulsby 1987). Danach setzt der Effekt des CO_2-Druckabfalls zunächst an spezifisch reagierenden Neuronen im Hirnstamm (in der Formatio reticularis) an. Von dort aus wird durch neuronale Projektion eine Änderung (vorwiegend Hemmung) der thalamokortikalen Aktivität bewirkt, die in vieler Hinsicht den Veränderungen bei Vigilanzabnahme und im Schlaf ähnlich sein soll (daher der entspannende, „sedierende" Effekt der Mehratmung, u. a. mit zunächst oft deutlicher Zunahme der α-Ausprägung). Die allgemeine Vasokonstriktion der zerebralen Gefäße, der in dieser Theorie eine sekundäre Bedeutung zukommt, wird ebenfalls als zentral ausgelöste, neurogen vermittelte Gefäßreaktion gedeutet.

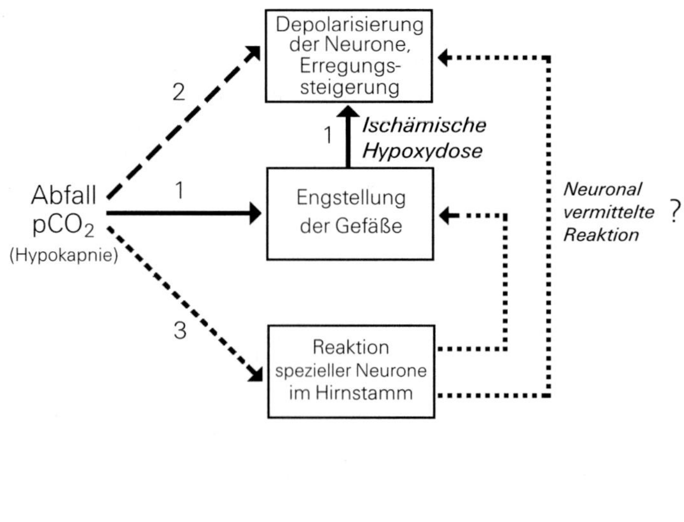

Abb. 6.4. Mögliche Zusammenhänge bei der Entstehung der Hyperventilationsreaktion im EEG. Auslösender Faktor ist der Abfall des Kohlensäuredrucks (pCO_2, Hypokapnie). Mehrheitlich wird dann ein Hypoxieeffekt durch Vasokonstriktion angenommen (*1*). Zweifellos hat der pCO_2-Abfall auch eine unmittelbare depolarisierende Wirkung auf die Neurone (*2*). Diskutiert wird ferner eine im Hirnstamm ausgelöste zentrale neurogene Reaktion (*3*) (s. auch Text)

6.2 Fotostimulation (FS)

Unter den verschiedenen Möglichkeiten der sensorischen Reizung ist die Stimulation mit Licht die intensivste Form. Die Fotostimulation dient in erster Linie dem Nachweis einer besonderen Lichtreizempfindlichkeit bei Anfallskranken. Sie kann aber auch im Zusammenhang mit Herdstörungen besondere Befunde ergeben und zur Differenzierung bestimmter Grundrhythmusvarianten einen Beitrag leisten (s. Abschn. 4.5).

Daneben gibt es verschiedene Möglichkeiten der visuellen Stimulation mit bestimmten optischen Mustern (insbesondere Streifenmuster), die die kortikalen Bereiche der visuellen Informationsverarbeitung in komplexerer Form ansprechen und bei manchen Anfallspatienten zu epileptischen Reaktionen führen (s. Takahashi 1993).

In diesem Abschnitt wird die Fotostimulation (FS; „intermittent photic stimulation", IPS) besprochen, wie sie in den EEG-Laboratorien mit Anwendung *kurzer Lichtblitze* routinemäßig eingesetzt wird.

Verwendet werden Geräte mit Xenon-Blitzlampen (häufig auch als „Stroboskop" bezeichnet), die extrem kurze Lichtblitze von durchschnittlich 10 μs Dauer erzeugen, deren Intensität (Lichtstärke) in mehreren Stufen einstellbar ist. Sie wird in den zugehörigen Datenblättern, wenn überhaupt, in Candela (cd) oder in Form der abgegebenen Energie bzw. Leistung (Joule, J) angegeben. Mit der bevorzugten Energiestufe (ca. 0,5–0,7 J pro Blitz, entsprechend einer Lichtstärke von ca. 1 Mio. cd) wird die Lampe in einem Abstand von 20–30 cm vor die Augen gestellt. Auf exakte Positionierung ist zu achten; wird z. B. mehr die Stirn als die Augen angeblitzt, wird der Lichtreizeffekt drastisch reduziert. Der Untersuchungsraum soll mäßig abgedunkelt werden (nicht vollständig, da man den Patienten beobachten muß).

Die Blitzfrequenz wird, beginnend mit 1/s, in Stufen allmählich gesteigert, meistens bis 30/s, und dann in gleicher Form (evtl. mit anderen Frequenzabstufungen) wieder vermindert. Mit einer mittleren Frequenz von 10–15/s kann auch „blockweise" gereizt werden (z. B. 5 s lang Lichtreizung, 5 s Pause usw.). Dies ergibt eine Form von „On- und Off-Effekten" in der Stimulation, die speziell wirksam sein kann. Fraglich ist der zusätzliche Vorteil kurzer Doppelblitze oder einer unregelmäßigen Blitzfolge. In modernen Lichtreizgeräten lassen sich verschiedene „Blitzprogramme" eingeben, die dann auf Tastendruck abgerufen werden können. In kritischen Fällen sollte der Finger von der Stoptaste nicht weit weg sein.

Zur exakten Beurteilung der leichtreizkorrelierten Phänomene werden die Lichtimpulse in der EEG-Kurve am oberen oder unteren Rand markiert, entweder über eine in unmittelbarer Nähe des Patientenkopfes angebrachte Fotozelle oder durch direkte elektronische Ansteuerung des Markierungskanals aus dem Fotostimulator.

Wir stimulieren stets bei *geschlossenen Augen* und lassen sie höchstens einmal kurz öffnen. Die intensiven, aber kurzen Lichtblitze von 10 μs Dauer gelten zwar als unschädlich, eindeutig bewiesen ist dies u. E. nicht. Außerdem ist die Lichtreizung durch die geschlossenen Augenlider im Hinblick auf die Auslösung epileptischer Erregungssteigerungen sogar wirksamer, möglicherweise infolge einer Rotfärbung (und einer Art von „Musterbildung") des durch die Augenlider hindurchfallenden Lichts. Der Vorteil einer Stimulation mit primär rotem Licht (Takahashi u. Tsukahara 1976; Takahashi 1993) ist allerdings umstritten.

Genaugenommen ist die Reizung mit den extrem kurzen Lichtblitzen keine wirklich adäquate Form der optischen Stimulation zur Provokation epileptischer Erregungssteigerungen. Sie entspricht nicht den Bedingungen, die man bei fotosensiblen Patienten erfragen kann. Mitunter ist die *rhythmische Unterbrechung eines konstanten diffusen Lichts* wirksamer (Flikkerstimulation). Die *Imitation situationsbedingter Auslösemechanismen* kann sich bis zum Nachvollzug jener Handlungen erstrecken, mit denen Patienten Anfälle selbst auslösen können (Selbstinduktion beispielsweise durch rhythmisches Augenblinzeln oder durch rhythmische Bewegungen der gespreizten Finger vor den Augen gegen einen intensiv beleuchteten Hintergrund; s. z. B. Newmark u. Penry 1979; Bickford 1984).

Die intermittierende (rhythmische) Lichtreizung kann verschiedene ***normale*** und ***abnorme Effekte im EEG*** auslösen:

- *Hemmung* (Unterdrückung) der normalen Grundaktivität,
- *rhythmische Folgereaktion* („photic driving"),
- verschiedene Ausprägungen der *Fotosensibilität* bis zur fotoparoxysmalen Reaktion,
- *fotomyoklonische Reaktion*.

Unter einer FS sind die physiologischen Hemmungs- und Ankopplungseffekte im EEG individuell sehr verschieden. Sie können normalerweise auch fehlen

Am häufigsten findet sich lediglich eine *Hemmung des normalen α-Grundrhythmus*, oft mit geringen, sehr wechselnden *Ankopplungen* der Hirnrindentätigkeit an die Blitzreize. Die Übergänge von einzelnen lichtreizgekoppelten Wellen bis zum Befund i. S. des sog. „photic driving" (s. unten) sind fließend. Die Effekte sind individuell sehr verschieden und möglicherweise auch von der Aufmerksamkeit des Patienten abhängig, mit der er die Lichteindrücke wahrnimmt. Zwischen der Art und Intensität der Empfindung („angenehm", „unangenehm") und den Reaktionen im EEG fanden wir keine Beziehungen. Bei einem normalen (und dann meist gering ausgeprägten) α-EEG haben fehlende Einflüsse keine Bedeutung.

Der zentral ableitbare *μ-Rhythmus* wird nicht gehemmt, eher sogar verstärkt. Bei strukturierten visuellen Reizen (Musterstimulation) kann sogar eine besondere Akzentuierung der μ-Aktivität beobachtet werden (Koshino u. Niedermeyer 1975). *β-Wellen* werden unterdrückt, wenn sie als Grundrhythmus auftreten (β-EEG als Normtyp). Die *Grundrhythmusvarianten* (insbesondere die langsame 4/s-Variante) werden besonders leicht blockiert. Dieses Verhalten ist ein wichtiges Kriterium in der Abrenzung dieser Normvarianten von pathologisch bedingten Verlangsamungen (s. Abschn. 4.5). Bei echten *Verlangsamungen* bleiben mit zunehmendem Grad der Allgemeinveränderung schließlich jegliche Reaktionen auf Lichtreizung aus, oft schon bei leichten Allgemeinveränderungen (s. Abschn. 10.2).

6.2.1 Rhythmische Folgereaktionen („photic driving")

Unter „photic driving" versteht man okzipital betonte, seitensymmetrische Wellen, die mit den dargebotenen rythmischen Lichtreizen streng korreliert auftreten (Abb. 6.5). Die Ankopplung kann sich auf bestimmte Frequenzen beschränken (vorwiegend 8–10/s), in ausgeprägten Fällen kann sie sich auch über einen weiten Bereich der Blitzfrequenzen bis über 20/s erstrecken. In der deutlichen Ausprägung, wie sie in Abb. 6.5 dargestellt ist, wird die Reaktion allerdings relativ selten registriert (unter 1%).

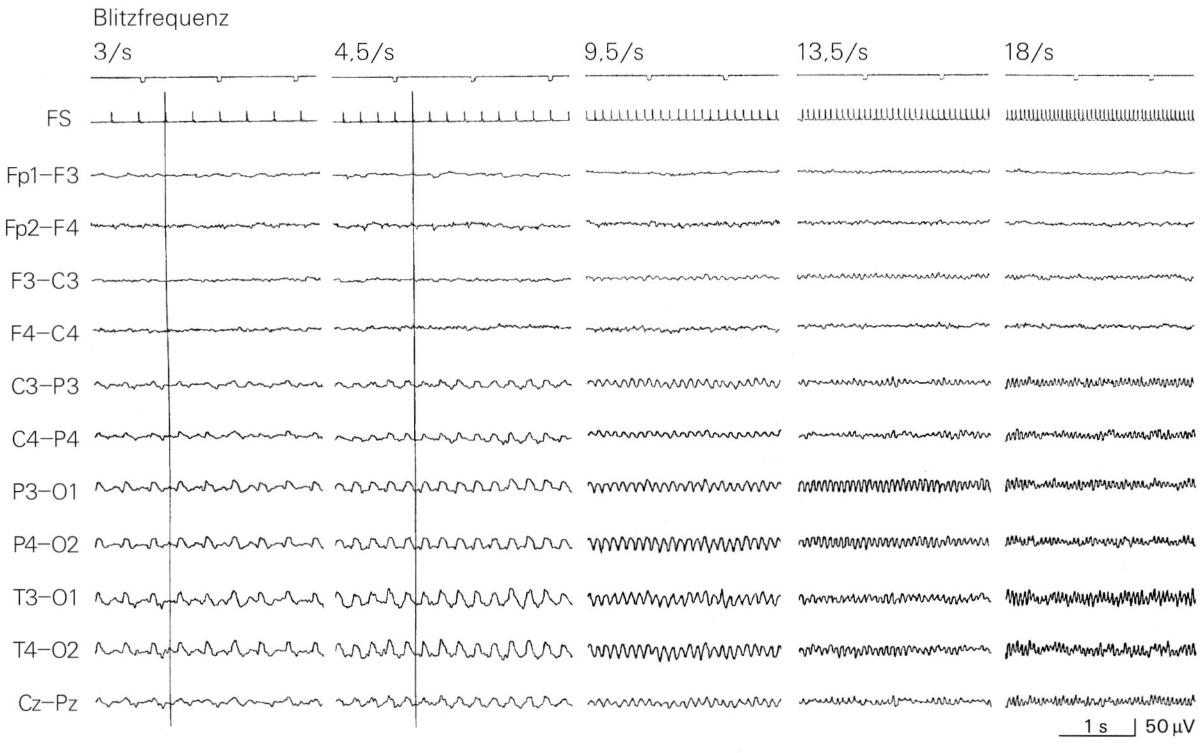

Abb. 6.5. Ausgeprägte rhythmische Folgereaktionen („photic driving") bei intermittierender (Blitz-)licht reizung. Die (1:1-)Ankopplungen traten bis zu Lichtreizfrequenzen über 20/s auf. *Klinisch:* 62jähriger Patient mit Hinweisen auf einen Medikamentenmißbrauch (Abusus mit Schlafmitteln z. T. auf Barbiturat-basis?)

Mitunter zeigen die Beziehungen zwischen Lichtreiz und Folgewelle ein Verhältnis von 1:2 („harmonische") oder 2:1 („subharmonische"). Die bei niedriger Blitzfrequenz auftretenden Einzelreaktionen entsprechen den normalen (transienten) VEP (Abb. 6.6b), die kontinuierlichen Wellen bei höheren Reizfrequenzen den sog. Steady-state-VEP. Einzelreizantworten (transiente VEP) können sehr ausgeprägt auftreten (Abb. 6.6). Man darf sie nicht mit scharfen Wellen verwechseln.

Die rhythmischen Folgereaktionen sind ein *physiologisches Phänomen.* Unter Medikamenteneinfluß (offenbar in Phasen eines Entzugs) können sie akzentuiert erscheinen. Bei metabolischen Störungen werden ebenfalls vereinzelt ausgeprägte Reaktionen beobachtet. Deutliche *Seitendifferenzen* können mit einem auch durch andere EEG-Befunde erkennbaren Prozeß verknüpft sein, meistens bei destruktiven Läsionen (z. B. Tumoren) mit einer Reduktion der Ankopplungen, seltener mit einer abormen einseitigen Betonung bei niedriger Blitzfrequenz. Eine bilateral gesteigerte, bevorzugt im α-Frequenzbereich auftretende Fotostimulationsre-

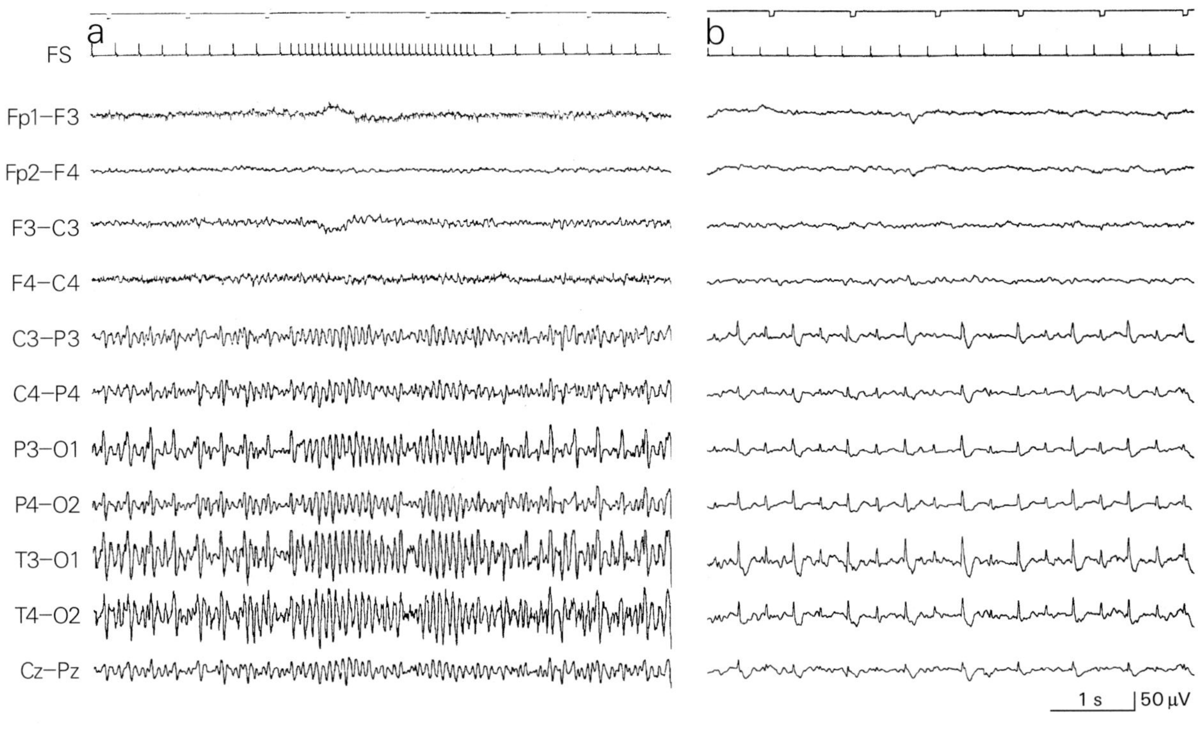

Abb. 6.6. Deutliche Ankopplungen i. S. eines „photic driving" bei intermittierender (Blitz-)lichtreizung. **a** Alternierender Wechsel der Lichtreizfrequenz zwischen 3/s und 12/s. **b** Stimulation mit 3/s. In beiden Fällen ausgeprägte Folgepotentiale auch bei niedriger Lichtreizfrequenz in Form stark amplitudenbetonter (transienter) VEP (vor allem in Beispiel **b**). *Klinisch* in beiden Fällen keine relevante Symptomatik (**a** 50jähriger Patient, Begutachtung bei Zustand nach Schädel-Hirn-Trauma, neurologisch ohne Befund, **b** 20jähriger Patient mit unklarem, vegetativ gefärbtem Beschwerdebild)

6.2.1

aktion kann nach Scheuler (1983) bei zerebrovaskulären und vasomotorischen Störungen auftreten, mit akzentuierten Ankopplungen auch im β-Bereich bei vertebrobasilärer Insuffizienz (Wieser u. Haffner 1974). Generell sollte man mit diagnostischen Aussagen *allein* aufgrund auffälliger rhythmischer Blitzfolgereaktionen und deren Seitendifferenzen im EEG *sehr zurückhaltend* sein.

6.2.2 Fotosensibilität. Fotoparoxysmale Reaktionen

Einzelne scharfe Potentialabläufe bis zur Entwicklung kleiner (besonders kurzer) Spitzen können als Blitzreizreaktion in Ableitungen der *hinteren Hirnregionen* auftreten, ohne daß ihnen eine besondere Bedeutung zukommen muß. Wir sprechen dann mög-

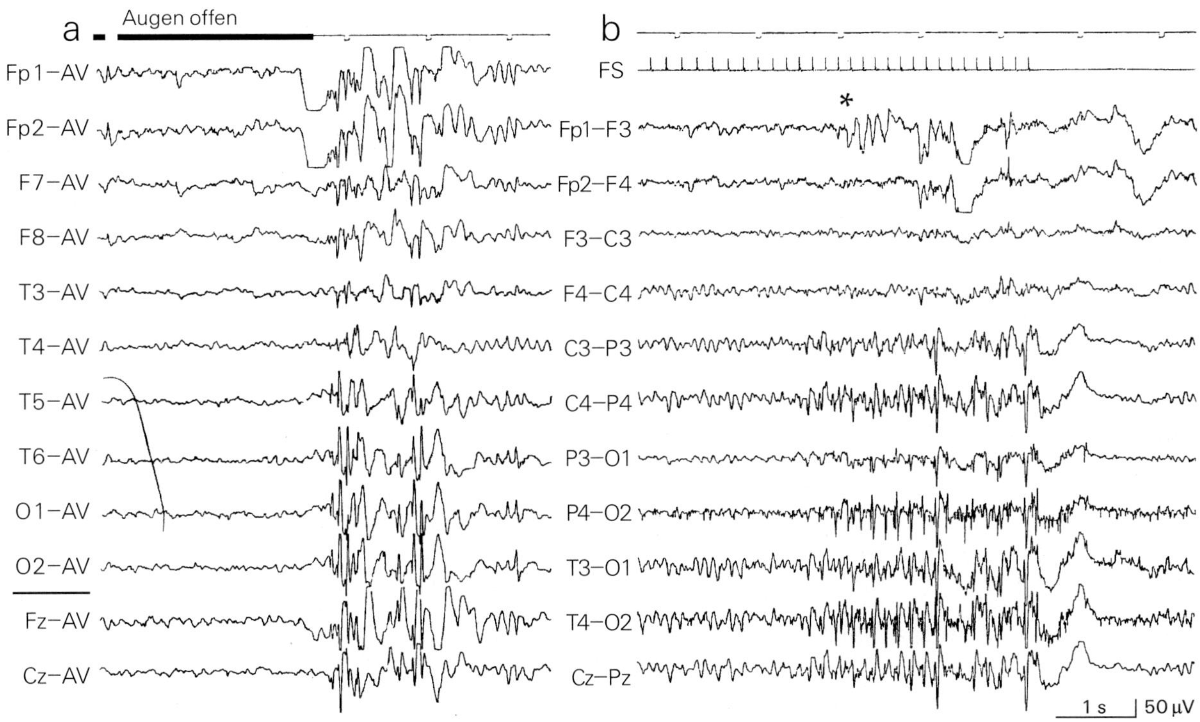

Abb. 6.7. Deutliche Lichtreizreaktion bei ca. 6/s mit Ankopplung von Spitzen, die teilweise bereits eine langsamere Nachschwankung aufweisen (**b**). Obwohl die Reaktionen auf die hintere Hirnregion begrenzt sind (rechtshirnig betont), muß dieser Befund bereits als Ausdruck einer (auch diagnostisch relevanten) Fotosensibilität aufgefaßt werden. Die in den frontalen Ableitungen registrierten Potentialschwankungen sind Augenartefakte (*). Bei Patienten mit einer fotosensiblen Reaktion findet sich häufig auch eine Provokation irregulärer SW-Aktivität unmittelbar nach Lidschluß (**a**). *Klinisch:* 28jährige Patientin. Seit 8 Jahren ca. 15 stets generalisierte tonisch-klonische Anfälle, initial mit kurzen optischen Halluzinationen (Kreise, farbige Strukturen, ohne Halbfeldbetonung). Polytoxikomanie (bis hin zu Heroin), unzuverlässige Einnahme der Antikonvulsiva

Abb. 6.8

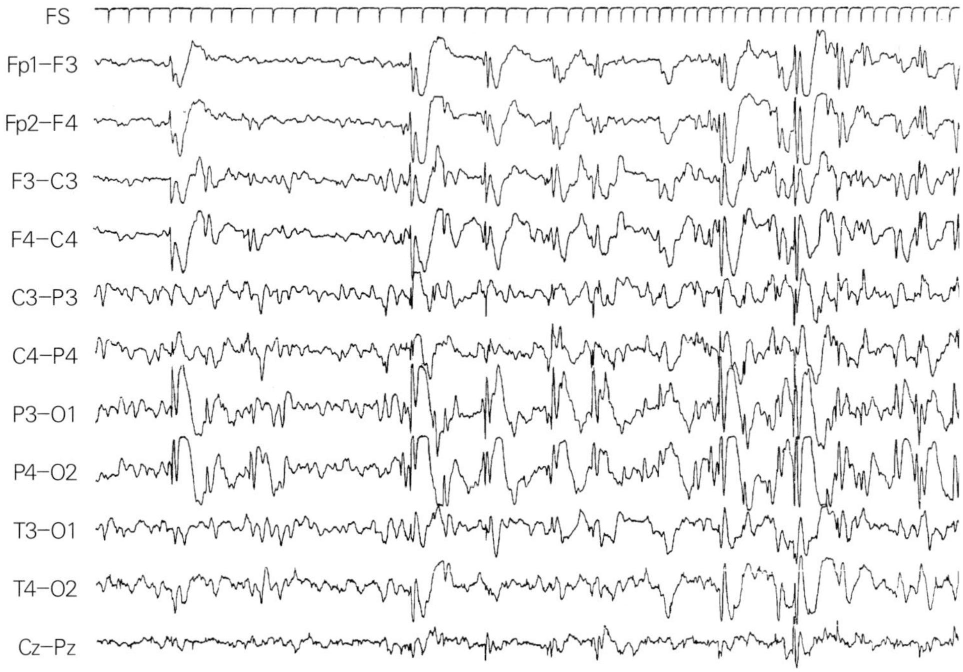

Abb. 6.9

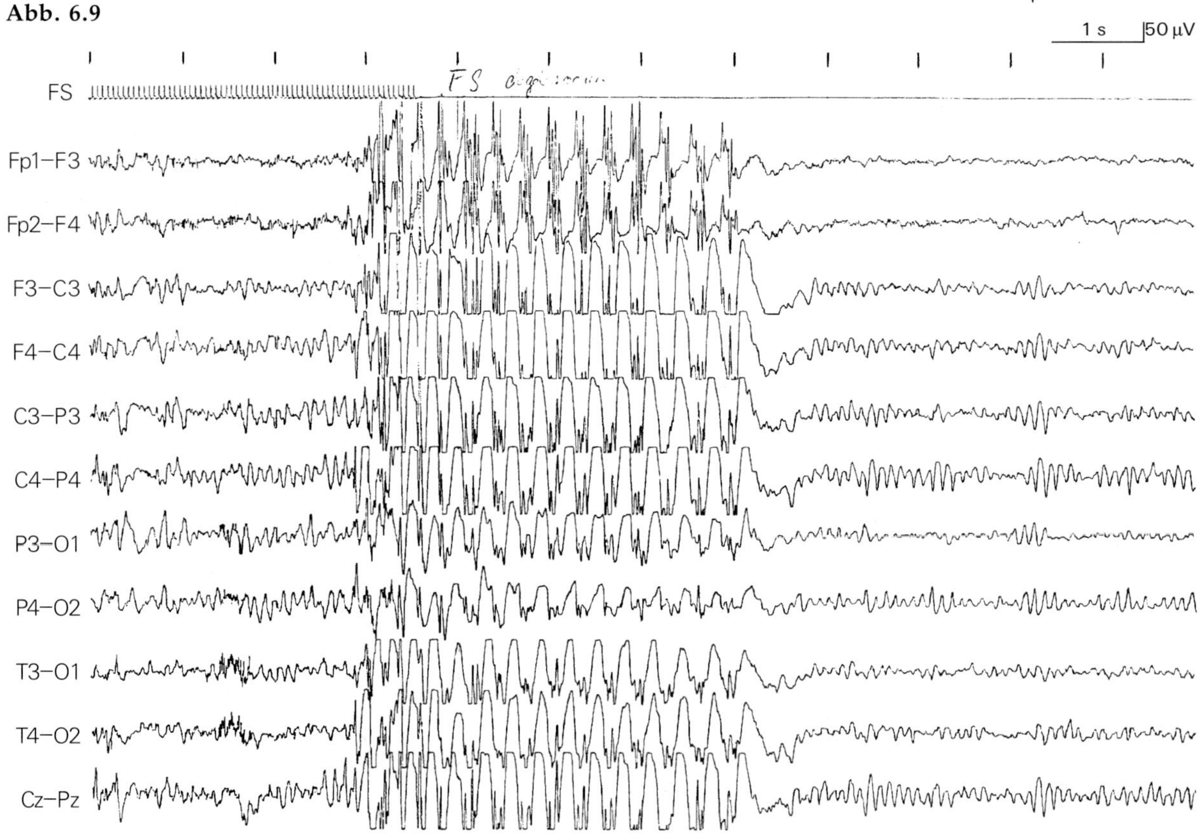

6.2.2

← **Abb. 6.8.** Fotosensible Reaktion mit einzelnen, überwiegend generalisierten Spitze Welle-Abläufen bereits bei niedrigen Lichtreizfrequenzen. Dieser Befund belegt eine epileptische Erregbarkeitssteigerung, aber nicht unbedingt auch ein Anfallsleiden. Die 13jährige Patientin hatte jedoch seit 3 Jahren generalisierte tonisch-klonische Anfälle, durch Flickerlicht (auch Fernsehen) auslösbar

← **Abb. 6.9.** Fotoparoxysmale Reaktion. Die Lichtreizung löst (in diesem Fall bei 18/s) einen regulären, generalisierten SW-Paroxysmus aus, der nach Abbruch der FS eigenständig 4 s lang weiterläuft (ob klinisch damit eine Absence verbunden war, blieb unklar). *Klinisch:* 22jährige Patientin, mindestens seit dem 18. Lebensjahr eindeutige Absencen, vor 2 Monaten erstmals auch ein generalisierter Krampfanfall. Neurologisch unauffällig. Anamnestisch im Alltag keine besondere Fotosensibilität

lichst unverbindlich von einer „Lichtreizempfindlichkeit". Die Übergänge zu Befunden i. S. einer Fotosensibilität sind allerdings fließend. Verläßliche Merkmale für eine Abgrenzung gibt es nicht. Vorsicht ist geboten bei okzipitalen (okzipitoparietalen) Spitzen, die schon bei niedriger Blitzfrequenz (um oder unter 5/s) konstant angekoppelt und deutlich ausgeprägt auftreten (Abb. 6.7b).

Abnorme Lichtreizreaktionen, die sich auf die hintere Hirnregion beschränken, sind in der Mehrzahl der Fälle klinisch ohne Belang

Von einer ***Fotosensibilität*** *i. e. S.* sprechen wir, wenn sich regelrechte *Spitze-Welle-Abläufe* (SW) entwickeln, die sehr schnell generalisieren (Abb. 6.8) oder von vorn herein frontal betont erscheinen. Sie werden durch die Lichtblitze zwar angestoßen, zeigen dann jedoch zu den Reizen zeitlich keine feste Beziehung mehr. Im Vergleich zu SW-Entladungen, die bereits in der Ruheableitung registriert worden sind, entwickeln die SW-Komplexe unter FS häufiger polyphasische Spitzenentladungen. Die Reaktionen können bei allen Blitzfrequenzen auftreten; als besonders kritisch gilt der Bereich um 15/s.

Kritisches Merkmal der Fotosensibilität ist die eigenständig repetierende Entwicklung der sich nach frontal ausdehnenden Reaktion

Entwickeln sich regelrechte *SW-Paroxysmen* von mehreren Sekunden Dauer, die auch klinisch mit Zeichen einer Absence einhergehen können, so handelt es sich um ***fotoparoxysmale Reaktionen***. Diese sind vor allem dann ein weitgehend sicheres *Zeichen dafür, daß auch klinisch Anfälle auftreten*, wenn der Paroxysmus nach Abbruch der Lichtreizung weiterläuft (Abb. 6.9). Nach Reilly u. Peters (1973) ist dies die „prolonged (self-perpetuating) response", im Gegensatz zu SW-Entladungen, die trotz laufender Lichtreizung immer wieder sistieren oder mit Beendigung der FS sofort abbrechen („self-limited response"). Der zweitgenannte Reaktionstyp belegt zwar eine epileptische Erregbarkeitssteigerung des Hirns, die aber zunächst nur für die besonderen Bedingungen der Lichtreizung gilt (vorsorglich entsprechende Beratung der Patienten!). Keinesfalls darf sie bereits als Beleg für ein Anfallsleiden gewertet werden.

Die Reaktionsfähigkeit unter FS kann bei ein und demselben Patienten über die Zeit hinweg schwanken (Danesi 1988). Daher sind verbindliche Aussagen über die Lichtreizempfindlichkeit eines Patienten erst nach wiederholten Kontrollen zulässig.

Häufig findet man statt „photoparoxysmal" auch die Bezeichnung „photokonvulsive Reaktion". Diesen Terminus sollte man eigentlich nur gelten lassen, wenn die FS einen *Krampfanfall* auslöst. Ein solcher Anfall ist fast immer generalisiert und oft durch eine Adversivkomponente gekennzeichnet. Die motorischen Reaktionen laufen z. T. nur fragmentarisch ab (Rabending u. Klepel 1978). Selten führt die FS zu einem typischen komplexen partiellen Anfall. Die am meisten unter einer FS zu beobachtende Anfallsform ist, oft mit motorischen Symptomen, die („fotogene") Absence.

Über die *Häufigkeit* fotosensibler EEG-Reaktionen und über ihren diagnostischen Stellenwert gibt es eine umfangreiche Literatur. Ausführliche Übersichten findet man bei Jeavons u. Harding (1975), Rabending u. Klepel (1978), Newmark u. Penry (1979) oder Meldrum u. Wilkins (1984). Nach Wolf u. Gooses (1986) ist bei knapp 10% aller Epilepsiepatienten mit den verschiedenen Formen der Fotosensbilität zu rechnen, bevorzugt im Kindesalter (11–15 Jahre). Eindeutig fotoparoxysmale Reaktionen sind jedoch seltener. Eine *genetische Disposition* ist anzunehmen (Doose et al. 1969), die mit der Heredität des eigentlichen Anfallsleidens korreliert, aber als zusätzliches (polygenetisches) Merkmal aufzufassen ist (Baier u. Doose 1987). 90 % der Anfallspatienten mit Fotosensibilität haben überwiegend oder ausschließlich Anfälle vom „primär" generalisierten Typ (Petit oder Grand mal). Bei Gesunden *ohne Anfälle* in der Anamnese kann die fotosensible Reaktion in 1–2 % auftreten, bei gesunden Kindern noch häufiger.

Ein Teil der fotosensiblen Patienten zeigt bereits in der Ruheableitung die auch anderweitig nicht seltene Provokation generalisierter epileptischer Erregungssteigerungen *durch Lidschluß* (Abb. 6.7a).

6.2.2 **Entstehungsmechanismen der fotosensiblen Reaktionen:**

Gut begründete klinische Untersuchungen hierzu liegen noch nicht vor. Bei musterspezifischen Auslösungen epileptischer Erregungssteigerungen (im EEG) besteht kein Zweifel daran, daß es sich (nach Art der sog. „Reflexepilepsie" s. auch Abschn. 7.5.2) um ein komplexes, kortikal generiertes Phänomen handelt. Daher können Erregungssteigerungen bei Halbfeldstimulationen auf die entsprechende kontralaterale Hirnregion begrenzt bleiben (Soso et al. 1980; Wilkins et al. 1981). Im Falle der diffusen und intensiven Blitzstimulation (ggf. mit Auslösung generalisierter Anfälle) werden auch besondere Projektionen direkt aus Thalamuskernen heraus diskutiert (aus dem Corpus geniculatum laterale oder über das Pulvinar).

6.2.3 Fotomyogene (fotomyoklonische) Reaktion

Bis zu 1% aller Menschen zeigen unter einer Blitzlichtstimulation in den frontalen Ableitungen reizkorreliert *Muskelspitzen* (Abb. 6.10a). Sie sind mit *Lidzuckungen* oder feinen Myoklonien der *periorbikulären Muskulatur* verknüpft, die nur infolge der intensiven Lichtblitze schlecht zu erkennen sind, die man jedoch zumindest ertasten kann. Sie zeigen nie einen eigenständigen Rhythmus, sondern bleiben als echter *Reflex* exakt mit einer Latenz von 50–60 ms an den Lichtreiz gebunden und enden sofort mit Ab-

Die fotomyogene Reaktion ist ein über den Hirnstamm geschalteter Reflex

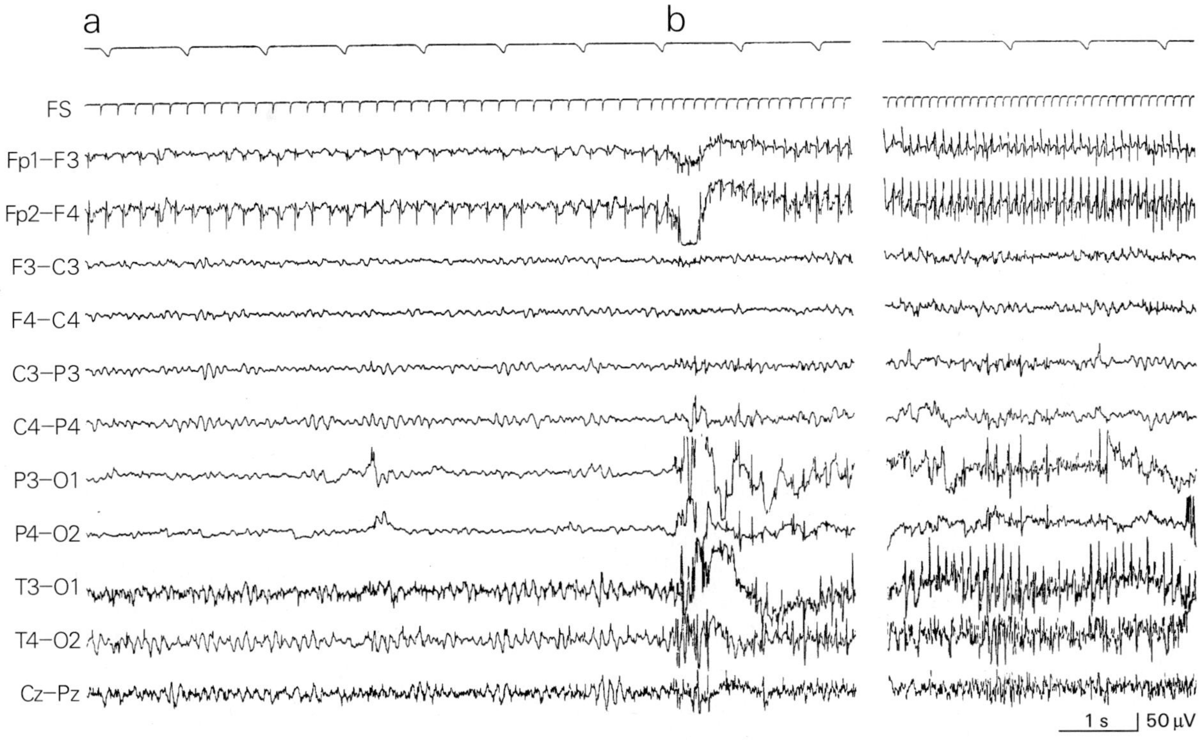

Abb. 6.10. Fotomyogene Reaktion. **a** Bei einer Blitzreizfrequenz von 4–5/s treten zunächst nur einzelne, streng lichtreizkorrelierte Muskelspitzen in den frontalen Ableitungen auf. **b** Mit Erhöhung der Reizrate Ausdehnung der myogenen Reaktion auch auf die Nackenmuskulatur (in bezug zu O1 bzw. O2) sowie einzelne grobe Artefakte durch deutlicher einschießende Myoklonien (fotomyoklonische Reaktion i. e. S.). Das EEG selbst zeigt keine auffälligen Reaktionen. Eine fotomyoklonische Reaktion hat keinen Bezug zu einer epileptischen Erregbarkeitssteigerung, wenn auch der 40jährige Patient in dem hier abgebildeten Fall seit 2 Jahren unter generalisierten Krampfanfällen litt

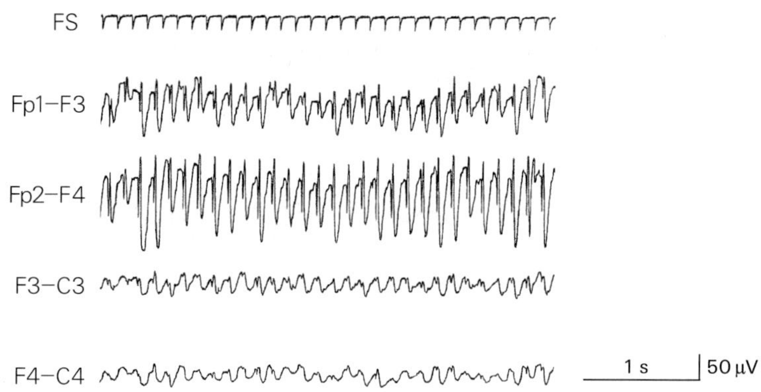

Abb. 6.11. Fotomyoklonische Reaktion mit Muskelspitzen in den frontalen Ableitungen, denen jeweils eine langsamere Welle folgt, die durch kurze vertikale, ebenfalls lichtreizinduzierte, reflektorische Augenbewegungen verursacht wird. Das Artefakt kann dadurch schnell aufeinanderfolgenden Spitze-Welle-Abläufen ähnlich werden

bruch der FS. Auch beim Öffnen der Augen werden sie gestoppt. Die Zuckungen können sich plötzlich auf andere Muskeln des Gesichts, des Nackens (Abb. 6.10b) und durch Ankopplung des spinal-motorischen Systems auch auf den ganzen Körper ausbreiten. Sie werden dann sehr unangenehm.

Die fotomyoklonische Reaktion ist ein *unspezifisches Phänomen*. Der physiologische (nur abnorm gesteigerte) Reflex wird über den Hirnstamm geschaltet (ähnlich dem Blinkreflex). *Im EEG treten keine Veränderungen* auf, und wenn, dann laufen sie i. S. deutlicherer Ankopplungen oder als unabhängige fotosensible Reaktion der myogenen Reizantwort parallel. Die fotomyoklonische Reaktion ist *kein Indiz für eine zerebrale Erregbarkeitssteigerung*. Sie tritt bei Anfallskranken lediglich etwas häufiger (und intensiver) auf (4 %), wahrscheinlich auf der Basis einer generell gesteigerten Erregbarkeit des ZNS. Übereinstimmend wird ein höherer Anteil fotomyogener Reaktionen bei zerebrovaskulären Erkrankungen (5,5 %), psychiatrischen Erkrankungen (13 %) und vor allem, wohl in Entzugssituationen, bei einem Abusus mit Sedativa und bei Alkoholkranken beobachtet (bei letzteren bis 21,7 %; angegebene Prozentzahlen nach Scheuler u. Pastelak-Price 1992). Im Gegensatz zur fotoparoxysmalen Reaktion ist der Fotomyoklonus bei Kindern (unter 14 Jahren) nur selten zu beobachten. Mit steigendem Lebensalter nimmt seine Häufigkeit zu.

Die frontalen Muskelspitzen können mit einer etwas langsameren Potentialkomponente verknüpft sein, die wahrscheinlich durch gleichermaßen reflektorisch ausgelöste, kurze vertikale *Augenbewegungen* verursacht wird (Reaktionen der äußeren Augenmuskeln). Dadurch kann das fotomyoklonische Artefakt einem SW-Ablauf sehr ähnlich werden (Abb. 6.11).

Schließlich können auch rein *technisch bedingte Blitzartefakte* auftreten. Es sind nadelspitzenartige Potentiale ähnlich den Muskelspitzen, die sich stets auf *einzelne Elektroden* beziehen und – im Gegensatz zu den Muskelspitzen – *absolut zeitgleich mit den Markierungen der Lichtblitze* erscheinen.

6.2.3

Es handelt sich um elektromagnetische Störungen, die von der Blitzentladungslampe ausgehen. Sie sind häufig (aber nicht unbedingt) Hinweis auf einen schlechten Zustand der betroffenen Elektrode, die man im Zweifel tauschen sollte. Möglicherweise kann die Störung an den Silber-Silberchlorid-Elektroden durch die Lichtblitze auch fotochemisch ausgelöst werden (ähnlich den Reaktionen der Silbersalze bei einem Filmmaterial).

6.3 Andere sensorische Aktivierungen des EEG

Neben der routinemäßig eingesetzten intermittierenden Blitzlichtreizung werden noch verschiedene andere, komplexere visuelle Stimulationen zur Aktivierung bzw. Provokation zerebraler Erregungssteigerungen angewendet, die das visuelle System des Hirns in entsprechend komplexer Form ansprechen. So können mit Hilfe besonderer Stimulationsvorrichtungen verschiedene *geometrische Muster* flashartig dargeboten oder vor den Augen des Patienten rhythmisch bewegt werden (s. Takahashi 1993). Besonders wirksam sind (vertikale) *Streifenmuster*, die gelegentlich auch im Alltag zur Auslösung eines Anfalls führen können. Solche Patienten zeigen in der Regel auch eine Empfindlichkeit gegenüber Blitzreizen (Fotosensibilität i. e. S.).

Einfache *akustische* Reize (laute Klicks oder Töne) provozieren in seltenen Fällen temporal epileptische Erregungssteigerungen. *Somatosensorische* Reize können in den zuständigen, primär sensorischen Rindenarealen epileptische Spitzen triggern. Dies gilt insbesondere für Reize im Gesichtsbereich (s. z. B. Abb. 7.37).

Verglichen mit der Wirksamkeit visueller Stimuli sind diese anderen Reizmodalitäten jedoch nur in wenigen Fällen geeignet, im EEG abnorme Aktivitätssteigerungen auszulösen. Häufiger ergeben sich *anamnestisch* Hinweise auf Anfälle, die durch derartige Reizbedingungen ausgelöst werden. Diese Anfälle gehören zu den selteneren Formen der sog. „Reflexepilepsien" (s. Abschn. 7.5.2, die häufigen Formen sind die in Abschn. 6.2.2 besprochenen fotoparoxysmalen Reaktionen bzw. lichtinduzierten Anfälle; zu den durch diese „precipitating mechanisms" ausgelösten Anfällen s. Niedermeyer 1993). Ergeben sich Hinweise auf besondere Auslösemechanismen für epileptische Anfälle, so sollte man stets versuchen, *diese Bedingungen, soweit möglich, unter einer EEG-Ableitung zu wiederholen bzw. zu imitieren.*

6.4 Aktivierung abnormer EEG-Befunde durch Schlaf und Schlafentzug

Der (NREM-)Schlaf ist ein Zustand, in dem durch physiologische Änderungen von Bahnung und Besetzung der Neurone und von einer davon abhängigen vermehrten Synchronisation der neuronalen Funktionsstrukturen die Erregbarkeit des Hirns deutlich gesteigert werden kann. Die Auswirkung auf epileptische Erregungssteigerungen werden im Abschn. 7.5.4 ausführlich dargestellt.

Dieser wegbereitende und damit aktivierende Effekt des Schlafes auf eine zusätzlich abnorm synchronisierte Aktivität kann in verschiedener Weise diagnostisch genutzt werden, und zwar durch Beobachtung der Effekte eines

- *spontan einsetzenden Schlafes* oder eines
- durch *Medikamente induzierten Schlafes*, oder umgekehrt
- durch einen *Schlafentzug* mit Beobachtung der provozierten Veränderungen sowohl in dem nach Schlafentzug registrierten Wach-EEG als auch in dem dann einsetzenden (Nachhol-) schlaf.

Zum spontan eintretenden Schlaf:

Ob man einen Patienten, der während der Routineableitung des EEG müde wird und einschläft, zunächst schlafen läßt, hängt von der klinischen Diagnose und von bereits registrierten EEG-Veränderungen ab. Organisch bedingte *Herdstörungen* (nichtepileptisch bedingte Verlangsamungsherde) verschwinden meistens im Schlaf (s. Abschn. 8.5 sowie Schoppenhorst u. Kubicki 1973). Zielt dagegen die Diagnostik auf den *Nachweis einer epileptischen Erregungssteigerung* oder sind entsprechende, auch nur suspekte Befunde im vorangegangenen Wach-EEG bereits aufgetreten, *so sollte man den Schlafeintritt unbedingt diagnostisch nutzen*.

Bei Anfallskranken oder dem Verdacht auf epileptische Anfälle ist bereits im Routine-EEG stets eine Schlafphase anzustreben

Entscheidend sind die Phasen des Einschlafens und der leichte Schlaf bis Stadium 2 (s. Abschn. 7.5.4). Treten bei Schlafvertiefung keine weiteren Befunde auf, so kann der Patient geweckt werden, zunächst mit mehrfachen Weckreizen ohne nachhaltige Aktivierung des Patienten (d. h. man läßt ihn jeweils wieder einschlafen). Denn epileptische Erregungssteigerungen sind *oft an den plötzlichen Wechsel des Vigilanzgrades bzw. der Schlaftiefe gebunden* (sog. Kippstellen im Schlaf, s. z. B. Klingler u. Deisenhammer 1982; Deisenhammer u. Klingler 1983). Danach setzt man das Routineprogramm möglichst komplett fort. Die gesamte Prozedur verlängert zwar die EEG-Ableitung, sie kann aber eine Untersuchung nach Schlafentzug unnötig machen.

Eine komplette *Nachtschlafuntersuchung* (Schlafpolygraphie) erfordert speziell (auch personell) darauf ausgerichtete Laboratorien. Nur zum Zweck der Schlafaktivierung epileptischer Erregungssteigerungen eingesetzt, ist dieser Aufwand zu groß. Auch in (ambulanten) EEG-*Langzeitableitungen* über 24 h sind die Schlafzeiten (Mittags- und Nachtschlaf) besonders informativ. Hier wird zumindest bei partiellen bzw. fokalen Erregungssteigerungen die Aussagekraft durch die reduzierte EEG-Kanalzahl eingeschränkt.

Medikamentös induzierter Schlaf:

Wird ein Spontanschlaf nicht erreicht, kann der Schlaf medikamentös induziert werden. Wir selbst nutzen diese Möglichkeit nicht. Eine forcierte Anwendung von Sedativa bzw. Hypnotika ist nicht zu empfehlen. Vor allem intravenöse Anwendungen verfehlen den Zweck. Die Akuteffekte des Pharmakons beeinflussen das EEG zu stark, und es werden nach dem erzwungenen Schlafeintritt gerade die diagnostisch ergiebigen Schlafphasen 1 und 2 zu rasch durchlaufen. Barbiturate und Benzodiazepine haben in wirksamen Dosen einen antikonvulsiven Effekt.

Empfohlen wird häufig die orale (oder rektale) Gabe von Chloralhydrat [nach Niedermeyer (1993) ca. 0,03 g/kg Körpergewicht] oder die Applikation des Neuroleptikums Promazin (1–2 mg/kg KG; z. B. Degen u. Degen 1981; Gastaut et al. 1983). Vielfach werden niedrigere Dosen lediglich zur Förderung des natürlichen Schlafeintritts gegeben.

6.4.1 EEG nach Schlafentzug

Der diagnostische Stellenwert des Schlafentzugs-EEG für die Epilepsiediagnostik wird bis heute kontrovers diskutiert. Mehrheitlich wird sein Nutzen hervorgehoben und mit annähernd gleichartigen statistischen Aussagen belegt (Bechinger et al. 1973; Rumpl et al. 1977; Degen 1977, 1980; Schwarz u. Zangemeister 1978; Rowan et al. 1982 u.a.).

Die Diskussion entzündet sich vor allem an der Frage, ob im Hinblick auf epileptische Erregungssteigerungen der Schlafentzug einen echten (zusätzlichen) provokativen Effekt besitzt, oder ob lediglich der dadurch am nächsten Morgen mit größerer Zuverlässigkeit erreichbare Schlaf mit verlängerter Dauer der EEG-Ableitung den „Mehrwert" des Schlafentzugs bringt. Dieser Informationsgewinn wäre dann auch durch einen normalen, spontan eintretenden oder durch einen medikamentös induzierten Schlaf zu erlangen (Degen u. Degen 1981, 1984; Veldhuizen et al. 1983). Leider ist die Mehrzahl der statistischen Aussagen mit dem Manko behaftet, daß die Ergebnisse der Schlafanalyse nach Schlafentzug mit Voruntersuchungen verglichen werden, in denen im Rahmen der Routinediagnostik meistens nur ein Wach-EEG *und nicht regel-*

mäßig auch ein EEG bei Spontanschlaf abgeleitet wurde. Eine gute Übersicht und kritische Bewertung zu diesem Thema findet sich bei Ellingson et al. (1984).

Positive Befunde nach Schlafentzug

Die mitgeteilten Zahlen über den *Anteil positiver (epilepsietypischer) Befunde nach Schlafentzug* bei Patienten mit sicheren oder suspekten Anfällen, jedoch mit einem diesbezüglich *unauffälligem Vor-EEG,* reichen von 30 % bis 84 % (in bezug auf die oben zitierte Literatur im Durchschnitt 47 %). Danach scheint der Schlafentzug über die einfache Aktivierung durch den Schlaf hinaus einen provokativen Effekt zu besitzen. Wurden in voraufgegangenen EEG-Ableitungen bereits epileptische Erregungssteigerungen registriert, so erhöht sich die Nachweisrate nach Schlafentzug um durchschnittlich 40 %. Mit dieser Steigerungsrate ist allerdings auch bei einer einfachen Schlafableitung zu rechnen. Fälle, in denen schon das Routine-EEG positive Befunde erbrachte, sind ohnehin keine Indikation für den aufwendigeren Schlafentzug.

Übereinstimmend wird festgestellt, daß sich bei Patienten ohne Hinweise auf ein Anfallsleiden oder bei Gesunden nach einem Schlafentzug nur in Ausnahmefällen positive Befunde zeigten. Dies gilt aber wiederum auch für die einfache Schlafableitung.

Der genuine Effekt, der dem Schlafentzug zugesprochen wird, ergibt sich nicht zuletzt aus der Feststellung, daß sich der Anteil epilepsietypischer Befunde *auch für die Wachphasen nach einem Schlafentzug erhöht.* Nach Schlafeintritt gelten dieselben Zusammenhänge und Regeln, wie sie oben bereits für den spontan eintretenden Schlaf genannt wurden (s. auch Abschn. 7.5.4). Auf generalisierte, paroxysmale Erregungssteigerungen (SW) hat der Schlafentzug einen stärkeren provokativen Effekt als auf fokale epileptische Erregungssteigerungen. In bezug auf den klinischen Typ des Anfallsleidens wurde keine signifikante Beziehung zum Ergebnis des Entzugs gefunden. Lediglich die sog. Aufwach-Grand maux scheinen besonders empfindlich zu reagieren (Degen 1977). Mit einer *Auslösung von Anfällen* durch den Schlafentzug muß generell (zumindest bei anamnestisch gesicherter Epilepsie) in 3–6 % der Untersuchungen gerechnet werden. Wir finden nach Schlafentzug ferner einen *verstärkten Effekt von Hyperventilation und Fotostimulation,* der jedoch (wie in den entsprechenden Feststellungen in der Literatur) statistisch nicht abgesichert wurde.

Für das Ergebnis der Schlafentzugsprovokation spielt es offensichtlich keine Rolle, ob die Patienten antiepileptisch behandelt werden oder nicht (Degen 1980). Eine laufende antikonvulsive Therapie sollte für den Schlafentzug nicht geändert oder unterbrochen werden. Manche Autoren empfehlen dies, offensichtlich als zusätzliche provokative Maßnahme.

Im Hinblick auf die *Durchführung eines Schlafentzugs* (SE) kann man unterscheiden:

6.4.1

1. Totaler Schlafentzug:

Wird mehrheitlich angewendet. *Vor dem SE muß auf jeden Fall das übliche Routine-EEG geschrieben werden*, nicht zuletzt auch deswegen, weil nach einem SE manche allgemeinen Merkmale des EEG, insbesondere der Grundrhythmustyp, nicht mehr korrekt erfaßt werden können. Der Nachweis epileptischer Erregungssteigerungen bereits im Ruhe-EEG macht in der Regel den SE überflüssig.

Für den totalen SE bleiben die Patienten 24 h wach. In der Nacht ist dies schwer zu kontrollieren. Nachtschwestern können den Patienten beschäftigen. Stimulierende Getränke (Tee, Kaffee) sind während der Nacht nicht erlaubt, da sonst am nächsten Morgen der Schlaf ausbleiben kann. Manche Patienten können dann im EEG-Labor dennoch nicht einschlafen. Sie werden gebeten, sich wieder zu melden, wenn sie Schlafbereitschaft spüren.

Das EEG wird mit einem abgekürzten Programm in üblicher Form bis einschließlich Hyperventilation abgeleitet. Erst danach läßt man den Patienten einschlafen, mindestens bis Schlafstadium 2 (s. Kap. 5). Ein längerer tiefer Schlaf ist nicht erforderlich, da er für den Nachweis epileptischer Erregungssteigerungen meist weniger ergiebig ist. Auch die erste REM-Phase muß nicht abgewartet werden. Aus diesem Grunde ist auch, außer dem EKG, eine Polygraphie (EOG, EMG, Atmung) nicht unbedingt erforderlich. Ein Okulogramm mittels Bewegungsfühler am Augenlid ist jedoch kein besonderer Aufwand. Nach durchschnittlich 30 min Schlaf kann der Patient geweckt werden. Schläft er kurzfristig wieder ein, sollte man das EEG mit entsprechenden Weckreizen noch unter mehreren, sich wiederholenden Einschlafphasen registrieren. Die Untersuchung wird mit einer Fotostimulation (ggf. mit Weckreizen) abgeschlossen.

War im EEG nach Schlafentzug eine deutliche Aktivierung epileptischer Erregungssteigerungen nachgewiesen worden, so ist es zumindest von besonderem Interesse, das EEG unmittelbar nach Beendigung des Nachholschlafs (am Nachmittag desselben Tages oder am nächsten Morgen) nochmals zu kontrollieren. Wenn das Kontroll-EEG wieder den Voruntersuchungen entspricht, kann dies den eigenständigen Effekt des Schlafentzugs besonders dokumentieren.

2. Partieller Schlafentzug:

Manche Laboratorien ziehen einen partiellen SE vor, der organisatorisch weniger Aufwand mit sich bringt, ggf. auch ambulant durchgeführt werden kann, und der die Patienten weniger belastet. Zum Vergleich mit einem totalen SE liegen allerdings zahlenmäßig keine ausreichenden Ergebnisse vor. Besonders bei *Kindern* ist der partielle SE angezeigt, die ihn in totaler Form ohnehin nicht durchhalten und denen dies auch nicht zugemutet werden sollte.

Es wird die Schlafdauer lediglich reduziert (Faustregel: etwa auf die Hälfte der normalen Schlafdauer). Jedenfalls sollte der Patient am nächsten Morgen besonders müde sein. Ansonsten entspricht die Verfahrensweise den oben für den totalen SE angegebenen Regeln.

Kurzschlafableitungen am Mittag nach reduziertem Nachtschlaf

Von Wittenbecher u. Kubicki (1982) wurden *Kurzschlafableitungen zur Mittagszeit nach vorangegangener Schlafreduzierung* als eine dem totalen SE ebenbürtige Methode empfohlen und im Detail dargestellt. Ein ähnlicher

Vorschlag für den „provozierten Mittagsschlaf" kam dann von Gastaut et al. (1983), mit Unterstützung durch sedierende Medikamente.

Kurzschlafableitungen nach reduziertem Nachtschlaf lassen sich durchaus routinemäßig zur Absicherung der *EEG-Diagnose* einer epileptischen Erregbarkeitssteigerung einsetzen. Der totale Schlafentzug bleibt auf jene Patienten beschränkt, bei denen ein anamnestischer Verdacht auf epileptische *Anfälle* (mit entsprechenden therapeutischen Konsequenzen) elektrographisch noch nicht unterstützt werden konnte.

Nach einem Schlafentzug treten auch bei Gesunden im EEG vermehrt scharf akzentuierte Potentiale auf

Die besondere Problematik der Beurteilung von Schlafentzugs-EEG und im weiteren Sinne eines jeden Schlaf-EEG liegt in Befunden begründet, deren Stellenwert *grundsätzlich als unsicher* gilt. Dies betrifft vor allem sog. „Miniaturspitzen" (etwas tautologisch auch „small sharp spikes" genannt), nämlich niedrige und besonders kurze Spitzen, die stets einzeln, bevorzugt (bi-)temporal und mit wechselnder Generalisationstendenz *auch bei eindeutig Gesunden im leichten Schlaf* auftreten können (White et al. 1977). Gleiches gilt für die noch auffälligeren sog. 6/s-spike-wave-Varianten (Olson u. Hughes 1970, s. auch Maulsby 1984; Niedermeyer 1993). Generell können (zumindest nach einem totalen Schlafentzug) auch bei Gesunden im Ablauf der Vigilanzschwankungen und in den Einschlafphasen *vermehrt steile Graphoelemente* auftreten sowie mit einzelnen Gruppen schärfer akzentuierter ϑ-δ-Wellen *auch kurze paroxysmale Störungen offensichtlich unspezifischer Genese*. Diese Befunde darf man nicht überbewerten.

6.4.1

7 Epileptische Erregungssteigerungen

Der epileptischen Erregungssteigerung liegt eine abnorme Synchronisierung von Nervenzellen zugrunde. Sie ist weniger ein Funktionsdefizit, sondern bioelektrisch gesehen eher ein unerwünschter Zustand hoher Ordnung (Petsche 1989), die ein *spezielles* Organisationsniveau der Nervenzellstrukturen voraussetzt. Dieses Funktionsniveau ist in erster Linie *in der grauen Substanz der Hirnrinde* gegeben, mit besonderen Unterschieden zwischen dem Neokortex und dem Allokortex temporobasaler (hippokampaler) Hirnregionen (Abschn. 7.3.3.2).

Subkortikale Strukturen, wie der *Thalamus*, sind klinisch offenbar *nur in Ausnahmefällen unmittelbarer* Ausgangspunkt epileptischer Erregungssteigerungen. Der Thalamus spielt dagegen bei der *sekundären Generalisierung* kortikaler epileptischer Entladungen eine wichtige Rolle (Abschn. 7.4).

Im Hirnstamm (Mittelhirn, Brücke, Medulla ablongata) sind tierexperimentell nur unter besonderen Bedingungen epileptische Erregungssteigerungen auslösbar (Guerrero-Figuero et al. 1963). Nach *klinischen* Erfahrungen kann der *Hirnstamm keine (eigenständigen) epileptischen Herde entwickeln*, ebensowenig wie das Kleinhirn, in dem aufgrund seiner neuronalen Struktur selbst tierexperimentell epileptische Erregungssteigerungen nicht erzeugt werden können. Der Hirnstamm hat jedoch über das Vigilanzniveau auf kortikale epileptische Foci einen bahnenden oder hemmenden Einfluß (Abschn. 7.5.4).

7.1 Allgemeine pathophysiologische Grundlagen

Der heutige Stand unserer Kenntnisse über die pathophysiologischen Grundlagen der epileptischen Erregungssteigerung ist das Ergebnis jahrzehntelanger tierexperimenteller Untersuchungen. Es wurden *experimentelle Epilepsiemodelle* entwickelt, mit denen epileptische Herde und generalisierte epileptische Erregungssteigerungen erzeugt werden können, deren bioelektrische Entäußerungen weitgehend mit den epileptischen Phänomenen identisch sind, die beim Menschen auftreten (Übersicht bei Fisher 1989).

Zu den „klassischen" Modellen wurden für die Simulation eines (akuten) *epileptischen Fokus* die möglichst umschriebene (epi- oder intrakortikale) Applikation von *Penizillin* und für die Auslösung einer *generalisierten* epileptischen Erregung die systemische Applikation von *Pentylentetrazol* (Cardiazol). Bei bestimmten Tierarten ist eine genetisch fixierte Anfallsneigung experimentell untersuchbar.

Den klinischen Verhältnissen kommen allerdings *Modelle chronischer epileptischer Foci* näher, die jedoch experimentell schwieriger zu handhaben sind. Sie werden in erster Linie durch Implantation von Metallen oder Metallverbindungen in das Hirngewebe erzeugt (vorzugsweise von Aluminiumhydroxid-Gel, Kopeloff et al. 1955). Der epileptische Fokus entwickelt sich nach 10–30 Tagen und kann jahrelang fortbestehen. Auch die histologischen Veränderungen im Bereich dieser chronischen Foci sind weitgehend jenen ähnlich, die beim Menschen in Umgebung eines Prozesses nachweisbar sind (Westrum et al. 1964; Calvin et al. 1973).

Die für *fokale* epileptische Erregungssteigerungen und Anfälle tierexperimentell erarbeiteten Erkenntnisse sind auf die klinische Neurophysiologie übertragbar. Neuerdings lassen sich gleichartige Befunde auch an menschlichen Hirnschnitten in vitro erheben. Dagegen spielen bei *generalisierten* epileptischen Erregungssteigerungen (Abschn. 7.4) komplexe Funktionsstrukturen vor allem des frontalen Neokortex und des Thalamus eine besondere Rolle, die auch noch vom Affen zum Menschen einen erheblichen Funktionswandel erfahren haben. Deshalb ist hier die Übertragung tierexperimenteller Ergebnisse auf klinische Sachverhalte nur mit Vorbehalten erlaubt. Dies zeigt sich auch daran, daß spontane generalisierte Anfälle beispielsweise vom Typ menschlicher Absencen bei Tieren bislang noch nicht beobachtet werden konnten (Niedermeyer 1979).

Konstant lokalisierte fokale epileptische Erregungssteigerungen im EEG sind in der Regel Hinweis auf eine *umschriebene kortikale Schädigung*. Wir sprechen von einem ***epileptischen Fokus***. Im Bereich eines solchen epileptogenen Herdes finden sich zahlreiche Nervenzellen mit einem abnormen Entladungsmuster. Es ist nicht korrekt, dieses Entladungsmuster einzelner Neurone als „epileptisch" zu bezeichnen. Dies hat sich jedoch vielerorts eingebürgert, ebenso wie die Bezeichnung „epileptisches Neuron" (Ward 1961). Besser ist der Terminus „epileptogenes" (epilepsieerzeugendes) Neuron (oder „hyperexzitables" Neuron).

7.1.1 Die paroxysmale Depolarisation einzelner Nervenzellen („paroxysmal depolarization shift", PDS)

Für die Erregungsentwicklungen innerhalb komplexer Neuronenverbände und für die Erregungsausbreitung im Hirn gibt es verschiedenartige Pathomechanismen. Dagegen scheint der epileptischen Erregungssteigerung *auf Einzelzellebene ein weitgehend gleichförmiger Prozeß* zugrunde zu liegen. Nach Einführung der intrazellulären Mikroableitung konnte eine besondere Reaktionsform des einzelnen sog. „epileptogenen" Neurons dargestellt werden, die als *„paroxysmal depolarization shift" (PDS)* beschrieben wird. Die grundlegenden Untersuchungen gehen vor allem auf Matsumoto (1964) und Prince (1969) zurück. Sie wurden am Modell des Penizillinfokus erarbeitet.

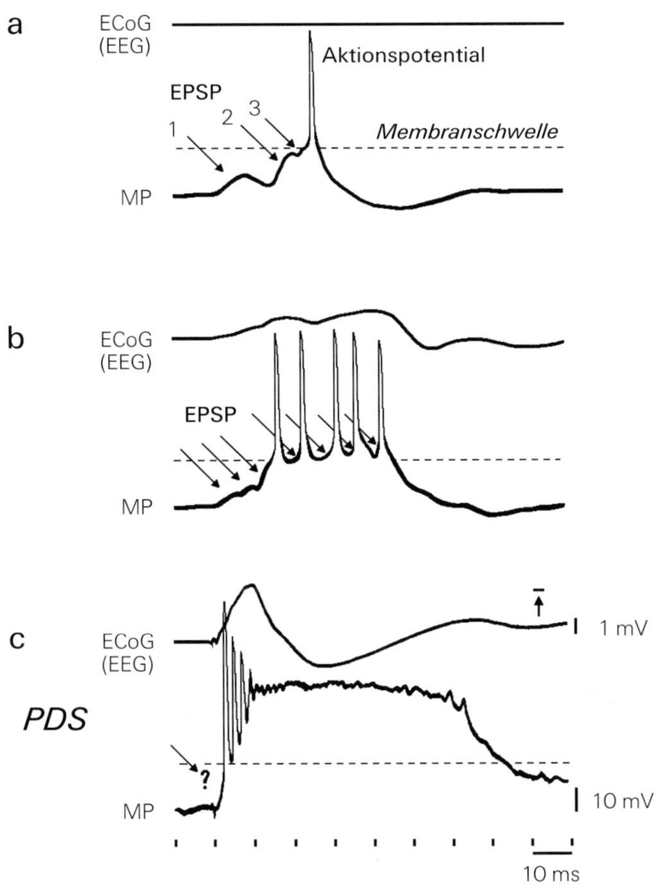

Abb. 7.1. Erläuterung des epileptischen Phänomens der „paroxysmal depolarization shift" (PDS) eines Neurons (**c**) im Vergleich mit einer physiologisch ausgelösten oligo- und polysynaptischen Zellaktivität.
c ist die modifizierte Wiedergabe einer Registrierung aus einem Penizillinfokus nach Matsumoto (1964), **a** und **b** sind angepaßte zeichnerische Darstellungen. *ECoG:* Elektrokortikogramm, *MP:* intrazellulär abgeleitetes Membranpotential der Zelle, *EPSP:* exzitatorisches postsynaptisches Potential.
a Einzelnes, durch die Summation des EPSP 2 und 3 ausgelöstes Aktionspotential.
b Durch polysynaptische exzitatorische Afferenzen verursachte normale Serie von Aktionspotentialen. Der Effekt kann im ECoG registriert werden.
c Spontan (?) oder durch minimale synaptische Erregungen ausgelöste hochfrequente Aktionspotentialserie mit vorübergehend vollständiger Depolarisation der Nervenzelle (PDS), die sich im ECoG (EEG) als abnorm steile Potentialschwankung zu erkennen gibt. Der Potentialablauf ist zeitlich stark gedehnt (beachte die Zeitachse)

Abbildung 7.1 erläutert dieses Phänomen. Sie zeigt die Änderungen des Membranpotentials (*MP*) eines Neurons, wie sie durch intrazelluläre Mikroableitungen erfaßt werden können. Die zeichnerischen Darstellungen in den Bildteilen a und b betreffen zunächst Zellreaktionen, die unter physiologischen Bedingungen auftreten. In Abb. 7.1a lösen einzelne exzitatorische postsynaptische Potentiale (*EPSP*) ein Aktionspotential aus. In Abb. 7.1b führt eine Salve mehrerer aufeinanderfolgender EPSP zu einer normal repetierenden Entladung der Nervenzelle.

Bei epileptischen Erregungssteigerungen ist die PDS die elementare Störung der abnorm aktiven Nervenzellen

Abbildung 7.1c zeigt das Verhalten einer pathologisch reagierenden Nervenzelle mit dem Phänomen der paroxysmalen Depolarisation (PDS). Die Zelle wird spontan oder schon durch minimale synaptische Erregungen sofort (meist vollständig) depolarisiert und bleibt für die Dauer der PDS (50–150 ms) unerregbar. Diese abrupte Depolarisation löst *initial eine kurze, hochfrequente Serie von Aktionspotentialen* aus. Die PDS ist eine *allgemeine Reaktionsform* nahezu aller Nervenzellen, die unter den verschiedensten epileptogenen Einflüssen (entsprechend dem angewandten Epilepsiemodell) bei allen Tierspezies nachweisbar ist, auch beim Menschen (Ward 1969; Prince u. Wong 1981).

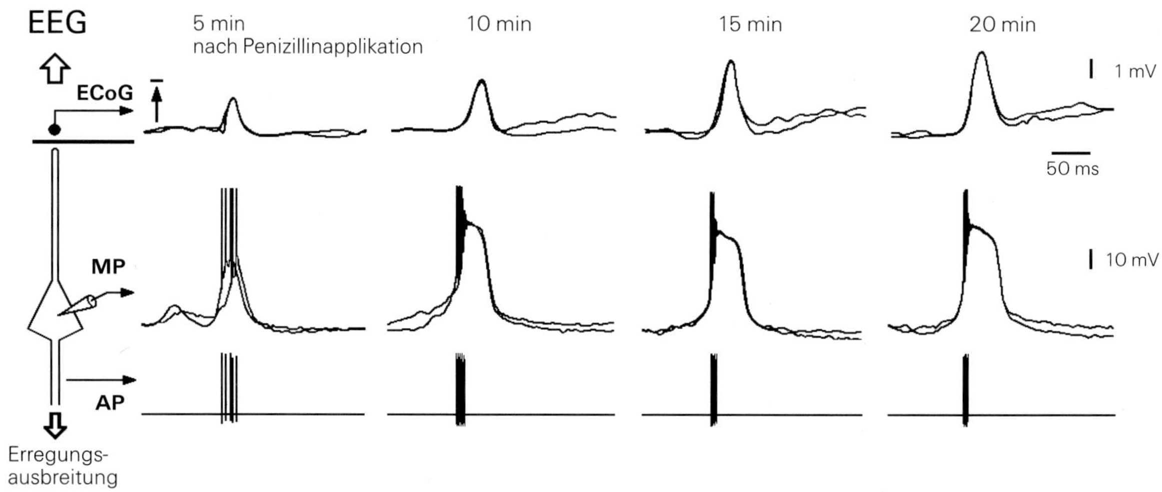

Abb. 7.2. Entwicklung einer fokalen epileptischen Aktivität 5, 10, 15 und 20 min nach lokaler Penizillinapplikation auf die Kortexoberfläche. Die intrazelluläre Ableitung des Membranpotentials (*MP*) zeigt die Entwicklung einer „paroxysmal depolarization shift" (PDS) mit kurzen Serien (Bursts) initial ausgelöster Aktionspotentiale (*AP*), die über das Axon weitergeleitet die Erregung ausbreiten (s. Abb. 7.5). Die progrediente Entwicklung der PDS dokumentiert sich im *ECoG* (Elektrokortikogramm) und in abgeschwächter Form dann auch im *EEG* mit dem Abgriff zunehmend steilerer Spitzenpotentiale. *Beachte:* Das Spitzenpotential im ECoG (EEG) ist die Summe einer größeren Zahl synchronisierter Neurone, die Mikroableitung (*2. Reihe, MP*) stellt die Aktivität nur einer dieser Nervenzellen dar. (Mod. nach Speckmann 1986)

7.1.1

An der Hirnoberfläche oder im klinischen EEG sind diese Zellreaktionen allerdings erst erkennbar, wenn eine große Zahl derartiger paroxysmaler Zellentladungen zeitgleich auftritt. Abbildung 7.2 zeigt die Entwicklung eines epileptischen Fokus nach örtlicher Applikation von Penizillin auf die Kortexoberfläche (Speckmann 1986). Mit einer Zeitschreibung, die dem üblichen Papiervorschub des klinischen EEG näherkommt, wird in dieser Darstellung die zunehmende Ausbildung von Spitzenpotentialen im ECoG (EEG) deutlich. Die Spitzen sind die Summe einer ansteigenden Zahl synchronisierter PDS einzelner Neurone. Die Abbildung macht zudem deutlich, daß wir mit dem EEG nur die paroxysmalen *Membranpotentialänderungen der Neurone* (*MP* in Abb. 7.2) bzw. die von ihnen ausgehenden Feldpotentiale erfassen. Dagegen sind die durch die PDS ausgelösten *Bursts von Aktionspotentialen* (*AP* in Abb. 7.2) im EEG nicht erkennbar. Diese sind jedoch die Grundlage für die weitere Erregungsausbreitung (Abb. 7.5). Innerhalb eines Bursts treten bis zu 15 Aktionspotentiale mit einer Entladungsfrequenz entsprechend mehreren 100 Impulsen pro Sekunde auf.

7.1.2 Morphologische Veränderungen im Bereich „epileptogener" Neurone

Im Bereich tierexperimentell erzeugter *chronischer* epileptischer Herde, wie sie z. B. nach Aluminiumimplantation in bestimmten Hirnrindenarealen erzeugt werden können, finden sich charakteristische histologische Veränderungen, die offensichtlich mit der epileptischen Erregungssteigerung dieser Hirnareale in Verbindung stehen. Sie sind in gleicher Form auch in Präparaten neurochirurgisch entfernter epileptogener Hirngewebsareale anfallskranker Patienten nachweisbar. Diese Veränderungen zeigen sich am deutlichsten an den Pyramidenzellen (Golgi-Typ-I-Neurone) und sind gekennzeichnet durch

„Epileptogene" Nervenzellschädigungen sind vor allem durch Veränderungen an den Dendriten gekennzeichnet

- einen *Verlust an Dendriten* bzw. der dendritischen Verzweigungen der Neurone (Abb. 7.3) und durch
- eine drastische *Verminderung der Zahl der dendritischen Dorne* („dendritic spines") im Bereich dieser rarefizierten Zellfortsätze (Abb.7.3, d2 bzw. d3). Die dendritischen Dorne sind ein typisches Merkmal der Pyramidenzellen und ganz überwiegend Kontaktstellen erregender Synapsen. Parallel zu diesen Veränderungen zeigt sich schließlich eine deutliche
- relative oder auch absolute Vermehrung der Gliazellen (Gliosis) im Bereich des chronischen Prozesses oder einer schädigungsbedingten Narbe.

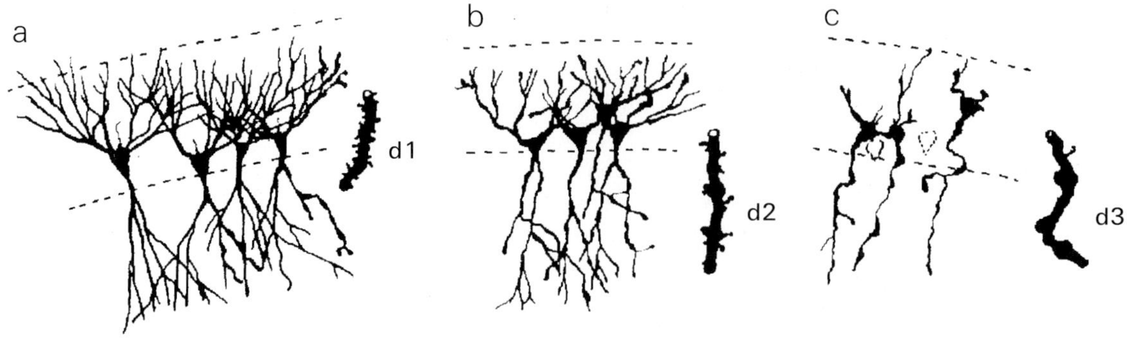

Abb. 7.3. Histologische Veränderungen in chirurgisch entfernten Gewebsteilen des Hippokampus von Patienten mit therapieresistenter Temporallappenepilepsie. **a–c** Veränderungen hippokampaler Pyramidenzellen mit zunehmendem Verlust an Dendriten. Die noch vorhandenen Dendriten zeigen eine zunehmende Verklumpung und fortschreitende Reduktion der Zahl der dendritischen Dornen (**d1–d3**). (Aus Scheibel u. Scheibel 1966)

Diese histologischen Veränderungen signalisieren eine *starke Verminderung der Zahl synaptischer Kontakte* an den geschädigten Neuronen. Dies erscheint angesichts der abnormen Aktivitätssteigerungen dieser Zellen auf den ersten Blick paradox. Es gibt jedoch Anhaltspunkte dafür, daß die teilweise „denervierten" (deafferentiierten) Neurone durch kompensatorische Mechanismen in einen Zustand der sog. *Supersensitivität* geraten (Petsche 1990).

Supersensitivität „epileptogen" geschädigter Neurone

Darunter versteht man eine abnorm erhöhte Ansprechbarkeit der Neurone gegenüber einem Transmitter, wenn die Ausschüttung dieses Transmitters längere Zeit oder dauerhaft reduziert wird (wie im Falle der „epileptogenen" Neurone durch Verminderung der Zahl der Synapsen). Wahrscheinlich liegt diesem Zustand, der tierexperimentell zweifelsfrei gesichert ist, eine (kompensatorische) Vermehrung der Zahl der postsynaptischen Transmitterrezeptoren oder eine Funktionsänderung dieser Rezeptoren zugrunde.

7.1.3 Membranfunktionsstörungen „epileptogener" Neurone

Für die abnormen Eigenschaften „epileptogener" Neurone sind verschiedene Funktionsstörungen der Zellmembran maßgebend. Messungen mit ionenselektiven Mikroelektroden haben gezeigt, daß während einer epileptischen Aktivität in Bezug auf die Ionen Na^+, K^+, Ca^{2+} und Cl^- intra- und extrazellulär charakteristische Konzentrationsänderungen eintreten (Heinemann et al. 1977; s. auch Lehmenkühler 1988). Dabei haben im Zusammenhang mit den „epileptischen" paroxysmalen Depolarisationen einzelner Ner-

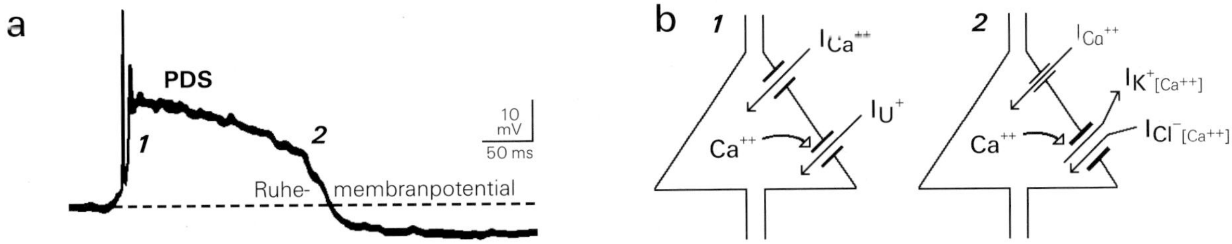

Abb. 7.4. Schematische Darstellung insbesondere der Bedeutung von Kalziumionen im Ablauf einer epileptischen Entladung einzelner Neurone. **a** Typische „paroxysmal depolarization shift" (PDS; vgl. Abb. 7.1). **b** Ionenströme im Moment der Depolarisation der Nervenzelle (der Beginn der PDS ist in **a** und **b** jeweils mit *1* markiert) sowie zum Zeitpunkt der Repolarisation des Neurons (*2* in **a** und **b**). Weitere Erläuterungen s. Text. (Aus Speckmann et al. 1989)

venzellen die transmembranösen *Kalzium-* und *Kaliumströme* eine kritische Bedeutung.

Abbildung 7.4 zeigt die wichtigsten, inzwischen gut fundierten Zusammenhänge am Beispiel einer durch systemische Applikation von Pentylentetrazol ausgelösten „paroxysmal depolarization shift" (PDS) (Speckmann 1986). Initialzündung ist offensichtlich ein *abnormer Einstrom von Kalziumionen*. Der Ca^{2+}-Einstrom führt zu einer weiteren und nunmehr *unspezifischen Öffnung* von Ionenkanälen, über die entsprechend dem aktuellen Konzentrationsgefälle rasch weitere Kationen in das Zellinnere eintreten (unspezifischer Ioneneinstrom I_{U^+} in Abb. 7.4b). Dadurch wird die Nervenzelle *schlagartig depolarisiert*. Im weiteren Ablauf induzieren die intrazellulär angereicherten Ca^{2+}-Ionen die Öffnung nunmehr *spezifischer* (kalziumabhängiger) K^+- und Cl^--Kanäle mit der in Abb. 7.4b gezeigten gerichteten Wirkung ($I_{K^+[Ca^{2+}]}$ und $I_{Cl^-[Ca^{2+}]}$). Im Nettoeffekt überwiegt dabei ein Kaliumausstrom. Das Ergebnis ist eine „aktive" *Repolarisation* des Neurons, die die PDS beendet (*2* in Abb. 7.4a, b) (Einzelheiten s. Speckmann 1986). Bei fortdauernder Einwirkung der epileptogenen Noxe wird danach der Prozeß entsprechend *1* in Abb. 7.4a, b erneut wirksam. Schließlich führen diese Vorgänge zu einer spontan *repetierenden Entladung* der Nervenzelle.

Ein abnormer Kalziumioneneinstrom „zündet" die epileptische Erregung

Die Schlüsselrolle des „zündenden" Ca^{2+}-Einstroms fand ihre Bestätigung auch durch die Effekte von Kalziumantagonisten sowohl in bezug auf das Verhalten einzelner Nervenzellen (Walden et al. 1985; Witte et al. 1987; Speckmann et al. 1989) und ihrer Erregungsausbreitung (Pockberger et al. 1986) als auch mit dem Nachweis einer Unterdrückung generalisierter Anfälle durch intraventrikuläre Applikation eines Kalziumblockers. Mittlerweile hat sich auch klinisch der therapeutische Effekt von Kalziumkanalblockern (sog. Kalziumantagonisten) erwiesen.

Der (sekundäre) *K^+-Ausstrom* (I_{K^+} in Abb. 7.4b) im Ablauf einer paroxysmalen Entladung einzelner Neurone gewinnt bei wiederholten Zellentladungen eine für die weitere Entwicklung der epileptischen Erregungssteigerung entscheidende Bedeutung. Denn eine massiv gesteigerte Aktivität der Neurone innerhalb eines epileptischen Fokus führt zu einer *raschen Anreicherung der extrazellulären K^+-Konzentration*. Diese K^+-Anreicherung wird noch dadurch gefördert, daß im Fokusbereich stets auch die Gliazellen geschädigt sind und daß dadurch deren Puffereffekt vor allem im Hinblick auf eine Konstanterhaltung der extrazellulären K^+-Konzentration reduziert wird (s. Abschn. 1.4).

Die extrazelluläre K^+-Anreicherung im Bereich abnorm aktiver Neurone fördert die weitere Erregungssteigerung

In Bezug auf *einzelne* Zellentladungen führt der K^+-Ausstrom zwar zu einer Repolarisation der Zelle (s. oben). Das Ruhemembranpotential eines Neurons ist jedoch ein *K^+-Gleichgewichtspotential*. Steigt die extrazelluläre K^+-Konzentration bei abnorm *repetierenden* Neuronenentladungen allmählich an, so wird dieses Ruhemembranpotential der Nervenzellen im Fokusbereich allmählich in Richtung einer *Depolarisation der Zellmembranen* verschoben. Dadurch werden die betroffenen Neurone trotz der extrazellulären Anreicherung positiver Ionen verstärkt erregbar, was die *Ausbreitung einer fokalen epileptischen Erregungssteigerung schließlich begünstigt* (*6* und *7* in Abb. 7.5b).

7.1.4 Zur Frage der Auslösung einer „paroxysmal depolarization shift" (PDS)

Untersuchungen an isolierten Ganglien von Mollusken (Speckmann u. Caspers 1978) haben gezeigt, daß die Nervenzelle unabhängig von synaptischen Afferenzen (d. h. *spontan*) paroxysmale Depolarisationen entwickeln kann. Jedoch bleiben auch die geschädigten Zellen in der Regel immer noch in einem komplexen Neuronenverband eingebunden. Daraus ergeben sich verschiedene ***Möglichkeiten für die Auslösung einer PDS*** (Abb. 7.5):

- Die PDS wird infolge membranendogener Störung *spontan* ausgelöst (*1* in Abb. 7.5a).
- Bei bestehender Membranfunktionsstörung (geschädigtes Neuron) wird eine PDS erst durch eine zusätzliche synaptische Aktivierung ausgelöst (*synaptisch „getriggerte"* PDS, *2* in Abb. 7.5a), wobei die oben diskutierte Supersensitivität geschädigter Neurone eine besondere Bedeutung haben könnte (Abschn. 7.1.2).
- Die paroxysmalen Neuronenentladungen werden *rein synaptisch* ausgelöst (*4* in Abb. 7.5a). Es gibt einwandfreie experimentelle Belege dafür, daß *auch in einem normalen Neuron* eine paroxys-

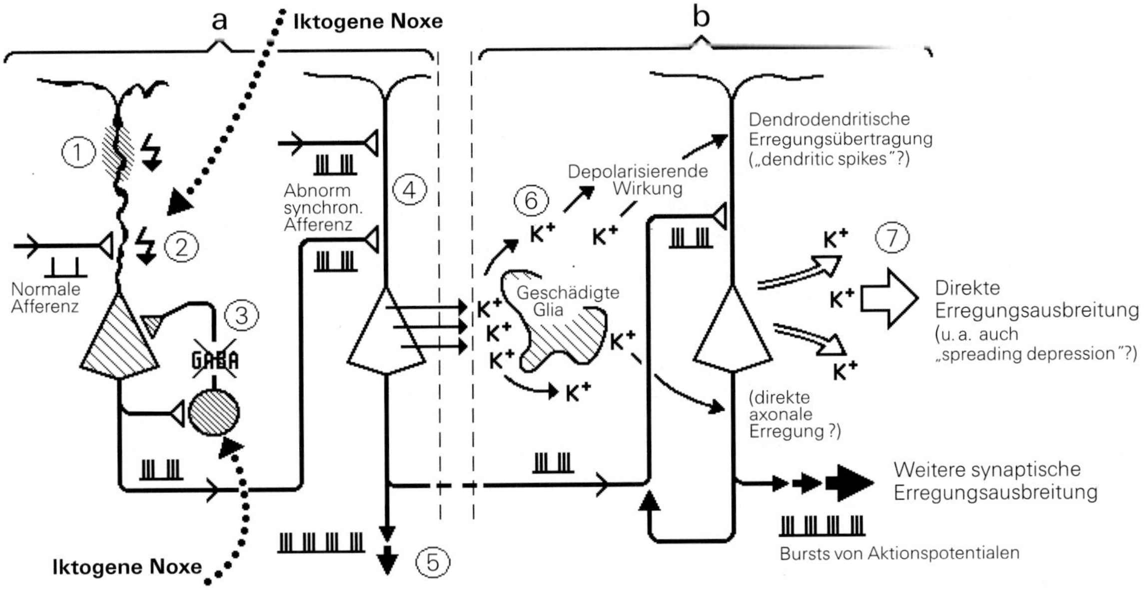

Abb. 7.5. Schematische Darstellung der Erregungsbildung und Erregungsausbreitung innerhalb eines epileptischen Fokus. **a** Auslösung paroxysmaler Zellentladungen (PDS) durch membranendogene Störungen (*1*) und durch zusätzliche synaptische Afferenzen (*2*) sowie durch Ausfall hemmender Rückkopplungen (*3*). Weitere Erregungsausbreitung (*5*) auch über normale Neurone durch abnorm synchronisierte synaptische Aktivierungen (*4*). Eine Gliazellschädigung kann zu einer erheblichen extrazellulären Kaliumanreicherung beitragen (**b**), die durch ihre depolarisierende Wirkung (*6*) die Erregbarkeit der Neurone weiter stark erhöht und die Erregungsausbreitung fördert (*7*)

male Depolarisation auftreten kann, wenn es von einer massiven und hoch synchronisierten synaptischen Erregung mit einer entsprechend *hohen Summe der EPSP* (sog. „giant EPSP") getroffen wird.

Durch „giant EPSP" werden auch normale Neurone in den epileptischen Erregungsablauf einbezogen

Auf jeden Fall muß man bei epileptischen Erregungen ***mit sehr variablen, abgestuften Zellreaktionen*** rechnen. Sobald sich geschädigte Neurone durch Membranfunktionsstörungen auszeichnen, mit denen sie *schon auf geringe normale synaptische Erregungen mit einer PDS abnorm reagieren,* dürfte auch innerhalb eines epileptischen Fokus die *(zusätzliche) synaptische Auslösung einer PDS* die wahrscheinlichste Reaktionsform sein (2 in Abb. 7.5a). Die Auslösung wird von dem *örtlichen kortikalen Aktivitätspegel* bestimmt (Elger u. Speckmann 1983), und dieser Aktivitätspegel ist mit variabler Bahnung und Besetzung der Neurone wiederum abhängig von verschiedenen Faktoren *außerhalb* der epileptogenen Zone, nämlich von der funktionellen (assoziativen und sensorischen) Inanspruchnahme des betroffenen Hirnareals und vom allgemeinen Vigilanzniveau.

Derart multifaktorielle Zusammenhänge machen es verständlich, daß epileptische Anfälle nur unter bestimmten (wenn auch oft nicht erkennbaren) Bedingungen auftreten. Sie könnten auch erklären, warum sich bei einer permanent vorhandenen epileptogenen Schädigung des Kortex im EEG epileptische Spitzenpotentiale oder scharfe Wellen oft nur in großen Abständen (quasi „gelegentlich") zeigen und Anfälle eher die Ausnahme darstellen. Besondere Afferenzen können epileptische Erregungssteigerungen auch triggern (sog. Reflexepilepsie; s. Abschn. 7.5.2).

7.2 Interiktuale fokale Erregungssteigerungen. Das epileptische Spitzenpotential

Epileptische Erregungssteigerungen, die im EEG in den anfallsfreien Intervallen auftreten, bezeichnet man als *interiktual* (s. Fußnote S. 243). Das typische Graphoelement hierfür ist das epileptische Spitzenpotential. Die elementaren Mechanismen, die dieser fokalen Entladung zugrunde liegen, sind experimentell am Modell des Penizillinfokus sehr gut untersucht und auch weitgehend auf die klinischen Verhältnisse übertragbar.

Der *Potentialablauf* eines epikortikal ableitbaren Spitzenpotentials wird in erster Linie durch rasch wechselnde Schwerpunkte der Depolarisation der Neurone innerhalb der verschiedenen Schichten der Hirnrinde bestimmt (Abb. 7.6). Deren elektrische Dipole werden dann an der Hirn- bzw. Kopfoberfläche mit unterschiedlichem Potentialbezug erfaßt.

Eingeleitet wird der Erregungsablauf in der Regel durch eine kurze, oft nur angedeutet (und meist nur in Bezugsableitungen) erkennbare *oberflächenpositive* Potentialschwankung. Sie ist auf eine initiale Depolarisierung neuronaler Strukturen in mittleren Kortexschichten zurückzuführen [Depolarisation = Negativierung in Schicht (III)/IV/(V), mit dem zugehörigen Gegenpol = positives Potential in den oberen Schichten der Hirnrinde bzw. in der Oberflächenableitung; vgl. Abb. 7.6a; s. hierzu auch Abschn. 1.1.4]. Offensichtlich *startet die Erregungssteigerung in der Regel in diesen mittleren Kortexschichten*. Sie läßt sich hier auch durch eine umschriebene Applikation von Penizillin am leichtesten auslösen (Pockberger et al. 1984a).

Der Hauptanteil des epileptischen Spitzenpotentials besteht aus einer *oberflächennegativen* Potentialauslenkung

Der positiven Vorzacke folgt das eigentliche (oberflächen-)*negative Spitzenpotential*. Dieser Hauptanteil des Erregungsablaufes ergibt sich durch die *Summe der synchronisierten paroxysmalen Zelldepolarisationen (PDS)* vor allem der großen und senkrecht angeord-

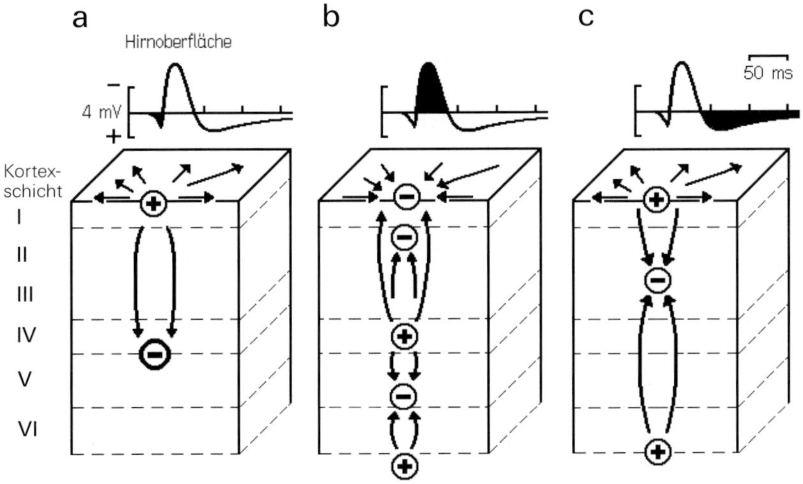

Abb. 7.6. Verschiedene Phasen eines (interiktualen) Spitzenpotentials und die innerhalb der einzelnen Kortexschichten I–VI (Neokortex) momentan zugrunde liegenden elektrischen Dipole der synchronisierten Neurone. Das an der Hirnoberfläche bzw. im EEG ableitbare Spitzenpotential ergibt sich vorwiegend aus synaptischen Erregungen (−) mit entsprechenden positiven „Gegenpolen" (+), teilweise auch durch inhibitorische Synapsenpotentiale (IPSP) mit entsprechend umgekehrter Dipolstruktur (weitere Erläuterungen s. Text). (Nach Petsche 1990)

neten Pyramidenzellen mit massiver Negativierung vorwiegend der apikalen Dendriten in den oberen Kortexschichten I–III (IV) (Abb. 7.6b).

Für den darauf folgenden Abschnitt des Erregungsablaufs sind die intrakortikalen Generatorstrukturen komplexer und sicher nicht einheitlich. Die in Abb. 7.6c gezeigte Potentialkonfiguration mit einer oberflächenpositiven Nachschwankung ist typisch für eine durch Penizillin induzierte Spitzenentladung. Im klinischen EEG entwickelt sich zu diesem Zeitpunkt in der Regel eine *langsamere, wiederum vorwiegend oberflächennegative Welle*. Sie gehört zu dem typischen Grundmuster epileptischer Erregungssteigerungen im EEG (Spitze-Welle-Ablauf). Dieser langsamen Nachschwankung liegen trotz ihrer an der Oberfläche vorherrschenden Negativität *inhibitorische* synaptische Aktivitäten (bzw. deren postsynaptische Potentiale = IPSP) zugrunde. Denn diese IPSP werden vorwiegend in *tieferen Kortexschichten* an den Zellkörpern der Pyramidenzellen der Schicht V generiert [und dies bedeutet: Hyperpolarisation = Positivierung an diesen Zellkörpern der Schicht (IV)/V, jetzt mit dem zugehörigen Gegenpol = negatives Potential an den Dendriten der oberen Rindenschichten bzw. in der Oberflächenableitung]. Diese inhibitorischen postsynaptischen Potentiale am Soma der Pyramidenzellen *hemmen die Auslösung von Aktionspotentialen* (Abschn. 7.2.1.3).

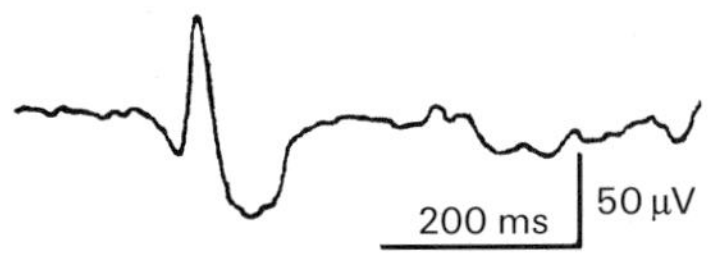

Abb. 7.7. Spitzenpotential im EEG

Bei einer im klinischen EEG nachweisbaren epileptischen Spitzenentladung sind es nicht einzelne elektrische Dipole im Kortex, die das oberflächlich ableitbare Potential bestimmen, sondern die elektrischen Feldpotentiale einer Vielzahl senkrecht (pallisadenförmig) angeordneter, synchron erregter Neurone oder Neuronenbündel, die ausgedehntere *Dipolschichten* erzeugen (s. hierzu auch Abschn. 2.1).

7.2.1 Begrenzung und Hemmung epileptischer Erregungssteigerungen

Ohne die sehr effektiven Hemmungsmechanismen des Hirns würde ein Mensch mit einem epileptischen Fokus sehr leicht in einen Status epilepticus geraten

Das Problem der Hemmung und Begrenzung epileptischer Erregungssteigerungen betrifft die elementaren Hemmungsmechanismen gegenüber einzelnen paroxysmalen Zellentladungen (PDS), die Eingrenzung epileptischer fokaler Entladungen ganzer Neuronenpopulationen und schließlich die Verhinderung epileptischer Anfälle, aber auch die Beendigung eines Anfalls. Auf diesen verschiedenen Ebenen kann die graue Substanz den pathologischen Erregungssteigerungen *außerordentlich effektive Hemmungsmechanismen* entgegensetzen. Wäre dies nicht der Fall, so würde ein Patient mit einem epileptischen Fokus sehr rasch in einen epileptischen Status geraten.

Diese Hemmungsvorgänge beruhen teilweise auf bereits vorhandenen Eigenschaften der grauen Substanz. Wahrscheinlich entsprechen sie jenen neuronalen Verschaltungen, die auch im Rahmen der normalen Informationsverarbeitung der Aktivitätseingrenzung und Aktivitätssteuerung dienen (laterale Hemmung). Insgesamt mißt schon das normale Hirn (gemessen an der Zahl der inhibitorischen Transmitter und wohl auch der Gesamtzahl inhibitorischer Neurone) der Hemmung gegenüber der Erregung allgemein einen höheren Stellenwert bei.

Für die intrakortikalen Hemmungsmechanismen sind verschiedene Zwischenneurone maßgebend, die sich mit sehr variabler Struktur und Ausrichtung innerhalb des Kortex verzweigen (Golgi-Typ-II-Zellen). Transmitter ist in erster Linie GABA. Für die Begrenzung epileptischer Erregungssteigerungen kommen vor allem die sog. *Korbzellen* in Betracht, deren Axone sich im wesentlichen horizontal ausbreiten, mit korbähnlichen Verzweigungen an den Zellkörpern meist mehrerer benachbarter Pyramidenzellen (Übersicht bei Jones u. Hendry 1984).

Zur Begrenzung epileptischer Erregungssteigerungen stehen dem Hirn verschiedene Möglichkeiten zur Verfügung:

- intrakortikale vertikale Hemmung,
- intrakortikale laterale Hemmung („surround inhibition"),
- weiträumige Hemmung innerhalb der Hemisphäre.

7.2.1.1 Intrakortikale vertikale Hemmung

Untersuchungen von Elger u. Speckmann (1983) haben gezeigt, daß epileptogene Entladungen, die im allgemeinen bevorzugt in den mittleren Kortexschichten starten (s. Abb. 7.6), in Neuronen der unteren Kortexschichten sofort eine bestimmte Sequenz von Membranpotentialschwankungen auslösen, in der mit inhibitorischen postsynaptischen Potentialen (IPSP) eine hemmende Hyperpolarisation dominiert (Abb. 7.8). Diese IPSP entstehen vor allem an den Zellkörpern der großen Pyramidenzellen der Schicht V. Dadurch wird ähnlich einer „Vorwärtshemmung" die Auslösung von Aktionspotentialen dieser „Output-Neurone" sofort blockiert. In EEG-Ableitungen vom motorischen Kortex können daher Spitzenpotentiale auftreten, ohne daß diese über das kortikospinale System zu motorischen Reaktionen (z. B. zu einzelnen Muskelzuckungen) führen.

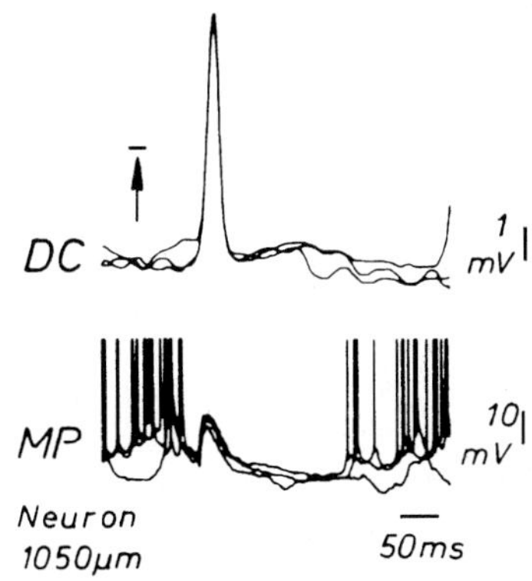

Abb. 7.8. Intrakortikale vertikale Hemmung. *DC* (EEG) Spitzenpotential (Penizillinfokus). *MP* Membranpotentialverlauf eines Neurons 1050 µm unterhalb der Kortexoberfläche (entsprechend Rindenschicht V). Das Membranpotential dieser großen Pyramidenzelle zeigt mit Auftreten des oberflächlich abgeleiteten Spitzenpotentials eine ca. 400 ms dauernde Hyperpolarisation mit *Blockierung der Aktionspotentiale*. Weitere Erläuterungen s. Text. (Aus Elger u. Speckmann 1983, Bildausschnitt)

7.2.1.2 Intrakortikale laterale Hemmung

Die laterale Hemmung hat die größere Bedeutung. Dabei treten im Umfeld einer jeden paroxysmal entladenden Zellpopulation ausgeprägte hemmende postsynaptische Potentiale (IPSP) auf. Diese IPSP lassen sich innerhalb weniger Millisekunden an einer großen Zahl benachbarter Pyramidenzellen feststellen. Sie erschweren jeweils für die Dauer von 200–500 ms die Aktivierung dieser Nachbarzellen und verhindern so wie ein *Hemmungswall* die Erregungsausbreitung („surround inhibition", Prince u. Wilder 1967). Die IPSP werden wahrscheinlich über inhibitorische Korbzellen generiert, die durch Axonkollaterale der burstartig entladenden „epileptogenen" Pyramidenzellen zwangsläufig mitaktiviert werden (Abb. 7.9). Die korbartig verzweigten Axone dieser hemmenden Zellen enden vorwiegend an den Zellkörpern der großen Pyramidenzellen („Output-Neurone") der V. Schicht, also an denselben Neuronen, an denen in erster Linie auch die vertikale Hemmung wirksam wird.

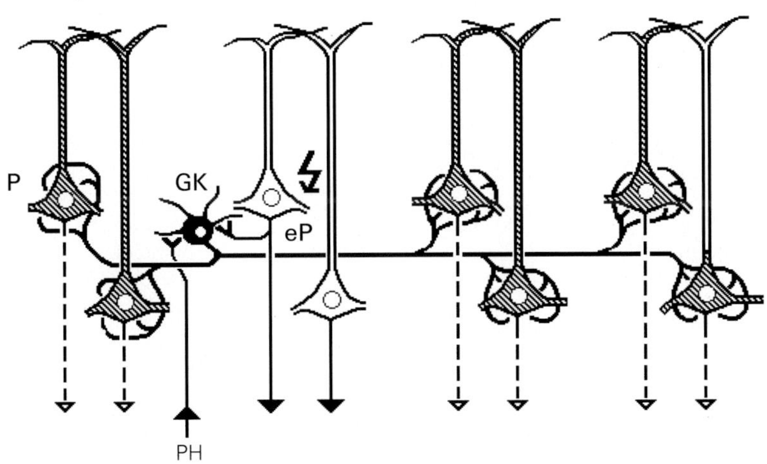

Abb. 7.9. Laterale Hemmung einer größeren Zahl von Pyramidenzellen (*P, schraffiert*) im Umkreis einer abnorm („epileptisch") erregten Pyramidenzelle (*eP*). Diese Hemmung („surround inhibition") wird in erster Linie durch große Korbzellen (*GK, schwarz*) vermittelt. Dies sind GABAerge inhibitorische Zwischenneurone. *PH* „projizierte" Hemmung (s. Text)

7.2.1.3 Weiträumige Hemmung. Die langsame Nachschwankung (Wellenkomponente) eines Spitze-Welle-Komplexes

Die langsame Nachschwankung im Spitze-*Welle*-Komplex korreliert mit der kortikalen Hemmung der Erregungsausbreitung

Im tierexperimentellen Penizillinfokus bleiben die paroxysmalen Entladungen auf einen engen Bereich begrenzt. Damit beschränkt sich die vorstehend beschriebene vertikale und laterale Hemmung ebenfalls auf kleine Kortexareale. Die „surround inhibition" greift in bezug auf ein einzelnes Neuron nur etwa 500 μm weit, in bezug auf größere epileptisch erregte Neuronenpopulationen bestenfalls wenige Millimeter. Im klinischen EEG sehen wir jedoch fokale Spitzenentladungen oder scharfe Wellen in der Regel wesentlich stärker ausgebreitet [auf mindestens mehrere Quadratzentimeter Hirnoberfläche (Cooper et al. 1965) oder weitaus größere Teile einer Hemisphäre]. Zwangsläufig müssen dann auch die Hemmungsmechanismen wesentlich stärker ausgedehnt auftreten. Typisch für diese ausgedehnt projizierten epileptischen Entladungen ist eine oft deutlich ausgeprägte, *langsame,*

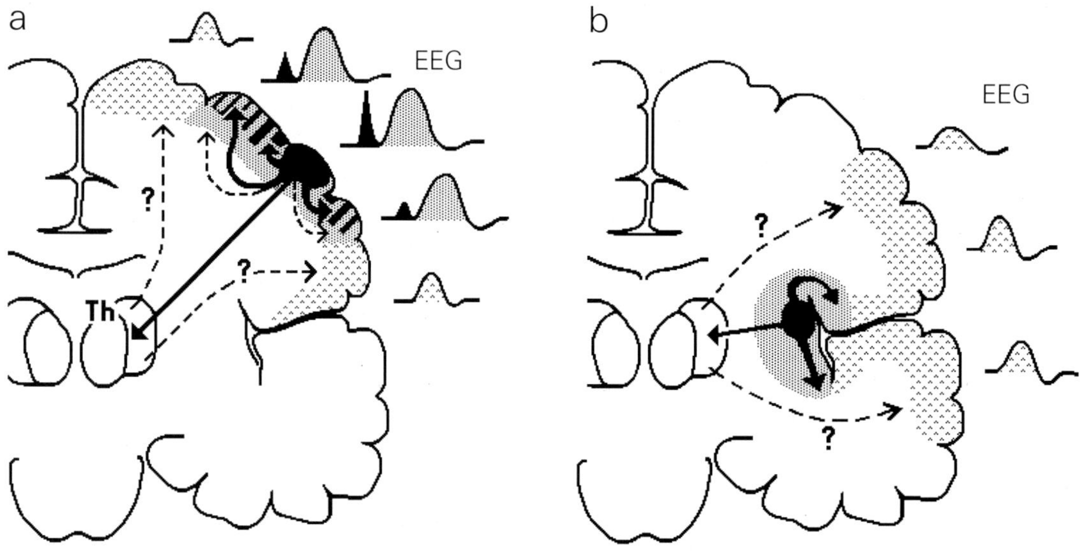

Abb. 7.10. Erregungsausbreitung und Erregungsbegrenzung eines kortikalen epileptischen Fokus.
a Oberflächennaher Fokus, der in der EEG-Ableitung gut erfaßt werden kann. Die fokale Aktivitätssteigerung (*schwarz*) verursacht ein Spitzenpotential bzw. eine scharfe Welle. Die sofort innerhalb des Kortex (laterale Hemmung) und möglicherweise auch über thalamokortikale Rückkopplungen ausgelösten Hemmungen (*punktierte* Flächen) dokumentieren sich im EEG mit der trägeren Nachschwankung des epileptischen Potentialkomplexes (Spitze-Welle-Ablauf).
b Epileptischer Fokus in tiefgelegenen Rindenarealen. Die fokale Erregungssteigerung zeigt sich dann im EEG oft nur noch mit der langsameren, stets ausgedehnter projizierten (hemmenden) Nachschwankung

7.2.1.3

biphasische, meist vorwiegend oberflächennegative Nachschwankung, die bis zu 1 s dauern kann (Abb. 7.10, Beispiele in Abb. 7.11). Dies ergibt den ***Spitze-Welle-Komplex*** *als typisches epileptisches Grundmuster im klinischen EEG.*

Charakteristisches Merkmal der trägen Nachschwankung ist, daß sie *mit größerer kortikaler Ausdehnung auftritt* als das voraufgehende Spitzenpotential (Abb. 7.10a, 7.12). Sie signalisiert daher eine *weiträumige Hemmung* innerhalb der Hemisphäre, die offensichtlich über die eigentliche epileptische Erregungsausbreitung hinausgreift. Mitunter sind im EEG nur diese langsamen Nachschwankungen erkennbar (Abb. 7.13). Dies ist dann der Fall, wenn der epileptische Fokus in tieferen Kortexarealen liegt (z. B. in der Fissura sylvii; Abb. 7.10b). Dann entzieht sich die eigentliche, enger begrenzte paroxysmale Erregung (und damit das initiale Spitzenpotential) der EEG-Ableitung.

In Abb. 7.13 ist bei einem Oligodendrogliom links zentral ein tief liegender Fokus anzunehmen. Die Ableitung von der Kopfoberfläche erfaßt nur noch die langsameren Wellenkomponenten der fokalen interiktualen Aktivität. Interessanterweise treten in diesem Fall mit jeder δ- Welle zeitlich gekoppelt kurze Pausen in dem vom linken M. temporalis ausgehenden tonischen Muskelartefakt auf. Ob dieser Befund ebenfalls Ausdruck einer Hemmung (der motorischen Innervation) ist, muß offenbleiben. Der Befund kann auch als „negativer Myoklonus" interpretiert werden (bekannt z. B. in Form der Asterixis, s. Young u. Shahani 1986). Wenn man darauf achtet, kann man ähnliche Phänomene bei Muskelartefakten, die in das EEG einstreuen, im Zusammenhang mit epileptischen Erregungssteigerungen nicht selten beobachten, beispielsweise auch im Moment der Wellenkomponente eines SW-Komplexes.

Unklar ist, wie eine weiträumigere Hemmung zustande kommen kann. Wahrscheinlich haben hier wiederum die inhibitorischen Korbzellen der mittleren Kortexschichten eine besondere Bedeutung. Die hemmenden Zwischenneurone (Korbzellen) werden nicht nur lokal durch benachbarte Pyramidenzellen aktiviert. Vor allem die sog. großen Korbzellen erhalten auch synaptische Zuflüsse über Assoziationsbahnen und kommissurale Verbindungen sowie über thalamokortikale Afferenzen (*PH* in Abb. 7.9). Damit ist es durchaus möglich, daß mit jeder einzelnen, interiktualen epileptischen Erregungsausbreitung in eine andere Hirnregion dort diese inhibitorischen Zwischenneurone mitaktiviert werden. Dies wäre eine der Erregungsausbreitung parallellaufende „Hemmungsausbreitung".

Durch diese verschiedenen, teilweise physiologisch vorgegebenen Hemmungsmechanismen wird offensichtlich die stets drohende Repetition der Zellentladungen und damit die Gefahr der iktualen Entwicklung verhindert. *Fokale* Spitzenpotentiale (oder scharfe Wellen) *mit träger Nachschwankung* bleiben jedenfalls auch

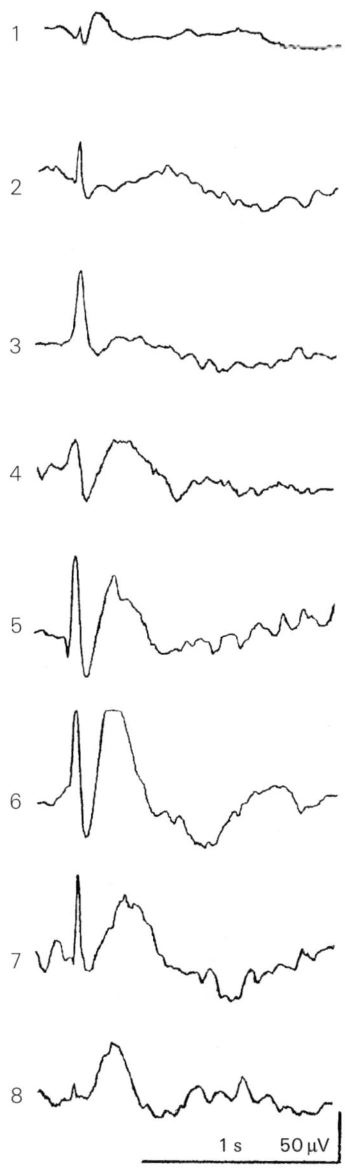

Abb. 7.11. Verschiedene Beispiele einzelner Spitzen oder scharfer Wellen (*3, 4*) mit unterschiedlich ausgeprägten langsamen, bis 1 s dauernden Nachschwankungen (an der Oberfläche z. T. biphasisch positiv-negativ). Zur Definition „Spitze" und „scharfe Welle" s. Abschn. 7.7.1

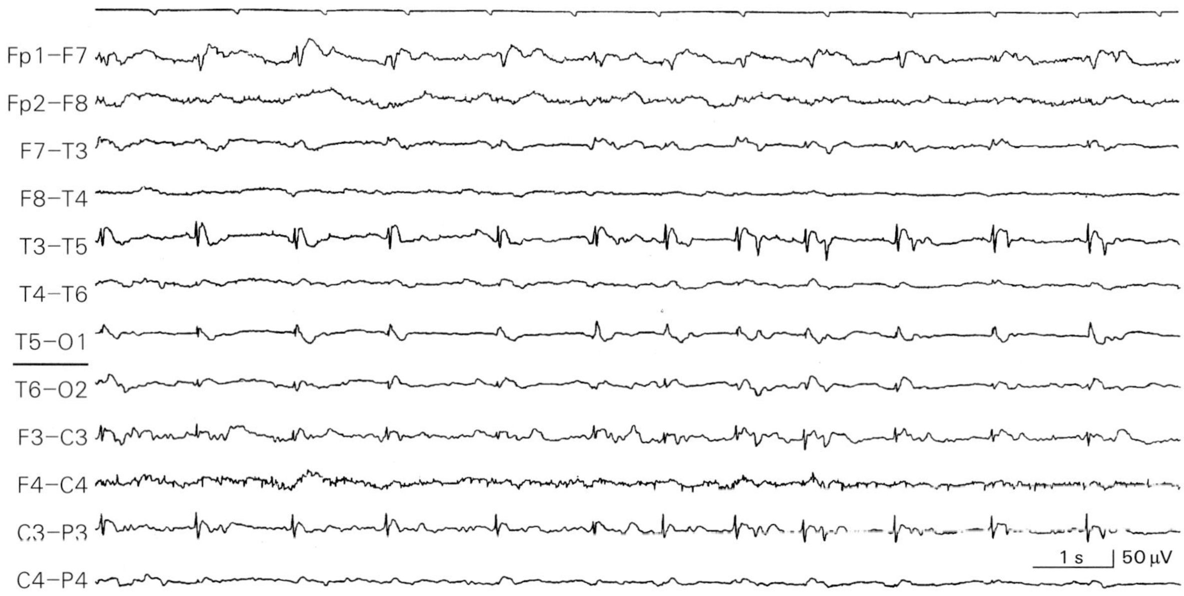

Abb. 7.12. Fokus mit Spitze-Welle-Abläufen links temporozentral mit Bezug vorwiegend auf T3 und C3. Beachte die ausgedehntere Projektion der langsameren Nachschwankung. *Klinisch:* 44jähriger Patient. Zustand nach 3 generalisierten Anfällen, zumindest einer als linkshirnig initiierter Adversivanfall beobachtet. Epileptische Anfälle seit 15 Jahren (fraglich nach Schädel-Hirn-Trauma)

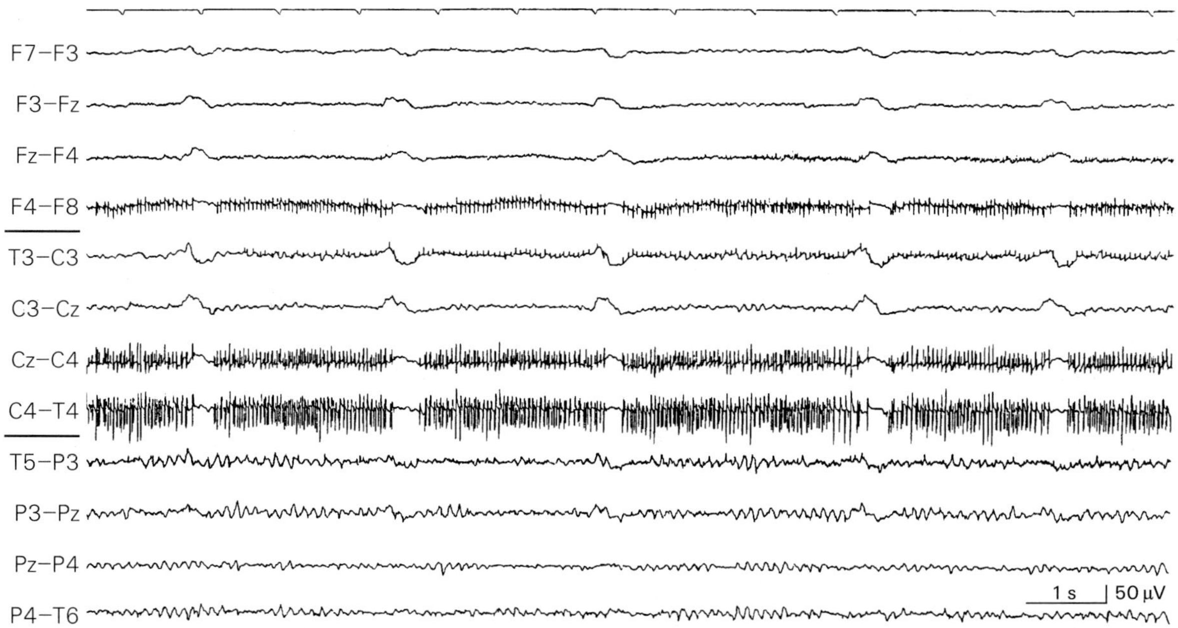

Abb. 7.13. Tiefliegender Fokus links. Im EEG Projektion überwiegend nur der langsamen Wellenkomponente (analog der Darstellung in Abb. 7.10b). Beachte die kurze Hemmung der einstreuenden Muskelaktivität (s. Text)! 56jährige Patientin mit Oligodendrogliom links zentral, fokal motorische Anfälle

7.2.1.3

bei starker zeitlicher Häufung voneinander abgegrenzte, *singuläre Ereignisse*. Erst wenn Spitzen repetierend ohne langsamere Nachschwankung auftreten, droht die fokale Anfallsentwicklung (s. Abschn. 7.3.4).

Daß *subkortikale Strukturen* an einer generalisierten Erregungsausbreitung beteiligt sind, steht außer Frage (s. Abschn. 7.4.1). Ungeklärt ist jedoch, inwieweit diese Strukturen auch für eine ausgedehnte oder *generalisierte Hemmung* epileptischer Erregungssteigerungen von Bedeutung sein können. Als subkortikale Strukturen kommen in diesem Zusammenhang der Thalamus (s. Abb. 7.10a) und möglicherweise auch die Basalganglien in Frage.

7.3 Iktuale fokale Erregungssteigerungen (fokale epileptische Anfälle)

Werden die Hemmungsmechanismen durchbrochen oder wird die Hemmung durch andere (lokale, systemische, exogene) Einflüsse reduziert bzw. blockiert, so kann eine *iktuale* Erregungssteigerung auftreten. Als iktual[1] bezeichnet man paroxysmale Aktivitäten im EEG, die klinisch mit Erscheinungen eines epileptischen Anfalls einhergehen. Solche EEG-Veränderungen können jedoch auch ohne klinisch erkennbare Symptome ablaufen. Dann wird für den EEG-Befund oft die Bezeichnung *subklinische iktuale* Erregungssteigerung benutzt, gelegentlich auch Formulierungen wie „latente Epilepsie", „Präepilepsie", „bioelektrische iktuale Erregungssteigerung" (bis hin zu Begriffen wie „bioelektrischer Status"). Solche Formulierungen sollte man vermeiden. Sind bioelektrisch die Zeichen eines Anfallablaufs gegeben, dann gilt die Bezeichnung „iktual". Das Fehlen von klinischen Anfallssymptomen wird dann zusätzlich vermerkt. Im Einzelfall kann es jedoch schwierig sein, während einer EEG-Ableitung anfallsbedingte diskrete Bewußtseinsveränderungen oder Hirnleistungsstörungen festzustellen bzw. auszuschließen, da man im Interesse einer möglichst ungestörten Aufzeichnung den Patienten nur orientierend testen kann oder will.

Inwieweit man fokale iktuale Phänomene im klinischen EEG beobachten kann, hängt von der räumlichen Beziehung des epileptischen Fokus zu den Ableiteelektroden ab. Häufig entzieht sich zumindest die initiale Phase fokaler Erregungssteigerungen

[1] Ictus (lat.): Stoß, Schlag. Nach Kugler (1981) sollte für die adjektivische Form im deutschen Sprachbereich die korrekte Schreibweise *iktual* der englischen Bezeichnung „ictal" vorgezogen werden.

(z. B. in temporomesialen oder frontobasalen Hirnabschnitten) der EEG-Ableitung. Dies gilt vor allem für komplexe partielle Anfälle.

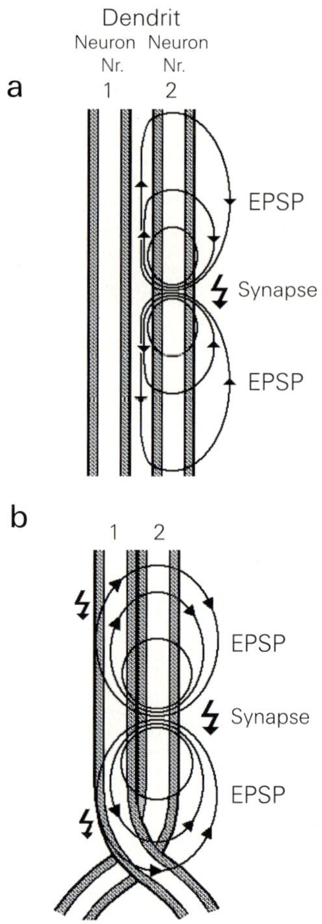

Abb. 7.14. a Axodendritisch ausgelöste EPSP, die sich normalerweise auf die Dendriten der erregten Zelle beschränken. **b** Dendrodendritischer Erregungsübersprung, wie er vor allem in Dendritenbündeln auftreten kann (s. Abb. 7.15 und Text). Ähnliche Verhältnisse ergeben sich bei den sog. ephaptischen Erregungsübertragungen von Aktionspotentialen geschädigter peripherer oder Hirnnerven (z. B. beim Spasmus facialis)

7.3.1 Beziehungen zwischen interiktualen und iktualen fokalen Erregungssteigerungen

Der fokale Anfall ist nicht nur eine einfache Fortentwicklung gehäuft auftretender interiktualer Spitzen oder scharfer Wellen. Selbst häufige oder rasch hintereinander ablaufende *interiktuale* Erregungen gehen nur *selten direkt in iktuale* Erregungssteigerungen über. Beiden Manifestationsformen epileptischer Erregungssteigerungen liegen zwar gleichartige elementare Nervenzellstörungen zugrunde (nämlich die „paroxysmal depolarization shift", PDS; s. Abschn. 7.1.1). Der sich *fokal entwickelnde Anfall* ist dann jedoch eine plötzlich einsetzende, *räumlich-zeitlich andersartig organisierte Form der epileptischen Erregungssteigerung* innerhalb der verschiedenen Schichten des Kortex. Deswegen ist es auch keineswegs irritierend, wenn das *Auftreten epileptischer Anfälle nicht mit der Häufigkeit interiktualer Spitzen oder scharfer Wellen korreliert* (Zivin u. Ajmone Marsan 1968; Stevens et al. 1972; Lieb et al. 1978; Geiger u. Harner 1978 u.a.). Der Nachweis derartiger EEG-Aktivitäten bei anfallsfreien Patienten führt immer wieder zu der wenig glücklichen Bezeichnung „epileptiform".

7.3.2 Pathophysiologie fokaler iktualer Erregungssteigerungen

Folgende Zusammenhänge gelten als hinreichend gesichert:

- Primär kann die Erregungssteigerung bedingt sein durch einen *Ausfall hemmender* (inhibitorischer) Mechanismen (Erregungssteigerung durch *Disinhibition*), wobei vor allem GABAerge Zwischenneurone oder der *Metabolismus des inhibitorischen Transmitters GABA* betroffen sein müssen (wie beispielsweise im Epilepsiemodell des Penizillinfokus). Als primäre Störung ist jedoch auch eine abnorme (extrazelluläre) Anreicherung *exzitatorischer* Transmitter möglich, beispielsweise von Glutaminsäure (primäre Exzitation).
- Der Ausfall inhibitorischer Mechanismen entfesselt innerhalb des Kortex eine *abnorme positive (exzitatorische) Rückkopplung* der repetierend entladenden Neurone, entweder über rückläufige Kollateralen ihrer Axone oder durch dendrodendritische Erregungsübersprünge.

► Die gesteigerte Neuronenaktivität verursacht eine örtliche extrazelluläre Ionenkonzentrationsstörung, die die Erregungsausbreitung nach Art eines sich selbst verstärkenden Prozesses noch fördern kann. Dies betrifft vor allem eine exzessive K^+-Anreicherung außerhalb der Zellen, die auf die Nervenzellen schließlich depolarisierend wirkt (vgl. Abschn. 7.1.3 und Abb. 7.5).

Die *iktuale* Aktivität unterscheidet sich von den einzelnen interiktualen Entladungen bereits initial durch die besondere Form der Erregungsentwicklung

Zur Frage dendrodendritischer Erregungsübersprünge: Normalerweise bleiben die in sich geschlossenen Feldlinien und damit die elektrischen Effekte einzelner kortikaler Feldpotentiale weitgehend auf jene Neurone und ihre Ausläufer beschränkt, die diese Feldpotentiale generieren (Abb. 7.14a). Treten massive Depolarisationen auf, so können entsprechend ausgeprägte Feldpotentiale benachbarte Dendriten anderer Zellen *transmembranös direkt elektrisch* erregen (Abb. 7.14b).

Nach neueren Untersuchungen kann diese nichtsynaptische Erregungsausbreitung auch durch sog. *„gap junctions"* gefördert werden (Petsche 1990; Übersicht bei Loewenstein 1981; Dudek et al. 1986). Darunter versteht man besondere *unmittelbare Zellkontakte* (Zellmembran an Zellmembran) mit niedrigem elektrischem Übergangswiderstand, die bei Säugetieren normalerweise keine besondere Bedeutung mehr haben. Bei epileptogenen Schädigungen des Hirngewebes mit den Veränderungen vor allem im Bereich der Dendriten (s. Abschn. 7.1.2) scheint die Zahl derartiger („primitiver") „gap junctions" zuzunehmen. Über die direkten Kontakte der Dendriten benachbarter Neurone können sich Änderungen des Zellmembranpotentials (also auch Depolarisationen) der einen Zelle auf die andere elektrotonisch besonders leicht übertragen.

Zur Bedeutung der Bündelung vertikaler Pyramidenzellen: Die exzitatorischen dendrodendritischen Erregungsübertragungen werden durch zytoarchitektonische Besonderheiten des Neokortex gefördert bzw. überhaupt erst ermöglicht. Man kennt hirnregional unterschiedlich komplexe, zumeist vertikal orientierte Zellanordnungen oder -muster in der Hirnrinde, sog. „suprazelluläre Muster" (Fleischhauer u. Laube 1979), „Kolumnen" u. a., die als besondere „Wegbereiter" dieser Erregungssteigerungen dienen können. Besondere Bedeutung wird in diesem Zusammenhang der von Fleischhauer et al. (1972) aufgezeigten Bündelung vertikaler Pyramidenzellen bzw. der von ihnen ausgehenden apikalen Dendriten zugeschrieben (Abb. 7.15). In diesen pallisadenartig angeordneten Dendritenbündeln ist bei Membranschädigungen dieser Dendriten ein „cross talk" vorprogrammiert.

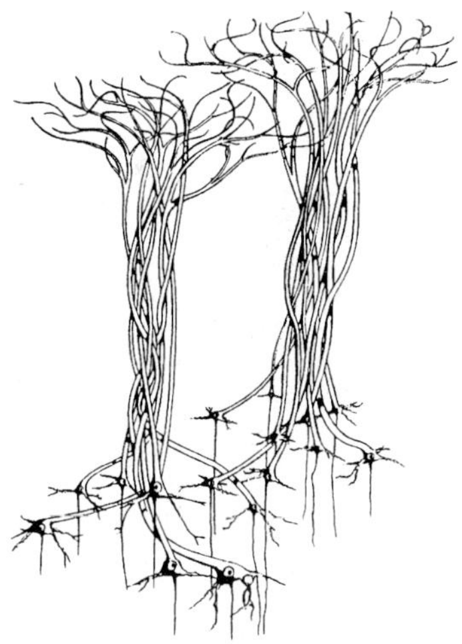

Abb. 7.15. Dendritenbündel im normalen Neokortex, die bei der Entstehung epileptischer Erregungen eine abnorme dendrodendritische Erregungsausbreitung fördern können. S. auch Text. (Aus Petsche u. Rappelsberger 1973)

7.3.2.1 Intrakortikale Erregungsentwicklung

Die durch strukturelle Besonderheiten und Schädigungen geförderte direkte Erregungsbreitung führt über die abnormen exzitatorischen Rückkopplungen zu einer stark *vermehrten Synchronisierung* und zu einer Repetition der burstartigen Zellentladungen,

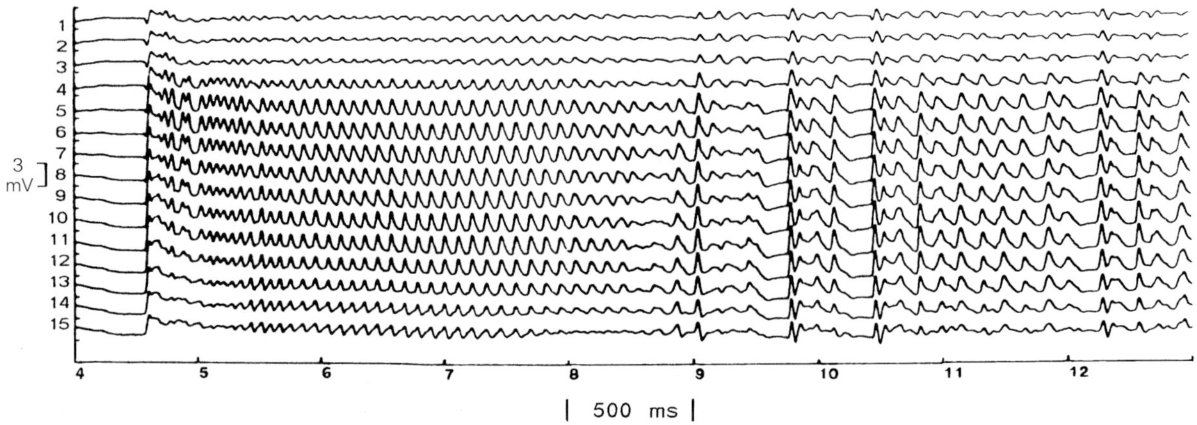

Abb. 7.16. Beginn einer iktualen Reaktion eines Penizillinfokus in der Area striata (Kaninchen). Die Ziffern am linken Rand kennzeichnen die insgesamt 16 Kontakte der senkrecht im Kortex befindlichen Semimikroelektrode. Die iktuale Phase startet in mittleren Kortexschichten (vorwiegend Kontakt *5–8* entsprechend Schicht III/IV). Nach der initialen „tonischen" Phase ist der Übergang in die „klonische" Phase bereits zu erkennen. (Aus Petsche et al. 1988)

ohne daß die in Abschn. 7.2.1 dargestellten und für interiktuale Entladungen charakteristischen, synaptisch vermittelten Hemmungsmechanismen zum Tragen kommen. Daher fehlen die langsamen Nachschwankungen, die diese Hemmungsvorgänge sonst kennzeichnen. Das typische Merkmal der fokalen iktualen Erregungssteigerung sind von Anfang an *kontinuierliche, ausgesprochen rhythmisierte, meist sinusoidale* Feldpotentialschwankungen.

Aufschlußreiche Untersuchungen der intrakortikalen epileptischen Erregungsentwicklung wurden vor allem von Petsche und Mitarbeitern mit Multimikroelektrodenableitungen durchgeführt (Rappelsberger et al. 1982; Pockberger et al. 1984b; Petsche et al. 1985; Abb. 7.16). In Mikro-EEG-Untersuchungen von der Kortexoberfläche (Multielektrodenraster in Abständen von 2 mm) konnten sie u. a. zeigen, daß sich im Ablauf der intrakortikalen Erregungsausbreitung immer wieder kurzzeitig Erregungsinseln („Synchronisationsnester") bilden, in denen die epileptische Erregung durch Hemmungen im Umfeld des epileptogenen Areals mit kreisenden Erregungsabläufen vorübergehend eingegrenzt bleibt (Petsche et al. 1979).

In den letzten Jahren hat die *prächirurgische Epilepsiediagnostik* mit rasterförmigen Ableitungen direkt von der Kortexoberfläche und mit Tiefenableitungen viel zum Verständnis der epileptischen Anfallsentwicklung beigetragen (Übersichten bei Lüders 1991; Engel 1992, 1993).

Bei jeder Erregungsausbreitung werden sehr rasch *auch normale Neurone* primär intakter Hirnareale in das abnorme (burstartige) Entladungsmuster einbezogen. Diese Neurone werden durch sog.

7.3.2.1

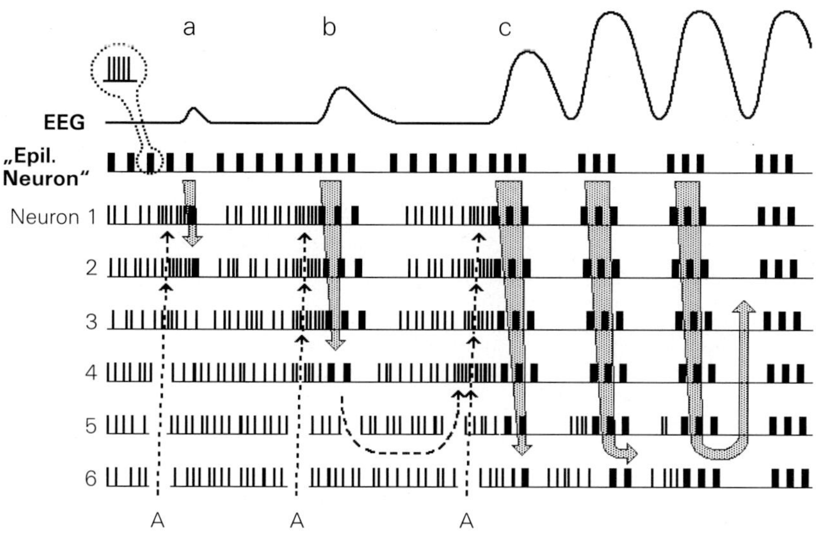

Abb. 7.17. Schematische Darstellung der Erregungssynchronisierung durch Ausbreitung der Aktivität eines „epileptischen" Neurons auf benachbarte *normale* Neurone (*1*–*6*). *A* Kortikokortikale oder thalamokortikale Afferenzen, die die Erregungsausbreitung beeinflussen. In **a** und **b** bleibt die Erregungsausbreitung z. B. mangels synaptischer Bahnung begrenzt. Ab einer „kritischen" Anzahl einbezogener Neurone (ab **c**) führt eine entsprechend massive Rückkopplung zu einer repitierenden Ausbreitung der epileptischen Erregung

„giant EPSP" (s. Abschn. 7.1.4) in „Burst-Zellen" umgewandelt. Ein solcher Prozeß kann sich sehr schnell aufschaukeln. Abbildung 7.17 versucht dies schematisch darzustellen. In diesem Bild wird auch bereits auf die Bedeutung der aktuellen, oft vigilanzabhängigen Afferenzen (*A*) hingewiesen, die in den jeweils betroffenen Kortexarealen die abnorme Synchronisierung der Neurone hemmen oder auch fördern (bahnen) können.

7.3.3 Ausbreitung fokaler iktualer Erregungssteigerungen

7.3.3.1 Einfache partielle Anfälle

An der abnormen *Rhythmisierung* fokaler iktualer Erregungssteigerungen haben wahrscheinlich auch rückkoppelnde Erregungsprojektionen zwischen benachbarten Kortexarealen über die kurzen U-Fasern und schließlich auch über längere *Assoziationsbahnen* einen Anteil (Abb. 7.18). Die meisten Assoziationsverbindungen des Kortex sind doppelläufig angelegt. Bei einfachen partiellen, motorischen wie somatosensorischen Anfällen mit elementarer Symptomatik bleibt die fokale Erregungssteigerung eingegrenzt, oder sie breitet sich sukzessiv in benachbarte Hirnrindenareale aus („Jacksonian march"). Die Symptomatik wird durch die Funktion des betroffenen Hirnareals bestimmt. Eine oft rasche Projektion der Erregungssteigerung in Areale der kontralateralen Hemisphäre (*5* in Abb. 7.18) bleibt in der Regel ein EEG-Befund ohne klinisches Korrelat.

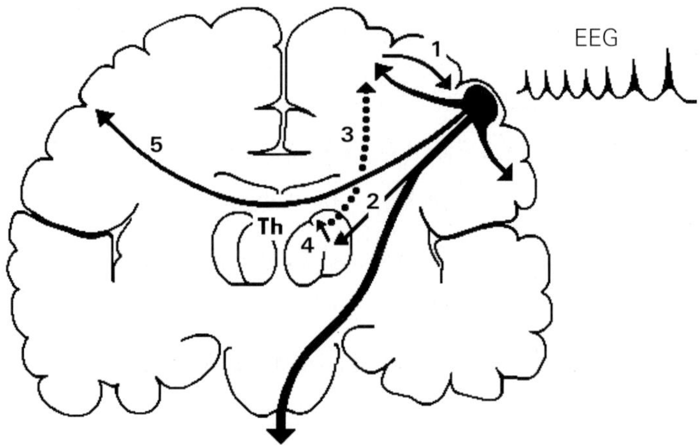

Abb. 7.18. Prinzipdarstellung der Aktivierung eines neokortikalen epileptischen Fokus nach Wegfall (Zusammenbruch) der Hemmung. *Einfach partieller Anfall.* Abnorme Synchronisierung und schließlich auch Ausbreitung der Fokusaktivität mit Projektion in andere Hirnareale. *1* Intrakortikale bzw. interhemisphärielle Erregungsrückkopplungen. *2* Projektion in den Thalamus (*Th*). *3* Mögliche Rückkopplungen aus dem Thalamus, wobei intrathalamische Erregungsausbreitungen (*4*) die kortikale Anfallsentwicklung beeinflussen können. Mögliche Projektionen auf die Gegenseite (*5*) bleiben klinisch ohne Effekt

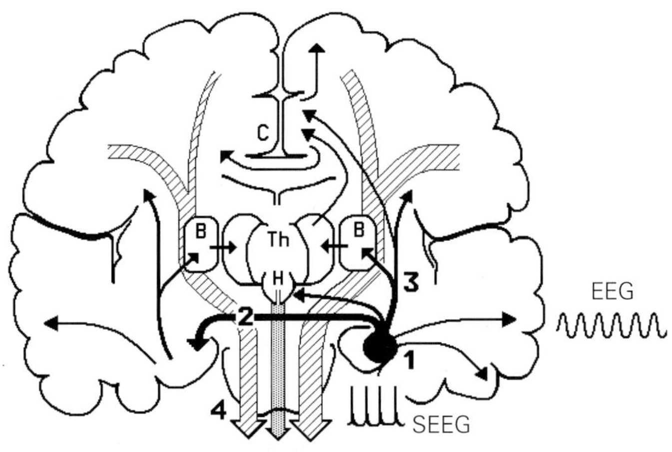

Abb. 7.19. Prinzipdarstellung eines epileptischen Fokus in limbischen Hirnstrukturen mit Entwicklung eines *komplex-partiellen Anfalls*. Die Fokusaktivität (*1*) läßt sich oft nur mit stereotaktischen EEG-Ableitungen (*SEEG*) erfassen. Die komplexe Ausbreitung der epileptischen Erregung (*3*) vor allem über die zinguläre Hirnrinde (*C*), aber auch über Basalganglien (*B*) und (anteriore) Thalamuskerne (*Th*) sowohl ipsi- als auch kontralateral (z. B. über die rostrale und hippokampale Kommissur, *2*) läßt sich nur angedeutet darstellen. Sie führt (*4*) zu komplexen motorischen Automatismen und (über den Hypothalamus *H*) zu vegetativen Symptomen

7.3.3.2 Komplexe partielle Anfälle

Häufig liegt der epileptische Fokus in der *temporobasalen* Hirnregion (Abb. 7.19). Hinsichtlich der Art der Anfallsentwicklung muß man hier zwischen dem medialen (*mesiotemporalen*) Teil des basalen Schläfenlappens und dem übrigen (lateralen, „extramesialen") Temporalhirn unterscheiden.

Der extramesiale Bereich, der den größten Teil des Schläfenlappens ausmacht (und der auch dem Oberflächen-EEG zugänglich ist), gehört zum Neokortex (Isokortex). Im ***mesiotemporalen*** Bereich finden sich dagegen entwicklungsgeschichtlich ältere Hirnteile (Palaeo- und Archikortex bzw. Allokortex), die größtenteils zum *limbischen System* zählen. Dazu gehört in erster Linie der *Mandelkernkomplex* (Corpus amygdaloideum) und der *Hippokampus*.

In diesen temporobasalen Regionen können sich epileptische Erregungssteigerungen besonders leicht (oder häufig) entwickeln. Dies ist offensichtlich durch die besondere Zellarchitektonik dieser Rindenareale bedingt. Der Allokortex zeigt nur 3 Rindenschichten. Die weiter oben (z. B. mit Abb. 7.6) an Beispielen neokortikaler Strukturen dargestellten pathophysiologischen Grundlagen fokaler epileptischer Erregungssteigerungen gelten im wesentlichen auch für die mesiotemporale Hirnrinde, im Detail jedoch mit besonderen Abweichungen. Darüber hinaus besitzen vor allem Teile des Hippokampus infolge zellchemischer Besonderheiten und aufgrund ihrer Gefäßversorgung eine besondere Empfindlichkeit gegenüber vaskulären und hypoxischen Schädigungen. Sie führen zu dem häufigen Befund der *hippokampalen Sklerose*.

Die mediale temporobasale (mesiotemporale) Hirnregion (insbesondere der Hippokampus) ist der häufigste Ausgangspunkt komplexer partieller Anfälle

Das limbische System steuert vegetative und affektive Funktionen, des weiteren die für Bewußtseinsinhalte wichtigen Gedächtnisleistungen sowie komplexe motorische Verhaltensmuster. Entsprechend vielfältig sind die Anfallssymptome, die durch einen epileptischen Fokus in diesem Hirnbereich ausgelöst werden (ausführliche Darstellung bei Wieser 1983). Sie sind durch komplexe psychische und motorische Störungen gekennzeichnet. Dies wird in der Bezeichnung „psychomotorische" Anfälle zum Ausdruck gebracht. In der Nomenklatur der ILAE (International League Against Epilepsy, s. Abschn. 7.8) entsprechen sie in erster Linie den ***komplex-partiellen Anfällen***.

Die Erregungsausbreitung ist sehr vielgestaltig. Abbildung 7.19 kann die Möglichkeiten der komplexen Anfallsentwicklung im Hinblick auf die motorischen Symptome nur grob andeuten. Die ausgedehntere Projektion in den Kortex erfolgt vorwiegend über die zinguläre Hirnrinde, die zum limbischen System gerechnet wird. Die im Anfallsablauf mitunter sehr eindrucksvollen motorischen Schablonen legen die Beteiligung physiologisch vorgegebener Interaktionen zwischen Basalganglien, Thalamus und Hirnrinde nahe.

Komplexe partielle Anfälle können von allen Hirnregionen ausgehen. Außer im basalen Schläfenlappen werden sie häufig auch im *Frontalhirn* generiert. Aufgrund der intensiven Verknüpfungen vor allem der temporomesialen Hirnregion mit der frontobasalen Hirnrinde besteht hinsichtlich der Gestaltung der epileptischen Reaktionen dieser beiden Hirnareale meistens kein signifikanter Unterschied.

7.3.4 Zeitlicher Ablauf epileptischer Anfälle

Iktuale Reaktionen zeigen im EEG einen zeitlichen Ablauf, der trotz aller Variabilität wenigstens mit seinen Grundzügen immer wieder zu erkennen ist. Dies gilt zumindest für alle neokortikalen Anfälle, die sich aus einer *fokalen* Erregungssteigerung heraus entwickeln, aber auch für „primär" generalisierte Anfälle vom Grand-mal-Typ (Abschn. 7.4.2). Ausnahmen hiervon machen Anfälle vom Petit-mal-Typ mit generalisierter SW-Aktivität im EEG (Abschn. 7.4.1).

Das typische Grundmuster des zeitlichen Ablaufes epileptischer Anfälle ist in Abb. 7.20 schematisch dargestellt. Im EEG beginnt die iktuale Phase meistens mit *kontinuierlichen, rhythmischen Potentialschwankungen* niedriger Amplitude. Intrakortikal startet die rhythmische Aktivität bereits mit Frequenzen von 30–20/s (Wieser 1983), in dem von der Kopfoberfläche ableitbaren EEG tritt dieser Rhythmus mit zunehmender Erregungsausbreitung und Amplitude in der Regel erst bei einer Frequenz unterhalb 15/s in Erscheinung.

7.3.4.1 Das fokale Initialstadium

Das Initialstadium fokaler Erregungssteigerungen können wir im klinischen EEG (mit Oberflächenableitungen) in der Regel nicht direkt erfassen. Dies gilt vor allem für komplexe partielle Anfälle mit einem Fokus in temporobasalen oder frontobasalen Kortexarealen. Im Routine-EEG äußert sich dieser fokale Beginn mitunter lediglich durch eine mehrere Sekunden dauernde *initiale Abflachung des EEG* („präparoxysmale Suppression", „Extinktion"). Gelegentlich registriert man diese Abflachung auch vor dem Beginn eines („primär") generalisierten Anfalls. Meistens tritt die initiale Abflachung generalisiert auf (Abb. 7.21). Sie wird dann als unspezifische Reaktion aufgefaßt, vergleichbar mit der Weckreaktion (Arousal), die bei stärkeren Sinnesreizen zu einer Abflachung und Desyn-

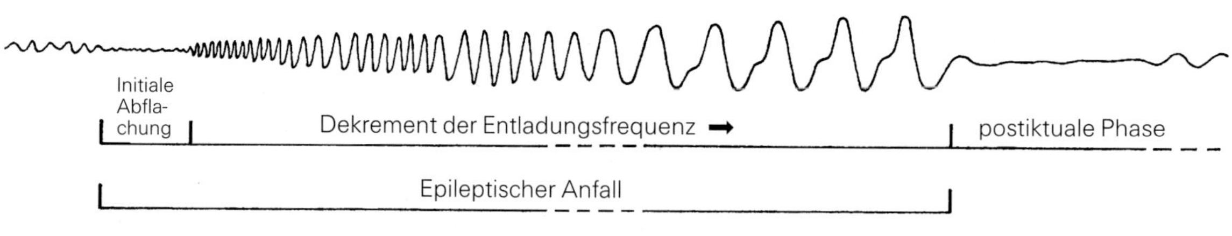

Abb. 7.20. Schematische Darstellung des Potentialablaufs fokal generierter iktualer Reaktionen im EEG (partielle Anfälle ohne oder mit sekundärer Generalisation). Die initiale Abflachung, die mit Symptomen i. S. einer kurzen „Aura" korreliert sein kann, tritt nur bei einem Teil der Anfälle auf. Charakteristisch ist der Abfall (das *Dekrement*) der epileptischen Entladungsfrequenz. Das Ende der iktualen Reaktion wird durch träge Wellen gekennzeichnet, die einer zunehmenden Hemmung entsprechen (s. Text)

chronisierung der Hirnrindenaktivität führt. Nach Untersuchungsergebnissen von Wieser (1983) projizieren epileptische Foci vor allem im Bereich limbischer Hirnstrukturen ihre Erregungssteigerung sehr schnell auch in die Formatio reticularis des Mittelhirns, über die dann diese allgemeine Arousal-Reaktion im EEG ausgelöst werden kann.

Offensichtlich korreliert diese initiale Phase mit den Symptomen, die von manchen Patienten im Sinne einer *kurzen Aura* beschrieben werden. Der Begriff der „Aura" ist allerdings schlecht definiert. In der Klinik wird darunter im allgemeinen der kurze „Hauch" subjektiv noch erlebter Symptome vor einem großen Anfall verstanden. Im weiteren Sinne bezeichnet dieser Begriff jede Art sensibel-sensorischer Phänomene, die einen komplex-partiellen oder partiell beginnenden und sekundär generalisierenden Anfall *einleiten*.

Auf jeden Fall gehören die initiale Abflachung und die damit möglicherweise korrelierte Aura bereits *zum Initialstadium des Anfalls* und sind bei „primär" generalisierten Anfällen ein Hinweis auf dessen fokale Genese. Die *klinischen* Symptome der Aura (verschiedene sensorische oder vegetative Empfindungen) werden durch die Lokalisation des epileptischen Fokus bestimmt.

7.3.4.2 Dekrement der Entladungsfrequenz

Bei rhythmisch wiederkehrenden Potentialen im EEG ist die (allmähliche) Abnahme der Frequenz ein typischer Hinweis auf den epileptischen Charakter der Aktivität (Abgrenzung gegen Artefakte)

Der weitere Ablauf einer iktualen Reaktion ist im EEG in aller Regel durch eine *Abnahme der Frequenz* der rhythmischen Entladungen (*Dekrement* der Entladungsfrequenz) bei gleichzeitiger Zunahme der Amplitude gekennzeichnet. Dieses Dekrement der Entladungsfrequenz ist ein *entscheidendes Kriterium für die Festlegung rhythmischer Potentialfolgen als epileptische Reaktion.* Es ist ein Merkmal, das rhythmischen Artefakten im EEG, die hinsichtlich der Wellenform epileptischen Phänomenen sehr ähnlich sein können, stets fehlt. Ausnahmen von dieser Regel machen vor allem mesiotemporale Anfälle (s. Abschn. 7.3.4.3). Mitunter erfolgt die Frequenzänderung sprunghaft.

Der Frequenzabnahme der primär fokalen iktualen Reaktion geht eine *zunehmende Ausbreitung der epileptischen Erregungssteigerung* parallel. Die Endphase des Anfalls wird schließlich durch zumeist generalisierte träge Wellen gekennzeichnet, die initial vielfach noch steile Potentialgradienten, mitunter auch scharfe Wellen aufweisen.

Das Anfangsstadium der rhythmisierten, oft sinusoidalen Aktivität im EEG wird auch bei klinisch latent ablaufenden iktualen Reaktionen häufig als *„tonische Phase"* bezeichnet, der Übergang in einzelne trägere Wellen dann folgerichtig als *„klonische Phase"*. Diese im klinischen EEG zur plakativen Beschreibung der Phänomene üblichen Bezeichnungen mögen wir eigentlich nicht, benutzen sie aber doch. Sie leiten sich von der klinischen Symptomatik ab, wenn die epileptische Aktivitätssteigerung zu motorischen Entäußerungen führt. Dann geht die erste Phase einer kontinuierlichen rhythmischen EEG-Aktivität mit ebenso frequenten Muskel-

Abb. 7.21. Fokal generierter, sekundär generalisierter tonisch-klonischer Krampfanfall. Die Bildteile **a–c** stellen den gesamten Ablauf dar, die Teile **b** und **c** sind verkleinert abgebildet. Weitere Erläuterungen s. Text. *Klinisch:* 45jähriger Patient. Epileptischer Fokus links frontal. Während der EEG-Untersuchung trat etwa alle 10 min ein Anfall wie abgebildet auf, klinisch jeweils eingeleitet durch eine Adversivreaktion nach rechts. Im CCT älterer Infarkt links frontobasal. Erheblicher Alkoholabusus →

innervationen einher, die zu einer maximalen tonischen (exakter: tetanischen) Anspannung der Muskulatur führen, während die trägen Wellen im EEG, die am Ende oft nur noch im Abstand von 1 s auftreten, mit entsprechend isolierten Muskelzuckungen (Kloni) korreliert sind. Der Übergang von der tonischen in die klonische Phase ist fließend (Abb. 7.21).

Petsche und Mitarbeiter (s. Petsche 1990) konnten zeigen, daß der„tonischen Phase" im Ablauf fokal generierter Anfälle meistens noch enger begrenzte und neuronal noch „geordnete" (kohärente) Erregungssteigerungen zugrunde liegen. Mit Übergang in die „klonische Phase" geht diese supraneuronale Ordnung zunehmend verloren. Die Erregungsausbreitung wird dann offensichtlich weniger durch exzitatorische, sondern zunehmend durch *inhibitorische Mechanismen* geprägt (s. unten).

7.3.4.2 Die fokale Entwicklung, die sekundäre Generalisation und den weiteren Ablauf eines schließlich generalisierten tonisch-klonischen Anfalls zeigt die EEG-Registrierung in Abb. 7.21. Klinisch handelte es sich initial um einen Adversivanfall (Kopf- und Körperdrehung nach rechts). Der Fokus lag links frontal.

Das Beispiel in Abb. 7.21 zeigt eine Reihe typischer Merkmale, die mit dem Schema in Abb. 7.20 dargestellt wurden. Der generalisierenden Ausbreitung der epileptischen Erregung (Abb. 7.21a) geht eine ca. 3 s dauernde Abflachung voraus (initiale Abflachung). Die projizierte sinusoidale Aktivität beginnt mit einer Frequenz von 15/s. Bei gleichzeitigem Anstieg der Amplitude fällt sie auf 10/s ab (Anfang der verkleinerten Abb. 7.21b), bevor die Artefakte diesen Rhythmus überdecken. Tonische und klonische Phase sind an den massiv einstreuenden Muskelartefakten zu erkennen. Der Übergang in die klonische Phase erfolgt allmählich (Abb. 7.21b). Die Muskelkloni brechen dann relativ abrupt ab, und der Anfall endet schließlich mit Potentialkomplexen in Form scharfer Wellen mit zunehmend träger Nachschwankung, die zuletzt nur noch in Abständen von 1 s auftreten (Abb. 7.21c). Anschließend ist das EEG abgeflacht und verlangsamt (postiktuale Phase). Der Patient zeigte erneute (und jetzt unkoordinierte) motorische Entäußerungen, wie an den Artefakten in EEG und EKG zu erkennen ist. Bemerkenswert ist in dem Beispiel der Abb. 7.21, daß die Aktivität des links frontal lokalisierten Fokus, der diesen Anfall auslöste, selbst noch in der postiktualen Phase (Abb. 7.21c) nachzuweisen war (s. auch Abschn. 7.3.4.4).

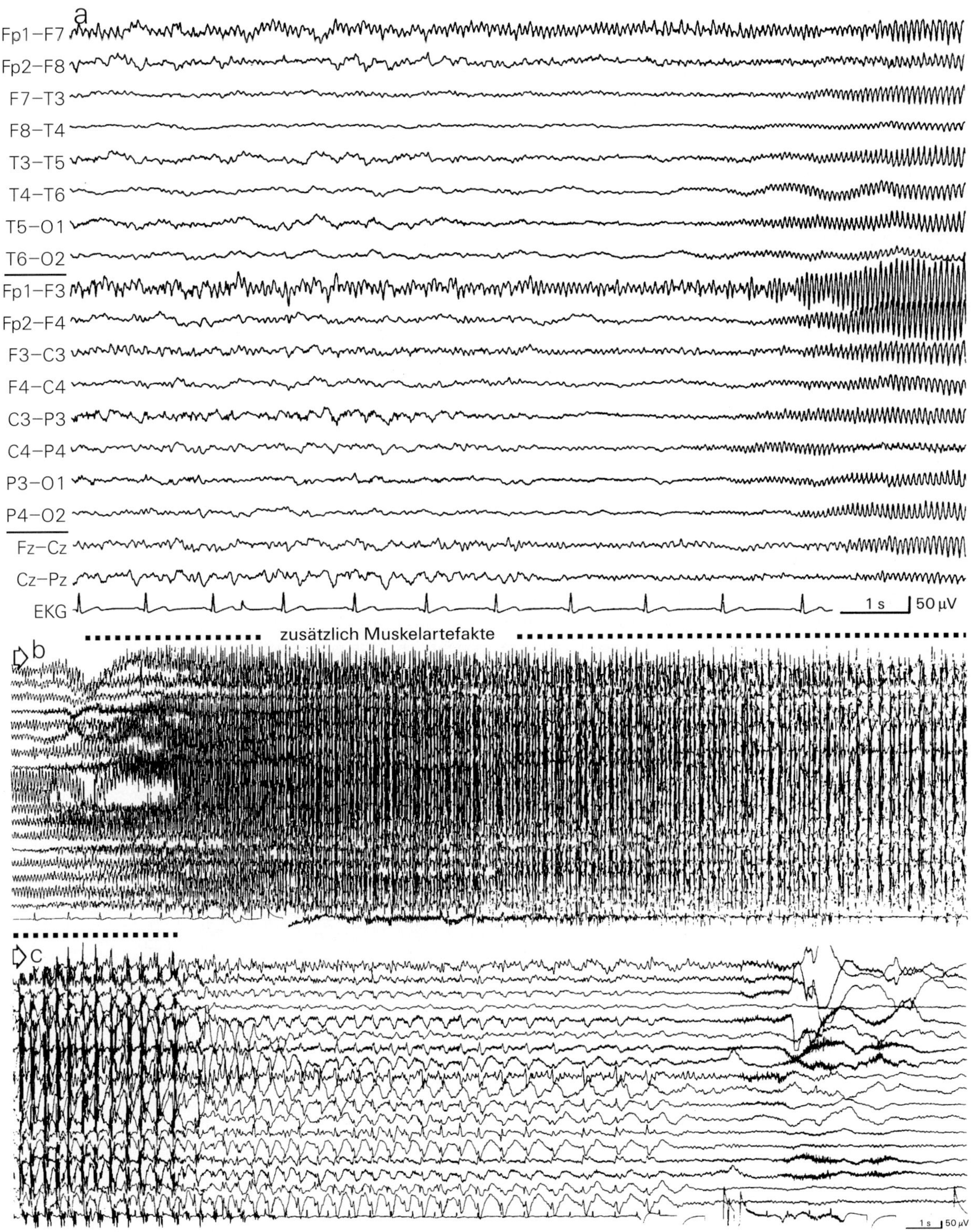
a
Fp1–F7
Fp2–F8
F7–T3
F8–T4
T3–T5
T4–T6
T5–O1
T6–O2
Fp1–F3
Fp2–F4
F3–C3
F4–C4
C3–P3
C4–P4
P3–O1
P4–O2
Fz–Cz
Cz–Pz
EKG
1 s
50 µV
zusätzlich Muskelartefakte
b
c
1 s
50 µV

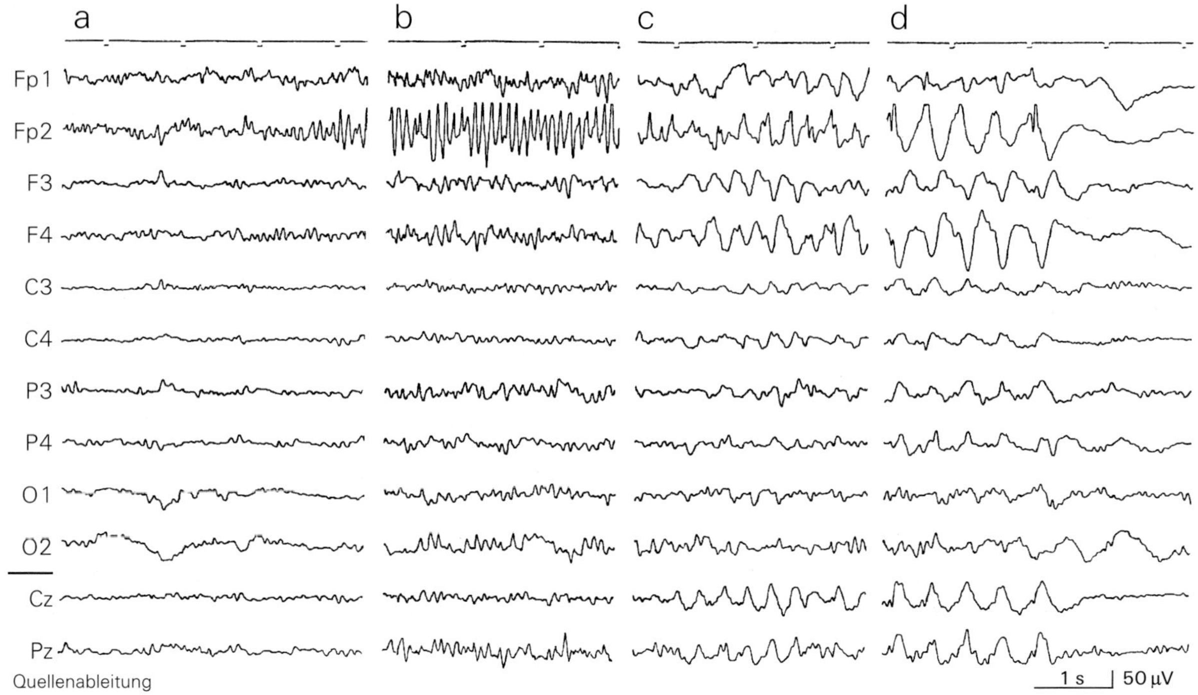

Abb. 7.22. Ausschnitte aus einer ca. 2 min dauernden, im zeitlichen Ablauf voll ausgeprägten fokalen iktualen Reaktion im EEG, die sich in gleicher Form innerhalb 30 min 6mal wiederholte. Die 30jährige Patientin blieb dabei stets ansprechbar, keine motorischen Entäußerungen. *Klinisch:* Zustand nach 2 generalisierten Anfällen. Im CCT hypodenses Areal rechts frontobasal. Auffassung als Enzephalitis. Volle Restitution mit unauffälligem α-EEG in nachfolgender 4jähriger Beobachtungszeit

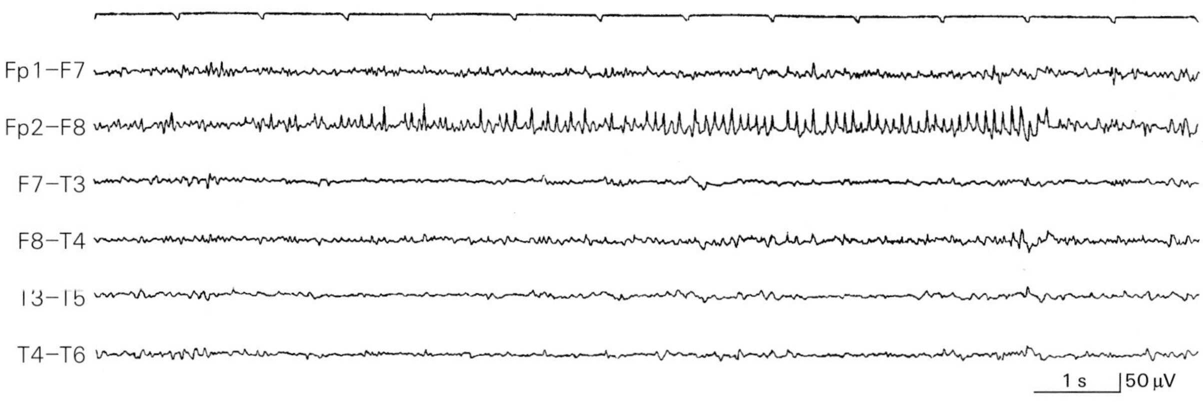

Abb. 7.23. Fokale iktuale Reaktion rechts frontal. Mit einer angedeuteten langsamen Potentialschwankung bricht die anlaufende Aktivierung des Fokus nach ca. 10 s ab. Derartige abortive iktuale Reaktionen wurden völlig identisch (ohne erkennbare Symptome) während 40 min 8mal registriert. *Klinisch:* 44-jähriger Patient. Anamnestisch zumeist fokal-motorisch eingeleitete, generalisierte Anfälle seit einem Schädel-Hirn-Trauma 12 Jahre zuvor

7.3.4.2

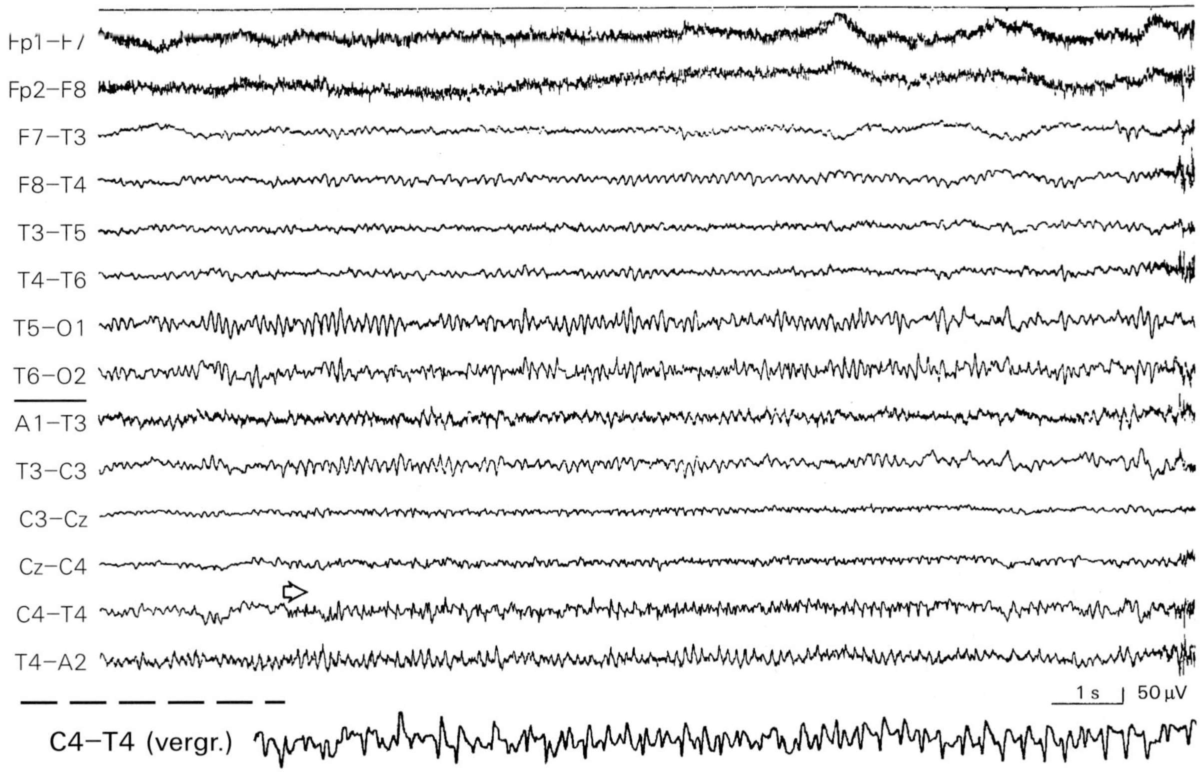

Abb. 7.24. Kurze fokale Erregungssteigerung rechts zentral (*C4*–T4) mit kleinen, rhythmisierten Spitzen. Ein Ausschnitt daraus ist am unteren Bildrand vergrößert dargestellt. *Kanal 1–8* bipolare temporale Längsreihe, *Kanal 9–14* erweiterte mittlere Querreihe (von Ohr zu Ohr). *Klinisch:* 34jährige Patientin mit einfachen partiellen sensiblen Anfällen (ca. 30 s dauernde Kribbelmißempfindungen linke Körperseite, im linken Oberarm beginnend), zwei generalisierte Anfälle. Die Ursache blieb ungeklärt

Den vorstehend beschriebenen Ablauf der epileptischen Erregung mit einem Dekrement der Entladungsfrequenz findet man auch bei fokal generierten Erregungssteigerungen, die elektrographisch weitgehend fokal begrenzt bleiben (Abb. 7.22), und auch dann, wenn sie klinisch *ohne erkennbare Symptome eines Anfalls* einhergehen. Die iktuale Reaktion bleibt dann ein rein (?) bioelektrisches Phänomen.

Bei genauerer Betrachtung der Aufzeichnungen sieht man, daß auch bei fokalen iktualen Reaktionen eine Projektion der abnormen Aktivität in andere Hirnareale erfolgt (Abb. 7.22b), im Oberflächen-EEG allerdings oft nur mit minimal ausgeprägten Potentialschwankungen. Inwieweit diese Projektionen die entfernteren Hirnareale auch funktionell beeinträchtigen, muß offen bleiben. Diese generalisierende Ausbreitung gilt vor allem für die zunehmend trägeren Wellen gegen Ende iktualer Reaktionen (Abb. 7.22d), die schließlich auch hemmende Wirkungen entfalten (s. Abschn. 7.3.4.4).

Mitunter bricht die iktuale Entwicklung im EEG schon im Stadium der anlaufenden rhythmischen Aktivität ab (Abb. 7.23). In Einzelfällen sind im EEG lediglich kurzzeitige, nur wenige Sekunden anhaltende fokale Rhythmisierungen der kortikalen Aktivität zu registrieren, wie im Beispiel der Abb. 7.24. In diesem Fall konnte dem Befund letztlich nur in bezug zur Klinik eine „iktuale" Bedeutung zugeordnet werden. Inwieweit man derartige abortive epileptische Aktivitätssteigerungen bereits als iktuale oder als „semi-ictal", „subiktuale" oder „präiktuale" Ereignisse bezeichnen darf, bleibt letztlich der pathophysiologischen Vorstellung des EEG-Auswerters überlassen. Konkret definierte Grenzen wird man nicht ziehen können, vor allem deswegen nicht, wenn man im Auge behält, daß wir mit dem klinischen EEG auf der Basis des 10-20-Systems die epileptischen Aktivitäten im wahrsten Sinne des Wortes nur sehr *oberflächlich* erfassen.

Iktuale Erregungssteigerungen haben für die Lokalisationsdiagnose einen höheren Stellenwert als einzelne Spitzen oder Wellen

Generell haben *iktuale* und die rhythmisierten fokalen „subiktualen" Erregungssteigerungen *im Hinblick auf die Lokalisation kortikaler Schädigungen einen höheren Stellenwert* als einzelne interiktuale Spitzen oder scharfe Wellen.

7.3.4.3 Besondere iktuale Verlaufsformen bei komplexen partiellen Anfällen

Bei Patienten mit komplexen partiellen Anfällen können iktuale Phänomene zumindest in dem von der Kopfoberfläche ableitbaren EEG auch *von vorn herein mit einer niedrigen Frequenz* im ϑ- oder δ-Bereich erscheinen (Abb. 7.25, 7.26). Dem liegen zumeist temporobasal oder frontobasal lokalisierte epileptogene Herde zugrunde. Vor allem *mesiotemporale* (hippokampale) Anfälle können sich durch langsame Rhythmen auszeichnen (Ebner 1995).

Der in Abb. 7.26 dargestellte Fall zeigte im Anfall nur auf die rechte Körperseite bezogene motorische Symptome, zunächst mit einer leichten, rhythmischen Dreh(Adversiv)-Bewegung des Kopfes nach rechts, mit (angedeuteten) rhythmischen Zuckungen im rechten Arm, deutlicher im rechten Fuß (vor allem der Zehen) und schließlich auch mit einer tonischen Beugeinnervation des rechten Beins. Während der sich in gleicher Form wiederholenden Anfälle keine Reaktion auf Ansprache. Die motorischen Entäußerungen wurden polygraphisch dokumentiert. Vor allem der piezoelektrische Bewegungsfühler am rechten M. sternocleidomastoideus zeigte die zeitliche strenge Korrelation der myoklonische Komponente mit der rhythmischen Aktivität im EEG.

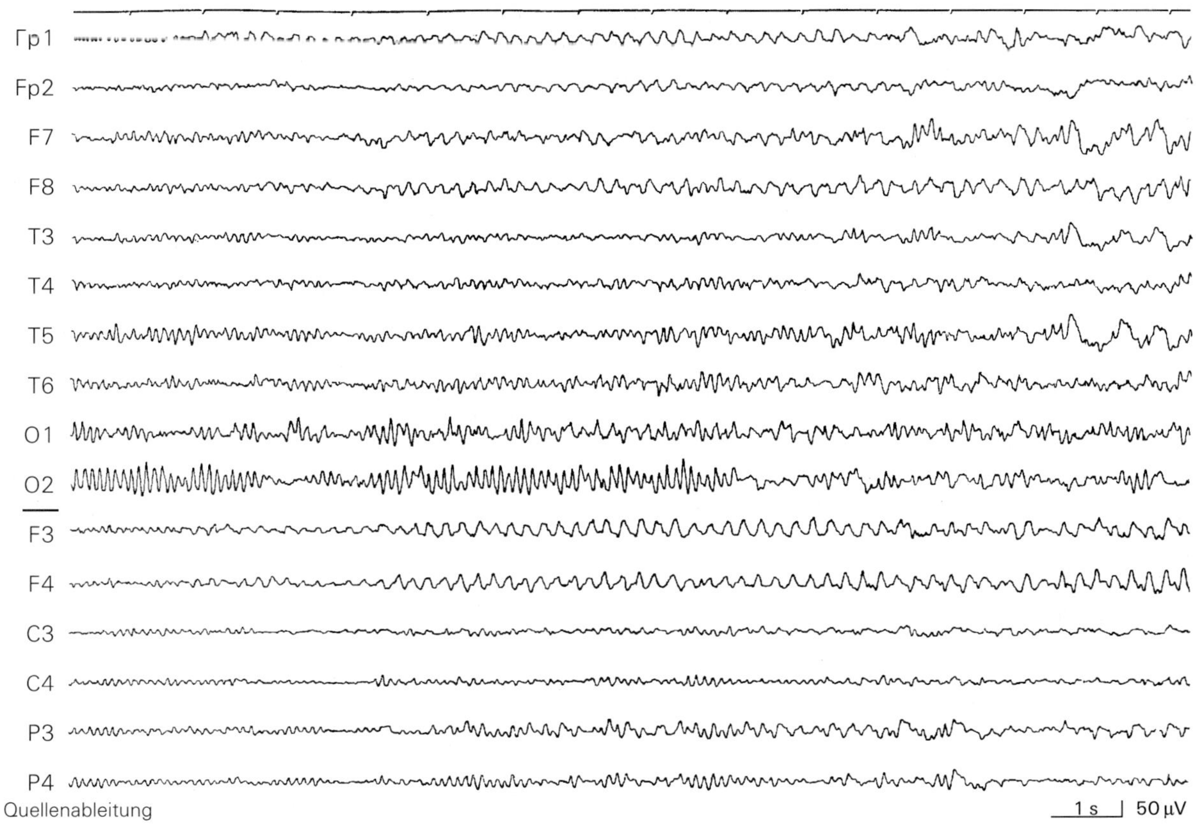

Abb. 7.25. Iktuale Phase mit einer rhythmisierten ϑ-Aktivität von 4–5/s beiderseits frontal bis präzentral, linksseitig mit einer Projektion bis parietal (*P3*). Die iktuale Reaktion klingt auch überwiegend nur linksseitig mit einer kurzen Folge einstreuender langsamer Wellen aus (*F7, T3, T5*). Der Fokus läßt sich nicht lokalisieren (vermutlich liegt er temporobasal). Auch der Beginn der epileptischen Reaktion läßt sich nicht genau festlegen. Sie trat in gleicher Form mit einer Dauer von 20–40 s während der Ableitung noch 2mal auf. Der 50jährige Patient blieb dabei unauffällig. Anfälle seit der Kindheit

7.3.4.4 Beendigung eines epileptischen Anfalls

Zur Frage, welche Mechanismen zur *Beendigung eines Anfalls* beitragen, gibt es bemerkenswert wenige Untersuchungen (Caspers u. Speckmann 1972; Elger 1987). Jeder interessiert sich für die (klinisch natürlich wichtigeren) Umstände, die einen epileptischen Anfall auslösen, kaum jemand für jene Faktoren, die ihn beenden, obwohl die Bedingungen, die schließlich zum Abbruch eines epileptischen Anfalls führen, für die Interpretation der pathophysiologischen Grundlagen epileptischer Erregungsabläufe gleichermaßen von Bedeutung sind.

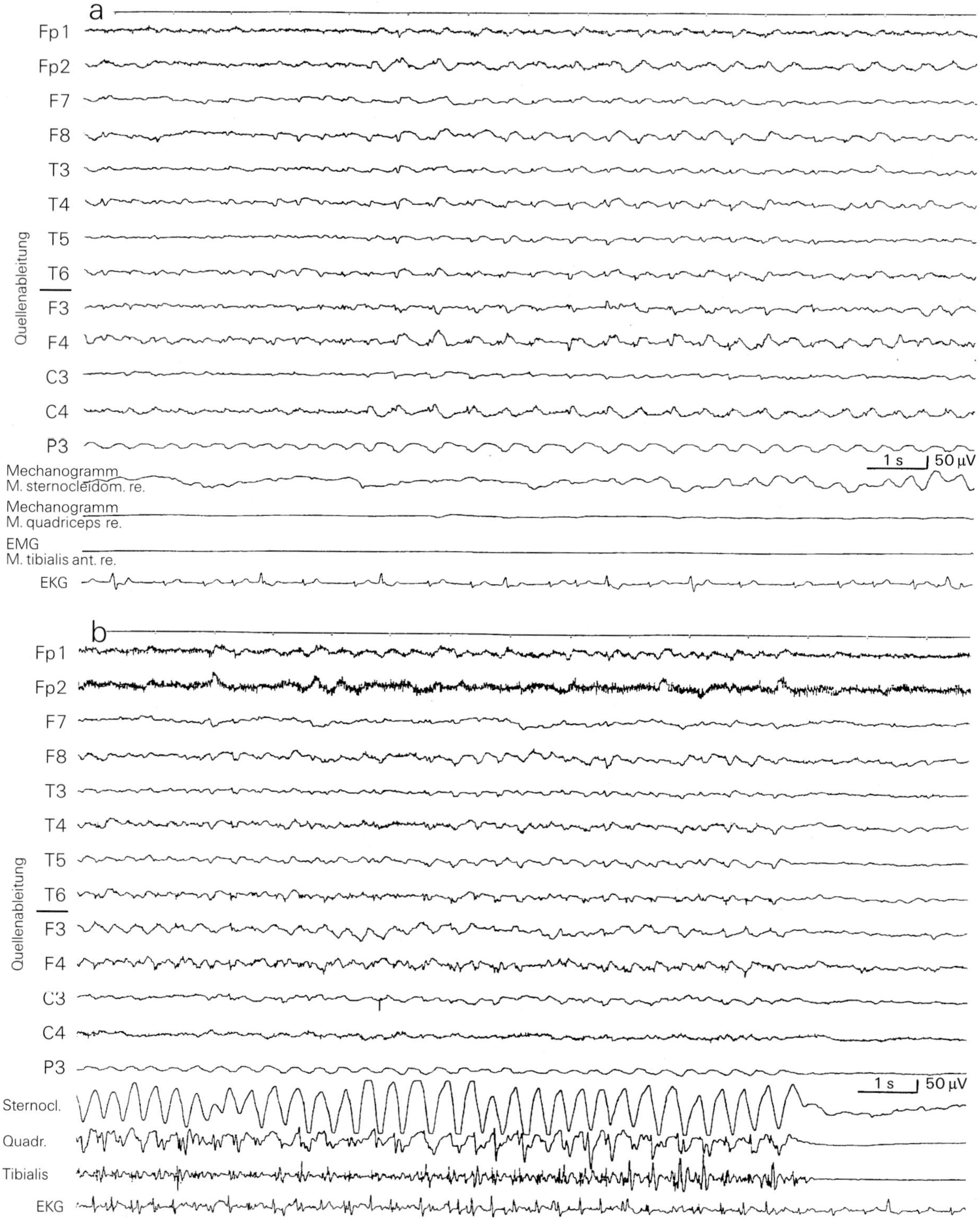
a
Fp1
Fp2
F7
F8
T3
T4
T5
T6
F3
F4
C3
C4
P3
Quellenableitung
1 s
50 µV
Mechanogramm M. sternocleidom. re.
Mechanogramm M. quadriceps re.
EMG M. tibialis ant. re.
EKG
b
Fp1
Fp2
F7
F8
T3
T4
T5
T6
F3
F4
C3
C4
P3
Quellenableitung
1 s
50 µV
Sternocl.
Quadr.
Tibialis
EKG

7.3.4.4

← **Abb. 7.26.** Komplexer partieller Anfall mit nur rechtsseitig auftretenden, gering ausgeprägten motorischen Entäußerungen. Im EEG (von der Kopfoberfläche) ist dieser Anfall in besonderer Weise bereits initial durch eine langsame Abfolge generalisierter scharfer Wellen gekennzeichnet, die schon sehr frühzeitig mit einer langsamen Wellenkomponente verknüpft sind. Die iktuale Reaktion begann offensichtlich schon kurz vor dem Ausschnitt **a**. Dauer des Anfalls 2 min. Das Ende des Anfalls zeigt Kurvenausschnitt **b**. Innerhalb 1 Stunde 10 gleichartige Anfälle. Beachte die zeitliche Korrelation der Myoklonien (*Mechanogramm* mittels Bewegungsfühler) mit dem Aktivitätsmuster im EEG

Seit der Beobachtung von Ruf (1950), daß (tierexperimentell ausgelöste) Elektrokrämpfe durch Sauerstoffzufuhr über Stunden hinweg verlängert werden können, wurde die Termination eines epileptischen Anfalls meistens recht pauschal mit einer metabolischen Erschöpfung in Verbindung gebracht.

Der epileptische Anfall wird meistens „aktiv" durch Hemmungsvorgänge beendet

Direkte kortikale bzw. intrakortikale Ableitungen im Rahmen der prächirurgischen Epilepsiediagnostik haben jedoch gezeigt, daß die Beendigung eines Anfalls offensichtlich ein „aktives" Phänomen auf neuronaler Ebene ist (Elger 1987). Im Ablauf einer iktualen Reaktion gewinnen *hemmende synaptische Einflüsse* allmählich die Oberhand. Sie dokumentieren sich im EEG mit zunehmend trägeren Wellenabläufen (s. Abb. 7.21, 7.22). Welche Mechanismen auf zellulärer Ebene dieser zunehmenden Inhibition zugrunde liegen, ist noch nicht geklärt. Die kumulierende Wirkung hemmender Einflüsse überdauert den Anfall und tritt nach Abbruch der primären epileptischen Erregungssteigerung schließlich ganz in den Vordergrund. Sie kann die *postiktualen* Funktionsstörungen oder Lähmungen erklären, die sich vor allem auf das Hirnareal des epileptischen Fokus beziehen. Eine kurze postiktuale Parese ist daher eher die Folge einer den Anfall überdauernden (aktiven) Hemmung und nicht die einer Erschöpfung des Stoffwechsels. Allerdings kann eine schwere Asphyxie bei einem Grand mal mit insuffizienter Atmung oder längerem Atemstillstand durchaus auch einmal zu einer Sauerstoffmangelsituation führen.

Das Beispiel in Abb. 7.21 zeigt vor dem Anfall einen aktiven epileptischen Fokus links frontal (*Fp1*-F7). Bemerkenswerterweise setzt sich diese fokale Aktivität mit kontinuierlichen Potentialschwankungen von 7–8/s auch noch in der postiktulen Phase fort (Abb. 7.21c). Die inhibitorischen Vorgänge, die den Anfall beenden, betrafen in diesem Fallbeispiel nur die generalisierte Erregungsausbreitung, nicht den Fokus selbst. Seine Persistenz zeigt andererseits, daß im Bereich des Fokus offensichtlich auch keine metabolische Erschöpfung auftrat.

7.3.4.4

7.3.4.5 Zur Terminologie fokaler epileptischer Prozesse

Die prächirurgische Epilepsiediagnostik hat mit den intrakraniellen Ableitungen in unmittelbarer Nähe epileptischer Herde zu Erkenntnissen geführt, die den vorher im konventionellen klinischen EEG gültigen Begriff des „epileptischen Fokus" noch differenzieren (Lüders 1991; Engel 1993):

- ***„Epileptogenes Areal"***: Bereich der eigentlichen epileptogenen Läsion, die zumeist im MRT oder CCT auch als morphologische Veränderung nachweisbar ist. Sie ist *nicht immer (!) identisch* mit dem eigentlichen
- ***„epileptischen Fokus"*** („Schrittmacherareal", „seizure onset zone"), dem Areal, in dem die *epileptischen Anfälle starten*.
- ***„Irritatives Areal"***: Der Bereich, in dem die *interiktualen* Potentiale (Spitzen, scharfe Wellen) generiert werden. Werden sie an der Kopfoberfläche ableitbar, so ist das „irritative Areal" wesentlich ausgedehnter als der eigentliche epileptische Fokus (z.B. mindestens 6 cm^2 Kortexfläche für eine im konventionellen Oberflächen-EEG erkennbare scharfe Welle, natürlich abhängig von den gegebenen anatomischen Verhältnissen unter dem Ort der Ableitung).

7.4 „Primäre" und „sekundäre" Generalisation epileptischer Erregungssteigerungen

Für die in unserem Sprachgebrauch auch heute noch übliche Einordnung epileptischer Erregungssteigerungen oder Anfälle als *primär generalisiert* sind der abrupte Beginn und die sofortige Bewußtseinsstörung die kennzeichnenden Merkmale. Beide Kriterien sind unzuverlässig. Vor allem bei Anfällen mit tonisch-klonischem Krampfablauf bedeutet „primär" zunächst nur, daß die Generalisation sehr rasch auftritt. In diesem Sinne kann man die Bezeichnung „primär generalisierter Anfall" auch dann akzeptieren, wenn der Anfall bei einem Patienten mit einem Hirntumor auftritt, bei dem die epileptische Reaktion mit hoher Wahrscheinlichkeit fokal generiert wird. Der Kliniker meint mit dieser Bezeichnung lediglich, daß er Hinweise auf einen fokalen Anfallsbeginn nicht eruieren konnte. Erst wenn klinisch oder elektroenzephalographisch fokale Initialsymptome *erkennbar* werden, spricht man von fokal (partiell) beginnenden, *sekundär generalisierten* Anfällen. Die meisten generalisierten Anfälle vom Typ des Grand mal dürften jedoch letztlich fokal generiert werden, auch wenn sie in der

Literatur in der Regel zu den primär generalisierten Anfällen gerechnet werden. Schon eine kurze Aura weist auf den fokalen Beginn hin (s. Abschn. 7.3.4.1).

Andererseits gibt es Anfälle, die nach allen klinisch und auch experimentell faßbaren Kriterien sofort (also primär) generalisiert aufzutreten scheinen. Dies sind in erster Linie Petit-mal-Anfälle mit generalisierter *SW-Aktivität* im EEG, die sich vorzugsweise nach dem 4. (bis zum 20.) Lebensjahr manifestieren, und bei denen morphologische Substrate für die Anfallsgenese nicht nachweisbar sind. Vor allem im Hinblick auf diese Anfallsformen wurde der Terminus „primär generalisierte Epilepsie" von der Internationalen Liga gegen die Epilespie (ILAE) 1969 eingeführt (Merlis 1970). Zuvor waren für diese Anfälle auch Bezeichnungen wie „idiopathische" oder „genuine Epilepsie" geläufig. Manche Autoren zählen nur die Petit-mal-Absencen zu den primär generalisierten Epilepsien. Diese Einschätzung bezieht sich auf das EEG-Merkmal der sofort generalisierten SW-Aktivität.

Die Anfälle mit einer SW-Aktivität im EEG nehmen in mehrfacher Hinsicht eine Sonderstellung ein. Diese betrifft nicht nur den zeitlichen Ablauf der iktualen Reaktion (im Vergleich zu fokalen Anfällen), sondern auch die klinische Symptomatik. Im Verlauf der Zeit wurden verschiedene Konzepte zur Erklärung der Phänomene entwickelt.

- *Das frühere Konzept der zentrenzephalen Epilepsie*

Nach der ersten Beobachtung generalisierter SW-Aktivität im EEG durch Gibbs, Davis und Lennox (Gibbs et al. 1935) und nach Entdeckung der Bedeutung des Thalamus und der Formatio reticularis des Hirnstamms für die Funktion der Hirnrinde (Dempsey u. Morison 1942; Moruzzi u. Magoun 1949; Jasper 1949) entstand das Konzept der *„zentrenzephalen Epilepsie"* (Penfield u. Jasper 1954). Diesem Begriff lag die Vorstellung zugrunde, daß die Erregungssteigerung primär in subkortikalen, „zentrenzephalen" Strukturen startet und sich über diffuse Verbindungen sofort bilateral in beide Hemisphären projiziert („primäre bilaterale Synchronisierung"). Als Orte des subkortikalen Schrittmachers galten die Retikulärformation des Hirnstamms und die durch das retikuläre System kontrollierten Anteile des Thalamus (mediale und intralaminäre Thalamuskerne).

- *Das Konzept der generalisierten kortikoretikulären Epilepsie*

Tierexperimentelle Untersuchungen weckten zunehmend Zweifel an der Bedeutung der subkortikalen Strukturen als primärem Ausgangsort generalisierter Erregungssteigerungen. Experimentelle Ergebnisse, aber auch klinische Untersuchungen, führten schließlich zu dem Konzept der *„generalisierten kortikoretikulären Epilepsie"* (Gloor 1968, 1972; Übersicht bei Gloor 1984). Dieser Vorstellung zufolge startet die Erregungssteigerung stets kortikal, verursacht durch eine *diffuse Erregbarkeitssteigerung der Hirnrinde,* und wird sekundär über subkortikale Strukturen (Formatio reticularis,

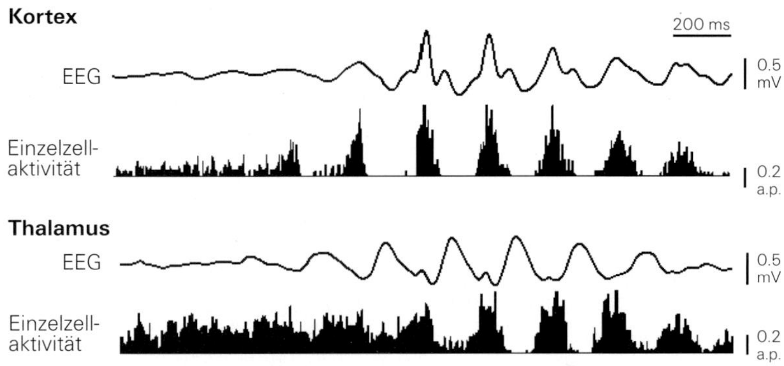

Abb. 7.27. Einzelzellaktivität in Kortex und Thalamus während generalisierter, durch Penizillin ausgelöster SW-Entladungen (Katze). Mittelungen jeweils mehrerer EEG-Abschnitte sowie der zugehörigen Histogramme, die die Häufigkeit der Einzelzellentladungen darstellen. Im Ablauf der SW-Aktivität tritt eine *verstärkte Neuronenaktivität nur während der Spitzenkomponenten* auf. Im Kortex entwickelt sich das rhythmisierte Aktivitätsmuster früher als im Thalamus. Beachte die Entladungspausen während der Wellenkomponente. (Aus Avoli et al. 1983)

Thalamus) generalisiert ausgebreitet. Für die „führende Rolle" der Hirnrinde gibt es verschiedene experimentelle Belege.

So haben simultane Einzelzellableitungen aus Kortex und Thalamus gezeigt, daß sich das abnorm rhythmisierte Aktivitätsmuster einzelner Zellen während einer SW-Sequenz in der Hirnrinde früher entwickelt als im Thalamus (Abb. 7.27). Während eines SW-Paroxysmus gehen in der überwiegenden Mehrzahl der abgeleiteten Neurone die Zellentladungen, die mit der Spitzenkomponente korreliert sind, im Kortex zeitlich voran (Avoli et al. 1983).

- *Kortikale Theorie*

Auch „primär" generalisierte Anfälle haben einen fokalen kortikalen Ausgangspunkt

Heute wird weitgehend die Auffassung akzeptiert, daß sich zumindest unter klinischen Bedingungen (also beim Menschen) epileptische Erregungssteigerungen primär nur in den neuronalen Strukturen des Kortex (des Iso- und Allokortex) entwickeln können. Damit verlagert sich die Diskussion der Begriffe „primär" und „sekundär" auf die Frage nach den Möglichkeiten und der Geschwindigkeit einer Generalisierung kortikaler Erregungssteigerungen, die zunächst fokal entstehen.

Dem Thalamus kommt für die Entwicklung der SW-Aktivität zweifellos eine entscheidende Bedeutung zu. Zwar kann unter bestimmten Bedingungen eine SW-ähnliche Aktivität auch in isolierten Kortexarealen entstehen, sofern bilaterale epileptische Foci durch das Corpus callosum verbunden bleiben (Marcus et al. 1968). Die Mehrzahl experimenteller und auch klinischer Untersuchungen haben jedoch deutlich gemacht, daß sich eine *mit dem klinischen EEG vergleichbare SW-Aktivität* nur dann ausbilden kann, wenn intakte thalamokortikale Rückkopplungen vorhanden sind (Gloor 1984). Im Thalamus sind die intralaminären Kerne von Bedeutung, die zum retikulären System gehören. Der Formatio reticularis des Hirnstamms wird nur noch ein modulierender Einfluß zugeordnet, der allerdings sehr wichtig ist (Arousal-Effekte, Schlaf-Wach-Rhythmus; vgl. Abschn. 7.5.4).

Grundsätzlich kann man 2 Formen generalisierter epileptischer Erregungssteigerungen unterscheiden:

- (iktuale) Erregungssteigerungen mit *generalisierter SW-Aktivität* (die typische Anfallsform ist die einfache Absence),
- iktuale Erregungssteigerungen, die sofort mit einer *generalisierten, frequenten und rhythmisierten* Aktivität ohne langsame Wellenkomponenten im EEG beginnen (im typischen Fall als Ausdruck eines generalisierten tonisch-klonischen Krampfanfalls).

Ein maßgebender Unterschied zwischen diesen beiden Manifestationsformen generalisierter epileptischer Erregungssteigerungen ist die *Einbeziehung motorischer Systeme* und damit das Auftreten motorischer Entäußerungen. Die blande Absence ist nur mit minimalen motorischen Entäußerungen verbunden, der tonisch-klonische Anfall mit sofortiger, maximaler tonischer Innervation der gesamten Muskulatur. Zwischen diesen beiden Extremen gibt es vor allem im Kindheitsalter zahlreiche Übergänge oder Mischformen mit unterschiedlicher Einbindung der motorischen Systeme (Anfälle mit klonischen, tonischen oder auch atonischen Komponenten).

7.4.1 Generalisierte Anfälle mit SW-Aktivität. Der Spitze-Welle-Komplex

Die typische Manifestationsform ist die einfache ***Absence*** mit einer regelmäßigen generalisierten SW-Aktivität vorwiegend um 3/s im EEG (SW: „spike and wave" oder „Spitze-Welle") (Abb. 7.28).

- Die eigentliche *epileptische Aktivitätssteigerung* und *Erregungsausbreitung* beschränkt sich auf kurze, burstartige Entladungsserien der Neurone. Die ausgeprägten exzitatorischen postsynaptischen Potentiale („giant EPSP"), die diese neuronale Aktivität auslösen, ergeben in der Summe ihrer Feldpotentiale im EEG die *Spitzenkomponente des SW-Komplexes*.
- Dagegen wird *während der langsamen Wellenkomponente einer SW-Entladung die Aktivität einzelner Zellen* in der Hirnrinde und (zugehöriger Neurone) im Thalamus *meistens vollständig blockiert* Pollen 1964; Fisher u. Prince 1977b; s. Abb. 7.27). Diese Blockierung wird in erster Linie mit der in Abschn. 7.2.1.2 dargestellten lateralen Hemmung erklärt, die sich nach jeder Zellentladungsserie (Spitzenkomponente) intrakortikal über inhibitorische Zwischenneurone durch IPSP postsynaptisch entwickelt.

Die SW-Sequenz ist danach eine repetierende Abfolge abnorm synchronisierter EPSP und IPSP. Mit der langsamen Wellenkom-

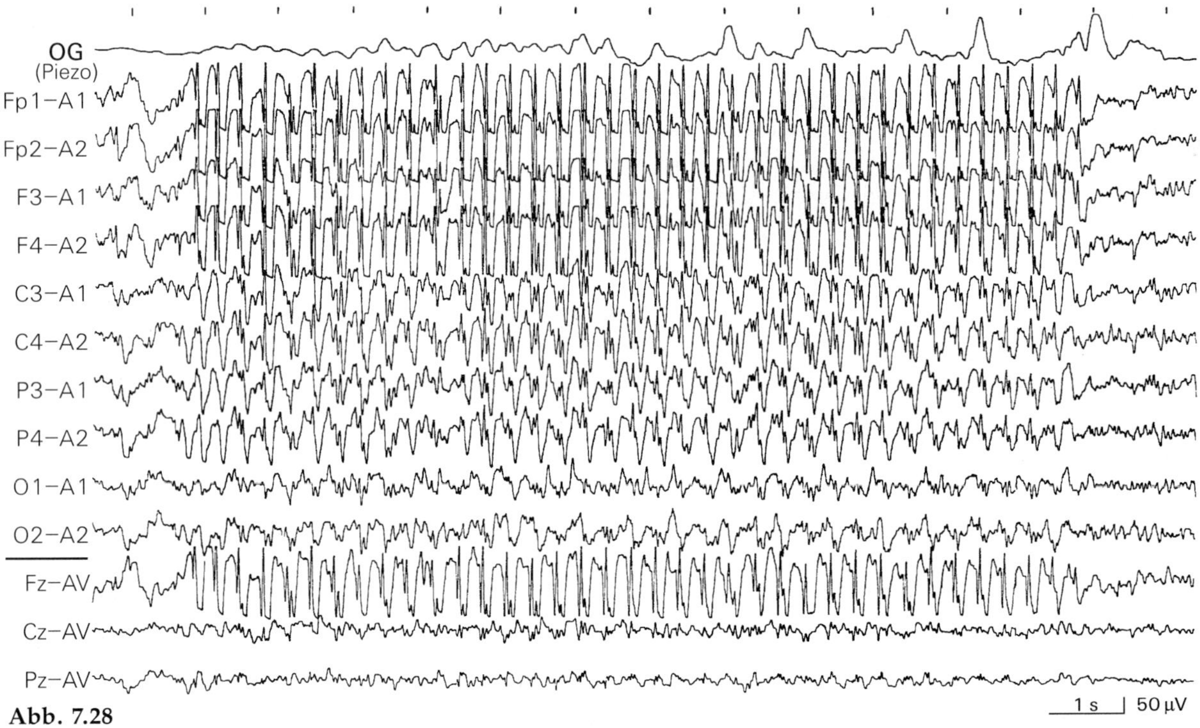

Abb. 7.28

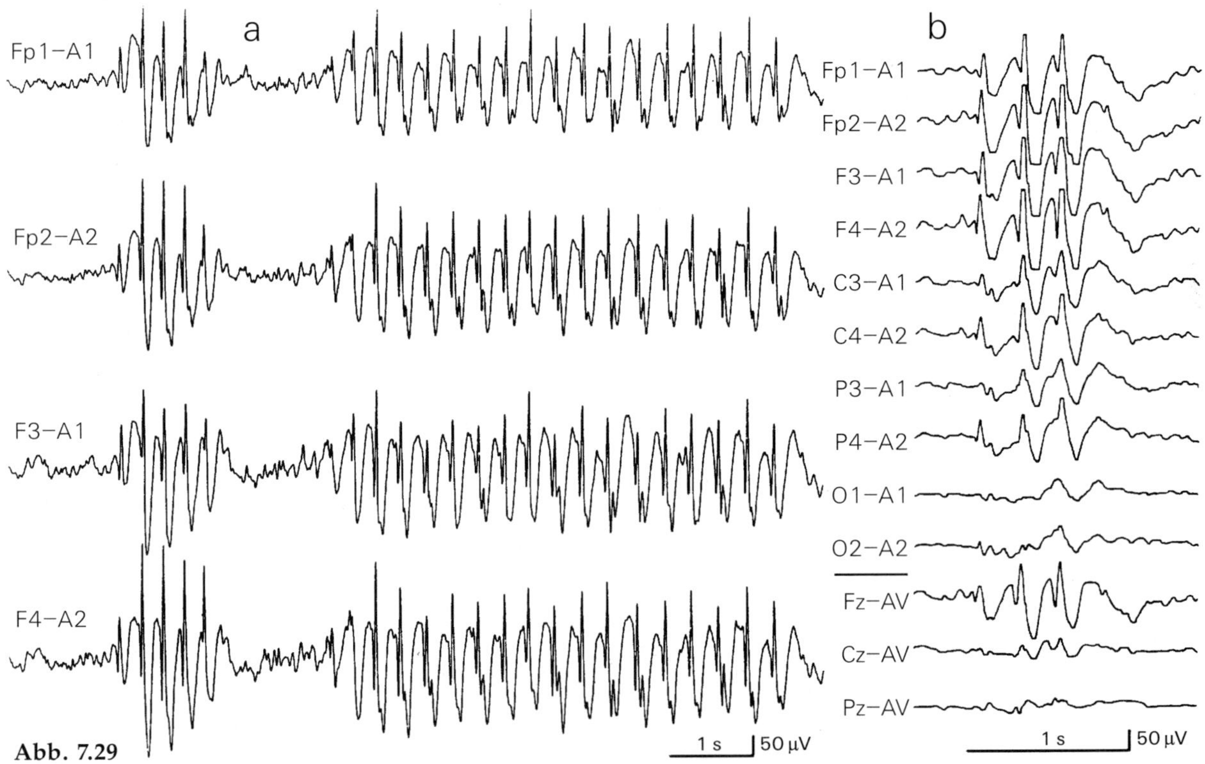

Abb. 7.29

7.4.1

← **Abb. 7.28.** Generalisierter SW-Paroxysmus mit regelmäßiger 3/s-SW-Aktivität bei einer 12 s dauernden ***Absence***. Die frontale Betonung wird sehr deutlich [hinreichend korrekte Darstellung der Verteilung in der Bezugsableitung (!) gegen Ohren; s. auch Abb. 7.31]. Beachte die mit der SW-Aktivität korrelierten Augenbewegungen (Okulogramm *OG:* Registrierung mittels piezoelektrischen Bewegungsfühlers). Andere motorische Entäußerungen wurden während der Absence nicht beobachtet

← **Abb. 7.29. a** Darstellung einer SW-Aktivität ohne Begrenzung der Schreibbereiche im EEG-Gerät (derselbe Fall wie in Abb. 7.28, gleiche Einstellung der Verstärkung). Die Spitzenkomponenten können mit einer Amplitude bis über 500 μV auftreten. **b** Aufzeichnung einer SW-Gruppe mit erhöhtem Papiervorschub (s. Zeitskalierung). Die zeitlichen Beziehungen der Potentialkomponenten sind etwas besser zu erkennen. Es hat den Anschein, als ob die Spitzen unter *F4* und *Fz* (frontosaggital rechts) starten (s. hierzu auch Abschn. 7.4.1.1 und 7.4.1.2)

Anfälle mit generalisierter *SW-Aktivität* im EEG sind hinsichtlich der Erregungsausbreitung im Hirn keine wirklich generalisierten Anfälle

ponente (IPSP) steht offenbar die Tatsache in Verbindung, daß bei den meisten Anfällen mit generalisierter SW-Aktivität (Petit-mal-Anfälle) motorische Entäußerungen nur angedeutet auftreten. Sie beschränken sich oft auf rhythmische Bewegungen der Augen, die mit dem Rhythmus der SW-Aktivität korrelieren (Abb. 7.28). Für das Ausbleiben massiver motorischer Entäußerungen könnte im Zusammenhang mit der langsamen Wellenkomponente die vertikale Inhibition im Kortex eine wesentliche Rolle spielen (Abschn. 7.2.1.1).

Generell bleibt bei den typischen Absencen der Erregungsprozeß vorwiegend auf intrakortikale und thalamokortikale Neuronensysteme begrenzt. Die Bewußtseinsstörung im Anfall erweist sich nur als eine mehr oder weniger hochgradige „Blockierung" kognitiver und mnestischer Funktionen.

Abbildung 7.30 versucht, die Pathomechanismen, die einer SW-Aktivität bei Anfällen vom Typ einfacher Absencen zugrunde liegen, schematisch zu erläutern. Voraussetzung ist eine leichte *allgemeine* Erregbarkeitssteigerung des Kortex (s. Abschn. 7.4.3). Dadurch können bereits normale Afferenzen (sensorische Zuflüsse aus dem Thalamus, aber auch Aktivitäten über assoziative Verbindungen) in der Hirnrinde zunächst umschrieben abnorm gesteigerte Zellentladungen auslösen, wobei Erregbarkeitsveränderungen im Rahmen von Vigilanzschwankungen eine besondere Bedeutung haben. Über weitere Erregungsausbreitungen innerhalb

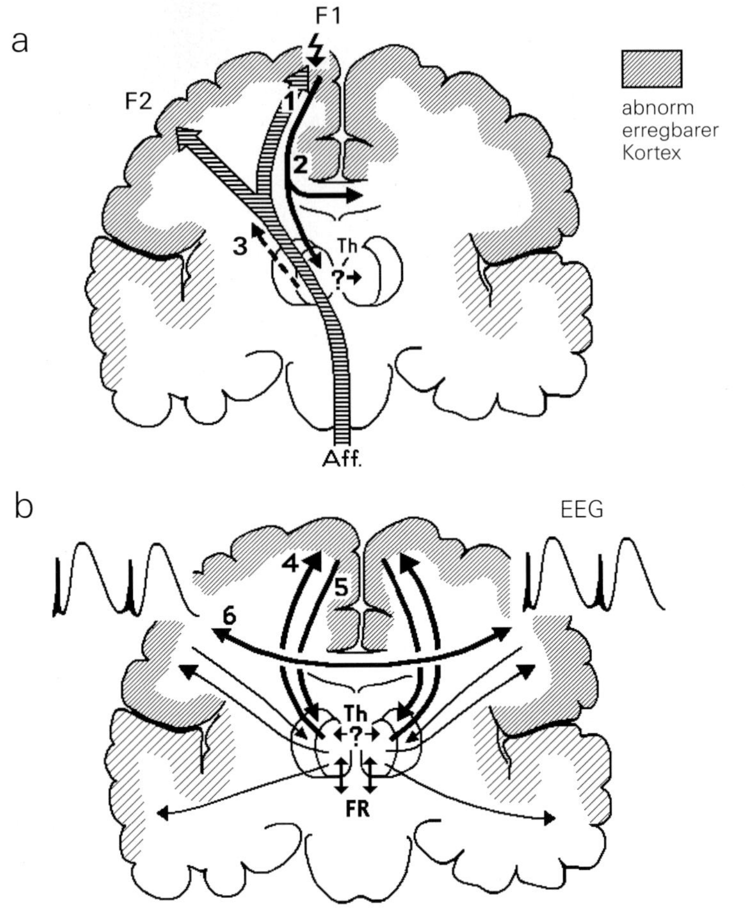

Abb. 7.30. Mögliche Pathomechanismen der als „primär" generalisiert geltenden epileptischen Erregungssteigerung mit SW-Aktivität im EEG. *Th* Thalamus. *FR* Formatio reticularis. *Aff* Afferente (sensorische) Einflüsse. Die *Schraffur* des Kortex kennzeichnet einen Zustand allgemein erhöhter Erregbarkeit (s. Text). **a** *1* Kortikale Afferenz, die zu einer lokalen Erregungssteigerung führt (*F1*). Zu einem anderen Zeitpunkt kann auch das Hirnrindenareal *F2* zu einem (fakultativen) Fokus werden. *2* Erregungsausbreitung über den Balken und zum Thalamus, mit erster Erregungsrückkopplung aus dem Thalamus (*3*). **b** *4, 5* Bilaterale thalamokortikale Erregungsrückkopplungen sowie interhemisphärielle Erregungsausbreitung und bilaterale Erregungssynchronisierung über die Querverbindungen des Balkens (*6*). Unklar ist die Bedeutung thalamischer Querverbindungen und die der Einbeziehung von Strukturen der (mesenzephalen) Formatio reticularis

oder zwischen den Hemisphären sowie über kortikothalamische Rückkopplungen tritt diese Erregungssteigerung dann schon nach wenigen „Erregungszyklen" generalisiert auf (*4*, *5* und *6* in Abb. 7.30b). Wahrscheinlich hat für diese rasche Erregungsausbreitung auch die zinguläre Hirnregion eine Bedeutung.

7.4.1.1 Topographische Merkmale der SW-Aktivität

Bei einer allgemeinen kortikalen Erregbarkeitssteigerung kann je nach Afferenz *jede Hirnregion diesen Erregungsvorgang auslösen*. Damit kann der Ort der fokalen Erregungssteigerung wechseln („fakultativer Fokus", in Abb. 7.30a beispielsweise F1 *oder* F2; s. auch Abschn. 7.4.3).

Aufgrund vorgegebener Funktionstrukturen *entwickelt* sich die SW-Aktivität jedoch *vorwiegend in der frontalen (prämotorischen) Re-*

7.4.1.1

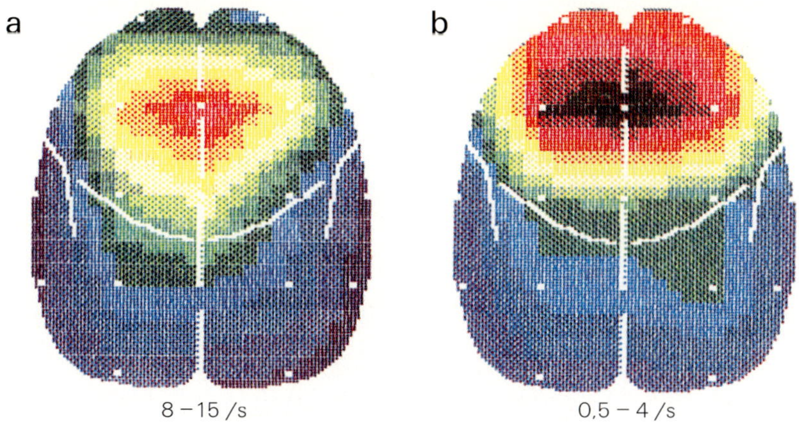

Abb. 7.31. Kartographische Darstellung eines generalisierten SW-Paroxysmus (zur sog. Mapping-Technik vgl. Kap. 17). Die Karten zeigen die topographische Verteilung in bezug auf die Spitzenkomponente im Bereich von 8–15/s (**a**) und die langsamere Wellenkomponente im Bereich bis 4/s (**b**). Der Abbildung liegt der Mittelwert eines 8 s dauernden SW-Paroxysmus zugrunde, vergleichbar mit dem der Abb. 7.28 (derselbe Patient, nur anderer Aufnahmezeitpunkt)

gion. In bezug auf das 10-20-System zeigt sie (zumindest bei regulärer SW-Aktivität) stets ein Maximum im Bereich von Fz. Dies läßt sich vor allem mit Hilfe der Kartographie (Mapping) des Spontan-EEG deutlich demonstrieren (Abb. 7.31).

Die *frontopräzentrale* Hirnregion hat für die Entwicklung generalisierter SW-Entladungen eine besondere Bedeutung

Auch wenn primär die epileptische Erregung in anderen Hirnarealen startet, so scheint sich ein *reguläres Spitze-Welle-Muster* erst dann auszubilden, wenn die frontopräzentrale Hirnregion über Assoziationsbahnen in den Erregungsprozeß einbezogen wird. Abbildung 7.32 zeigt ein Beispiel, in dem vor allem in den Querreihenableitungen der präzentrale, mantelkantennahe (supplementär-motorische?) Ursprung der SW-Aktivität auch im konventionellen EEG deutlich wird. Klinisch handelte es sich um ein Krankheitsbild ähnlich einem Lennox-Gastaut-Syndrom, bei dem die epileptische Erregungssteigerung letztlich multifokal generiert wird. Die in dieser Abbildung gezeigte Sequenz ließ sich während der Untersuchung ständig wiederholt nachweisen.

Tierexperimentell konnte dieser bevorzugte Stellenwert der Präzentralregion beispielsweise an einer Affenart (westafrikanischer Pavian) gezeigt werden, die genetisch bedingt eine besondere Photosensibilität aufweist (Killam et al. 1966, 1967). Die Anfälle werden bei diesen Tieren optisch, also über die Okzipitalregion getriggert. Die dadurch ausgelöste SW-Aktivität startet dagegen stets in der frontalen Hirnregion.

Im klinischen EEG sprechen wir von einer photosensiblen Reaktion, wenn die durch Lichtreize getriggerte SW-Aktivität generalisiert auftritt (s. Abschn. 6.2.2). Auch dabei ist eine präzentrale bis frontale Betonung des Spitze-Welle-Musters die Regel.

7.4.1.2 Bilaterale Synchronisierung der SW-Aktivität

Tierexperimentelle und klinisch-elektroenzephalographische Untersuchungen haben gezeigt, daß für die bilaterale Synchronisierung der SW-Aktivität die *interhemisphäriellen Querverbindungen* vor

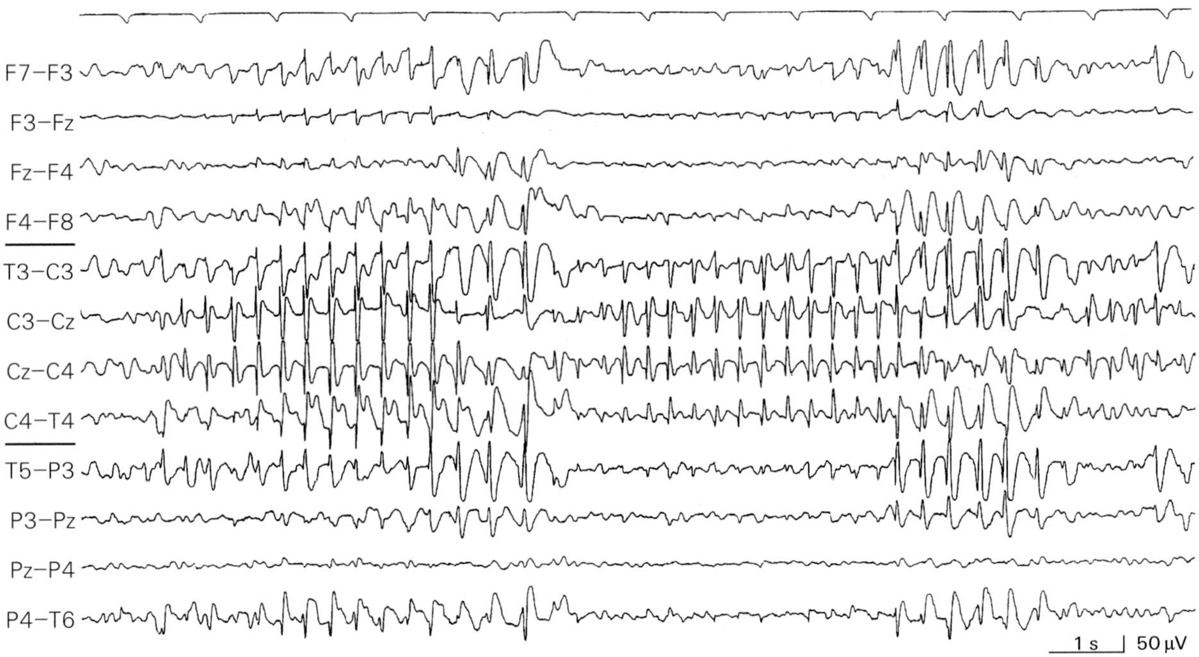

Abb. 7.32. Bilateral synchronisierte Entwicklung einer SW-Aktivität von vorwiegend 2,5/s. Die in der Abbildung gezeigte Sequenz konnte während der Ableitedauer ständig wiederholt registriert werden. Querreihenableitungen. Die SW-Entladungen starten jeweils sagittal in den Ableitungen der frontopräzentralen Hirnregion (der supplementär-motorischen Zone?). *Klinisch:* 16jährige Patientin mit einem Anfallsleiden seit dem 4. Lebensjahr, klinisch weitgehend i. S. eines Lennox-Gastaut-Syndroms

allem über den Balken entscheidende Bedeutung besitzen (Marcus u. Watson 1968; Gotman 1981, 1987).

7.4.1.2

Bei intaktem Balken erscheinen generalisierte SW-Entladungen links und rechts weitgehend synchronisiert, aber nur weitgehend. Bei genauerer Analyse zeigen sich stets zeitliche Seitendifferenzen. Sie betragen bei regelmäßiger SW-Aktivität allerdings nur 10–20 ms. In einer EEG-Registrierung lassen sich diese zeitlichen Differenzen mit erhöhter Registriergeschwindigkeit durchaus schon darstellen. Eine exakte Analyse erfordert jedoch besondere Methoden (Kreuzkorrelations- bzw. Kohärenzanalysen). Daß die SW-Aktivität der linken und rechten Seite niemals perfekt synchronisiert ist, kann man schon daran erkennen, daß die Spitze-Welle-Entladungen auch dann registriert werden können, wenn man zwischen homologen Punkten der linken und rechten Hemisphäre bipolar ableitet (also beispielsweise zwischen Fp1 und Fp2 oder C3 und C4). Auch in Querreihenableitungen lassen sich SW-Komplexe meistens gut darstellen (Abb. 7.32). Würde die SW-Aktivität bilateral absolut synchron auftreten, so wäre sie in derartigen quergeschalteten Differenzableitungen nicht zu registrieren (Niedermeyer 1979).

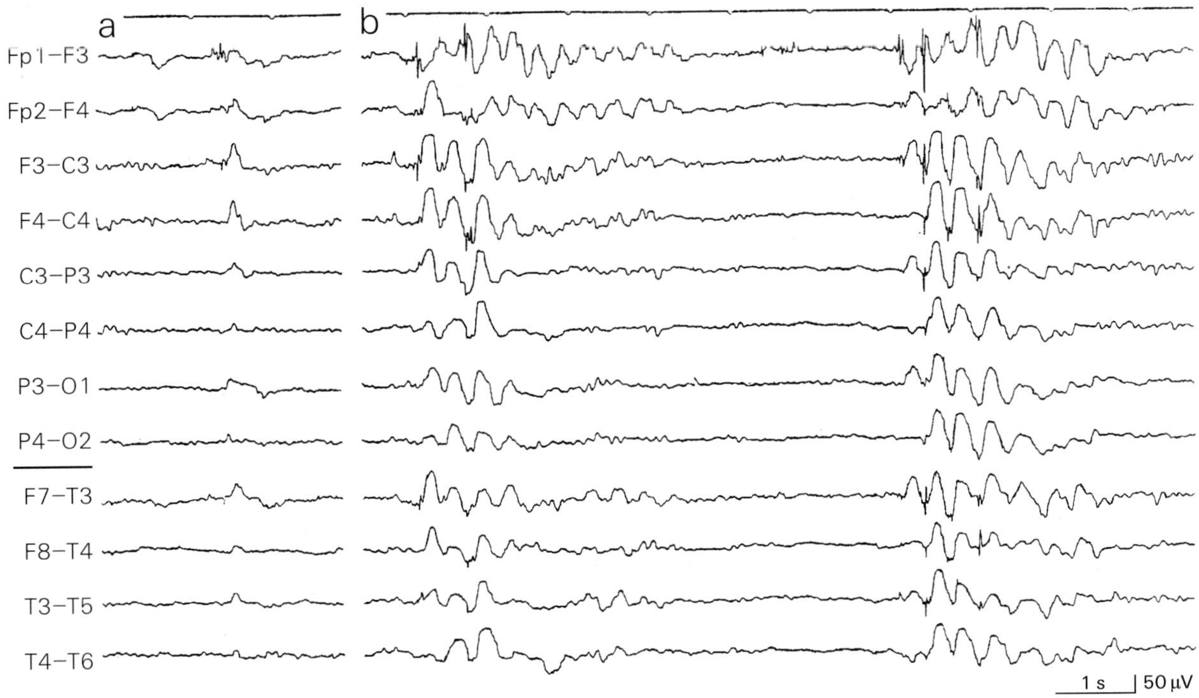

Abb. 7.33. Befund im Sinne einer sekundären bilateralen Synchronisierung (**b**) einer links frontal fokalisierten Erregungssteigerung (**a**). Diese Befundkonstellation zeigte sich während der gesamten Ableitedauer wiederholt in gleicher Weise. Auch in den Phasen der Generalisierung blieb die Linksbetonung zumindest der Spitzenkomponenten erkennbar. *Klinisch:* 23jährige Patientin, in großen Abständen 3 generalisierte tonisch-klonische Anfälle. Die Ursache blieb unklar. Neurologisch und neuroradiologisch unauffällig

In der Literatur findet man im Hinblick auf generalisierte SW-Abläufe die Unterscheidung zwischen einer primären und sekundären bilateralen Synchronisierung (Lombroso u. Erba 1970; Gotman 1981, 1987; Blume u. Pillay 1985). Diese Begriffe haben ihre Wurzel in der alten Vorstellung von einer zentrenzephalen Epilepsie.

- ▶ Der Begriff der *primären bilateralen Synchronisierung* wurde mit einer generalisierten SW-Aktivität verknüpft, die sich, subkortikal generiert, sofort bilateral in beide Hemisphären projiziert (früheres Konzept der zentrenzephalen Epilepsie).
- ▶ Bei einer *sekundären bilateralen Synchronisierung projiziert sich* ein kortikaler Fokus in Form von Spitze-Welle- oder Sharp-slow-wave-Komplexen bilateral in beide Hemisphären (Abb. 7.33). Anfangs wurden auch hierfür Erregungsausbreitungen auf dem Umweg über die Formatio reticularis verantwortlich gemacht, sozusagen auf der Schiene der Theorie der zentrenzephalen Epilepsie. So stammt der Begriff der „se-

kundären bilateralen Synchronisierung" auch von Jasper und Penfield (Tuckel u. Jasper 1952; Penfield 1952). Erst später wurde die Bedeutung der Querverbindungen über den Balken erkannt.

Nach den oben und in Abschn. 7.4.1 dargestellten Pathomechanismen, die der generalisierten SW-Aktivität zugrunde liegen, sind *SW-Entladungen stets die Folge einer sekundären bilateralen Synchronisierung*, da man primär immer von einer *kortikalen fokalen Erregungssteigerung* ausgehen muß. In der Regel erfolgt die bilaterale Generalisierung nur derart schnell, daß sie in den konventionellen EEG-Registrierungen selten eindeutig zu erkennen ist (Abb. 7.29b). Jedoch sind bei sorgfältiger Kurvenanalyse selbst bei regelrechten Absencen oder bei einem Petit-mal-Status im EEG immer wieder einmal Hinweise auf fokale Aspekte zu finden (Niedermeyer et al. 1979).

Die *Wahrscheinlichkeit einer bilateralen Synchronisierung* fokaler epileptischer Erregungssteigerungen ist von der *Lokalisation des epileptischen Fokus* abhängig. Unterstützt durch tierexperimentelle Untersuchungen gilt auch klinisch die Regel: die interhemisphärielle Synchronisierung erfolgt am deutlichsten in der *vorderen Hirnhälfte* (z. B. Abb. 7.33). Bei epileptischen Herden in der hinteren Temporalregion und parietal ist eine bilaterale Synchronisierung einseitiger Foci geringer ausgeprägt, bei okzipitalen Herden fehlt sie weitgehend. Diese Regel ist allerdings altersabhängig. Bei Kindern ist auch okzipital die bilaterale Projektion epileptischer Erregungssteigerungen häufig zu beobachten.

7.4.2 Generalisierte tonisch-klonische Anfälle

Die rasche Generalisation, die zu einem Grand mal führt, geht möglicherweise bereits *primär auf eine besondere intrakortikale Erregungsentwicklung* zurück, wie sie in Abschn. 7.3.2 für die fokale Anfallsentstehung dargestellt wurde (nichtsynaptisch vermittelte kortikale Aktivitätssteigerungen durch dendrodendritische Erregungsausbreitung innerhalb vertikaler Dendritenbündel). Für den weiteren Ablauf generalisierter tonisch-klonischer Anfälle sind dann folgende Besonderheiten anzunehmen:

- Im Gegensatz zu den synaptisch kontrollierten, vorwiegend thalamokortikal vermittelten Sequenzen neuronaler Erregungen und Hemmungen im Ablauf einer SW-Aktivität wird die Erregung beim Grand mal „unkontrolliert" sofort über kortikale Efferenzen vor allem in die *Formatio reticularis* übertragen. Hirnregionen, die intensive efferente Verbindungen zur Formatio reticularis besitzen (z. B. die prämotorische Rinde), wären bevorzugte Ausgangspunkte generalisierter Anfälle.

7.4.2

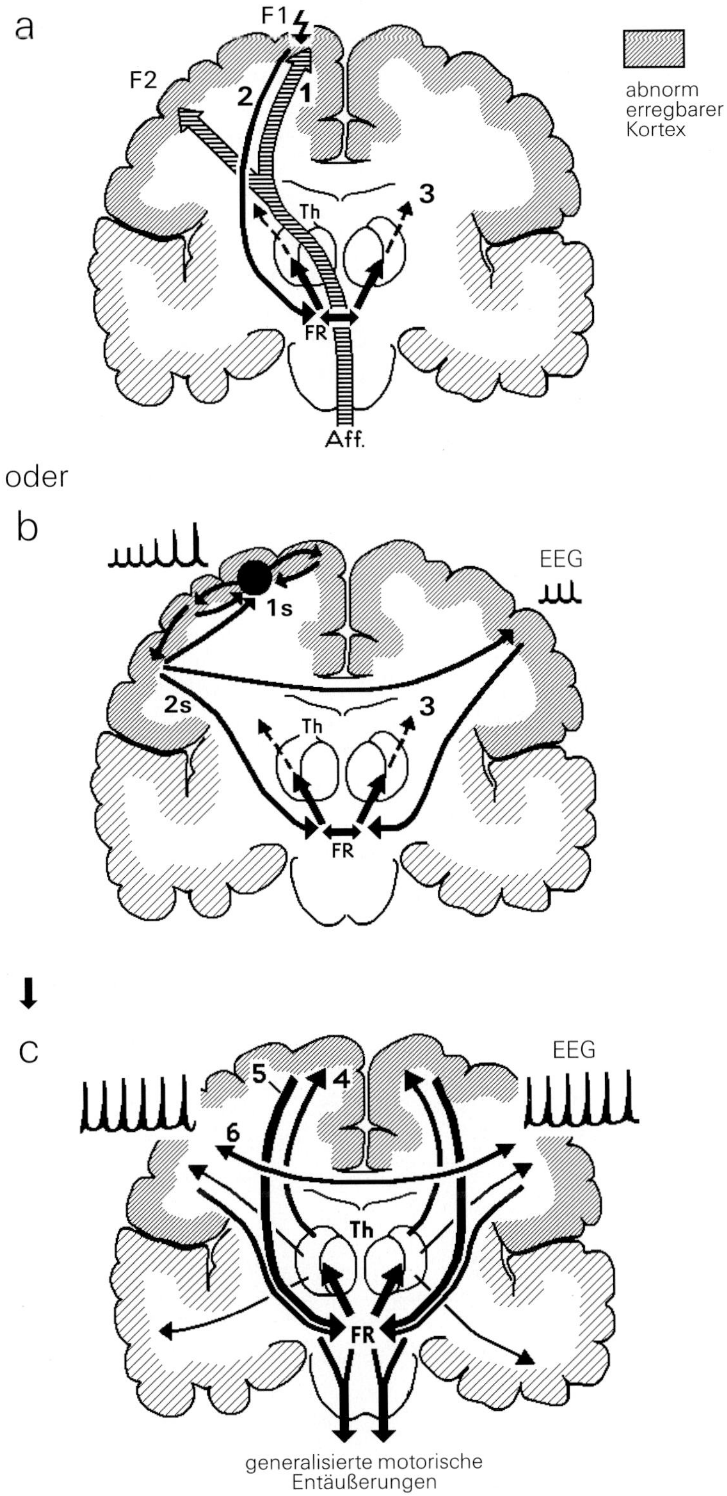

Abb. 7.34. Mögliche Pathomechanismen der Erregungsbildung und Erregungsausbreitung bei einem ***generalisierten tonisch-klonischen Krampfanfall.*** *Th* Thalamus, *FR* Formatio reticularis. Das Grundschema der Darstellung entspricht dem der Abb. 7.30.

a *1* Durch Afferenzen getriggerte lokale kortikale Erregungssteigerung (*F1*). *F2* wäre auch hier ein zu einem anderen Zeitpunkt möglicher (*fakultativer*) Fokus. Dies wäre der Sachverhalt, der bei den sog. *„primär" generalisierten Anfällen* anzunehmen ist, die ohne erkennbare Ursache auftreten (s. auch Text!). Im Gegensatz zur SW-Aktivität (Abb. 7.30) liegt dem tonisch-klonischen Anfall dann jedoch bereits initial eine andere Erregungsausbreitung zugrunde, die über *Projektionen (2) in die Formatio reticularis* (*FR*) sofort zum Bewußtseinsverlust führt und ebenso schlagartig die motorischen Systeme einbindet.

b *Durch lokale Schädigung* bedingter (*konstanter*) epileptischer Fokus (oft auch im EEG nachweisbar), der sekundär generalisiert (*1s*, *2s*). Dieser Pathomechanismus entspräche dem, was allg. als *fokal beginnender, sekundär generalisierender Anfall* bezeichnet wird.

In beiden Fällen (**a**, **b**) erfolgt sehr rasch die *generalisierte Erregungsausbreitung* (**c**) mit Rückkopplungen (*4*, *5*) über das gesamte retikuläre System sowie mit Erregungsausbreitungen und -synchronisierungen über die verschiedenen interhemisphäriellen Querverbindungen (*6*)

- Aus der Formatio reticularis der Brücke und des Mittelhirns wird die Erregungssteigerung über *diffuse* Projektionssysteme (via Thalamus oder direkt) in die Hirnrinde zurückgeleitet. Dabei können infolge der allgemeinen kortikalen Erregbarkeitssteigerung bereits bei der ersten Erregungsrückkopplung große Teile der Hirnrinde epileptisch erregt werden. Der Erregungszyklus Kortex → Formatio reticularis → Kortex → usf. entwickelt sich fast momentan generalisiert.
- Ein wesentliches Merkmal des Grand mal ist die *sofortige Projektion der kortikalen Aktivitätssteigerung auch in motorische Systeme,* was im Zusammenhang mit der nichtsynaptisch bedingten Erregungssteigerung u. a. durch einen Ausfall der intrakortikalen vertikalen Inhibition (s. Abschn. 7.2.1.1) erklärt werden kann.
- Die sofortige und massive Einbeziehung der Formatio reticularis erklärt auch den abrupten und *vollständigen Bewußtseinsverlust* bei einem generalisierten tonisch-klonischen Krampfanfall (im Gegensatz zu den nur partiellen Bewußtseinseinschränkungen bei den „thalamokortikal begrenzten" Petit-mal-Anfällen mit SW-Aktivität im EEG).

Diese Zusammenhänge sind in Abb. 7.34 schematisch dargestellt. Die Abbildung zeigt in Bildteil a die unmittelbare („primäre") Auslösung eines generalisierten Anfalls, der (wie auch schon für einen SW-Paroxysmus in Abb. 7.30 erläutert) durch besondere Afferenzen über einen „fakultativen Fokus" initiiert werden kann. Abbildung 7.34b illustriert die sekundäre Generalisation einer zunächst fokal anlaufenden Erregungssteigerung. Der in beiden Fäl-

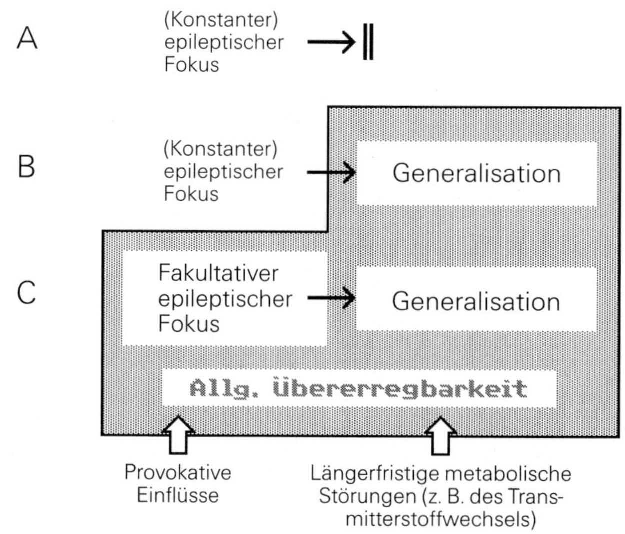

Abb. 7.35. Zusammenhänge zwischen fokaler epileptischer Erregungssteigerung und Generalisierung der epileptischen Erregung. Typ **A**: Fokal (partiell) begrenzter Anfall. Typ **B**: Fokal (partiell) beginnender, sekundär generalisierender Anfall. Die sekundäre Generalisierung wird unabhängig von der fokalen Epileptogenese durch eine allgemeine Überregbarkeit des Kortex bestimmt. Typ **C**: Eine allgemeine kortikale Erregbarkeitssteigerung verursacht bereits die (fakultative) fokale und *gleichzeitig auch* die generalisierende Erregungsentwicklung („primär" generalisierte Anfälle)

7.4.2

len schließlich generalisierende Erregungsablauf ist in Abb. 7.34c schematisch angedeutet. Maßgebend ist die sofortige Projektion in die Formatio reticularis. Die Generalisierung ist schon über wenige kortiko-subkortikale „Erregungszyklen" möglich und kann damit fast schlagartig erfolgen. Die Darstellung in Abb. 7.34c entspricht der tonischen Phase eines Grand mal. Viele Einzelheiten dieser Anfallsentwicklung sind allerdings noch wenig bekannt.

Für generalisierte Krampfanfälle ist der Anfallsverlauf mit einer *tonischen* und einer *klonischen Phase* typisch und dann auch klinisch an den Krampferscheinungen zu erkennen. Diese grundlegenden Merkmale des Ablaufs epileptischer Anfälle wurden bereits im Abschn. 7.3.4 in bezug auf fokal generierte Anfälle ausführlicher dargestellt (s. auch Abb. 7.21).

7.4.3 Pathophysiologische Bedingungen für die Generalisierung epileptischer Erregungssteigerungen

Anatomisch und funktionell sind die Möglichkeiten einer Generalisierung epileptischer Erregungssteigerungen grundsätzlich immer vorhanden. Dennoch sind Anfälle vor allem vom Grand-mal-Typ im Lebensablauf eines Anfallspatienten ganz überwiegend die Ausnahme. Das weist darauf hin, daß die Generalisierung epileptischer Erregungssteigerungen von *besonderen Bedingungen abhängen muß*. Dies gilt auch für die sekundäre Generalisierung elektroenzephalographisch unter Umständen konstant nachweisbarer epileptischer Herde.

Die Generalisierung epileptischer Erregungen hängt offensichtlich davon ab, ob und inwieweit sich größere Bereiche des Kortex oder die gesamte Hirnrinde in einem Zustand gesteigerter Erregbarkeit befinden. Abbildung 7.35 versucht dies zu erläutern. Typ A entspricht Anfällen, die fokal generiert werden und *fokal (oder partiell) begrenzt bleiben*. In Gruppe B finden sich die Anfälle, die eindeutig fokal entstehen, dann aber unter Umständen sehr rasch *sekundär generalisieren*. Hinsichtlich der fokalen Genese der Erregungssteigerung gibt es zwischen den Gruppen A und B keine grundsätzlichen Unterschiede. Die sekundäre Generalisation in Gruppe B ist dann erst von einer zeitweilig gesteigerten Erregbarkeit der Hirnreale *außerhalb* des („aktuellen") epileptischen Fokus abhängig. Das bedeutet: der fokalen Erregungssteigerung (z. B. durch einen konstanten epileptischen Fokus nach umschriebener kortikaler Schädigung) und der sekundären Erregungsgeneralisierung liegen unterschiedliche Pathomechanismen zugrunde.

Die Gruppe C (in Abb. 7.35) umfaßt schließlich jene Fälle, für die anzunehmen ist, daß *bereits die initiale* ***fokale*** *kortikale Aktivitätssteigerung durch dieselbe allgemeine Erregbarkeitssteigerung der Hirnrinde* verursacht wird, die dann *auch ihre* ***sofortige Generalisierung*** ermöglicht. Eine konstant lokalisierte Hirnschädigung braucht nicht vorzuliegen. Auf der Basis der allgemeinen Erregbarkeitssteigerung könnte jedes Hirnareal die momentane Schrittmacherfunktion übernehmen, beispielsweise in Abhängigkeit von der momentanen Afferenz. Es handelt sich dann um einen ***fakultativen*** *epileptischen Fokus* (vgl. auch Abb. 7.30a und 7.34a).

Fakultative **epileptische Foci sind bei den sog. idiopathischen generalisierten Anfällen anzunehmen**

Patienten dieser Gruppe C gehören offensichtlich zu jenen Fällen, bei denen auch durch subtile Untersuchungen konkrete Ursachen für die Anfälle nicht festzustellen sind. Wir operieren dann mit Begriffen wie *„erhöhte Anfallsbereitschaft"*. In den meisten Fällen wissen wir nicht, was damit gemeint ist. Teilweise spielen erkennbar exogene Faktoren eine Rolle (Alkoholkonsum, Störungen des Schlaf-Wach-Rhythmus u.a.). Diese Einflüsse haben aber nur provokative Wirkungen (s. Abschn. 7.5).

Als mögliche, klinisch nicht ohne weiteres nachweisbare Ursachen kommen neben metabolischen Fehlern und Transmitterstörungen auch genetisch bedingte Fehlentwicklungen sowie prä-, peri- und postnatale Faktoren in Frage, die in sehr variabler Verflechtung nur *leichte Anomalien* in der Verschaltung oder der Funktion der Neurone bzw. ihrer Synapsen hinterlassen, die deren normale Funktionsfähigkeit zwar nicht merklich beeinträchtigen, die aber im Endeffekt dazu führen, daß die Hirnrinde auf *besondere provokative Einflüsse* vorschnell mit einer epileptischen Erregungssteigerung reagieren *kann*.

Ein Beispiel sind die von Meencke u. Janz (1984) untersuchten Fälle mit primär generalisierter Epilepsie, die neuropathologisch Befunde i. S. einer kortikalen Mikrodysgenesie aufwiesen. Es sind dies Migrations- und Reifungsstörungen kortikaler Neurone, die sich durch exogene (z. B. entzündliche, virale) und endogene (genetische) Faktoren ab dem 7. Schwangerschaftsmonat bis in die Neugeborenenperiode hinein entwickeln können. Diese Ergebnisse blieben zwar nicht unwidersprochen (weil sich ähnliche Befunde auch bei Patienten ohne Anfallsleiden finden), sie weisen aber in eine Richtung, in der weitere Untersuchungsergebnisse zu erwarten sind.

7.4.3

7.5 Einfluß des kortikalen Aktivitätszustandes auf epileptische Erregungssteigerungen

Die Beziehungen zwischen dem aktuellen kortikalen Aktivitätszustand und epileptischen Erregungssteigerungen sind sehr komplex. Folgende Stichworte seien zunächst genannt:

- Triggerung (oder auch Hemmung) epileptischer Erregungssteigerungen durch besondere sensorische Afferenzen.
- Auslösung epileptischer Erregungssteigerungen durch bestimmte Potentialmuster der aktuellen (Ruhe-) Grundaktivität. Von Bedeutung ist dabei der
- Grad der Synchronisierung der momentanen thalamokortikalen Aktivität. Dieser wird wiederum in erster Linie bestimmt durch den
- Vigilanzpegel, wobei dem Schlaf ein besonderer, erregbarkeitssteigernder Einfluß zukommen kann. Bei Vigilanzabnahme oder im Schlaf können
- Weckreaktionen epileptische Erregungssteigerungen provozieren.

7.5.1 Einfluß des allgemeinen kortikalen Aktivitätspegels

Für die Erregungsbildung innerhalb des epileptogenen Hirnareals ist die momentane durchschnittliche synaptische *Bahnung und Besetzung* bzw. *Verfügbarkeit der Nervenzellen* von ausschlaggebender Bedeutung (Speckmann u. Caspers 1973; Abb. 7.36). Eine kortikale Aktivitätssteigerung führt über eine synaptische (zeitliche und räumliche) Bahnung zunächst zu einer erhöhten Rekrutierbarkeit weiterer Neurone, die die Erregungsbildung und Erregungsausbreitung fördert. Mit dem weiteren Anstieg des durchschnittlichen Aktivitätsniveaus bis zu einer schließlich intensiven (physiologischen) Inanspruchnahme des Hinrareals werden jedoch die Neurone für die epileptische Erregungsausbreitung zunehmend blockiert (zunehmende Besetzung bzw. abnehmende Verfügbarkeit der Nervenzellen).

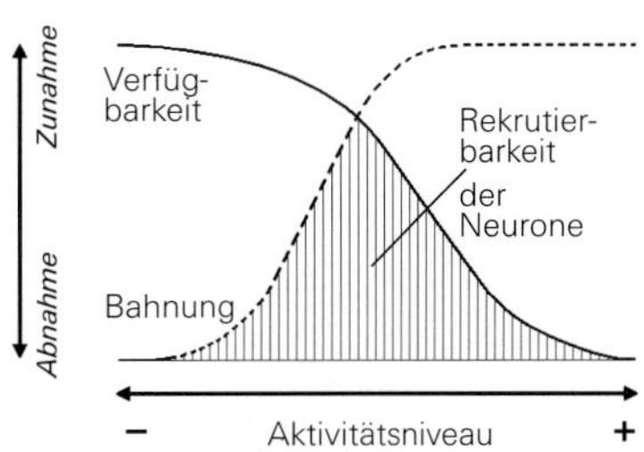

Abb. 7.36. Abhängigkeit der Rekrutierbarkeit kortikaler Neurone vom Aktivitätsniveau der Hirnrinde, welches durch die Bahnung und Verfügbarkeit der Nervenzellen vor allem im Zusammenhang mit der Schlaf-Wach-Periodik bestimmt wird. (Nach Speckmann 1986)

Die Darstellung in Abb. 7.36, die die Zusammenhänge schematisch stark verallgemeinert, macht deutlich, daß Bahnung (= Aktivierung) und Verfügbarkeit (= weitere Aktivierbarkeit) der kortikalen Neurone letztlich gegensätzliche Parameter darstellen, die in einem bestimmten mittleren Bereich ein *Maximum der Rekrutier-*

barkeit der Nervenzellen der Hirnrinde ergeben, das dem Zustand einer gleichermaßen maximalen Erregbarkeit entspricht. In der klinischen Vigilanzskala entspricht dieser Zustand dem Stadium der *Vigilanzabnahme bis zum leichten Schlaf*. Streß (mit maximaler kortikaler Aktivitätssteigerung) ist anfallshemmend, Entspannung und flacher Schlaf besonders anfallsfördernd, im tiefen Schlaf treten epileptische Erregungssteigerungen wieder seltener auf. Die dargestellten Einflüsse des Aktivitätsniveaus sind natürlich in sehr differenzierter Weise von der Art der neuronalen Verschaltung und von der Funktion der verschiedenen Kortexareale abhängig.

7.5.2 Auslösung epileptischer Erregungssteigerungen durch sensorische Afferenzen (sog. Reflexepilepsie)

Intensive sensorische Aktivierungen und die damit verbundene Vigilanzsteigerung wirken in der Regel anfallshemmend. Treffen jedoch die Afferenzen eines Sinneskanals im zugehörigen Kortexareal in bestimmter Weise und in bestimmter Verteilung auf abnorm erregbare Neurone, so kann eine epileptische, zumeist iktuale Erregungssteigerung auch *getriggert* werden. In der Regel ist hierzu eine besondere Reizart und Reizfrequenz erforderlich. Gefördert wird dieser Auslösemechanismus durch gleichzeitige Entspannung oder bei leichter Vigilanzabnahme.

Die Bezeichnung Reflexepilepsie ist im deutschen Sprachraum üblich, aber nicht korrekt. Die komplexe Anregung abnorm empfindlicher Neurone ist kein Reflexablauf. Im angelsächsischen Sprachbereich benutzt man auch die Bezeichnung „sensory precipitation".

Die häufigsten sensorisch ausgelösten Erregungssteigerungen sind die photosensiblen Reaktionen

Die häufigste Form einer durch sensorische Reize ausgelösten epileptischen Erregungssteigerung ist beim Menschen aufgrund der Vorherrschaft des visuell-sensorischen Systems die *photosensible Reaktion* auf Flickerlichtstimulation. Sie wird in Kap. 6 ausführlicher dargestellt. Andere Triggermechanismen sind vergleichsweise selten, aber in bezug auf nahezu *jede sensorische Modalität und Reizqualität* sowie durch vielfältige andere zerebrale Aktivitätssteigerungen möglich. Sie lösen in Abhängigkeit von der Funktion des betroffenen kortikalen Areals sehr verschiedenartige Anfälle aus. Häufig sind es komplex-partielle Anfälle. Bezeichnet werden sie meist nach den besonderen Auslösebedingungen (z. B. „startle epilepsy", musikogene Epilepsie, Leseepilepsie, epileptische Anfälle bei besonderen mentalen Aktivitäten). Die Analyse des Einzelfalls kann zur Lokalisationsdiagnose verhelfen. Eindrucksvolle

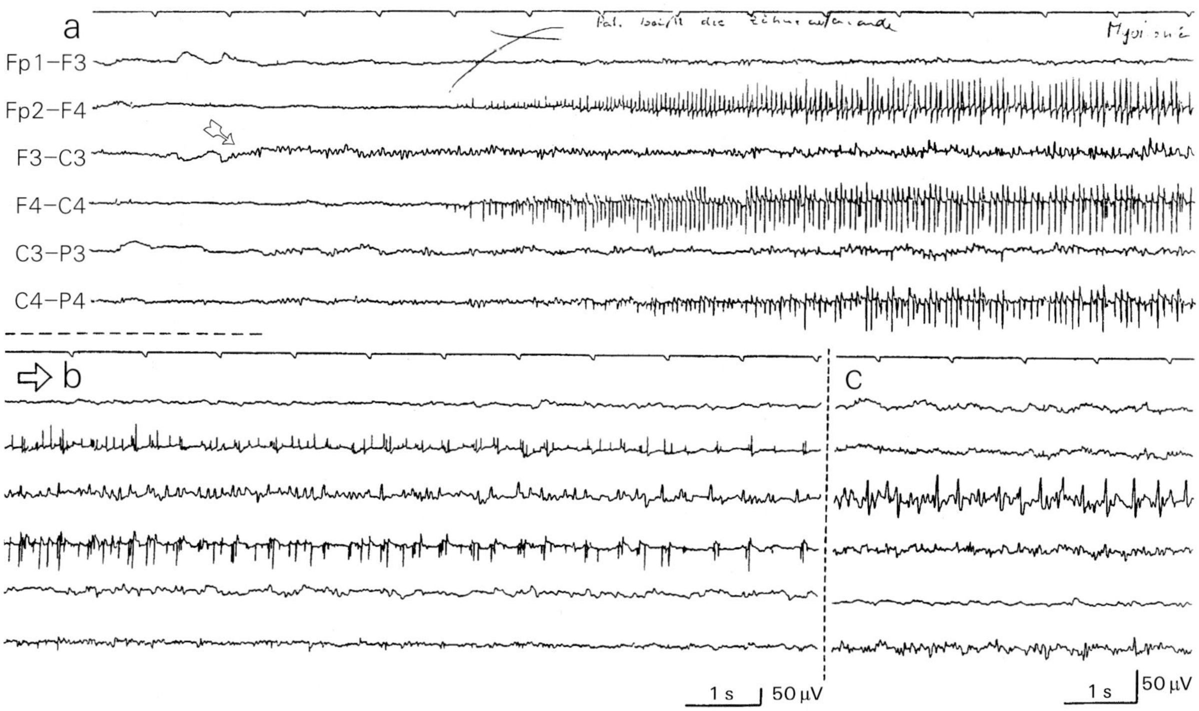

Abb. 7.37. Reflektorisch ausgelöste fokale epileptische Reaktion der linken Präzentralregion. Wiederholte Hautreize in der rechten Gesichtshälfte führten (während der Ableitung mehrmals reproduzierbar) zu einer niedrigen Aktivität um 13–14/s links präzentral (**a**, *F3–C3*), mit allmählichem Übergang in eine irreguläre Spitzenaktivität (**b**, 12 s später), die sich erst bei erhöhter Verstärkung deutlich darstellen ließ (**c**). Die anfangs tonische, später angedeutet auch klonische Innervation der rechten Gesichtsmuskulatur ist mit Muskelartefakten im EEG zu erkennen (*Kurvennotiz am oberen Rand:* „Pat. beißt die Zähne aufeinander .... Myoklonien"). 74jährige Patientin mit Verdacht auf ein Glioblastom links parietal

kasuistische Darstellungen finden sich in der Monographie von Janz (1969), eine Übersicht bei Niedermeyer (1990).

Abbildung 7.37 zeigt ein EEG-Beispiel mit Auslösung einfacher fokaler motorischer Reaktionen durch Hautreize in jener Körperregion (Gesicht), in der sich auch spontan die Anfälle mit elementaren motorischen Entäußerungen manifestierten (sensomotorische Triggerung).

Manche Patienten machen die Erfahrung, daß sie anlaufende fokal-motorische Anfälle durch sofortige intensive (schmerzhafte) Hautreize in der vom Anfall betroffenen Körperregion auch *unterdrücken* können. Hier führt offensichtlich die hirnregional gezielt einlaufende Afferenz über sensomotorische Verknüpfungen umgekehrt sofort zu einer starken Besetzung der Neurone in dem epileptogenen Hirnareal, die die weitere Erregungsausbreitung unterbindet.

7.5.3 Beziehung epileptischer Erregungssteigerungen zur Grundaktivität des Kortex

Tierexperimentell lassen sich Beziehungen zwischen der aktuellen kortikalen Grundaktivität und epileptischen Erregungssteigerungen nachweisen (Gloor 1979; Avoli et al. 1983). Inwieweit und wie häufig bei einem α-EEG einzelne α-Wellen eine Spitzenentladung oder einen Spitze-Welle-Komplex auslösen (bzw. den „letzten Anstoß" geben), ist im Einzelfall kaum sicher auszumachen (aber wahrscheinlich nicht selten der Fall). Dies wird erst erkennbar, wenn Spitze-Welle-ähnliche Abläufe an eine Serie von spindelförmig akzentuierten α-Wellen angekoppelt auftreten und wenn sich dieses Potentialmuster häufig gleichartig wiederholt. Abbildung 7.38 und Abb. 7.39 zeigen hierfür Beispiele.

Beispiel Abb. 7.38: 26jähriger Patient mit generalisierten Anfällen in der Kindheit zwischen dem 1. und 4. Lebensjahr, stets im Zusammenhang mit Fieberschüben (Pockenschutzimpfung, Infekte). Danach (allerdings unter Langzeittherapie mit Phenhydan, später auch mit Valproat) anfallsfrei. Im früheren EEG wurde eine regelrechte generalisierte SW-Aktivität nachgewiesen, später in zahlreichen Kontrollen stets nur noch ein Befund ähnlich dem der Abb. 7.38. Er belegt eine zumindest potentiell epileptische Erregbarkeitssteigerung. Allerdings wurde über 10 Jahre hinweg (!) allein aufgrund dieses Befundes die antikonvulsive Therapie fortgesetzt. Hier wäre ein Aussetzversuch schon früher sinnvoll gewesen.

Im vorstehenden Fall erinnert zumindest der EEG-Befund im linken Abschnitt der Abb. 7.38 an sog. δ-Transiente (vgl. Abschn. 4.5.2). Tatsächlich kann man Übergänge dieser vorgegebenen, physiologischen Normvariante sogar in regelrechte SW-Muster nicht selten beobachten, wenn eine epileptische Erregbarkeitssteigerung des Hirns vorliegt.

Beispiel Abb. 7.39: 28jährige Patientin, bei der im 20. Lebensjahr offensichtlich im Zusammenhang mit einer Polytoxikomanie (vorwiegend Heroin) erstmals ein generalisierter Anfall auftrat. Innerhalb der folgenden 8 Jahre noch 15 stets generalisierte Anfälle, meistens unter provokativen Einflüssen. *Anfallsablauf:* nach mehrtägigen Prodromalerscheinungen im Sinne eines ängstlich gefärbten depressiven Verstimmungszustandes schließlich eine Aura mit *optischen Halluzinationen* (farbige Kreise und andere Strukturen, ohne halbseitige Betonungen), dann Bewußtseinsabbruch und Entwicklung eines generalisierten Krampfanfalls.

In 4 interiktual abgeleiteten EEG ausschließlich an die α-Grundaktivität gekoppelte Potentialsequenzen, wie in Abb. 7.39 gezeigt, sowie häufig im Off-Effekt nach Lidschluß kurze, generalisierte irreguläre SW-Paroxysmen. Bei Fotostimulation abnorme Ankopplungen bei Flickerlichtfrequenzen ab 6–7/s mit Triggerung ausgeprägter Spitzen vorwiegend parietookzipital, schließlich myoklonische Reaktionen.

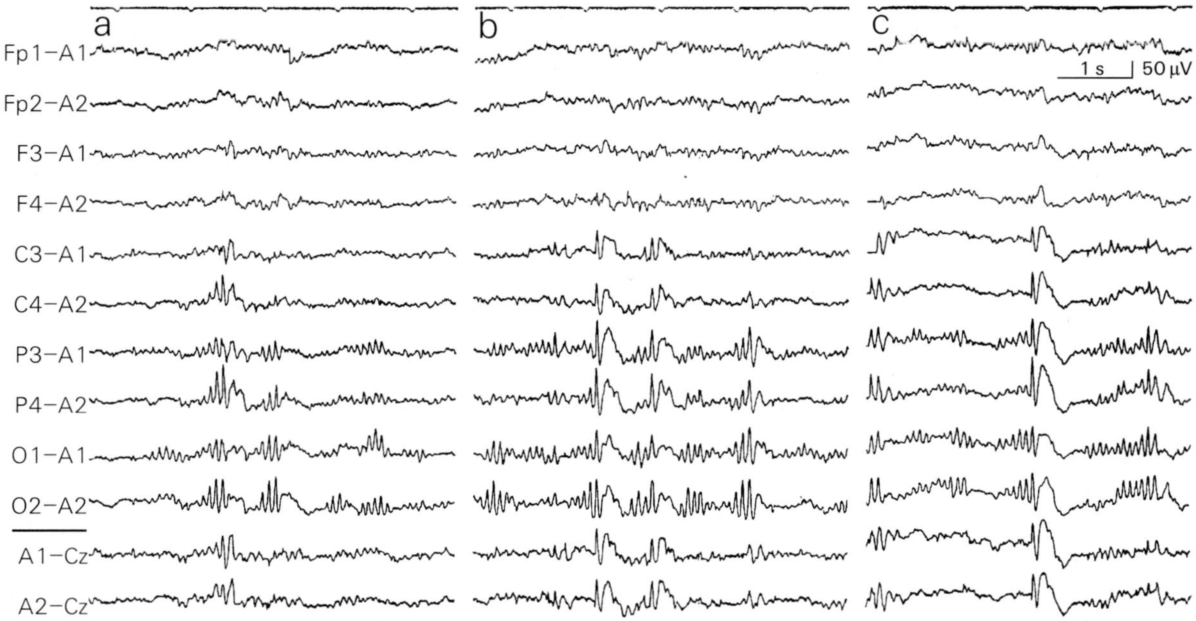

Abb. 7.38. Spindelförmig akzentuierte α-Wellen der EEG-Grundaktivität (**a**) mit Ankopplung einzelner Spitze-Welle-Abläufe (**b**, **c**). Die Spitzen zeigen keine Generalisationstendenz. *Klinisch:* 26jähriger Patient mit „Fieberkrämpfen" in der Kindheit, seitdem anfallsfrei. Weiteres s. Text

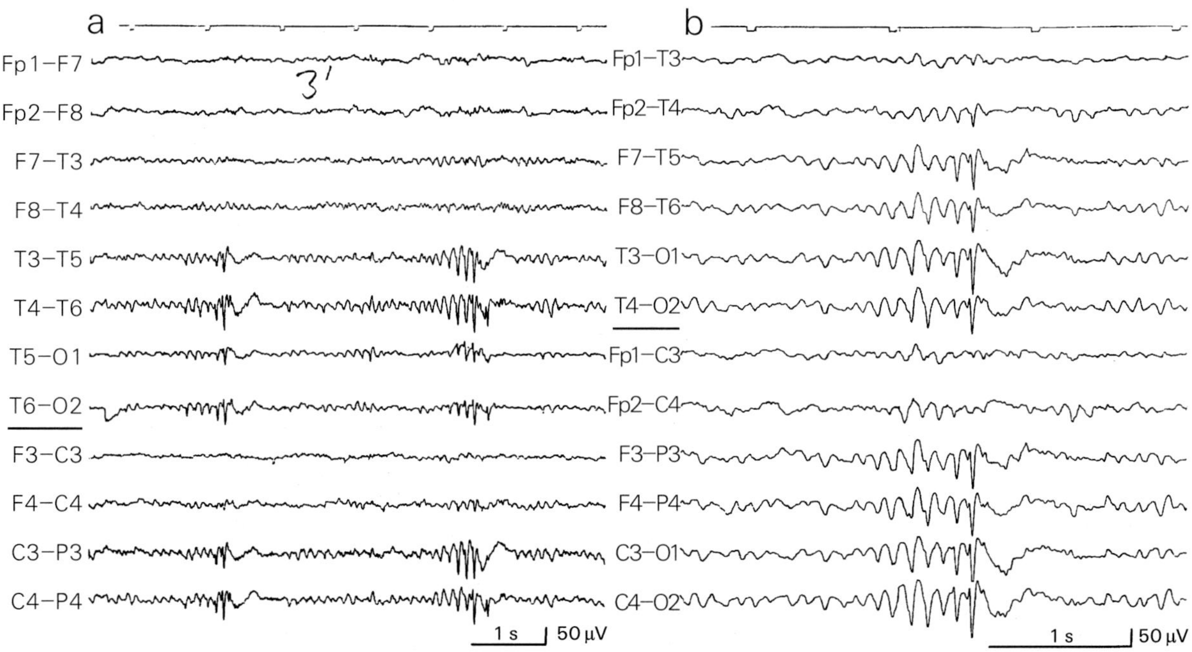

Abb. 7.39. Triggerung einzelner Spitze-Welle-Abläufe durch spindelförmige Akzentuierungen der α-Wellen des Grundrhythmus (**a**) bei einer 28jährigen Patientin mit einer auch klinisch offenkundigen epileptogenen Funktionsstörung der okzipitalen Hirnrinde. **b** Schnellerer Papiervorschub. Einzelheiten s. Text

Dieses Fallbeispiel zeigt, daß die an den α-Grundrhythmus gekoppelt auftretenden Erregungssteigerungen auch einen besonderen Bezug zum visuellen System haben. Vor allem die Provokation irregulärer SW-Paroxysmen nach Lidschluß ist ein häufig zu beobachtendes Phänomen. Dennoch sollten Befunde der vorstehend gezeigten Art (Abb. 7.38 und 7.39) hinsichtlich ihrer aktuellen epileptogenen Bedeutung nur mit Zurückhaltung bewertet werden.

Angesichts des fraglichen Stellenwerts solcher Befunde sollte man bestenfalls von „Spitze-Welle-Abläufen" sprechen und das Untersuchungsergebnis entsprechend interpretieren. Die Kurzbezeichnung „SW", die als Hinweis auf eine regelrechte epileptische Erregbarkeitssteigerung verstanden wird, ist hier zu vermeiden.

7.5.4 Einfluß von Vigilanz und Schlaf

Vigilanzminderungen und der (leichte) Schlaf sind die häufigsten auslösenden Bedingungen für epileptische Erregungssteigerungen

Eine Vigilanzabnahme und der Übergang in den (NREM-)Schlaf sind Zustände, in denen im Vergleich zum Wachzustand der durchschnittliche Synchronisationsgrad der kortikalen Aktivität zunimmt. Dadurch wird eine epileptische Erregungssteigerung oft gefördert und gleichzeitig in besonderer Weise modifiziert. Umgekehrt führt die Desynchronisierung (und Abnahme der Verfügbarkeit der Neurone) bei starker kortikaler Aktivitätssteigerung (bis hin zu Streßsituationen) zu einer Minderung der epileptischen Erregbarkeit bzw. zu Erregungshemmungen.

Die besondere Bedeutung des Schlafes für das Auftreten epileptischer Anfälle ist eine der ältesten Erfahrungen der Ärzte. 20–30% aller Anfallskranken erleiden ihre Anfälle überwiegend bis ausschließlich im Schlaf (Janz 1969). Die für die klinische Elektroenzephalographie wichtigen Aspekte des Schlafes und des Schlaf-EEG (der Schlafpolygraphie) werden im Kap. 5 dargestellt, spezielle Aspekte zum Schlaf als Provokationsmethode in Abschn. 6.4.1. Einen besonderen Beitrag für die EEG-Diagnostik nächtlicher epileptischer Ereignisse liefert die mobile EEG-Langzeitregistrierung (Abschn. 15.9) und die simultane EEG-Videoüberwachung.

7.5.4.1 Einfluß von Vigilanzminderungen auf interiktuale Erregungssteigerungen

Leichte Vigilanzschwankungen treten häufig auf und sind im EEG sofort zu erkennen (vgl. Abschn. 5.1). Meistens reichen sie nur bis zu kurzen Einschlafphasen. Sie werden dann „spontan" oder durch Klopfsignale der EEG-Assistentin beendet. Für die

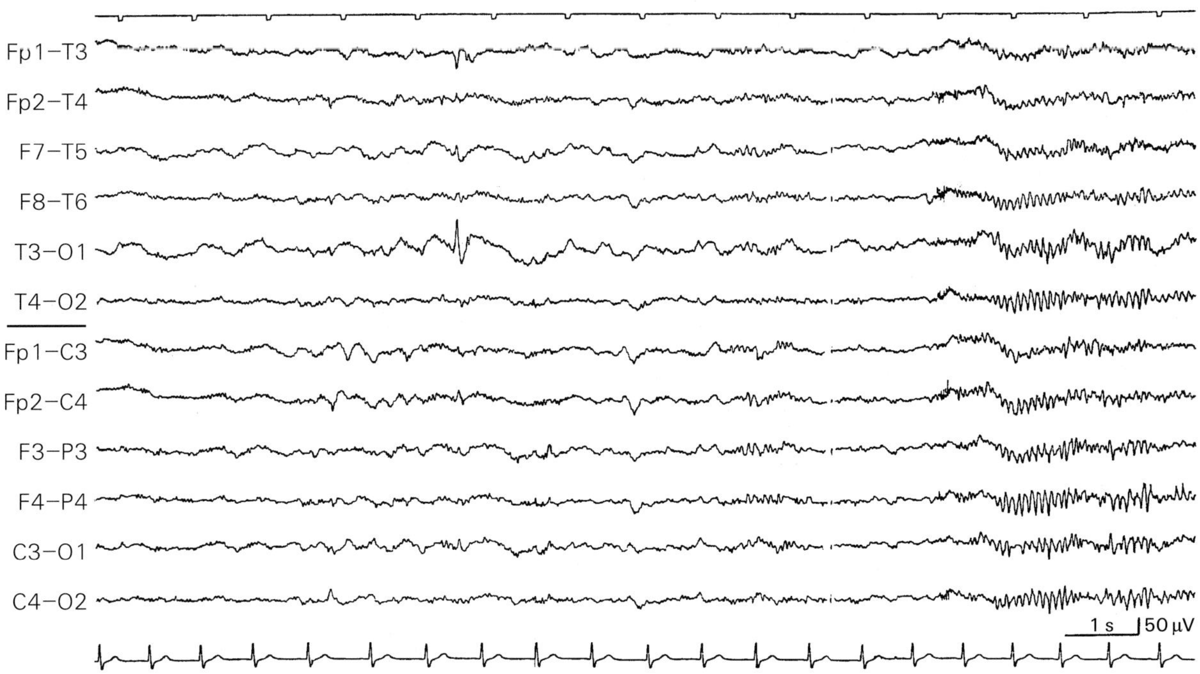

Abb. 7.40. Manifestation einer scharfen Welle links temporal bei deutlicher Vigilanzabnahme (Einschlafstadium). Eine genauere Lokalisierung ist in dieser bipolaren Ableitung mit weitem Abgriff nicht möglich. *Rechts* im Bild Rekrutierung des α-Grundrhythmus nach Weckreiz. Im Zustand normaler Vigilanz waren neben der (δ-)Herdstörung links temporal nur vereinzelt auffällig steilere Potentialschwankungen zu registrieren. *Klinisch:* 42jähriger Patient. Seit 4 Monaten tagsüber vermutlich komplexe partielle Anfälle. Stationär wurde nachts ein (vom Patienten nicht erinnerter) generalisierter Anfall beobachtet. Sonst anamnestisch sowie neurologisch und neuroradiologisch unauffällig

Dauer solcher Vigilanzminderungen ist eine *Zunahme epileptischer Erregungssteigerungen* häufig zu beobachten. Dies gilt für generalisierte Erregungssteigerungen ebenso wie für fokale epileptische Aktivierungen. Bei fokalen Erregungssteigerungen ist der provokative Effekt in der Regel deutlicher (Abb. 7.40).

Die Effekte sind oft sehr empfindlich vom Vigilanz*niveau* abhängig. Sie betreffen nicht nur die Aktivität eines epileptogenen kortikalen Areals, sondern auch die *Ausbreitungstendenz* der epileptischen Erregungssteigerung.

Hierfür zeigt Abb. 7.41 ein instruktives Beispiel. Aus einem leichten Schlaf (Stadium 1–2) heraus führt ein akustischer Reiz zunächst zu einer Aktivitätssteigerung eines rechts frontal lokalisierten Fokus und gleichzeitig zu einer stärkeren Ausbreitung der Erregung in der rechten Hemisphäre (a). Auf der Basis eines solchen „Vigilanzpegels" wird die Erregungsausbreitung dann durch einen weiteren (und nunmehr offensicht-

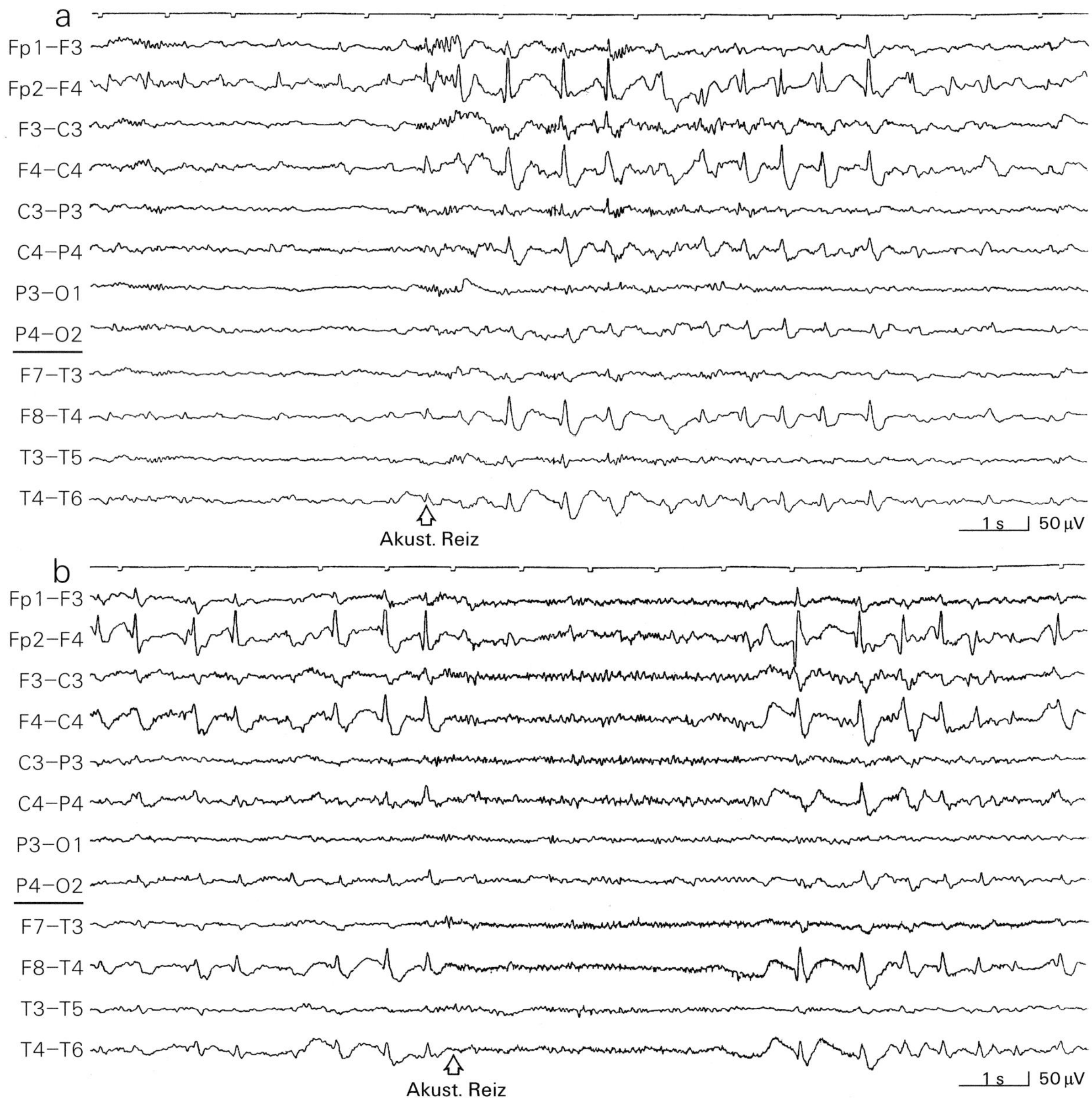

Abb. 7.41. Einfluß des Vigilanzniveaus auf die Aktivität und die Erregungsausbreitung eines epileptischen Fokus rechts frontal. 52jähriger Patient mit partiellen Anfällen vermutlich nach einem (anamnestisch nicht zu eruierenden) Infarkt im rechten Mediastromgebiet: im CCT scharf demarkiertes hypodenses Areal an der Mark-Rinden-Grenze rechts temporal. Meistens typische psychomotorische Anfälle, z. T. mit tonisch-klonischen motorischen Entäußerungen im linken Arm und Bein. Im EEG eine Herdstörung rechts frontotemporal mit polymorpher ϑ-δ-Aktivität und dem abgebildeten Sharp-wave-Fokus. **a** Aus einem Einschlafstadium heraus führt ein Reiz zu einer Aktivierung und deutlichen Erregungsausbreitung der fokalen Aktivität. **b** Ausgehend von diesem Vigilanzniveau führt ein weiterer akustischer Reiz, jetzt offensichtlich mit vollem Weckeffekt, wieder zu einer Blockierung der Erregungssteigerung. Siehe hierzu auch die Erläuterungen im Text

7.5.4.1

lich voll wirksamen) Weckreiz sofort wieder unterbrochen (b). Die epileptische Erregungssteigerung grenzt sich dann während der kurzen Phase beschleunigter und desynchronisierter Grundaktivität erneut auf den Fokusbereich ein. Der kortikale Aktivitätsgrad während des Arousal-Effekts in Abb. 7.41a sowie vor und nach dem Weckeffekt in Abb. 7.41b entspricht offensichtlich dem Maximum des schraffierten Kurvenbereichs im Schema der Abb. 7.36.

Aus dem Verhalten epileptischer Erregbarkeitssteigerungen bei Vigilanzschwankungen lassen sich *keine differentialdiagnostischen* Aussagen ableiten, weder hinsichtlich der Art der gleichzeitig auftretenden (oder zu erwartenden) Anfälle noch in bezug auf die zugrunde liegende zerebrale Funktionsstörung. Die Provokation epileptischer Erregungssteigerungen bei Vigilanzschwankungen ist jedoch für den grundsätzlichen Nachweis einer spezifischen zerebralen Erregbarkeitssteigerung von Bedeutung.

7.5.4.2 Änderungen interiktualer Erregungssteigerungen im EEG durch den Schlaf

Die Änderungen des Synchronisationsgrades der kortikalen Aktivität im Ablauf des NREM-REM-Zyklus haben in vieler Hinsicht einen gegensätzlichen Einfluß auf epileptische Erregbarkeitssteigerungen. Generell gilt die Regel, daß epileptische Aktivitäten *im („synchronisierten") **NREM-Schlaf häufig**, im („desynchronisierten") **REM-Schlaf selten** auftreten.*

1. Epileptische Erregungssteigerungen im NREM-Schlaf

a. Fokale epileptische Erregungssteigerungen

Die Zunahme epileptischer Erregungssteigerungen beschränkt sich auf den NREM-Schlaf

Nach Niedermeyer u. Rocca (1972) kann die Zunahme fokaler (insbesondere temporaler) epileptischer Potentiale im Schlaf (im Vergleich zum Wach-EEG) bis 76% betragen. In rund $1/3$ der Fälle treten fokale Entladungen sogar nur im Schlaf auf (Abb. 7.42). Derartige Zahlen sind jedoch sehr von der Art des Patientengutes abhängig.

Kommt es zu einer Aktivierung eines epileptischen Fokus, so findet sich im leichten bis mitteltiefen Schlaf in der Mehrzahl der Fälle eine

- *Zunahme der Häufigkeit* der fokalen Entladungen,
- *Anstieg der Amplitude* der scharfen Wellen (Abb. 7.43). Dies weist auf eine erhöhte Rekrutierbarkeit der Neurone in dem epileptogenen Hirnareal hin (vgl. Abschn. 7.5.1).
- *Verstärkte Ausbreitungstendenz* der fokalen Aktivität (Abb. 7.42).

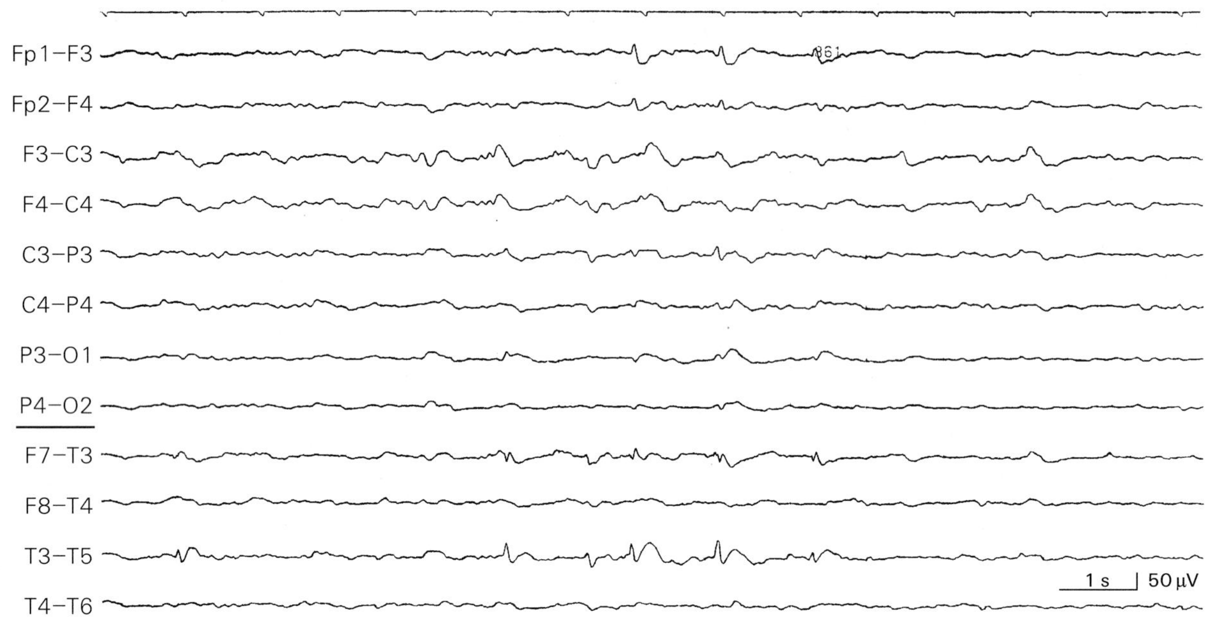

Abb. 7.42. Aktivierung eines epileptischen Fokus (unter T3) im leichten Schlaf entsprechend dem Stadium 1/2. Diese fokale Aktivierung zeigte sich regelhaft bei Schlafeintritt. Im Wach-EEG kein entsprechender Befund, lediglich einmal im Langzeit-EEG postiktual. *Klinisch:* 39jähriger Patient mit komplexen partiellen Anfällen. Zustand nach beiderseitiger Amygdalatomie 4 bzw. 5 Jahre zuvor

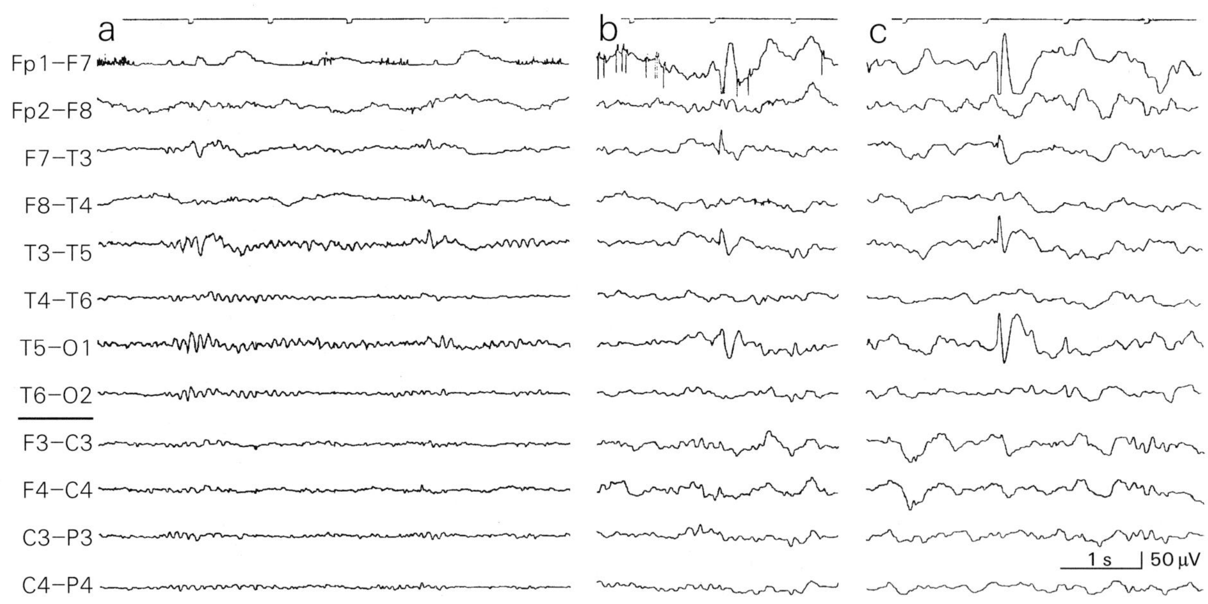

Abb. 7.43. Verdeutlichung eines epileptischen (temporalen) Fokus im Schlaf mit Zunahme der Amplitude der Sharp-slow-wave-Komplexe. **a** Wachzustand, **b** Schlafstadium 1B bis 2. **c** Schlafstadium 2. *Klinisch:* 44jähriger Patient mit Zustand nach einem generalisierten und 2 fraglichen komplex-partiellen Anfällen ungeklärter Genese

7.5.4.2

Diese schlafbedingten Veränderungen betreffen in erster Linie *temporale* (temporobasale) und *frontale* (frontobasale) Foci. Epileptische Herde in parietalen und okzipitalen Hinregionen werden dagegen deutlich weniger beeinflußt. Eine besondere Ausnahme hiervon sind die zentrotemporalen Spitzen (sog. „rolandic spikes") bei Kindern (s. Abb. 7.55 und Tabelle 7.2).

b. Generalisierte epileptische Erregungssteigerungen im NREM-Schlaf

Auf *generalisierte* epileptische Erregungssteigerungen (SW-Entladungen) hat der *NREM-Schlaf einen stärkeren Einfluß* als auf fokale interiktuale epileptische Aktivierungen (Abb. 7.44). Zur Variabilität der Morphologie von SW-Entladungen im Schlaf gibt es eine umfangreiche Literatur (z.B. Niedermeyer 1965, 1966a; Broughton 1972; Sato et al. 1973; Rettig u. Zschocke 1984; Autret et al. 1983; Billard et al. 1990). Individuell gibt es mehr Ausnahmen als Regeln. Dennoch lassen sich folgende grundlegende Merkmale nennen (s. auch Abb. 7.45, 7.46):

- Wird im Wach-EEG eine regelmäßige SW-Aktivität registriert, so „zerfällt" sie im Schlaf. Statt regulärer SW-Paroxysmen treten im Schlaf sehr rasch nur noch kürzere, zumeist *irreguläre Spitze-Welle-Aktivitäten* auf.
- Im leichten bis mitteltiefen Schlaf (entsprechend den Schlafstadien 2–3) besteht die Tendenz, daß die einzelnen Spitzen in den SW-Gruppen des Wach-EEG in eine rasch repetierende Potentialfolge umgewandelt werden. Aus einem regulären SW-Ablauf wird ein meist sehr irreguläres *Poly- oder Multispike*-Wave-Muster.

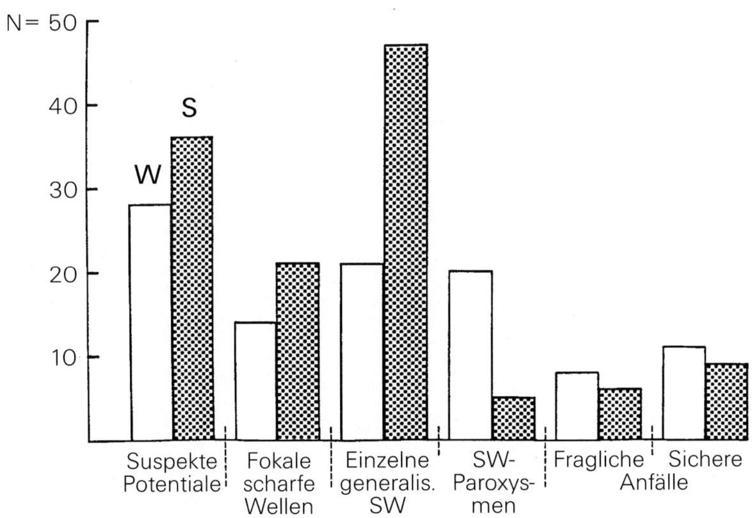

Abb. 7.44. Häufigkeit epileptischer Erregungssteigerungen im Wachzustand (*W*) und im Schlaf (*S*). Ergebnisse von EEG-Langzeitableitungen über mindestens 2mal 24 h pro Fall bei 87 Patienten. Bei mehrtägigen Untersuchungen gehen die positiven Befunde jeweils pro Nacht in die Auswertung ein (= *N*). Als suspekt wurden besonders scharf akzentuierte Potentiale eingestuft, die jedoch noch nicht sicher als epileptisch gelten konnten (Zschocke u. Alexopoulos 1984)

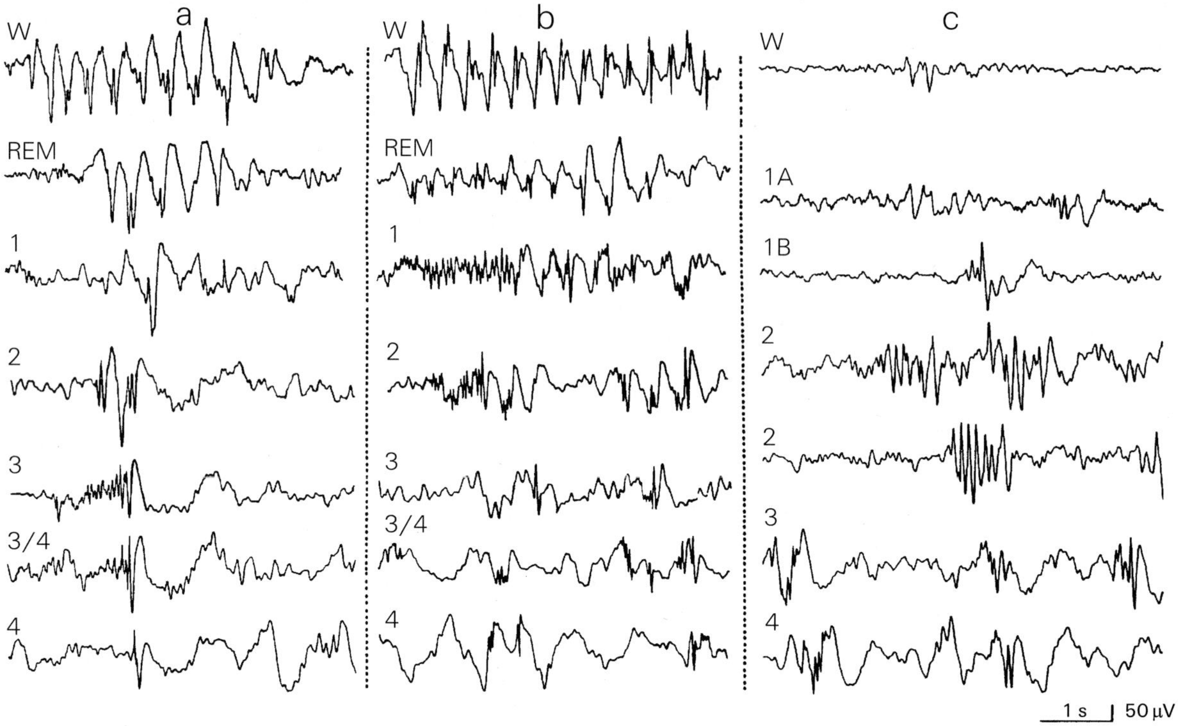

Abb. 7.45. Beispiele für die Veränderungen der Dauer und Form generalisierter epileptischer Erregungssteigerungen im Schlaf mit kurzen repräsentativen Ausschnitten aus EEG-Langzeitregistrierungen. *W* Wach-EEG, *1* (*A, B*)–*4* verschiedene Schlafstadien. Die 3 Patienten der Beispiele **a**, **b** und **c** litten jeweils unter Absencen und Grand mal seit dem 6. (**b**) bzw. 13. Lebensjahr (**a**, **c**). Im Beispiel **c** im Wach-EEG (*W*) nur diskrete, in den REM-Phasen keine Erregungssteigerungen. Weitere Erläuterungen s. Text (Rettig u. Zschocke 1984)

Abb. 7.46. Änderungen generalisierter Erregungssteigerungen während eines Nachtschlafes mit 4 NREM-REM-Phasen. 39jährige Patientin mit Absencen und Grand mal seit dem 13. Lj. (Fall **a** in Abb. 7.45). *SW-Gruppen:* regelmäßige SW-Sequenzen unterhalb 2 s Dauer, *Poly-SW:* Komplexe mit 2–3 Spitzen, *Multi-SW:* Komplexe mit Vielfachspitzen (z. B. **a** *3* in Abb. 7.45), *Poly-Spikes:* rasche Aufeinanderfolge mehrerer Spitzenpotentiale; zu *„epil. K-Komplexen"* vgl. Abschn. 7.5.4.5 und Abb. 7.52. Beachte die strikte Bindung aller epileptischen Potentiale an die NREM-Phasen (Rettig u. Zschocke 1984)

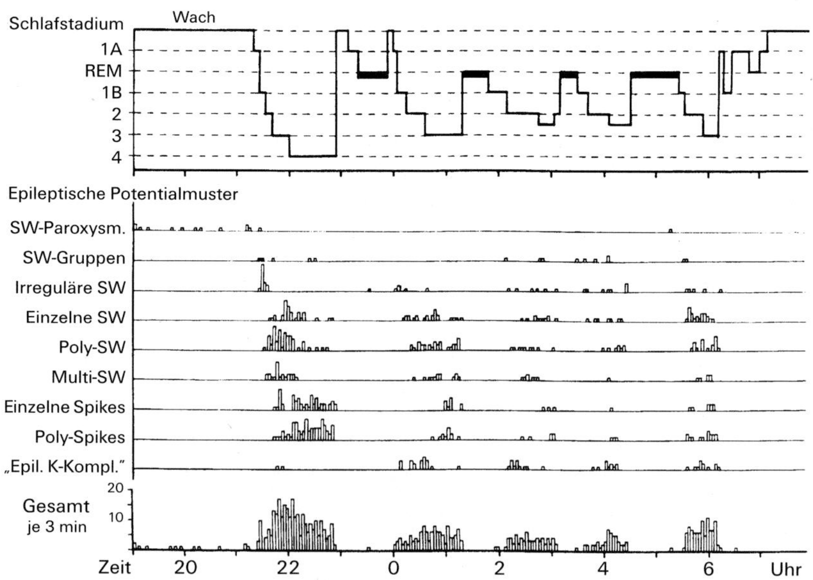

7.5.4.2

In Abb. 7.46 sind die Variationen epileptischer Potentialmuster in Abhängigkeit von den verschiedenen Schlafstadien in einem Einzelfall für die gesamte NREM-REM-Periodik eines Nachtschlafs dargestellt und hinsichtlich der verschiedenen Potentialformen soweit wie möglich aufgeschlüsselt. Deutlich wird die strikte Bindung der SW-Aktivität an die NREM-Phasen (s. auch Abb. 7.49). In den meisten Fällen ist die SW-Frequenz in der ersten NREM-Periode der Nacht, die zugleich auch den tiefsten NREM-Schlaf repräsentiert, am größten.

2. Epileptische Erregungssteigerungen im REM-Schlaf

Der REM-Schlaf kann einen epileptischen Fokus aktivieren, steht jedoch der Erregungs*ausbreitung* entgegen

In den REM-Phasen treten in dem von der Kopfoberfläche ableitbaren EEG fokale wie „primär" generalisierte epileptische Potentiale generell nur selten auf (s. z. B. Abb. 7.46). Wie jedoch vor allem stereotaktische EEG-Ableitungen aus temporalen (insbesondere limbischen) Hirnstrukturen gezeigt haben (Wieser et al. 1980; Lieb et al. 1980; Wieser 1983, 1984; Rossi et al. 1984), liegt diesem Befund in den REM-Phasen oft nur eine *stärkere Eingrenzung der fokalen epileptischen Erregungssteigerung* zugrunde, so daß die epileptische Aktivität im konventionellen EEG nicht mehr erfaßt werden kann. *Innerhalb* des tiefliegenden epileptogenen Areals kann der REM-Schlaf durchaus mit einer *Aktivitätszunahme* verbunden sein. Dies gilt vor allem für temporobasale mediale (temporomesiale) Herde z. B. in der Amygdala (Wieser et al. 1980) und auch für frontobasale epileptische Foci (Wieser 1983).

Die Begrenzung fokaler Erregungssteigerungen in den REM-Phasen kann insbesondere im Zusammenhang mit stereotaktischen EEG-Ableitungen, aber auch schon im Oberflächen-EEG, zur genaueren Bestimmung des epileptogenen Herdes beitragen (Schwartz et al. 1964; Perria et al. 1966; Wieser 1983). Die auf das eigentliche epileptogene Areal eingegrenzten Foci zeigen sich dann vom Vigilanz- oder Schlafzustand weitgehend unabhängig. Sie haben vor allem im Rahmen der prächirurgischen Epilepsiediagnostik einen besonders hohen lokalisatorischen Stellenwert (Wieser u. Elger 1987).

Offensichtlich stehen sich die Einflüsse von NREM- und REM-Phasen gegensätzlich gegenüber. In Zeitabschnitten, in denen diese beiden Zustände sich *abwechseln*, können sie kurzzeitig auch „additiv" wirksam werden, wie beispielsweise im Übergang von einer REM- in eine NREM-Phase. Dann trifft der noch aktivierte, zuvor im REM-Schlaf aber eingegrenzte Fokus auf die bereits wieder verstärkt einsetzende Erregungsausbreitung im beginnenden NREM-Schlaf. Damit wäre zu erklären, daß die Gefahr einer *Anfallsentwicklung häufig an die Übergänge von NREM- zu REM-Phasen* (und umgekehrt) gebunden ist (Stevens et al. 1971; Autret et al. 1983; s. auch Abschn. 7.5.4.4 mit Abb. 7.50).

Generalisierte epileptische Erregungssteigerung (SW-Abläufe) treten normalerweise im REM-Schlaf nicht auf (Abb. 7.46). Zeigen sie sich ausnahmsweise in der REM-Phase, so gleichen sie wieder weitgehend den Graphoelementen, die zuvor im Wach-EEG aufgezeichnet wurden. Wird beispielsweise das Wach-EEG durch regelrechte SW-Paroxysmen gekennzeichnet, so können sich solche Paroxysmen – dann stets mit kürzerer Dauer – auch wieder in den REM-Phasen entwickeln (s. Abb. 7.45a und b). Damit drückt sich die Nähe des („desynchronisierten") REM-EEG zum Wach-EEG auch im Verhalten der epileptischen Phänomene aus.

7.5.4.3 Iktuale Erregungssteigerungen (Anfälle) im Schlaf

1. Generalisierte Anfälle vom Grand-mal-Typ

Generalisierte Anfälle vom Grand-mal-Typ zeigen im Schlaf sowohl klinisch als auch elektroenzephalographisch den gleichen zeitlichen Ablauf wie bei einer Anfallsmanifestation tagsüber im Wachzustand. Nachts haben große Anfälle im Durchschnitt eine geringere Dauer.

Abbildung 7.47 zeigt mit Ausschnitten aus einer EEG-Langzeitregistrierung den Ablauf eines möglicherweise partiell beginnenden, dann jedoch generalisierenden tonisch-klonischen Krampfanfalls. In dieser Form trat bei dem Patienten in der über 2 Tage hinweg durchgeführten Dauerableitung in beiden Nächten jeweils ein Anfall annähernd zur gleichen Zeit auf (vgl. auch Abb. 7.50). Im EEG ging die postiktuale Phase ohne erkennbares Aufwachen allmählich in die sich langsam wieder aufbauende Schlafaktivität über. Nach beiden Nächten konnte sich der Patient am nächsten Morgen an das Ereignis nicht erinnern. Dies ist, wenn keine Aura auftritt, bei nächtlichen Grand-mal-Anfällen häufig der Fall.

Beachte in dem Beispiel der Abb. 7.47 die Registrierung des EKG. Der Anfallsbeginn, der sich mit der reduzierten Kanalzahl einer Kassettenrekorderaufnahme im EEG nicht exakt festlegen läßt, scheint durch die plötzliche Zunahme der Herzschlagfrequenz genauer markiert zu werden. *Vegetative Funktionsstörungen* treten bei generalisierten Anfällen meistens sofort, bei komplex-partiellen Anfällen oft schon sehr früh auf. Im EKG gehen sie meistens mit einer Zunahme der Herzschlagfrequenz einher.

2. Anfälle vom Petit-mal-Typ im Schlaf

Bei *Anfällen vom Petit-mal-Typ* sind im Hinblick auf die verschiedenen epileptischen Syndrome des Kindheitsalters die Beziehungen zum Schlaf sehr komplex (s. Niedermeyer 1990). Einfache Absencen mit regulärer (3/s-)SW-Aktivität, die eine thalamokortikal begrenzte Anfallsform darstellen, treten so gut wie nie im Schlaf bzw. direkt aus dem Schlaf heraus auf.

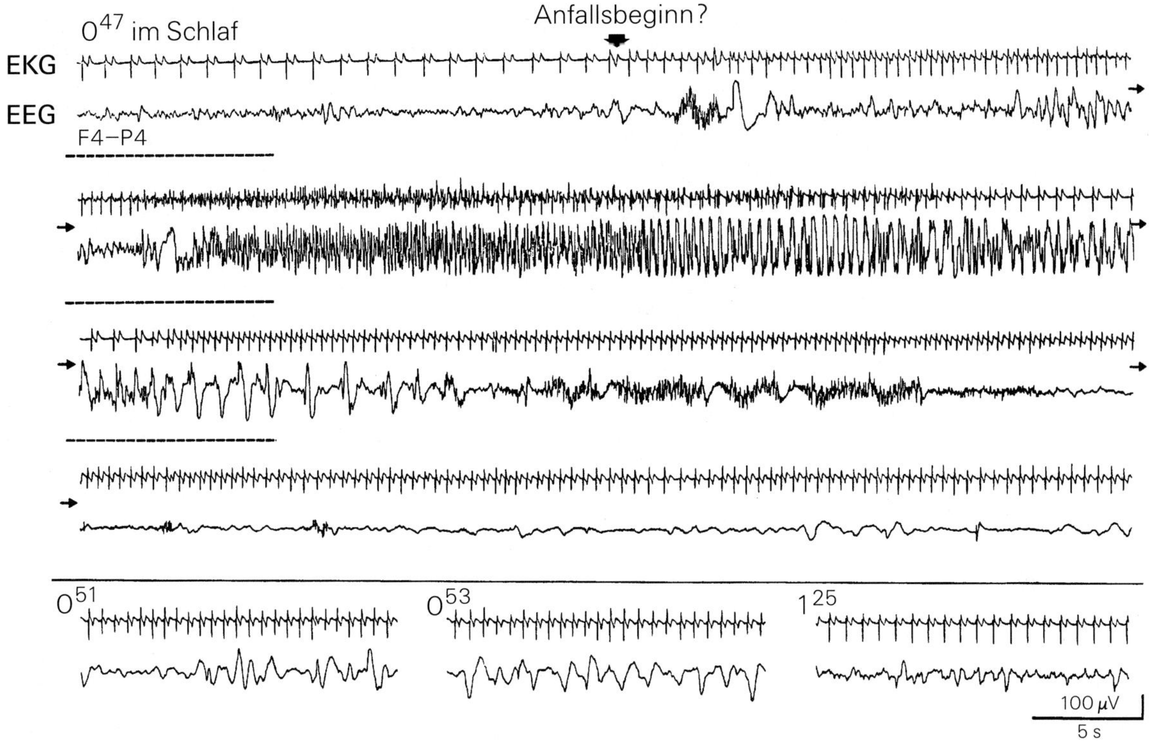

Abb. 7.47. Ablauf eines generalisierten tonisch-klonischen Anfalls *im Schlaf*. Darstellung eines Kanals (*F4–P4*) einer EEG-Langzeitaufnahme mit Kassettenrekorder und einer simultanen EKG-Registrierung. Der Anfall wurde wahrscheinlich fokal eingeleitet. Die tonische Phase (*2. Zeile*) und das klonische Stadium (*3. Zeile*) sind in erster Linie an den Muskelartefakten zu erkennen. Über eine postiktuale Abflachung (*4. Zeile*) geht das EEG (ohne daß der Patient aufwacht) allmählich wieder in das zuvor registrierte Schlafmuster über. Beachte die Änderung der Herzschlagfrequenz zum mutmaßlichen Zeitpunkt des Anfallsbeginns (s. Text). Beachte auch die Zeitachse. Das zugehörige Nachtschlafprofil des Patienten ist in Abb. 7.50 dargestellt

3. Partielle Anfälle im Schlaf

Partielle Anfälle werden häufig im Schlaf ausgelöst. Dies gilt sowohl für einfache partielle Anfälle mit elementarer Symptomatik als auch für komplexe partielle Anfälle.

Bei ***einfachen partiellen** Anfällen* finden wir im Schlaf fokale iktuale Reaktionen im EEG, wie sie ähnlich auch im Wach-EEG auftreten. Bei EEG-Langzeitüberwachungen ist dann meistens nicht zu entscheiden, ob mit diesen EEG-Befunden auch klinische Symptome (z. B. motorische Entäußerungen) verbunden waren. Mitunter machen gleichzeitige Muskel- oder Bewegungsartefakte in der EEG-Aufzeichnung die Annahme eines auch klinisch evidenten fokalen Anfalls wahrscheinlich. Die Patienten wachen oft nicht auf. Genauere Aufschlüsse vermittelt erst die simultane EEG-Videoüberwachung.

7.5.4.3

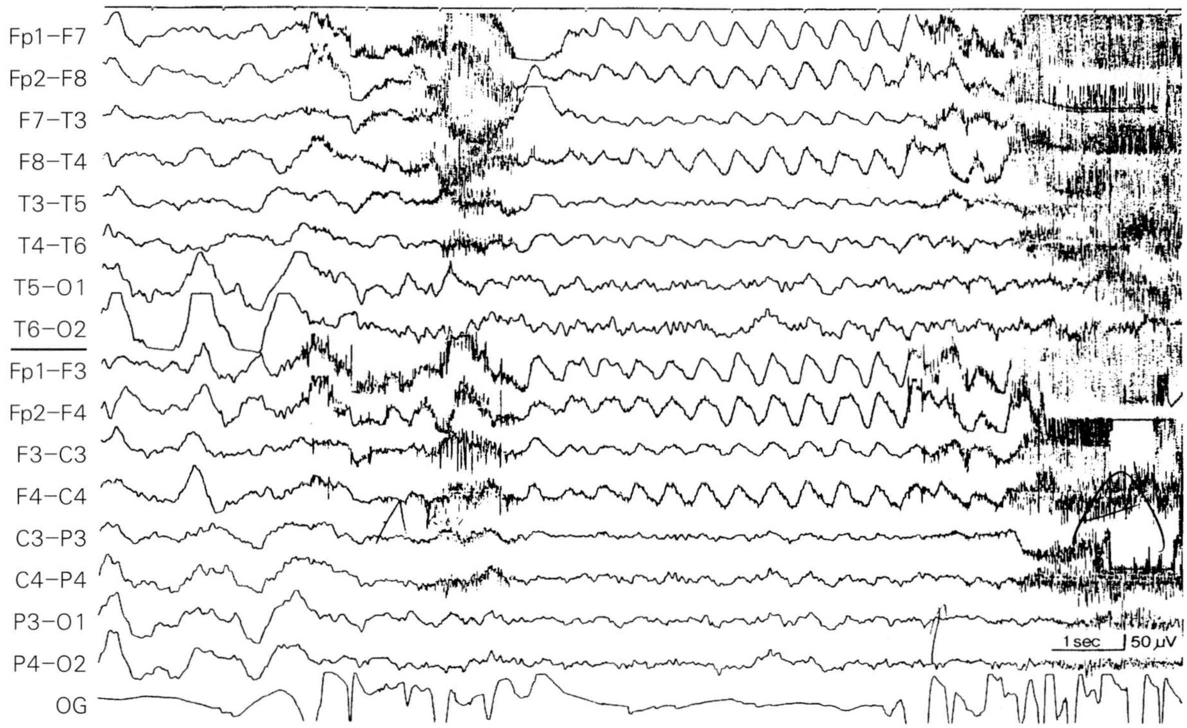

Abb. 7.48. Iktuale Reaktion im Schlaf (Schlafstadium 3) offensichtlich i. S. eines kurzen komplex-partiellen Anfalls mit einer frontal betonten, sinusoidalen Aktivität um 2/s. Besondere, im tieferen Schlaf nicht seltene Form. Der Anfallsbeginn läßt sich nicht festlegen, die Muskelartefakte in der *linken Bildhälfte* gehören offensichtlich bereits zur Anfallsphase. Beachte auch die intensiven Augenbewegungen, die im Okulogramm *OG* (mit Bewegungsfühler) aufgezeichnet wurden. 20jährige Patientin, im Anfall motorisch sehr unruhig. Anfallsdauer ca. 20 s (?). Patientin wird dann wach und ist sofort voll ansprechbar

Komplexe partielle *Anfälle* treten in rund 1/3 der Fälle bevorzugt im Schlaf auf (Janz 1969), dann stets im NREM-Schlaf oder in den NREM-REM-Übergangsphasen (s. Abschn. 7.5.4.4). Manche Patienten werden durch die häufige Aura zunächst kurz wach, bevor die anfallsbedingte Bewußtseinsstörung oder -veränderung einsetzt. Daher können sich Patienten an psychomotorische Anfälle, die im Schlaf auftreten, morgens häufiger erinnern. Komplex-partielle Anfälle sind ferner bevorzugt an den flachen Schlaf gebunden. Damit treten sie oft auch im Mittagsschlaf auf. Wahrscheinlich sind aus dem gleichen Grund komplexe partielle Anfälle in den täglichen EEG-Routineableitungen, in denen müde Patienten leicht in einen flachen Schlaf abgleiten, relativ häufige Anfallsereignisse.

Im EEG sind die im Schlaf auftretenden *komplex-partiellen* Anfälle im Vergleich zu den im Wachzustand generierten Formen mitunter durch eine *bereits initial niedrige Folgefrequenz* der repetierend auftretenden Potentialschwankungen im ϑ- (oder δ-)Bereich ge-

7.5.4.3

kennzeichnet. Abbildung 7.48 zeigt hierfür ein besonderes Beispiel, in dem von vorn herein gleichförmig sinusoidale Wellen um 2/s das iktuale Ereignis prägten. Solche Befunde sind nicht nur mit dem begrenzten Zugriff der Oberflächenableitung des klinischen Routine-EEG (oder der EEG-Langzeitregistrierung) auf den eigentlichen, tieferliegenden epileptischen Fokus zu erklären. Sie signalisieren offensichtlich besondere Bedingungen der zumeist temporal oder frontal lokalisierten epileptischen Erregungsentwicklung im Schlaf. Ähnliche Befunde konnten wir bei EEG-Langzeitregistrierungen mehrfach und dann stets nur im Schlafzustand des Patienten beobachten, in 2 Fällen auch tagsüber im Routine-EEG kurz nach Beginn eines Schlafes.

7.5.4.4 Einfluß zirkadianer und ultradianer Rhythmen auf die epileptische Erregbarkeitssteigerung des Hirns

Unter *zirkadian* versteht man Vorgänge, die sich auf eine Periodik des gesamten Tag-Nacht-Ablaufs beziehen, unter *ultradian* die Zyklen innerhalb der 24-h-Periodik (s. Abschn. 5.2). Die Wach-Schlaf-Periodik ist der wichtigste zirkadiane Rhythmus, die NREM-REM-Zyklik dann ein ultradianer Rhythmus.

Vor allem generalisierte Anfälle zeigen eine tages-/nachtzeitliche Bindung

Der Einfluß der Tageszeiten und des Wach-Schlaf-Rhythmus auf die epileptische Erregbarkeitssteigerung des Hirns ist lange bekannt. Janz (1962, 1969, 1974) unterteilte die *generalisierten Anfälle* (Grand mal) in Schlafepilepsien, Aufwachepilepsien und diffuse Epilepsien, je nachdem, ob die Anfälle bevorzugt im Schlaf oder nach dem Aufwachen (und/oder abends „nach Feierabend") auftreten, oder ob sie sich bevorzugt tagsüber, dann aber ohne erkennbare tageszeitliche Bindung manifestieren (diffuse Epilepsie). Im Kern hat diese Einteilung ihre Gültigkeit behalten, wenngleich Ausnahmen und Überschneidungen häufig sind.

Auch *komplexe partielle Anfälle* können tageszeitliche Bindungen zeigen. Doch lassen sich bei diesen Patienten keine vergleichbar deutlichen zirkadianen Manifestationstypen herausarbeiten.

Die im EEG ableitbaren *interiktualen* Erregungssteigerungen sind ebenfalls häufig durch eine besondere tages- und nachtzeitliche Bindung gekennzeichnet (Christian 1961; Niedermeyer 1966a, b; Stevens et al. 1972; Daly 1973; Kellaway et al. 1980; Terzano et al. 1989 u. a.).

Bei den sog. Schlafepilepsien erhöht sich nach Janz (1969) die Rate epileptischer Graphoelemente (zumeist mit SW-Charakter) von 25 % im Wach-EEG auf 85 % im Schlaf-EEG (NREM). In Fällen mit Aufwachepilepsie treten epileptische Potentiale allerdings schon im Wach-EEG in ca. 50 % der Fälle auf, mit einer dann relativ geringen Steigerung auf 70 % im Schlaf-EEG.

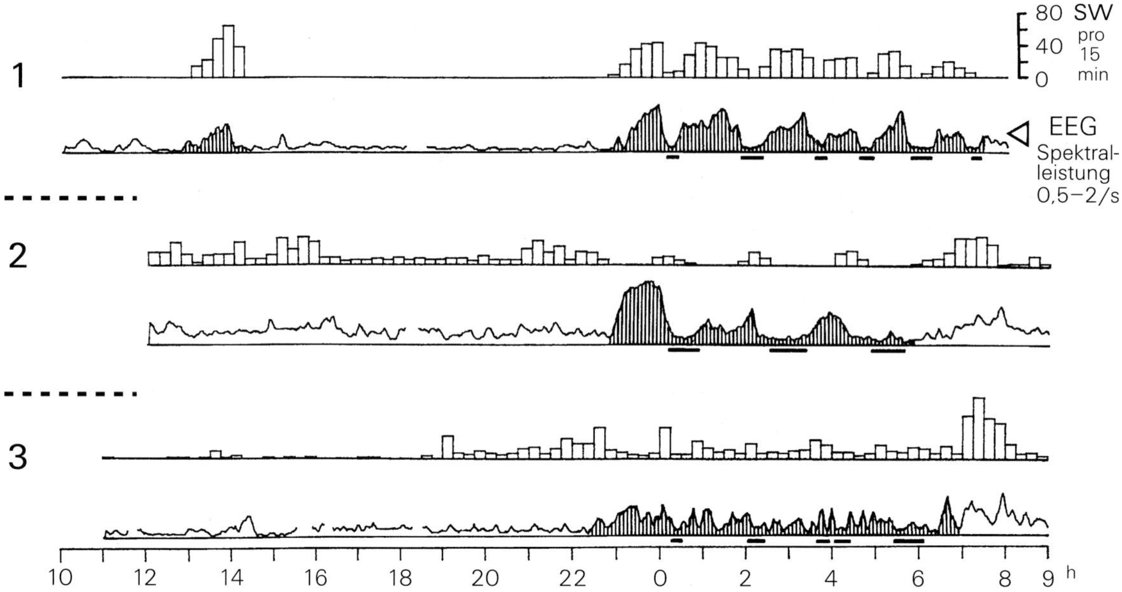

Abb. 7.49. 24-h-Profile *interiktualer* generalisierter Erregungssteigerungen (*SW-Aktivität*) im Langzeit-EEG. Die Säulenhistogramme zeigen die Häufigkeit der SW-Entladungen pro 15 min, die jeweils darunter abgebildete Kurve das Ergebnis einer fortlaufenden Frequenzanalyse (vgl. Abschn. 16.2.2) mit dem Verlauf der *spektralen Leistung* innerhalb des δ-Bereiches von 0,5 – 2,0 /s. Ein Anstieg dieser Kurve bedeutet eine Zunahme der δ-Aktivität. Die Schlafphasen sind durch *senkrechte Schraffierungen* hervorgehoben, die REM-Perioden durch *Balken* darunter markiert. Es lassen sich verschiedene Verlaufstypen feststellen, die gewisse Parallelen zu entsprechend unterschiedlichen Formen der Anfallserkrankung aufweisen (so war z. B. der SW-Verlaufstyp **3** mit der sog. Aufwachepilepsie korreliert; s. Text)

Für *interiktuale* generalisierte Erregungssteigerungen mit einzelnen oder in kurzen Gruppen bzw. Paroxysmen auftretenden *SW-Entladungen* sind 3 Beispiele mit ihren Wach-Schlaf-Profilen in Abb. 7.49 dargestellt. Unter 20 Patienten, bei denen mit hinreichend häufig zu registrierenden SW-Komplexen im Langzeit-EEG derartige zirkadiane Verlaufsprofile erstellt werden konnten, ließen sich 15 Fälle 3 verschiedenen Verlaufstypen zuordnen (Zschocke u. Alexopoulos 1984), deren Profile gewisse Parallelen zu dem Einteilungsprinzip von Janz zeigten. Es ergaben sich Übereinstimmungen zwischen diesen 24-h-Profilen und der Anfallsanamnese vor allem in bezug auf den Typ 3 in Abb. 7.49 mit einer Häufung von SW-Aktivität morgens nach dem Aufwachen. Die in diese Gruppe eingeordneten 9 Fälle entsprachen klinisch weitgehend der sog. Aufwachepilepsie. Beachte in dem für den Typ 3 gezeigten Beispiel auch das stark gestörte Schlafprofil. Die auch im Nachtschlaf durchgehend geringe spektrale Leistung im δ-Band (schraffierter Bereich der δ-Verlaufskurve) zeigt einen flachen Schlaf an, NREM-REM-Phasen waren nur schwierig abzugrenzen. „Aufwachepileptiker" haben häufig einen gestörten Schlaf.

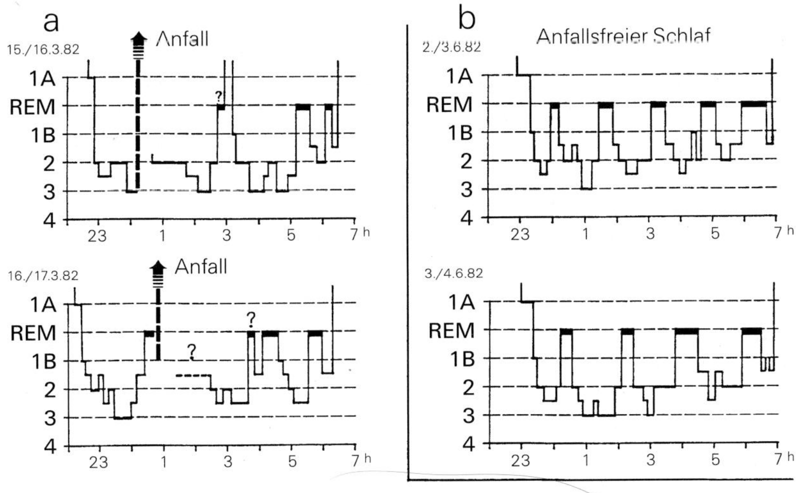

Abb. 7.50. Schlafhistogramme eines Patienten, bei dem in der Langzeit-EEG-Registrierung (Kassettenrekorder) in 2 aufeinanderfolgenden Nächten jeweils annähernd zur gleichen Zeit ein generalisierter tonisch-klonischer Anfall erfaßt wurde (**a**). Kritische Zeitpunkte waren jeweils die REM-NREM-Übergänge. Beachte postiktual die Störung des weiteren Schlafablaufs im Vergleich mit den normalen Schlafprofilen in einer Kontrolluntersuchung nach medikamentöser Einstellung des Patienten (**b**). In **a** bedeuten die *Fragezeichen* fragliche REM-Phasen

Verschiedene Untersuchungen der *ultradianen Häufigkeitsverteilung interiktualer epileptischer Entladungen* im EEG haben gezeigt, daß die epileptische Erregbarkeitssteigerung des Hirns auch über den Tag hinweg in einem Rhythmus von durchschnittlich 90 min beeinflußt werden *kann* (Stevens et al. 1971, 1972; Kellaway et al. 1980). Für die Nachtzeit wurde die oft strikte Bindung interiktualer Erregungssteigerungen an die NREM-Phasen weiter oben bereits herausgestellt.

Kritische Zeitpunkte für nächtlich auftretende Anfälle sind die NREM-REM-Übergangsphasen

Auch das *nächtliche Auftreten von Anfällen* zeigt häufig eine zeitliche Bindung an die NREM-REM-Periodik. Kritische Momente sind dann vor allem die Übergänge von NREM- in REM-Phasen bzw. umgekehrt (s. Abschn. 7.5.4.2). Abb. 7.50a zeigt die Schlafhistogramme eines Patienten, bei dem mit einer EEG-Langzeitregistrierung in 2 aufeinanderfolgenden Nächten jeweils annähernd zur gleichen Zeit ein generalisierter tonisch-klonischer Anfall erfaßt wurde (s. Abb. 7.47). Zumindest in der 2. Nacht (im Bild links unten) manifestierte sich der Anfall am Ende einer REM-Phase. In der 1. Nacht (links oben) trat er vermutlich gleich zu Beginn einer REM-Phase bzw. im NREM-REM-Übergang auf.

7.5.4.5 Bedeutung von Arousal-Effekten für generalisierte epileptische Erregungssteigerungen im (NREM-)Schlaf

Bei im (NREM-)Schlaf einlaufenden Sinnesreizen können sich die Effekte der kurzzeitig erhöhten Afferenz und die der verstärkten Synchronisation der kortikalen Grundaktivität addieren. Im normalen Schlaf-EEG finden sich reizkorrelierte, oft akustisch evozierte Potentialmuster in Form der sog. Vertexzacken (vorwiegend im Schlafstadium 1) und vor allem in Gestalt der K-Komplexe vorzugsweise im Schlafstadium 2 (s. Abschn. 5.5). Besteht gleichzeitig eine epileptische Erregbarkeitssteigerung des Hirns, so können die im Schlaf primär physiologisch evozierten, vermehrt synchronisierten Aktivitätssteigerungen epileptische Erregungssteigerungen auslösen („triggern").

Abbildung 7.51a zeigt ein Beispiel mit Serien von *Vertexzacken*, die teilweise mit einzelnen Spitzenkomponenten verknüpft auftreten. Die Vertexzacke in Abb. 7.51b fällt durch ihre Amplitudenbetonung und einen hohen Potentialgradienten sowie durch die deutlichere Projektion in frontaler Richtung auf (vorwiegend F3 bzw. F4; vgl. Legende zu Abb. 7.51). Derartige Vertexzacken können allerdings *nur als Hinweis* darauf gelten, daß eine erhöhte ze-

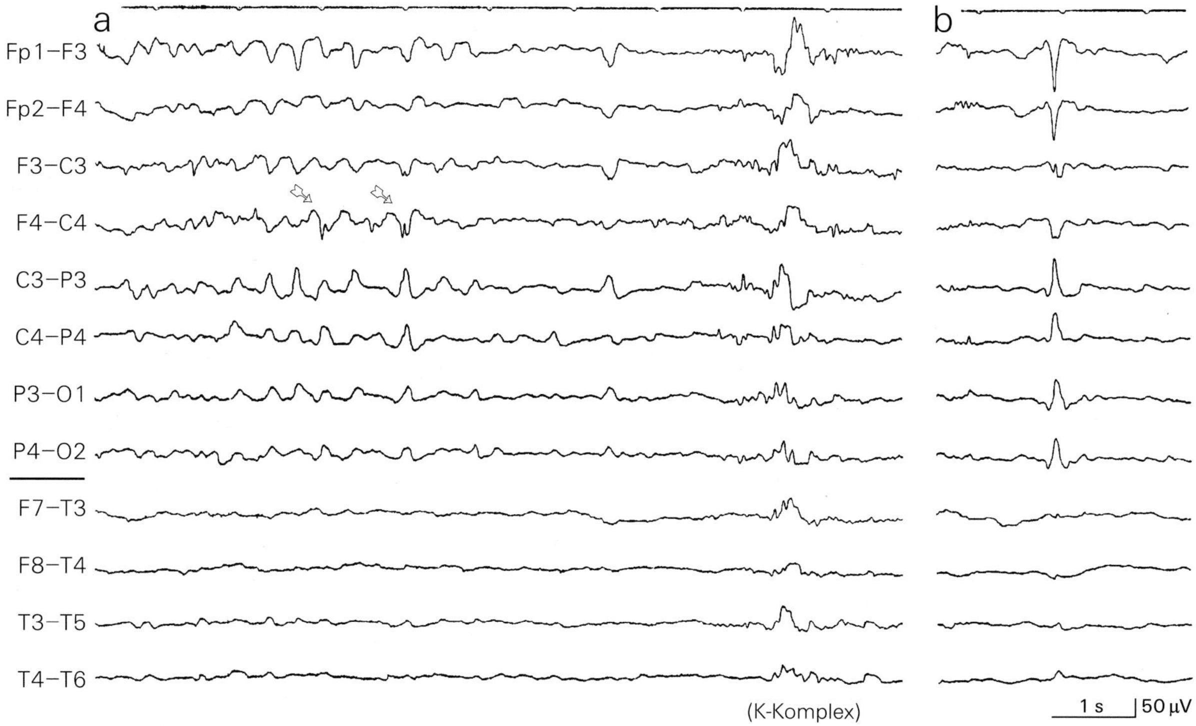

Abb. 7.51. Beispiele auffälliger Vertexzacken im Schlafstadium 1/2 (nach Schlafentzug) bei einer 20-jährigen Patientin mit begründetem Verdacht auf möglicherweise komplexe partielle Anfälle. Im EEG sonst keine epileptischen Erregungssteigerungen, jedoch intermittierend gering ausgeprägte ϑ-δ-Herdstörung links temporal. Im hier abgebildeten Beispiel vereinzelt Vertexwellen mit angedeuteten Spitzenkomponenten (*F4–C4* in **a**, s. *Pfeile*) sowie auffällig scharf akzentuierte, verstärkt hoch frontal projizierte Vertexzacken (**b**). Beachte dabei die Regeln der Polaritätsanalyse (Abschn. 2.4.6): die Vertexzacke in **b** tritt in dieser bipolaren Registrierung überwiegend unter *F3–C3* bzw. *F4–C4* auf! Die ausgeprägt positiven Potentialauslenkungen in den beiden ersten Kanälen sind invertierte Potentiale aus den Ableitepunkten *F3* bzw. *F4*. In den *bipolaren* Ableitungen *F3–C3* bzw. *F4–C4* selbst wird das Potential aufgrund des Gleichlaufs der Vertexwelle unter *F3* ***und*** *C3* bzw. *F4* ***und*** *C4* lediglich artifiziell ausgeblendet

7.5.4.5

rebrale Erregbarkeit vorliegt; eine epileptische Erregbarkeitssteigerung können solche Befunde keinesfalls belegen.

Die Abb. 7.52 vermittelt Beispiele *abnormer K-Komplexe*, die initial durch teilweise polyphasische Spitzenkomponenten markiert werden. Bei dieser Patientin waren epileptische Anfälle klinisch und mit eindeutigen Befunden in wiederholten EEG-Kontrollen gesichert. In Abb. 7.52a ist der K-Komplex zunächst nur durch seine verstärkt frontale Betonung auffällig, ein Befund, der sich dann auch bei der deutlicheren Ausbildung dieser abnormen K-Komplexe wiederholt (Abb. 7.52b, c).

Auf die Bedeutung der K-Komplexe als „physiologische Initiatoren" oder „Vehikel" der epileptischen Erregungssteigerung wurde vor allem von Niedermeyer (1966, 1993) hingewiesen. Die

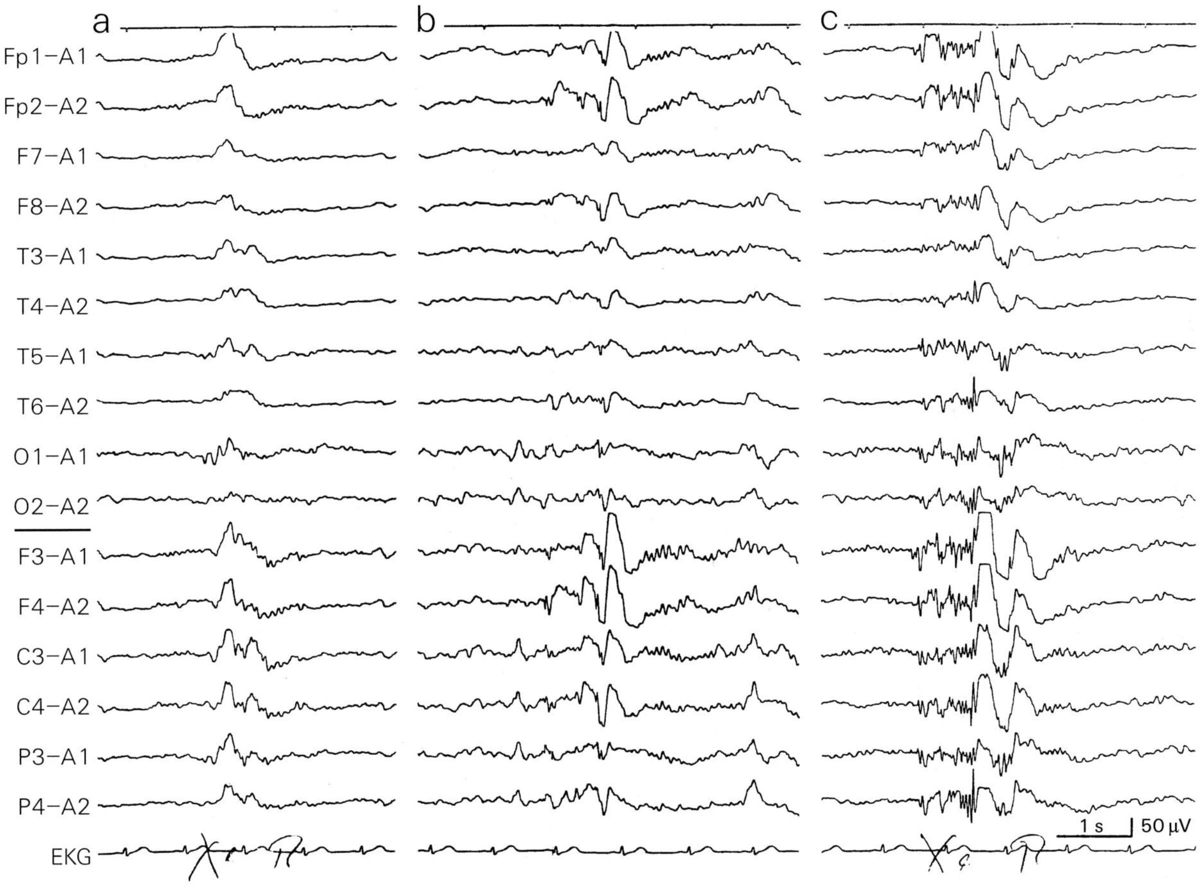

Abb. 7.52. Verschiedene Ausprägungen abnormer („epileptischer") K-Komplexe bei einer Patientin mit gesichertem Anfallsleiden. Die K-Komplexe in **a** und **c** wurden gezielt (akustisch) ausgelöst. Der K-Komplex in **a** fällt nur durch seine verstärkt frontale Betonung auf. In **b** und **c** sind die K-Komplexe durch polyphasische Spitzenkomponenten gekennzeichnet. EEG-Ableitung im Schlafstadium 2

verstärkte frontale Betonung der dann durch initiale Spitzen gekennzeichneten K-Komplexe (Abb. 7.53) rückt dieses abnorme Potentialmuster in die Nähe von SW-Entladungen, die ebenfalls frontal akzentuiert auftreten.

Diese abnormen Arousaleffekte („faulty" oder „deviant arousal") stellte Niedermeyer schließlich auch für die *primär generalisierten Anfälle* in den Mittelpunkt der unmittelbaren Anfallspathogenese. Er prägte hierfür den Begriff der *Dyshormie*. Danach sind selbst tagsüber die passageren Vigilanzminderungen für eine Anfallsauslösung von Bedeutung, wenn plötzliche Vigilanzsteigerungen durch Weckreize zu solchen abnormen Effekten führen. Dies entspricht der klinischen Erfahrung und entsprechenden Beobachtungen im Ablauf einer Routine-EEG-Ableitung, wenn die Müdigkeit eines Patienten zu stärkeren Vigilanzschwankungen führt.

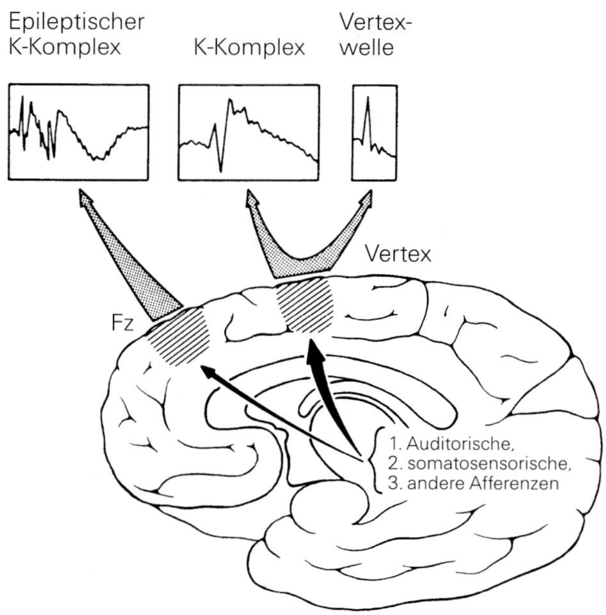

Abb. 7.53. Mutmaßliche Abweichung der Arousaleffekte im Schlaf im Falle einer epileptischen Erregbarkeitssteigerung. Die evozierten K-Komplexe, die normalerweise präzentral bis zentral betont auftreten, zeigen bei Anfallskranken vor allem in bezug zu primär generalisierten Anfällen häufig eine abnorm frontal betonte Projektion. In einem Teil der Fälle entwickeln sich dabei sog. „epileptische" K-Komplexe, die mit oft polyphasischen Spitzenkomponenten eingeleitet werden. (Aus Niedermeyer 1993)

7.5.4.5

7.6 Zusammenfassung der pathophysiologischen Grundlagen epileptischer Erregungssteigerungen

Die vielgestaltigen Phänomene epileptischer Erregungssteigerungen lassen sich auf der elementaren Ebene einzelner Neurone oder begrenzter Neuronenverbände auf wenige pathophysiologische Entstehungsmechanismen zurückführen. Die sog. „paroxysmal depolarization shift" (***PDS***) einzelner Zellen hat dabei eine zentrale Bedeutung.

Man unterscheidet im allgemeinen fokal generierte, sich partiell (elementar oder komplex) ausdehnende, ggf. sekundär generalisierende Anfälle und primär generalisierte Anfälle. Es ist jedoch anzunehmen, daß *jeder epileptische Anfall fokal startet*, auch die, die als primär generalisiert klassifiziert werden. Ausgangspunkt ist zumindest unter klinischen Bedingungen stets die ***Hirnrinde***, mit einem Prädilektionsort in den archikortikalen Arealen der zum limbischen System gehörenden temporobasalen bzw. temporomedialen Hirnregion, zu der insbesondere der Hippokampus zählt.

Umschriebene substantielle Schädigungen können durch akute neuronale (und neurogliale!) Funktionsstörungen oder über Residualdefekte (Narbenbildung mit charakteristischen Teilschädigungen randständiger Neurone) zu einem ***konstant*** *lokalisierten epileptischen Fokus* führen. Multiple oder diffuse zerebrale Schädigungen verursachen auf ähnlicher Basis *multifokale* Erregungssteigerungen.

Es kann auch nur eine *leichte allgemeine kortikale Erregbarkeitssteigerung* vorliegen. Im Hinblick auf die alltäglich geforderten Leistungen bleibt das Hirn voll funktionsfähig. Auf diesem Boden können jedoch schon normale Afferenzen abnorme umschriebene Erregungssteigerungen auslösen, die dann je nach der Hirnregion (bzw. Hirnfunktion), die momentan in Anspruch genommen wird, *unterschiedlich lokalisiert* sein können (***fakultative*** *epileptische Foci*). Auf der Basis der allgemeinen Erregbarkeitssteigerung wäre dann auch sehr rasch eine Generalisation der epileptischen Erregung möglich. Diese Zusammenhänge liegen möglicherweise vielen der nur *sporadisch* auftretenden, „primär" generalisierten Anfälle (Grand mal, Absencen) zugrunde. Mögliche Ursachen der diffusen kortikalen Erregbarkeitssteigerung sind Störungen im Transmitterstoffwechsel oder auch leichte dysgenetische Defekte (neuronale Reifungsstörungen). Meistens bleibt die Ursache für die oft nur passager erhöhte Anfallsbereitschaft verborgen.

Innerhalb eines konstanten (schädigungsbedingten) oder fakultativen („funktionellen") kortikalen Fokus sind wesentliche *Unterschiede der primären Erregungsentwicklung in bezug auf* ***interiktuale*** *und* ***iktuale*** *Erregungssteigerungen* anzunehmen. Einzelne *interiktuale* Spitze-Welle-Entladungen oder scharfe Wellen mit langsamer Nachschwankung bleiben *synaptisch kontrollierte* Phänomene. Der *langsamen* Potentialkomponente (der „slow wave") liegen jeweils synaptisch ausgelöste intrakortikale Hemmungsmechanismen zugrunde, die eine sofortige Erregungsrückkopplung und Erregungsausbreitung verhindern. Dagegen sind *iktuale* Reaktionen (Anfälle) offenbar *von Anfang an durch eine andere Form intrakortikaler Eregüngsentwicklungen* gekennzeichnet, bei denen synaptische Hemmungsmechanismen weniger wirksam werden können (z. B. direkte dendrodendritische Erregungsübersprünge). Iktuale Reaktionen dieser Art beginnen mit frequenten repetierenden Entladungen („tonische" Phase). Die langsameren (hemmenden) Wellenkomponenten treten erst in der „klonischen" Phase auf und beenden schließlich den Anfall. Bei einer Generalisation werden sämtliche Hirnregionen in den Erregungsprozeß einbezogen, auch der Hirnstamm mit der Formatio reticularis. Sofortiger Bewußtseinsverlust und massive motorische Entäußerungen sind die Folge.

Anfälle mit sofort einsetzender, *regelmäßiger generalisierter SW-Aktivität* im EEG, wie die „klassische" Absence, nehmen eine Sonderstellung ein. Diese Erregungssteigerungen, die als spontane Anfälle nur beim Menschen vorkommen, laufen vorwiegend nur auf *thalamokortikaler Ebene* ab. Die langsame (inhibitorische!) Wellenkomponente des SW-Musters, die diese Anfälle von Anfang an prägt, begrenzt die epileptische Erregungssteigerung, so daß motorische Entäußerungen nicht oder nur in geringer Ausprägung auftreten. Absencen werden zwar (nach dem EEG) zu den generalisierten Anfällen gerechnet, tatsächlich beziehen diese Anfälle aber nur einen Teil beider Hirnhälften in den Erregungsprozeß ein. Die Anfälle führen auch nicht zum Bewußtseinsverlust, sondern nur zu passageren Bewußtseinsveränderungen.

Die primär fokale Auslösung interiktualer wie iktualer Erregungssteigerungen ist *vom momentanen Aktivitätspegel der betroffenen Hirnregion abhängig*. Damit gewinnen ***Vigilanzschwankungen*** eine besondere Bedeutung. Deshalb wird in Abschn. 7.5 der Einfluß von Vigilanz und Schlaf auf die epileptische Erregbarkeitssteigerung ausführlich dargestellt.

Die außerordentliche Vielfalt epileptischer Potentiale, Anfallsformen und Syndrome ist vor allem in der Neuropädiatrie ein wichtiger Wegweiser für die Diagnostik und Therapie. In den verschiedenen Klassifikationen wird dem epileptischen Anfall jedoch ein Stellenwert eingeräumt, der diesem *Symptom* eigentlich nicht zukommen dürfte. Außer vom Ausmaß einer Hirnschädigung und von der (aktuellen) Lokalisation des epileptogenen Prozesses ist das Erscheinungsbild der Erregungssteigerung (sowohl klinisch wie vor allem auch im EEG) maßgeblich vom ***Reifungsgrad des Hirns*** abhängig (altersabhängige EEG- und Anfallssyndrome).

Dem Konzept dieses Buches folgend, können die klinischen Syndrome und die Therapie epileptischer Anfälle hier nicht dargestellt werden. Dies würde den Rahmen dieses Lehrbuchs sprengen. In den folgenden Abschnitten findet sich nach einer Definition bestimmter interiktualer Potentialformen und Begriffe lediglich eine kurze Übersicht über die Klassifikation epileptischer Anfälle und schließlich ein Überblick über die Erscheinungsformen des Status epilepticus. Auch hierbei muß sich die Darstellung auf Gesichtspunkte der diagnostischen klinischen Enzephalographie beschränken.

7.7 Formen epileptischer Potentialmuster im EEG (interiktuale Erregungssteigerungen)

Es gibt kein für eine bestimmte Hirnrindenregion typisches epileptisches Potentialmuster.

7.7.1 Fokale interiktuale Erregungssteigerungen

Zwischen Spitzenpotentialen und scharfen Wellen gibt es keine grundlegenden Unterschiede

Als Graphoelemente der interiktualen fokalen epileptischen Erregungssteigerung unterscheidet man das *Spitzenpotential* und die *scharfe (steile) Welle*. Diese Unterscheidung dient letztlich *nur einer Beschreibung* des Potentialablaufs. *Pathophysiologisch begründete Unterschiede gibt es nicht*. Fließende Übergänge sind die Regel.

- ***Spitzenpotential*** („Spitze", engl. „spike"[1]) (Abb. 7.54, 7.55; vgl. auch Abschn. 7.2 mit Abb. 7.7, 7.11): Spitzenpotentiale sind kurze biphasische oder triphasische, vorherrschend *oberflächennegative* Potentialschwankungen mit einer Dauer *bis 70 ms* (Definition der IFSECN, Chatrian et al. 1974). Als untere Grenze werden 20 ms angegeben. Allerdings wird nicht näher definiert, welche Potentialkomponenten bzw. Meßpunkte (Bezugspunkte) diesen Angaben zugrunde liegen (s. unten).

  Im Hinblick auf die Entstehungsmechanismen einer epileptischen Erregungssteigerung innerhalb der verschiedenen Schichten der Hirnrinde ist wahrscheinlich jede „Spitze" triphasisch (s. Abb. 7.6). Die erste (oberflächenpositive) Komponente ist infolge geringer Ausprägung im EEG an der Kopfoberfläche häufig nur nicht zu erkennen.

[1] In der experimentellen Neurophysiologie versteht man unter der Bezeichnung „spike" auch (und zuvorderst) die Entladungen *einzelner* Nervenzellen.

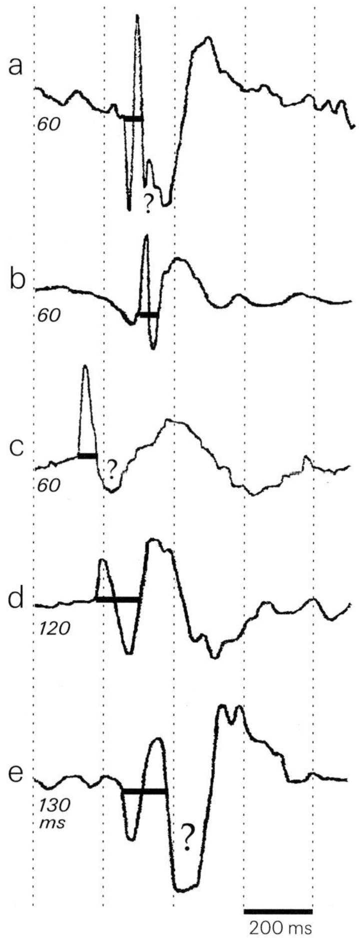

Abb. 7.54. Verschiedene Formen fokaler epileptischer Erregungssteigerungen (**a**–**c** Spitzenpotentiale; **d**, **e** scharfe Wellen) und die Bestimmung der Dauer dieser Transienten (Werte der mit *Balken* markierten Abschnitte sind *kursiv* in *ms* angegeben). Die Beispiele zeigen, daß die eindeutige Festlegung der Potentialdauer, wenn man sie denn exakt bestimmen will, problematisch sein kann. Die *Fragezeichen* in **a** und **c** sowie in dem Sharp-slow-wave-Komplex in **e** kennzeichnen Komponenten, deren Zuordnung fraglich bleibt (bereits Teil der langsameren Nachschwankung?)

- ***Scharfe (steile) Welle*** (engl. „sharp wave") (Abb. 7.54, s. auch Abb. 7.11): Darunter versteht man eine scharf (steil) akzentuierte, zumeist biphasische, überwiegend *oberflächennegative* Potentialschwankung mit einer Dauer (gemäß Definition der IFSECN) von *70–200 ms*. Bei einer Potentialdauer von deutlich mehr als 200 ms wird der Bezug zu einer unmittelbaren epileptischen Genese fraglich (wie z. B. bei einigen Formen der sog. PLEDs, vgl. Abschn. 7.10).

Bei der Festlegung der *Dauer* eines Spitzenpotentials oder einer scharfen Welle bezieht man sich auf die Breite der Basis der (negativen) Hauptkomponente, bei biphasischen Spitzen auf die Breite der beiden (positiven und negativen) Teilkomponenten (Abb. 7.54). Man findet auch andere Festlegungen (z. B. Celesia u. Chen 1976).

Fokale epileptische Entladungen können auch polyphasisch auftreten (mit mehr als 1 negativen Hauptwelle), oder es können 2 komplette Spitzenabläufe kurz aufeinanderfolgen (Abb. 7.56).

Spitzenpotentiale und scharfe Wellen treten in der Regel mit einer *langsamen*, ebenfalls überwiegend *negativen Nachschwankung* auf („Spitze-Welle-Ablauf", „Sharp-slow-wave-Komplex"), s. Abschn. 7.2.1).

Zwischen einem Spitzenpotential und einer scharfen Welle mögen elektrophysiologisch betrachtet gewisse Unterschiede insofern bestehen, als dem kurzen Spitzenpotential örtlich eine stärkere Synchronisierung abnorm erregter Neurone zugrunde liegt als dem langsameren Ablauf einer scharfen Welle. Diese fokalen Erregungsprozesse können von Entladung zu Entladung stark variieren, auch mit einem *unmittelbaren Wechsel* zwischen „Spitzen" und „scharfen Wellen" (Abb. 7.57).

In erster Linie werden die Unterschiede in der Form fokaler epileptischer Potentiale durch die *Art der Ableitung* (Verfälschung durch bipolare Ableitungen!) und durch die *anatomischen Ableitebedingungen* bestimmt. Spitzen sind präzentral häufiger zu registrieren. In der Zentralregion liegen fokale epileptische Erregungssteigerungen den Ableiteelektroden wesentlich näher als z. B. temporale, zumeist temporobasal lokalisierte epileptische Herde, die sich im EEG in der Regel mit scharfen Wellen zu erkennen geben. In den Ableitepunkten des 10-20-Systems sind sie bereits etwas „ausgedehntere" Projektionen des eigentlichen Fokus.

Celesia u. Chen (1976) stellten, zu Recht, den Sinn einer Unterscheidung von „spikes" und „sharp waves" überhaupt in Frage. Wir behalten diese Differenzierung lediglich bei, weil sich mit ihr die EEG-Befunde etwas differenzierter beschreiben lassen.

Einzelne Spitzen sind infolge ihrer kurzen Dauer auch in geringer Ausprägung eindeutig zu erkennen (Abb. 7.58). Scharfe Wellen lassen sich mitunter schwierig abgrenzen. *Häufig fallen sie eher mit ihren deutlicheren, stereotyp wiederkehrenden langsamen Nachschwankungen auf.* Ein in tieferliegenden Abschnitten der (gefalteten) Hinrinde lokalisierter Fokus kann sich mitunter *nur* mit seiner langsamen Nachschwankung zu erkennen geben (s. Abschn. 7.2.1.3 mit Abb. 7.10!)

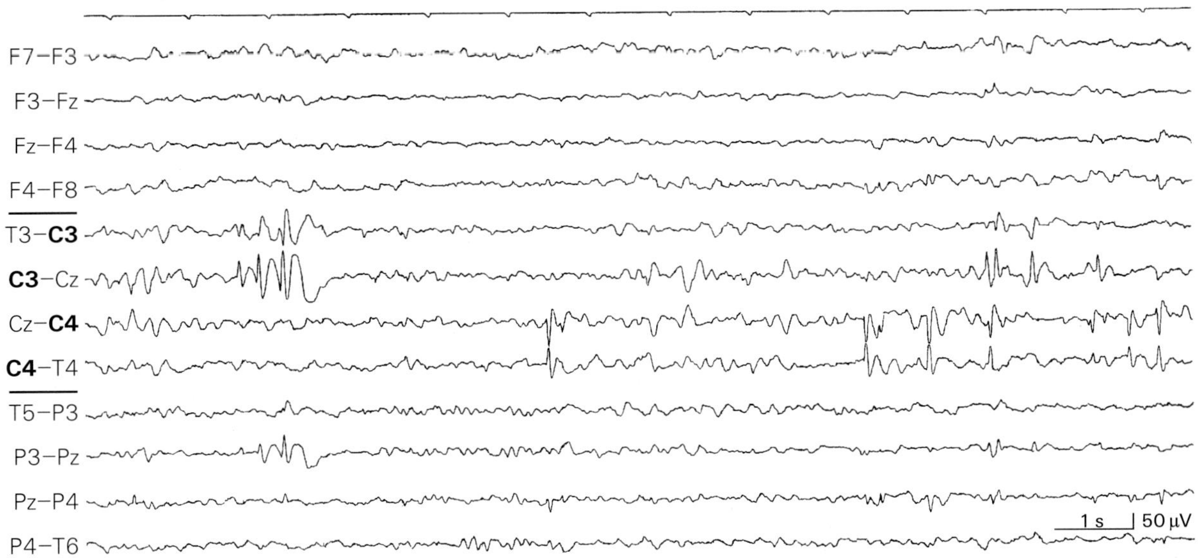

Abb. 7.55. Ausgeprägte, multifokal generierte Spitzenpotentiale der Zentralregion beiderseits, die sich in der abgebildeten Querreihenableitung auf die Ableitepunkte *C3* und *C4* beziehen lassen. Die Spitzenpotentiale sind mit einer z. T. deutlich ausgeprägten langsameren Nachschwankung verknüpft (Spitze-Welle-Ablauf). Ableitung bei leichter Vigilanzabnahme (davor wurde eine α-Grundaktivität registriert; sie kommt in der hinteren Querreihe im mittleren Drittel der Abbildung noch flüchtig zur Darstellung). *Klinisch:* jähriger Patient, der wegen Visusstörungen in die Augenklinik kam. EEG-Routinekontrolle. Keine Anfälle. Interpretation des Befundes i. S. der „benignen Rolandischen Spitzen"

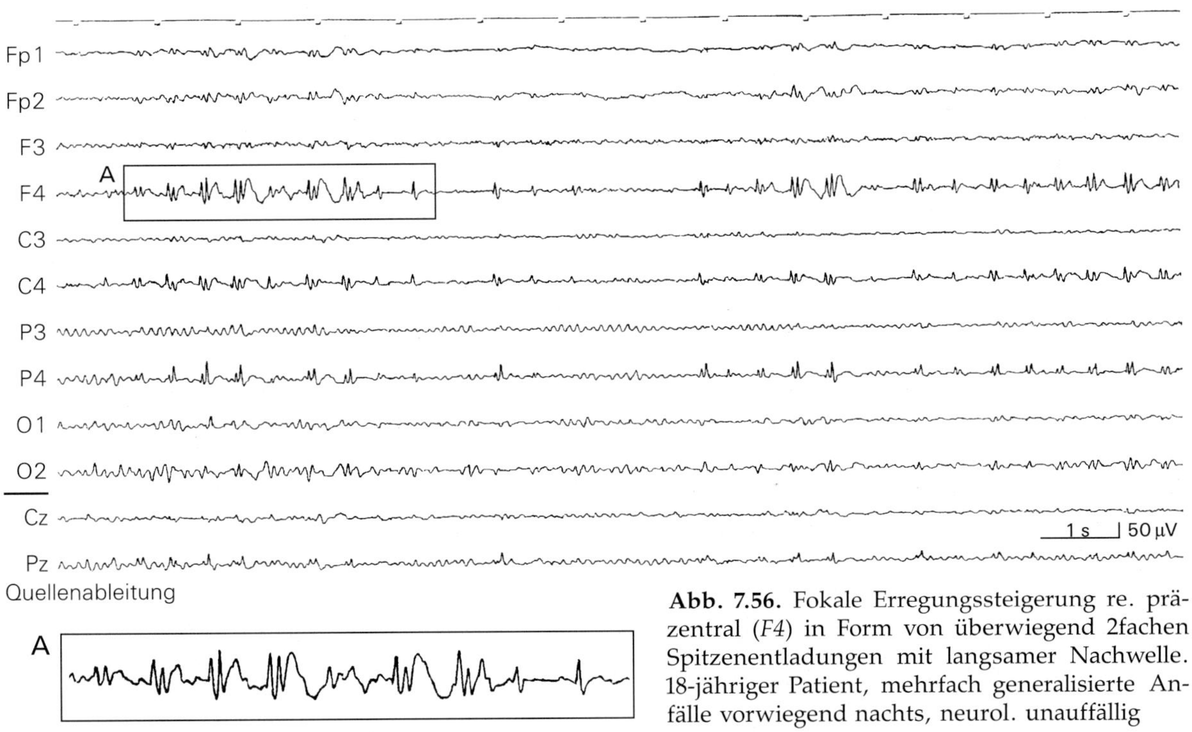

Abb. 7.56. Fokale Erregungssteigerung re. präzentral (*F4*) in Form von überwiegend 2fachen Spitzenentladungen mit langsamer Nachwelle. 18-jähriger Patient, mehrfach generalisierte Anfälle vorwiegend nachts, neurol. unauffällig

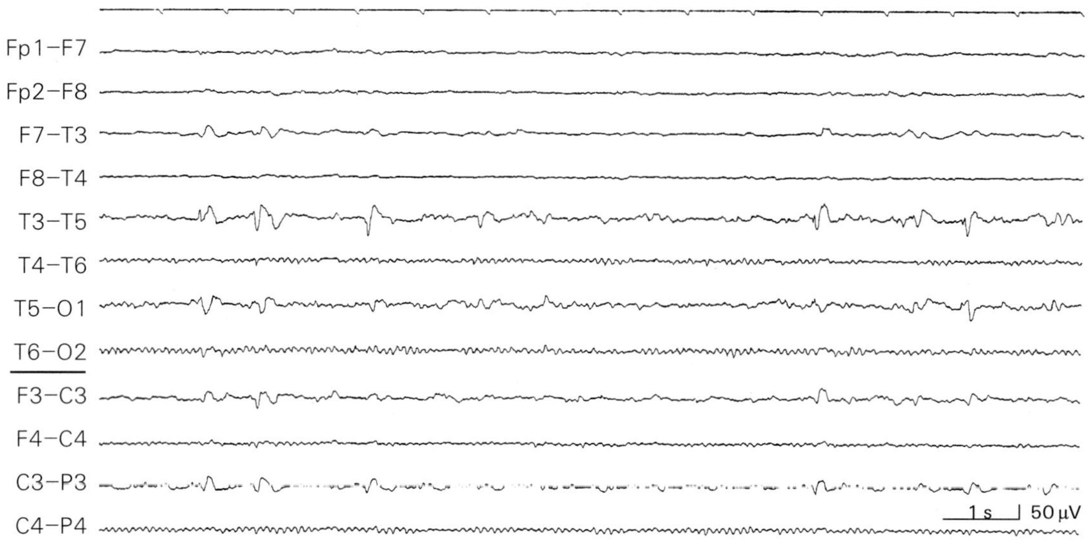

Abb. 7.57. Epileptischer Fokus links temporal vorwiegend in bezug zum Ableitepunkt T5. Beispiel für die variable Potentialkonfiguration der fokalen (interiktualen) epileptischen Entladungen, wie sie bei entsprechend schwankenden örtlichen Erregungsentwicklungen und -ausbreitungen vor allem in den Differenzbildungen bipolarer Ableitungen deutlich zum Ausdruck kommen können. *Klinisch:* 46jähriger Patient. Zustand nach Operation eines linkshirnigen Tumors (vermutlich Meningeom) 12 Jahre zuvor. Überwiegend einfache partielle Anfälle mit somatosensorischer, z. T. auch motorischer Symptomatik

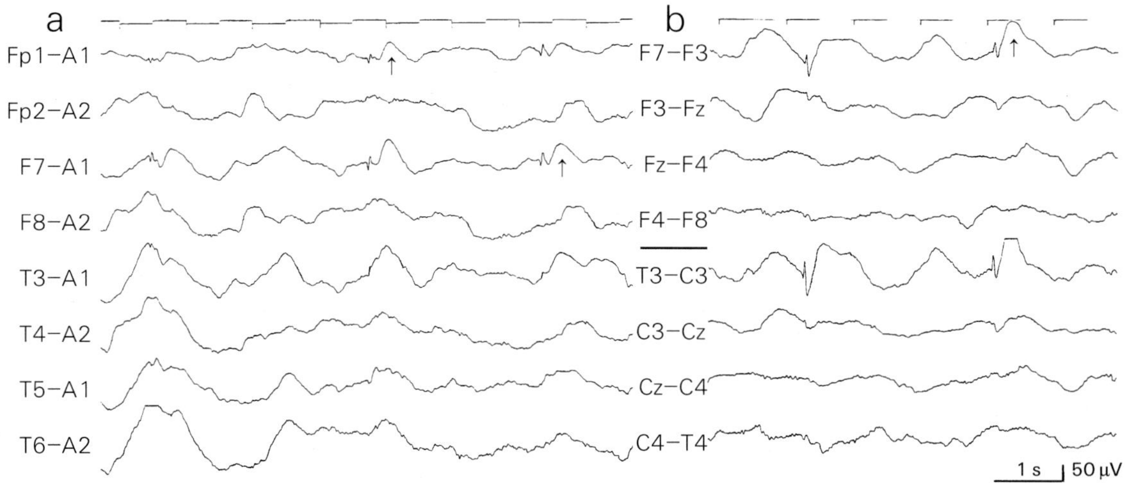

Abb. 7.58. Fokale epileptische Erregungen in Form einzelner Spitzen links in den Ableitungen F7 und T3 (letztere dargestellt in den Querreihen in **b**), die in eine stark verlangsamte Hirnrindentätigkeit eingestreut auftreten. Interessanterweise lassen sich auch in dieser trägen δ-Aktivität die den Spitzenpotentialen nachfolgenden langsamen Nachschwankungen deutlich abgrenzen (einige sind durch *Pfeile* markiert). *Klinisch:* 21jähriger Patient. Zustand nach schwerem Schädel-Hirn-Trauma 2 Tage zuvor. Multiple Rindeneinblutungen temporal beidseitig (Sektionsbefund), subdurales Hämatom über der linken Hemisphäre, schweres Hirnödem. Die Spitzenpotentiale im EEG sind i. S. eines „Reizsymptoms" nach kontusioneller Schädigung zu deuten, Anfälle wurden nicht beobachtet. 3 Tage nach dem EEG Exitus letalis im Schocksyndrom (schweres Polytrauma)

Zur Nomenklatur: einzelne fokale Spitzen mit langsamer Nachschwankung sollte man entweder nur als Spitze (Spitzenpotential) oder als „Spitze-Welle-Ablauf" bezeichnen, jedoch nicht als „SW-Komplex", da die Kurzbezeichnung „SW" zu den wenigen Fachausdrücken gehört, die allgemein bekannt sind, und in erster Linie mit den „primär" generalisierten epileptischen Erregungssteigerungen in Verbindung gebracht wird.

7.7.2 Generalisierte interiktuale Erregungssteigerungen

Die im voraufgegangenen Abschnitt dargestellten Graphoelemente fokaler epileptischer Erregungssteigerungen können in wechselndem Ausmaß auch generalisiert *projiziert* auftreten. Das typische Potentialmuster generalisierter interiktualer Erregungssteigerungen ist der ***Spitze-Welle-Komplex*** (Spike-wave-Komplex, SW-Komplex). In der Regel zeigt sich die SW-Aktivität im EEG der anfallsfreien Zeit in Form kurzer generalisierter Paroxysmen mit mehreren aufeinanderfolgenden SW-Entladungen. Die pathophysiologischen Grundlagen dieser SW-Muster werden im Abschnitt 7.4.1 eingehender besprochen. Für die *Beschreibung* der SW-Aktivität sind die ***Frequenz*** der aufeinanderfolgenden SW-Abläufe, das ***Potentialmuster*** vor allem der *Spitzenkomponente* und die ***Dauer*** der einzelnen SW-Paroxysmen die wichtigsten Merkmale (Abb. 7.59). Diese Merkmale haben auch diagnostische Bedeutung. *Der Typ der* ***interiktualen*** *SW-Aktivität bei einem Patienten entspricht in der Regel auch dem SW-Muster, das bei diesem Patienten während eines* ***Anfalls*** *zu registrieren ist.* Eine akribische Differenzierung in viele verschiedene Unterformen hat wenig Sinn.

a. Frequenz der Spitze-Welle-Komplexe

Die *Grundfrequenz* der SW-Abläufe ist z. T. abhängig vom Alter des Patienten (vom Reifungsgrad des Hirns) zum Zeitpunkt der Manifestation der epileptischen Erregbarkeitssteigerung

Die Frequenz, mit der SW-Abläufe aufeinanderfolgen, ist das auch diagnostisch wirklich relevante Kriterium. Sie schwankt zwischen 1/s und 6/s. Am häufigsten zeigt sich die SW-Aktivität mit einer Wiederholungsrate von 3–3,5/s. Die Frequenz ist vor allem ***altersabhängig***. Je früher sich im Leben ein epileptisches Anfallsleiden manifestiert, desto niedriger ist die Folgefrequenz der SW-Abläufe:

- ***Slow-spike-wave-Komplexe*** oder ***-Paroxysmen:*** Kombination steiler Wellen von 100–200 ms Dauer und langsamer Nachschwankungen, jeweils mit einer Folgefrequenz von (1–) *1,5–2* (–2,5)/s. Manifestationsalter bis zum 5. Lebensjahr, vorwiegend 2.–3. Lebensjahr. Man findet sie meistens bei multifokalen bzw. diffusen Hirnerkrankungen oder -schädigungen, vorwiegend mit myoklonisch-astatischen Anfällen; klinisch: Lennox-Syndrom (Gastaut et al. 1966) bzw. Lennox-Gastaut-Syndrom (Niedermeyer 1969). Die „langsame" Folgefrequenz der relativ

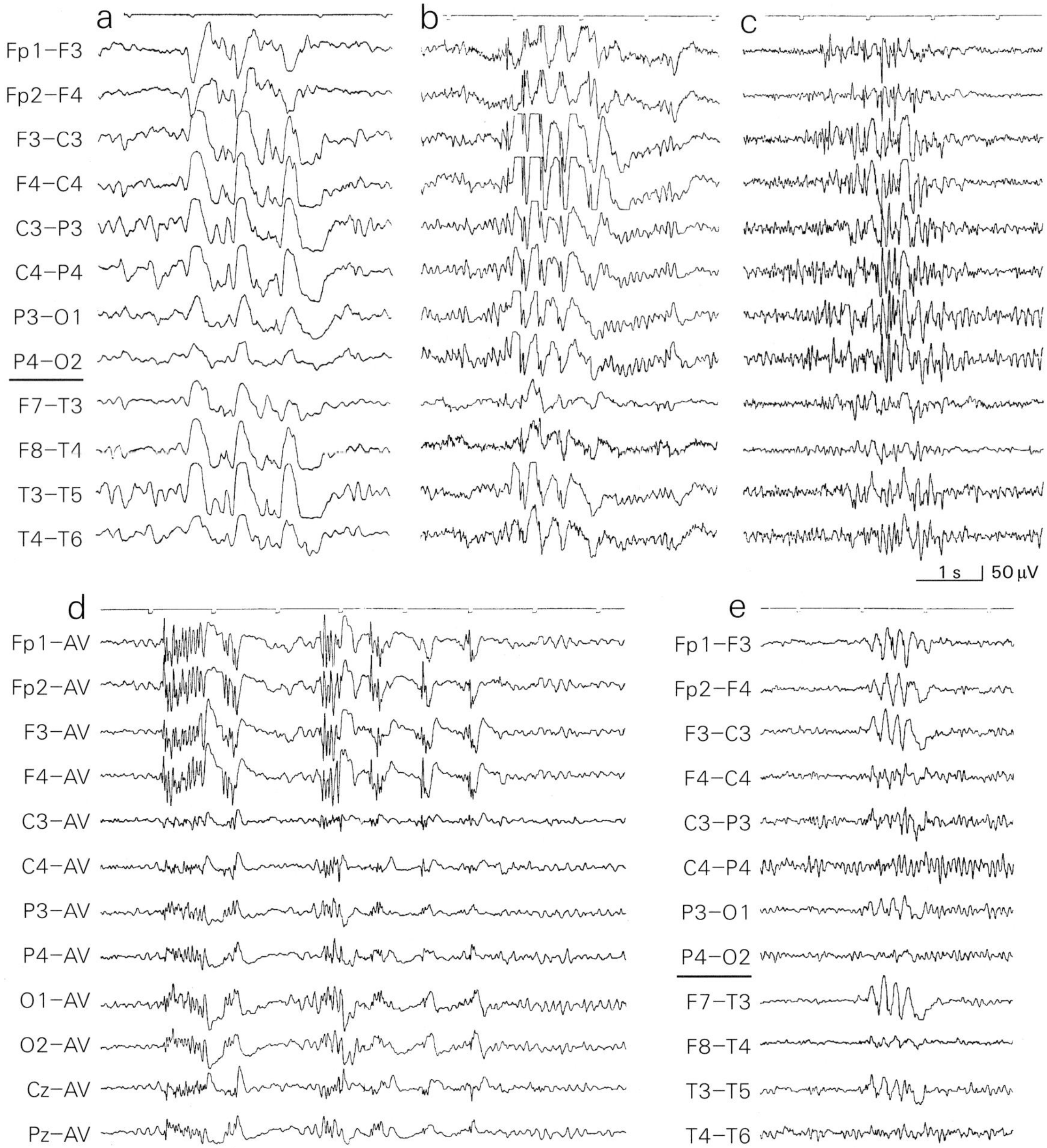

Abb. 7.59. Verschiedene Formen *generalisierter* interiktualer epileptischer Aktivität, die (allerdings mit begrenzter Wertigkeit) Hinweise auf anamnestische und diagnostische Kriterien vermitteln ***können***.
a „Langsame" SW-Entladungen (in diesem Fall von 1,5/s) bei einem schon im früheren Kindesalter entwickelten Anfallsleiden. **b** Typischer 3/s-SW-Paroxysmus (wie bei einer Absencenepilepsie). **c** Gruppe mit irregulärer Spitze-Welle-Aktivität (vieldeutiger Befund). **d** „Multispike-wave-Entladungen", wie sie besonders bei juvenilen myoklonischen Anfällen zu sehen sind. **e** Partiell generalisierende 5/s-SW-Aktivität, die in dieser Form häufig bei einer späten Entwicklung der epileptischen Erregbarkeitssteigerung (im Erwachsenenalter) zu finden ist. Diese Befunde lassen dann auch den sekundären Charakter der Generalisation deutlicher erkennen

träge ablaufenden Spitze-Welle-Komplexe bezeichnet man auch als „slow variant", die Anfallsmuster im EEG als „Petit-mal-Variante".

- *3(−3,5)/s-SW-Komplexe* bzw. *-Paroxysmen.* Vor allem bei regelmäßigem SW-Ablauf ist es das typische Muster bei Patienten mit einfachen Absencen. Manifestationsalter vorwiegend 5.−10. Lebensjahr. Bei noch späterer Manifestation des Anfallsleidens (juvenile Absencenepilepsie) beträgt die Folgefrequenz eher 3,5−4/s.
- ***SW-Entladungen höherer Frequenz bis 5/s*** (selten 6/s), auch als „fast variant" bezeichnet, findet man bei einem Teil der Patienten mit einem Manifestationsalter nach dem 15. Lebensjahr.

Ein (5−)6/s-Spitze-Welle-Muster minimaler Ausprägung („Miniatur-spike-wave-Muster") mit bevorzugt okzipitaler Lokalisation wird als besondere Variante ohne eindeutigen Bezug zu epileptischen Anfällen beschrieben (Hecker et al. 1979; Hughes 1980).

Die genannten Altersbezüge sind als Faustregel aufzufassen. Abweichungen sind häufig. Eine „langsame" SW-Aktivität unter 2,5/s spricht jedoch immer für ein frühes Manifestationsalter. Bei ein und demselben Patienten kann die SW-Folgefrequenz mit steigendem Alter leicht zunehmen. Patienten, die ihre epileptische Erregbarkeitssteigerung *erst im Erwachsenenalter* erwerben, entwikkeln keine regelmäßige SW-Aktivität mehr (wohl aber noch irreguläre SW-Abläufe, s. unten).

Epileptische Syndrome, die sich im *frühen Kindesalter* (innerhalb des 1. Lebensjahres) entwickeln, lassen zumindest anfangs die Ausbildung regelrechter SW-Muster vermissen. Sie führen vielmehr zu dem Bild der ***Hypsarrhythmie*** (Gibbs u. Gibbs 1952, kritische Übersicht bei Hrachovy et al. 1984). Das EEG wird durch eine spannungsbetonte, irreguläre („unorganisierte") Aktivität mit Spitzen, steilen und langsamen Wellen verschiedenster Form gekennzeichnet, die diffus, häufig und wechselnd auch lokal bis fokal betont auftreten. Diese komplexen EEG-Syndrome des Kleinkindesalters können in diesem Lehrbuch nicht ausführlicher dargestellt werden. Man findet sie bei den verschiedensten diffusen oder multifokalen Hirnerkrankungen. Sie sind im typischen Fall mit den sog. BNS-Krämpfen des West-Syndroms („infantile spasms") verknüpft.

b. Form der Spitze-Welle-Komplexe

Die *Konfiguration* der SW-Aktivität hat nur einen eingeschränkten Aussagewert

Hinsichtlich des Ablaufs der Spitzen- und Wellenkomponenten kann man zwischen einer ***regelmäßigen*** („regulären") und ***unregelmäßigen*** („irregulären") SW-Aktivität unterscheiden. In einer „irregulären" SW-Aktivität sind die regellos eingelagerten Spitzenkomponenten oft nur angedeutet zu erkennen. Die Spitzenkomponente kann mehrphasisch bzw. ***repetierend*** auftreten („multispike-wave-" bzw. „polyspike-wave-Aktivität"). Diese morphologischen Merkmale sind weniger stringent mit bestimmten Anfallsformen oder mit dem Manifestationsalter verknüpft.

- Je regelmäßiger die interiktuale SW-Aktivität auftritt, desto mehr stehen auch Anfälle aus dem Formenkreis des Petit mal (insbesondere die „klassischen" Absencen) im Vordergrund, zumindest anfangs bzw. im Kindes- und Jugendalter. Eine generalisierte epileptische Erregungssteigerung, die sich erst im Erwachsenenalter manifestiert, stellt sich im EEG (als interiktualer Befund) eher sehr unregelmäßig (irregulär) dar.
- Eine stärkere *Repetition* der Spitzenkomponente (Polyspike-wave-Komplexe oder -Paroxysmen) findet sich im Jugendalter bevorzugt bei Anfällen mit *myoklonischen* Entäußerungen, wie z. B. bei der juvenilen Myoklonusepilepsie oder dem Impulsiv-Petit mal (Janz 1969). Als generelle Regel gilt: je deutlicher sich die SW-Muster im EEG mit einer „Polyspike-Komponente" darstellen, desto ungünstiger ist die Prognose hinsichtlich der Dauer und auch der Behandlungsfähigkeit des Anfallsleidens. Wenn bei einer Absencenepilepsie des Kindesalters regelmäßige SW-Abläufe (mit 1 Spitze pro Welle) in SW-Muster mit Mehrfachspitzen übergehen, so steigt die Wahrscheinlichkeit, daß sich daraus lebenslang ein Anfallsleiden entwickelt (später auch mit komplex-partiellen oder generalisierten Anfällen).

c. Dauer der Spitze-Welle-Paroxysmen

SW-Paroxysmen von mehr als 2 s Dauer signalisieren eine aktuell erhöhte Anfallsbereitschaft

Handelt es sich um Patienten, bei denen das EEG in monatelangen oder auch jahrelangen anfallsfreien Intervallen abgeleitet wird, so haben noch ableitbare SW-Gruppen meistens eine Dauer von nur 1 (−2) s und dies auch dann, wenn sie erst unter Hyperventilation ausgelöst werden. Häufigere und länger (mehrere Sekunden) anhaltende SW-Paroxysmen signalisieren eine aktuell erhöhte Anfallsbereitschaft.

Ab wann ein SW-Paroxysmus einem Anfall i. S. einer Absence entspricht, ist im Einzelffall nicht immer eindeutig zu entscheiden. Zahlreiche Untersuchungen haben gezeigt, daß *auch kurze interiktuale SW-Paroxysmen zu flüchtigen Beeinträchtigungen höherer kortikaler Funktionen führen*, die allerdings vom Patienten in der Regel nicht bewußt wahrgenommen werden. Sie lassen sich erst unter besonderen Testbedingungen nachweisen (flüchtige, leichte Störungen der Motorik, Verlängerungen der Reaktionszeiten oder kurze Beeinträchtigungen visueller und kognitiver Funktionen; Mirsky u. Tecce 1968; Goode et al. 1970; Brown et al. 1974; Aarts et al. 1984; Sengoku et al. 1990).

7.8 Klassifikation und Nomenklatur epileptischer Anfälle

Lange Zeit galt der große epileptische Anfall („grand mal", frz. „großes Übel") mit Bewußtseinsverlust und tonisch-klonischem

Krampfablauf als „die Epilepsie“ schlechthin. Aber schon Anfang bis Mitte des vorigen Jahrhunderts wurden kleinere Anfälle (vom Typ fokaler und psychomotorischer Anfälle) auch als epileptische Anfälle erkannt, detailliert beschrieben und mit den unterschiedlichsten Bezeichnungen versehen. Meistens faßte man Anfälle, die nur mit geringen motorischen Erscheinungen oder nur mit kurzen Bewußtseinseinschränkungen einhergehen, pauschal unter dem Begriff „petit mal“ (frz. „kleines Übel“) zusammen. Erst die Elektroenzephalographie ermöglichte zu Beginn der 30er Jahre mit der Entdeckung des markanten SW-Musters eine weitere und grundlegende Differenzierung dieser inhomogenen Gruppe „kleiner“ Anfälle. Diese Leistung geht auf die Untersuchungen des Ehepaars F. A. und E. L. Gibbs (zusammen mit W. G. Lennox) zurück sowie etwas später vor allem auf die Arbeiten von H. Gastaut und seinen Mitarbeitern. Die EEG-Untersuchungen führten zu der wichtigen Unterscheidung zwischen Absencen und psychomotorischen Anfällen. Die Bezeichnung Petit mal blieb auf Anfälle begrenzt, bei denen im EEG eine generalisierte SW-Aktivität mit ihren verschiedenen Varianten auftritt. Innerhalb dieser Gruppe ergaben weitere Untersuchungen die Abgrenzung einer Reihe besonderer kindlicher Epilepsieformen und epileptischer Syndrome.

In der Folgezeit gab es für die Einteilung epileptischer Anfälle verschiedene Klassifikationen und Nomenklaturvorschläge. Seit 1969 bemüht sich die ***I**nternationale **L**iga gegen die **E**pilepsie* (***ILAE***) um entsprechende Empfehlungen. Nicht zuletzt diese Bemühungen zeigen in der Gegenüberstellung der verschiedenen, seit 1970 publizierten Klassifikationsvorschläge das Dilemma der Semantik in der Epileptologie. Von Anfang an verfolgte man zwei verschiedene Ordnungsprinzipien: eine Einteilung nach dem *Anfallstyp* (ungeachtet der klinischen Zusammenhänge) und Einteilungen nach *klinischen Syndromen* (mit den verschiedenen Anfallsformen als Symptom).

a. Einteilung nach dem Anfallstyp (Tabelle 7.1) = *International Classification of Epileptic Seizures* (ICES)

In dem erstmals 1970 von einem Komitee der ILAE veröffentlichten Vorschlag (Gastaut 1970) wurde der Begriff Grand mal durch die Bezeichnung „generalisierter tonisch-klonischer Anfall“ ersetzt und mit den Petit mal-Anfällen, die sich im EEG durch generalisierte Spitze-Welle-Muster auszeichnen, in der Gruppe der ***„generalisierten Epilepsien“*** zusammengefaßt.

Die Bezeichnung Grand mal ist auch heute noch üblich und akzeptabel. Dieser Terminus ist mit dem Erscheinungsbild des „großen“ generalisierten tonisch-klonischen Anfalls eindeutig definiert. Die Bezeichnung Petit mal wird meistens mit der Absence gleichgesetzt. Die alleinige Verwendung des Begriffs „Petit mal" sollte jedoch vermieden werden, da dahinter auch andere, unterschiedliche Anfallsformen gesehen werden.

Die zweite große Gruppe in dieser Klassifikation bildeten die (einfachen und komplexen) ***partiellen Anfälle***. Die Bezeichnung „partiell" bedeutet, daß eine fokal generierte epileptische Erregungssteigerung im Anfall nur Teile des Hirns erfaßt. Dieser Begriff soll Bezeichnungen wie „fokaler" oder „psychomotorischer Anfall" ablösen. Psychomotorische Anfälle sind die häufigste Form komplexer partieller Anfälle.

Die ICES wurde 1981 revidiert (ILAE 1981). In dieser Form wird sie auch heute noch benutzt (Tabelle 7.1).

Zur Definition partieller Anfälle (s. auch Abschn. 7.3.3):

- ***Einfache partielle Anfälle:*** Fokal generierte Anfälle, deren Erregungsursprung und Erregungsausbreitung Hirnregionen betrifft, die für die Bewußtseinskontrolle keine besondere Bedeutung besitzen. Die Erregungsausbreitung bleibt auf derartige Kortexbereiche begrenzt. Elementare motorische, sensorische oder psychische Störungen prägen den Anfall. *Das Bewußtsein bleibt für die gesamte Anfallsdauer erhalten*. Der Anfallsablauf kann vom Patienten zumeist genau beschrieben werden. Einfache partielle Anfälle haben ihren Ursprung zumeist in den primären motorischen oder sensorischen Hirnrindenarealen.
- ***Komplexe partielle Anfälle:*** Die fokale Erregungssteigerung oder deren Ausbreitung führt zu einer *Bewußtseinsstörung*. Sie ist gekennzeichnet durch Beeinträchtigung der Ansprechbarkeit, der Orientierung, der Erinnerungsfähigkeit (bis zur Amnesie) oder durch Illusionen und Halluzinationen, an die sich die Patienten partiell erinnern können. Die Anfälle sind ganz überwiegend mit mehr oder weniger *komplexen motorischen Entäußerungen* verbunden. Komplex-partielle Anfälle haben ihren Ursprung zumeist in Hirnregionen mit entsprechend komplexen, assoziativen Funktionen (temporale, frontale und parietale Kortexareale).

Die Vielfalt der Anfallssymptome wird außer durch die Lokalisation der Erregungssteigerung noch durch folgende allgemeinere Gesichtspunkte bestimmt:

- ***Nah- und Fernsymptome:*** Nahsymptome werden durch die Erregungssteigerung des epileptischen Fokus unmittelbar ausgelöst, Fernsymptome durch die Ausbreitung der Erregung (Projektion), die die Funktion entfernterer Hirnareale sekundär beeinträchtigt.
- ***Positive und negative Symptome:*** Positive Symptome sind unmittelbare („produktive") Auswirkungen der epileptischen Erregungssteigerung (z. B. Myoklonien), „negative" Symptome die Folge von *Hemmungsvorgängen* oder die Auswirkung eines Funktionsdefizits durch *Desintegration* normaler Hirnfunktionen.

- ***Iktuale und postiktuale Symptome:*** Die unmittelbare (iktuale) Anfallssymptomatik wird durch die vorgenannten positiven und negativen Nah- und Fernsymptome bestimmt. Dagegen entwickelt sich die postiktuale Symptomatik vor allem bei komplex-partiellen Anfällen vorwiegend auf dem Boden von Hemmungsmechanismen, die zunächst den Anfall beenden, dann aber mit *überdauernden* Transmitter- bzw. Membranstoffwechselstörungen die weitere klinische Symptomatologie noch mehrere Minuten lang prägen können (s. Abschn. 7.3.4.4). Sie führen zu *(mitunter andersartigen) kortikalen Funktionsstörungen, die sich der iktualen Phase anschließen*. Bei Beobachtungen komplexer partieller Anfälle ist es ohne gleichzeitige EEG-Registrierung oft unmöglich festzulegen, wann der eigentliche Anfall zu Ende ist, und wann die postiktuale Symptomatik (beispielsweise mit weiteren Bewußtseinsstörungen und motorischer Unruhe) beginnt.

b. Einteilung nach Krankheitssyndromen mit dem epileptischen Anfall (der „Epilepsie") als Leitsymptom = *I*nternational *C*lassification of *E*pilepsies and Epileptic Syndromes (ICE) (Tabelle 7.2)

„Epileptische Syndrome" sind sehr verschiedenartige Hirnerkrankungen mit epileptischen Anfällen als Leitsymptome

Diese Syndromklassifikation, die 1985 nach den klinischen Bedürfnissen aufgestellt und zuletzt 1989 revidiert wurde (ILAE 1985, 1989), ist durch *multifaktorielle Einteilungsprinzipien* gekennzeichnet. Der rote Faden ist das Leitsymptom „epileptischer Anfall". Ansonsten sind es Krankheitsbilder („epileptische Syndrome") mit *verschiedener Ätiologie und Pathogenese,* mit unterschiedlichen morphologischen Schädigungen des Hirns, mit variablem Altersbezug und verschiedenen Verlaufsformen. Die Unterscheidung zwischen partiellen und generalisierten Anfällen wird nur noch mit dieser einfachen Zweiteilung beibehalten. Partielle Anfälle werden (ohne besondere Trennung von einfachen oder komplexen und sekundär generalisierenden Anfallsabläufen) sinnvollerweise *lokalisationsbezogen* gegliedert. Wenig glücklich erscheinen (klassifizierende!) Differenzierungen von Anfallsformen mit den Attributen „idiopathisch", „kryptogenetisch" und „symptomatisch". Eine derartige Unterteilung ist mit den verfügbaren klinischen Daten oft genug nicht oder nur vorläufig möglich.

- ***Idiopathisch***[1] bedeutet, daß Anfälle ohne bekannte voraufgegangene Schädigung auftreten und daß nach klinischer Erfahrung morphologisch faßbare Schädigungsursachen auch nicht anzunehmen sind. In der Regel handelt es sich um Anfälle, die sich altersbezogen (d. h. im Kindesalter) manifestieren und für die eine *genetische Prädisposition* vermutet wird.
- ***Kryptogenetisch***[2] bedingt heißt, daß nach klinischer Erfahrung eine voraufgegangene zerebrale Schädigung anzunehmen ist, die jedoch verborgen bleibt oder (noch) nicht nachweisbar ist.

[1] „Idio" (von gr. ιδιος): „eigen", „persönlich".
[2] „Krypto" (von gr. κρυπτος): „versteckt", „verborgen".

Tabelle 7.1. Internationale Klassifikation epileptischer Anfälle (**ICES**) nach dem Vorschlag der Internationalen Liga gegen Epilepsie (ILAE, Commission on Classification and Terminology 1981)
Die in eckige Klammern gesetzten Textteile sind zusätzliche Anmerkungen des Autors

Form der epileptischen Anfälle	*Hinweise auf charakteristische EEG-Merkmale, die* ***interiktual*** *auftreten* ***können***
I. Partielle (fokale, lokale) Anfälle	
A. Einfache partielle Anfälle (ohne Beeinträchtigung des Bewußtseins)	In der Regel kontralateral lokale Spitzen (oder scharfe Wellen)
1. *Mit motorischen Symptomen* a. fokal motorisch ohne Marsch, b. fokal motorisch mit Jackson-Marsch, c. versiv, d. postural, e. phonatorisch (Vokalisation oder Sprachhemmung).	
2. *Mit somatosensorischen oder speziellen sensorischen Symptomen* (einfache Halluzinationen wie Kribbeln, Lichtblitze, Geräusche) a. somatosensorisch, b. visuell, c. auditorisch, d. olfaktorisch, e. gustatorisch, f. vertiginös.	
3. *Mit autonomen* [vegetativen] *Symptomen* (einschließlich epigastrischen Sensationen, Blässe, Schwitzen, Erröten, Piloerektion und Pupillenerweiterung).	
4. *Mit psychischen Symptomen* (Störungen der höheren zerebralen Funktionen). Ohne gleichzeitige Beeinträchtigung des Bewußtseins sind partielle Anfälle dieser Art selten [sie berühren das Problem der Definition qualitativer und quantitativer Bewußtseinsstörungen. Ein wichtiges Kriterium für den „einfachen partiellen Anfall mit psychischen Symptomen" i. S. dieser Rubrik A.4 ist die volle *Erinnerungsfähigkeit* an die iktual aufgetretenen psychischen Störungen, wie sie nachfolgend aufgeführt sind. Diese Erinnerungsfähigkeit ist bei komplex-partiellen Anfällen in der Regel nicht oder nur sehr eingeschränkt gegeben]. a. dysphasisch, b. dysmnestisch (z. B. „déjà vu"), c. kognitiv (z. B. Traumzustände, Störungen des Zeitgefühls), d. affektiv (Furcht, Angst), e. illusionär (z. B. Makropsien), f. strukturiert halluzinogen (z. B. musikalisch, szenisch).	
B. Komplexe partielle Anfälle (mit Beeinträchtigung des Bewußtseins)	Scharfe Wellen unilateral oder bilateral (meist asynchron), lokal in der Regel in temporalen oder frontalen Hirnregionen.
1. *Einfacher partieller Beginn* mit *nachfolgender* Beeinträchtigung des Bewußtseins, und zwar	

a. initial einfache partielle Symptome entsprechend A.1–A.4,
b. mit [bereits initial komplexen] Automatismen [,denen die Bewußtseinseinschränkungen folgen]

2. *Mit sofortiger Beeinträchtigung des Bewußtseins*
   a. nur mit Bewußtseinsstörung,
   b. mit Automatismen.

C. Partielle, sekundär generalisierende Anfälle (Entwicklung zu tonischen, klonischen oder tonisch-klonischen Anfällen)

1. *einfach-partielle Anfälle* (entspr. A), die *sekundär generalisieren*,
2. *komplex-partielle Anfälle* (entspr. B), die *sekundär generalisieren*,
3. *einfach-partielle Anfälle* (A), die *über komplex-partielle Anfallssymptome* (B) schließlich *generalisieren*.

II. Generalisierte Anfälle (konvulsiv und nicht konvulsiv)

A. 1. *Absencen* → paroxysmale Aktivität in der Regel in Form regulärer und symmetrischer 3 (2–4)/s-SW-Aktivität. Grundaktivität gewöhnlich normal.

a. nur mit Beeinträchtigung des Bewußtseins,
b. mit leichten klonischen Komponenten,
c. mit atonischen Komponenten,
d. mit tonischen Komponenten,
e. mit [leichten] Automatismen,
f. mit autonomen [vegetativen] Komponenten.

b.–f. können jeweils isoliert oder in verschiedenen Kombinationen auftreten [die Anfälle der Rubrik A.1.a–f werden zu den „typischen" Absencen gerechnet].

2. *Atypische Absencen* → irreguläre SW-Aktivität und andere paroxysmale Aktivitäten, häufig asymmetrisch. Grundaktivität meistens abnorm.

a. mit ausgeprägten tonischen [motorischen] Symptomen, stärker als in A.1,
b. Beginn oder Ende des Anfalls nicht abrupt, sondern schleichend.

B. Myoklonische Anfälle → Poly-SW oder Sharp-slow wave.

C. Klonische Anfälle → SW- oder Poly-SW.

D. Tonische Anfälle → Sharp-slow wave, oft asymmetrisch.

E. Tonisch-klonische Anfälle [Grand mal] → SW- oder Poly-SW.

F. Atonische (astatische) Anfälle → Poly-SW.

– Verschiedene *Kombinationen* sind möglich (z. B. F und B, D und B).

III. Nicht klassifizierbare epileptische Anfälle

In diesen Abschnitt fallen Anfälle, die sich aufgrund ungenügender Daten oder infolge unklarer Anfallssymptome in die vorstehend genannten Rubriken nicht einordnen lassen.

IV. Addendum

unter anderem mit kurzer Definition des *Status epilepticus* (s. Abschn. 7.9).

Tabelle 7.2. Internat. Klassifikation der Epilepsien und epileptischen Syndrome (**ICE**) nach dem letzten Vorschlag der Internationalen Liga gegen Epilepsie (ILAE, Commission on Classification and Terminology 1989)

Epileptisches Syndrom *mit kurzen Anmerkungen* *(zur Erläuterung der Begriffe „idiopathisch", „symptomatisch" und „kryptogenetisch" s. Text S. 309)*	*Hinweise auf charakteristische EEG-Merkmale, die* ***interiktual*** *auftreten* ***können***
1. Lokalisationsbezogene (fokale, lokale, partielle) Epilepsien und Syndrome	
1.1 Idiopathisch (mit altersbezogenem Beginn)	
• Gutartige Epilepsie des Kindesalters mit *zentrotemporalen* Spikes (sog. Rolando-Epilepsie) • Epilepsie des Kindesalters mit *okzipitalen* Paroxysmen (Spikes oder scharfe Wellen)	→ teilweise ausgeprägte Spitzen, oft beidseits oder seitenwechselnd (Abb. 7.55), bei Vigilanzabnahme und im leichten Schlaf verstärkt (kurze Serien von Spitzen).
• Primäre Leseepilepsie (durch lautes Lesen ausgelöst)	→ Spitzen in der dominanten parietotemp. Region
1.2 Symptomatisch	
• Epilepsia partialis continua (Kojewnikoff-Syndrom), einschl. der besonderen, chronisch-progredienten Form des Kindesalters (Rasmussen-Enzephalitis)	→ EEG auch im Anfall nicht selten unauffällig, sonst fokale Störung (meist in der Zentralregion). → pathologische Grundaktivität, stets fokale/multifokale Spitzen/scharfe Wellen (→ fokaler Status).
• Syndrome mit spezifischen Mechanismen der Anfallsauslösung (z.B. Reflexepilepsien, Startle-Epilepsie)	→ s. Abschn. 7.5.2.
• Temporallappenanfälle ausgehend von *mesiobasalen* Strukturen (Hippocampus, Amygdala): komplex-partielle Anfälle („psychomotorische Anfälle"), ausgehend von *lateralen temporalen* Strukturen: häufiger einfach-partielle Anfälle, mit Entwicklung zu komplex-partiellen Anfällen bei Ausdehnung auf mesiobasale Strukturen, • Frontallappenanfälle Vorwiegend komplex-partielle Anfälle, häufig sekundär generalisierend. Sehr variabel, abhängig von Ausgangspunkt und Ausbreitung (frontopolare, frontobasale, dorsolaterale oder präzentral-motorische Hirnregion), • Parietallappenanfälle gewöhnlich einfach-partielle Anfälle, z.T. sekundär generalisierend, • Okzipitallappenanfälle einfach-partielle Anfälle, häufig sekundär generalisierend.	→ temporal und frontal vorwiegend scharfe Wellen, parietal und okzipital eher Spitzen. Vor allem *temporale* Herde zeigen mitunter beidseits scharfe Wellen, häufig seitenwechselnd oder bilateral asynchron. Projektion im EEG bei *mesiobasalen* Foci vorwiegend → F7(8) (besser zu erfassen mit Sphenoidalelektrode), *laterotemporalen* Foci eher → T3(4)/T5(6) (Abb. 7.57).
1.3 Kryptogenetisch Wie die vorhergehende Gruppe (1.2), nur daß eine Ätiologie nicht nachzuweisen ist.	

2. Generalisierte Epilepsien und Syndrome

Entsprechend der Definition der ILAE sind generalisierte Epilepsien „Anfälle, in denen die ersten klinischen Zeichen eine initiale Einbeziehung beider Hemisphären anzeigen". Die iktualen EEG-Muster erscheinen sofort bilateral (s. dazu Abschn. 7.4).

2.1 **Idiopathisch** (mit altersgebundenem Beginn)

Häufig *genetische* Disposition. Die Patienten sind neurologisch und neuroradiologisch meistens unauffällig

EEG-Grundaktivität in der Regel altersentsprechend normal

– *nach dem Erkrankungsalter geordnet:*

- Benigne familiäre Neugeborenenkrämpfe → meistens keine spezifischen EEG-Befunde.
- Benigne Neugeborenenkrämpfe → häufig scharfe ϑ-Wellen oder -Paroxysmen.
- Benigne myoklonische Epilepsie des Kleinkindesalters → kurze generalisierte SW-Gruppen, vorwiegend im Schlaf.
- Epilepsie mit pyknoleptischen Absencen (Absencenepilepsie des Kindesalters, Pyknolepsie; gr. πυκνος = dicht, im übertragenen Sinne „häufig") → Regelmäßige 3/s-SW (-Paroxysmen), durch HV sehr leicht zu provozieren.
- Juvenile Absencenepilepsie → 3–4/s-SW.
- Impulsiv-Petit-mal-Epilepsie (juvenile myoklonische Epilepsie) → 3–5/s-Polyspike-wave-Gruppen.
- Aufwach-Grand-mal-Epilepsie → Häufig (Poly-) SW. Oft Fotosensibilität.
- Andere generalisierte idiopathische Epilepsien.
- Generalisierte Epilepsien mit spezifischen Mechanismen der Anfallsauslösung.

2.2 **Kryptogenetisch oder symptomatisch**

In der Regel besteht eine Hirnschädigung oder Hirnerkrankung. Die Epilepsie ist dann eines der Hauptsymptome

EEG-Grundaktivität in der Regel deutlich pathologisch verändert

– *nach dem Erkrankungsalter geordnet:*

- Epilepsie mit Blitz-Nick-Salaam-(BNS-) Krämpfen (West-Syndrom) → Hypsarrhythmie (gr. ύψι = hoch): hochgespannte, völlig irreguläre Aktivität.
- Lennox-Gastaut-Syndrom → „Langsame" SW (1,5–2,5/s), oft sehr irregulär, multifokal akzentuiert.
- Epilepsie mit myoklonisch-astatischen Anfällen → 4–7/s-ϑ-Rhythmen, z. T. irreguläre SW.
- Epilepsie mit myoklonischen Absencen → Regelmäßige 3/s-SW (EEG-Grundaktivität häufig auch normal).

2.3 **Symptomatisch**

2.3.1 **Unspezifische Ätiologie** (Kleinkinder)

- Frühe myoklonische Enzephalopathie,
- frühinfantile epileptische Enzephalopathie mit „suppression-burst"

} → Suppression-burst-artige EEG-Muster, Übergänge zum Bild der Hypsarrythmie, stark wechselnde fokale Aspekte

- Andere symptomatische generalisierte Epilepsien.

2.3.2 Spezifische Syndrome

Besondere Krankheiten, bei denen epileptische Anfälle ein vorherrschendes oder das führende Symptom sind. Es handelt sich um Mißbildungskrankheiten oder um nachgewiesene bzw. vermutete angeborene Stoffwechselanomalien (sie werden in der Klassifikation in einem Anhang aufgeführt).

3. Epilepsien und Syndrome, die nicht eindeutig als fokal oder generalisiert einzuordnen sind

3.1 Mit generalisierten *und* auch fokalen Anfällen

(meistens altersgebundene Anfallsleiden)

- Neugeborenenkrämpfe → z.T. suppression-burst-ähnliche Aktivität.
- Schwere myoklonische Epilepsie des Kleinkindesalters → generalisierte Spike- und Polyspike-wave-Aktivität, variable fokale Befunde.
- Epilepsie mit anhaltenden Spike-wave-Entladungen im „synchronisierten" Schlaf (ESES = „electrical status epilepticus during sleep") → multifokale Spitzen (ähnlich der Rolando-Epilepsie). Vor allem nach Anfällen *im NREM-Schlaf* anhaltend (langsame) SW-Aktivität.
- Aphasie-Epilepsie-Syndrom (Landau-Kleffner) → multifokale Spitzen und Spitze-Welle-Komplexe.
- Andere unbestimmte Epilepsien.

3.2 Ohne eindeutige generalisierte oder fokale Zeichen

Hier werden (generalisierte) Anfälle eingeordnet, bei denen klinische und EEG-Befunde eine klare Unterscheidung zwischen (primär) generalisiert und fokal bezogen nicht erlauben (vor allem Patienten mit Schlaf-Grand mal).

4. Spezielle Syndrome

4.1 Gelegenheitsanfälle (situationsbezogen)

Im Intervall-EEG in der Regel keine Hinweise auf epileptische Erregbarkeitssteigerungen.

- Fieberkrämpfe (häufig wird zwischen idiopathischen und symptomatischen Formen unterschieden).
- Isolierte Anfälle (sog. „Oligoepilepsien" unbekannter Ätiologie mit Anfällen einmal pro Jahr oder seltener).
- Anfälle bei bestimmten akuten metabolischen Entgleisungen oder Intoxikationen (z. B. Alkohol, Drogen, Eklampsie, nichtketotische Hyperglykämie).

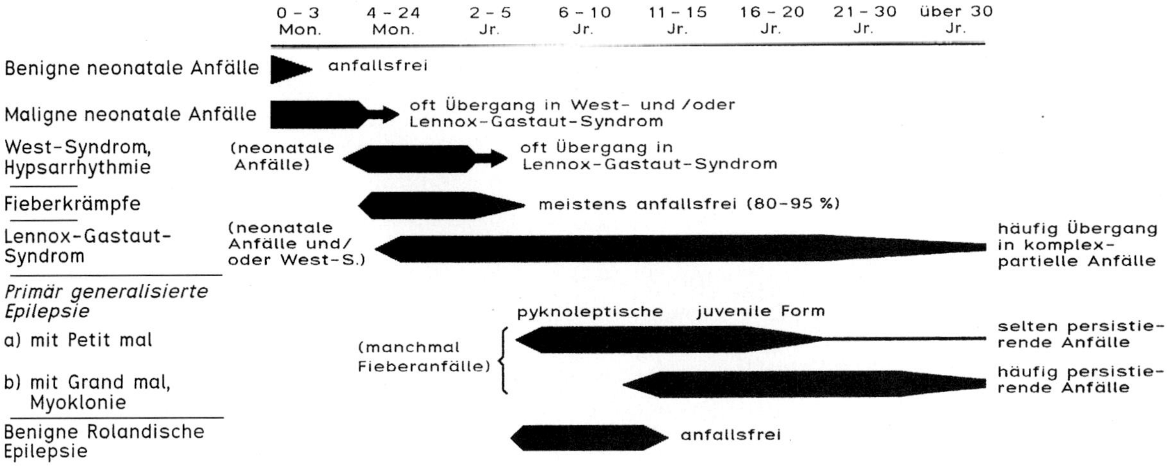

Abb. 7.60. Manifestationsalter und Verlauf der wesentlichsten epileptischen Syndrome (vgl. Tabelle 7.2) und die Beziehungen (Übergänge) zwischen den verschiedenen Anfallserkrankungen. (Aus Niedermeyer 1976 bzw. Niedermeyer u. Witte 1986)

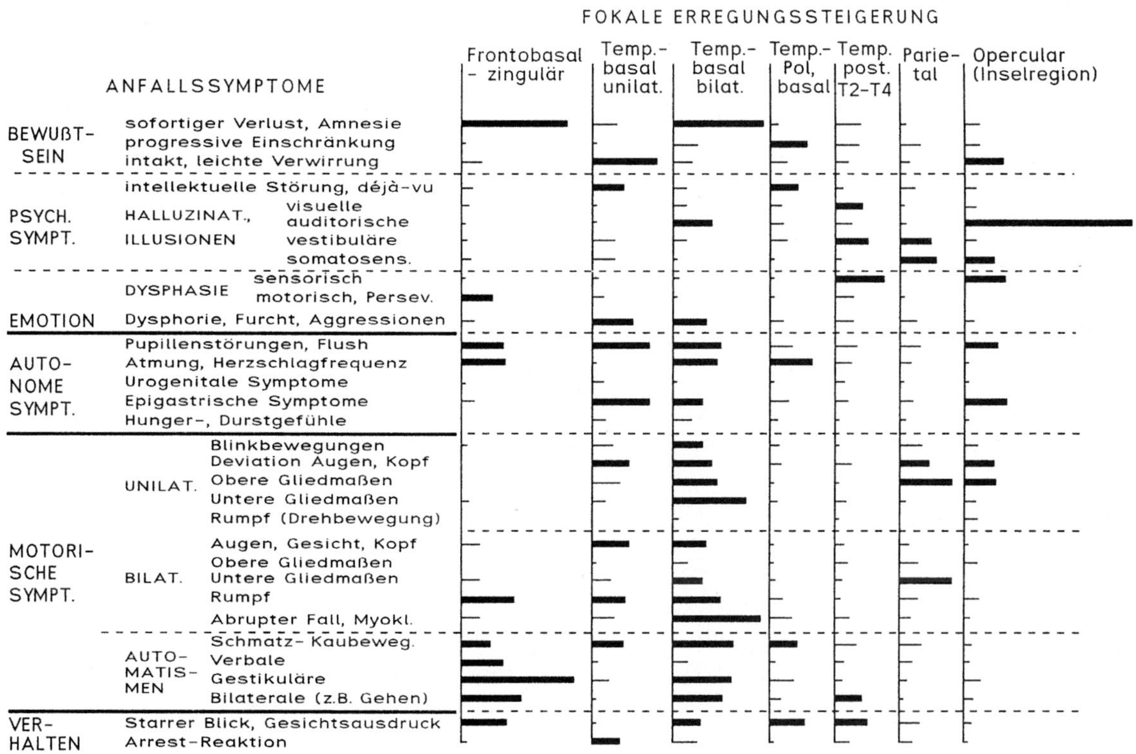

Abb. 7.61. Synopsis der Beziehungen zwischen der Lokalisation eines epileptischen Fokus (insbesondere *temporal*) und den klinischen Symptomen. Eine besonders hohe Korrelation zwischen Fokuslokalisation und der links angegebenen Symptomatik ist durch *fette Balken* hervorgehoben. (Aus Wieser 1983)

- Als ***symptomatisch*** werden Anfälle bezeichnet, wenn sie die Folge einer bekannten oder klinisch hinreichend sicher vermutbaren Erkrankung des Zentralnervensystems sind.

Eine Klassifikation, die allen klinischen Anforderungen und zugleich auch grundlagentheoretischen Gesichtspunkten gerecht wird, dürfte kaum zu erreichen sein. Man muß sich immer ins Gedächtnis rufen, daß es sich *bei einem epileptischen Anfall nur um ein* ***Symptom*** *handelt* und daß wir damit versuchen, ein Symptom zu klassifizieren.

Dennoch erfordert die Vielfalt der epileptischen Phänomene eine gewisse Ordnung, schon um statistische Erhebungen und Vergleiche international durchführen zu können. In bezug auf die klinische Praxis ist eine Vermischung zweier grundsätzlich verschiedener Gesichtspunkte nicht zu vermeiden, nämlich zum einen die *Altersabhängigkeit* epileptischer Phänomene und zum anderen der *lokalisatorische* Aspekt, der zunächst mit der grundsätzlichen Differenzierung von fokalen und „primär" generalisierten Anfällen in die Klassifikation eingeht.

In Tabelle 7.2 finden sich nur kurze Hinweise auf die wesentlichen Charakteristika der EEG-Befunde im Anfallsintervall, mit denen der EEGist in der täglichen Praxis in erster Linie konfrontiert wird. Die den verschiedenen epileptischen Erregungssteigerungen zugrunde liegenden Vorgänge und ihre prinzipiellen Erscheinungsformen im EEG wurden in ***Abschn. 7.1–7.5*** ausführlich dargestellt. Die klinische Vielfalt der epileptischen Anfälle ergibt sich sodann vor allem durch die Abhängigkeit vom Reifegrad des Hirns. Die altersgebundenen Anfallsformen beanspruchen daher in der Tabelle 7.2 den größten Raum. Dieser Aspekt wird in Abb. 7.60 mit dem instruktiven Schema von Niedermeyer (1976) hervorgehoben.

Die Klassifikationen in Form der ICES und der ICE sind teilweise sehr pragmatische, klinisch orientierte Einteilungen, die auch die Aspekte der optimalen medikamentösen Therapieauswahl berücksichtigen. Dagegen kommen die Gesichtspunkte, die für die *Epilepsiechirurgie* von Bedeutung sind, weniger zur Geltung. Hier ist eine genauere Analyse der Symptomatologie des epileptischen Anfalls wichtig. Sie dokumentiert die *Lokalisation* der Anfallsentwicklung („ictal onset zone") und ist damit der Wegweiser zur eigentlichen *epileptogenen Zone*. Daher werden in chirurgisch orientierten Epilepsiezentren auch andere Einteilungen benutzt, in denen beispielsweise die *Aura* der Anfälle als lokalisatorischer Hinweis auf den epileptischen Fokus besondere Berücksichtigung findet (Lüders et al. 1993). In welchem Maße darüber hinaus der Ort der fokalen Erregungssteigerung die gesamte Symptomatologie des Anfallsablaufs bestimmen kann, wird in Abb. 7.61 (aus Wieser 1983) deutlich.

7.9 Status epilepticus

Jede Anfallsform kann in einen Status epilepticus übergehen. So ließe sich jeder Typ eines Anfalls, der in Tabelle 7.1 (der ICES) genannt ist, in einer weiteren Rubrik auch als Typ eines Status aufführen. Entsprechend aufgeschlüsselt findet sich eine gute Darstellung zu diesem Thema bei Stefan u. Bauer (1990).

Die Übergänge von einer bloßen Häufung epileptischer Anfälle zu einem Status epilepticus sind fließend. Eine für alle Formen gültige Definition gibt es nicht. Noch in den 70er Jahren wurde der Begriff „Status epilepticus" im allgemeinen Sprachgebrauch mit dem Status generalisierter tonisch-klonischer Anfälle („Grand-mal-Status") gleichgesetzt, auch in Titeln einschlägiger Publikationen (z. B. Heintel 1972). In bezug darauf galt ein Zustand als Status, wenn der Patient bei wiederholten Anfällen in den Intervallen das Bewußtsein nicht wieder voll erlangt. Der nächste Anfall tritt also auf, noch bevor die postiktuale Phase des voraufgegangenen Anfalls abgeklungen ist. Dieser Zustand ist stets eine Notfallsituation. Früher war er mit einer Letalität von bis zu 20% belastet (Heintel 1972). Heute sind bei voller Unterstützung der antikonvulsiven Therapie durch intensivmedizinische Maßnahmen Todesfälle die Ausnahme. In einer Statistik bei Bauer et al. (1992) beispielsweise ist bei allen 63 Grand-mal-Statusfällen ein letaler Ausgang nicht mehr verzeichnet. Ein Status „kleiner Anfälle" ist vergleichsweise weniger kritisch, das Kojewnikoff-Syndrom als Sonderform eines Status einfach-partieller Anfälle kann monatelang dauern.

7.9.1 Status generalisierter Anfälle

Grand-mal-Status

Die typische Form ist der „***Grand-mal-Status***". Dieser Zustand (mit anhaltender Bewußtseinsstörung im Intervall) wird in der Regel erreicht, wenn mehr als 2 generalisierte Krampfanfälle innerhalb 1 h auftreten. Sie lassen sich als einzelne Anfallsereignisse auch im EEG mit dem typischen Ablauf der „tonischen" und „klonischen" Phase abgrenzen. Am häufigsten führen Prozesse bzw. Schädigungen *frontaler* und *zentraler* Hirnregionen zu einem Grand-mal-Status (Heintel 1972).

Im *EEG* fehlt im Status in den Intervallen mitunter die Abflachung der Hirnrindenaktivität, die sonst nach singulären Krampfanfällen die postiktuale Phase kennzeichnet. Möglicherweise ist dies ein Hinweis darauf, daß sich - als eine der Ursachen für den Status - die hemmenden Mechanismen, die sonst einen Anfall nachhaltig beenden (vgl. Abschn. 7.3.4.4), nicht mehr voll entwickeln können (Niedermeyer 1993). Vielmehr bilden

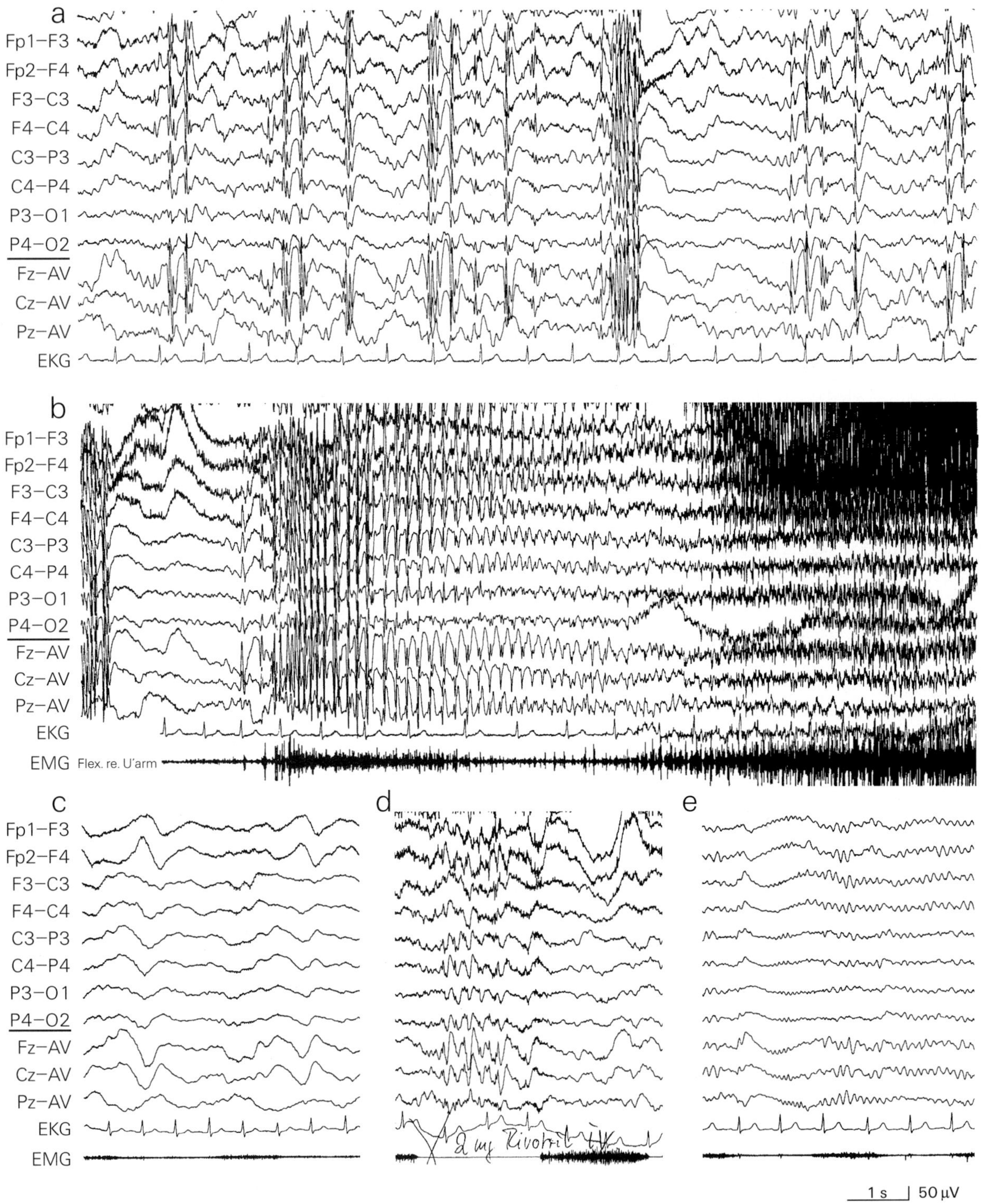
a
Fp1–F3
Fp2–F4
F3–C3
F4–C4
C3–P3
C4–P4
P3–O1
P4–O2
Fz–AV
Cz–AV
Pz–AV
EKG
b
EMG Flex. re. U'arm
c
d
e
1 s
50 µV

7.9.1

← **Abb. 7.62.** Generalisierter tonisch-klonischer Anfall im Ablauf eines *Grand-mal-Status* bei einer 44jährigen Patientin. Große generalisierte Anfälle unbekannter Ätiologie seit dem 15. Lebensjahr. Vor 4 Jahren bereits ein Status. Jetzt Notaufnahme nach 4 Anfällen in Serie, ausgelöst durch 5tägige Medikamentenpause. Teilabbildung des EEG (der bipolaren parietalen Elektrodenreihe). **a** Generalisierte (Poly-) spike-wave-Entladungen im Intervall, synchron mit Myoklonien der Halsmuskulatur beidseitig, die Patientin nicht ansprechbar. **b** Entwicklung des 5. generalisierten tonisch-klonischen Anfalls mit massiven Muskelartefakten (*rechts* im Bild). **c** Starke Verlangsamung unmittelbar postiktual. **d** Nach erneuter Rekrutierung der Erregungssteigerungen 2 mg Clonazepam i.v. **e** Träge δ-Wellen mit überlagerter spindelförmig akzentuierter Aktivität im α-β-Bereich als Benzodiazepineffekt. Der Status wurde damit unterbrochen

sich meistens sehr bald wieder einzelne epileptische Entladungen oft polymorpher Struktur heraus (Abb. 7.62a), die den nächsten Anfall einleiten (Abb. 7.62b).

Im voll ausgeprägten Status kommt es meistens zu einer „Verdünnung" der Anfälle. Klinisch zeigen sich schließlich nur noch *abortive, fragmentarische Anfallssymptome*. Dabei ist allerdings zu berücksichtigen, daß die Patienten ja stets massiv antikonvulsiv therapiert werden. Im EEG kann jedoch die typische Abfolge „tonisch-klonischer" Phasen noch nachweisbar bleiben (s. Abb. 10.27!).

Bei schweren Hirnschädigungen sind permanente (repetitive) Aktivitätssteigerungen und epileptische Erregungssteigerungen vielfach nur parallellaufende, miteinander verknüpfte Funktionsstörungen

Vor allem nach schweren hypoxischen Hirnschädigungen können sich jedoch auch *permanente Aktivitätssteigerungen* entwickeln, deren Deutung als echte epileptische Phänomene problematisch werden kann (s. Abschn. 10.6). Bezeichnungen wie „subtil" („subtle seizures"; Treiman et al. 1984; Lowenstein u. Aminoff 1992) oder „electrographic status" (Simon u. Aminoff 1986) bringen zum Ausdruck, daß den elektrographischen Bildern klinisch eindeutige epileptische Symptome nicht zugeordnet sind. Therapeutisch stellen diese Fälle zumeist auch ein besonderes Problem dar. Die bei hypoxischen Enzephalopathien zu beobachtenden Myoklonien sind, vor allem wenn sie disseminiert auftreten („Status myoclonicus"; s. Abschn. 10.6.1), keine unmittelbar epileptischen Entäußerungen. Im EEG finden sich repetitive Entladungen (Abschn. 10.5.2.1) oder ein Burst-suppression-Muster (Abschn. 10.4). Auch diese EEG-Erscheinungen sind keine epileptischen Erregungen. Allerdings treten bei derartigen schweren zerebralen Funktionsstörungen häufig ***auch** epileptische Erregungssteigerungen* oder Anfälle auf, die sich dann *parallel entwickeln.*

Auch die *repetitiven bzw. periodischen EEG-Phänomene* bei metabolischen (hepatischen) Enzephalopathien und bei bestimmten entzündlichen Hirnerkrankungen, die ebenfalls mit Myoklonien verbunden sein können (Enzephalitiden, Creutzfeldt-Jakob-Erkrankung, vgl. Abschn. 12.4 und 12.5), werden nicht immer klar von epileptischen Prozessen abgegrenzt.

Alle Formen generalisierter motorischer Anfälle, die wir als besondere *epileptische Syndrome des Kindesalters* kennen, können sich zu einem Status mit jeweils ähnlicher Symptomatik entwickeln (Status tonischer oder klonischer Anfälle), meistens mit einer dichteren Anfallsfolge als beim gewöhnlichen Grand-mal-Status.

Absencenstatus

Zahlenmäßig steht im Formenkreis der sog. „Petit-mal-Epilepsien" der ***Absencenstatus*** ganz im Vordergrund. Er kann sich mit allen Varianten zeigen, die für die „typischen" und „atypischen" Absencen in Tabelle 7.1 (bzw. 7.2) aufgeführt sind. Entscheidendes Kriterium ist im EEG die *generalisierte SW-Aktivität*. Sie zeigt sich häufig mit polyphasischen Spitzenkomponenten, oft findet man die SW-Entladungen gruppiert, irregulär, mitunter nur in fragmentarischer Form.

Generell kann der Absencenstatus in 2 Formen auftreten:

- *diskontinuierlich* mit einzelnen, zeitlich begrenzten Anfällen, die in kurzen Abständen mit entsprechenden SW-Paroxysmen im EEG aufeinanderfolgen, oder als
- *kontinuierliche* Erregungssteigerung mit (nahezu) permanenter SW-Aktivität und mit anhaltender Bewußtseinstörung. Diese besondere Form wird auch als „Epilespia minoris continua" oder als „spike wave-stupor" bezeichnet (Niedermeyer u. Khalifeh 1965).

Zwischen einem regelrechten, permanenten SW-Status und Absencen, die als Einzelanfälle lediglich *prolongiert* erscheinen, gibt es Übergänge, wie im Beispiel der Abb. 7.63. Diese Patientin zeigte wiederholt Verwirrtheitszustände, die anamnestisch zunächst als psychomotorische Anfälle gedeutet wurden. Zu erfragen war allerdings eine Dauer bis zu 1 h. Die in einer Langzeitregistrierung erfaßten Ereignisse (Abb. 7.63b) entsprachen prolongierten Absencen bzw. einem Absencenstatus. Im allgemeinen stuft man eine Absencenfolge oder eine verlängerte Absence als Absencenstatus ein, wenn der Zustand *länger als 30 min* dauert. Manche Autoren legen die Dauer von 1 h als kritische Grenze fest.

Auch ein kontinuierlicher Absencenstatus endet plötzlich und geht unmittelbar wieder in das präiktuale EEG über. Die Patienten sind sehr rasch wieder bewußtseinsklar. Selten schließt sich ein generalisierter Anfall an, wie im Beispiel der Abb. 7.64 (nach einer prolongierten SW-Phase). Aufzeichnungen wie die in Abb. 7.64 rufen den alten Begriff der „Bremswelle" (Jung u. Tönnies 1950) in Erinnerung. Damit war die langsame Welle des Spitze-Welle-Komplexes gemeint, die als inhibitorische Komponente die Erregungsausbreitung begrenzt. In dem Moment, in dem sie wegfällt (Abb. 7.64b), setzt ungehemmt die generalisierte Erregungsausbreitung ein, die nun auch das motorische System einbezieht (vgl. Abschn. 7.4.1 und 7.4.2).

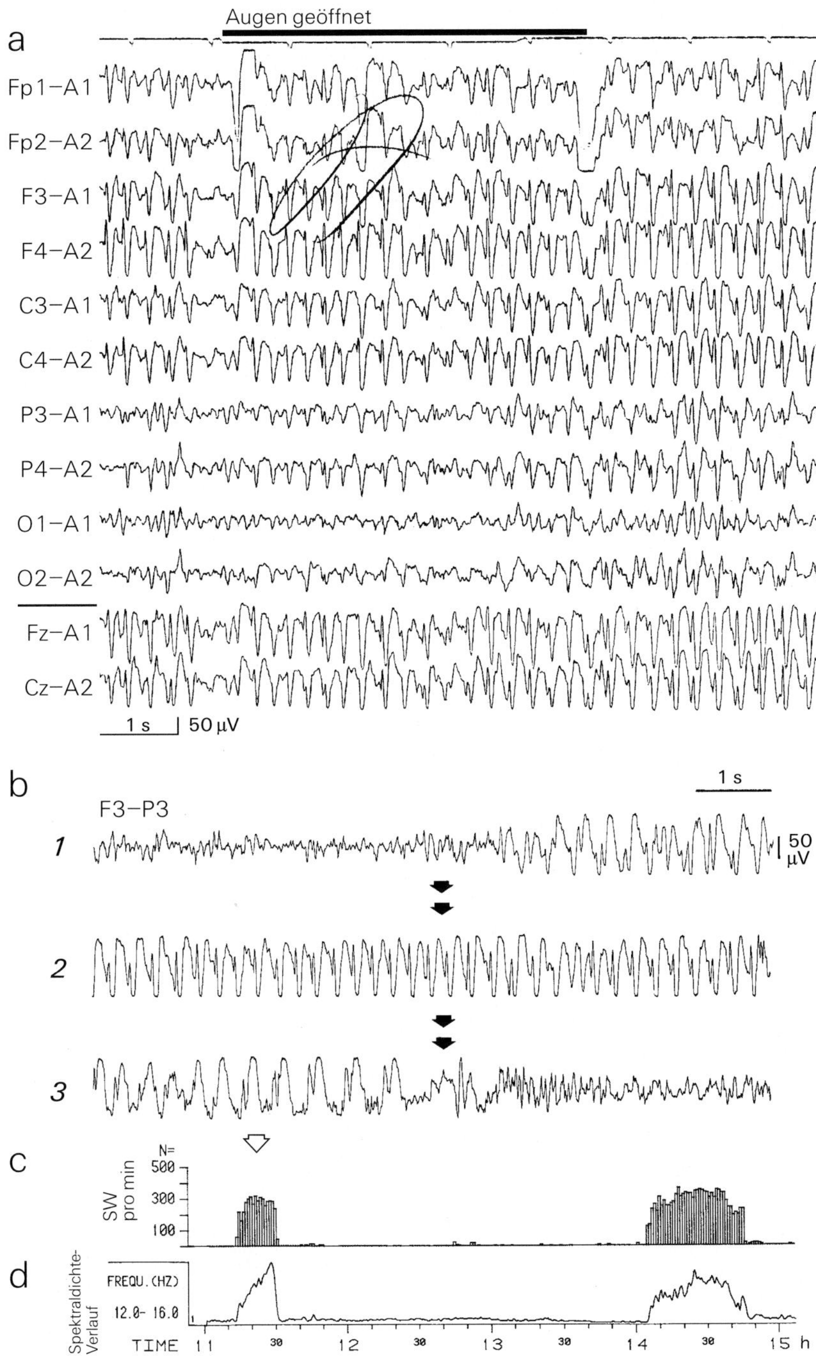

Abb. 7.63. Generalisierte 3/s-SW-Aktivität bei statusartiger Häufung prolongierter Absencen. 40jährige Patientin mit Grand-mal-Anfällen und „vermutlich psychomotorischen Anfällen" seit dem 12. Lebensjahr (psychomotorische Verlangsamung, Labiallaute, leichte Gesichtszuckungen, Dauer bis 1 h). **a** Ausschnitt aus einer EEG-Ableitung mit Haube. **b** Ausschnitte aus einer 24-h-EEG-Langzeitregistrierung (der Abl. F3–P3) *zu Beginn* (*1*), *während* (*2*) und *am Ende* (*3*) des prolongierten Anfalls. **c** Graphische Darstellung der Häufigkeit der SW pro min für die Zeit von 11–15 Uhr. **d** Verlauf der spektralen Leistung der SW-Tätigkeit im Frequenzbereich von 12–16 Hz (fortlaufende Frequenzanalyse, s. Abschn. 15.9.3.2). Die beiden am Tag dieser Langzeitableitung erfaßten Anfälle dauerten 16 bzw. 42 min. Weiteres s. Text

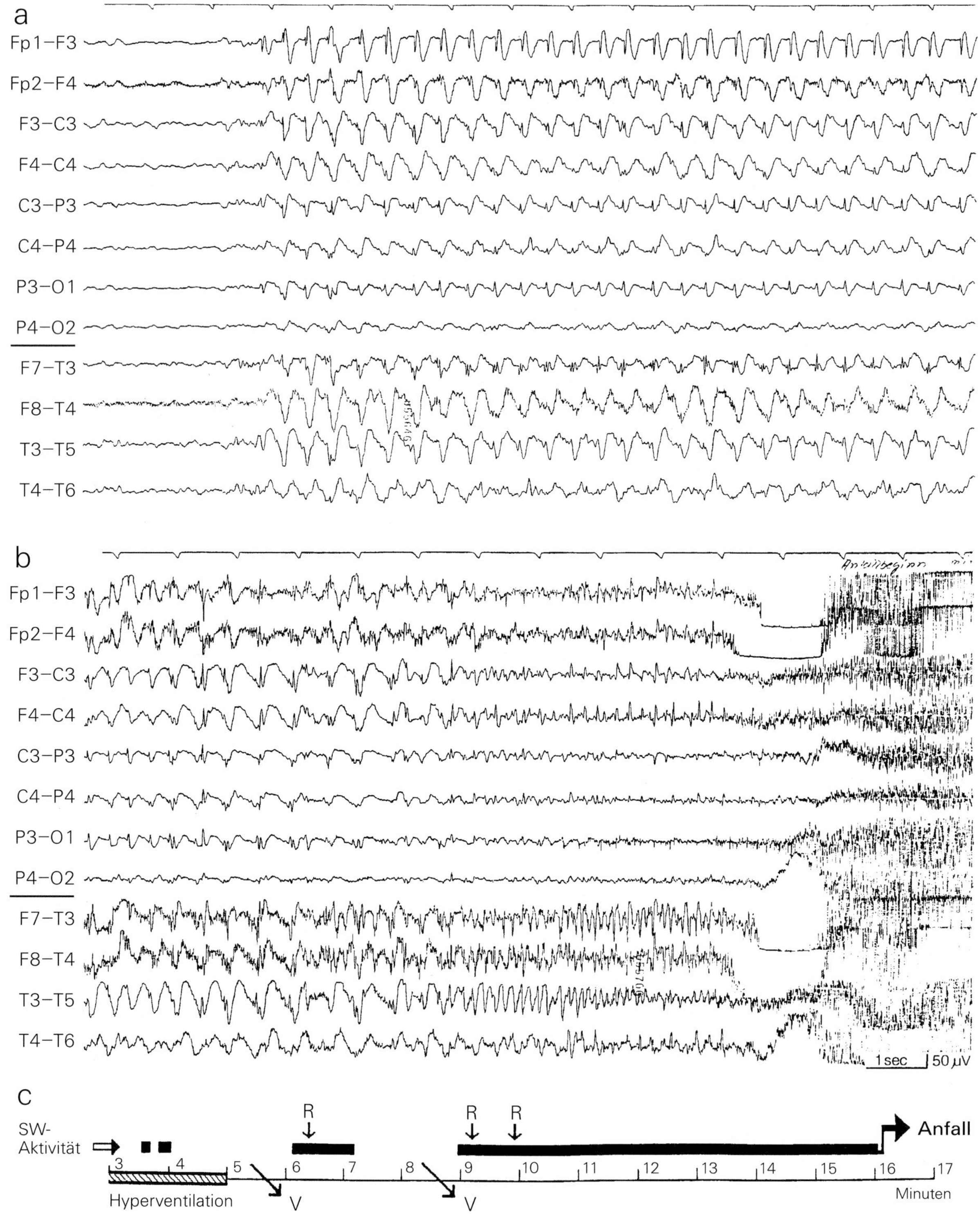
a
Fp1–F3
Fp2–F4
F3–C3
F4–C4
C3–P3
C4–P4
P3–O1
P4–O2
F7–T3
F8–T4
T3–T5
T4–T6
b
Fp1–F3
Fp2–F4
F3–C3
F4–C4
C3–P3
C4–P4
P3–O1
P4–O2
F7–T3
F8–T4
T3–T5
T4–T6
1 sec
50 µV
c
SW-Aktivität
R
R
R
Anfall
3 4 5 6 7 8 9 10 11 12 13 14 15 16 17
Hyperventilation
V
V
Minuten

7.9.1

← **Abb. 7.64.** Iktuale Erregungssteigerungen i. S. von Anfällen aus dem Petit-mal-Formenkreis, die während der EEG-Ableitung durch die Hyperventilation provoziert wurden. Nach einer 7 min dauernden Phase mit generalisierter 2–2,5/s-Spitze-Welle-Aktivität entwickelt sich nach Wegfall der langsamen (hemmenden!) Nachschwankungen ein generalisierter, durch eine Adversivbewegung nach rechts eingeleiteter Krampfanfall (**b**). Der Ablauf ist am unteren Bildrand (**c**) im Schema dargestellt: *Schwarze Balken* kennzeichen die Phasen mit fortlaufender SW-Aktivität, *V:* im EEG Zeichen der Vigilanzminderung, die offensichtlich zur Anfallsauslösung beitrug, *R:* Patientin antwortet auf Ansprache; auf eine genauere Prüfung der Bewußtseinslage wurde im Interesse einer ungestörten EEG-Aufzeichnung verzichtet. *Klinisch:* 44jährige Patientin. Seit 1 Jahr 4 unklare Anfallsereignisse abends bzw. in der Nacht mit „längerer" Verwirrtheit, Erinnerungslücken für mindestens 1/2 h. Einmal sicher auch ein Krampfanfall (Zungenbiß). Neurologisch, CCT, Karotisangiographie links ohne Befund. Der abgebildete Verlauf ist noch kein Status, läßt aber diese Gefahr erkennen

7.9.2 Status partieller Anfälle

Ein Status komplex-partieller Anfälle wird nicht selten übersehen oder fehlgedeutet

Eine Häufung ***komplex-partieller Anfälle*** im Sinne eines Status (früher auch als Status psychomotoricus bezeichnet) gilt als relativ selten (Wolf 1970; Karbowski 1980). Gleichermaßen findet sich aber auch Übereinstimmung in dem Verdacht, *daß er leicht übersehen werden kann*. Nicht immer ist die fokale epileptische Erregungssteigerung im Routine-EEG zu erfassen (z. B. mesiotemporaler bzw. limbischer Status epilepticus, Wieser et al. 1985). Klinisch kann die Symptomatik als Psychose verkannt werden. Auch wir kennen Patienten, die auf dem Umweg über die psychiatrische Klinik zu uns gelangten. Nach manchen Statistiken ist der partiell-komplexe Status vorwiegend frontalen Ursprungs (Williamson et al. 1985a).

In der Regel tritt die komplex-partielle Erregungssteigerung im Status mit kurz aufeinanderfolgenden, einzelnen Anfallsereignissen *diskontinuierlich* auf (Abb. 7.65). Beschrieben werden auch mehr oder weniger permanent ablaufende rhythmisierte Aktivitäten im EEG, die den periodischen Wellen metabolischer Enzephalopathien ähnlich sein können. Frontal kann sich eine permanente Erregungssteigerung im Oberflächen-EEG auch nur durch eine mehr oder weniger kontinuierliche, *auffallend rhythmisierte δ-Aktivität* äußern. Findet sich ein solche δ-Herd bei auffällig bewußtseinsgestörten Patienten, so kann die prompte Besserung nach einer Benzodiazepin-Injektion den Sachverhalt klarstellen.

Ein ***Status einfach-partieller Anfälle*** kann in Abhängigkeit von der Lokalisation des epileptischen Fokus mit der gleichen Symptomatologie ablaufen, wie sie für die einzelnen einfach-partiellen Anfälle in Tabelle 7.1 aufgezählt werden (s. Stefan u. Bauer 1990). Im Regelfall folgen die Anfälle ohne Beeinträchtigung des Bewußtseins dicht aufeinander, bleiben jedoch voneinander abgegrenzt. Im EEG finden sich die Befunde der einfach-partiellen Anfälle in variabel repetierender Form. Sie können auch fehlen, entweder infolge einer nur begrenzten intrakortikalen Erregungsausbreitung (Elger u. Speckmann 1983, 1993) oder durch die Lokalisation des eng umschriebenen Fokus in tiefliegenden Kortexarealen.

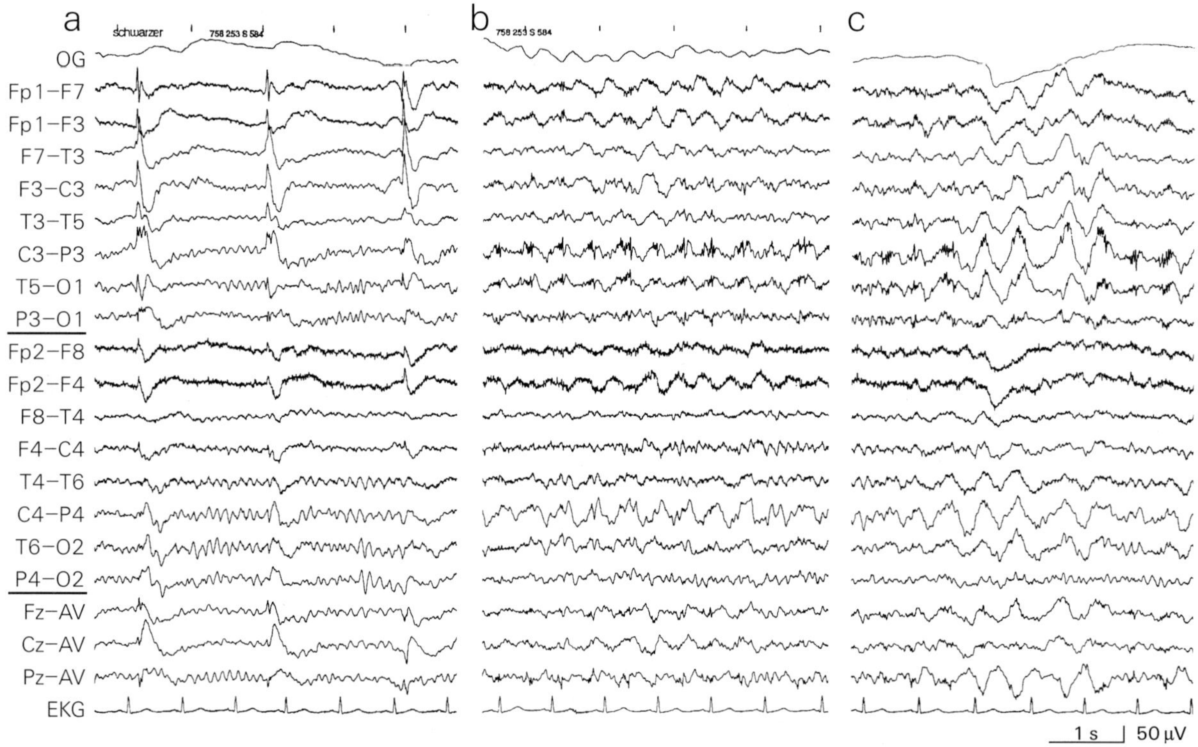

Abb. 7.65. Status komplex-partieller Anfälle. Ausschnitte aus einer Ableitung von 80 min Dauer. In dieser Zeit wurden 25 Anfälle beobachtet, die jeweils einen ähnlichen Verlauf zeigten, wie abgebildet: **a** in den kurzen Intervallen wechselnd ausgeprägte scharfe Wellen vorwiegend links temporal bis zentral (zum Ableiteprogramm s. Abschn. 2.4.5). **b** Beginn einer iktualen Phase mit multipler Spitzenaktivität vorwiegend in C3–P3. **c** Ende der iktualen Phase, gekennzeichnet durch intermittierend auftretende träge δ-Wellen. Die Anfälle dauerten 30–60 s. Sie ließen sich auch durch fraktionierte Gabe von insgesamt 4 mg Clonazepam nicht vollständig unterdrücken. Der Patient war ständig umdämmert, häufig unkoordinierte Bewegungen des Kopfes (nach vorn) und vorwiegend des rechten Arms. In den Anfällen öffnete der Patient zeitweise „erschrocken" die Augen, reagierte jedoch nicht auf Ansprache. Keine Myoklonien. Vermutlich handelte es sich um *parietal* generierte komplex-partielle Anfälle. *Klinisch:* 71jähriger Patient mit vaskulärer Enzephalopathie. Im MRT mehrere kleine Infarktgebiete im Marklager beidseitig

7.9.2

Eine besondere Form eines Status einfach-partieller Anfälle ist die kontinuierliche Abfolge motorischer Entäußerungen i. S. der ***Epilepsia partialis continua*** (*Kojewnikoff-Syndrom*). Die partielle Erregungssteigerung, die sich zeitweise auch zu halbseitigen motorischen Entäußerungen ausweiten kann, hält oft Monate oder gar mehrere Jahre an (Thomas et al. 1977). Die meisten Antikonvulsiva bleiben ohne befriedigenden Effekt, Benzodiazepine vermögen die Myoklonien auch nach i.v.-Gabe nur vorübergehend zu unterdrücken. Im EEG finden sich die verschiedenartigsten Zeichen fokaler Störungen in Form spezifischer Graphoelemente (Spitzen) oder unspezifischer Herdbefunde; nicht selten fehlen im Oberflächen-EEG pathologische EEG-Veränderungen.

Anmerkung:
Vielfach werden alle Statusformen, die ohne (myoklonische) motorische Entäußerungen ablaufen, unter dem Begriff des *„nichtkonvulsiven (nonkonvulsiven) Status epilepticus"* zusammengefaßt. Hierzu zählen dann komplex-partielle Statustypen ebenso wie die Status aus dem Formenkreis der Petit-mal-Epilepsien. Manche Autoren rechnen auch einen „Status tonischer Anfälle" dazu. Scheint eine klinische Symptomatik zu fehlen, so werden bei fortgesetzten Erregungssteigerungen „nur" im EEG auch Ausdrücke wie „bioelektrischer Status" verwendet. Bei subtiler Prüfung wird man jedoch immer Beeinträchtigungen bestimmter Hirnleistungen oder leichte Bewußtseinsveränderungen finden.

7.10 Periodische lateralisierte epileptiforme Entladungen (PLEDs)

Unter der Bezeichnung ***PLEDs*** („periodic lateralized epileptiform discharges"; Chatrian et al. 1964) versteht man eine besondere Form von Graphoelementen, die *auf eine Hemisphäre begrenzt, aber stets fokal betont, längere Zeit quasiperiodisch auftreten* und die *mit epileptischen Erregungssteigerungen verknüpft* sind, selbst jedoch nicht unbedingt epileptischen Phänomenen entsprechen müssen. Man findet auch noch andere Bezeichnungen, wie z. B. PLPDs („pseudoperiodic lateralized paroxysmal discharges"; Markand u. Daly 1971). Unter den periodischen Phänomenen, die im EEG auftreten können, sind die PLEDs die häufigsten. Die häufige Tendenz pathologisch gestörter, desintegrierter Neuronensysteme zu repetitiven Entladungsweisen ist jedoch die einzige Gemeinsamkeit dieser verschiedenartigen Befunde (s. auch Abschn. 10.5). Leider wird die Bezeichnung PLEDs sehr unterschiedlichen Befunden zugeordnet. Mangels Kenntnis der pathophysiologischen Zusammenhänge ist die Definition tatsächlich auch schwierig.

In der von Chatrian et al. (1964) abgegrenzten Form sind PLEDs in der Grundstruktur bi- oder triphasische Potentiale (Amplitude vorwiegend 100–300 μV), die jedoch mit Aufsplitterungen im Potentialablauf häufiger eher als *Komplexe* einzustufen sind, mit einer Dauer von 200–500 ms, oft mit langsamer Nachschwankung. Sie treten stets einseitig auf, stets fokal akzentuiert, mit wechselnder Ausbreitung innerhalb der betroffenen Hemisphäre, oft auch mit geringeren Projektionen (oder auch mit einem Abgriff des Dipols) in der kontralateralen Hirnhälfte (Abb. 7.66).

Das entscheidende Merkmal ist die *Konstanz des Befundes*. In Intervallen von vorwiegend 1–2 s können PLEDs *mehrere Tage lang ununterbrochen* registriert werden, in Ausnahmefällen mehrere Wochen („chronische PLEDs"; Westmoreland et al. 1986). Durch äußere Reize werden sie kaum beeinflußt, auch Hyperventilation und Fotostimulation haben keinen Effekt. Im Schlaf können sie persistieren. Auch gegenüber Benzodiazepinen in üblicher (i.v.-) Dosierung können sie sich als resistent erweisen.

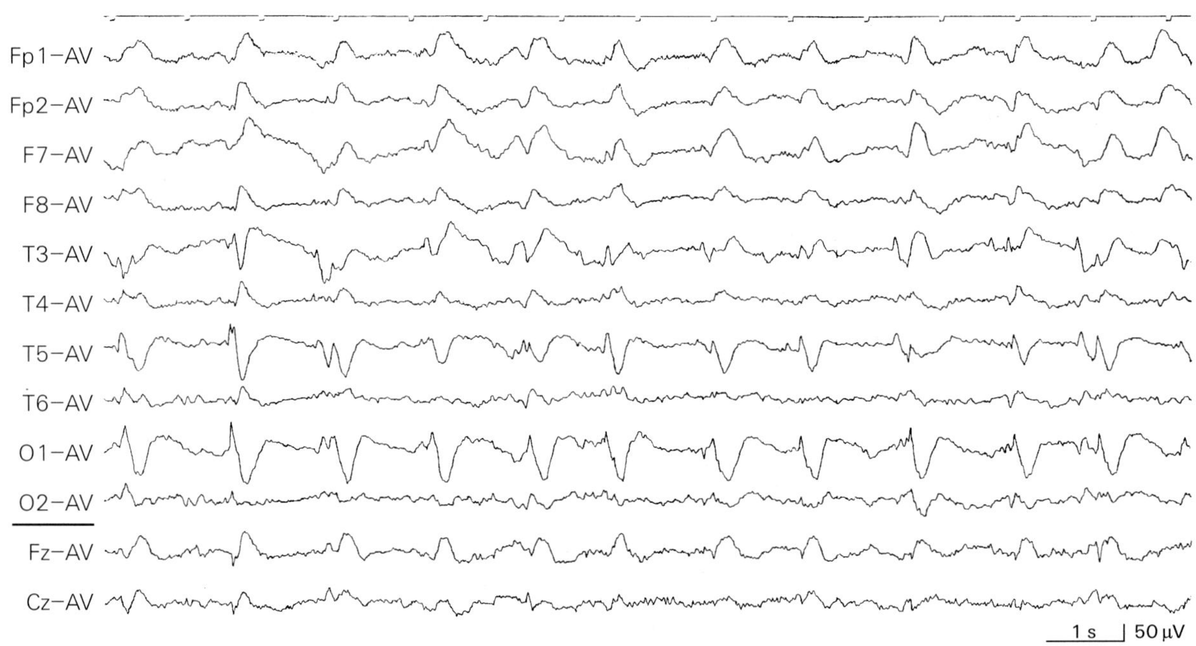

Abb. 7.66. Periodische lateralisierte epileptiforme Entladungen (PLEDs) links temporookzipital (T5, O1), die mit wechselnder Deutlichkeit in die übrigen Ableitungen der linken Hemisphäre und (frontal!) auch nach rechts projizieren. *Klinisch:* 56jährige Patientin mit einer Metastase eines Bronchialkarzinoms im Kleinhirn links, 2 Jahre zuvor operiert und bestrahlt. Im CCT jetzt nach Infiltration des Tentoriums Ausdehnung bis in den linken Temporallappen, mit deutlichem perifokalem Ödem bis in das okzipitale Marklager. Stationäre Aufnahme nach mehreren komplex-partiellen Anfällen mit Bewußtseinsstörung und motorischen (tonisch-klonischen) Reaktionen im rechten Arm. Zum Zeitpunkt der EEG-Ableitung keine Anfallssymptome

PLEDs sind Ausdruck eines ***akuten*** *umschriebenen Prozesses*. Die zumeist älteren Patienten sind häufig multimorbid (zusätzliche metabolische Faktoren). Ursächlich stehen Infarkte und destruierende, maligne Prozesse im Vordergrund (umfangreiche Statistik bei Snodgrass et al. 1989). Unter den Gefäßprozessen finden sich auffallend häufig *Grenzzoneninfarkte* durch hämodynamische Insuffizienz, bevorzugt im Grenzstromgebiet zwischen den Aa. cerebri media und posterior (mit Entwicklung der PLEDs im hinteren Temporalbereich).

In der Mehrzahl der Fälle (70–80%) ist der Befund *mit fokalen (einfach- oder komplex-partiellen) Anfällen verbunden*, nicht selten bis zu einem fokal-motorischen Status (ähnlich einer Epilepsia partialis continua). Möglicherweise ist die neuronale Störung, die zu den PLEDs führt, nicht unmittelbar der Ausgangspunkt der fokalen epileptischen Reaktion (Abb. 7.67, vgl. Erläuterungen in der

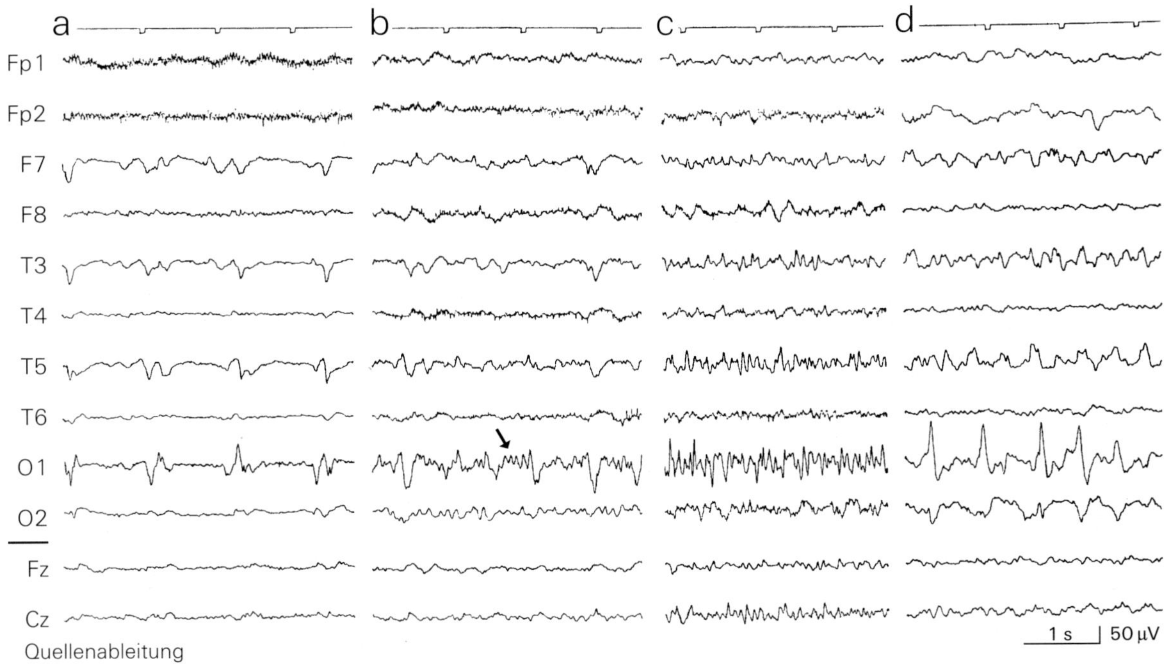

Abb. 7.67. a Periodische lateralisierte epileptiforme Entladungen (PLEDs) links temporookzipital (T5, O1) mit Projektion auch nach T3 und F7. **b** Entwicklung einer fokalen epileptischen Reaktion mit rhythmischer Aktivität um 12/s in O1 (*Pfeil*), die parallel zu den eine Zeitlang noch weiter auftretenden PLEDs abzulaufen scheint. **c** Jetzt vorherrschend fokale iktuale Aktivität in O1, PLEDs treten nicht mehr auf. **d** Kurzer Ausschnitt der ausklingenden iktualen Phase mit einzelnen hohen langsamen Wellen (keine PLEDs!). Insgesamt zeigt die iktuale Reaktion offensichtlich unabhängig von den PLEDs die typische Dynamik wie in Abschn. 7.3.4 erörtert. Der Patient zeigte keine Anfallssymptome. *Klinisch:* 64jähriger Patient. Zustand nach zerebralem Insult (Dysphasie, Hemiparese rechts). Im CCT kleine hypodense Areale links temporal und in der Brücke. Chronischer Alkoholabusus, alkoholische Hepatopathie, Mangelernährung. Früher mehrmals generalisierte Krampfanfälle

Bildlegende). Wahrscheinlich sind es parallellaufende, miteinander jedoch verknüpfte Phänomene.

Von den PLEDs im Sinne der vorstehend gegebenen Beschreibung muß man fokale epileptische Erscheinungen (Spike- und Sharp-slow-wave-Foci) *abzugrenzen* versuchen. Sie zeigen eine andere Dynamik, entweder mit irregulärer Abfolge der scharfen Wellen (z. B. Abb. 7.57) oder mit den typischen Zeichen iktualer Entwicklungen (s. Abschn. 7.3.4). Periodische Komplexe ähnlich den PLEDs können sich vor allem bei entzündlichen Hirnerkrankungen bilateral manifestieren (sog. BIPLED; De la Paz u. Brenner 1982). Sie haben sicher einen anderen Stellenwert, wie z. B. bei der Herpes-simplex-Enzephalitis. Auch die Benutzung des Begriffs im Zusammenhang mit einseitigen periodischen EEG-Befunden bei der Creutzfeldt-Jakob-Erkrankung (Au et al. 1980) trägt zur Unschärfe dieser Syndrombezeichnung bei.

Pathophysiologisch ist der Entstehungsmechanismus der PLEDs nicht geklärt. Möglicherweise handelt es sich um eine regionale neuronale Enthemmung (Desintegration) durch Prozesse in der weißen Substanz, die zu einer partiellen Abkoppelung (Deafferentiierung) der entsprechenden Hirnrindenareale führt. Wenn die besondere repetitive neuronale Entgleisung, die zu den PLEDs führt, abklingt, stellt sich in der Regel ein Herdbefund mit polymorpher δ-Aktivität dar.

8 Herdstörungen

Mindestens 90% aller Fälle mit umschriebenen intrakraniellen (supratentoriellen) Prozessen führen zu Veränderungen im EEG. Vor Einführung der Computertomographie hatte das EEG in der Diagnostik lokaler zerebraler Erkrankungen einen hohen Stellenwert. Denn der nächste Schritt in der Diagnostik war dann bereits ein operativer Eingriff, nämlich die zerebrale Angiographie oder die Luftenzephalographie. Heute hat angesichts der bildgebenden neuroradiologischen Methoden (CCT, MRT) das EEG in der Primärdiagnostik umschriebener Hirnprozesse an Bedeutung verloren.

Dieser Wandel bedeutete jedoch nicht den Rückzug des EEG aus diesem Bereich der Diagnostik. Vielmehr mußte hier der Stellenwert des EEG neu definiert werden. Abbildung 8.1 zeigt die Wertigkeit des EEG für die Beurteilung des Ausmaßes und der Art der Funktionsstörung sowie für Lokalisierung und Artdiagnose der hirnlokalen Erkrankung im Vergleich mit dem klinischem Befund und der CCT bzw. MRT.

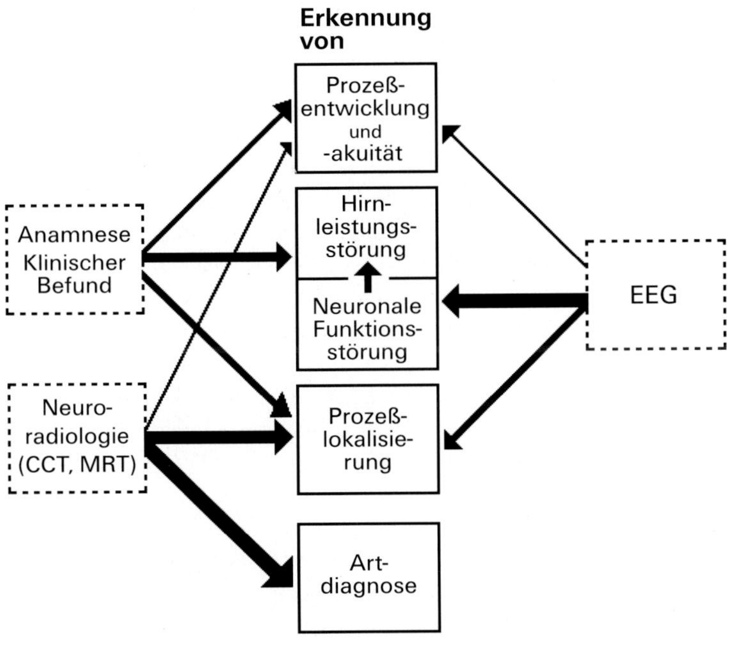

Abb. 8.1. Diagnostische Wertigkeit des EEG in der Beurteilung hirnlokaler Prozesse im Vergleich zum klinisch-neurologischen Befund und zur Aussage der nichtinvasiven neuroradiologischen Untersuchungsmethoden. Der besondere Stellenwert des EEG in der Festlegung der Art neuronaler Funktionsstörungen ist vor allem durch den Nachweis einer epileptischen Erregungssteigerung begründet

Das EEG ist die einzige Methode, die uns einen Aufschluß über das *Ausmaß der bioelektrischen Störung* vermittelt, die durch einen Hirnprozeß verursacht wird. Eine deutliche umschriebene Verlangsamung der Hirnrindenaktivität ist stets ein Beweis für eine entsprechend umschriebene Funktionsstörung der betroffenen Hemisphäre. Inwieweit diesem Befund dann allerdings eine aktuelle klinische Bedeutung zukommt, ist nur durch die Anamnese, den klinisch-neurologischen Befund und durch neuroradiologische Untersuchungen festzulegen.

Ein Herdbefund ist *immer* ein Hinweis auf eine lokale neuronale Störung. Klinisch muß dem *nicht immer* ein Defizit der Funktion entsprechen

Zwischen dem EEG-Befund und dem neurologischen Status gibt es häufig Diskrepanzen. Das kann dadurch bedingt sein, daß ein Hemisphärenprozess noch keine klinisch-neurologisch nachweisbaren Befunde verursacht (z. B. bei frontalen Hirnschädigungen). Andererseits können EEG-Herdstörungen die klinischen Symptome passagerer Hirnfunktionsstörungen auch überdauern, beispielsweise bei Migränepatienten, insbesondere bei einer Migraine accompagnée. Schließlich kann es sich um einen dauerhaften Residualbefund handeln. Hierunter versteht man Funktionsdefekte, die zwar EEG-Veränderungen verursachen, hinsichtlich der neurologisch kontrollierbaren Hirnleistungen jedoch voll kompensiert erscheinen.

Die bei umschriebenen zerebralen Prozessen häufig auftretenden ***epileptischen Erregungssteigerungen können nur mit dem EEG erkannt*** werden. Dieser Aspekt ist einer der wichtigsten Gründe, auch dann noch ein EEG abzuleiten, wenn neuroradiologisch bereits eindeutige Befunde vorliegen.

Kein EEG-Befund kann die mit einer CCT- oder MRT-Untersuchung mögliche Genauigkeit der *Prozeßlokalisierung* erreichen. Dies ist heute auch nicht mehr das primäre Ziel der EEG-Diagnostik. Ein radiologischer Befund ist aber nur strukturell-anatomisch begründet. Zwischen Neuroradiologie und EEG kann die Positronen-Emissions-Tomographie (PET) eine Brücke schlagen. Die PET liefert Aussagen über hirnlokale *Stoffwechselstörungen*, das EEG (oder das MEG) solche über hirnregionale *bioelektrische* Funktionsstörungen. Eine Korrelation beider Methoden wird sich in der Zukunft zu einem speziellen Diagnostikverfahren entwickeln können.

Bei Herdstörungen ermöglicht das EEG keine Artdiagnose

Es gibt *bei Herdstörungen im EEG keine brauchbaren Kriterien, die eine Artdiagnose des hirnlokalen Prozesses ermöglichen.* In der älteren Literatur waren diesbezüglich immer wieder Bemühungen erkennbar. In der „Vor-CT-Ära" wurde ein EEG-Auswerter in dieser Hinsicht auch besonders gefordert. Heute sollte man in der Bewertung von EEG-Herdbefunden auf artdiagnostische Unterscheidungsversuche verzichten. Es gibt jedoch Beziehungen zwischen der *Akuität des Prozesses* und der Ausprägung des EEG-Herdbefundes, die möglicherweise mit dem Ausmaß des perifokalen Hirnödems zusammenhängen (s. Abschn. 8.1.3).

Zur Nomenklatur: Wir sprechen bei umschriebenen Veränderungen im EEG stets von *Herd*befunden. Wenn es sich um diskrete oder nicht eindeutig abgrenzbare Veränderungen handelt, beschreiben wir sie als „herdförmig akzentuiert". In bezug auf umschriebene Verlangsamungen (Verlangsamungsherde) vermeiden wir die Bezeichnung „Fokus" (wie etwa ϑ- oder δ-Fokus). Den Begriff des *Fokus* reservieren wir für umschriebene *epileptische* Erregungssteigerungen (fokale Erregungssteigerungen, epileptischer Fokus). Sprachlich bedeutet Focus (lat.) Brennpunkt.

8.1 Umschriebene Verlangsamungen im EEG

In der ganz überwiegenden Mehrzahl der Fälle äußert sich eine Herdstörung durch eine *umschriebene Verlangsamung* im EEG. Sie reicht von geringfügigen Verlangsamungen innerhalb des α-Frequenzbandes bis zu ausgeprägten δ-oder Sub-δ-Herden. Dagegen ist eine *umschriebene kontinuierliche Beschleunigung* der kortikalen Aktivität innerhalb des α-Bandes oder in den β-Bereich *als Herdbefund* die Ausnahme (s. Abschn. 8.2).

8.1.1 Lokale bzw. einseitige α-Verlangsamungen

Unter einer α-Verlangsamung versteht man eine Frequenzabnahme *innerhalb* des α-Spektrums, beispielsweise von 10/s auf 8/s. Einseitige α-Verlangsamungen kann man bei verschiedenartigen hemisphäriellen Funktionsstörungen finden. Abbildung 8.2 zeigt diesen Befund bei einem Patienten mit (Verdacht auf) Migraine accompagnée. Prozeßbedingt kann eine α-Verlangsamung als einziger Befund bei *Infarkten im Bereich der A. cerebri posterior* registriert werden, gelegentlich auch bei parietal bis zentral lokalisierten, vorwiegend ischämisch bedingten Schädigungen (Pfurtscheller et al. 1980). Selten ist die α-Verlangsamung der einzige Befund. In der Regel findet man *bei längerer Ableitungszeit* auch noch andere, zusätzliche Hinweise auf die Herdstörung (Einstreuung einzelner ϑ- oder δ-Wellen, s. Abb. 8.2).

α-Verlangsamungen sind häufig nur indirekte Zeichen eines umschriebenen Hemisphärenprozesses

Am häufigsten ist eine α-Verlangsamung auf der Seite des Prozesses lediglich ein *zusätzlicher, indirekt* ausgelöster Befund. Jeder Hemisphärenprozeß, der einen ϑ- oder δ-Herd verursacht, kann bei entsprechender Ausdehnung oder durch Fernwirkungen auch

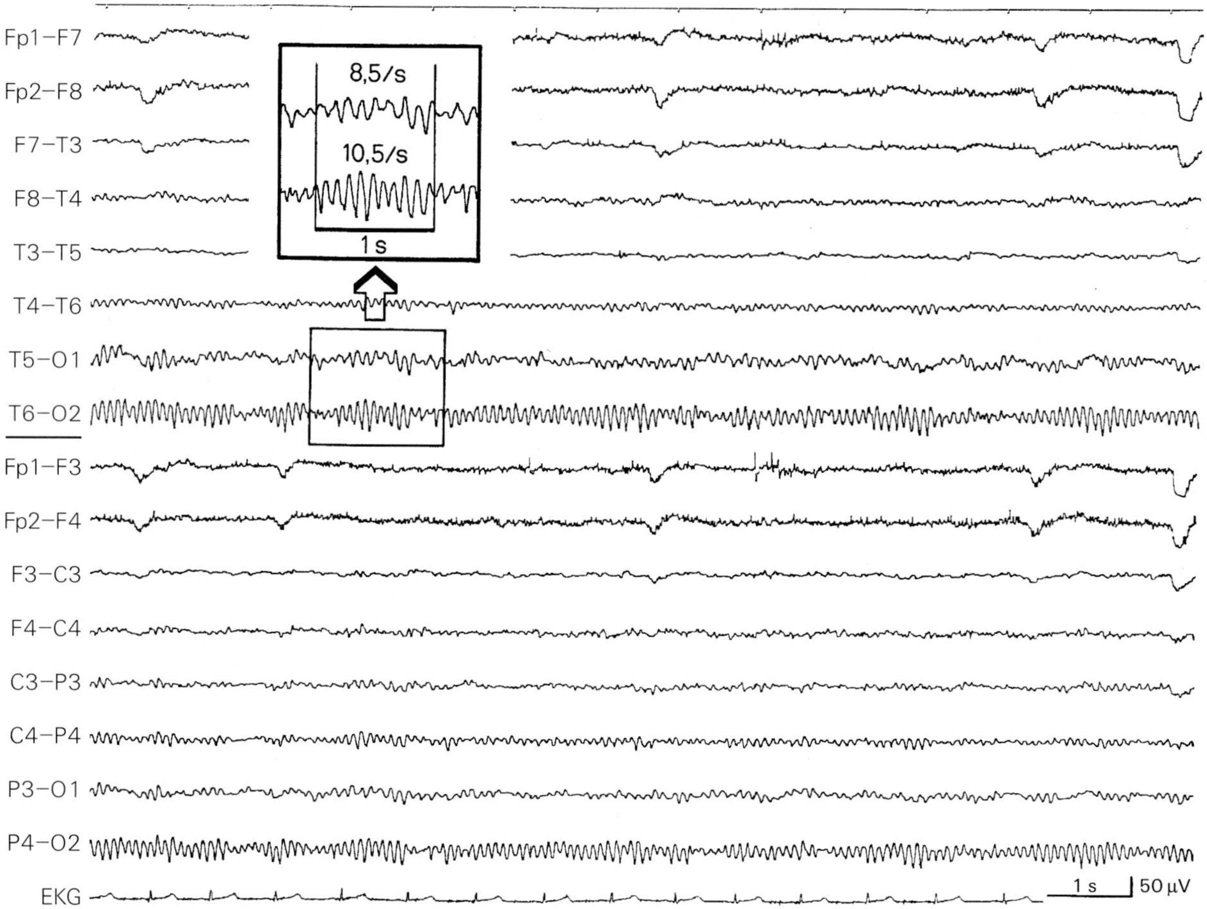

Abb. 8.2. α-Verlangsamung linkshirnig in der Ableitung O1 (s. auch die *Ausschnittsvergrößerung*). Neben den verlangsamten α-Wellen treten in diesem EEG-Abschnitt auch flache δ-Wellen von 2–1/s eingestreut auf, die in der gesamten EEG-Ableitung nur passager nachzuweisen waren. *Klinisch:* Zustand nach mehrstündiger rechtsseitiger brachiofazialer Symptomatik mit linksseitigem Kopfschmerz, anfangs mit Übelkeit und Erbrechen. CCT unauffällig. Auffassung als Migraine accompagnée

indirekt die Generatormechanismen für den α-Grundrhythmus stören, und dies zunächst einseitig, bevor sich eine diffuse Verlangsamung entwickelt. Die einseitige α-Verlangsamung hat dann, für sich allein gesehen, keine lokalisatorische Bedeutung (Abb. 8.18).

Seitendifferenzen der Frequenz der α-Grundaktivität darf man nur im *direkten Seitenvergleich* festlegen, daß heißt in einem Vergleich der lokalen α-Grundaktivität *homologer Ableitepunkte* der linken und rechten Hemisphäre (in Querrichtung, z. B. P3 gegen P4). Denn in Längsrichtung, also von okzipital nach zentral oder temporal, können die α-Wellen auch normalerweise mit leicht un-

8.1.1

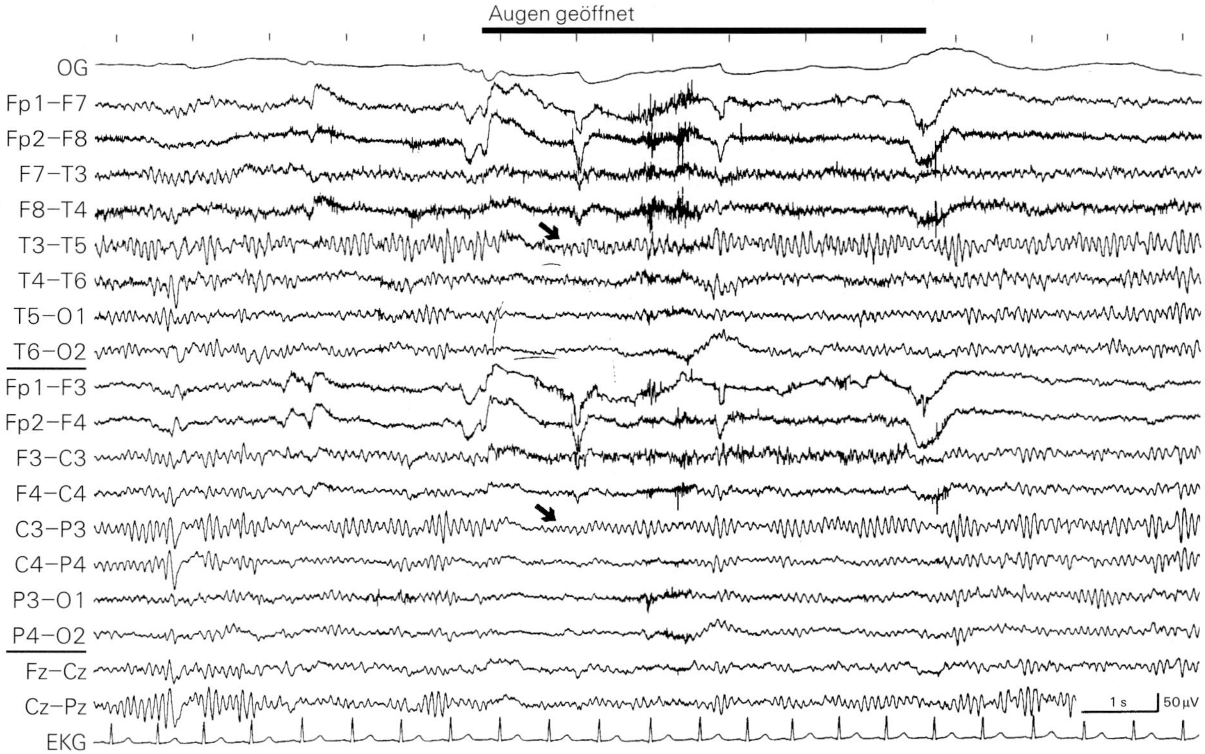

Abb. 8.3. Fehlende α-Blockierung bei Augenöffnung als Herdzeichen in den Ableitungen links temporal (T3–T5) und links zentral (C3–P3) (s. auch die *Pfeile* in der Kurve). In anderen Abschnitten der Registrierung (und in voraufgegangenen EEG-Ableitungen) fanden sich noch weitere diskrete Herdhinweise (flüchtiger ϑ-Herd). *Klinisch:* 26jährige Patientin, die mit Kopfschmerzen zur Untersuchung kam. Neurologisch diskrete Halbseitenbefunde links. Im CCT und im MRT Verdacht auf niedrig malignes Astrozytom links temporal

terschiedlicher Frequenz auftreten. Eine einseitige α-Verlangsamung ist gegeben, wenn die Seitendifferenz zwischen homologen linken und rechten Ableitepunkten häufig oder konstant mehr als 0,5/s beträgt (Abb. 8.2). Die einseitig verlangsamte α-Tätigkeit zeigt oft eine schlechtere Blockierung bei Augenöffnung (Abb. 8.3).

In der Literatur findet man vielfach die Angabe, daß eine *Seitendifferenz allein der α-Ausprägung* um mehr als 50 % als pathologisch einzustufen ist (zum Begriff der „α-Ausprägung" und des „α-Index" s. Abschn. 3.4). Beschränkt sich der Befund allerdings auf eine Minderung der α-Ausprägung oder *nur* auf eine einseitige Amplitudenminderung, ohne daß wenigstens kurzzeitig zusätzliche Verlangsamungen oder anderweitige seitenbezogene Befunde zu finden sind, so bleibt eine Seitendifferenz der α-Ausprägung ein unsicheres Merkmal (s. auch Abschn. 4.2.5).

Selten findet man auf der Seite der geschädigten Hemisphäre umgekehrt eine *abnorm verstärkte Ausprägung und Spannungsbetonung der α-Grundaktivität* bei gleichzeitig verminderter Reaktion auf visuelle Reize (Abb. 8.3). Auch hierbei gilt: eindeutig verwertbar ist dieser Befund nur dann, wenn zumindest diskret auch andere EEG-Veränderungen auf eine entsprechende Hemisphärenstörung hinweisen. Vermutlich ist dieser EEG-Befund (ebenso wie die Persistenz verlangsamter α-Wellen bei Augenöffnung) auf der Seite des Prozesses die Folge einer partiellen regionalen „Abkopplung" der α-Grundaktivität von aktivierenden, normalerweise desynchronisierend wirksamen Afferenzen.

Bei *älteren* Patienten treten *gering ausgeprägte herdförmig begrenzte Störungen* bevorzugt *links temporal* auf, die sich durch passager akzentuierte (z. T. langsamere) α-Wellen auszeichnen, in die ein-

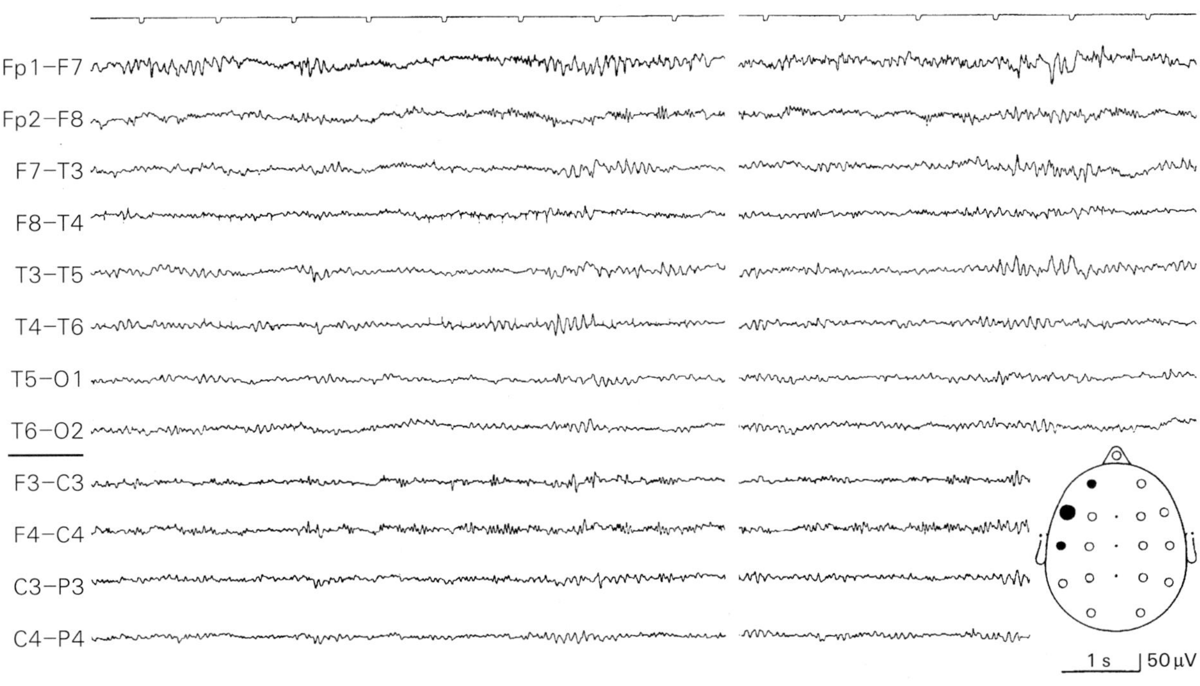

Abb. 8.4. Intermittierend auftretende, örtlich akzentuierte α-Aktivität links temporal mit Einstreuung einzelner ϑ-Potentiale, wie sie (als regional betonte α-ϑ-Mischaktivität) bei vermutlich vaskulär verursachten Störungen im EEG älterer Patienten bevorzugt in der linken Temporalregion registriert werden können. *Klinisch:* 67jähriger Patient mit Trigeminusneuralgie links [1])

[1] In einem Teil der EEG-Abbildungen ist jeweils ein Kopfschema eingezeichnet. Die darin verwendeten, elektrodenbezogenen Symbole haben folgende Bedeutung:

- • Elektrode ist in dem Ableiteprogramm nicht angeschlossen,
- ○ Ableitepunkt ohne wesentliche pathologische Veränderungen,
- ●• Ableitepunkt mit dem (unterschiedlich ausgeprägten Herd-)Befund,
- ▲▴ pathologisch *projizierte* Aktivität unterschiedlicher Ausprägung,
- – Suppression der kortikalen Aktivität.

zelne polymorphe ϑ- oder δ-Wellen einstreuen (Abb. 8.4). Klinisch ergeben sich bei diesen Patienten häufig Hinweise auf eine *vaskuläre* Enzephalopathie. Im EEG erkennt man dann neben dem temporalen Befund oft auch leichte allgemeine Abänderungen mit stärkerer Frequenzlabilität. Bei älteren Patienten sollte man derartige temporale EEG-Veränderungen allerdings nur mit großer Zurückhaltung bewerten. Warum diese gering ausgeprägten, mutmaßlich vaskulär bedingten Herdbefunde bevorzugt *links* temporal auftreten, ist unbekannt.

Ältere Menschen zeigen häufig *links temporal* geringgradige herdförmig akzentuierte Störungen. Die klinische Bedeutung bleibt oft fraglich

Früher wurden die im α-Bereich auftretenden *μ-Wellen der Zentralregion* häufig als Herdstörung fehlinterpretiert, da diese μ-Aktivität häufig einseitig oder seitenbetont erscheint (s. Abschn. 4.8.1). Tatsächlich kann man auch pathologische Rhythmen ähnlich μ-Wellen („μ-Wellenfoci") beobachten, die sich nach Schädeltrepanationen bevorzugt in der zentralen und präzentralen Hirnregion zeigen (sog. „breach rhythm", s. Abschn. 8.2). Sie haben jedoch mit den normalen μ-Wellen der Präzentralregion nur indirekt etwas zu tun.

8.1.2 ϑ-Herdstörungen

Umschriebene Verlangsamungen mäßigen Grades führen zu einem ϑ(Theta)-Herd. Treten die ϑ-Wellen polymorph auf, so hat der ϑ-Herd einen ähnlichen Stellenwert wie ein δ(Delta)-Herd mit polymorpher δ-Aktivität (s. Abschn. 8.1.3), nur daß das Ausmaß der hirnlokalen Schädigung niedriger einzustufen ist. Häufig treten polymorphe ϑ-Wellen vermischt mit ebenso unregelmäßigen δ-Wellen auch noch bei ausgeprägteren Herdstörungen auf. Bei annähernd gleichen Anteilen von ϑ- und δ- Wellen spricht man von einem *Theta-Delta-Herd*. Der polymorphe Potentialcharakter solcher Herde führte früher auch zu der Bezeichnung „fokale Dysrhythmie (oder Arrythmie)" (Daly u. Thomas 1957).

Reine ϑ-Herdbefunde entwickeln sich bevorzugt in temporalen und parietalen Hirnabschnitten, parietal in der Regel als Hinweis auf einen Prozeß, temporal umgekehrt häufig ohne Tumornachweis. Temporale ϑ-Herde haben als „funktionelle" Herdstörungen dagegen häufiger eine Beziehung zur Epilepsie. Besonders die temporobasalen Hirnabschnitte sind für die Entwicklung epileptischer Foci anfällig (vgl. Kap. 7). Dies führt dazu, daß zumindest auffallend rhythmisierte ϑ-Aktivitäten in temporalen Ableitungen immer auch auf epileptogene Herdstörungen verdächtig sind (Abb. 8.5).

Temporale ϑ-Herde sind vielfach nur „funktionelle" Herdstörungen (d.h. ohne neuroradiologisch nachweisbare Befunde)

Die Abgrenzung rhythmischer temporaler Aktivitäten gegenüber suspekt epileptischen Erregungssteigerungen ist in der Pra-

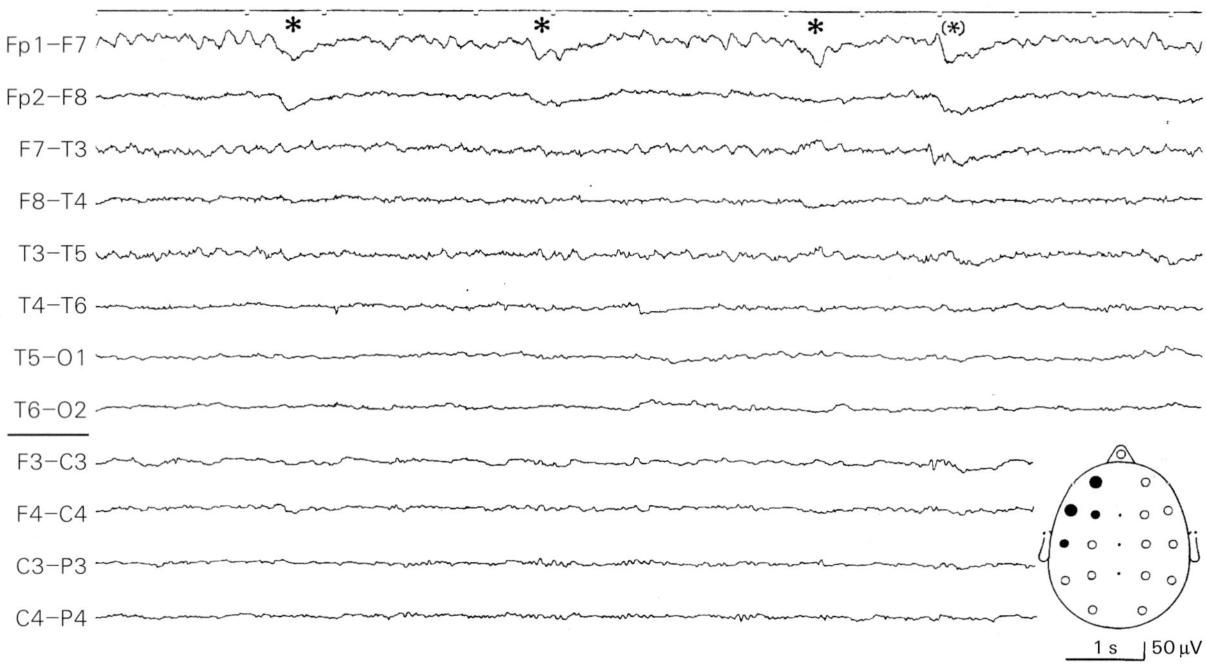

Abb. 8.5. ϑ-Herd links frontotemporal. Relativ gleichförmige ϑ-Wellen um 4–5/s. Derartige ϑ-Herde ergeben u. U. den Verdacht auf eine epileptogene Genese der Herdstörung. Im abgebildeten Fall wurden Zeichen fokaler epileptischer Erregungssteigerungen in weiteren EEG-Kontrollen nachgewiesen. Die mit * markierten langsameren Wellen sind Augenartefakte. *Klinisch:* 27jährige Patientin mit einem Anfallsleiden seit dem 17. Lebensjahr. Vorwiegend komplexe partielle, vereinzelt auch generalisierte Anfälle. Neurologisch und radiologisch unauffällig

xis allerdings ein häufiges und zugleich besonderes Problem. Ein Beispiel hierfür sind die sog. „psychomotorischen Varianten".

8.1.3 δ-Herdstörungen. PDA

PDA-Herde sind ganz überwiegend Hinweise auf lokale neurogliale *Läsionen*

Umschrieben ableitbare δ(Delta)-Wellen sind die häufigste und zugleich auch die eindeutigste Form von Herdbefunden im EEG. Sie können bei jedem örtlich begrenzten Prozeß auftreten, unabhängig von der Art der Prozeßentwicklung. Auch wenn im CCT oder im MRT lokale Gewebsveränderungen nicht nachweisbar sind, sind *δ-Herde stets ein Beweis* zumindest für eine entsprechend *lokale **Störung** der neuroglialen **Funktion**, zumeist auch für eine Läsion.*

δ-Herde durch umschriebene Störung *im Bereich einer Hemisphäre* stellen sich im Regelfall mit einer intermittierend oder *kontinuierlich* auftretenden, *polymorphen Delta-Aktivität (PDA)* dar. Hierbei handelt es sich um unregelmäßige, arrhythmische Wellen von 0,5–3/s, die in Abhängigkeit vom Schädigungsgrad fließend

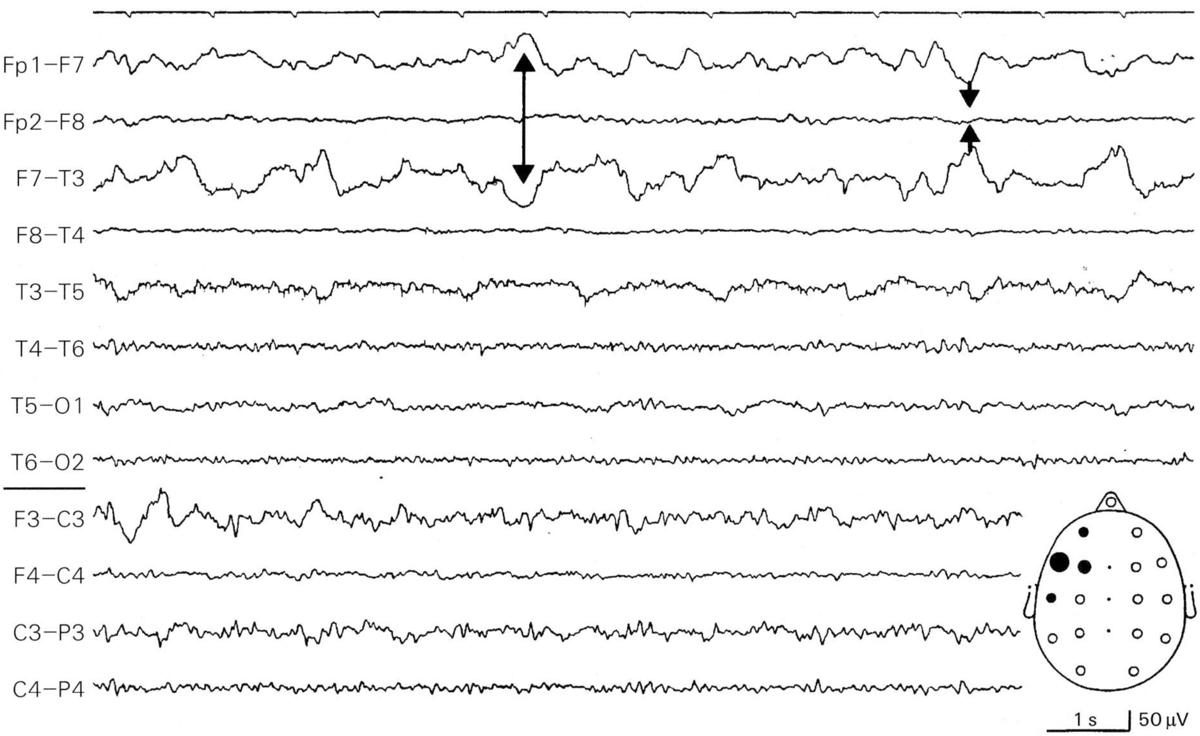

Abb. 8.6. Ausgeprägter δ-Herd mit polymorpher δ-Aktivität (PDA) links im Bereich der vorderen Temporalregion. Die δ-Wellen zeigen in dieser bipolaren Reihenableitung mehrheitlich eine enge Phasenumkehr und damit den Schwerpunkt der Herdstörung in bezug auf F7. Die Phasenumkehrungen sind an 2 Stellen durch *Pfeile* markiert. *Klinisch:* Hirneigener, vermutlich maligner Tumor bei einem 30jährigen Patienten

in den Sub-δ-Bereich (unterhalb 0,5/s) übergehen können, zugleich aber oft auch von frequenteren, irregulären ϑ-Wellen überlagert werden. Die Amplituden dieser δ-Wellen sind sehr variabel. Ein typisches Beispiel für einen PDA-Herd zeigt Abb. 8.6 bei einem links frontotemporal lokalisierten Tumor. Diese Abbildung demonstriert zugleich das EEG-Artefakt der engen *Phasenumkehr*, wie es sich bei bipolaren Reihenableitungen ergibt (s. auch Abschn. 2.4.2.2).

Schwierig wird die Erkennung eines δ-Herdbefundes, wenn das EEG gleichzeitig durch eine allgemeine Verlangsamung mit diffuser δ-Tätigkeit geprägt ist (schwere Allgemeinveränderung). Diese Befundkonfiguration ergibt sich häufig nach einem schweren Schädel-Hirn-Trauma mit hirnlokaler Kontusion bei gleichzeitig ausgeprägtem diffusem Hirnödem (Abb. 8.7).

Lokal generierte δ-Wellen können auch nur äußerst flüchtig auftreten und sich bei zu kurzer Ableitungsdauer dem Nachweis entziehen!

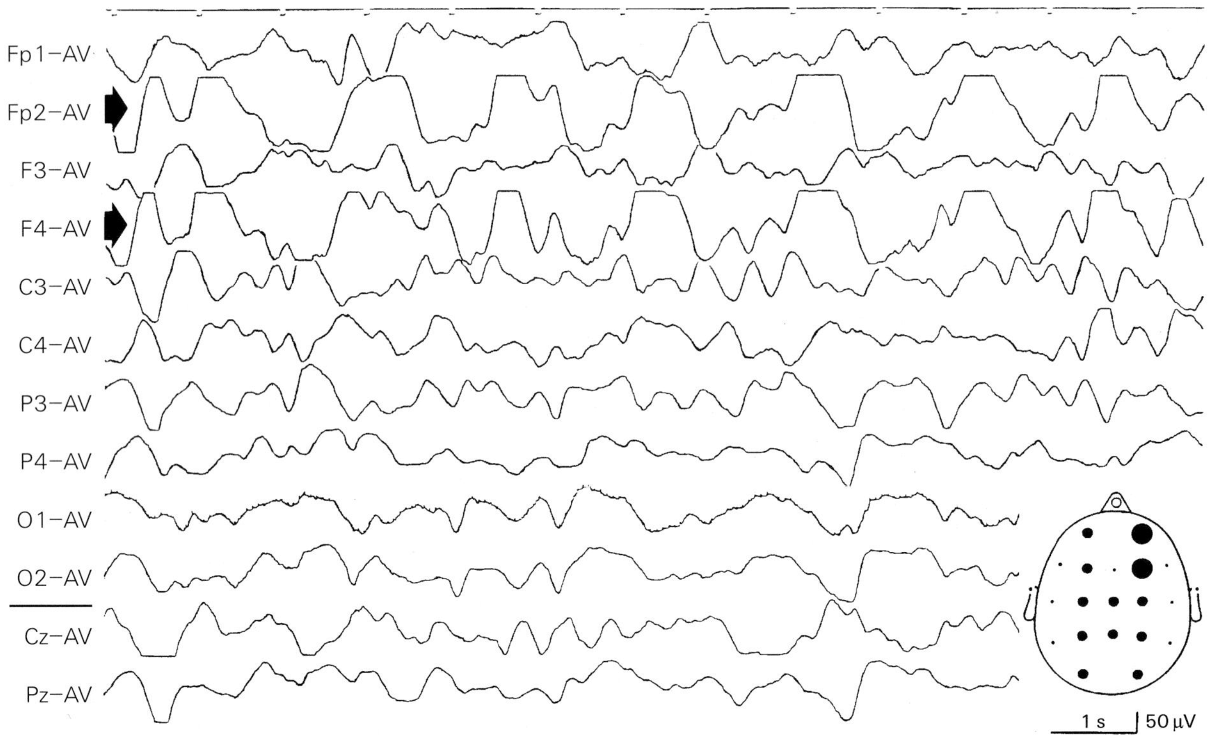

Abb. 8.7. Ausgeprägter δ-Herd mit träger, polymorpher δ- und Sub-δ-Aktivität rechts frontopräzentral in bezug auf Fp2 und F4, die sich aus einer diffusen, beiderseitigen Verlangsamung (schwere Allgemeinveränderung) noch deutlich abhebt. Programmbedingt fehlt in dieser 12-Kanal-Registrierung die Darstellung der temporalen Reihe. In anderen Programmen zeigte sich der Herdbefund mäßig deutlich ausgeprägt auch unter F8 sowie unter Fz. *Klinisch:* 15jährige Patientin mit Schädel-Hirn-Trauma 7 Tage vor dieser EEG-Ableitung. Noch komatös. Kontusion rechts frontopräzentral. Generalisiertes Hirnödem

Im typischen Fall wird die PDA *durch Sinnesreize nicht oder nur wenig beeinflußt* (Persistenz des δ-Herdes bei Augenöffnung). Dagegen wird sie bei einer *Vigilanzabnahme reduziert.* Diese Zusammenhänge werden in Abschn. 8.5 ausführlicher dargestellt.

Zu den Entstehungsmechanismen eines δ-Herdes:

PDA-Herde sind die Folge einer Schädigung der grauen *und* weißen Substanz

Der typische Verlangsamungsherd mit polymorpher δ-Aktivität (PDA) wird durch Läsionen im Bereich der Hemisphären verursacht, die *größere Bereiche der weißen Substanz* erfassen, zugleich aber auch *zugehörige Hirnrindenareale* beeinträchtigen (Abb. 8.23b). Man vermutet, daß hierbei die thalamokortikalen Rückkopplungen und innerhalb dieser Verknüpfungen vor allem die afferenten Verbindungen (von den Thalamuskernen zur Hirnrinde) sowie ihre synaptischen Kontakte in der Hirnrinde gestört oder unterbrochen werden. Nach Daly (1975) entspricht dieser Zustand einer ***partiellen*** *Deafferentiierung umschriebener Rindenbereiche,* die die

8.1.3

Afferenzen aus spezifischen wie auch unspezifischen Thalamuskernen betrifft. Dies führt zu einer Abkopplung dieser Hirnbereiche von Sinnesreizeffekten, die im EEG normalerweise desynchronisierend wirksam sind (fehlende Blockierung bei Augenöffnung; vgl. Abschn. 8.5.1 mit Abb. 8.17). Offensichtlich sind auch die prozeßbedingten *Unterbrechungen kortikokortikaler Verbindungen* (Assoziationsbahnen) von Bedeutung, die für die Aufrechterhaltung der normalen Grundaktivität (des α-Grundrhythmus) erforderlich sind.

Über die elementaren pathophysiologischen Vorgänge, die zu den verschiedenartigen EEG-Befunden bei Herdstörungen führen, ist wenig bekannt. Verglichen mit der Unmenge an experimentellen Untersuchungen zu den Entstehungsmechanismen epileptischer Erregungssteigerungen gibt es nur wenige tierexperimentelle Untersuchungsergebnisse zu den Fragen der Entstehung von Verlangsamungsherden im EEG (z. B. Gloor et al. 1977; Ball et al. 1977) und letztendlich kein klinisch relevantes tierexperimentelles Modell. Überlegungen zur Entstehung dieser Herdbefunde im EEG leiten sich daher auch heute noch in erster Linie von klinisch orientierten Untersuchungen ab.

Grundsätzlich gilt auch bei allen δ-Herden, daß die elektrischen Feldpotentiale, die wir mit unseren Oberflächenelektroden in Form von δ-Wellen ableiten, nur aus der Hirnrinde stammen (vgl. Kap. 1). Bei ausgeprägten δ- und Sub-δ-Herden ist zu vermuten, daß dabei auch *Gliapotentiale* zu diesen trägen Wellen im Herdbereich beitragen. Jede (kortikale) Läsion schädigt nicht nur Neurone, sondern auch die Gliazellen. Die Neuroglia ist zwar selbst nicht aktiv, ihre Zellmembranen zeigen jedoch *passive Änderungen des Membranpotentials* in Abhängigkeit von der Aktivität benachbarter Neurone (s. Abschn. 1.4!). Auf dieser Basis können (kortikale) Gliazellen ebenfalls elektrische Dipole (kortikale Feldpotentiale) entwickeln, die bei Gliazellschädigungen sekundär induziert sehr ausgedehnt auftreten (können). Besonders bei Herdbefunden mit ausgeprägter polymorpher Sub-δ-Aktivität ist dies zu vermuten.

Bei Tumoren ist das Ausmaß des EEG-Herdbefundes außer von der direkten Destruktion des Hirngewebes auch von Zirkulationsstörungen bzw. ischämischen Schädigungen in Umgebung der Raumforderung abhängig. Vielfach wird angenommen, daß die Ausprägung eines δ-Herdes letztlich mit der Ausbildung eines stärkeren *perifokalen Ödems* zusammenhängt. Es gibt aber auch klinische und experimentelle Untersuchungen, die diesem Zusammenhang widersprechen (Gastaut et al. 1979; Gloor et al. 1977).

Die Ausprägung eines δ-Herdes geht oft dem Ausmaß eines perifokalem Ödems parallel

Auf jeden Fall ist die Ausprägung einer EEG-Herdstörung auch ein Maßstab für die Geschwindigkeit der Prozeßentwicklung (*Akuität* des Prozesses). Die deutlichsten Herdbefunde entwickeln sich bei Glioblastomen. Bei sehr langsam wachsenden Tumoren, wie bei den extrazerebral expandierenden Meningeomen oder bei manchen intrazerebralen Oligodendrogliomen, kann lange Zeit eine perifokale Parenchymschädigung ausbleiben. Offensichtlich im Zusammenhang damit fehlen dann mitunter auch längere Zeit Veränderungen im EEG. Denn der Tumor selbst ist bioelektrisch inaktiv (zumindest im Hinblick auf die Entwicklung kortikaler Feldpotentiale).

8.1.3.1 Zur Lokalisierung von Hemisphärentumoren

Repräsentative Statistiken finden sich in älteren Arbeiten wie z. B. bei Fischgold et al. (1961) und Hess (1961) sowie mit Zitaten weiterer Arbeiten bei Krenkel (1974).

Unauffällige EEG sind bei Hemisphärentumoren, wenn sie klinisch relevant werden, selten (4 %). Am häufigsten findet man ein normales EEG bei Meningeomen (16 %). Dagegen waren in den vorgenannten Statistiken Astrozytome und Glioblastome stets mit positiven EEG-Befunden verknüpft.

Hemisphärentumoren lassen sich in mindestens 80 % der Fälle im EEG korrekt lokalisieren. Bei Fischgold et al. (1961) wurden nur 6 % der Geschwülste falsch festgelegt, 14 % waren innerhalb einer bereits deutlichen Allgemeinveränderung nicht mehr eindeutig abgrenzbar. Dies gilt vor allem für ausgedehntere Glioblastome. Metastasen sind im allgemeinen weniger genau zu lokalisieren (Fischer-Williams et al. 1962). Erst ab einem Durchmesser von 2 cm läßt sich eine Metastase im EEG regelhaft nachweisen (Rowan et al. 1974). Multiple Metastasen sind kaum voneinander abzugrenzen.

8.1.3.2 Hirnregionale Besonderheiten bei EEG-Herdbefunden

Frontale Herdbefunde projizieren mit unterschiedlicher Deutlichkeit nahezu regelmäßig (ϑ-)δ-Wellen *auch auf die Gegenseite*. Mitunter treten δ-Wellen kontralateral sogar deutlicher auf als auf der Seite des Prozesses. Frontale bilaterale δ-Herde können auch Hinweis auf ein Schmetterlingsgliom sein.

Frontobasale Herdstörungen zeigen eine hohe Tendenz zu partiell generalisierter und dann bilateraler Projektion der δ-Aktivität. Vor allem bei Schädel-Hirn-Traumen ist dieser Befund dann von einer primär subkortikalen Störung infolge traumatischer Hirnstammbeteiligung oft nicht zu unterscheiden.

Temporale Tumoren verursachen am häufigsten δ-Herde (84 % nach Krenkel 1974). Die EEG-Herde sind oft ausgedehnt, häufig auch noch frontal ableitbar (cave falsche frontale Lokalisierung des Herdes in den vorzugsweise eingesetzten bipolaren Reihenableitungen; s. Abschn. 8.6).

Projizieren temporale Herdstörungen deutlich auch auf die Gegenseite, so stellt sich stets die Frage, ob dem dann (auch) epileptische Erregungssteigerungen zugrunde liegen (s. Abschn. 8.3).

Zentroparietale Prozesse zeigen nach übereinstimmender Feststellung aller Autoren merkwürdigerweise die niedrigste Tendenz zur Ausbildung deutlich abgrenzbarer Herdbefunde, nach Krenkel (1974) bei zentral lokalisierten Tumoren in 62 %, bei parietalen Tumoren in nur 55 % der Fälle. Möglicherweise wirken sich die hier häufig auftretenden Meningeome statistisch entsprechend aus.

Okzipitale Herdprozesse projizieren die EEG-Veränderungen vielfach in die (hintere) Temporalregion. Ischämisch bedingte Läsionen im Versorgungsgebiet der A. cerebri posterior stellen sich im EEG oft nur unzureichend dar.

Umschriebene Schädigungen im Bereich der ***Basalganglien*** verursachen selten klar umschriebene Herdbefunde im EEG, solange der Kortex nicht direkt mitbeteiligt ist. Dies gilt überraschenderweise auch für ***Thalamus***schädigungen. Diese führen häufiger nur zu einer allgemeinen Verlangsamung der Grundaktivität der zugehörigen Hemisphäre.

Bei ***basalen***, von der Schädelbasis ausgehenden Tumoren (z. B. der Sellaregion) sind die EEG-Veränderungen naturgemäß von der Ausdehnung und der Ausdehnungsrichtung des Prozesses abhängig (Nau et al. 1978). Kraniopharyngeome können im EEG durch eine frontale ϑ-Aktivität auffallen. Eine Ausdehnung suprasellärer Raumforderungen in Richtung paraventrikulärer und periaquäduktaler Strukturen führt zu dem EEG-Syndrom der subkortikalen Störung (s. Abschn. 8.1.5.2 und Kap. 9). Einseitige Prozeßentwicklungen können sich durch temporale Herdbefunde zu erkennen geben.

Bei ***Hirnstammprozessen*** (z.B. Ponstumore, Basilarisperfusionsstörungen) hängt der EEG-Befund davon ab, inwieweit die Strukturen der Formatio reticularis im Tegmentum von Brücke und Mittelhirn betroffen sind (s. Kap. 9).

Primär ***infratentorielle*** Prozesse (hintere Schädelgrube) verursachen erst dann EEG-Veränderungen (im Sinne einer subkortikalen Störung), wenn eine intrakranielle Drucksteigerung auftritt, oder wenn sich eine Herniation des Hirnstamms in kranialer Richtung entwickelt. Dies kann im Zusammenhang mit der Hirntodesfeststellung wichtig werden (s. Kap. 11!). Gefäßbeeinträchtigungen bei raumfordernden infratentoriellen Prozessen können über die vertebrobasiläre Gefäßausbreitung im EEG okzipitale oder temporale Herdbefunde auslösen.

Generell bleibt bei infratentoriellen Schädigungen oder Prozessen im Bereich der Schädelbasis das EEG in bis zu 50 % der Fälle unauffällig, oder es treten nur uncharakteristische allgemeine Abänderungen auf. Lokal- oder differentialdiagnostisch hat das EEG bei diesen Erkrankungen keinen besonderen Stellenwert.

8.1.3.2

8.1.4 Umschriebene Suppressionen

Die umschriebene Suppression der kortikalen Aktivität ist der schwerste Grad einer Herdstörung

Ausgeprägte Läsionen innerhalb einer Hemisphäre können im Herdbereich zu einem weitgehenden Ausfall der kortikalen Spontanaktivität führen. Diese *umschriebenen Suppressionen* stellen den schwersten Grad einer EEG-Herdstörung dar. Man findet sie bei schweren Kontusionen und bei ausgedehnten Infarkten (z. B. bei einem Totalinfarkt der A. cerebri media, s. Abb. 8.8), selten bei Hemisphärentumoren. Bei Besserungen kann eine lokale Suppression in einen δ-Herd übergehen.

Eine lokal begrenzte Suppression zeigt sich am deutlichsten in bipolaren Ableitungen mit engem Elektrodenabstand und in Quellenableitungen. Sie muß dann allerdings gegen Kurzschlüsse zwischen 2 Elektroden abgegrenzt werden (s. unten). Umgekehrt kann *bei Bezugsableitungen eine umschriebene Spannungsreduktion des EEG partiell kaschiert* werden, wenn der Bezugspunkt (z. B. die Ohrelektrode) durch EEG-Potentiale belastet ist. Denn diese Potentiale am Bezugspunkt gehen über die B-Eingänge aller Differenzverstärker in sämtliche EEG-Kanäle ein und überlagern dann zwangsläufig auch die örtliche Suppression.

Umschriebene Amplitudenminderungen des EEG haben sehr verschiedene und häufig extrazerebrale Ursachen

Starke regional begrenzte *Spannungsminderungen des EEG* entstehen auch durch ausgedehnte epidurale oder subdurale Hämatome. Ein *extrazerebrales, intrakranielles Hämatom* kann als akuter raumfordernder Prozeß durch Druck auf die Hemisphäre eine stärkere Verlangsamung der kortikalen Aktivität verursachen. Die Spannungsminderung ist jedoch oft auch nur dadurch bedingt, daß die massive extrazerebrale Blutung die physikalischen Ableitebedingungen verändert. Derartige Flüssigkeitsansammlungen zwischen Hirn und Schädelkalotte führen zu einem *partiellen Kurzschluß* der elektrischen kortikalen Feldpotentiale unmittelbar oberhalb der Hirnrinde und damit zu einer Dämpfung vorzugsweise höherer Frequenzanteile in dem von der Kopfoberfläche noch ableitbaren EEG.

► ***Beachte:*** Den gleichen spannungsmindernden Effekt haben auch dickere *Kopfschwartenhämatome* nach Schädelverletzungen, denen klinisch keine vergleichbare Bedeutung zukommt! Diese Hauthämatome sind beim Setzen der Haube deutlich zu fühlen. In den EEG-Anmeldungen werden sie so gut wie nie erwähnt. Erst ein entsprechender Vermerk der EEG-Assistentin bewahrt den Auswerter vor einem Fehlurteil.

Es besteht ferner die Gefahr, daß Spannungsminderungen nur durch *elektrische Kurzschlüsse zwischen Elektroden* entstehen, wenn sich zwischen 2 Elektroden Flüssigkeitsbrücken auf der Haut oder an den Bändern der Ableitehaube bilden (bei Schädel-Hirn-Verletzten beispielsweise durch äußere Blutungen am

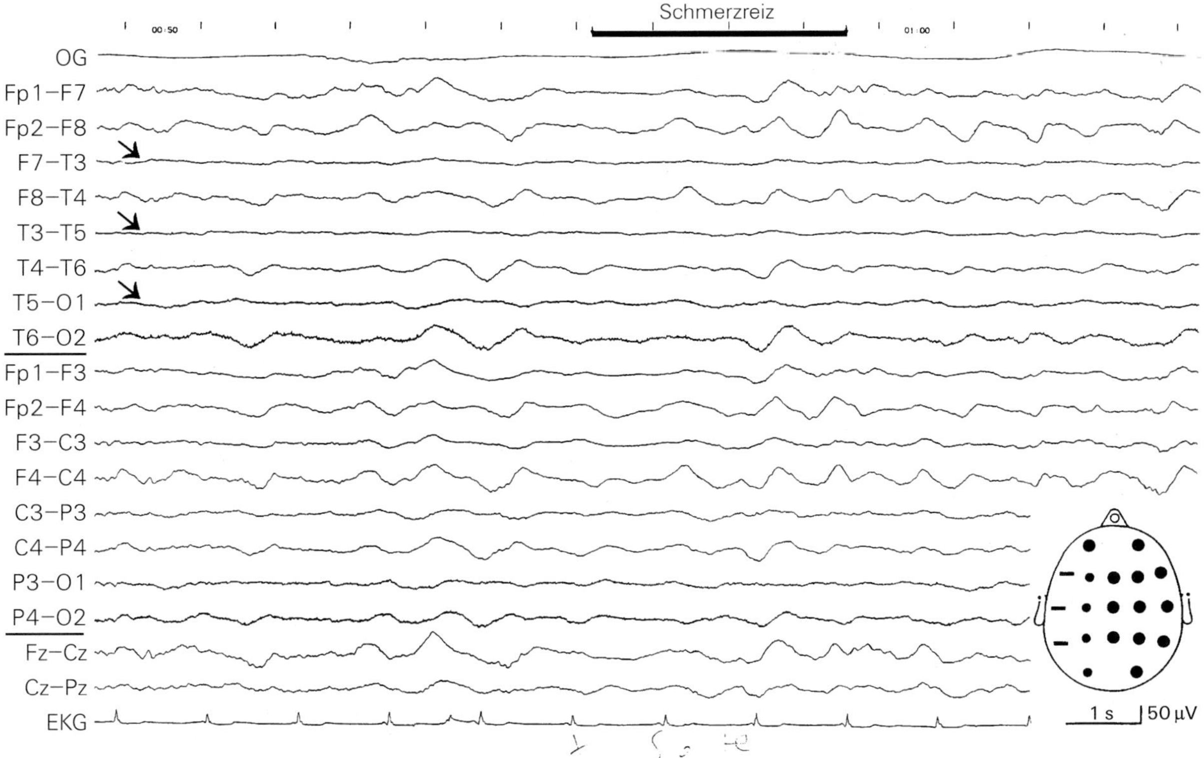

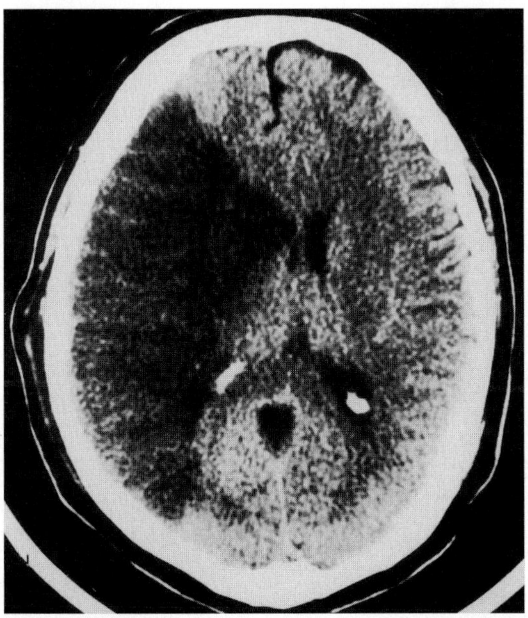

Neuroradiologie UKE

Abb. 8.8. Suppression der Hirnrindenaktivität links temporal (siehe *Pfeile* in der Kurve) als Ausdruck einer schweren Herdstörung. *Klinisch:* Verschluß der A. carotis interna mit ausgedehnter Infarzierung im Mediastromgebiet einschließlich eines Teilbereiches der Stammganglien. Mäßiggradiges umgebendes Ödem mit nur leichter Mittellinienverlagerung. 35jähriger Patient, initial wach, mit rechtsseitiger Hemiplegie und motorischer Aphasie. Nebenstehend abgebildetes CCT 3 Tage vor der EEG-Ableitung. Zum Zeitpunkt dieser Ableitung Patient stark sediert (Fentanyl/Midazolam). Diese Sedierung trägt wesentlich zum Ausmaß der allgemeinen Verlangsamung bei und wahrscheinlich auch zum Ausmaß der lokalen Suppression des EEG im Bereich des Mediainfarkts!

Kopf). Solche Artefakte kann man *unter Berücksichtigung verschiedener Elektrodenverschaltungen* erkennen bzw. rekonstruieren.

Schließlich können in den häufig verwendeten *bipolaren Reihenableitungen* stärkere umschriebene Amplitudenminderungen auch nur infolge eines weitgehenden *Gleichlaufs* der δ-Wellen im Herdbereich *vorgetäuscht* werden (s. Abschn. 8.6)!

In der täglichen Praxis *sind umschriebene Spannungsminderungen in der EEG-Aufzeichnung viel häufiger die Folge der vorgenannten Fehlerquellen* als die Folge einer echten Suppression der kortikalen Aktivität!

8.1.5 EEG-Veränderungen bei tiefliegender hemisphärieller und bei subhemisphärieller Prozeßentwicklung

8.1.5.1 Intermittierend rhythmisierte δ-Aktivität (IRDA) bei ausgedehnten Hemisphärenprozessen

Beeinträchtigen tiefliegende oder ausgedehnte Prozesse einer Hemisphäre die Hirnstrukturen der *Mittellinie,* so treten auch EEG-Veränderungen fernab vom Prozeß auf („distant rhythm"). Unter dem Begriff „Mittellinie" oder „mittelliniennahe Strukturen" verstehen wir neuronale Kernbereiche im Zwischenhirn (im Thalamus und Hypothalamus) und im Hirnstamm (hier insbesondere im Mittelhirn). Anatomisch bzw. neuroradiologisch gesehen liegen diese Strukturen in *Umgebung des 3. Ventrikels* und des Aquädukts. Aus diesen zentralen Hirnbereichen heraus wird die Störung über Projektionsbahnen lediglich in den Ableitebereich oberflächlicher EEG-Elektroden fortgeleitet bzw. *projiziert.* Direkt unter diesen Ableiteelektroden kann die Hirnrinde völlig intakt sein.

Im Gegensatz zu der PDA (der polymorphen und oft kontinuierlich auftretenden δ-Aktivität über einem hemisphäriellen, kortexnahen Herd) zeichnen sich diese über mittelliniennahe Strukturen indirekt ausgelösten δ-Wellen dadurch aus, daß sie nur *intermittierend* auftreten. Meistens zeigen sie sich in kurzen Gruppen besonders gleichförmig (monomorph) und auffallend rhythmisiert. Man bezeichnet sie als *intermittierend rhythmisierte Delta-Aktivität (IRDA)*[1]. Sie tritt mit einer Frequenz von vorwiegend

[1] Die Abkürzung IRDA stammt primär aus der englischen Literatur („intermittent rhythmic delta activity"; Daly et al. 1953), ebenso wie die Abkürzung PDA („polymorphic delta activity"; gelegentlich auch als ADA = „arrythmic delta activity" bezeichnet).

8.1.5.1

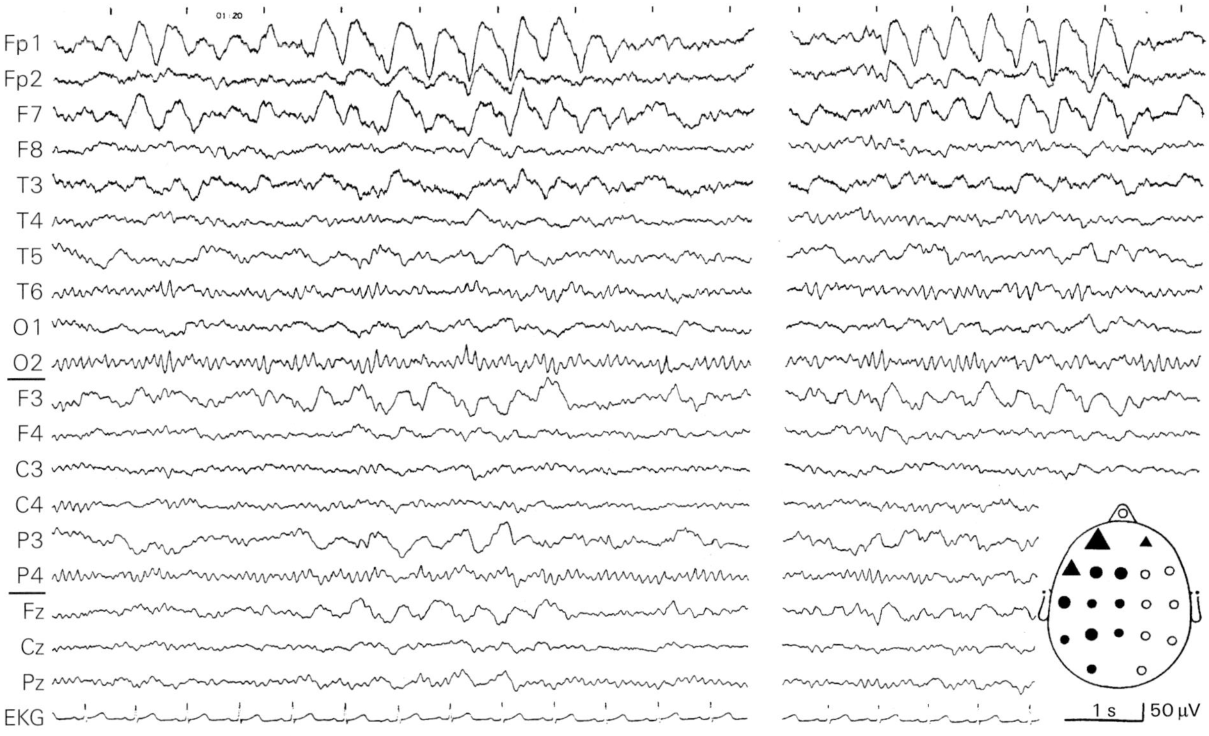

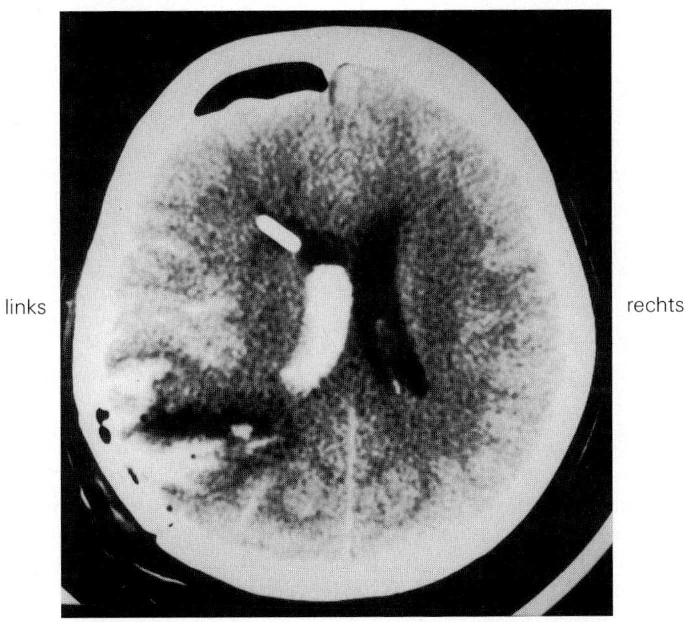

Abb. 8.9. Bei der 32jährigen Patientin handelt es sich um eine intrazerebrale Blutung links parietal mit Ventrikeleinbruch. Die dadurch bedingte Beeinträchtigung mittelliniennaher Strukturen löst linksseitig unter Fp1 und F7 intermittierend *projizierte* δ-Wellen im Sinne von FIRDA aus (s. Text). Die intrazerebral raumfordernde Blutung verursacht linkshirnig einen mehr polymorphen δ-Herd (PDA, vorwiegend unter F3, P3, T3, T5 und Fz; die auffällige Aussparung von C3 sowie die scheinbare Phasenumkehr zwischen F3 und P3 ist möglicherweise nur ein Kunstprodukt dieser Durchschnittsreferenzableitung; vgl. Abschn. 2.4.2)

(F) IRDA ist eine meistens fern von dem Prozeß in den Kortex *projizierte* EEG-Veränderung

2,5/s (2–3/s) auf. In der Regel ist die ansteigende Potentialflanke dieser sinusförmigen δ-Wellen steiler als der Potentialabfall („sägezahnförmiges" Potentialmuster). Nahezu alle Merkmale dieser projizierten δ-Aktivität wurden bereits von Duensing (1950) beschrieben und auch schon pathophysiologisch unseren heutigen Vorstellungen entsprechend interpretiert.

Bei *Erwachsenen* werden die δ-Rhythmen meistens *frontal betont* registriert. Mitunter treten sie nur frontal auf. Man verwendet dann die Abkürzung FIRDA (*f*rontal betonte *i*ntermittierende *r*hythmisierte *D*elta-*A*ktivität; Abb. 8.9). Bei *Kindern* zeigen sich gleichartige δ-Rhythmen häufig noch *okzipital* akzentuiert (OIRDA; Abb. 8.10).

Alle Formen von IRDA treten bei jüngeren Menschen häufiger auf als bei älteren Patienten. Durch eine *Hyperventilation* werden sie verstärkt oder überhaupt erst provoziert. Auch bei *Vigilanzabnahme* wird eine IRDA zunächst verdeutlicht, im Schlaf verschwindet sie (sie kann dann lediglich in REM-Phasen wieder

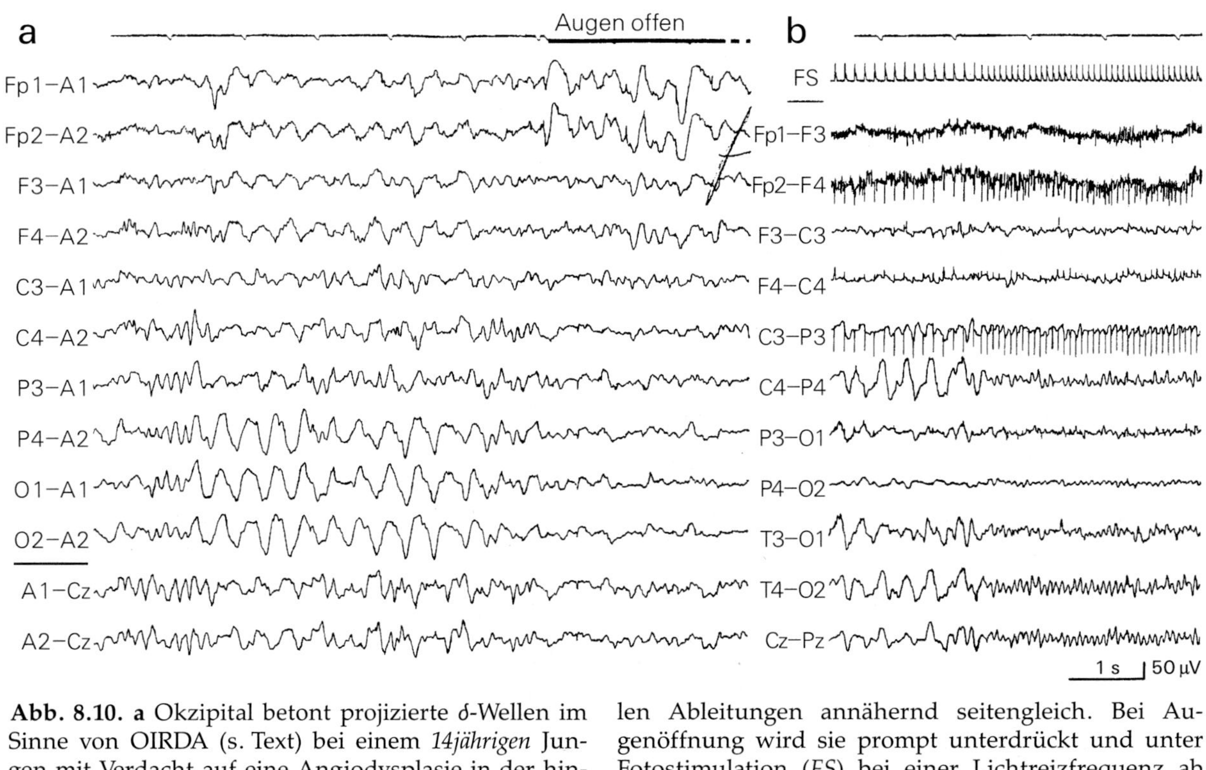

Abb. 8.10. a Okzipital betont projizierte δ-Wellen im Sinne von OIRDA (s. Text) bei einem *14jährigen* Jungen mit Verdacht auf eine Angiodysplasie in der hinteren Schädelgrube bei Hydrocephalus internus. Zum Zeitpunkt der EEG-Untersuchung war mittels Ventrikelschlauch ein gesteigerter Hirndruck nicht nachweisbar. Die OIRDA zeigt sich in den okzipitalen Ableitungen annähernd seitengleich. Bei Augenöffnung wird sie prompt unterdrückt und unter Fotostimulation (*FS*) bei einer Lichtreizfrequenz ab etwa 12/s vollständig blockiert (**b**). Beide Befunde sind Merkmale einer subhemisphäriellen Störung. (Die positiven Spitzen in Fp2–F4 und C3–P3 sind Artefakte der Fotostimulation)

8.1.5.1

auftreten; Scollo-Lavizzari, 1970). Typisches Merkmal dieser projizierten δ-Aktivität ist ihre Beeinflussung durch *Sinnesreize*. Vor allem bei Augenöffnung wird die FIRDA prompt *blockiert*, im Gegensatz zu der polymorphen δ-Aktivität (PDA) bei hirnrindennahen Schädigungen (s. Abschn. 8.1.3).

Frontale δ-Rhythmen nach Art der FIRDA finden sich bei größeren oder tieferliegenden Hemisphärentumoren und bei ausgedehnten Infarkten vor allem im Bereich der A. cerebri media. Der Prozeß zeigt dann in der Regel ein stärkeres perifokales Ödem. In einem Teil der Fälle ist auch neuroradiologisch eine *Verlagerung der Mittellinie* erkennbar. In solchen Fällen können die intermittierend rhythmisierten δ-Wellen ausgesprochen *einseitig oder einseitig betont* registriert werden (Abb. 8.9). Deutlichere Bewußtseinsstörungen sind mit diesen EEG-Veränderungen nicht verbunden.

Häufig treten polymorphe δ-Wellen (PDA) mit projizierten δ-Potentialen im Sinne der (F)IRDA kombiniert auf (Abb. 8.9). Dann liefert lediglich der PDA-Herd den lokalisatorischen Hinweis. Zeigen sich im EEG δ-Wellen *nur* als FIRDA, so kann man den zugrundeliegenden (umschriebenen) Hirnprozeß *nicht genauer lokalisieren*. Differentialdiagnostisch kommen dann auch Prozesse in Frage, die sich primär im Bereich des Hirnstamms bzw. der hinteren Schädelgrube entwickeln (Schaul et al. 1981). In diesen Fällen zeigen jedoch die frontal betont proijizierten δ-Wellen (jetzt als Ausdruck der primär subkortikalen Funktionsstörung) andere Eigenschaften als die oben dem Begriff der FIRDA zugeordneten δ-Rhythmen, wie weiter unten noch ausgeführt wird (Abschn. 8.1.5.2).

In der Literatur werden frontal betonte δ-Rhythmen mitunter sehr allgemein dem Begriff der FIRDA zugeordnet. Damit wird dieses EEG-Merkmal unscharf definiert und folgerichtig von manchen Autoren als sehr unspezifisch eingestuft (Schaul et al. 1981). Tatsächlich ist die *frontale Betonung von δ-Wellen* ein generelles Merkmal nahezu aller Hirnerkrankungen, die die Hemisphären bzw. das Hemisphärenmark *diffus* betreffen und zum Auftreten einer letztlich generalisierten δ-Aktivität führen (s. hierzu auch die Abschn. 10.3 und 10.5!).

Mitunter werden diese frontal betonten δ-Wellen diffuser Enzephalopathien als „non-structural FIRDA" den „structural FIRDA" (bei raumfordernden Prozessen) gegenübergestellt (Fariello et al. 1982).

Wir begrenzen die Abkürzung FIRDA auf jene δ-Rhythmen der oben beschriebenen, zumeist charakteristischen Potentialform, die als Ausdruck eines *umschriebenen Hemisphärenprozesses oft einseitig oder seitenbetont* auftreten. Daß heißt z. B.: Ist ein raumfordernder Prozeß bekannt (mit dem CCT heute leicht nachweisbar), so spricht der Nachweis von FIRDA im EEG für eine funktionelle Auswirkung dieses Prozesses auch auf die Mittellinienstrukturen (auch wenn dies im CCT morphologisch noch nicht erkennbar ist).

Alle anderen, frontal betonten δ-Wellen, die bei verschiedenen diffusen und primär subkortikal lokalisierten Schädigungen auftreten können, beschreiben wir lediglich mit „generalisierten, frontal betont und bilateral synchronisiert auftretenden δ-Wellen" und versuchen dann, diesen Befund zur Klinik in Beziehung zu bringen.

Zu den Entstehungsmechanismen der FIRDA:
Der *rhythmische* Charakter von δ-Wellen mit einer Frequenz von vorwiegend 2–3/s ist ganz allgemein ein Hinweis darauf, daß diese δ-Aktivität nur *projiziert* auftritt. Ihr Entstehungsmechanismus ist jedoch noch unklar. Man kann zunächst nur sehr pauschal vermuten, daß diesem EEG-Merkmal sekundär ausgelöste Störungen im Thalamus und im Mittelhirn zugrunde liegen. Die regelhafte *frontale* Betonung der IRDA wäre dann die Folge der besonders intensiven Verknüpfung der medialen und rostralen Thalamuskerne mit dem Kortex des Frontalhirns. Diese möglichen Entstehungsmechanismen ergeben Berührungspunkte zu den grundlegenden Entstehungsmechanismen des EEG (s. Kap. 1).

8.1.5.2 Bilaterale δ-Wellen bei sekundären oder primären Hirnstammfunktionsstörungen

8.1.5.2

Ist ein Prozeß ***primär*** *im Bereich von Brücke oder Mittelhirn* lokalisiert oder wird dieser Hirnstammabschnitt ***bilateral*** *von außen her* beeinträchtigt, wie beispielsweise bei einer Verlagerung des Hirnstamms unter das Tentorium durch intrakranielle Drucksteigerung (Herniation mit sekundärer Hirnstammschädigung), so treten stets *beidseitige EEG-Veränderungen* auf (s. Abb. 8.23d). Es handelt sich dann um *bilateral synchronisierte* langsame Wellen, die stets *generalisiert* erscheinen, wenn auch oft frontal betont. Für EEG-Befunde dieser Art gilt die Bezeichnung *subkortikale* oder (besser) ***subhemisphärielle*** Funktionsstörung (Abschn. 9.3).

Derartige Hirnstammläsionen führen in der Regel auch zu einer bilateralen (!) Schädigung des Wecksystems (Arousal-Systems) der Formatio reticularis, weshalb diese Läsionen in den meisten Fällen mit *Bewußtseinsstörungen* verbunden sind. Die EEG-Veränderungen zeigen dann mitunter noch *schlafähnliche* Potentialmuster. Dieser besondere Zusammenhang mit dem Wecksystem des Hirns erklärt auch, daß die bilaterale δ-Aktivität dieses EEG-Syndroms *durch Außenreize provoziert* werden kann (ähnlich den K-Komplexen im Schlaf), im Gegensatz zu den δ-Wellen der FIRDA.

Im Einzelfall kann die Unterscheidung zwischen einer FIRDA (bei Hemisphärenherden mit indirekter, meist einseitiger Beeinträchtigung mittelliniennaher Strukturen) und generalisierten, frontal betonten δ-Wellen als Folge einer direkten, vorherrschend pontomesenzephalen (subhemisphäriellen) Funktionsstörung schwierig sein. Die weiter unten in Tabelle 8.1 zusammengefaßten Kriterien sind jedoch für die meisten Fälle richtunggebend.

Bei *supratentoriellen* Hirntumoren kann die *Entwicklung* des EEG-Befundes in Richtung einer subhemisphäriellen Funktionsstörung eine *Einklemmung im Tentoriumschlitz* mit Kompression des Mittelhirns anzeigen (Hess 1962).

8.2 Lokale abnorme Aktivierung und Beschleunigung als Herdstörung. „Breach rhythm"

Umschriebene abnorme Spannungsbetonungen der Hirnrindenaktivität im Bereich oder in Nähe von Defekten der Schädelkalotte sind schon Berger bei seinen hirnoperierten Patienten aufgefallen. Die gleichzeitige Beschleunigung der Hirnrindenaktivität in diesem Bereich führte später zu der Bezeichnung „Beta-Fokus" (Jaffe u. Jacobs 1972). Aufgrund der Beziehung zu *voraufgegangenen Schädeltrepanationen* wurde dieser besondere EEG-Befund von Cobb et al. (1979) schließlich als „breach rhythm"[1] bezeichnet. Am häufigsten entwickelt er sich im Bereich von C3(4) und T3(4).

Vom typischen Befund im Sinne einer „lokalen abnormen Aktivierung" kann man nahezu mit Sicherheit auf eine voraufgegangene Schädeltrepanation schließen

Selten findet sich eine umschriebene abnorme Aktivierung (ähnlich einem „breach rhythm") auch ohne voraufgegangene Trepanation, wie beispielsweise unter einem Konvexitätsmeningeom. Als „Alphawellenaktivierung" wurden solche Befunde bei Hirntumoren schon 1948 von Duensing beschrieben.

Abbildung 8.11 zeigt die Entwicklung eines „breach rhythm" unter dem Ableitepunkt C4 bei einem Patienten, bei dem nach einem Schädel-Hirn-Trauma ein epi- und subdurales Hämatom rechts parietotemporal entfernt wurde. In diesem Falle wurde der Befund erstmals 4 Wochen nach der Trepanation erhoben. Im allgemeinen stabilisiert sich die fokale Abnormität nach 3–6 Monaten und bleibt dann nach bisherigen Untersuchungsergebnissen mindestens 20 Jahre (Prior 1968), wahrscheinlich zeitlebens, bestehen.

[1] „Breach" (engl.): Lücke, Bresche, Bruch.

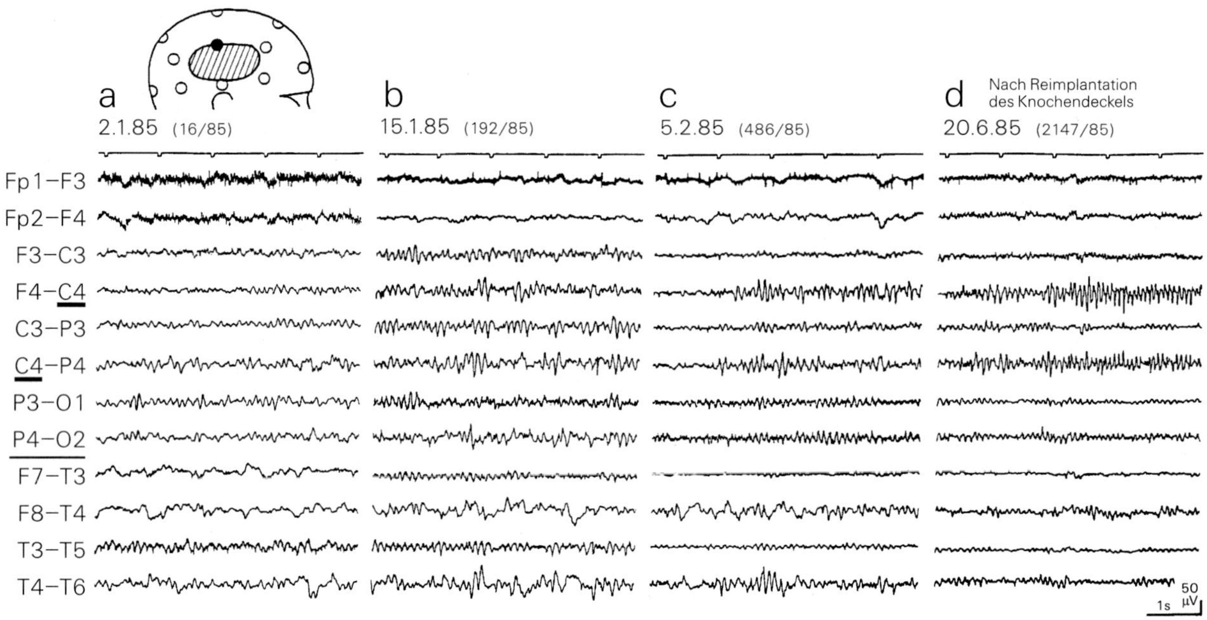

Abb. 8.11. Entwicklung der abnormen Aktivierung der Hirnrindenaktivität im Randbereich einer Schädeltrepanation („breach rhythm"). **a** Zustand nach Schädel-Hirn-Trauma und Trepanation rechts temporal (*schraffiert*) zur Entleerung eines epi- und subduralen Hämatoms. Ausbildung einer abnorm spannungsbetonten α-β-Mischaktivität rechts zentral (•C4) etwa 4 Wochen nach dem operativen Eingriff (**c**). Weitere Verdeutlichung dieses Breach-rhythm-Herdes 4 Monate später auch nach osteoplastischer Deckung der Knochenlücke (**d**). Der mehr als 2 Jahre danach abgeleitete EEG-Befund dieses Patienten ist mit einem vorwiegend im α-Bereich auftretenden Rhythmus in Abb. 8.13 dargestellt

Entscheidend für die Entwicklung des „breach rhythm" ist ein Duradefekt

Die Art des ursprünglichen Prozesses, der zur Trepanation führte, ist ohne Bedeutung. Man findet die pathologische fokale Aktivierung der Hirnrindenaktivität nach den verschiedensten Tumoroperationen ebenso wie nach Ausräumung eines intrakraniellen Hämatoms. Sie kann sich auch nach Impressionsfrakturen ausbilden, die zu Duraverletzungen führten. Entscheidend für die Entwicklung des „breach rhythm" ist der Knochen- bzw. *Duradefekt*. In der Regel sitzt die Elektrode, die die umschriebene abnorme Aktivierung erfaßt, am *Rande des Defekts* (z. B. Abb. 8.11). Die Ausbildung und Ausprägung des Befundes ist auch unabhängig davon, ob die Trepanationslücke gedeckt ist oder nicht (Cobb et al. 1979; Thie u. Zschocke 1987).

Die fokale Aktivierung tritt selten wirklich rhythmisch ähnlich einer μ-Aktivität auf (Abb. 8.12a). Daher verwenden wir den Terminus „breach rhythm" nicht gern, sondern ziehen die Bezeichnung „abnorme Aktivierung" vor. In der ganz überwiegenden Mehrzahl der Fälle findet sich *präzentral bis frontal* eine *unregelmäßige β-Tätigkeit* (Abb. 8.12b) oder eine spannungsbetonte *Misch-*

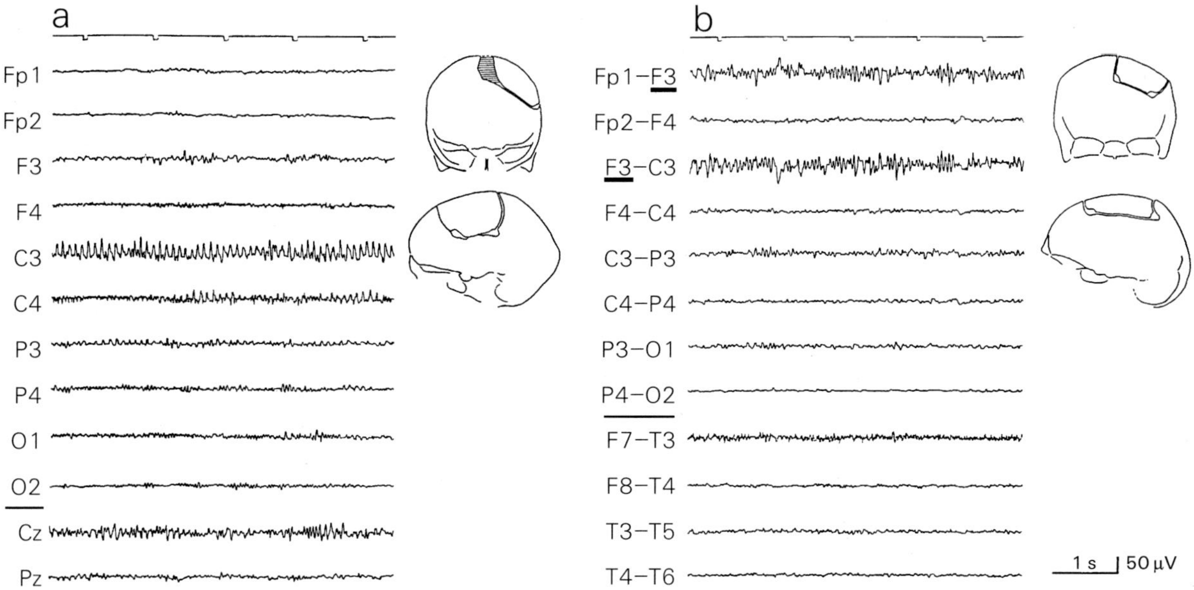

Abb. 8.12. Die abnorme Aktivierung der Hirnrindenaktivität im Randbereich von Trepanationsdefekten kann sich bei präzentraler Lokalisierung mit einem („breach"-)Rhythmus ähnlich einer μ-Aktivität manifestieren (C3 in **a**; Quellenableitung). Häufiger entwickelt sich am Rande von Kalottendefekten in der präzentralen und frontalen Hirnregion eine unregelmäßige β-Aktivität (wie unter F3 in der bipolaren Ableitung **b**). Die Schädelskizzen sind Abzeichnungen von Röntgenaufnahmen. Auf eine Markierung der EEG-Elektrodenpositionen wurde verzichtet, da sich diese nachträglich nicht mehr hinreichend sicher auf die Röntgenaufnahmen beziehen lassen. Der Bezug der Herdstörung zu den Randbereichen des Kalottendefekts ist dennoch gut abschätzbar

aktivität aus α- und β-Wellen. Ist der Knochendefekt mehr *temporal* oder *zentral bis okzipital* lokalisiert, so präsentiert sich die abnorme Aktivierung in Form *spannungsbetonter α-Wellen* ähnlich der Grundaktivität des hinteren Hirnabschnitts, wenngleich mit meist leicht abweichender Frequenz (Abb. 8.13). Generell scheint der Typus dieser Aktivität jeweils von jener Hirnregion abhängig zu sein, die durch die Trepanation beeinträchtigt wurde. Daraus kann man schließen, daß es sich (zumindest z. T. auch) um eine *pathologische Aktivierung des regional jeweils präformierten Typs der Grundaktivität* handelt (s. unten).

Charakteristisch ist das Verhalten der trepanationsbedingten Herdstörungen gegenüber ***sensorischen*** und ***sensomotorischen*** Reizen:

- Bei *temporalen, parietalen* und *okzipitalen* Herdstörungen zeigt sich die abnorm aktivierte *α-Tätigkeit* in rund der Hälfte der Fälle *areaktiv*, d. h. sie wird bei Augenöffnung nicht oder nur unzureichend blockiert (entgegen der physiologischen Norm).

Auch sensomotorische Reize haben (hier erwartungsgemäß) keinen Effekt.

- Analoge Herdbefunde in den *motorischen oder prämotorischen* Rindenregionen, die gelegentlich zu Rhythmen *ähnlich μ-Wellen*, überwiegend aber zu einer fokal abnorm aktivierten *(α-) β-Aktivität* führen, reagieren nicht auf Augenöffnung, dagegen häufig mit prompter *Unterdrückung durch sensomotorische Reize*, wie z. B. durch Faustschluß (hier also entsprechend der physiologischen Norm dieser Hirnrindenregion; s. Abb. 8.13, s. auch Abschn. 4.3.1).

Die Mehratmung hat auf alle Formen von Breach-rhythm-Aktivität keinen besonderen Einfluß.

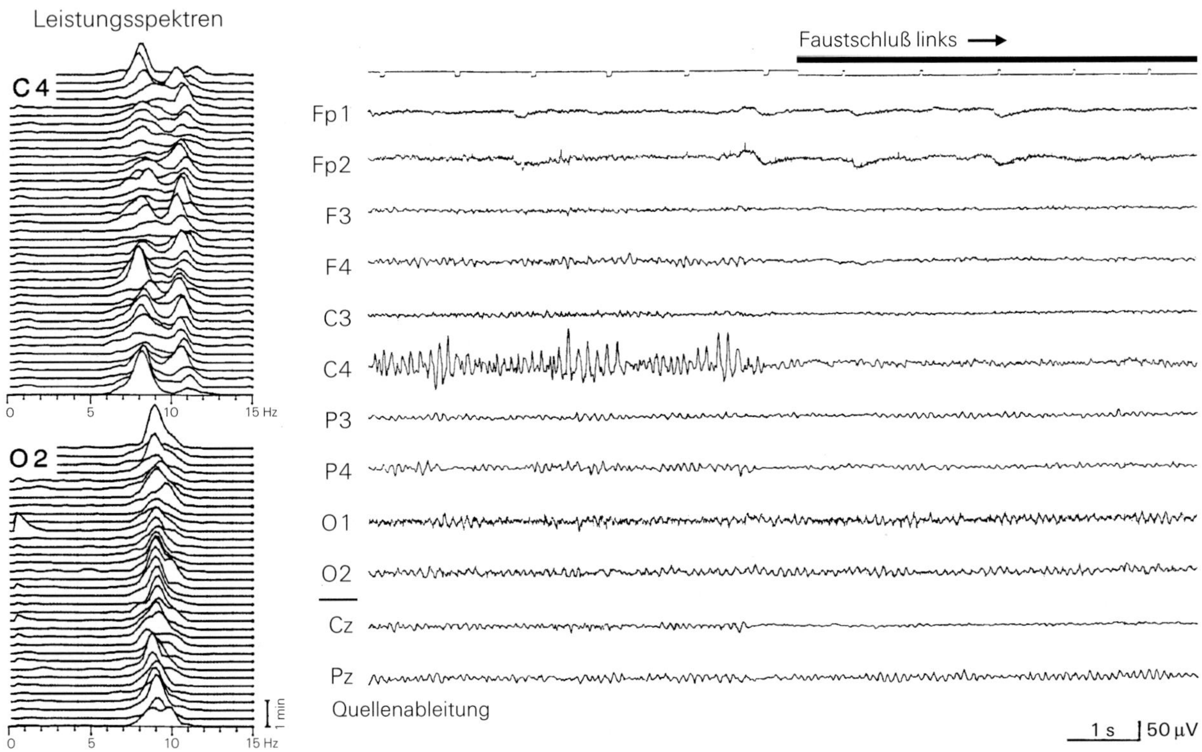

Abb. 8.13. α-ähnlicher Rhythmus rechts zentral am Rande einer osteoplastisch gedeckten Schädeltrepanation (gleicher Fall wie in Abb. 8.11). Entsprechend der motorischen Funktion dieser Zentralregion wird dieser *(prä-)zentrale* „breach-Rhythmus" bei *Faustschluß* prompt unterdrückt, während der okzipitale α-Grundrhythmus unverändert weiterläuft. *Links* im Bild sind für Ausschnitte aus der EEG-Registrierung die fortlaufend übereinander gestapelten Frequenzspektren dargestellt. Sie zeigen die Unabhängigkeit beider Rhythmen. Der zentral lokal generierte α-ähnliche „Lückenrhythmus" (unter *C4*) zeigt andere Frequenzanteile als die okzipital ableitbare α-Grundaktivität (*O2*). Dies unterstützt die Annahme, daß die abnorme Spannungsbetonung am Rande von Kalottendefekten nicht nur als Folge einer einfachen, durch Änderungen der physikalischen Ableitebedingungen verursachten Amplitudenzunahme der EEG-Grundaktivität aufgefaßt werden kann (s. Text)

In die fokalen „Aktivierungsherde" können von Anfang an zusätzlich auch verlangsamte Potentiale (ϑ- oder δ-Wellen) einstreuen, je nach Grad der primär prozeßbedingten oder intraoperativen zerebralen Schädigung. Eine häufige Kombination ist z. B. nach temporoparietalen Trepanationen ein δ-Herd in der Temporalregion (nahe dem Bereich z. B. eines entfernten Tumors) und ein angrenzender Breach-rhythm-Herd präzentral oder zentral am Rande der Knochenlücke.

Im Rahmen der umschriebenen abnormen Aktivierung der Hirnrindenaktivität treten steile und scharf akzentuierte Potentialschwankungen zwangsläufig sehr häufig auf („the breach rhythm is often extremely spiky", Cobb et al. 1979). Man findet alle Übergänge zu recht deutlichen Spitzen oder scharfen Wellen. Die Abgrenzungen sind schwierig. *Eindeutig epileptische* Graphoelemente (Spitze-*Welle*-Abläufe oder Sharp-*slow-wave*-Komplexe) treten eher selten auf (in unserem Patientengut in nur 5 von 83 EEG-Ableitungen).

Das *Problem* ist die Abgrenzung gegen fokale *epileptische* Erregungssteigerungen

Der Stellenwert nachgewiesener interiktualer epileptischer Potentiale im Bereich dieser „Aktivierungsherde" ist schwer zu bestimmen. Denn epileptische Anfälle sind bei den hirnoperierten Patienten naturgemäß häufig (in unserem Kollektiv von 52 Patienten in rund der Hälfte der Fälle). In der Praxis ergibt sich daher stets die Frage, ob oder ab wann eine postoperativ angesetzte antikonvulsive Therapie wieder abgesetzt werden kann. Dafür liefern die Befunde im Bereich der randständigen Breach-rhythm-Herde jedoch *keine* Entscheidungskriterien, denn die Häufigkeit suspekter oder eindeutiger epileptischer Potentiale im Bereich des Breach-rythm-Herdes zeigt keine eindeutige Beziehung zur Anfallsfrequenz (Thie u. Zschocke 1988). Auch schon das Auftreten eines „breach rhythm" als solchen ergibt keine Korrelation zur Inzidenz epileptischer Anfälle (im Vergleich mit den Patienten, bei denen sich postoperativ eine abnorme Aktivierung nicht nachweisen läßt).

Maßgebend ist hier vielmehr die *Art des ursprünglichen Prozesses* und damit bereits das Ausmaß der präoperativen und dann zwangsläufig auch der intraoperativen Hirnschädigung. Die höchste Anfallsfrequenz fand sich bei Patienten, die wegen eines intrazerebralen Tumors, zumeist eines Astrozytoms, operiert wurden. Aus diesem Grunde korreliert die Anfallshäufigkeit eher mit der Ausprägung residualer EEG-Verlangsamungsherde im Bereich des voraufgegangenen Prozesses als mit den (meist unbestimmten) Zeichen fokaler Erregungssteigerungen im Breach-rhythm-Herd am Rande der Trepanation.

Die Wochen oder Monate nach einer Tumoroperation eintretende fokale abnorme Aktivierung (im Sinne des „breach rhythm") ist *kein Hinweis auf ein Tumorrezidiv.* Der Verdacht auf eine Rezidiventwicklung ergibt sich erst dann, wenn sich im Bereich des „Aktivierungsherdes" oder in seiner Nachbarschaft *sekundär* wieder eine deutliche umschriebene *Verlangsamung* entwickelt.

Der reine Breach-rhythm-Herd ist eine Residualbefund

Zu den Entstehungsmechanismen des „breach rhythm":
Die Entstehung dieses besonderen EEG-Befundes ist noch unklar. Die Knochenlücke als solche reicht für eine Erklärung nicht aus, wie etwa mit einer Amplitudenzunahme infolge einer einfachen Widerstandsminderung zwischen Hirn und Ableiteelektrode durch Wegfall des Knochens. Der Befund tritt auch bei osteoplastisch gut gedeckten Trepanationen auf. Die „Lückenaktivität" hat zudem ihr eigenes, von der benachbarten kortikalen Grundaktivität abweichendes Frequenzspektrum. Dennoch entwikkelt sie sich immer in bezug zu noch vorhandenen Knochendefekten (häufig in Nähe zu den röntgenologisch erkennbaren Bohrlöchern).

Man kann vermuten, daß in den durch die Schädelöffnung besonders belasteten *Randbereichen der Trepanation* die unvermeidbaren Duradefekte auch zu geringen kortikalen Verletzungen führen und daß dann Narbenbildungen (meningokortikale Adhäsionen) mit entsprechender Latenz lediglich oberflächliche Schädigungen der Hirnrinde hinterlassen. Diese oberflächlichen Rindenschädigungen können eine partielle Abkopplung von subkortikalen, vigilanz- und aktivitätssteuernden Einflüssen zur Folge haben. Denn diese unspezifischen, vom Vigilanzniveau abhängigen neuronalen Effekte werden vorwiegend über die oberen Hirnrindenschichten in den Kortex eingebracht (vgl. Kap. 1). Daher zeigt sich die Areaktivität dieser „Aktivierungsherde" gegenüber externen Einflüssen vor allem bei visuellen Reizen (Augenöffnung), die in besonderem Maße mit dem Vigilanzniveau verknüpft sind, während die motorische Blockierung der (prä-)zentralen Breach-rhythm-Aktivität (bei Faustschluß) durch mehr direkte kortikale Afferenzen verursacht wird. Genau genommen wäre dann für diese Form der Herdstörung die Bezeichnung „abnorme Aktivierung" auch nicht zutreffend. Besser wären Formulierungen wie lokale „abnorme Abkopplung" oder „abnorme Enthemmung" der kortikalen Aktivität.

8.3 Fokale epileptische Erregungssteigerungen bei Herdstörungen

Angaben über die Häufigkeit epileptischer Erregungssteigerungen im Zusammenhang mit umschriebenen zerebralen Läsionen findet man vorwiegend in der älteren Literatur. Vor allem in bezug zur Hirnlokalisation haben jedoch die in den einzelnen Publikationen angegebenen Zahlen oder Prozentwerte infolge der jeweils sehr unterschiedlichen Zusammensetzung des Krankengutes nur begrenzten Aussagewert. Man kann aus diesen Zahlen und den allgemeinen Erfahrungen lediglich gewisse ***Regeln*** ableiten:

- ▶ Fokale epileptische Erregungssteigerungen treten bei *Tumoren* wesentlich häufiger auf als bei (akuten) ischämisch bedingten Läsionen.

- Bei (supratentoriellen) Tumoren werden allgemein in 20–30 % der Fälle fokale Spitzen oder scharfe Wellen registriert (Goldensohn 1984). Die meisten dieser Patienten haben auch Anfälle. Relativiert wird diese positive Aussage dadurch, daß sich umgekehrt in rund 40 % aller Tumorpatienten *mit Anfällen interiktual keine fokalen Erregungssteigerungen* im EEG finden. Daß heißt: werden im Zusammenhang mit Herdbefunden im EEG fokale epileptische Entladungen registriert, so ist die Anfallswahrscheinlichkeit groß. Finden sich keine entsprechenden Befunde, so schließt das Anfälle keineswegs aus.
- Unter den raumfordernden Prozessen treten epileptische Erregungssteigerungen im EEG bevorzugt bei den *langsam wachsenden Tumoren* auf (Meningeome, Oligodendrogliome, gutartige Astrozytome).
- Wenn sich lokale Hirnstörungen im CCT *mit strukturellen* Läsionen (zumeist im Sinne eines Tumors) darstellen, sind epileptische Spitzen oder scharfe Wellen in der Regel *in Verlangsamungsherde eingebunden*. Bei einem nachgewiesenen Prozeß treten fokale epileptische Erregungssteigerungen selten als alleiniger EEG-Befund auf. Daß heißt umgekehrt: werden auch bei längerfristigen Verlaufskontrollen fokale epileptische Potentiale ohne eine gleichzeitige deutlichere herdförmige Verlangsamung registriert, dann ist ein progredienter, struktureller Prozeß wenig wahrscheinlich. Derart isoliert einstreuende Spitzenpotentiale findet man dann eher als sog. „funktionelle" Herdstörung bei jenen Anfallspatienten, bei denen die klinische Untersuchung auch langfristig ergebnislos bleibt. In den meisten dieser Fälle dürften dem epileptischen Fokus letztendlich Residualschäden (Narben) zugrunde liegen.
- Die ***hirnlokalen Besonderheiten epileptischer fokaler Erregungssteigerungen bei umschriebenen Prozessen*** entsprechen den allgemeinen Beziehungen epileptischer Aktivitätssteigerungen zur Funktionsstruktur der betroffenen Hirnregion (s. Kap. 7):
    - Fokale epileptische Erregungssteigerungen zeigen sich am häufigsten bei ***temporal*** und nächstdem ***bei frontal*** lokalisierten Prozessen (zumeist in Form von „sharp waves" oder Sharp-slow-wave-Komplexen). In diesen Hirnregionen haben allerdings epileptische Potentiale einen geringen lokalisatorischen Stellenwert. Scharfe Wellen können bei temporalen Tumoren auch kontralateral registriert werden.
    - ***Präzentroparietal*** realisieren sich epileptische fokale Erregungssteigerungen häufiger in Form lokaler Spitzen. Sie liefern einen direkten Hinweis auf die Prozeßlokalisation.

- Bei ***okzipital*** umschriebenen (neoplastischen wie ischämischen) Prozessen treten im EEG (der Kopfoberfläche!) nur selten fokale epileptische Erregungssteigerungen auf und dann ebenfalls vorwiegend in Form lokaler Spitzenentladungen.
- ***Subhemisphärielle*** *Tumoren*, wie basale Geschwülste (im Bereich der Sella) oder dienzephale und mesenzephale Tumoren, verursachen an sich keine fokalen epileptischen Erregungssteigerungen. Erst bei entsprechender *Randwirkung oder Ausdehnung auf Strukturen der Großhirnrinde* können sich epileptische Foci entwickeln (Abb. 8.14).
- Bei tiefliegenden Prozessen können auch wechselnd *generalisierende SW-Entladungen* oder -Gruppen das EEG kennzeich-

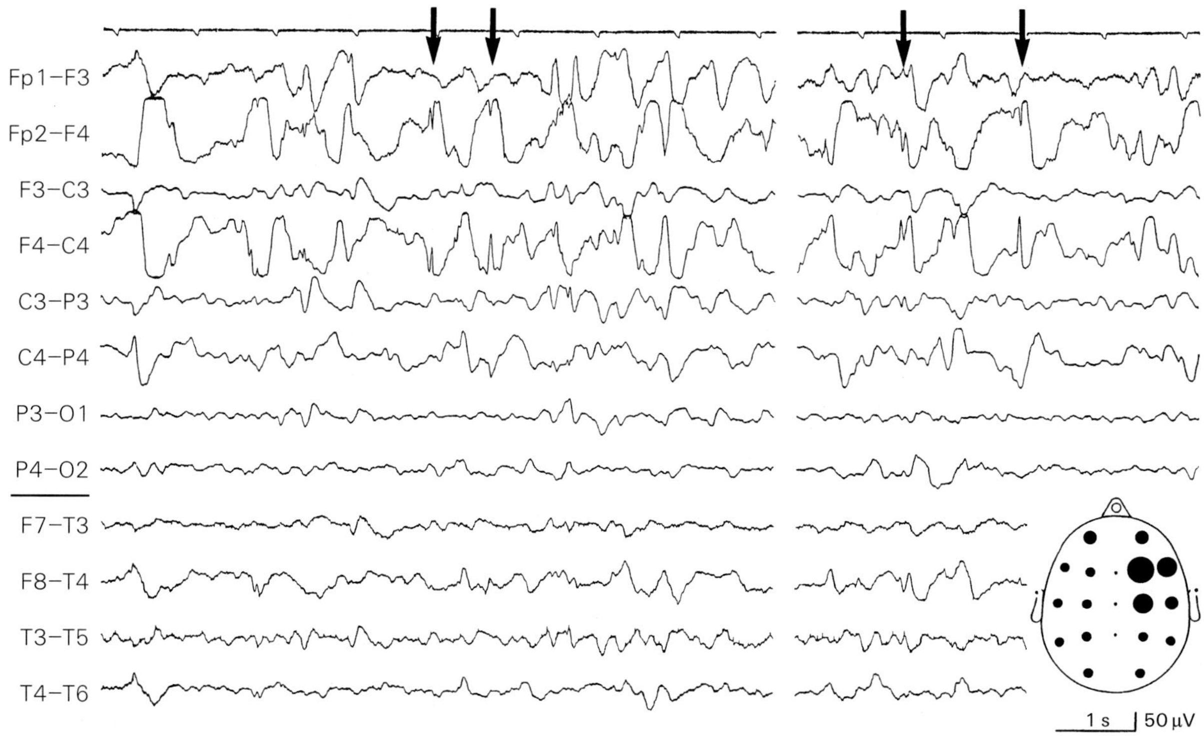

Abb. 8.14. Ausgeprägter δ-Herd rechts präzentral (F4) mit fokaler epileptischer Erregungssteigerung. Die einstreuenden Spitzenpotentiale sind nicht immer eindeutig zu erkennen. Klar abgrenzbare Spitzen sind durch *Pfeile* markiert. Sie treten, ebenso wie die polymorphen δ-Wellen, in der bipolaren Reihenableitung mit konstanter Phasenumkehr in bezug zu F4 auf. Über den Herdbefund hinaus leichte bis mittelgradige Allgemeinveränderung. *Klinisch:* 15jähriger Patient mit einem primär vom Mittelhirn ausgehenden, sich in die rechte Hemisphäre ausdehnenden Tumor. Täglich auftretende komplex-partielle und auch generalisierte Anfälle

nen. Dabei handelt es sich um *sekundär generalisierende* Erregungssteigerungen eines *stets kortikal* lokalisierten Fokus, der dann als Folge einer indirekt verursachten (beispielsweise temporobasalen) kortikalen Schädigung aufzufassen ist.

- ▶ Sekundär generalisierte SW-Aktivitäten können auch bei fokalen, primär intrahemisphäriellen Prozessen ausgelöst werden. Dies gilt in besonderem Maße für *frontale,* insbesondere *frontal parasagittale* Tumoren (zur Problematik sekundär generalisierender Erregungssteigerungen s. Abschn. 7.4).

Fokale epileptische Erregungssteigerungen können bei *ausgeprägten δ-Herden* derart in die herdbezogene δ-Aktivität eingebunden sein, daß sie mitunter nur schwierig zu erkennen sind (Abb. 8.14). Bei schweren umschriebenen Hirnschädigungen treten epi-

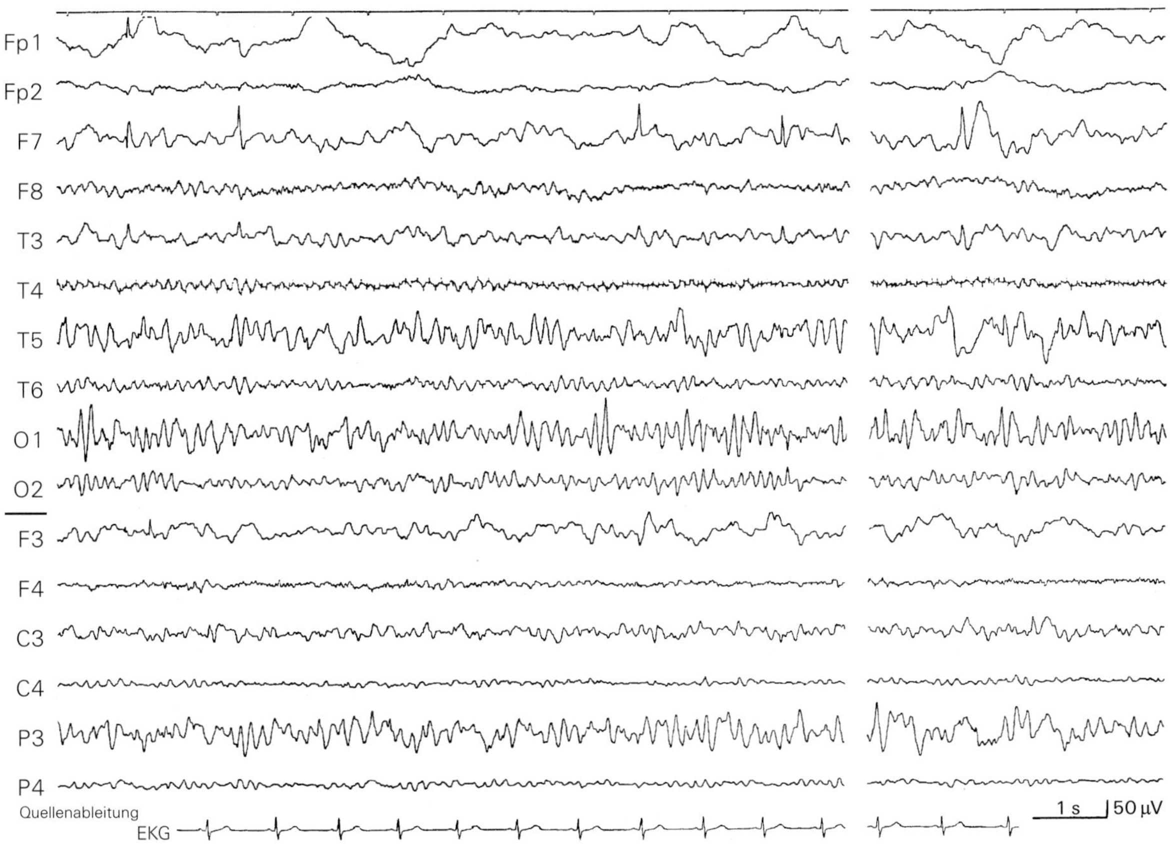

Abb. 8.15. Fokale epileptische Erregungssteigerung am Rande eines ausgeprägten δ-Herdes links frontal. Quellenableitung. Beispiel auch für einen ausgeprägten Residualbefund nach einem Schädel-Hirn-Trauma mit kontusionsbedingter intrazerebraler Blutung links frontobasal 2 Jahre zuvor. Seitdem in der Regel mit Adversivbewegungen nach rechts beginnende generalisierte Anfälle

leptische Spitzen nur noch am Rande des Prozesses auf (Abb. 8.15). Generell sollte man mit derartigen lokalisationsbezogenen Aussagen jedoch vorsichtig umgehen. Denn die Darstellung in der EEG-Registrierung ist zum einen von dem angewählten Programm (von der Art der Elektrodenverschaltung) abhängig, zum anderen sollte man sich bei Aussagen zur Lokalisation stets vor Augen halten, daß wir im klinischen Routine-EEG mit den 19 Elektroden des 10-20-Systems fokale EEG-Störungen nur unscharf örtlich zuordnen können.

Neben dieser Begrenzung in der oberflächenbezogenen, zweidimensionalen Darstellung des EEG ergeben sich für den grundsätzlichen Nachweis epileptischer Erregungssteigerungen viel häufiger „dreidimensionale" Probleme im Hinblick auf *tiefliegende epileptische Herde.* Selbst gestandene Neurologen vergessen in diesem Zusammenhang gelegentlich, daß wir ein stark gefaltetes Hirn haben. Rund 2/3 der Hirnrinde entzieht sich dem direkten Zugriff des von der Kopfoberfläche ableitbaren EEG (vgl. Kap. 2). Bei ausgedehnteren kortikalen Funktionsstörungen oder bei generalisierten EEG-Veränderungen ist dies kein Problem, wohl aber bei

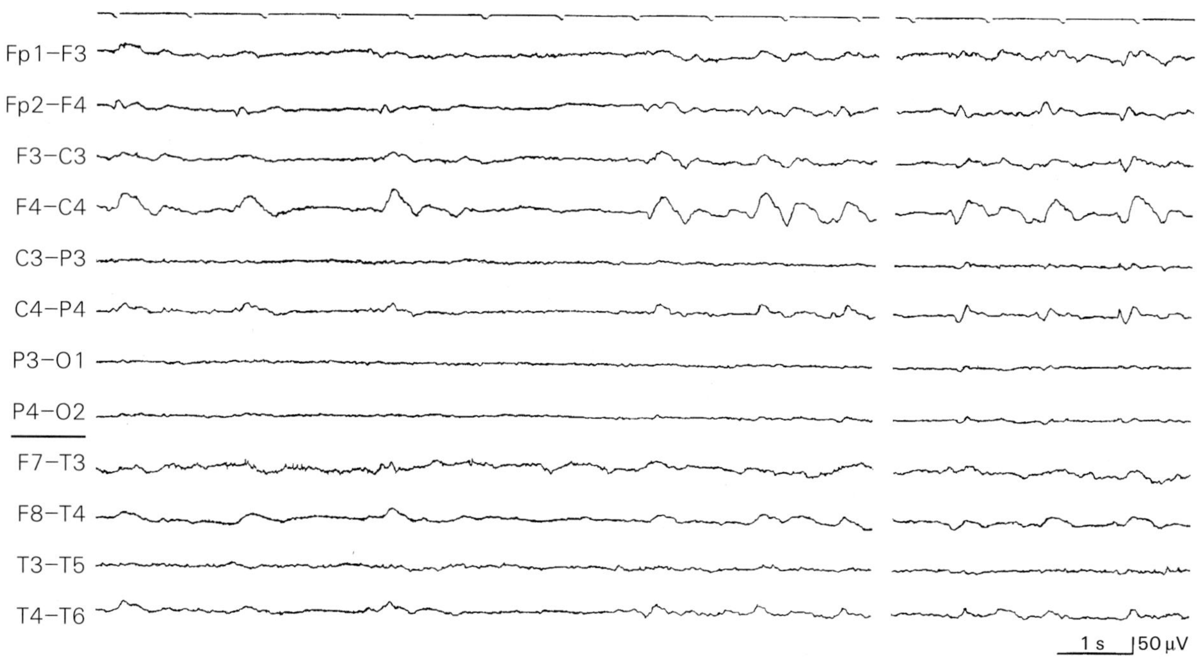

Abb. 8.16. Herdbefund mit zeitweise repetierend auftretenden und durch eine stereotype Potentialform auffälligen δ-Wellen, die den Verdacht auf eine tieferliegende fokale epileptische Erregungssteigerung ergeben. Bei längerer Ableitedauer zeigen sich auch vereinzelt suspekte schärfere Wellen, die den δ-Abläufen vorgeschaltet auftreten (rechts im Bild). *Klinisch:* 56jähriger Patient mit einem Gliom rechts frontal parasagittal (operativ bestätigt). Zustand nach mehrmaligen partiellen Anfällen mit sensibelmotorischer Symptomatik im linken Arm

fokalen kortikalen Irritationen. So projizieren sich tieferliegende kortikale fokale epileptische Erregungssteigerungen im Oberflächen-EEG oft nur noch mit langsameren Potentialschwankungen ähnlich einem δ-Herd (s. Abschn. 7.2.1.3, insbesondere Abb. 7.10). Der Bezug zu einem tieferliegenden epileptischen Fokus ergibt sich dann lediglich durch den *stereotypen Charakter der Potentialform* dieser δ-Wellen und durch deren Neigung zu einer *repetitiven* (rhythmischen) Entladungsweise (Abb. 8.16). Mit diesen Merkmalen kann man jedoch grundsätzlich nur den *Verdacht* äußern, daß diesem Befund eine tiefere epileptische Entladung zugrunde liegt. In den meisten Fällen läßt er sich jedoch bei längerer (!) Aufzeichnungsdauer sichern, weil diesen δ-Wellen dann doch gelegentlich einzelne schärfer akzentuierte Potentiale vorgeschaltet sind (Abb. 8.16).

Tiefliegende epileptogene Herde kann man interiktual nur noch an ihrer stereotypen, repetitiven Erscheinungsform erkennen

Eine exakte Lokalisierung derartiger epileptischer Foci ist natürlich nur mit direkten epikortikalen Ableitungen oder mit stereotaktischen Tiefenableitungen möglich, also mit Methoden, die besonderen Epilepsiezentren vorbehalten bleiben, die zugleich auch alle Voraussetzungen für eine prächirurgische Epilepsiediagnostik bieten.

8.4 Allgemeine EEG-Veränderungen bei umschriebenen Hirnläsionen

Lassen sich andere Ursachen ausschließen (wie Medikamenteneffekte, zusätzliche metabolische Störungen, s. auch Kap. 14 bzw. Kap. 10), so ist die Entwicklung einer allgemeinen Verlangsamung der Hirnrindenaktivität ein Hinweis darauf, daß die Hirnläsion zu einer *intrakraniellen Drucksteigerung* führt. Es ist zu vermuten, daß diesen diffusen EEG-Veränderungen ausgedehntere Zirkulationsstörungen zugrunde liegen, die durch die prozeßbedingte Massenverschiebung verursacht werden. Die Verlangsamung der Grundaktivität kann sich zunächst auf die primär betroffene Hemisphäre beschränken (s. Abb. 8.18). Allgemeine Hirndrucksteigerungen verursachen schließlich beiderseitige Verlangsamungen des EEG.

Tiefliegende Prozesse verursachen im EEG häufig *nur eine Allgemeinveränderung*. So führen primär infratentorielle Schädigungen in rund der Hälfte der Fälle lediglich zu einer diffusen, unspezifischen Verlangsamung. Bei stärkerer Ausprägung kann bereits diese Allgemeinveränderung als Hinweis auf eine intrakranielle Drucksteigerung gewertet werden. In den meisten Fällen führt die Hirndrucksteigerung allerdings noch zu besonderen, bilateralen EEG-Veränderungen, die wir dem Begriff der subkortikalen (subhemisphäriellen) Störung zuordnen (s. Abschn. 8.1.5.2).

8.5 Verhalten von Herdbefunden bei Sinnesreizen, bei Vigilanzschwankungen und im Schlaf

Selbst ausgeprägte δ-Wellen entstehen nicht „spontan", sondern durch pathologische Aktivitäten von Nervenzellen, die auch bei schweren Hirnfunktionsstörungen immer noch in (restliche) neuronale Verknüpfungen eingebunden sind. δ-Herde bleiben daher vom Aktivitätsniveau der kortikalen Neurone und damit auch vom Vigilanzpegel abhängig. Im Einzelfall ergeben sich sehr komplexe Zusammenhänge, die wir pathophysiologisch (noch) nicht durchschauen. Wir können unsere Vorstellungen zunächst nur von klinischen Erfahrungen ableiten. Diese liefern jedoch durchaus differentialdiagnostisch verwertbare Kriterien (Tabelle 8.1).

Besondere Regeln ergeben sich im Verhalten einer polymorphen δ-Aktivität (PDA, s. Abschn. 8.1.3) und einer durch Beeinträchtigung zentraler Strukturen ausgelösten (F)IRDA (s. Abschn. 8.1.5.1) gegenüber *Sinnesreizen* (Augenöffnung) und bei *leichten Vigilanzminderungen*.

8.5.1 Intrahemisphärielle Herde mit PDA

Ein kortexnaher *intrahemisphärieller Herd mit PDA* im EEG kann die betroffene Hirnregion von *spezifischen* (Sinnes-)Reizen weitgehend *abkoppeln*. Die Folge ist eine verminderte Beeinflussung oder eine *fehlende Reaktion der PDA vor allem bei Augenöffnung* (Abb. 8.17) und zwar unabhängig von der Lokalisation der Herdstörung. Da die Blockierungseffekte bei Augenöffnung normalerweise von der Intensität der visuellen gerichteten Aufmerksamkeitssteigerung deutlich abhängig sind (s. Abschn. 4.2.7), kann man auch bei einem PDA-Herd mitunter noch Effekte erreichen, wenn diese Aufmerksamkeit bei Augenöffnung gezielt gesteigert wird (Abb. 8.18).

Ein PDA-Herd zeigt eine starke Abhängigkeit vom Vigilanzniveau

Erhalten bleibt dagegen der Einfluß *unspezifischer* Afferenzen, soweit sie den ***allgemeinen*** *Vigilanzpegel* bestimmen (vgl. Kap. 1). *Auf allgemeine Vigilanzschwankungen kann ein EEG-Herdbefund mit einer PDA sogar besonders empfindlich reagieren.* So verschwindet ein PDA-Herdbefund *oft schon bei leichten Vigilanzminderungen.* Umgekehrt wird er durch Weckreize sofort wieder aktiviert (Abb. 8.19).

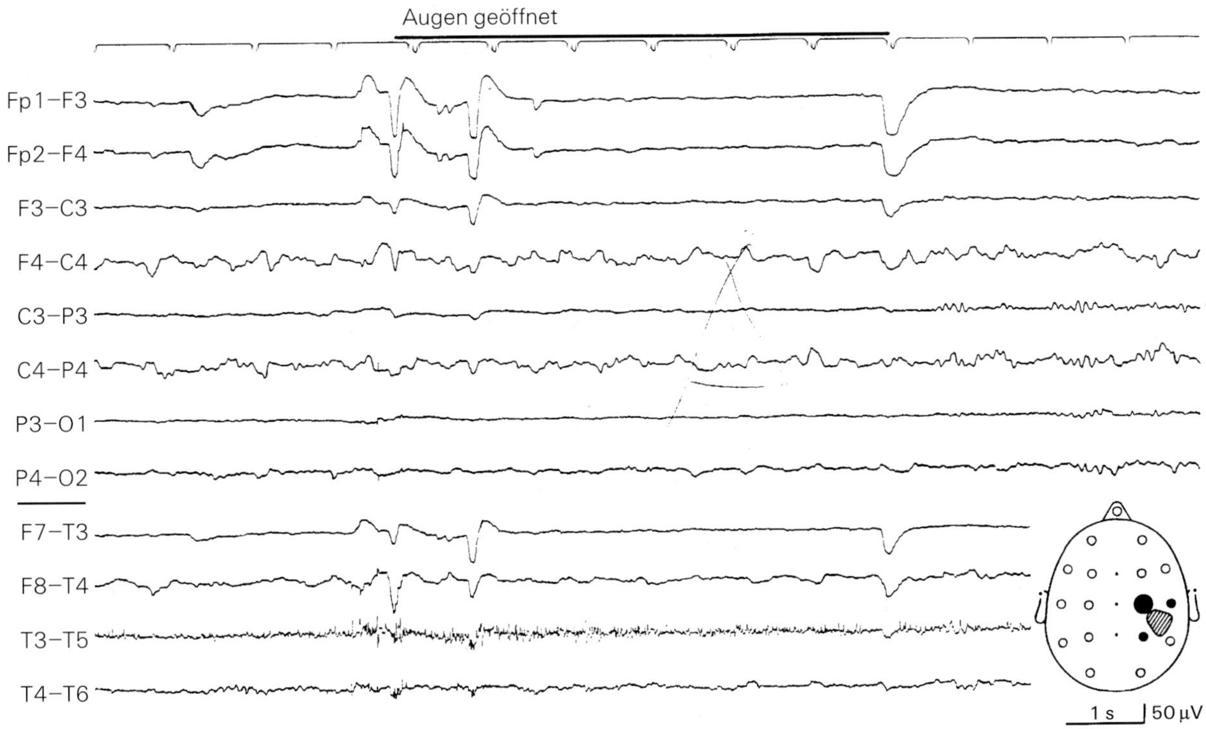

Abb. 8.17. Fehlende Blockierung eines δ-Herdes mit polymorpher δ-Aktivität (PDA) bei Augenöffnung. Neben der flachen, unregelmäßigen δ-Tätigkeit treten auch polymorphe ϑ-Wellen eingestreut auf, beide in häufiger enger Phasenumkehr in bezug auf C4 als Schwerpunkt der Herdstörung. *Klinisch:* Zustand nach intrazerebraler Blutung mit Ausräumung des Hämatoms rechts parietal. Der im Kopfschema angegebene schraffierte Bereich entspricht einer nicht gedeckten Trepanationslücke

Bleibt ein PDA-Herd bei Vigilanzabnahme nachweisbar, so ist er dann oft auch noch im (NREM-)Schlaf zu erkennen (Daly 1968). Dies ist jedoch eher die Ausnahme. Erst in REM-Phasen kann ein PDA-Herd wieder deutlich werden.

Die Abgrenzung eines δ-Herdes in dem durch generalisierte δ-Wellen gekennzeichneten Schlaf-EEG ist allerdings schwierig. Häufig besteht der Eindruck, daß es sich bei den „δ-Akzentuierungen" auf der Herdseite letztlich nur um die ohnehin schlafinduzierten δ-Wellen handelt, die im Bereich der betroffenen Hemisphäre lediglich abnorm betont auftreten. Das bedeutet, daß die im Prozeßbereich geschädigten Strukturen noch an schlafbedingte Änderungen der neuronalen Aktivität angekoppelt werden können. Dies gilt auch für die K-Komplexe, die auf der Seite der Herdstörung sogar deutlicher akzentuiert erscheinen können (entgegen dem, was man eigentlich erwartet). Reduziert werden als Ausdruck der Hemisphärenschädigung lediglich die frequenteren, spindelförmig auftretenden Aktivitäten (Schlafspindeln, spindelförmig akzentuierte α-Wellen im Ablauf der K-Komplexe), die in besonderem Maße von thalamokortikalen Interaktionen abhängig sind.

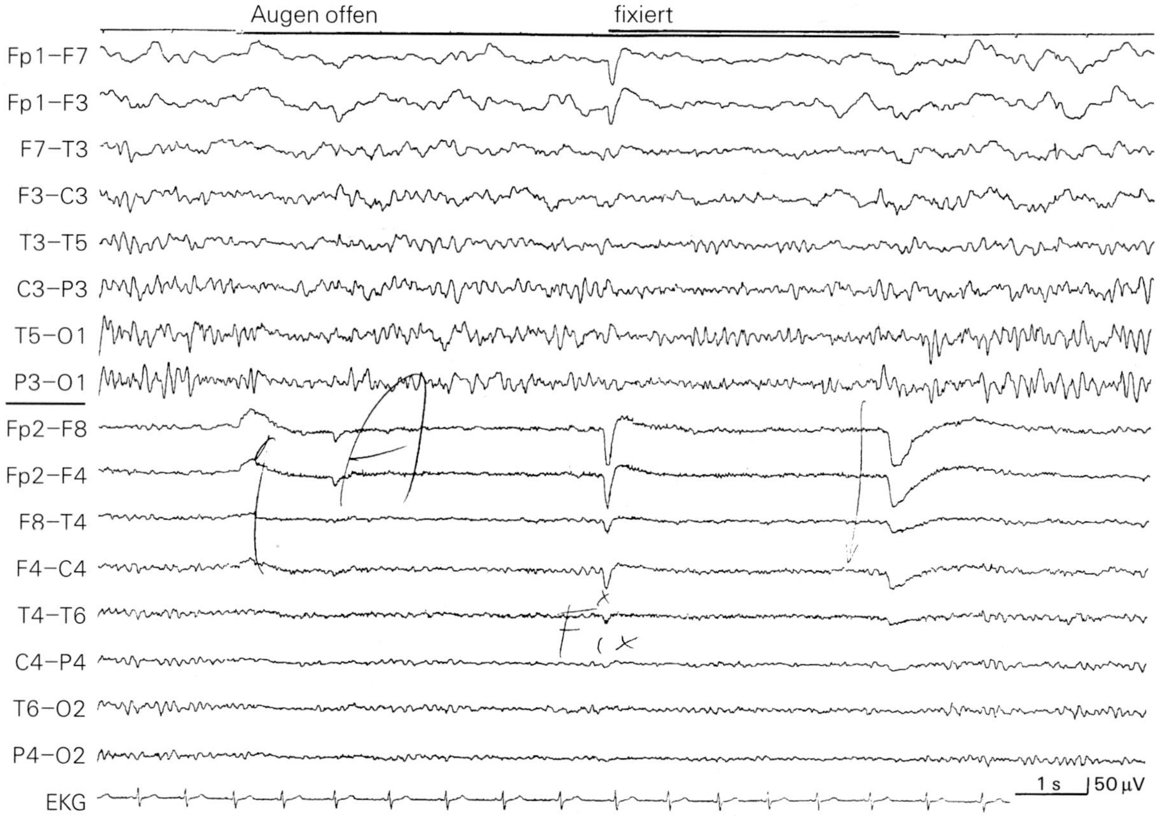

Abb. 8.18

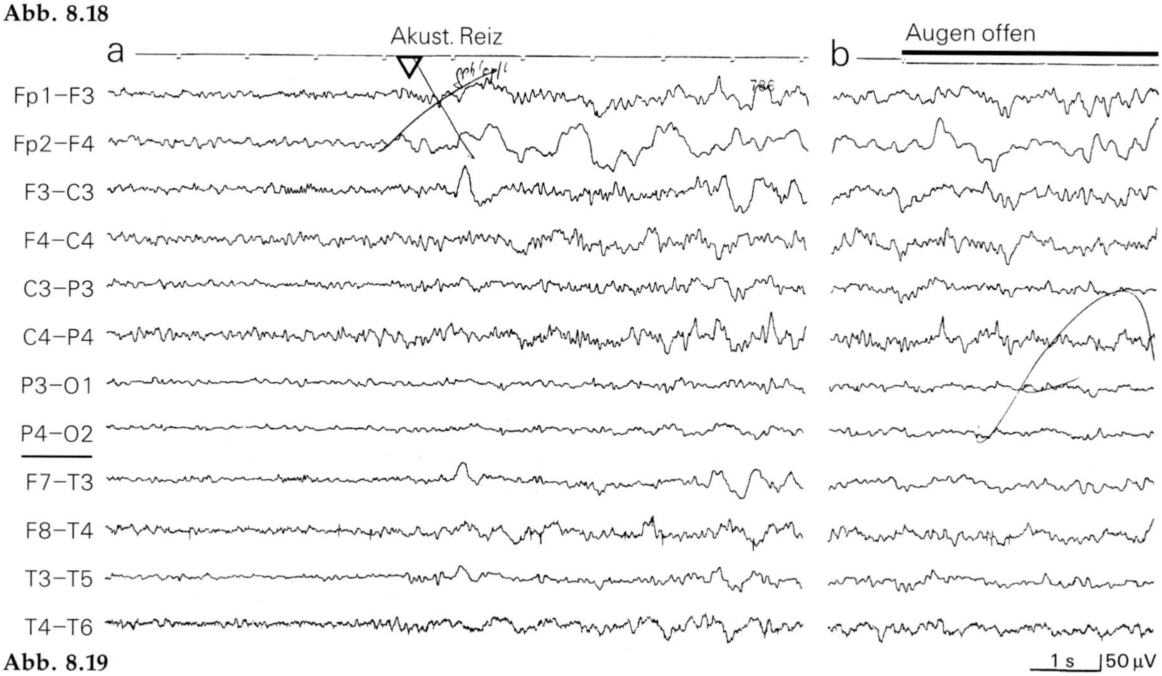

Abb. 8.19

8.5.1

← **Abb. 8.18.** In diesem Fall bleibt bei Augenöffnung der Blockierungseffekt auf den linksseitigen frontalen δ-Herd zunächst aus. Erst die zusätzliche Aufforderung, einen bestimmten Gegenstand (eine Videokamera) zu betrachten („*Fix*"), führt zu einer kurzen partiellen Unterdrückung der frontalen δ-Aktivität. Weiteres s. Text. Das EEG zeigt neben dem links frontal lokalisierten δ-Herd eine allgemeine linkshirnige Funktionsstörung mit einer abnorm akzentuierten, leicht verlangsamten und bei Augenöffnung vermindert reagierenden α-Tätigkeit. *Klinisch:* Zustand nach Schädel-Hirn-Trauma mit Kontusionsschädigung links frontal 2 Jahre zuvor

← **Abb. 8.19.** Polymorpher δ-Herd (PDA) rechts frontal, der schon bei leichter Vigilanzabnahme vollständig verschwindet (*linke* Hälfte in **a**), um dann bei einem Weckreiz sofort wieder aufzutreten (*rechte* Hälfte in **a**). Bei Augenöffnung wird die PDA nicht beeinflußt (**b**). *Klinisch:* Astrozytom rechts frontal

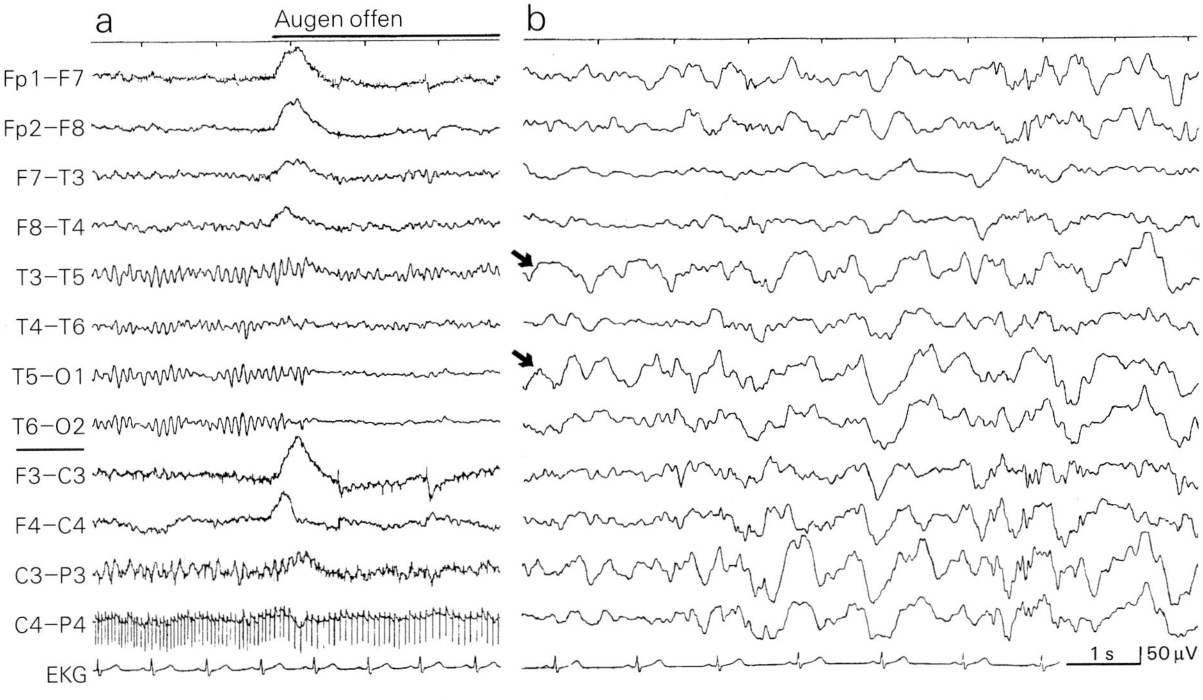

Abb. 8.20. Aktivierung eines δ-Herdes mit PDA im Schlaf. Im Wachzustand lediglich leichte α-Verlangsamung und mangelhafte Blockierung der α-Tätigkeit links temporal (*T5* in **a**). Erst im NREM-Schlaf (**b**) treten polymorphe δ-Wellen ebenfalls vorwiegend in bezug auf T5 in Erscheinung (durch *Pfeile* gekennzeichnet). Kommentar s. Text. *Klinisch:* Verdacht auf komplexe partielle Anfälle. Am Tag vor der Aufnahme 3 Anfälle, postiktual mit passagerer Dysphasie und mit Halbseitenbefunden rechts. CCT o. B.

Lokalisation der Schädigung	EEG-Befund	Verstärkung (↑) oder Verminderung bzw. Blockierung (⇩) des EEG-Befundes durch Hyperventilation	(visueller) Sinnesreiz	Vigilanzabnahme	(NREM-) Schlaf
(Epi-)kortikal	Abnorme Aktivierung („breach rhythm")	(↑)	◇	⇩	⇩ ⇩
Hemisphäre, kortexnahe	δ-Herd (PDA)	↑	◇	⇩ ⇩	⇩ (↑)
Hemisphäre, tiefliegend, mittelliniennahe	(F)IRDA	↑ ↑	⇩ ⇩	↑	⇩ ⇩
Primär Hirnstamm (Mittelhirn, Brücke)	Generalisierte bilaterale δ-Potentiale	↑ [1]	↑ ↑ [2]	z. T. schlafähnliche Potentialmuster [3]	

◇ bedeutet kein Einfluß.
1 Bei Hirnstammfunktionsstörungen liegen meistens Bewußtseinsstörungen vor, so daß eine Hyperventilation oft nicht möglich ist.
2 Sinnesreize haben in diesen Fällen mehr den Effekt einer allgemeinen Weckreaktion (Arousal).
3 Schlafähnliche Potentialmuster sind hier bereits Ausdruck der Bewußtseinsveränderung.

Tabelle 8.1. Charakteristische Unterschiede verschiedenartiger Herdstörungen und subkortikaler Funktionsstörungen hinsichtlich ihrer Reaktionen bei Hyperventilation und bei Änderungen des Vigilanzniveaus

8.5.2 Tieferliegende Herde mit IRDA

Die bei tieferliegenden (oder ausgedehnten) Prozessen intermittierend auftretende, *projizierte* δ-Aktivität zeigt eine ausgeprägte Abhängigkeit von Sinnesreizen (Tabelle 8.1). *Im Regelfall wird die (F)IRDA durch Augenöffnung prompt blockiert.* In einem weiteren Gegensatz zu dem Verhalten eines PDA-Herdbefundes (s. oben) kann die (F)IRDA bei *Vigilanzabnahme* zunächst akzentuiert werden. Im (NREM-)*Schlaf* ist sie dann jedoch ausnahmslos nicht mehr nachweisbar.

Die Reaktion gegenüber Sinnesreizen ist besonders dann lokalisationsdiagnostisch verwertbar, wenn man nicht eindeutig zwischen einer PDA (kortexnaher Herd) und einer IRDA (mittelliniennahe Prozeßentwicklung) unterscheiden kann. Die Blockierung einer δ-Herdstörung durch Sinnesreize (Augenöffnung) spricht immer dafür, daß (zumindest auch) eine tieferliegende Funktionsstörung vorliegt.

Zeigen sich Herdstörungen überhaupt erst im Schlaf (oder im Schlaf verdeutlicht), so ist der Verdacht (aber nur der Verdacht!) gegeben, daß diesem Herdbefund letztendlich ein epileptogener Prozeß zugrunde liegt (Abb. 8.20).

8.6 Ableitungsbedingte Besonderheiten bei EEG-Herdbefunden

Die Darstellung von Herdstörungen im EEG wird durch zahlreiche *ableitungstechnisch bedingte Fehlerquellen* belastet bzw. verfälscht. Diese Fehler werden zwangsläufig durch die verschiedenartigen Elektrodenverschaltungen (Ableiteprogramme) in die EEG-Registrierung eingebracht.

Der Lernprozeß, den in dieser Hinsicht jeder EEG-Auswerter durchlaufen muß, wird in Zukunft sicher durch das sog. papierlose EEG gefördert (s. Abschn. 15.7). Denn hier kann man das zunächst in Form sog. „Rohdaten" gespeicherte EEG *nachträglich* in jeder beliebigen Elektrodenver-

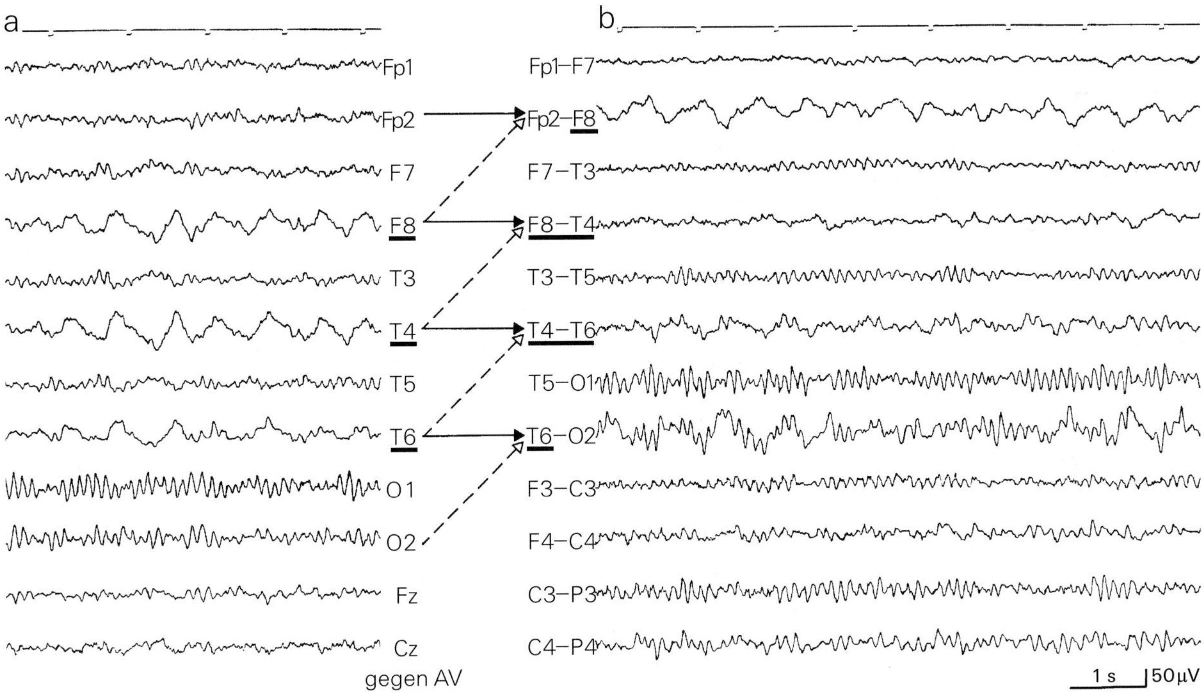

Abb. 8.21. Veränderte (verfälschte) Darstellung eines δ-Herdes durch weite Phasenumkehr in einer bipolaren Reihenableitung (**b**). In der Ableitung gegen Durchschnittsreferenz (**a**) wird der Herd korrekt abgebildet (in F8, T4, geringer auch noch in T6). Der weitgehende Gleichlauf der δ-Wellen in F8 und T4 führt in der bipolaren Reihenmontage dazu, daß sich die δ-Aktivität in der Differenzableitung F8–T4 kaum darstellt. In geringerem Maße tritt der Fehler auch noch in T4–T6 auf. Umgekehrt sind die Potentialdifferenzen zwischen F8 (Herdbereich) und Fp2 (Bereich außerhalb des Herdes) sehr groß. Die Differenzableitung Fp2–F8 ergibt daher besonders deutliche δ-Potentiale, die den Herdbefund in der bipolaren Reihenableitung mehr frontal erscheinen lassen. Gleiches gilt für die Differenz T6–O2. Zwischen den Ableitungen Fp2–F8 und T6–O2 treten die δ-Wellen aufgrund des Differenzverstärkerprinzips zwangsläufig in Gegenphase auf (weite Phasenumkehr; vgl. Abschn. 2.4.2.2). *Klinisch:* Hämorrhagischer Infarkt im Bereich der rechten A. cerebri media

schaltung darstellen, und man kann dann erkennen, in welch hohem Maße die *Befunddarstellung* letztlich von der Art des gewählten Ableiteprogramms abhängt.

Die Grundlagen für die verschiedenen Formen der Elektrodenverschaltungen und das Problem der Wahl der Referenz sind in Abschn. 2.4 ausführlich dargestellt. Tabelle 8.2 faßt für die verschiedenen Grundtypen der Ableiteprogramme die wichtigsten Gesichtspunkte zusammen, soweit sie die Darstellung von Herdbefunden betreffen.

Eng begrenzte Herdstörungen lassen sich in allen Elektrodenmontagen topographisch hinreichend korrekt darstellen, bei bipolaren Ableitungen allerdings mit dem Kunstprodukt der engen Phasenumkehr (s. Abschn. 2.4.2.2). Diese enge Phasenumkehr ist im Beispiel der Abb. 8.6 markiert.

Die meisten Probleme ergeben sich bei *ausgedehnten* Herdstörungen. Denn hier liegen oft mehrere benachbarte Ableiteelektroden auf *gleichem* Störungsniveau, so daß zwischen ihnen nur

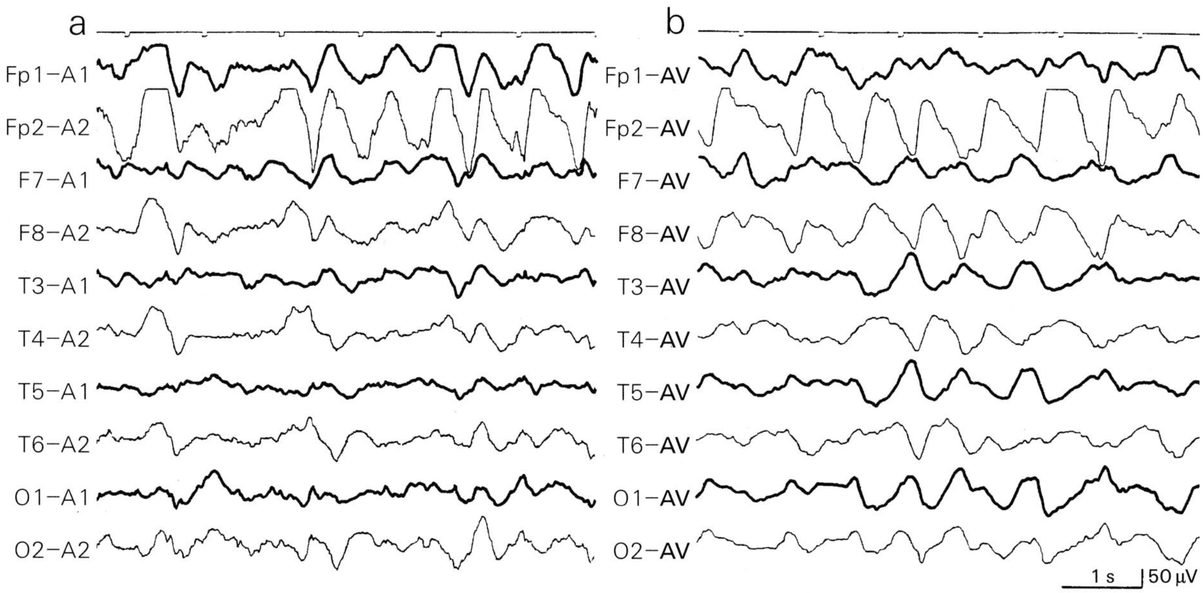

Abb. 8.22. Falschdarstellung einer ausgedehnt projizierten Herdstörung in einer Durchschnittsreferenzableitung. In der Ohrbezugsableitung (**a**) stellt sich ein ausgeprägter δ-Herd rechts frontal dar (Fp2–A2), der (wie bei frontalen Herden häufig) in die gesamte gleichseitige Hemisphäre, frontal auch kontralateral projiziert. Diese weitgehend synchronisierten δ-Wellen belasten die Durchschnittsreferenz. In Schaltungen gegen diese Referenz (**b**) werden diese δ-Anteile über die *B-Eingänge* der Differenzverstärker allen Ableitungen *umgepolt* überlagert und treten dann als Kunstprodukt auch in den linksseitigen Ableitungen deutlich auf. Hier kann man sie an ihrer Gegenphasigkeit erkennen. Real projizierte δ-Wellen würden auch kontralateral weitgehend in Phase auftreten. In der Abbildung sind die linken, zum Herd kontralateralen Ableitungen mit dickerem Strich nachgezogen. *Klinisch:* Schädel-Hirn-Trauma mit Kontusion rechts frontal

8.6

geringe Potentialdifferenzen bestehen. In den Differenzableitungen zwischen diesen Elektroden sind dann auch ausgeprägte pathologische Aktivitäten mitunter kaum darstellbar, weil die EEG-Wellen an den Verstärkereingängen A und B synchron auftreten. Zusätzlich entsteht das Kunstprodukt der sog. weiten Phasenumkehr. Am Beispiel einer bipolaren Reihenableitung wird dies in Abb. 8.21 erläutert. Ähnliche Fehlerquellen ergeben sich auch bei Quellenableitungen. Erklärt werden die Zusammenhänge in Abschn. 2.4.

Bezugsableitungen gegen eine einzelne Referenzelektrode liefern einen korrekten Herdbefund, *solange die Referenzelektrode von der pathologischen Aktivität der Herdstörung unbelastet bleibt.*

Andernfalls sind erhebliche Fehldarstellungen möglich, wie beispielsweise in den Ohrbezugsableitungen bei ausgeprägten temporalen Herdstörungen (siehe Tabelle 8.2 und Abschn. 2.4.4).

In bezug auf die Analyse von Herdbefunden ergeben die Ableitungen gegen eine *Durchschnittsreferenz* (Mittelwertreferenz) im allgemeinen die geringsten Probleme. Tritt allerdings eine Herdstörung *sehr ausgeprägt und ausgedehnt* auf, so wird auch die geräteintern gebildete Durchschnittsreferenz durch die (δ-)Wellen des Herdes belastet, und dies jetzt, im Gegensatz zu den Ohrbezugsableitungen, unabhängig von der Lokalisation der Herdstörung. Schaltet man alle EEG-Kanäle gegen diese Durchschnittsreferenz, so treten die δ-Wellen auch in den Ableitungen *außerhalb der Herdstörung* auf, und dann auch in den Ableitungen der vom Herdbefund nicht betroffenen Gegenseite. Meistens erkennt man diese Kunstprodukte an der *Phasenumkehr* dieser „eingeschleusten" δ-Wellen (Umpolung der von der Durchschnittsreferenz ausgehenden Wellen über die am Referenzpunkt angeschlossenen B-Eingänge der Differenzverstärker, vgl. Abschn. 2.4.2.1). Dies wird in Abb. 8.22 gezeigt und erläutert. Erfahrungsgemäß führt diese Falschdarstellung immer wieder einmal zu der Fehldiagnose eines „zweiten" Herdbefundes auf der Gegenseite.

8.7 Herdbefunde im EEG-Mapping

Es liegt nahe, Herdbefunde im EEG mit Hilfe der Technik des EEG-Mapping kartographisch darzustellen. Die Grundlagen dieser Technik, ihre Möglichkeiten und ihre methodisch bedingten Fallstricke werden im Kap. 17 dargestellt.

An dieser Stelle sei folgendes festgehalten: Das für die Analyse von Herdstörungen verfügbare Spektralparameter-Mapping des Spontan-EEG (kartographische Darstellung auf der Basis einer fortlaufenden EEG-Frequenzanalyse) liefert im Vergleich zum konventionell registrierten EEG grundsätzlich *keine neuen Informationen*, es kann jedoch die im EEG enthaltene diagnostische *Information besser darstellen*. Dies setzt allerdings voraus, daß der kartographische Befund alle jene methodischen Fehlerquellen berücksichtigt, die bereits das konventionell aufgezeichnete EEG belasten (s. Abschn. 8.6). Daher darf ein Mapping-Befund *niemals ohne Kenntnis des gleichzeitig registrierten EEG* erstellt werden. Ferner muß der Befundbericht stets klarstellen, daß auch das EEG-Mapping *nur funktionelle Störungen* abbildet. Der Ort, der im EEG-Kartogramm eine kortikale Störung farbig besonders eindrucksvoll anzeigt, ist *keineswegs immer der Ort der Prozeßlokalisation* (s. auch Abschn. 17.3, insbesondere Abb. 17.10).

Besonders der zuletzt genannte Gesichtspunkt führt leicht zu Fehlschlüssen, da es viele Kollegen gewohnt sind, in den Kategorien der bildgebenden Methoden der Neuroradiologie zu denken. Deshalb verzichten wir darauf, die Mapping-Darstellungen den routinemäßig herausgegebenen EEG-Befunden beizufügen. Wir verwenden sie lediglich laborintern zur Verbesserung unserer diagnostischen Aussage.

Im Vergleich mit der visuellen Auswertung des konventionell registrierten EEG führte das EEG-Mapping in einer eigenen Untersuchung in rund 1/3 der Fälle zu einer genaueren Abgrenzung des Herdbefundes (Zschocke et al. 1990).

8.8 Zusammenfassung

Die Diagnostik von Herdstörungen im EEG hat mit Einführung der bildgebenden neuroradiologischen Methoden einen Wandel ihrer Bedeutung erfahren. Die Lokalisierung umschriebener Prozesse erfolgt heute mit dem CCT und MRT wesentlich genauer. Nach wie vor aber ist das EEG die einzige Methode, um zumindest bei Hemisphärenschädigungen das Ausmaß der lokalen neuronalen (neuroglialen) *Funktionsstörung* zu erkennen. Die Positronen-Emissions-Tomographie (PET) kann dabei EEG und Neuroradiologie wieder enger verknüpfen.

Ein *deutlicher EEG-Herdbefund* (insbesondere ein polymorpher δ-Herd) *beweist eine entsprechend umschriebene neurogliale Funktionsstörung*. Dieser EEG-Befund muß jedoch nicht mit einem klinisch nachweisbaren Funktionsdefizit verbunden sein. Dies gilt vor allem für Prozesse in Hirnregionen, die neurologisch nicht ohne weiteres kontrollierbar sind (z.B. Frontalhirn). EEG-Herdbefunde können bei sog. funktionellen Hemisphärenstörungen noch nachweisbar sein, wenn die klinischen Symptome wieder abgeklungen sind (Migränereaktionen, epileptische Reaktionen). Umgekehrt

8.8

Art der Elektrodenverschaltung	Sie ergibt im Hinblick auf die Darstellung von Herdbefunden folgende Vorteile	Nachteile
Bezugsableitungen gegen Ohren	Bei Herdstörungen *außerhalb des Temporalbereichs* korrekte Darstellung des Herdbefundes. Er ist allerdings visuell weniger gut abgrenzbar	Bei *temporalen* Herdstörungen sind grobe Fehldarstellungen möglich, wenn die Herdstörung *auch von der Ohrbezugselektrode* erfaßt wird
Ableitung gegen Durchschnittsreferenz (Mittelwertreferenz)	Im allgemeinen korrekte Darstellung des Herdbefundes	Bei *ausgeprägten* und *ausgedehnten* Herden leichte Nivellierung des Herdbefundes. Die pathologische Aktivität der Herdstörung erscheint dann auch in Ableitungen *außerhalb* des Herdes (s. Abb. 8.22)
Bipolare Reihenableitungen	Bei *enger begrenzten* Herdstörungen topographisch korrekte Darstellung, wenn auch mit dem Artefakt der engen Phasenumkehr (z. B. Abb. 8.6)	Bei *ausgedehnten* Herdstörungen Fehldeutungen der Lokalisation des Herdbefundes durch das Artefakt der *weiten Phasenumkehr* (s. Abb. 8.21)
Quellenableitungen (toposelektive Ableitungen)	Bei *enger begrenzten* Herdstörungen topographisch korrekte Darstellung. Der fokale Charakter eines Herdbefundes wird künstlich überhöht (verschärft)	Bei *ausgedehnten* Herdstörungen Fehldeutungen der Lokalisation des Herdbefundes, mitunter Zergliederung in zwei scheinbar getrennte Herde (s. auch Abschn. 2.4.2.3)

Tabelle 8.2. Vorteile und Nachteile der verschiedenen Elektrodenverschaltungen (Ableiteprogramme) in der Darstellung von Herdbefunden. Grundsätzliche Erläuterungen zu den verschiedenen Elektrodenmontagen finden sich in Abschn. 2.4.2

stellen sich bei einer langsamen Prozeßentwicklung im EEG bereits Herdstörungen dar, bevor klinisch Symptome auftreten. Nicht selten liefert in solchen Fällen auch die Neuroradiologie noch keine Befunde.

Der typische δ-Herd mit *polymorpher δ-Aktivität* (PDA) ist durch eine umschriebene hemisphärielle Schädigung bedingt und korreliert in der Regel mit der Lokalisation des Prozesses. Seine Ausprägung (sein Schweregrad) ist ein Hinweis auf die Akuität des Prozesses. Darüber hinaus vermitteln besondere Potentialformen und die vorherrschende Frequenz im Bereich eines EEG-Herdbefundes sowie sein Verhalten gegenüber Sinnesreizen und bei Vigilanzschwankungen weitere differenzierende Hinweise (s. Tabelle 8.1). Tiefliegende, mittelliniennahe Funktionsstörungen geben sich im EEG nur noch indirekt durch projizierte, intermittierend auftretende, rhythmisierte δ-Wellen (IRDA) vorwiegend frontal betont zu erkennen (FIRDA). Abbildung 8.23 versucht diese Zusammenhänge in einer schematischen Synopsis darzustellen.

Die Analyse von EEG-Herdbefunden demonstriert in besonderem Maße die Probleme, die sich mit der Wahl der Elektrodenverschaltung (der Ableiteprogramme) ergeben (Tabelle 8.2). *Es gibt kein Ableiteprogramm, das alle möglichen Herdstörungen einwandfrei*

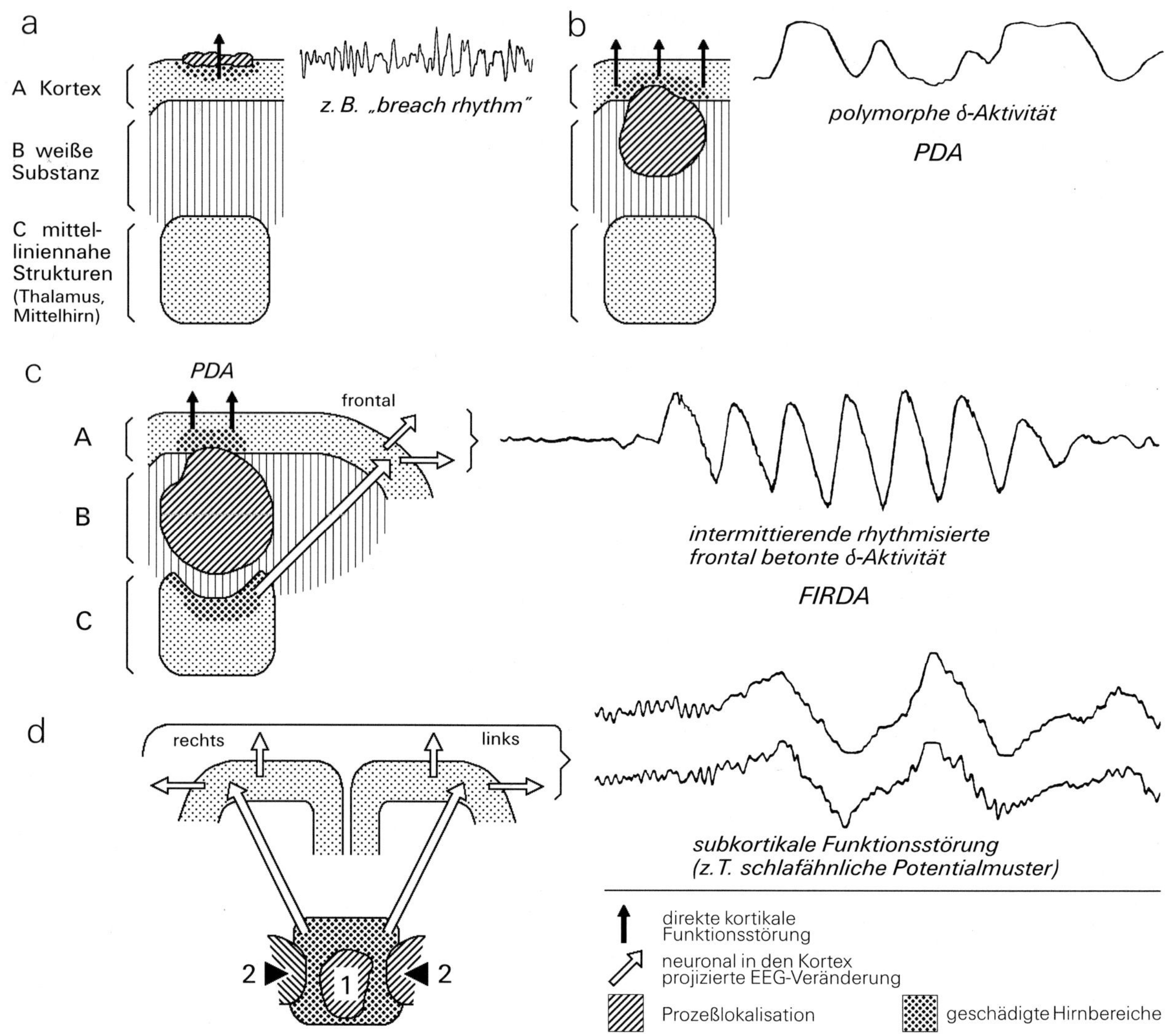

Abb. 8.23. Schematische Darstellung der Entstehungsmechanismen verschiedenartiger Herdstörungen in Abhängigkeit von der Prozeßlokalisation.
a Umschriebene kortikale Schädigung. **b** Umschriebener hemisphärieller Prozeß. **c** Hemisphärenprozeß mit Beeinträchtigung mittelliniennaher Strukturen.
d Primäre (*1*) oder sekundäre (*2*) Hirnstammschädigung mit EEG-Veränderungen i. S. einer subkortikalen Funktionsstörung

darstellt. Hier kann sich die Technik des sog. papierlosen EEG (PLE; s. Abschn. 15.7) segensreich auswirken. Mit entsprechender Geduld (gleich Zeitaufwand) erlaubt erst diese Methodik durch die nachträgliche Simulierung jeder beliebigen Elektrodenmontage die Eingrenzung eines Herdbefundes mit jener Genauigkeit, die mit einem von der Kopfoberfläche abgeleiteten EEG maximal erreichbar ist. Der Autor befürchtet allerdings, daß durch den unerbittlichen Zwang der Routine diese auch am Computer letztlich wieder sehr zeitaufwendige Prozedur nicht immer voll ausgenutzt werden wird.

9 Hirnstammfunktionsstörungen. EEG und Koma. Schädel-Hirn-Trauma

9.1 Definition des Begriffs Hirnstamm

Der Begriff „Hirnstamm" wird nicht einheitlich definiert. In Anatomie und Neuropathologie und mehrheitlich auch in der Neurophysiologie werden darunter verlängertes Mark, Brücke und Mittelhirn verstanden. Im klinischen Sprachgebrauch wird häufig auch das Zwischenhirn (Thalamus, Hypothalamus) dazugerechnet.

In bezug zum EEG erscheint es zweckmäßig, den Begriff „Hirnstamm" auf ***Medulla oblongata***, ***Pons*** und ***Mesenzephalon*** zu beschränken. Die Grenzen zu den möglichen EEG-Veränderungen bei dienzephalen (thalamisch-hypothalamischen) Prozessen sind allerdings nicht scharf zu ziehen.

Der Hirnstamm im vorstehend definierten Sinne enthält im Bereich der Formatio reticularis die für die Lebenserhaltung maßgebenden vegetativen Zentren (Regulation von Herz-Kreislauffunktion, Atmung, Temperatur u. a.) sowie die für die Aufrechterhaltung des Bewußtseins notwendigen Funktionsstrukturen. Letztere liegen in der Brücke und im Bereich des Mittelhirns und werden unter dem Begriff des sog. *aufsteigenden retikulären aktivierenden Systems* (ARAS) zusammengefaßt (vgl. Abschn. 1.5.5).

9.2 Definition der Bewußtseinsstörungen

Ein Verlust des Bewußtseins tritt ein

- bei einer ***bilateralen*** Schädigung des aufsteigenden retikulären Systems des Hirnstamms im *Tegmentum* (Haube, Bedeckung, Dach) von *Brücke* und *Mittelhirn*,
- bei schweren und *ausgedehnten Schädigungen* ***beider*** *Hemisphären* (diffuser Ausfall der grauen Substanz, insbesondere der Hirnrinde beiderseits).

Einseitige Hemisphärenschädigungen können zwar zu Bewußtseinseinschränkungen führen, deutlichere Bewußtseinsminderungen bis zum Koma sind dann jedoch stets sekundär durch Beeinträchtigungen des Hirnstamms bedingt, die sich z. B. bei Blutungen oder Tumoren in einer Hemisphäre durch Massenverschiebungen oder durch die Entwicklung eines Hirnödems mit Einklemmungserscheinungen ergeben. Selbst ein bilateraler Ausfall der Hirnrinde führt nicht unbedingt zu einem echten Koma (s. unten).

Bewußseinseinschränkungen, die mit deutlichen EEG-Veränderungen einhergehen, gehören zu den *quantitativen* Bewußtseinsstörungen. Sie sind von *qualitativen* Bewußtseinsveränderungen zu unterscheiden.

9.2.1 Qualitative Bewußtseinsstörungen

***Veränderungen* des Bewußtseins**

Qualitative Bewußtseinsstörungen sind *Veränderungen des Bewußtseins*, die mit Erschwerung und Verfälschung der Wahrnehmung (Illusionen), Erschwerung der Auffassung, der gedanklichen Verarbeitung und mit halluzinatorischen Sinnestäuschungen einhergehen können. Die Kranken bleiben dabei *wach*. Qualitative Bewußtseinsveränderungen sind vordergründig komplexe kortikale Funktionsstörungen. Meistens handelt es sich um psychiatrische Erkrankungen. *Das EEG ist unauffällig oder zeigt nur leichte, uncharakteristische Abänderungen*.

Qualitative Bewußtseinsveränderungen können mit verschiedenen Beeinträchtigungen der Hirnleistung und affektiven Störungen natürlich auch bei diffusen organischen Hirnerkrankungen (hirnorganisches Psychosyndrom) oder umschriebenen zerebralen Schädigungen (hirnlokales Psychosyndrom) auftreten. Das EEG wird dann in Abhängigkeit von der Grunderkrankung durch allgemeine Abänderungen mit Verlangsamung der Grundaktivität (Allgemeinveränderung) bzw. durch herdförmig abgrenzbare Befunde geprägt.

9.2.2 Quantitative Bewußtseinsstörungen

***Minderungen* des Bewußtseins**

Quantitative Bewußtseinsstörungen sind als *Minderungen des Bewußtseins* mit einer Abnahme der Vigilanz und der Weckbarkeit definiert. Die für die differenzierten kortikalen Leistungen notwendige „Bahnung der Hirnrinde" durch die verschiedenen „unspezifischen" Projektionssysteme (s. Abschn. 1.5.5) wird zunehmend reduziert. Dies führt ebenfalls zu Einschränkungen von Wahrnehmung, Auffassung und Verarbeitung, selten jedoch zu echten Verfälschungen oder produktiven Entgleisungen im Ablauf noch erkennbarer intellektueller Leistungen. Über die Stadien der Somnolenz und des Sopor endet die quantitative Bewußtseinsstörung schließlich im Koma. Die Ursachen sind *überwiegend Funktionsstörungen auf pontomesenzephaler Ebene*. Sie führen infolge der engen Verknüpfung von EEG und Vigilanzniveau überwiegend zu *ausgeprägten EEG-Veränderungen*.

Zur ***Graduierung von Bewußtseinsminderungen*** gilt allgemein folgende Einteilung:

- ***Benommenheit:*** Der Patient agiert noch spontan, jedoch schwerfällig, antriebsarm. Er ist noch reaktionsfähig und reagiert auch noch adäquat. Die äußeren Reize müssen jedoch bereits besonders akzentuiert sein, wenn sie Reaktionen auslösen sollen. Die intellektuellen Leistungen sind verlangsamt und im wechselnden Maße quantitativ eingeschränkt, aber grundsätzlich noch abrufbar. In Abhängigkeit vom Grundleiden kann die Benommenheit auch mit qualitativen Bewußtseinsveränderungen einhergehen (Orientierungsstörungen, Konfusionen, delirante Zustände).
- ***Somnolenz:*** Der Patient agiert spontan nicht mehr, bleibt weitgehend bewegungslos, die Augen sind geschlossen. Durch intensivere Außenreize ist er jedoch *noch weckbar* und reagiert dann auch noch adäquat, bleibt jedoch benommen (mit den oben für den Zustand der Benommenheit genannten Merkmalen). Es können dann Unruhezustände auftreten. Fallen stimulierende Außenreize weg, fällt der Patient meist kurzfristig wieder in den schlafähnlichen Zustand zurück.
- ***Sopor*** *(Stupor)*[1]***:*** Der Patient zeigt nur noch bei starken Außenreizen Reaktionen in Form primitiver, aber meist noch *gezielter Abwehrbewegungen* bzw. -reaktionen, mitunter auch noch mit Zuwendung zum Untersucher. Eine sprachliche Kommunikation ist nicht mehr erreichbar. In diesem Stadium können die Patienten eine erhebliche, ungezielte und unkoordinierte motorische Unruhe entwickeln, oft aber noch mit Greifbewegungen nach Gegenständen, die durch Körperkontakt wahrgenommen werden (also noch einen Rest kortikaler Informationsverarbeitung erkennen lassen). In diesem Zustand ist oft eine Sedierung erforderlich.
- ***Koma:*** Der Patient ist vollkommen bewußtlos, *nicht mehr erweckbar*. Eine spontane motorische Aktivität tritt nicht mehr auf. *Motorische Reaktionen lassen sich nur noch durch intensivere Außenreize* (Schmerzreize) auslösen. Sie zeigen gelegentlich noch Bewegungsschablonen. Meistens sind es nur noch auf Hirnstammebene ausgelöste Beuge- oder Streckmechanismen, je nach Grad der Hirnstammfunktionsstörung und Desintegration der bulbopontinen motorischen Funktionen.

Mit einer besonderen Form von Bewußtseinsstörung ist diese Liste durch das apallische Syndrom zu ergänzen:

- ***Apallisches Syndrom*** (Synonyme: Coma vigile, „vegetative state"): Besonderer Zustand hochgradiger Bewußtseins*einschränkung* durch *Aus-*

---

[1] Im deutschen Sprachraum ist „Sopor" eine gebräuchliche Bezeichnung für diesen Grad der Bewußtseinsstörung zwischen Somnolenz und Koma, die Bezeichnung „Stupor" ist eher im psychiatrischen Sprachgebrauch üblich (im Sinne des Mutismus). Im englischen Sprachbereich ist dagegen der Begriff „sopor" ungebräuchlich. Hier wird umgekehrt der subkomatöse Zustand als „stupor" bezeichnet.

fall der Hirnrindenfunktion bei weitgehend erhaltener Hirnstammfunktion. Die Patienten sind im Prinzip wach, ihre vegetativen Funktionen sind stabilisiert. Meistens ist auch ein Schlaf-Wach-Rhythmus erkennbar. Eine Kommunikation mit dem Patienten ist nicht möglich, auslösbare motorische Reaktionen bleiben ungezielt.

Die Problematik, die der Festlegung bzw. quantitativen Bewertung von Bewußtseinsstörungen anhaftet, kann hier nur angedeutet werden. Sie liegt in der Schwierigkeit der grundsätzlichen Definition der Begriffe „Bewußtsein" und „Bewußtlosigkeit" und in der klinischen Einschätzung des Begriffs „Koma" begründet. Entsprechend der allgemeinen Definition setzt Bewußtsein Wachheit voraus und damit ein funktionsfähiges Wecksystem im Hirnstamm. Dieses „Wachbewußtsein" wird durch Bewußtseinsinhalte ausgefüllt (Bewußtheit), mit Realisation der eigenen Existenz und bewußter Wahrnehmung der Umwelt. Diese Bewußtheit (qualitatives Bewußtsein) ist das Ergebnis ständiger komplexer Informationsverarbeitungen und endogener Interaktionen im Bereich der Großhirnrinde. Der Verlust des qualitativen Bewußtseins kann noch nicht mit dem Zustand des Komas gleichgesetzt werden.

„Apallisches Syndrom" bedeutet Wachheit ohne Wachbewußtsein

Beispiel ist das *apallische Syndrom* (s. auch Abschn. 9.6.6). Dieser durch Ausfall der Großhirnfunktion gekennzeichnete Zustand läßt sich in die einfache Skala der Bewußtseinsstörungen nicht einordnen. Manche Autoren bringen das apallische Syndrom in die Nähe des Komas („Coma vigile"). Der Apalliker erfüllt jedoch die elementaren Kriterien der Wachheit und zeigt Weckreaktionen, die nur mangels kortikaler Verarbeitung beziehungslos und ungerichtet bleiben. Er ist in diesem Zustand nicht bewußtlos. Dieses klinische Bild ist deshalb der oben angegebenen Liste einer Graduierung der Bewußtseinsstörungen als Sonderform angehängt. Apallische Syndrome sind infolge der heutigen Möglichkeiten der Intensivtherapie häufig. Im engeren Sinne der Definition sind sie als Folge struktureller Großhirnläsionen irreversibel. Gleichartige diffuse, aber besserungsfähige Funktionsstörungen ergeben ähnliche Symptome, die wir dem sehr unscharf definierten Begriff des „apallischen Durchgangssyndroms" zuordnen.

Im „Koma" bedeutet der Ausfall der Weckbarkeit nicht unbedingt vollständige Bewußtlosigkeit

Der Begriff „Koma" sollte auf Funktionsstörungen beschränkt bleiben, die das elementare Wachbewußtsein ausschalten. Häufig wird das Koma als schlafähnlicher Zustand definiert, wobei es sich zunächst um eine Definition rein nach Augenschein handelt. κωμα bedeutet „fester Schlaf". Im Unterschied zum normalen Tiefschlaf ist der Patient im Koma infolge Schädigung des Arousal-Systems *nicht weckbar*. Der Patient hält die Augen geschlossen. Dieser Zustand offenkundiger Reglosigkeit und Reaktionslosigkeit ist jedoch kein sicheres Indiz für ein Koma. So erfüllen beispielsweise Patienten im totalen Locked-in-Syndrom diese Kriterien, sind jedoch nicht bewußtlos (s. Abschn. 9.4.1.).

9.2.2

Bewußtseinsmerkmale sind zudem nicht an das Wachbewußtsein gebunden. Im *Schlaf* ist der Traum auch eine Form von Bewußtsein, wenngleich ohne bewußte Wahrnehmung der Umwelt und mit irrealem Bezug zur eigenen Existenz. Inwieweit im Koma ähnliche, rudimentäre Spuren von Bewußtseinsformen möglich sind, wissen wir nicht. Da sich keine Gedächtnisspuren bilden, könnte sich der aus dem Koma erwachende Patient daran nicht erinnern. *Echte Bewußtlosigkeit und eine bloß nachträgliche Erinnerungsunfähigkeit sind zwangsläufig nicht voneinander zu trennen.*

Unter diesen Gesichtspunkten und im Hinblick darauf, daß auch im Koma akustisch noch Reaktionen im EEG ausgelöst werden können (s. unten), erscheint es keineswegs unsinnig, wenn im Rahmen der Intensivpflege komatöse Patienten angesprochen werden. Der Zuspruch wird sicher nicht sprachlich-inhaltlich (semantisch) erfaßt. Möglicherweise werden aber noch Ton und Sprachmelodie perzipiert, was sich auf die vegetative Reaktionslage des Patienten günstig auswirken kann.

Es gibt verschiedene Komaformen

Man muß ferner davon ausgehen, daß es in Abhängigkeit von der Art der Schädigung ***verschiedene Komaformen*** mit unterschiedlicher Ausprägung möglicher Bewußtseinsreste gibt. Es ist sicher ein Unterschied, ob der nach äußeren Kriterien festgestellte Bewußtseinsverlust primär durch eine hypoxische Hirnschädigung (die z. B. 90 % aller Ganglienzellen vernichtet, vgl. Abschn. 10.7), durch eine metabolische Entgleisung oder durch eine umschriebene Schädigung im Hirnstamm verursacht wird. Eine Ähnlichkeit mit dem Schlaf und die schlafähnlichen Befunde im EEG wären dann nur *eine mögliche Form* des Komas.

Mit Vertiefung des Komas verliert eine solche Differenzierung schließlich ihren Sinn. Irgendwann gehen dann auch denkbare Reste von „Bewußtseinsspuren" und damit jegliche Ähnlichkeiten mit dem Schlaf verloren. Wo die Grenzen zu ziehen sind, ist nicht feststellbar. Endzustand ist der Hirntod.

In der klinischen Praxis ist es deshalb schwierig, den Bewußtseinszustand eines Patienten korrekt einzuschätzen. Man muß sich auf prüfbare Merkmale beschränken. Daher wird das Ausmaß der Bewußtseinsstörung nur am *Grad der Weckbarkeit* gemessen und dieser letzten Endes *an der Art und der Intensität der motorischen Reaktionen*.

9.2.3 Komaskalierungen

Die nach der Weckbarkeit getroffene Einteilung in Schweregrade der Bewußtseinsminderung wird noch durch eine Reihe anderer, neurologisch faßbarer Parameter ergänzt (Okulomotorik, Pupillenlichtreaktionen, Hirnstammreflexe u. a.). Die Synopsis dieser

Befunde ist die Grundlage sog. *Komaskalen*. Im Bereich der Intensivmedizin sind (leider) verschiedene Komaskalierungen im Gebrauch. Sie erlauben auch noch nach Eintritt des Komas eine *weitere Differenzierung der Hirnstammschädigung* (s. Abschn. 9.6).

Im EEG lassen sich durch Außenreize häufig auch dann noch besondere Befunde induzieren, wenn klinisch sichtbare Reaktionen nicht mehr auftreten. Auch das Spontan-EEG kann sich bei gleichbleibender Klinik noch in differenzierbarer Form verändern, wie z. B. durch die Entwicklung eines Burst-suppression-Musters. In diesem, wenn auch prognostisch ungünstigen Stadium ist das EEG ein wichtiger Parameter für die Zustandsbeurteilung.

Leider treten die EEG-Veränderungen sehr inkonstant und variabel auf, so daß eine simple Quantifizierung oder Skalierung der Hirnstammfunktionsstörungen mit Hilfe des EEG nicht möglich ist. Erschwerend kommt hinzu, daß Intensivpatienten bei starker motorischer Unruhe und im Interesse einer optimal kontrollierten Beatmung häufig stark sediert werden müssen und daß diese Sedativa EEG-Veränderungen verursachen, die den EEG-Befunden, die primär durch die Hirnstammschädigung ausgelöst werden, sehr ähnlich sein können (s. Abschn. 9.5).

Das EEG im Koma vermittelt vor allem Aussagen zur *Prognose*

Dennoch kann *das EEG in der Intensivüberwachung durch eine Reihe besonderer Befunde diagnostisch, vor allem aber* ***prognostisch*** *von besonderem Nutzen sein*. Dies gilt für einzelne, in konventioneller Form erstellte EEG-Ableitungen ebenso wie für EEG-Langzeitableitungen mit reduzierter Kanalzahl, die über mehrere Tage hinweg z. B. besondere episodische oder periodische Veränderungen aufdecken können, die mit Resten eines Schlaf-Wach-Rhythmus oder mit einer wieder einsetzenden Schlaf-Wach-Regulation zusammenhängen (s. z. B. Abb. 15.33).

9.3 EEG bei Hirnstammläsionen mit Bewußtseinsstörungen

Die EEG-Veränderungen bei Hirnstammfunktionsstörungen werden im allgemeinen sehr unscharf als „***subkortikal***" bezeichnet. Nicht selten sind jedoch trotz gravierender EEG-Veränderungen die Hemisphären völlig intakt, und der Prozeß ist ganz umschrieben nur in der Brücke oder im Mittelhirn lokalisiert. Im Hinblick auf diese Fälle wäre die Bezeichnung „***subhemisphäriell***" korrekter.

Klinisch sind Läsionen des rostralen Hirnstamms und der angrenzenden Abschnitte des Zwischenhirns als Ursache schwerer Bewußtseinsstörungen seit v. Economo (1917) bekannt. Die ersten grundlegenden Kenntnisse der EEG-Veränderungen im Koma gehen auf Davis u. Davis (1939) sowie Gibbs u. Gibbs (1941) zurück. Umfassendere Darstellungen kamen dann von Duensing (1949), Gastaut (1954), Loeb (1958), Fischgold u. Mathis (1959), Silverman (1963), Jouvet (1969), Arfel (1975), Chatrian (1975) und Lorenzoni (1975).

EEG-Merkmale ***subhemisphärieller*** **Funktionsstörungen**

Subkortikale (subhemisphärielle) Funktionsstörungen können gekennzeichnet sein durch eine

- generalisierte ***Verlangsamung,***
- weitgehende ***bilaterale Synchronisierung*** der EEG-Veränderungen, durch
- den ***intermittierenden Charakter*** der EEG-Befunde sowie durch
- besondere, oft ***schlafähnliche*** EEG-Muster und
- besondere ***Reaktionen auf Außenreize.***

Die Verlangsamung der Hirnrindenaktivität ist zwar ein vorherrschendes Merkmal, doch ist sie bei Bewußtseinsstörungen infolge subhemisphärieller Läsionen keineswegs obligat. Im Gegensatz zu schweren diffusen Hirnstörungen (s. Kap. 10) können hier trotz Koma *intermittierend durchaus auch Beschleunigungen das EEG* kennzeichnen.

Verlangsamungen und bilaterale Synchronisierungen generalisierter EEG-Veränderungen finden sich in besonderem Maße auch bei entzündlichen Hirnerkrankungen und bei den diffusen metabolisch-toxischen Enzephalopathien. Bei diesen Hirnerkrankungen sind die EEG-Befunde jedoch noch durch andere Merkmale geprägt und meistens unverkennbar (Abschn. 10.5).

Praktisch ergibt sich die Notwendigkeit einer Abgrenzung von Hirnstammfunktionsstörungen vor allem bei Schädel-Hirn-Verletzungen und bei akuten Gefäßerkrankungen. Hierbei kann das EEG in rund der Hälfte der Fälle mit den weiter oben genannten Besonderheiten subhemisphärieller Funktionsstörungen durchaus einen Beitrag zur Differentialdiagnose leisten. Das erste, häufigste und damit wichtigste Kriterium ist dabei der Nachweis der ***bilateralen „Synchronisierung"*** der generalisierten δ-Aktivität. Abbildung 9.2 zeigt die Zusammenhänge in einer stark vereinfachten schematischen Darstellung auf.

9.3.1 Verlangsamungen mit diffuser δ-Aktivität

Bei rund einem Drittel aller komatösen Patienten zeigt das EEG eine kontinuierliche Verlangsamung mit generalisierter, *polymorpher* δ-Aktivität. Es handelt sich um unspezifische EEG-Veränderungen im Sinne der sog. Allgemeinveränderung (Abschn. 10.2).

Abb. 9.1.
a Grobschematische Darstellung der Entstehungsmechanismen einer generalisierten polymorphen δ-Aktivität infolge diffuser hemisphärieller Funktionsstörung (z.B. diffuses Hirnödem). Sie führt zu einer entsprechend diffusen, hirnregional unterschiedlichen Beeinträchtigung des Kortex und der thalamokortikalen Verknüpfungen.
b (*nebenstehende Seite*) Typischer EEG-Befund bei einem 20jährigen Patienten mit Schädel-Hirn-Trauma 8 Tage zuvor. Diffuse Hemisphärenfunktionsstörung durch ausgeprägtes generalisiertes Hirnödem. Patient komatös

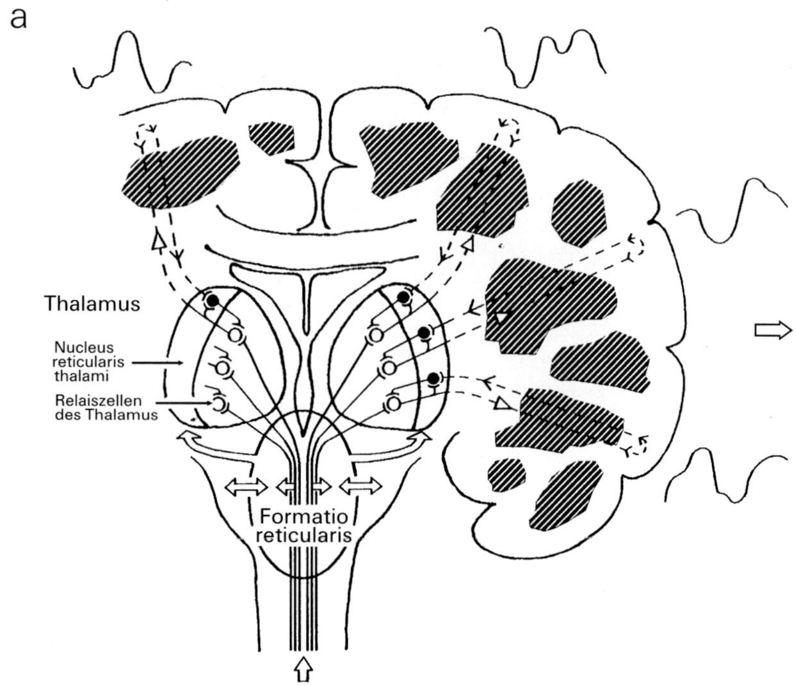

Abb. 9.2.
a Generalisierte und bilateral synchronisierte δ-Aktivität bei isolierter Hirnstammfunktionsstörung und intakter Funktion der Großhirnhemisphären.
b (*nebenstehende Seite*) Typischer EEG-Befund mit bilateral synchronisierter, träger δ-Aktivität vorwiegend um 0,5/s als Ausdruck der subkortikalen (subhemsiphäriellen) Funktionsstörung. 60jährige Patientin mit Thrombose der A. basilaris 6 Tage zuvor. Patientin komatös. Nach dem CCT-Befund kein Anhalt für Läsionen im Bereich des Großhirns

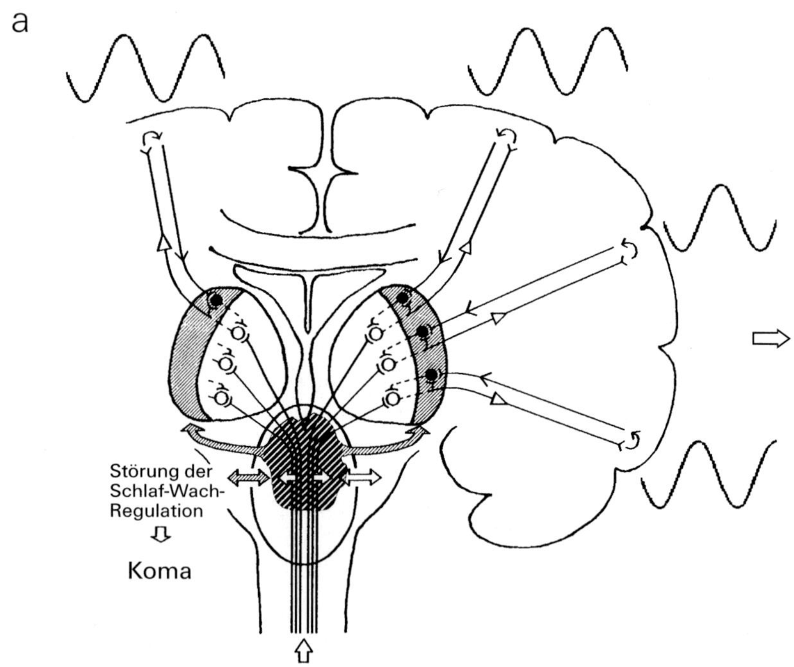

9.3.1

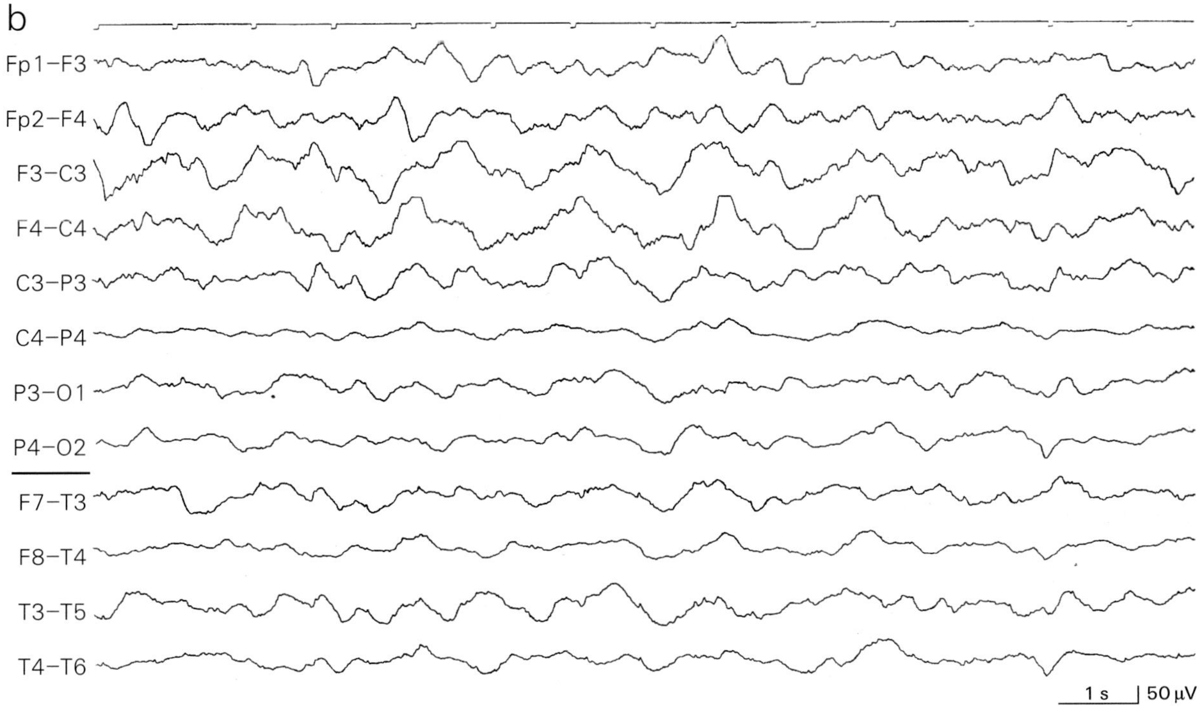
b
Fp1–F3
Fp2–F4
F3–C3
F4–C4
C3–P3
C4–P4
P3–O1
P4–O2
F7–T3
F8–T4
T3–T5
T4–T6
1 s
50 µV

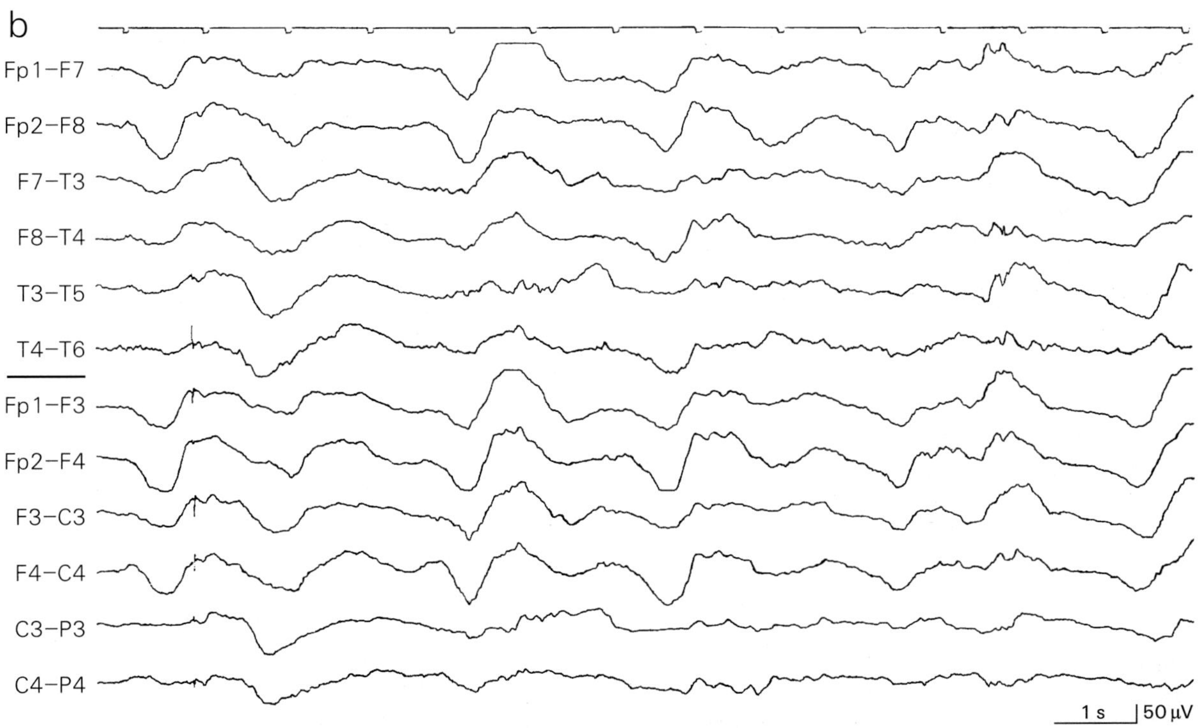
b
Fp1–F7
Fp2–F8
F7–T3
F8–T4
T3–T5
T4–T6
Fp1–F3
Fp2–F4
F3–C3
F4–C4
C3–P3
C4–P4
1 s
50 µV

Sie ist in der Regel auch Ausdruck einer *diffusen hemisphäriellen* Funktionsstörung. Die Zusammenhänge sind in Abb. 9.1a skizziert. Im Rahmen einer multiplen Beeinträchtigung von Kortex und Hemisphärenmark werden die komplexen intrakortikalen, kortikokortikalen und kortikothalamischen Funktionsbeziehungen offensichtlich in vielfältiger Weise beeinträchtigt. Nach Schädel-Hirn-Verletzungen kann sich die Allgemeinveränderung (Abb. 9.1b) durch ein schweres Hirnödem entwickeln, häufig im Zusammenhang mit multiplen Kontusionen im Bereich der Hemisphären.

9.3.2 Bilaterale Synchronisierung generalisierter EEG-Veränderungen

Hirnstammläsionen führen zu EEG-Veränderungen, wenn die Schädigung die Brücken- und Mittelhirnhaube bilateral einbezieht

Abbildung 9.2a zeigt die Zusammenhänge, wie sie bei einer ***isolierten Hirnstammfunktionsstörung*** anzunehmen sind. Der EEG-Befund ist wesentlich davon abhängig, inwieweit die Schädigung die *Brücken- und Mittelhirnhaube* einbezieht. Hier können umschriebene Hirnstammschäden durch Unterbrechungen des aufsteigenden aktivierenden retikulären Systems (ARAS, vgl. Abschn. 1.5.5) erhebliche EEG-Veränderungen (und Bewußtseinsstörungen) verursachen, auch wenn die Großhirnhemisphären selbst voll funktionsfähig bleiben. Da das neuronale Netzwerk der Formatio reticularis mit den Thalamuskernen bilateral verknüpft ist, treten die EEG-Veränderungen ebenfalls bilateral und weitgehend synchronisiert auf (Abb. 9.2b).

Ausschließlich einseitige EEG-Veränderungen durch pontomesenzephale Funktionsstörungen sind nicht bekannt. Die bilateral projizierten Phänomene können jedoch Seitenbetonungen (Lateralisationen) zeigen.

Die in Abb. 9.1a dargestellten Zusammenhänge können in deutlicher Form kaum isoliert auftreten. In der Regel wird ein diffuses Hirnödem durch seine Druckwirkung *sekundär auch den Hirnstamm* beeinträchtigen, so daß die in den Abb. 9.1a und 9.2a gezeigten Zustände meistens *kombiniert* auftreten. Im EEG kennzeichnen dann neben einer diffusen polymorphen δ-Aktivität auch bilateral synchronisierte und zumeist frontal betonte δ-Wellen den Befund. *Dagegen sind erhebliche EEG-Veränderungen infolge isolierter Hirnstammschädigung durchaus häufig* (Abb. 9.2b).

Maßgebend für die Ausprägung der EEG-Veränderung ist die *Geschwindigkeit* der Prozeßentwicklung im Hirnstamm

Neben Art und Lokalisation des Prozesses ist für die Ausprägung subkortikal bedingter EEG-Veränderungen die *Geschwindigkeit der Prozeßentwicklung* von ausschlaggebender Bedeutung. Ponstumoren können selbst bei weitgehender Zerstörung der Brückenhaube gravierende EEG-Veränderungen (und damit auch stärkere Bewußtseinsstörungen) vermissen lassen (Specht 1964). Umgekehrt führt eine intrapontine Massenblutung in der Regel sofort zum Koma und zu entsprechend ausgeprägten EEG-Befunden. Ein typischer Pathomechanismus für die Entstehung bilateral synchronisierter δ-Wellen, der auch zu schlafähnlichen EEG-Veränderungen führen kann, ist bei Hirndrucksteigerungen die bilaterale Kompression des Mittelhirns durch transtentorielle Herniation. Aus diesem Grunde werden diese EEG-Befunde am häufigsten nach Schädel-Hirn-Verletzungen registriert.

Auf ähnliche Weise können Hemisphärentumoren generalisierte und bilateral synchronisierte EEG-Veränderungen auslösen, wenn sie durch ihre Lokalisation oder durch die sekundären Effekte der Raumforderung mittelliniennahe Strukturen beeinträchtigen (Abschn. 8.1.5).

9.3.3 Intermittierend auftretende EEG-Veränderungen

Häufiger Wechsel von Verlangsamungen (δ-Phasen) und Beschleunigungen im Koma-EEG: Die „Beschleunigungen" sind keine Steigerungen des Aktivitätsniveaus

Im Koma ist das intermittierende Auftreten bilateral synchronisierter δ-Wellen ein sicherer Hinweis darauf, daß die Ursache der Bewußtseinsstörung vorherrschend durch eine *(ponto-)**mesenzephale Läsion*** bedingt ist. Diese Befunde können das EEG ganz vordergründig prägen (Abb. 9.10). Auch klinisch finden sich in diesen Fällen stets die Zeichen eines Mittelhirnsyndroms.

In den Intervallen zwischen den bilateral synchronisierten δ-Wellen zeigt sich häufig eine relativ beschleunigte Hirnrindenaktivität. Manchen Autoren bezeichnen das EEG in diesen Abschnitten als „desynchronisiert". Bezüglich der Bewußtseinslage der Patienten gibt das zu Fehldeutungen Anlaß. Denn *in diesen Momenten liegt das Niveau der Bewußtseinsstörung eher tiefer* als zu den Zeitpunkten, in denen das EEG durch eine generalisierte, bilateral synchronisierte δ-Aktivität dominiert wird. Zumindest erscheinen die Patienten in den δ-Phasen motorisch unruhiger, und sie zeigen verstärkt verschiedenartige vegetative Reaktionen (Zunahme der Herzschlag- und Atemfrequenz, s. Abb. 9.10). Diese paradox erscheinende Beziehung zwischen EEG und Bewußtseinslage liegt auf der Ebene des weiter unten dargestellten besonderen Typs der EEG-Reaktion auf Außenreize, welcher sich durch eine Provokation von δ-Wellen auszeichnet (Abschn. 9.3.5.2). Auf dieser Ebene finden sich auch manche Beziehungen zwischen dem Koma infolge Hirnstamm- und Zwischenhirnschädigung und dem normalen Schlaf.

9.3.4 Parallelen zwischen Koma und Schlaf

Bereits die bei Hirnstammfunktionsstörungen häufig zu registrierende *bilaterale Synchronisierung* der verlangsamten Hirnrindenaktivität ist ein Kennzeichen auch des normalen Schlafes (sog. „synchronisiertes" EEG im NREM-Schlaf, SWS = „slow wave sleep", vgl. Abschn. 5.5). Die Parallelen betreffen weiterhin charakteristische Muster des Schlaf-EEG, wie *K-Komplexe* und *Schlafspindeln,* die in abnormer Form auch im EEG komatöser Patienten auftreten können. Hierzu finden sich Darstellungen grundlegender Art bei Chatrian et al . (1963), Silverman (1963) und Rossi (1975).

Im Koma-EEG *pontomesenzephaler* Läsionen finden sich vielfach schlafähnliche Veränderungen

Das Koma darf jedoch nicht in vereinfachender Weise als pathologischer Schlaf bezeichnet werden. Vor allem zeigen keineswegs alle komatösen Patienten im EEG schlafähnliche Befunde. Schwere diffuse Hirnschädigungen, die zu einem tiefen Koma führen (z. B. nach zerebraler Hypoxie), lassen im EEG meist keinerlei Ähnlichkeiten mit einem Schlaf erkennen. Es wurde weiter oben schon hervorgehoben, daß es in Abhängigkeit vom neuropathologischen Schädigungsmuster möglicherweise verschiedene Komaformen gibt. Die mit schlafähnlichen EEG-Veränderungen einhergehende Bewußtlosigkeit wäre dann nur eine der möglichen Manifestationsformen des Komas, die sich in besonderem Maße bei subhemisphäriellen pontomesenzephalen Läsionen entwickeln kann. *In diesen Fällen finden die Ähnlichkeiten zwischen Koma und Schlaf eine plausible Erklärung in der Identität der Strukturen, die betroffen sind.*

In Abb. 9.3 sind die Kerngebiete dargestellt, die für den Schlaf von Bedeutung sind (s. auch Abschn. 5.2.1). Sie lassen in der Achse Brücke-Mittelhirn-Thalamus mit einer gewissen hierarchischen Funktionsstruktur 3 Schwerpunkte erkennen:

a. Bulbopontines System

Im verlängerten Mark und in der Brücke liegen Kerne, die den NREM-REM-Zyklus des Schlafes steuern. Im kaudalen Hirnstamm sind es die vorwiegend *serotoninergen Raphekerne,* deren Tätigkeit Bedeutung für die synchronisierte δ-Aktivität besitzt, die den NREM-Schlaf kennzeichnet. Im rostralen Teil der Brücke und im Mittelhirn liegen die *retikulären Kerne mit überwiegend noradrenergen Neuronen,* die mit dem REM-Schlaf in Verbindung gebracht werden (Beschleunigung der Hirnrindentätigkeit). Im Koma sind sie für die Wirksamkeit von Außenreizen im EEG wichtig. Die größte Zahl der in alle Teile des Hirns projizierenden noradrenergen Zellen ist im *Locus coeruleus* der rostralen Brückenhaube lokalisiert.

b. Thalamisches (thalamokortikales) System

Die sich weiter rostral anschließenden medianen und *intralaminären Thalamuskerne* haben indirekt (über „unspezifische" Projektionen) für die im

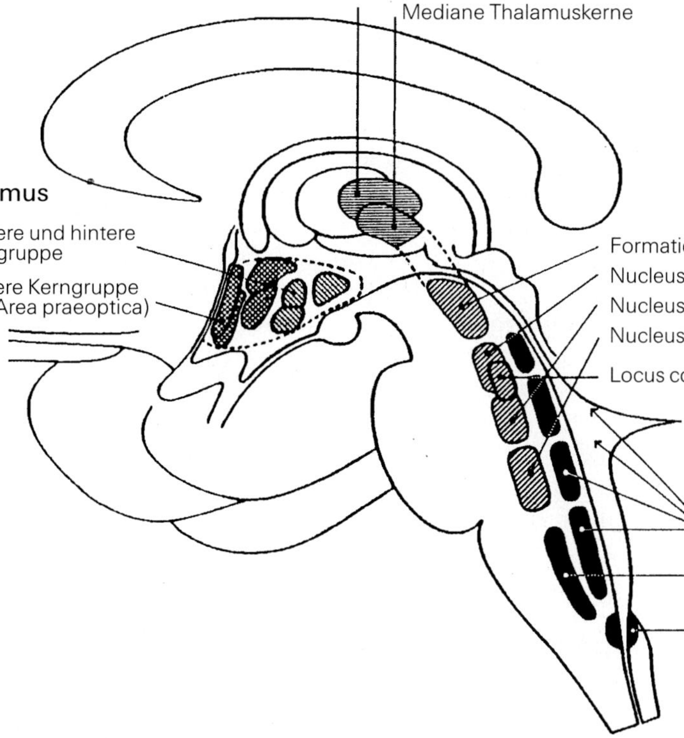

Abb. 9.3. Schematische Darstellung der für die Schlafsteuerung und für die EEG-Merkmale des Schlafes zuständigen Kernareale in Hirnstamm und Zwischenhirn, die bei pontomesenzephalen Schädigungen möglicherweise auch für die EEG-Veränderungen im Koma von Bedeutung sind. Maßgebend ist vor allem das pontomesenzephale System mit den Raphekernen (*schwarz*) und den Kernarealen der Formatio reticularis (*schräg schraffiert*). Weitere Erläuterungen s. Text. (Abbildung nach Unterlagen u. a. aus Nieuwenhuys et al. 1991)

Schlaf durch einlaufende Sinnesreize evozierten Phänomene des EEG (K-Komplexe, Vertexwellen) eine besondere Bedeutung.

Werden im Koma über das bulbopontine System Weckreize wirksam, so wird im EEG das mit der Reaktion verbundene Potential***muster*** durch das thalamokortikale Sytem bestimmt.

c. Hypothalamisches System

Der Hypothalamus hat für den Schlaf eine übergeordnete Zeitgeberfunktion. Über ihn ist das gesamte Schlafsystem mit einem *zirkadianen Rhythmus* an die Umwelt gekoppelt. Störungen im Bereich des Hypothalamus führen eher zu *qualitativen Änderungen der Schlaf-Wach-Regulation*, die nicht zu den Bewußtseinsstörungen i. e. S. gerechnet werden. Die Patienten bleiben meist weckbar. Außerdem können hypothalamische Funktionsstörungen nicht nur zu einer pathologischen Schlafsucht führen, sondern auch das Gegenteil bewirken, nämlich eine abnorme Schlaflosigkeit, die bei Mittelhirnfunktionsstörungen nicht auftritt. Für die Entwicklung der pathologischen EEG-Muster im Koma besitzt der Hypothalamus wahrscheinlich keine unmittelbare Bedeutung.

Die Parallelen zwischen Schlaf und Koma ergeben sich in erster Linie bei Schädigungen des bulbopontinen Systems und der rostral angrenzenden Kernareale der Formatio reticularis des Mittelhirns. Im konkreten Einzelfall bleibt es allerdings immer fragwürdig, inwieweit aus Ähnlichkeiten der Potentialmuster im normalen Schlaf und im Koma auf gleichartige Entstehungsmechanismen geschlossen werden darf, die bei komatösen Patienten lediglich pathologisch verändert sind. Auf einer neurologischen Intensivstation findet man bei bewußtseinsgestörten Patienten zumindest nach dem Augenschein *alle Übergänge von einem „noch" normalen Schlaf-EEG bis zu EEG-Befunden, die im Koma nur noch angedeutet Elemente wie in einem Schlaf-EEG erkennen lassen.* Dies gilt vor allem für Potentialmuster, die als Reaktion auf Außenreize auftreten.

9.3.5 Reaktivität des EEG bewußtseinsgestörter Patienten

Bei pontomesenzephalen Läsionen finden sich auch im tieferen Koma durch Außenreize noch Reaktionen im EEG

Solange klinisch noch (Rest-)Funktionen des Mittelhirns nachweisbar sind, ist das EEG vor allem bei Schädel-Hirn-Verletzten in der Mehrzahl der Fälle auch noch durch Außenreize beeinflußbar. Wie EEG-Langzeitableitungen zeigen, haben die verschiedenen exogenen Einflüsse durch Manipulationen am Patienten und durch die vielen Aktivitäten im Umfeld eines Intensivpatienten zeitweise sogar einen überraschend deutlichen, im Tagesablauf jedoch sehr schwankenden Einfluß. Dies wird leicht übersehen und kann bei den normalen Routineableitungen von lediglich 30–45 min Ableitedauer zu falschen Einschätzungen des EEG-Befundes führen (s. Abschn. 9.3.5.2.). Erst wenn die Mittelhirnfunktion erlischt (Übergang in das Bulbärhirnsyndrom), sind auch im EEG evozierbare Phänomene oder Modulationen durch Umfeldreize nicht mehr erkennbar.

Die Prüfung der Reaktivität des EEG auf Außenreize ist bei EEG-Untersuchungen bewußtseinsgestörter Patienten ein obligater Test. Grundsätzlich können akustische, somatosensorische und visuelle Reize appliziert werden. Es versteht sich von selbst, daß die Applikation externer Reize in der EEG-Registrierung entsprechend markiert und daß die Art des Stimulus und die erkennbare (motorische) Reaktion des Patienten zumindest in einer nachträglichen kurzen Beschreibung notiert werden.

a. Akustische Reize

Im einfachsten Falle erzeugt man akustische Reize durch lautes Klopfen oder durch Klatschen mit den Händen. Selbst bei komatösen Patienten kann man dadurch noch eine Reaktion im EEG auslösen. Überraschend wirksam kann ein lautes Anrufen des Patienten sein (am besten mit seinem Vornamen).

b. Sensible (somatosensorische) Reize

Bei stärker bewußtseinsgestörten Patienten setzt man Schmerzreize durch Kneifen der Haut im Brustbereich oder an den Gliedmaßen sowohl *rechts- als auch linksseitig*, da in Abhängigkeit von der Grunderkrankung halbseitige Unterbrechungen der Körpersensibilität vorliegen können. Bleiben dabei Effekte im EEG aus, so ist eine weitere Schmerzreizung in beiden Gesichtshälften (N. trigeminus) zu empfehlen. Ist durch äußere Reize eine nachhaltige Unruhe des Patienten und damit eine entsprechend anhaltende Artefaktbelastung des EEG absehbar, so sollten die Reizungen erst nach Ablauf der üblichen EEG-Routineprogramme vorgenommen werden.

c. Optische Reize

Die optische Reizung (mit Fotostimulatoren) wird auf Intensivstationen wenig genutzt, zumeist aus technischen Gründen. Einfache visuelle Reizungen (passives Öffnen der Augen durch Hochziehen der Augenlider und kurzes Handwedeln vor den offenen Augen) sollte man stets versuchen.

Abb. 9.4. Kurze Beschleunigung eines verlangsamten EEG lediglich für die Dauer eines Schmerzreizes. Die Reaktion war während der Ableitung identisch reproduzierbar. *Klinisch:* Komatöse Patientin mit akuter lymphatischer Leukämie und basaler Meningeosis. Die Schmerzreize lösten keine sichtbaren Reaktionen der Patientin aus

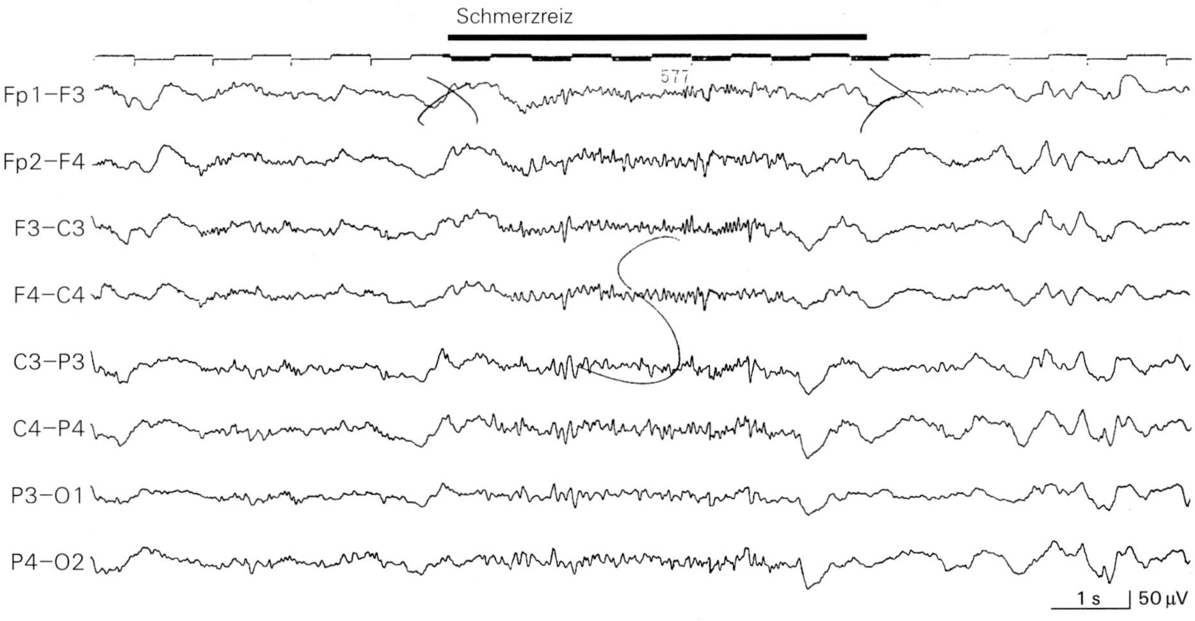

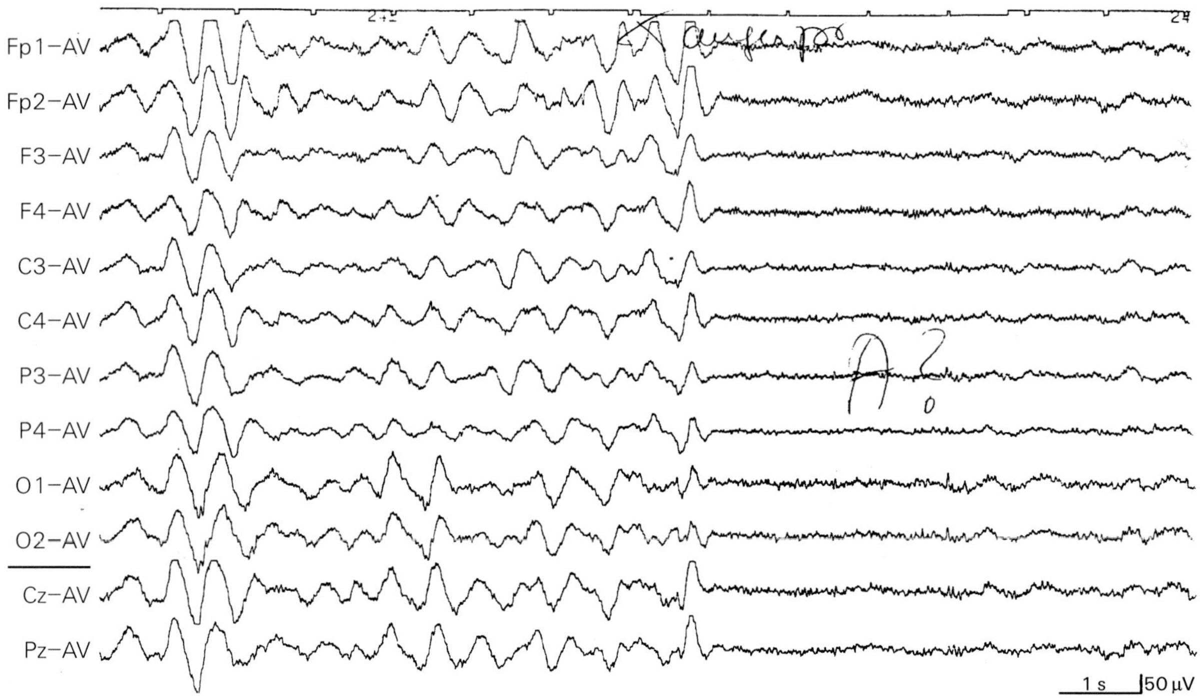

Abb. 9.5. Blockierung generalisierter, subkortikal generierter δ-Wellen durch Sinnesreiz (Anruf der Patientin, Reaktion mit angedeuteter Augenöffnung). Die Reaktion im EEG überdauert den Reiz (echter Weckeffekt). *Klinisch:* 21jährige Patientin. Zustand nach Schädel-Hirn-Trauma 11 Tage zuvor. Patientin zum Zeitpunkt der EEG-Ableitung noch somnolent bis soporös

Im EEG bewußtseinsgestörter oder komatöser Patienten können auf Außenreize verschiedenartige Reaktionen beobachtet werden. Ist das EEG gleichbleibend verlangsamt, so ist mitunter nur für die Dauer des Schmerzreizes eine *kurze Frequenzzunahme* zu beobachten (Abb. 9.4). Im tieferen Koma sind Beschleunigungen als Reizreaktion selten. Im Bulbärhirnsyndrom treten Reaktionen nicht mehr auf.

Wird das EEG durch stärkere Fluktuationen geprägt (intermittierende EEG-Veränderungen im Mittelhirnsyndrom, s. Abschn. 9.3.3), so sind die ***Reizreaktionen entscheidend von der momentanen Ausgangslage abhängig***. Es können Beschleunigungen auftreten, die einem normalen Arousal entsprechen, aber auch besondere Formen von Verlangsamungen des EEG („paradoxes Arousal"). Unter bestimmten Bedingungen führen externe Reize auch nur zu kurzen Suppressionen der Hinrindenaktivität.

9.3.5.1 Beschleunigungen des EEG ähnlich einem normalen Arousal

Appliziert man den exogenen Reiz zu einem Zeitpunkt, in dem generalisierte, bilateral synchronisierte δ-Wellen das EEG prägen, so kann diese δ-Aktivität prompt blockiert und vorübergehend

9.3.5.1

durch eine beschleunigte Hirnrindenaktivität abgelöst werden (Abb. 9.5). Dies ist eine Reaktionsform, die dem Weckeffekt im normalen Schlaf am nächsten kommt. Sie setzt zumindest eine partielle Funktionsfähigkeit des pontomesenzephalen Arousal-Systems voraus. Die Patienten sind nur noch somnolent bis soporös, auf jeden Fall nicht mehr komatös. Sie reagieren dann oft auch mit Augenöffnung oder motorischer Unruhe.

9.3.5.2 Verlangsamung des EEG in Form einer reizkorrelierten Provokation von δ-Wellen (paradoxe δ-Aktivierung, „paradoxes Arousal")

Fällt der Reiz in eine EEG-Phase, in der das EEG gerade relativ beschleunigt erscheint, so kann der Stimulus in scheinbar paradoxer Weise eine Verlangsamung auslösen. Diese Reaktionsform, die das EEG eines komatösen Patienten mitunter sehr vordergründig prägt, wurde erstmals 1952 von Li et al. beschrieben, danach in der Literatur als „paradoxe Verlangsamung" oder „paradoxer Weckeffekt" („paradoxes Arousal") häufig erwähnt (Silverman 1963; Chatrian et al. 1963; Hughes et al. 1972; Arfel 1975; Chatrian 1975; Evans 1976; Kubicki u. Freund 1979; Rumpl et al. 1979; Walser et al. 1981) und unterschiedlich interpretiert. Fischgold u. Mathis (1959) bezeichneten diesen Typ der Reizreaktion als „alerting type" (im Gegensatz zum „blocking type", der einer Reaktion entspricht, wie sie in Abb. 9.5 dargestellt ist).

Bei pontomesenzephalen Läsionen ist die paradoxe δ-Aktivierung die häufigste Reaktionsform im Koma-EEG

Lücking (1970) sowie Kubicki u. Haas (1975) vermuteten, daß es sich bei den durch externe Reize provozierten δ-Wellen um *pathologische Varianten von K-Komplexen* handelt. K-Komplexe sind Potentialmuster, die im Schlaf-EEG gesunder Menschen durch akustische Reize leicht auslösbar sind (vgl. Abschn. 5.4.6). Tatsächlich findet man bei Patienten in Abhängigkeit vom Grad der Bewußtseinsstörung alle Übergänge von normalen K-Komplexen bis zu reizkorrelierten flachen, trägen δ-Wellen, die *als Schmerzreaktion auch noch im tieferen Koma* auftreten können, dann allerdings mit den Graphoelementen eines K-Komplexes keine Ähnlichkeiten mehr aufweisen (Abb. 9.6 bis 9.8).

Die Reaktionen sind K-Komplexen (des normalen Schlafes) oft noch sehr ähnlich

Mitunter erkennt man initial zunächst einen Potentialablauf, der einem K-Komplex noch sehr ähnlich ist, und erst danach den Umschlag in das abnorme Muster repetierend ablaufender δ-Wellen (Abb. 9.7). Reagieren Patienten auf Reizungen bereits mit Öffnen der Augen, so kann das Arousal in abnormer Weise auch bei Augenöffnung durch eine kurze Serie von δ-Wellen gekennzeichnet sein (Abb. 9.9).

Normale K-Komplexe sind häufig durch eine Kombination von δ-Abläufen und einer frequenten Komponente im α-Bereich gekennzeichnet (Abb. 9.6). Diese α-Komponente gilt als unterschwellige Weckreaktion. In

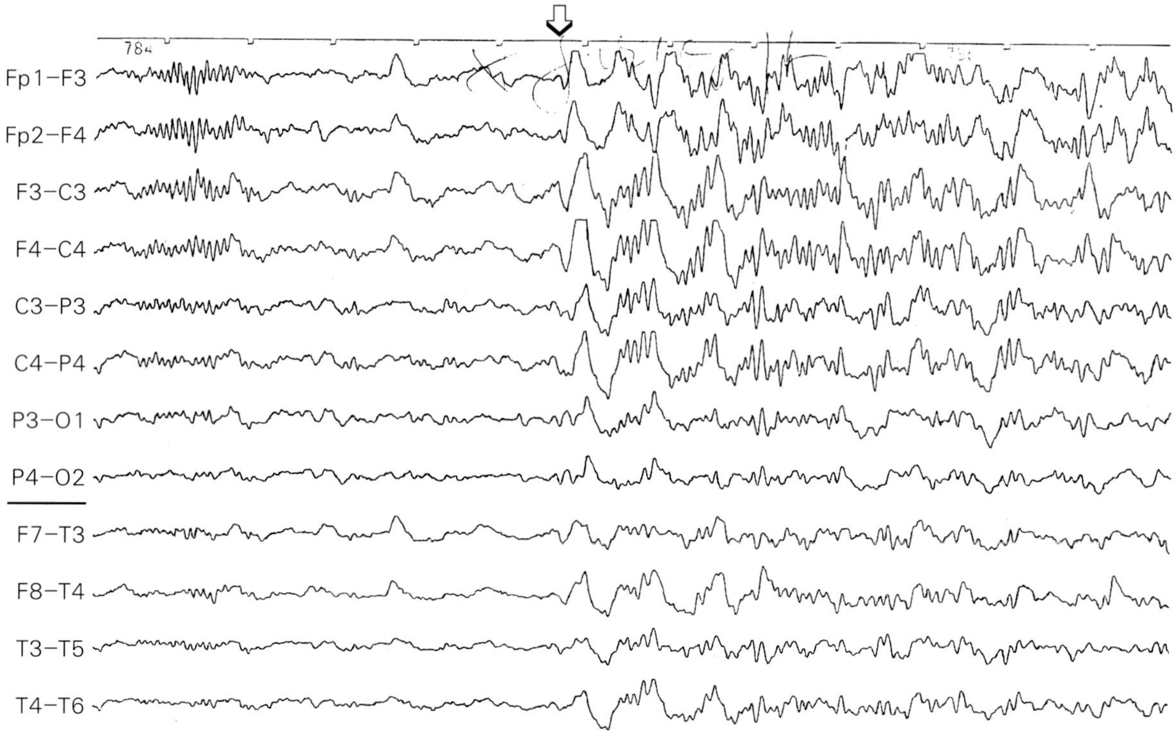

Abb. 9.6

1 s 50 µV

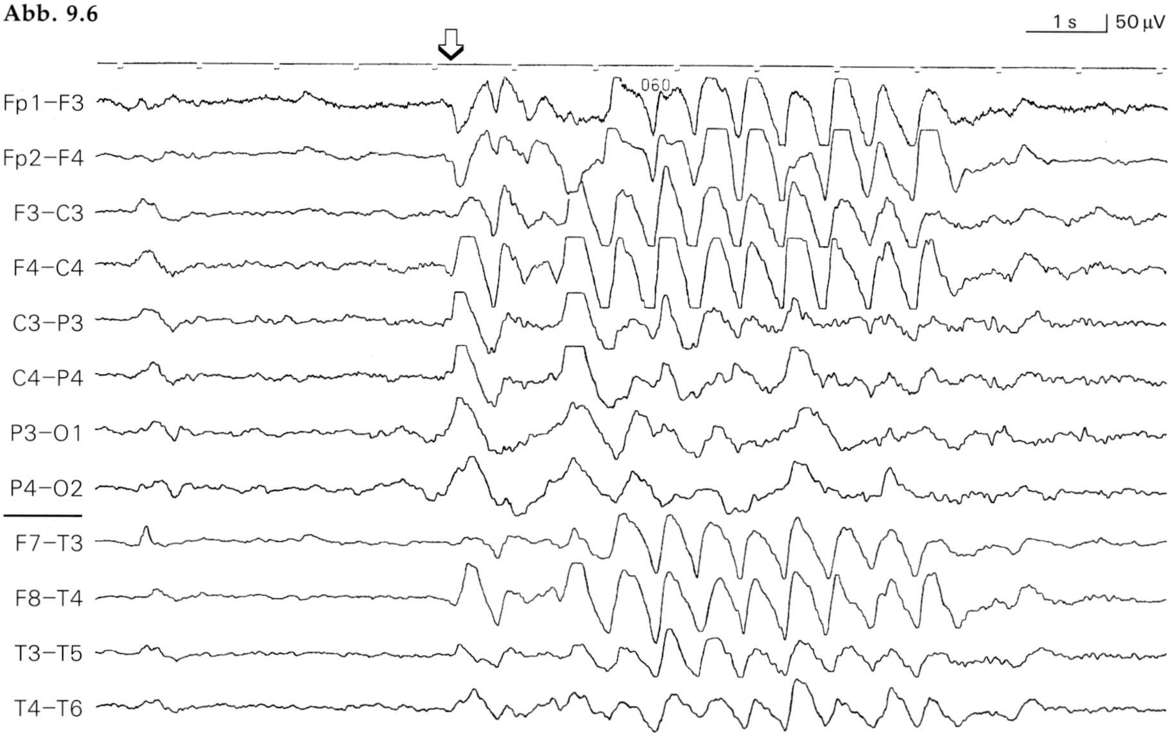

Abb. 9.7

9.3.5.2

← **Abb. 9.6.** Normales Schlaf-EEG. Der akustische Reiz (*Pfeil:* kurzes Klopfen) löst eine kurze Serie von 3 aufeinanderfolgenden K-Komplexen aus. Sie zeigen das typische Potentialmuster mit Kombination einer δ-Welle und einer kurzzeitigen (relativ ausgeprägten) Aktivität im α-Bereich, die als unterschwellig bleibender Weckeffekt („Mini-Arousal") aufzufassen ist. *Links im Bild* normale Schlafspindelaktivität vorwiegend frontopräzentral

← **Abb. 9.7.** Provokation einer Serie abnormer δ-Wellen durch akustischen Reiz (*Pfeil:* lautes Klopfen) bei einer Bewußtseinsstörung. Initial zeigt die Reaktion noch Ähnlichkeiten mit einem K-Komplex. Dem schließt sich eine Serie abnormer, frontal betonter 2/s-δ-Wellen an. Beachte im Vergleich zu Abb. 9.6 das Fehlen der α-Komponente als Ausdruck der gestörten Weckbarkeit. *Klinisch:* 20jähriger ***somnolenter*** Patient. Zustand nach Schädel-Hirn-Trauma am Tag zuvor. Im CCT leichtes Hirnödem

---

Abb. 9.8. Provokation bilateral synchronisierter träger δ-Wellen (0,5–1/s) durch akustischen Reiz (*Pfeil:* lautes Klopfen) bei einem noch ***komatösen*** Patienten. *Klinisch:* 28jähriger Patient. Zustand nach Schädel-Hirn-Trauma 8 Tage zuvor mit primärer Hirnstammkontusion, neurologisch mit der Symptomatik eines mittelschweren Mittelhirnsyndroms (Stadium 2 nach Gerstenbrand u. Lücking 1970)

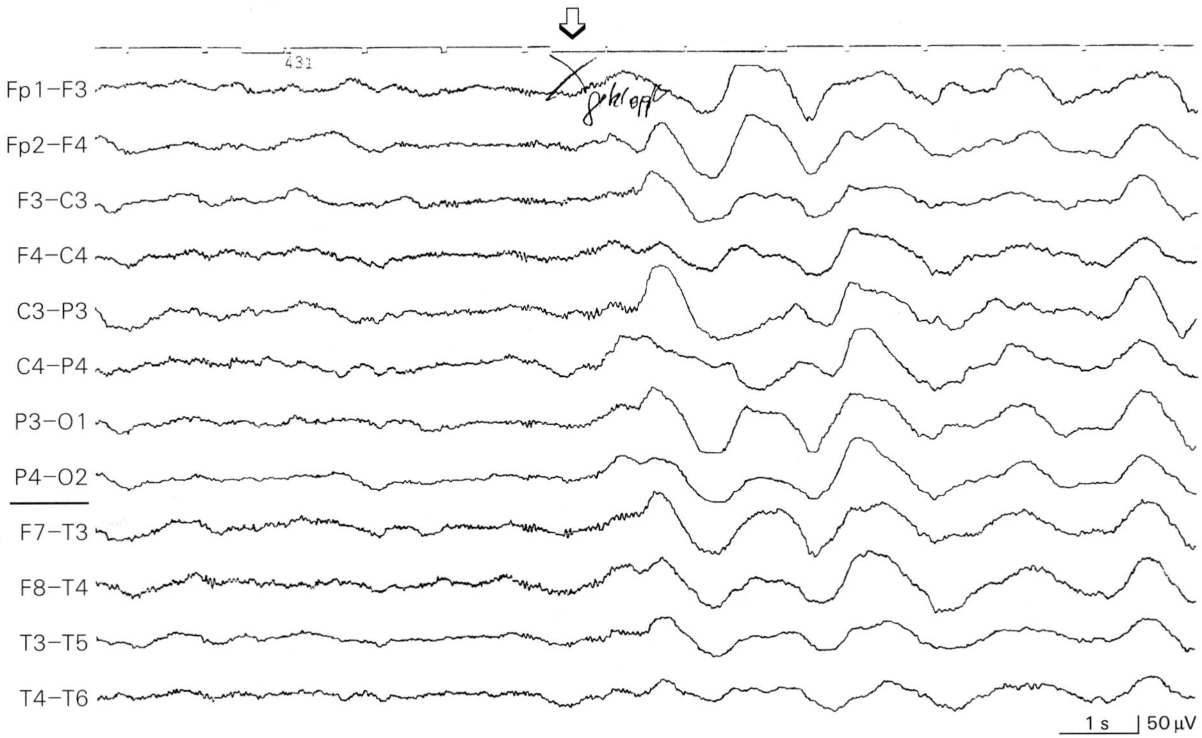

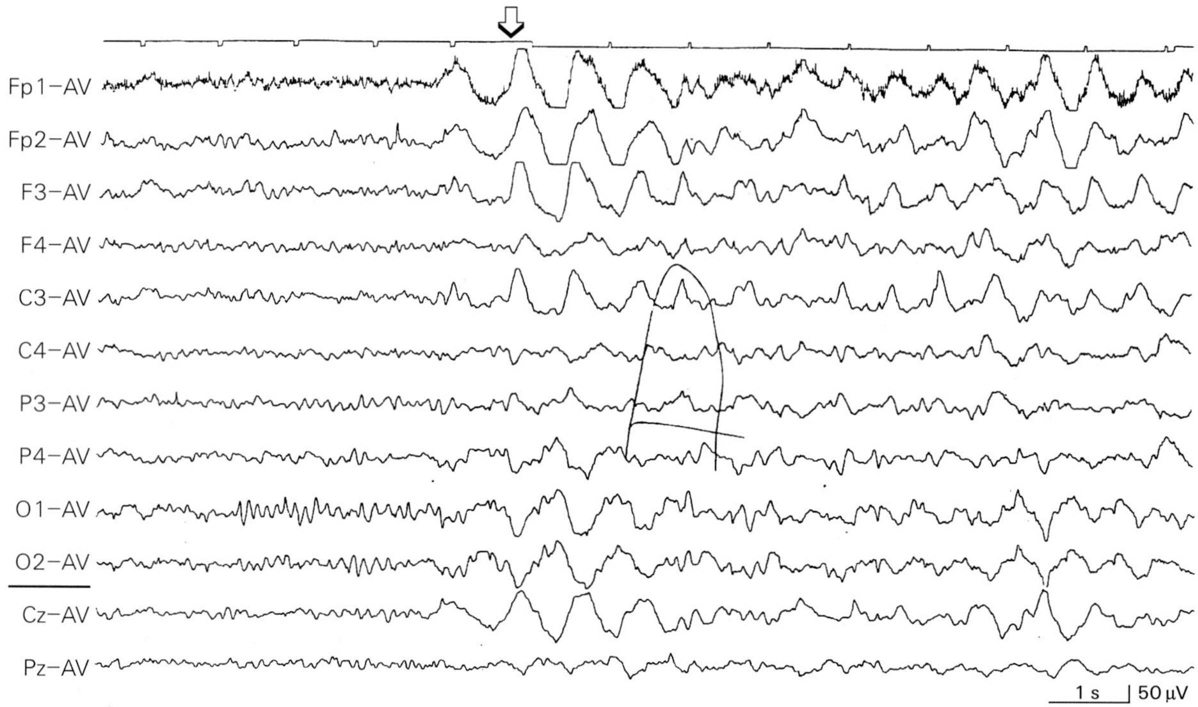

Abb. 9.9. Paradoxe Provokation von generalisierten frontal betonten δ-Wellen bei Augenöffnung (auf akustischen Reiz zum Zeitpunkt des *Pfeils*) als Zeichen einer noch bestehenden mesenzephalen Störung. Unbeeinflußt zeigt das EEG nur noch geringe Abänderungen (vorherrschend bereits α-Wellen *links* im Bild). *Klinisch:* Zustand nach Schädel-Hirn-Trauma. Patient noch somnolent

diesem Moment fällt die Entscheidung, ob der Weckreiz wirksam wird. Führt er zum Aufwachen, so geht die α-Komponente des jeweils letzten K-Komplexes in den α-Grundrhythmus des dann wachen Menschen über. Bei leicht bewußtseinsgestörten Patienten geben sich die Abweichungen von diesem Muster normaler K-Komplexe zuerst durch eine *Reduktion dieser frequenten Komponente* im α-Bereich zu erkennen (Abb. 9.7). Es liegt nahe, in dem Ausfall dieser α-Komponente das erste Zeichen einer Störung des pontomesenzephalen, über den Thalamus geschalteten Arousal-Systems zu sehen. Dementsprechend werden die Patienten mit zunehmender Somnolenz auch zunehmend schwerer weckbar.

Ein weiteres frühes Zeichen der Abnormität der provozierten δ-Wellen ist zunächst ihre *frontale Betonung* (Abb. 9.7). Normale K-Komplexe werden (prä-)zentral akzentuiert registriert. Schließlich treten die pathologischen δ-Serien generalisiert auf. Mit weiterer Zunahme der Hirnstammfunktionsstörung entfernen sich die exogen auslösbaren Potentialmuster immer mehr von dem physiologischen Reaktionsmuster. Die δ-Wellen werden zunehmend träger und flacher (Abb. 9.8).

Mit der Deutung der paradoxen δ-Aktivierung als ***Weckreaktion ohne Weckeffekt*** stimmt die klinische Beobachtung überein, daß sich der komatöse Patient bei Auftreten dieses EEG-Befundes in

9.3.5.2

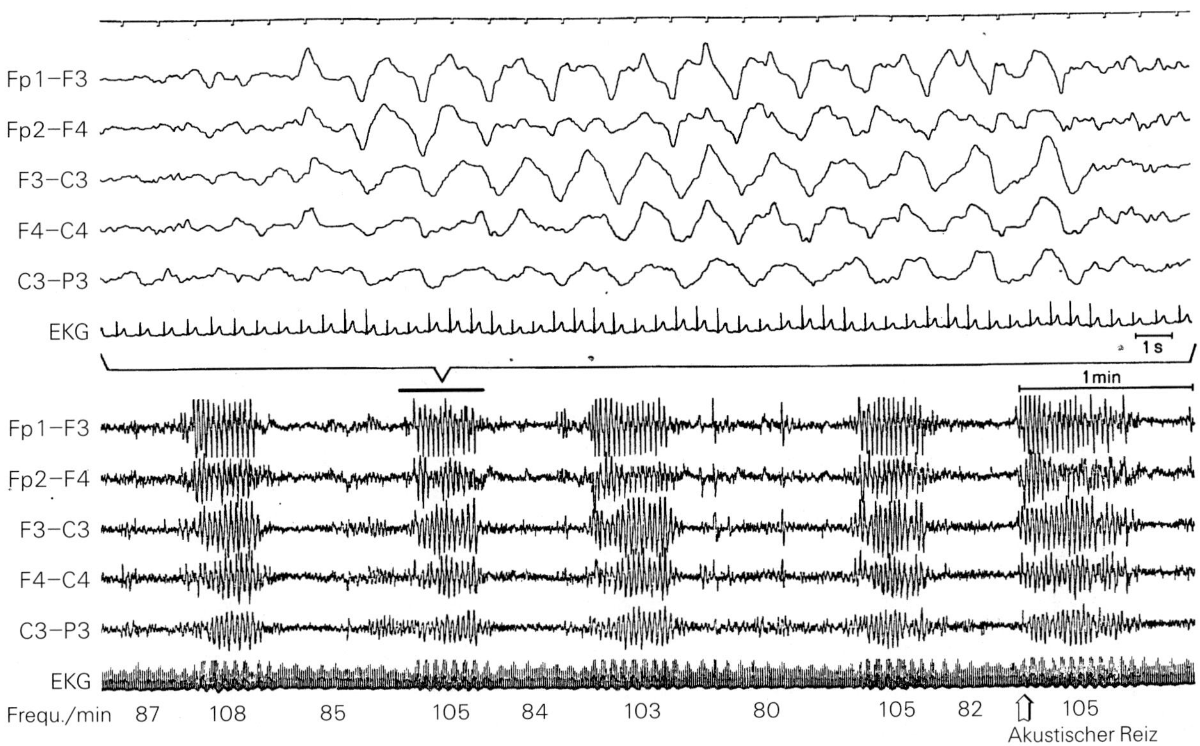

Abb. 9.10. Intermittierende δ-Rhythmen von jeweils 20–30 s Dauer, teils spontan (?), teils schon durch leiseste akustische Reize auslösbar. Teildarstellung des EEG. *Oben* Ausschnitt mit einer Registriergeschwindigkeit von 15 mm/s, *unten* derselbe Ausschnitt innerhalb eines längeren, nachträglich mit ca. 10fach langsamerer Geschwindigkeit ausgeschriebenen Abschnitts (Bandaufnahme). Beachte während der δ-Serien jeweils den Anstieg der Herzschlagfrequenz (Angaben pro min) und der Atemfrequenz und -tiefe (erkennbar im EKG an den Amplitudenschwankungen der QRS-Zacke). Während der δ-Phasen ferner motorische Unruhe und bei diesem Patienten auch jeweils kurzer profuser Schweißausbruch. Sämtliche Symptome sind Zeichen der *Mittelhirnfunktionsstörung* (s. auch Text)

einem sichtbar aktivierten, motorisch unruhigen Zustand befinden kann, ohne wach zu werden. Gleichzeitig treten verschiedene, pathologisch übersteigerte vegetative Reaktionen auf (Pulsanstieg, Beschleunigung und Vertiefung der Atmung, Schweißausbruch u. a., vgl. Abb. 9.10). Insgesamt entspricht diese Befundkombination einem ***Mittelhirnsyndrom***.

Paradoxe δ-Aktivierungen durch Außenreize sind sichere Zeichen einer Mittelhirnfunktionsstörung

Die Häufigkeit dieses EEG-Befundes in Bezug zum Schweregrad der Bewußtseinsstörung zeigt Abb. 9.11. Überraschenderweise können beim Öffnen der Augen noch flüchtig K-Komplex-ähnliche δ-Wellen im EEG auftreten, wenn die Patienten bereits als wach gelten (Abb. 9.9). Dieser Befund ist dann ein Indiz dafür, daß doch noch eine Vigilanzstörung mit leichter Beeinträchtigung der Mittelhirnfunktion vorliegt.

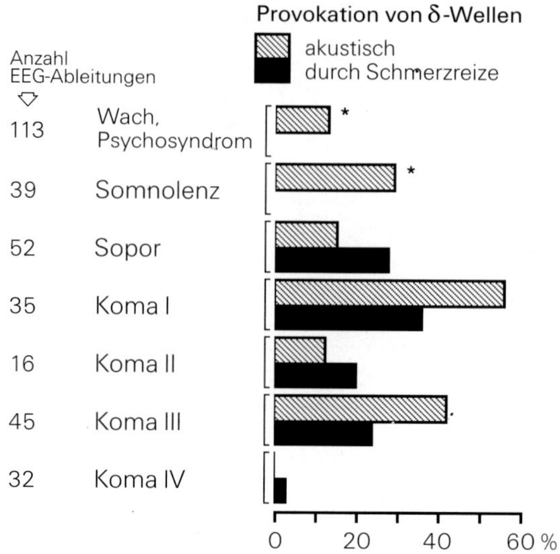

Abb. 9.11. Prozentuale Häufigkeit einer paradoxen δ-Aktivierung durch akustische Reize und durch Schmerzreize in Abhängigkeit vom Grad der Bewußtseinsstörung bzw. Komatiefe (Zschocke u. Neunzig 1988). Prozentsatz jeweils in bezug zur *links* angegebenen Zahl der EEG-Ableitungen. Auch im tieferen Koma III treten bei akustischen Reizen noch überraschend häufig Reaktionen auf. Bei wachen oder somnolenten Patienten wurden nur akustische Reize appliziert (*). Zur Einteilung in die Stadien *Koma I–IV* s. Hacke (1986)

Allgemein ist die Provokation von δ-Wellen *bei Kindern und Jugendlichen häufiger* bzw. deutlicher zu beobachten als bei älteren Patienten. Auch medikamentöse Einflüsse sind zu beachten. Der Reaktionstyp tritt *unter einer Sedierung* insbesondere durch Barbiturate (über 50 mg/h) und Benzodiazepine (z. B. Rohypnol über 0,5 mg/h) häufiger auf als bei nicht sedierten Patienten.

Die paradoxe δ-Aktivierung kann das EEG unruhiger Patienten permanent prägen

Die provozierte δ-Aktivität muß von der kontinuierlich ablaufenden diffusen δ-Tätigkeit unterschieden werden, wie sie als schwere Allgemeinveränderung infolge einer entsprechend schweren, diffusen Hirnfunktionsstörung registriert wird (s. Abschn. 10.2 oder Abb. 9.1b). *Denn die provozierte δ-Aktivität hat im Vergleich dazu klinisch und prognostisch einen weitaus günstigeren Stellenwert.* Diese Abgrenzung kann allerdings schwierig werden, wenn durch die Unruhe im Umfeld des Intensivpatienten die δ-Aktivität häufig oder sogar permanent provoziert wird. Auf diese Weise kann bei mittelhirngestörten Patienten das EEG über Stunden durch diese aktivierte Form der δ-Aktivität geprägt werden. Fällt eine EEG-Routineableitung von 30 min Dauer in eine solche Phase (die durch die EEG-Ableitung bzw. durch die Manipulationen am Patienten mitunter erst verursacht wird!), so sind Fehlbeurteilungen möglich. Es wird dann eine „schwere Allgemeinveränderung" diagnostiziert, die dem tatsächlichen Funktionszustand des untersuchten Patienten nicht entspricht.

Im Zuge der Restitution der Schlaf-Wach-Periodik nach einem Koma gehört die aktivierte Form der δ-Tätigkeit zu den „Wachphasen" im EEG, während die „Schlafphasen" durch eine schnellere, niedrigere Aktivität gekennzeichnet sind (*paradoxe Umkehr der Merkmale des Wach-Schlaf-EEG*; s. z. B. Abb. 15.33).

9.3.5.2

9.3.5.3 Suppressionen des EEG als Reizreaktion

Akustische Reize und Schmerzreize können bei komatösen Patienten auch zu *kurzen, generalisierten Suppressionen der Hirnrindenaktivität* führen. Diese Reaktionsform wurde bislang wenig beachtet (Rae-Grant et al. 1991). Den Suppressionen von 2–3 s Dauer schließt sich in der Regel eine Serie bilateral synchronisierter δ-Wellen an (Abb. 9.12), entsprechend dem im voraufgegangenen Abschnitt dargestellten Reaktionstyp. Bei genauerer Betrachtung erweist sich die kurze Suppression in einem Teil der Fälle auch nur als eine besonders flache und sehr langsame Sub-δ-Welle (s. Abb. 9.21), so daß eine Suppression (Unterdrückung der Hirnrindenaktivität) infolge der am EEG-Gerät normalerweise eingestellten Zeitkonstante von 0,3 s nur vorgetäuscht wird. Die Übergänge zu echten Suppressionen scheinen jedoch fließend zu sein.

Durch Außenreize ausgelöste Suppressionen beobachten wir nur bei *eindeutig komatösen* Patienten und vor allem bei einer zusätzlichen Dauersedierung der Patienten. Barbiturate und Benzodiazepine haben diesbezüglich die deutlichsten Effekte. Aufgrund dieser Beziehung betrachten wir kurze reizbezogene Suppressionen als Hinweis darauf, daß *das EEG wesentlich auch durch Sedativa geprägt* wird. Dies ist ein wichtiger Aspekt für die gesamte Einschätzung des EEG-Befundes, vor allem im Hinblick auf den Grad der Verlangsamung.

Abb. 9.12. Ein Schmerzreiz löst eine 2 s dauernde Suppression des EEG aus. Im Anschluß daran mäßig akzentuiert generalisierte δ-Aktivität. Vor dem Schmerzreiz verlangsamtes EEG mit deutlicher diffuser β-Einstreuung ebenfalls als Hinweis auf einen Medikamenteneffekt. *Klinisch:* Zustand nach Polytrauma 2 Tage zuvor. Mittelgesichtsfrakturen. Im CCT leichtes allgemeines Hirnödem. Barbituratperfusion (100 mg/h). Patient bei Ableitung komatös

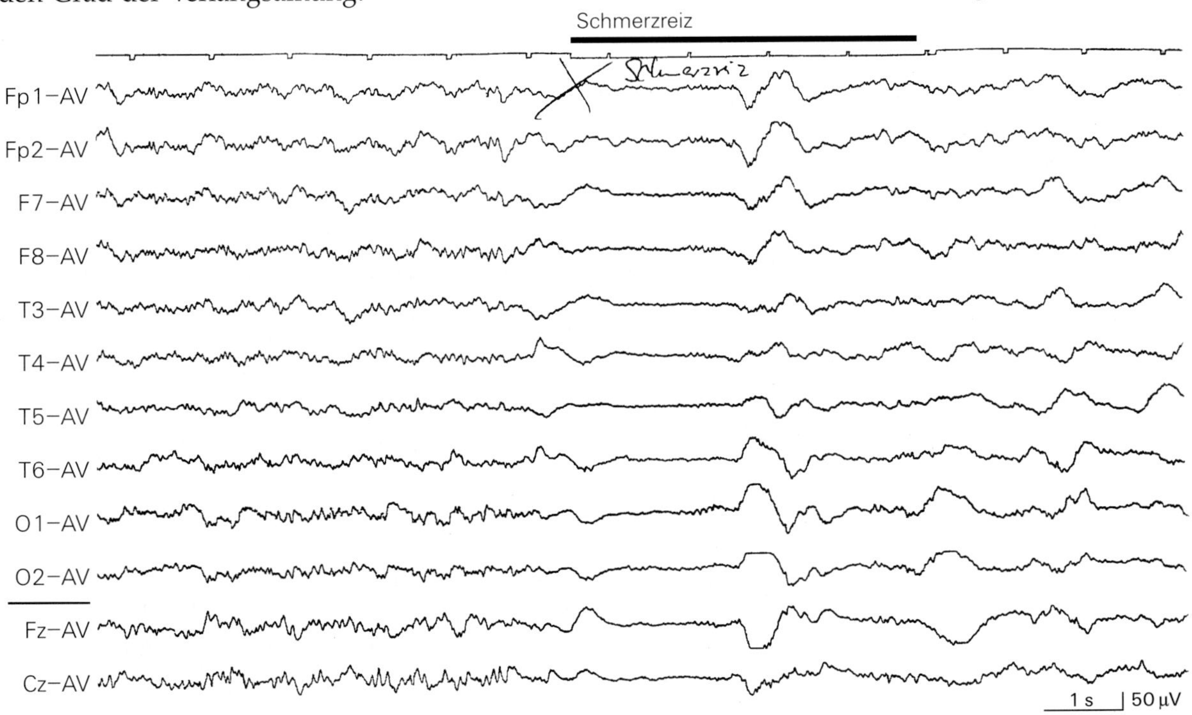

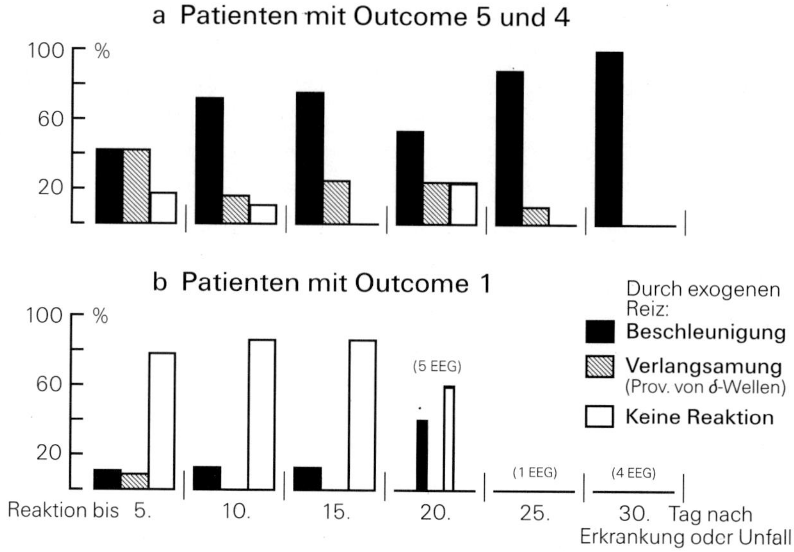

Abb. 9.13. Prognostische Bedeutung der Reaktionen im EEG (Beschleunigungen, Verlangsamungen durch Provokation von δ-Wellen, keine Reaktion). Die dargestellte Häufigkeit der Reaktionsmuster in Prozent bezieht sich auf die im Verlauf bei einem Patienten meist mehrfach durchgeführten EEG-Ableitungen. Klinische Beurteilung nach der Glasgow Outcome Scale (Jennett u. Bond 1975). **a** Outcome 5 (gut gebessert) und Outcome 4 (verbleibende leichte neurologische Störungen), 141 EEG-Ableitungen bei 52 Patienten. **b** Outcome 1 (letaler Ausgang), 79 EEG-Ableitungen bei 33 Patienten

9.3.5.4 Prognostische Bedeutung der Reagibilität im EEG

Das Ausmaß der Reizreaktionen im EEG hat eine deutliche Beziehung zur Prognose des einzelnen Falles (Abb. 9.13). Patienten, die gut gebessert aus der Intensivbehandlung entlassen wurden (Outcome 5 und 4 in der Glasgow Outcome Scale), zeigten in der Mehrzahl der Fälle von Anfang an im EEG deutliche Reaktionen auf Außenreize. Umgekehrt fehlten sie in einem hohen Prozentsatz *bereits initial* und auch im weiteren Verlauf bei Patienten mit letalem Ausgang (Outcome 1 in Abb. 9.13).

9.3.6 Spindelförmige Aktivitäten im Koma-EEG

Spindelförmig akzentuierte Potentialabläufe finden sich im EEG komatöser Patienten häufig (u. a. Chatrian et al. 1963; Silverman 1963; Lorenzoni 1975; Steudel et al. 1979; Rumpl et al. 1983). Es kann sich um β-, α- oder ϑ-Wellen bzw. -Spindeln handeln. Sie sind in der Regel einer langsameren EEG-Komponente überlagert.

9.3.6.1 Medikamentös verursachte Spindelaktivität

Werden Patienten sediert, so sind Sedativa als Auslöser einer Spindelaktivität zumindest dann anzunehmen, wenn es sich um Potentialserien mit Frequenzen oberhalb 12/s handelt (β-Spindeln). Zusätzlich kann auch eine kontinuierliche und diffus einstreuende frequente α- oder β-Komponente als Hinweis auf einen Medikamenteneffekt gewertet werden. Werden bei starker Verlangsamung die trägen δ-Wellen noch deutlich von α-β-Wellen überlagert, so kann man davon ausgehen, daß *auch die Verlangsamung vordergründig durch die Sedierung* verursacht wird (vgl. Abb. 9.21!).

9.3.6.2 Spindelaktivität als pathologisches Potentialmuster

Auch die Spindelaktivität im Koma-EEG betrachtet man häufig als pathologisches Pendant zu den Schlafspindeln des normalen Schlafes, zumal sie häufig auch mit anderen schlafähnlichen EEG-Veränderungen kombiniert auftreten (K-Komplexe bzw. paradoxe δ-Aktivierungen). In der Literatur findet man die plakative Bezeichnung „Spindel-Koma" (Britt 1981; Hansotia et al. 1981). Wie im normalen Schlaf, so treten auch im Koma die Spindeln spontan auf. Sie sind kein evoziertes Phänomen. Vermutlich sind sie Ausdruck einer partiellen Abkopplung des thalamokortikalen Funktionssystems durch Unterbrechung der aszendierenden retikulothalamischen Bahnen in Brücke oder Mittelhirn.

Die Ausprägung der Spindelaktivität im Koma-EEG erlaubt nur Aussagen zur Funktionsfähigkeit der Hemisphären

Die Angaben über die Häufigkeit dieses Befundes gehen weit auseinander. Sie liegen zwischen 5 % und 67 % (Bergamasco et al. 1968). Diese Differenzen sind durch die unterschiedliche Zusammensetzung des jeweiligen Krankengutes bedingt. Zudem lassen die Literaturdaten nicht immer eindeutig erkennen, inwieweit medikamentöse Einflüsse berücksichtigt wurden. Entsprechend unterschiedlich sind auch die Bewertungen der Prognose von Spindelaktivitäten im Koma-EEG.

Entscheidend für die Ausprägung spindelförmig akzentuierter Aktivitäten im Koma-EEG ist der *Zeitpunkt der EEG-Ableitung nach dem Eintritt der Schädigung* (Rumpl et al. 1983). Am häufigsten findet man sie im Koma nach einem Schädel-Hirn-Trauma innerhalb der ersten 2 Tage. Bei jungen Patienten treten sie häufiger und deutlicher auf (was für alle schlafähnlichen Befunde im EEG gilt). Dauert das Koma länger, nimmt ihre Häufigkeit im EEG deutlich ab. Im sog. prolongierten Koma sind Spindelaktivitäten die Ausnahme. Diese ungünstige Entwicklung geht dem Verlust anderer schlafähnlicher Muster und der Reagibilität im EEG parallel.

Spindeln im α-β-Bereich sind diagnostisch günstiger einzustufen

Zur ***prognostischen Bedeutung*** spindelförmiger Aktivitäten im Koma-EEG: Solange spontan oder medikamentös induziert typische Spindelaktivitäten oberhalb 10/s auftreten, ist eine gröbere Funktionsstörung zumindest der *Hemisphären* nicht anzunehmen. Denn ihre Entstehung setzt weitgehend intakte *thalamokortikale* Verbindungen voraus (Jurko et al. 1971).

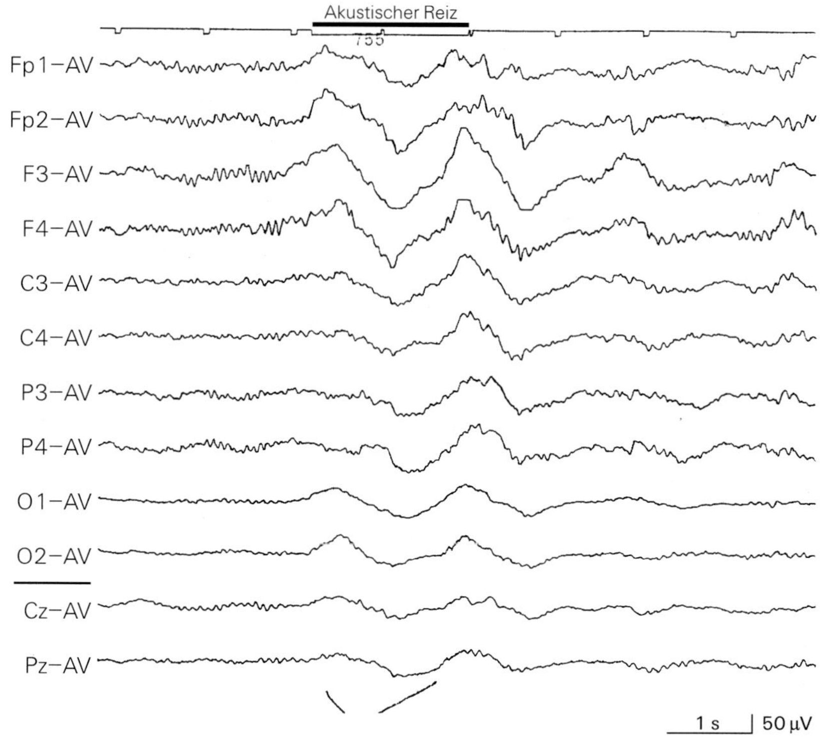

Abb. 9.14. Spindeln im α-(β)-Bereich vorwiegend frontopräzentral in einem Koma-EEG, das auch in anderer Form schlafähnliche Potentialmuster aufwies. Im abgebildeten Ausschnitt durch akustischen Reiz 2 aktivierte δ-Wellen, zu anderen Zeitpunkten der Ableitung auch K-Komplex-ähnliche Reaktionen. Schmerzreize hatten auch kurze Weckeffekte. *Klinisch:* 18jähriger Patient. Polytrauma 10 Tage zuvor. Verdacht auf frontale Kontusion links. Sedativa (Fentanyl/Midazolam) nur nach Bedarf, zuletzt etwa 6 h vor der EEG-Ableitung

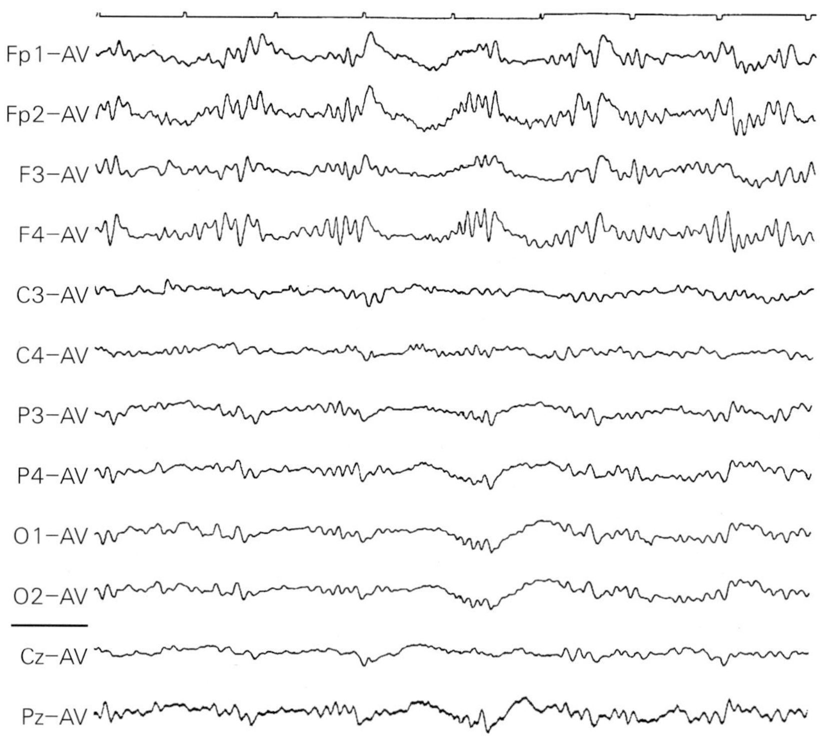

Abb. 9.15. Prognostisch ungünstiger Typ einer Spindelaktivität im Koma-EEG. Frontal betonte Spindeln um 8–7/s mit auffälliger Koppelung an langsame frontale δ-Wellen. Keine Sedativa. *Klinisch:* 40jährige Patientin. Zustand nach Subarachnoidalblutung. Koma. Streckmechanismen. Am folgenden Tag isoelektrisches EEG und kurz danach Exitus letalis

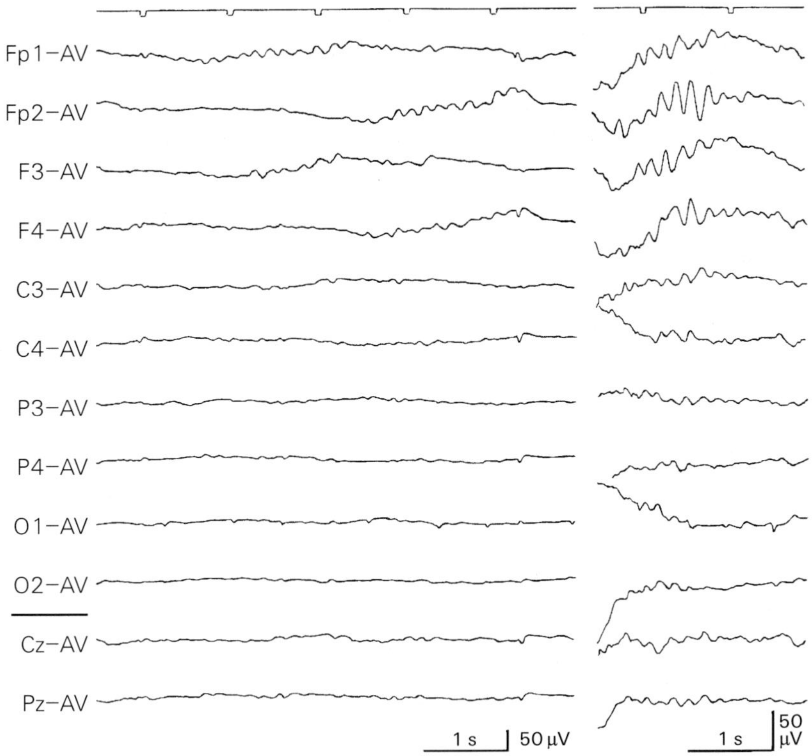

Abb. 9.16. Pathologischer Spindeltyp mit infauster Prognose. Flache ϑ-Spindeln um 6/s, die dem ansteigenden Schenkel träger frontaler δ-Wellen überlagert auftreten. *Rechts* kurzer Ausschnitt der EEG-Registrierung mit erhöhter Verstärkung. Keine Sedativa. *Klinisch:* Basilaristhrombose. Koma. Trotz angiographisch erfolgreicher Lyse klinisch Hirnstammfunktionsverlust. Am folgenden Tag Exitus letalis

Allerdings ist die diagnostische bzw. prognostische Bewertung spindelförmig akzentuierter Aktivitäten von der ***Frequenz und Topographie dieser Potentialmuster*** abhängig. Rumpl et al. (1983) unterscheiden zwischen typischen 12–14/s-Spindeln und atypischer Spindelaktivität mit langsameren Frequenzen zwischen 11 und 6/s. Diese durch ***niederfrequente*** *Wellen* gekennzeichneten Spindeln signalisieren auch nach unserer Erfahrung eine *schlechte Prognose*. Sie zeigen mit zunehmender Abnormität eine ausgesprochen *frontale Betonung* (Abb. 9.15, 9.16) und treten häufig mit δ-Wellen gekoppelt auf (meistens dem ansteigenden Schenkel träger δ-Abläufe überlagert, Abb. 9.16). Bei häufigen Seitendifferenzen kann schließlich mit einem wechselseitigen Auftreten die sonst weitgehende Rechts-links-Synchronisierung der Spindeln verlorengehen (Abb. 9.16). Diese Befunde zeigen nunmehr eine Desintegration auch der Thalamusfunktion bzw. der thalamokortikalen Verbindungen an.

Frontale langsame (ϑ-) Spindeln vermitteln eine schlechte Prognose

9.3.7 Zusammenfassung der EEG-Befunde bei Hirnstammfunktionsstörungen

Abbildung 9.17 zeigt eine Synopsis der EEG-Veränderungen, die bei subkortikalen (subhemisphäriellen) Funktionsstörungen in Abhängigkeit vom Schweregrad der Hirnstammschädigung auftreten können. Die Mittelhirnsyndrome mit den Stadien 1–4 und die prognostisch meist infausten Bulbärhirnsyndrome 1 und 2 beziehen sich auf die Komaskalierung nach Gerstenbrand u. Lücking (1970) (vgl. Tabelle 9.2, Abschn. 9.6). Eine gute Zusammenstellung und Bewertung der Befunde im Koma-EEG mit Bezug zu dieser Komaskalierung findet man bei Rumpl et al. (1979).

In der rechten Hälfte der Abb. 9.17 (Block b) sind die in den voraufgegangenen Abschnitten erörterten Potentialmuster und Reaktionstypen des EEG den Stadien der zunehmenden Bewußtseinsstörung zugeordnet. Die Analogien der durch Außenreize provozierbaren δ-Serien und die der Spindelaktivitäten im α-β-Bereich mit Graphoelementen des Schlafes sind durch gestrichelte

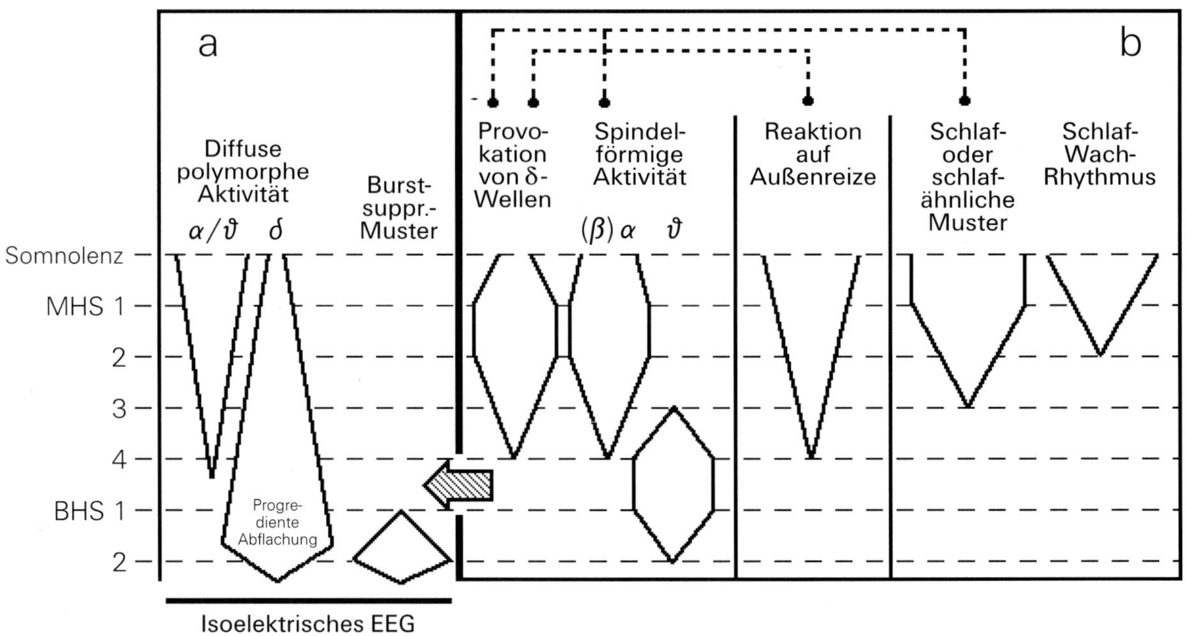

Abb. 9.17. Synopsis der wichtigsten EEG-Veränderungen im Koma, **a** bei diffusen Hirnfunktionsstörungen und **b** bei subkortikalen (subhemisphäriellen) Schädigungen. Die EEG-Merkmale sind Stufen zunehmender Bewußtseinsbeeinträchtigung zugeordnet. Die Stadien MHS 1–4 und BHS 1–2 entsprechen der Komaskalierung nach Gerstenbrand u. Lücking (1970, Tabelle 9.2). *MHS* Mittelhirnsyndrom, *BHS* Bulbärhirnsyndrom. Bei ungünstiger Entwicklung gehen die Befunde pontomesenzephaler Störungen (Block **b**) in das Bild einer schweren globalen Hirnschädigung über (Block **a**). Weiteres s. Text

Verbindungslinien angedeutet. Sie können noch im Mittelhirnsyndrom des Stadiums 2 ein schlafähnliches EEG ergeben. Ein Schlaf-Wach-Rhythmus geht bereits im beginnenden Mittelhirnsyndrom verloren. Diesbezügliche Befunde sind allerdings nur durch EEG-Langzeitableitungen (EEG-Monitoring) nachweisbar und werden in Abschn. 15.9.3 dargestellt.

Der linke Block a der Abb. 9.17 symbolisiert Fälle mit zunehmender Verlangsamung des EEG, die mitunter von Anfang an durch eine relativ monotone, wenig strukturierte und zumeist areaktive, polymorphe ϑ-δ-Aktivität gekennzeichnet ist. In der Mehrzahl der Fälle entwickelt sich dieser prognostisch ungünstige EEG-Befund erst bei zunehmender Verschlechterung aus den im rechten Block b der Abbildung dargestellten EEG-Syndromen, wie dies der Pfeil andeutet. Mit dem Zusammenbruch der vegetativen Funktionen im Bulbärhirnsyndrom wird das EEG flach und geht schließlich in eine isoelektrische Kurve über (Nullinien-EEG). Vielfach treten isoelektrische Strecken zunächst intermittierend auf. Das EEG durchläuft dann eine Phase eines spannungsarmen Burst-suppression-Musters (vgl. Abschn. 10.4.1).

9.4 Hirnstammläsionen ohne EEG-Veränderungen

Läsionen der Medulla und der kaudalen (ventralen) Brücke verursachen meistens keine EEG-Veränderungen

Bleiben bei Erkrankungen des Hirnstamms die für die Vigilanzkontrolle und für den Schlaf maßgebenden Kernareale im Tegmentum der Brücke und des Mittelhirns ausgespart, so treten keine EEG-Veränderungen auf. Die Patienten bleiben bewußtseinsklar. Derart ausgestanzte Schädigungen sind bei bestimmten Territorialinfarkten möglich. Sie führen zu besonderen Hirnstammsyndromen mit zumeist gekreuzter Symptomatik. Bedingt durch die Variabilität der Zirkulationsstörungen bei einer Vertebralis-basilaris-Insuffizienz sind die klinischen Symptome jedoch sehr vielgestaltig. Werden neuronale Strukturen, die für das EEG Bedeutung haben, randständig mitbetroffen, können natürlich auch EEG-Befunde auftreten. Solange die Durchblutungsinsuffizienz nicht zu massiven *bilateralen* Läsionen führt, bleiben die EEG-Veränderungen jedoch flüchtig und gering ausgeprägt. Bewußtseinsstörungen sind damit nicht verbunden.

Eine besondere Problematik ergibt sich in jenen Fällen, in denen eine schwerwiegende Hirnstammschädigung zu völliger Reaktionslosigkeit des Patienten führt, obwohl das EEG eine α-Aktivität zeigt. Diese Diskrepanz zwischen Klinik und EEG wurde erstmals 1953 von Loeb u. Poggio herausgestellt. Weitere Beobachtungen offensichtlich komatöser Patienten mit einem α-EEG führten schließlich zu dem Begriff des ***„Alpha-Komas"*** (Westmoreland et al. 1975). Obwohl eine derartige Befundkombination selten auftritt (verwertbare Statistiken liegen nicht vor; geschätzte Häufigkeit: 1–2% aller Komafälle), haben diese widersprüchlichen Befunde vor allem im Hinblick auf die grundsätzliche Bedeutung des EEG für die Komadiagnostik besondere Beachtung gefunden. In der Literatur findet man zahlreiche kasuistische Darstellungen, die die Vieldeutigkeit dieses Begriffes nur unterstreichen. Die Fragwürdigkeit der Definition eines sog. α-Komas zeigt sich bei umschriebenen Hirnstammläsionen im Hinblick auf die Abgrenzung zum „Locked-in-Syndrom".

9.4.1 Locked-in-Syndrom

Dem Locked-in-Syndrom liegt eine *umschriebene bilaterale Schädigung des Brückenfußes* zugrunde (Abb. 9.18a). Es besteht eine Lähmung aller Extremitäten und der kaudalen motorischen Hirnner-

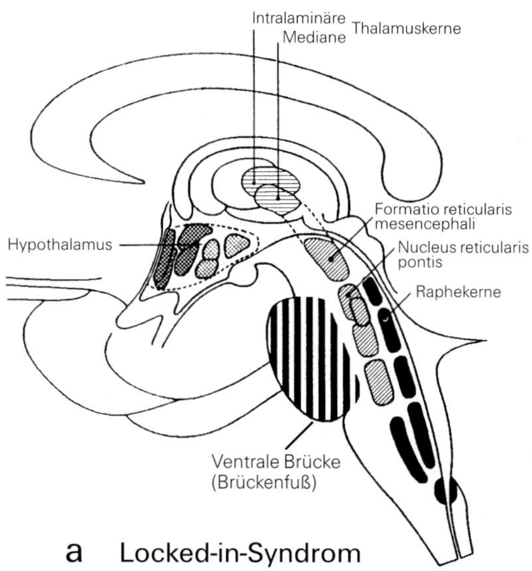

Abb. 9.18. Schematische Darstellung der Topographie der pontinen und pontomesenzephalen Läsionen in bezug zu der für den Bewußtseinszustand und für den EEG-Befund maßgebenden Achse des aufsteigenden retikulären aktivierenden Systems im Hirnstamm (s. auch Schema in Abb. 9.3). **a** Isolierte Schädigung des *ventralen Brückenbereiches* (Brückenfuß). Sie führt zum klinischen Bild des *Locked-in-Syndroms*. Die Patienten bleiben bewußtseinsklar, das EEG zeigt einen α-Rhythmus (s. Abb. 9.19a). **b** Ausdehnung der pontinen Schädigung auf Kernareale der *Formatio reticularis* in der Brückenhaube. Klinisch Bewußtseinsverlust, im EEG bilateral synchronisierte Verlangsamung (s. Abb. 9.19b). **c** Die typische *pontomesenzephale Lokalisation der meisten Hirnstammschädigungen* mit Koma und den verschiedenen EEG-Syndromen subhemisphärieller Funktionsstörungen

9.4.1

ven sowie eine horizontale Blickparese. Bei erhaltener Funktion der im Mittelhirn liegenden Okulomotoriuskerne sind nur noch *vertikale Blickbewegungen* und *Lidbewegungen* möglich. *Die Patienten sind wach und im Prinzip voll kommunikationsfähig*. Bei längerer Krankheitsdauer können die Patienten lernen, sich durch einen Blinzelkode in einfachster Form mit der Umwelt zu verständigen. Das Krankheitsbild war den Klinikern schon lange bekannt, die Bezeichnung „locked-in" (einsperren) wurde von Plum u. Posner (1972) eingeführt (gelegentlich findet man auch Bezeichnungen wie basales Ponssyndrom, „deefferented state" oder „pseudo-coma").

Das Locked-in-Syndrom wird in der Regel durch eine Perfusionsstörung am häufigsten infolge eines Basilarisverschlusses verursacht. Die Durchblutungsinsuffizienz betrifft paramediane und kurze laterale zirkumferente Äste (Aa. pontis), die überwiegend als kleinere Endarterien die Pars ventralis pontis versorgen. Die Folge ist eine Erweichung der Brückenkerne und vor allem eine Unterbrechung des Tractus corticonuclearis (zu den kaudalen motorischen Hirnnervenkernen) und des Tractus corticospinalis. Voraussetzung für die Aufrechterhaltung des Bewußtseins ist die Aussparung der Brückenhaube (Tegmentum pontis) von der Durchblutungsinsuffizienz (Abb. 9.18a).

Das Locked-in-Syndrom zeigt ein normales α-EEG

Das EEG zeigt im Locked-in-Syndrom einen ***α-Rhythmus*** (Chase et al. 1968; Hawkes u. Bryan-Smyth 1974; Markand 1976; Bauer et al. 1979, 1983; Abb. 9.19a, 9.20). Der Nachweis eines normalen α-EEG ist letztlich eine der Voraussetzungen für diese Diagnose. Darüber hinaus wird auch eine normale Reaktionsfähigkeit des α-Grundrhythmus gefordert. Kann der Patient auf Aufforderung die Augen öffnen, wird die Grundaktivität häufig auch blockiert, aber nicht immer (s. unten!). Das EEG kann auch leichte Abänderungen zeigen, häufig temporal betont. Im Rahmen einer allgemeinen Arteriosklerose können natürlich auch anderweitige EEG-Veränderungen auftreten.

Selten wird das Locked-in-Syndrom mit einer minimalen Restitution der motorischen Ausfälle zu einem Dauerzustand. In unserer Klinik wurde ein Patient mit einem chronischen Locked-in-Syndrom über 3 Jahre betreut. Handelt es sich nur um eine pontine Durchblutungsinsuffizienz ohne Gefäßverschluß, so kann das Krankheitsbild ähnlich einer transitorischen ischämischen Attacke auch reversibel sein (Bauer et al. 1979). In den meisten Fällen endet das Krankheitsbild jedoch durch eine sekundäre Verschlechterung der kritischen Gesamtsituation letal, oder der *infarzierende Gefäßprozeß entwickelt sich progedient*. Es werden weitere Abschnitte der Brücke und schließlich auch des Mittelhirns involviert (Abb. 9.18b). Eine einseitige, partielle Schädigung der retikulären Strukturen in der Haubenregion der Brücke (und auch

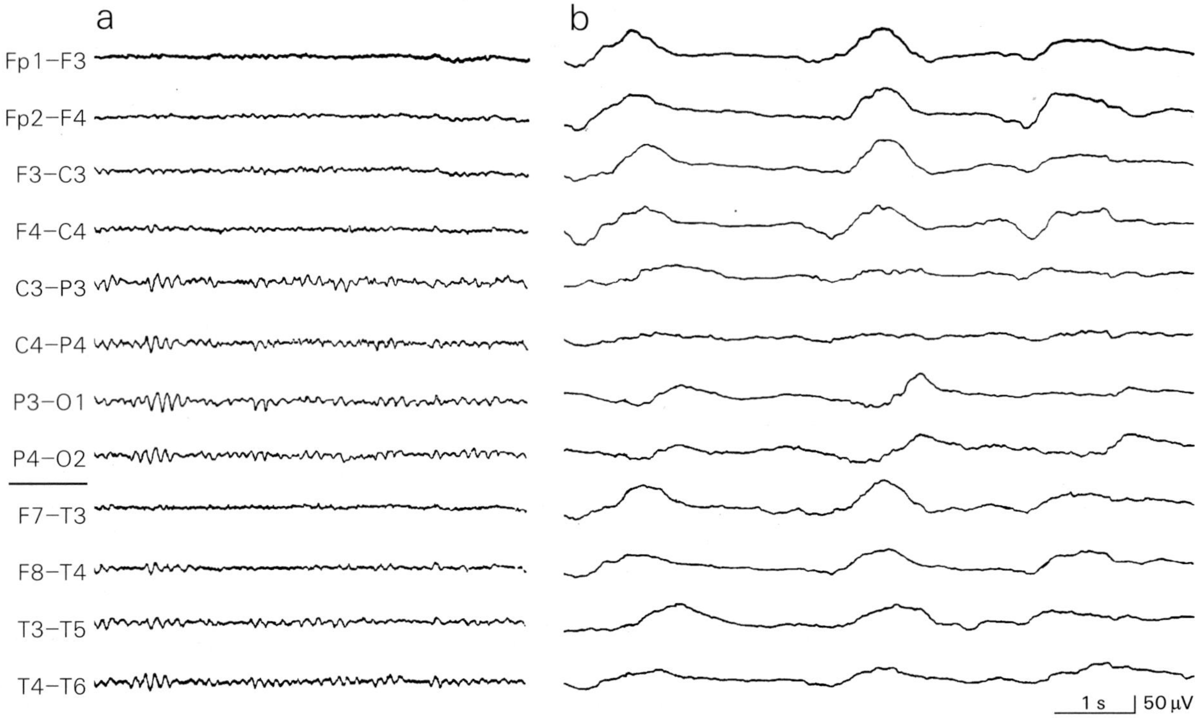

Abb. 9.19. a Normaler α-Grundrhythmus mit okzipital betonter 8/s-α-Aktivität bei einem Patienten mit Basilarisverschluß. Klinisch *Locked-in-Syndrom*. Der Patient war *bewußtseinsklar* und mit Hilfe vertikaler Augenbewegungen oder Blinzelreaktionen zu einer minimalen Kommunikation fähig. **b** EEG-Kontrolle bei demselben Patienten 8 Tage später. Verschlechterung des klinischen Zustandes. Patient jetzt areaktiv, offensichtlich komatös. Zeichen des partiellen Hirnstammfunktionsverlustes. Auch das EEG spricht eindeutig für ein *Koma*. 3 Tage später Exitus letalis. Die Obduktion ergab eine totale Infarzierung der Brücke, die feinhistologische Untersuchung mit Unterschieden der neuronalen Schädigungen den *zweizeitigen Ablauf der ischämischen Schädigung* (etwa entsprechend Abb. 9.18a zu 9.18b)

des Mittelhirns) ist mit einer Erhaltung des Bewußtseins noch vereinbar. Erst der bilaterale Ausfall führt zum Bewußtseinsverlust. Parallel dazu treten deutliche EEG-Veränderungen auf. Es kann sich dann das typische Bild einer pontomesenzephalen Funktionsstörung mit bilateral synchronisierter δ-Aktivität entwickeln (Abb. 9.19b).

Die Diagnose eines totalen Locked-in-Syndroms ist nur mit Hilfe des EEG möglich

Fällt auch die vertikale Okulomotorik aus, entwickelt sich das sog. ***totale*** *Locked-in-Syndrom* (Bauer et al. 1979; Meienberg et al. 1979). Der Patient ist dann vollständig bewegungsunfähig. Die Diagnose eines totalen Locked-in-Syndroms ist jetzt *nur unter Berücksichtigung des EEG* möglich. Klinisch ist nicht zu entscheiden, ob sich ein regungsloser Patient mit geschlossenen Augen nur in einem total plegischen Zustand oder im Koma befindet. Aus der Sicht des EEG kommt diesem schrecklichen Zustand für die gene-

9.4.1

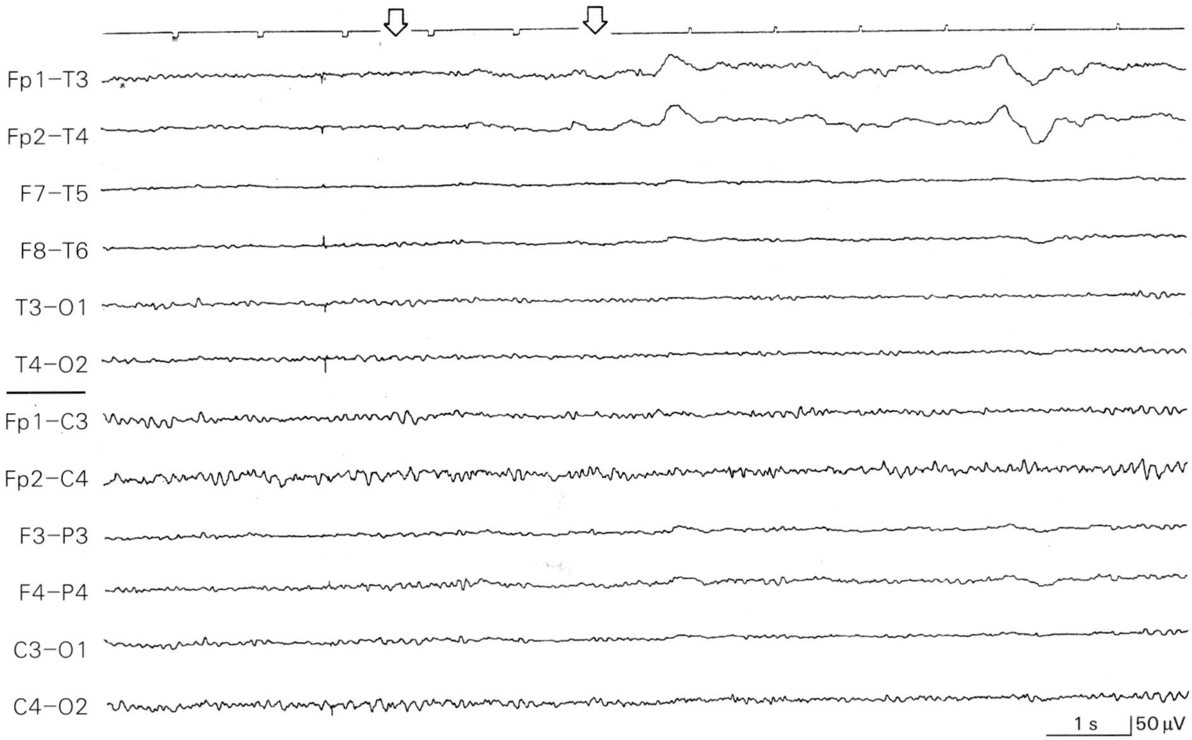

Abb. 9.20. α-EEG bei einem areaktiven Patienten mit nahezu *totalem Locked-in-Syndrom*. Augen geschlossen. *Pfeile:* Anruf des Patienten. Im EEG geringfügige, flüchtige Beschleunigung. Kurz danach in den frontalen Ableitungen Augenartefakte. Das Bemühen des Patienten, die Augen zu öffnen, war nur bei genauem Hinsehen an einer minimalen Lidbewegung zu erkennen. EEG-Ableitung mit weiter bipolarer Elektrodenmontage, um die niedrigen EEG-Wellen besser erfassen zu können

relle Diskussion der Korrelation von EEG und Bewußtseinsstörung eine entscheidende Bedeutung zu, weshalb dieser Sachverhalt hier auch ausführlicher erörtert wird. Die Diskussion entzündet sich, wie oben schon erwähnt, an dem unglücklich gewählten Begriff des „Alpha-Komas".

9.4.2 Zur Frage des sog. Alpha-Komas

Wellen im α-Bereich treten im Koma in verschiedener Form häufig auf, auch bei schwerer Hirnschädigung. Vielfach handelt es sich nur um relative Beschleunigungen des EEG, wie sie im Rahmen intermittierender EEG-Veränderungen im Koma auftreten können (Abschn. 9.3.3). Die bei Intoxikationen mitunter vorherrschende α-

Komponente wird in der Literatur ebenfalls mit dem Begriff „Alpha-Koma" vermischt (Carroll u. Mastaglia 1979; Guterman et al. 1981; Kuroiwa et al. 1981). Schließlich ist in einschlägigen Arbeiten nicht immer eindeutig nachzuvollziehen, welche Kriterien einerseits für die Bezeichnung „α-EEG" und andererseits für die Festlegung eines Komas gegolten haben. Von einem „α-EEG" sollte man nur sprechen, wenn die α-Tätigkeit wirklich auch die Merkmale eines normalen α-Grundrhythmus aufweist (s. Abschn. 4.2).

Die Reaktivität des EEG auf Außenreize ist dabei allerdings kein sicheres Kriterium für die Einschätzung der Bewußtseinslage. Bei einem klinisch eindeutigen Locked-in-Syndrom können im EEG Reaktionen fehlen oder nur minimal angedeutet bleiben (Abb. 9.20). Für die Einschätzung des EEG-Befundes ist letztlich *die **Ätiologie** und die neurologische Topographie des Falls entscheidend:*

Handelt es sich um eine *Basilarisinsuffizienz* oder um eine andere umschriebene Ponsschädigung und wird *eindeutig durchgehend* eine α-Grundaktivität registriert, so ist *ein Koma wenig wahrscheinlich*, auch wenn eine Reaktivität der α-Tätigkeit nicht erkennbar ist. Unter Umständen liegt ein totales Locked-in-Syndrom vor.

Die Bezeichnung „Alpha-Koma" trifft wahrscheinlich nur für Fälle mit schwerer diffuser (hypoxischer) Hirnschädigung zu

Liegt andererseits eine Erkrankung vor, bei der eine *diffuse Hirnschädigung* zu erwarten ist, so ist eine fortlaufende Aktivität im α-Bereich das Zeichen dafür, daß sogar eine schwere diffuse Schädigung eingetreten ist. *Diese Patienten sind tief komatös*. In nahezu allen Fällen ist die Läsion die Folge einer globalen Hypoxie, die die *gesamte graue Substanz* des Groß- und Kleinhirns betrifft und umgekehrt *den Hirnstamm oft weitgehend ausspart*. Nur diese Fälle rechtfertigen die Bezeichnung „Alpha-Koma". Die „α-Wellen" haben hierbei einen ganz anderen Stellenwert als die α-Tätigkeit, die den Grundrhythmus der Hemisphären kennzeichnet und die auch bei einem Locked-in-Syndrom zu registrieren ist. Dies wird im *Abschn. 10.7* ausführlich diskutiert.

9.5 Einfluß der Sedierung auf das EEG komatöser Patienten

Eine Sedierung wird bei starker motorischer Unruhe der Patienten und im Interesse einer optimal kontrollierbaren Beatmung erforderlich. Zumeist werden die Sedativa über Perfusoren kontinuierlich verabfolgt. *Der erreichte Blutspiegel kommt dabei oft einer Narkose gleich*. Schädel-Hirn-Verletzte erhalten hohe Sedativadosen nicht selten bereits im Notarztwagen. Bei intrakranieller Drucksteigerung kann eine hochdosierte Barbituratgabe über eine Stoff-

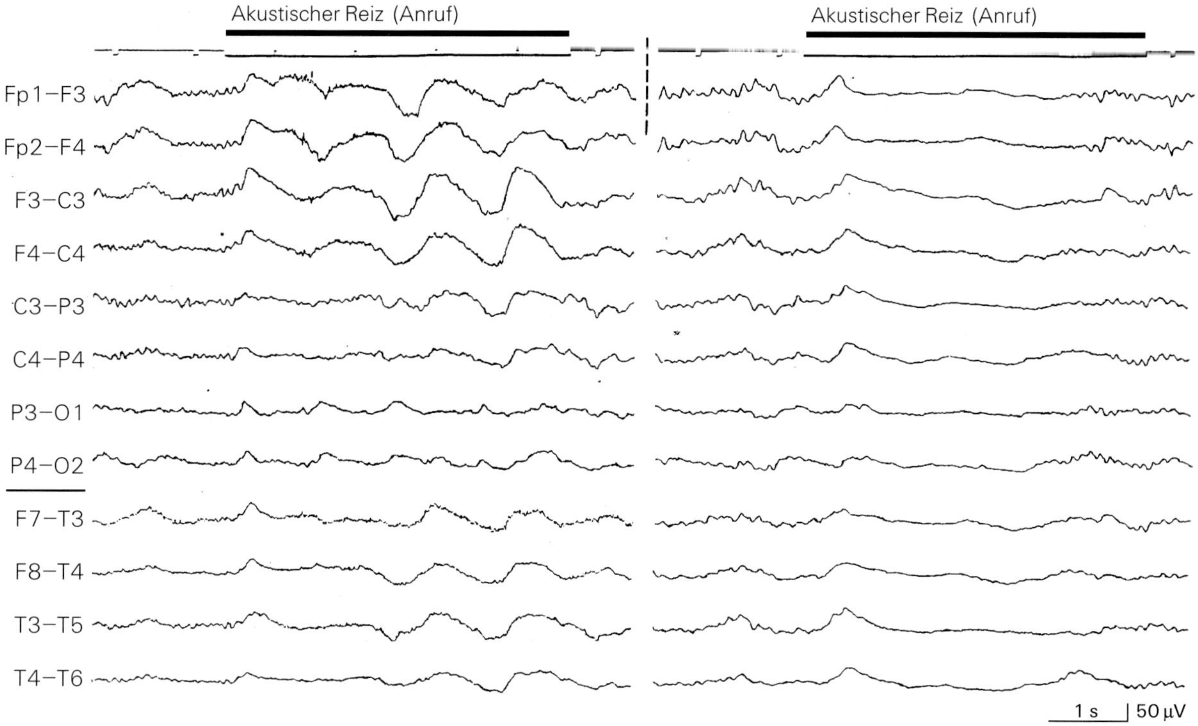

Abb. 9.21. EEG-Veränderungen bei einem *sedierten Patienten ohne zerebrale Erkrankung*. Die Sedierung wurde im Rahmen einer Beatmungsbehandlung bei schwerem Thoraxtrauma erforderlich. Sedierung mit Midazolam (9,6 mg/h) und Fentanyl (0,32 mg/h). Starke Verlangsamung des EEG. Akustische Reize führen zu einer paradoxen δ-Aktivierung (*links*) oder zu einer „Suppression" (genauer: zu sehr trägen Sub-δ-Wellen) *rechts* im Bild. Beide Befunde entsprechen weitgehend jenen, die auch im Koma nach subhemisphäriellen Läsionen auftreten. Nach Beendigung der Sedierung wurde wieder ein normales α-EEG registriert

wechselreduzierung und angepaßte Drosselung der Durchblutung drucksenkend wirken. Außer *Barbituraten* sind *Benzodiazepine* und *Opiate* in der Intensivtherapie derzeit häufig eingesetzte Sedativa.

Sedativa bzw. Hypnotika entfalten ihre Wirkung in erster Linie durch eine *Beeinflussung des mesodienzephalen Systems*. Dadurch entstehen meist schlafähnliche EEG-Veränderungen, *die insbesondere bei einem Schädel-Hirn-Trauma den ebenfalls oft schlafähnlichen komabedingten EEG-Befunden weitgehend ähnlich sein können*. Dies betrifft die bilateral synchronisierte Verlangsamung der EEG-Wellen und die spindelförmig akzentuierten Potentialmuster ebenso wie die in Abschn. 9.3.5. beschriebenen Reaktionsformen des EEG auf Außenreize. Die Ähnlichkeiten der durch Sedativa auslösbaren EEG-Veränderungen mit einem Koma-EEG werden deut-

Die diagnostische Aussage des EEG im Koma kann in der Intensivpraxis durch die häufige Sedierung der Patienten stark eingeschränkt werden

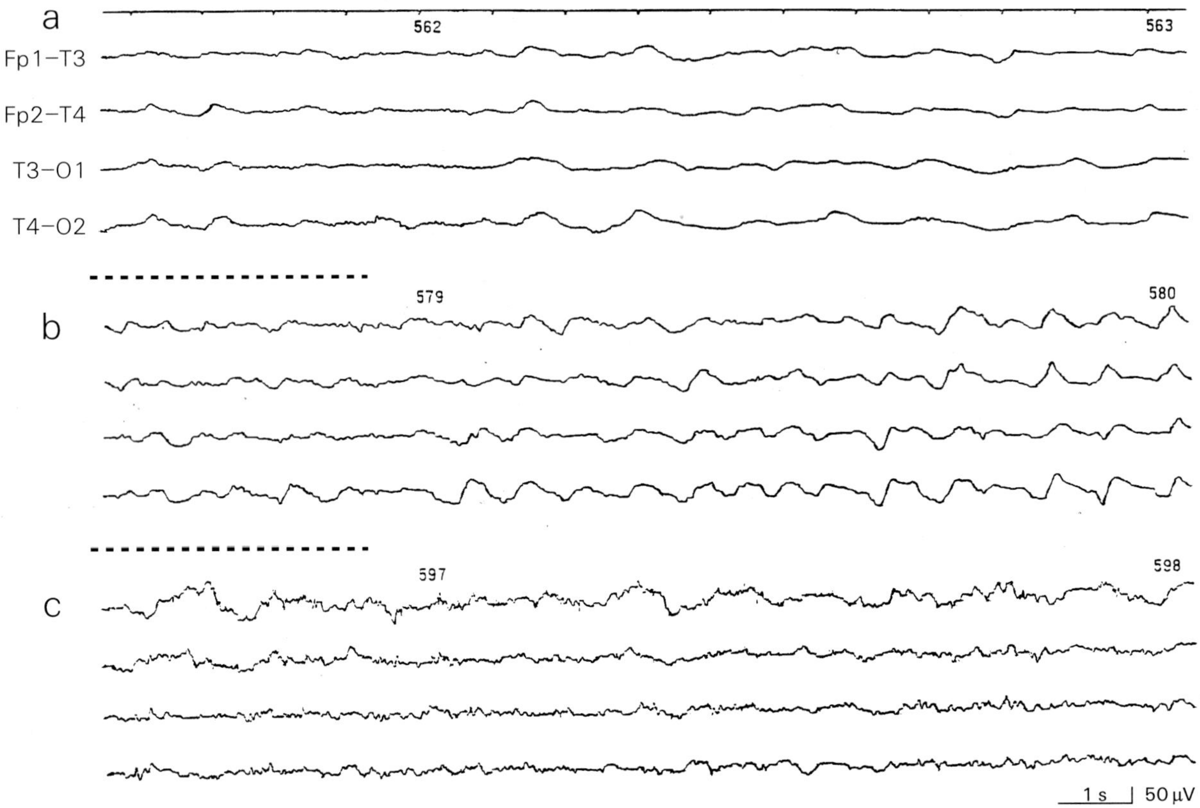

Abb. 9.22. Wirkung einer Antagonisierung von Sedativa. 66jähriger Patient. Zustand nach Myokardinfarkt und Beatmungsbehandlung. Die Sedierung mit Fentanyl und Midazolam wurde 3 Tage vor der EEG-Ableitung beendet. Der Patient blieb nicht ansprechbar. Sedativaüberhang? Die Abbildung zeigt Ausschnitte aus einer fortlaufenden EEG-Registrierung mit Darstellung von lediglich 4 Kanälen. **a** EEG-Ausschnitt vor Antagonisierung. **b** EEG 2 min nach 0,5 mg Flumazenil. Kurz danach Applikation von 0,4 mg Naloxon. In **c** ein EEG-Ausschnitt weitere 3 min danach. Patient motorisch stark unruhig; im 1. Kanal (Fp1–T3 in **c**) dadurch träge Potentialschwankungen als Artefakt. Die anfangs starke Verlangsamung des EEG wurde durch die Antagonisierung weitgehend aufgehoben

lich, wenn eine Sedierung bei Patienten notwendig wird, ohne daß eine Hirnschädigung vorliegt (Abb. 9.21).

Der oft massive Effekt der Sedativa ist das besondere Problem in der EEG-Intensivdiagnostik! Es gibt keine charakteristischen EEG-Merkmale, mit denen sich die durch eine Sedierung bedingten Einflüsse auf das EEG von den prozeß- bzw. schädigungsbedingten EEG-Veränderungen sicher abgrenzen lassen. Man kann nur mit Wahrscheinlichkeiten operieren. In rund 1/3 aller sedierten Intensivpatienten bleibt die diagnostische Aussage des EEG aus diesem Grunde sehr vage.

Ein deutlicher Einfluß einer laufenden Sedierung ist anzunehmen, wenn *besonders träge δ-Wellen* auftreten oder wenn der allgemeine Grad der Verlangsamung *in einem auffälligen Gegensatz zur Komaskalierung* steht und wenn träge δ-Wellen von deutlich ausgeprägten *Spindeln im Bereich 10–14/s* oder von einer diffusen α-β-Komponente überlagert werden. Ein weiteres Indiz für einen vordergründigen Medikamenteneffekt ist gegeben, wenn Außenreize zu kurzen *„Suppressionen"* der Hirnrindenaktivität führen (Abb. 9.21b). Das letztgenannte Phänomen tritt mit 10–20% der Fälle nicht häufig auf. Wenn es aber auslösbar ist, so halten wir diese kurzen Abflachungen für einen relativ sicheren Hinweis auf einen Medikamenteneffekt.

Zumindest unter einer Sedierung mit Barbituraten wird im EEG bei entsprechend hoher Dosierung schließlich ein Burst-suppression-Muster ausgelöst (s. Abschn. 10.4). Früher benutzten wir dieses Merkmal bei Schädel-Hirn-Traumen als einen Parameter zur „Steuerung" der Barbituratperfusion (Thiopental).

Antagonisierung von Sedativa

Über die ***Antagonisierung der Sedativa*** liegen in bezug zum EEG noch nicht viele Erfahrungen vor. Die abrupte Unterbrechung der Sedierung kann zu starker motorischer Unruhe und zu vegetativen Entgleisungen führen und ist nicht ungefährlich. Eine Antagonisierung kann zur Klärung unklarer Bewußtseinsstörungen beitragen, vor allem wenn der Patient zuvor längere Zeit sediert worden ist. Auch im Rahmen der *Hirntodbestimmung* muß mitunter ein Sedativaüberhang sicher ausgeschlossen werden. Zu rein diagnostischen Zwecken (in der Hoffnung, das EEG von den störenden Sedativaeffekten zu „befreien") lehnen wir die Maßnahme ab. Das resultierende EEG bleibt durch unwägbare Einflüsse belastet.

Abbildung 9.22 zeigt EEG-Ausschnitte von einem Patienten, der nach Beendigung einer Dauersedierung mit Midazolam und Fentanyl offensichtlich durch einen Sedativaüberhang nicht wach wurde. Die Abbildung zeigt die aufeinanderfolgenden Effekte des Antagonisten Flumazenil (Antidot des Benzodiazepins) und der Applikation von Naloxon (Antidot des Opiats Fentanyl).

9.6 EEG-Befunde bei Schädel-Hirn-Verletzungen

Die in den voraufgegangenen Abschnitten dieses Kapitels dargestellten EEG-Befunde können grundsätzlich bei allen Erkrankungen und Schädigungen auftreten, wenn sie zu Hirnstammfunktionsstörungen führen. Die größte Bedeutung gewinnen sie jedoch schon zahlenmäßig im Zusammenhang mit dem Schädel-Hirn-Trauma. Zugleich sind die verschiedenen EEG-Syndrome, die in dem Schema der Abb. 9.17 zusammengefaßt sind, bei Schädel-Hirn-Verletzungen am deutlichsten ausgeprägt. Der häufigste Befund nach einem Hirntrauma ist allerdings die *diffuse Verlangsamung* (Allgemeinveränderung). Sie ermöglicht keine besonderen diagnostischen Aufschlüsse, vermittelt jedoch Aussagen über den Schweregrad der Schädigung. *Herdbefunde* schließlich sind wiederum unmittelbar diagnostisch von Bedeutung. Sie haben zwar

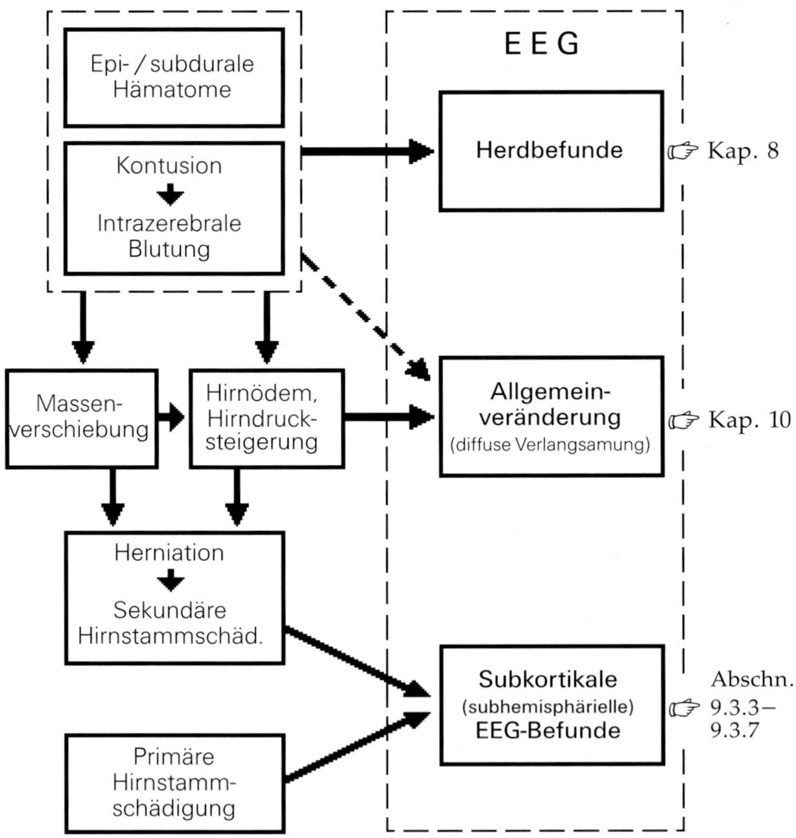

Abb. 9.23. Zuordnung der EEG-Befunde zu verschiedenen Läsionsformen bei einem schweren Schädel-Hirn-Trauma. Für das EEG sind umschriebene Läsionen der Hemisphäre (Kontusionsschäden, Blutungen) und vor allem die Hirnstammfunktionsstörungen von Bedeutung, die im Gefolge von Massenverschiebungen und Hirndrucksteigerungen nach einer Herniation von Teilen des basalen Schläfenlappens in den Tentoriumschlitz durch Kompression des Mittelhirns entstehen (s. auch Abb. 9.24)

nicht die Aussagekraft der neuroradiologischen Untersuchungen, aber das EEG kann auf der Intensivstation vergleichsweise problemlos und beliebig oft eingesetzt werden. Der Nachweis einer Herdstörung hat nach wie vor eine wichtige Signalfunktion. Generell kann das EEG traumatisch bedingte Störungen der Hirnfunktion wesentlich häufiger nachweisen als die klinisch-neurologische Untersuchung (Koufen u. Dichgans, 1978).

Im Schema der Abb. 9.23 sind die 3 für die EEG-Diagnostik bei Schädel-Hirn-Verletzungen wichtigen Kategorien der EEG-Befunde den traumatischen Schädigungsformen zugeordnet, nämlich Herdbefunde, Allgemeinveränderungen und die Syndrome der subkortikalen (subhemisphäriellen) Funktionsstörungen. Diese EEG-Veränderungen werden in den einschlägigen Kapiteln ausführlich abgehandelt. Im folgenden sollen lediglich die besonderen Gesichtspunkte in der Beurteilung der EEG-Befunde bei Schädel-Hirn-Verletzungen zusammengefaßt werden.

Zur Einteilung der Hirnverletzungen nach dem Schweregrad:

Die frühere Unterteilung in Commotio, Contusio (und Compressio) cerebri hat man aufgegeben, wenngleich der Begriff „Commotio" im klinischen Sprachgebrauch stark verankert geblieben ist. Mit allerdings ähnlichem klinischem Stellenwert unterteilt man heute das gedeckte Schädel-Hirn-Trauma (SHT) nach der Dauer der Bewußtseinsstörung (Bwst) in

- *leichtes SHT* (1. Grad, Bwst bis zu 1 h),
- *mittelschweres SHT* (2. Grad, Bwst bis zu 24 h) und
- *schweres SHT* (3. Grad, Bwst von mehr als 24 h und/oder *Hirnstammfunktionsstörungen*).

Wahrscheinlich ist jede Bewußtseinsminderung eine Hirnstammfunktionsstörung. Die klassischen Definitionen der verschiedenen Grade der (quantitativen) Bewußtseinsstörung wurden bereits eingangs im Abschn. 9.2 erläutert. Wenn die Bewußtlosigkeit (das Koma) länger anhält und damit echte (sekundäre oder primäre) Hirnstamm***läsionen*** anzunehmen sind, wird der Patient intensivbehandlungspflichtig. Zur Beurteilung und zur Dokumentation

Augen öffnen	spontan	4
	auf Aufforderung	3
	auf Schmerzreize	2
	nicht	1
Beste motorische Antwort	gezielt nach Aufforderung	6
	gezielt nach Schmerz	5
	ungezielt nach Schmerz	4
	Beugemechanismen	3
	Streckmechanismen	2
	keine	1
Sprachliche Reaktionen	korrekt, situationsgerecht	5
	verwirrt	4
	einzelne inadäquate Worte	3
	unartikuliert	2
	keine	1

Tabelle 9.1. Glasgow-Komaskala (Reaktionsskala). Für 3 Kategorien der Reaktionen des Patienten werden die jeweils besten Antworten bzw. Reaktionen mit einer „Note" bewertet. Man erhält dann 3 Punktwerte, die zu addieren sind. Ein Gesamtwert unter 8 spricht für eine ausgeprägte (Hirnstamm-)störung

STADIEN DER HIRNSTAMMSCHÄDEN NACH SUPRATENTORIELLER RAUMFORDERUNG		MHS					BHS	
ZENTR. HERNIATION		I	II A	II B	III	IV	I	II
VIGILITÄT		SOMNOLENZ	SOPOR	COMA	COMA	COMA	COMA	COMA
REAKTION	AKUSTISCHE REIZE	GERING VERZÖGERT MIT ZUWENDUNG	VERZÖGERT OHNE ZUWENDUNG	FEHLEND	FEHLEND	FEHLEND	FEHLEND	FEHLEND
	SCHMERZREIZE	PROMPT GERICHTETE ABWEHR	VERZÖGERT UNGERICHTETE ABWEHR	RESTE UNGERICHTETER ABWEHR	BEUGE-STRECK-STELLUNG	STRECK-SYNERGISMEN	REST-STRECK-SYNERGISM.	FEHLEND
OPTOMOTORIK	BULBUS-STELLUNG	NORMAL	NORMAL	BEGINNENDE DIVERGENZ	DIVERGENZ	DIVERGENZ	DIVERGENZ FIXIERT	DIVERGENZ FIXIERT
	BULBUS-BEWEGUNG	PENDELND	SCHWIMMEND	DYSKONJUNGIERT	FEHLEND	FEHLEND	FEHLEND	FEHLEND
	PUPILLENWEITE	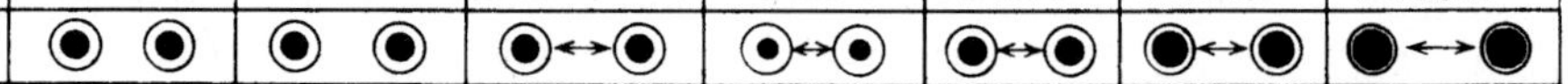						
	LICHTREAKTION	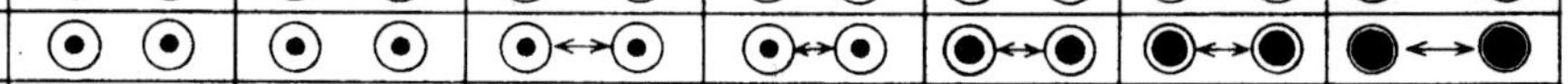						
KÖRPERMOTORIK	KÖRPERHALTUNG	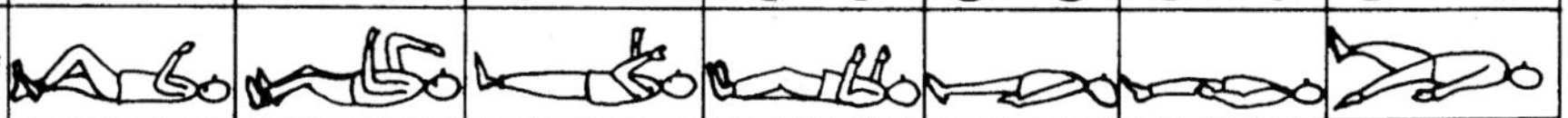						
	SPONTANMOTORIK	MASSEN- UND WÄLZ-BEWEGUNGEN	MASSENBEWEG. ARME STRECKBEWEG. BEINE	MASSENBEWEG. ARME STRECKHALTUNG BEINE	BEUGE-STRECK-HALTUNG	STRECKHALT.	REST-NACH-STRECKHALT.	SCHLAFFE HALTUNG
	TONUS	NORMAL	BEINE GERING ERHÖHT	BEINE ERHÖHT	ERHÖHT	STARK ERHÖHT	GERING ERHÖHT	SCHLAFF
	BABINSKI PHÄNOMEN	↓ ↓	↑ ↓	↑ ↓	↑ ↑	↑ ↑	↑ ↑	—
OBLIGAT	ATMUNG	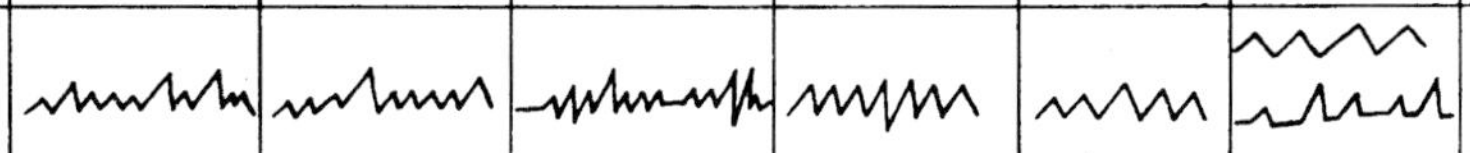						—
VEGETATIV NICHT OBLIGAT	PULS	LEICHT ERHÖHT	NORMAL	BESCHLEUNIGT	BESCHLEUNIGT	STARK BESCHLEUN.	BESCHLEUNIGT	VERLANGSAMT
	RR	NORMAL	NORMAL	NORMAL	LEICHT ERHÖHT	ERHÖHT	NORMAL	ERNIEDRIGT
	KÖRPERTEMPERATUR	NORMAL	NORMAL	LEICHT ERHÖHT	ERHÖHT	STARK ERHÖHT	ERHÖHT	NORMAL ERNIEDRIGT

Tabelle 9.2. Skalierung der Hirnstammfunktionsstörungen nach Gerstenbrand u. Lücking (1970), die häufig mit den EEG-Befunden korreliert wird. Schematische Darstellung der wichtigsten Parameter, die bei progredienter Kompression des Hirnstamms das Mittelhirnsyndrom (*MHS*) und das Bulbärhirnsyndrom (*BHS*) charakterisieren. Das klassische Mittelhirnsyndrom der *Phase II* ist, abweichend von dem ursprünglichen Schema, in die Phasen *IIa* und *IIb* unterteilt. (Aus: Gerstenbrand u. Rumpl 1983)

sind verschiedene Einteilungen des Schweregrades der Hirnstammfehlfunktionen (sog. ***Komaskalierungen***) im Gebrauch.

Auch in Deutschland wird heute vielfach die sog. *Glasgow-Komaskala* verwendet (Tabelle 9.1). Sie ist sehr pragmatisch orientiert und sollte besser als „Glasgow-Reaktionsskala" bezeichnet werden (Hacke 1986). Einen deutlich besseren, differenzierteren Bezug zur klinischen Symptomatik und zur Pathophysiologie hat die Einteilung von Gerstenbrand u. Lücking (1970) in 4 Schweregrade des *Mittelhirnsyndroms* und 2 solche des *Bulbärhirnsyndroms,* das sich bei Zunahme der Hirnstammschädigung in kaudaler Richtung entwickelt (Tabelle 9.2). Diese Skalierung liegt auch der Synopsis der EEG-Syndrome in Abb. 9.17 zugrunde. Abbildung 9.24 zeigt die durch allgemeine Hirndrucksteigerung und durch einseitige supratentorielle Raumforderung eintretenden Massenverschiebungen der Hirnsubstanz, die zu einer Kompression des rostralen Hirnstamms (Mittelhirn) und schließlich auch des kaudalen Hirnstamms mit Ausfall aller Hirnstammfunktionen (Bulbärhirnsyndrom) führen.

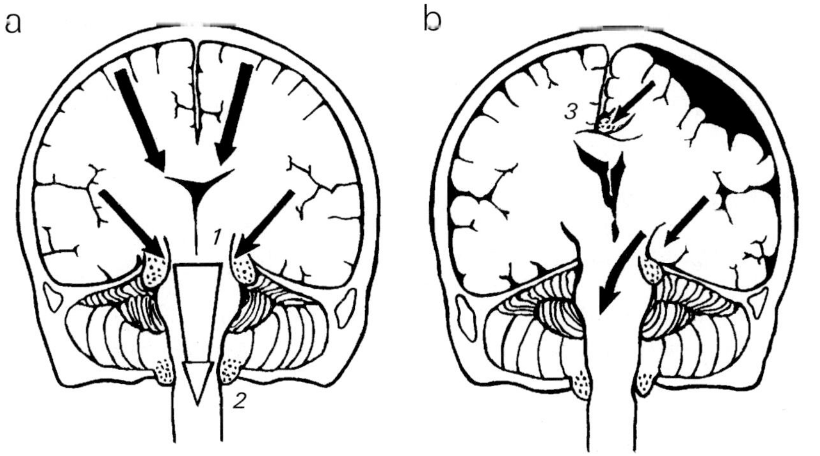

Abb. 9.24. Schematische Darstellung der supratentoriellen Volumenvermehrung durch Hirnschwellung (**a**) mit beiderseitiger (symmetrischer) Einklemmung des Mittelhirns am Tentoriumschlitz (*Mittelhirnsyndrom* durch tentorielle Herniation, *1*) und einer einseitigen supratentoriellen Raumforderung z. B. durch ein subdurales Hämatom (**b**), die zu einer asymmetrischen Verdrängung des Hirnstamms führt. In beiden Fällen führt die weitere Massenverschiebung schließlich zu einer Herniation auch am Foramen occipitale magnum (*2*) mit Entwicklung eines *Bulbärhirnsyndroms*. Der oberste Pfeil (*3*) in **b** zeigt eine zinguläre Herniation. (Aus: Gerstenbrand u. Rumpl 1983)

9.6.1 Allgemeine bzw. diffuse traumatische Hirnbeteilung

Eine ***leichtes Schädel-Hirn-Trauma*** (SHT 1. Grades, Commotio cerebri in der klassischen Definition) sollte nur kurzzeitig zu leichten allgemeinen Abänderungen im EEG führen. Beweiskräftig sind *Frequenzerniedrigungen* der Grundaktivität mindestens um 1/s (1,5/s nach Koufen u. Dichgans 1978). Diese sind häufig *nur retrospektiv* durch Verlaufskontrollen zu erkennen (s. auch Abschn. 10.1). Nach einem leichten SHT bilden sich die EEG-Veränderungen innerhalb weniger Tage zurück. Das Ausmaß der Verlangsamung zeigt eine lockere Korrelation mit der Dauer der (anterograden) Amnesie. In der Untersuchung von Koufen u. Dichgans (1978) war in 6,5% von 344 Patienten mit (leichten) traumatischen EEG-Veränderungen eine Amnesie nicht zu erfragen. Die Allgemeinveränderung kann innerhalb der ersten Tage nach dem Unfall noch zunehmen. In einigen Fällen konnten wir im CCT dann doch noch die Entwicklung eines leichten diffusen Hirnödems beobachten.

Leichte traumatisch bedingte EEG-Veränderungen (geringe Frequenzerniedrigungen) sind oft erst retrospektiv zu erkennen (Verlaufskontrollen!)

Bei ***mittelschweren und schweren Schädel-Hirn-Traumata*** treten *alle Grade der Verlangsamung* auf. Zumindest bei schweren SHT liegen, natürlich abhängig vom Verletzungsmodus, vielfach auch unmittelbar traumatische *Hirnstammbeteiligungen* vor. Diese und die häufigeren, erst sekundär eintretenden Hirnstammläsionen (s. Abb. 9.24), deren klinische Symptome sich den in Tabelle 9.2 genannten Merkmalen zuordnen lassen, bedingen verschiedene *besondere EEG-Syndrome* (insbesondere die der Mittelhirnfunktionsstörung), die in den Abschn. 9.3.3–9.3.7 besprochen werden (s. auch Rumpl 1979). Besonderen Stellenwert für die Einzelfallbeurteilung haben das Ausmaß und die verschiedenen Formen der *EEG-Reaktionen auf Außenreize* (Abschn. 9.3.5).

Schwere diffuse EEG-Veränderungen mit generalisierten, repetitiv auftretenden Phänomenen meistens in Form eines *Burst-suppression-Musters* (vom Typ 1, s. Abschn. 10.4.1) sind bei einem SHT *sekundär* verursacht. Sie sind die Folge von Komplikationen seitens des Kreislaufs oder der Atmung (insbesondere durch Verlegungen der Atemwege), die zu *hypoxischen* Hirnschädigungen führen. Dies gilt in der Regel auch für diffuse Erregungssteigerungen mit anhaltender, statusartiger epileptischer Aktivität. Regelrechte epileptische Anfälle (und ggf. dann auch ein Status epilepticus) treten dagegen im Zusammenhang mit Kontusionen als direkte Traumafolge auf.

9.6.2 Umschriebene traumatische Hirnschädigungen

Ein Herdbefund nach einem Schädel-Hirn-Trauma ist Hinweis auf eine Kontusion. Neurologisch ist sie nicht immer erkennbar

Eindeutige umschriebene Verlangsamungen müssen stets als Ausdruck einer substantiellen Schädigung (Kontusion) gewertet werden. Sie sind keinesfalls immer mit entsprechenden neurologischen Herdsymptomen und auch nicht immer mit Halbseitenbefunden verknüpft. In dieser Hinsicht besitzt das EEG die größere Sensitivität. In der Akutphase sind es ganz überwiegend *polymorphe δ-Herde.* Ausgedehnte Parenchymläsionen, die zumeist auch mit größeren intrazerebralen Hämatomen verknüpft sind, führen zusätzlich auch zu *Abflachungen* bis hin zu fokalen Depressionen der kortikalen Aktivität.

Schwere Herdstörungen sind initial häufig sehr ausgedehnt, oft erfaßt die Verlangsamung anfangs die gesamte Hemisphäre. Im Regelfall ist allerdings auch eine deutlichere, wenn nicht gar schwere Allgemeinveränderung vorhanden, so daß sich der zusätzliche Herdbefund zunächst kaum abgrenzen läßt. Er bleibt dann höchstens mit besonders träger δ-(sub-δ-)Aktivität noch erkennbar (s. Abb. 8.7).

Bildet sich die Allgemeinveränderung zurück, so kann sich ein δ-Herd allmählich „herausschälen" (*relative Herdverdeutlichung*). Im Einzelfall ist es dann schwierig zu entscheiden, ob es sich um eine derartige relative Verdeutlichung der überdauernden umschriebenen Störung handelt oder um eine echte Zunahme des Herdbefundes (sekundäre Einblutungen, ggf. auch Entwicklung eines Frühabszesses). Die Entscheidung über eine neuroradiologische Kontrolldiagnostik kann dann natürlich nur im Zusammenhang mit allen klinischen Daten erfolgen. Das EEG kann aber den ersten Hinweis liefern.

Bei Herdbefunden kontralateral zur direkten Schädelverletzung muß an Gegenstoßverletzungen (*Contrecoup-Herde*) gedacht werden. In der Statistik von Koufen u. Dichgans (1978) finden sich Contrecoup-Herde (zu 30 %) vor allem bei Verletzungen mit Schädelfrakturen.

9.6.3 Epidurale und subdurale Hämatome

Extrazerebrale intrakranielle Hämatome können das Hirnparenchym erheblich verdrängen. In Abhängigkeit davon finden sich schließlich in nahezu allen Fällen entsprechend lokalisierte, meist *wenig scharf abgegrenzte Herdbefunde* und vor allem auch eine zunehmende *allgemeine Verlangsamung* (Ibrahim u. Elian 1974; Neundörfer u. Piotrowski 1979). Der Grad der Allgemeinveränderung ist ein direkter Indikator für das Ausmaß der eintretenden Bewußtseinsstörung, und beides ist abhängig von der Geschwindigkeit der Hämatomentwicklung. Die Herdstörung gibt sich insbesondere bei akuter Entwicklung bzw. in der Frühphase der Hämatombildung in mindestens 1/3 aller Fälle vorwiegend durch eine ***umschriebene Amplitudenminderung*** zu erkennen.

In rd. 1/3 der Fälle führt das intrakranielle, extrazerebrale Hämatom zu einer umschriebenen Amplitudenminderung des EEG

Diese Amplitudenminderung findet man deutlich nur in *bipolaren Reihenableitungen* (oder auch in Quellenableitungen), die das EEG über beide Verstärkereingänge regional begrenzt erfassen. In Bezugsableitungen z. B. gegen die Ohren wird der Befund oft kaschiert, weil die bei Allgemeinveränderungen stets auch über die Ohren deutlich abgreifbare Aktivität in die elektronische Differenzbildung der einzelnen EEG-Kanäle einbezogen wird (s. Abschn. 2.4).

Für die Amplitudenreduzierung bei extrazerebralen Hämatomen wird von den meisten Autoren ein elektrischer Kurzschluß über die Blutansammlung zwischen Hirnoberfläche und Schädelkalotte verantwortlich gemacht. Zweifellos bewirkt das Hämatom durch Kompression des Hirngewebes auch eine zunehmende Druckschädigung, die die Hirnrindenaktivität umschrieben verlangsamt und durchaus auch zu einer Depression der Rindentätigkeit führen kann. Erhöht man die Verstärkung, so ist meistens im Bereich der Abflachung auch eine besonders träge δ-Aktivität zu erkennen, die nicht nur mit einer hämatombedingten Filterung schnellerer Frequenzen erklärt werden kann. Zur Interpretation fokaler Amplitudenminderungen des EEG s. auch Abschn. 8.1.4.

Mit zunehmender Ausdehnung des extrazerebralen Hämatoms führt schließlich die *Massenverschiebung* zur Gefahr der Einklemmung des Hirnstamms (Abb. 9.24). Diese Entwicklung kann sich außer durch die progrediente Verlangsamung des EEG (mit zunehmender Bewußtseinsstörung) auch durch das intermittierende Auftreten frontal betont projizierter langsamer Wellen (FIRDA) ankündigen (Deisenhammer et al. 1980).

9.6.4 Traumatisch bedingte epileptische Erregungssteigerungen

Bei Hirnverletzungen, die zu Substanzschädigungen und später zu Substanzdefekten und Narben führen, besteht prinzipiell die Gefahr der Entwicklung epileptischer Anfälle. Die höchste Belastung mit Anfällen ergibt sich nach offenen Schädel-Hirn-Verletzungen. Bei diesen Patienten und bei anderen Schwerverletzten mit entsprechend höherem Risiko entwickeln sich in über 30 % der Fälle posttraumatische Anfälle (Jennet 1974; Jennet u. van de Sande 1974). Bezogen auf ein unausgelesenes Krankengut mit auch leichteren Schädel-Hirn-Traumen liegt die Anfallshäufigkeit bei 3 %.

Als posttraumatische (Spät-)Epilepsie, die man auf *Narbenbildungen* zurückführt, gilt (statistisch) eine Anfallsmanifestation ab dem 3. Monat nach dem Unfall (und bis zum 2. Jahr danach). Anfälle innerhalb der ersten Wochen nach einem Schädel-Hirn-Trauma sollten stets auch an die Entwicklung eines chronischen *subduralen Hämatoms* oder an eine *Abszeßbildung* denken lassen.

In bezug auf die Erscheinungsformen unmittelbar traumatisch bedingter und posttraumatischer epileptischer Erregungssteigerungen im EEG gibt es keine besonderen Merkmale. Es gibt auch sonst keine Kriterien im EEG, mit denen man noch in der Akutbehandlungsphase des Schädel-Hirn-Traumas auf das spätere Epilepsierisikio schließen kann. Selbst wenn in der Akutphase epileptische Erregungssteigerungen nachzuweisen sind, gestattet dies keine prognostische Aussage. Denn die pathogenetischen Zusammenhänge in der Entwicklung einer posttraumatischen Spätepilepsie (durch Narbenbildung) sind von anderer Art als jene im Zusammenhang mit den Zellschädigungen oder -irritationen, die im Akutstadium (durch Zirkulationsstörungen, Hypoxie, Ödementwicklung u. a.) bei einer vorübergehenden epileptischen Erregungssteigerung anzunehmen sind. Kontrovers ist auch die Diskussion über die Notwendigkeit einer präventiven antiepileptischen Behandlung kontusionell geschädigter Patienten (Niedermeyer 1990).

9.6.5 Prognostische Bedeutung des EEG nach Schädel-Hirn-Verletzungen

Über die prognostische Bedeutung der EEG-Befunde in der Akutphase eines Schädel-Hirn-Traumas, insbesondere bei einem posttraumatischen Koma, gibt es unter sehr verschiedenen Gesichtspunkten eine umfangreiche, zumeist ältere Literatur. Übersichten findet man bei Chatrian (1975) und Stockard et al. (1975), die

Auswertung eines breiteren, unausgelesenen Krankengutes bei Koufen u. Dichgans 1978 bzw. Dichgans et al. 1978, und in bezug auf das posttraumatische Koma eine Bewertung der verschiedenartigen EEG-Befunde z. B. bei Rumpel (1979, 1980) oder Walser et al. (1981).

Je stärker die Variabilität der EEG-Muster, desto günstiger ist die Prognose

Die Prognose des Einzelfalls ergibt sich natürlich aus allen klinischen Kriterien. Darüber hinaus vermag jedoch vor allem bei Patienten mit einem posttraumatischen Koma, die der neurologischen Untersuchung nur begrenzt zugänglich sind, das EEG durchaus prognostisch nutzbare Hinweise zu liefern, die nur mit dieser Untersuchung der hirnelektrischen Aktivität zu erhalten sind. Sie betreffen vor allem die *Reagibilität des EEG auf Außenreize*. Diese Kriterien wurden in Abschn. 9.3.5 ausführlich dargestellt (s. auch Abb. 9.13). *Generell ist die Prognose um so günstiger, je variabler sich das EEG zeigt und je deutlicher schlafähnliche Potentialmuster das Koma-EEG prägen* (Abschn. 9.3.4). Längerfristige episodische und schließlich periodische, zunehmend tageszeitabhängige Veränderungen im EEG, die immer eine Besserung anzeigen, lassen sich nur mit einer kontinuierlichen EEG-Überwachung erkennen (s. Abschn. 15.9.3).

9.6.6 Apallisches Syndrom

Unter einem apallischem Syndrom versteht man einen *hochgradigen Funktionsausfall beider Hemisphären*, also des Hirnmantels (Hirnmantel = Pallium) (Gerstenbrand 1967; Dalle Ore et al. 1977). Für diesen Zustand gelten auch noch andere Bezeichnungen (Jennet u. Plum 1972), wie z. B. „(persistent) vegetative state". Ursache der Dezerebration ist eine schwere multiple oder diffuse Schädigung vor allem des Marklagers der Hemisphären beiderseits oder eine funktionelle Trennung von Hirnmantel und Hirnstamm durch Mittelhirnschädigung nach transtentorieller Einklemmung (Abb. 9.24). Das Syndrom kann sich aber nach jeder entsprechenden Hirnschädigung entwickeln. Ursächlich steht nach dem Hirntrauma die zerebrale Hypoxie an zweiter Stelle.

Gekennzeichnet wird das Krankheitsbild durch die Restfunktionen des Hirnstamms, die sich mit den *vegetativen Grundfunktionen* stabilisieren können. Auch eine basale Schlaf-Wach-Rhythmik ist meistens erkennbar (Butenuth u. Kubicki 1975). Nicht selten finden sich sogar regelrechte Schlafprofile (Bricolo et al. 1968). Die Überlebensdauer kann mehrere Jahre betragen (Jellinger et al. 1963).

Je undifferenzierter und flacher das EEG bei einem apallischen Syndrom, desto ungünstiger ist die Prognose

Im EEG entwickelt sich das Vollbild des apallischen Syndroms meistens aus einer schweren Allgemeinveränderung heraus. Das EEG wird *zunehmend flacher*. Bestanden vorher die EEG-Syndrome einer Mittelhirnfunktionsstörung (s. Abschn. 9.3.3 ff.), so kündigt sich die Entwicklung durch einen progredienten *Verlust aller alternierend auftretenden EEG-Phänomene und der Reaktivität des EEG* an

(Rumpl 1980). Im Spätstadium (nach 2–4 Monaten) findet sich durchgehend ein flaches, areaktives EEG oder eine spannungsarme, sehr unregelmäßige, unmodulierte Aktivität in Form flacher ϑ- und δ-Wellen, die auf intensive (Schmerz-)Reize wieder geringe Reaktionen erkennen lassen kann. Vereinzelt können akzentuierte δ-Wellen einstreuen, deutlichere Gruppen oder Phasen einer bilateralen (frontal betonten) δ-Tätigkeit sprechen gegen ein apallisches Syndrom, zumindest gegen das Vollbild dieses Dezerebrationssyndroms.

9.7 Zu den Problemen der EEG-Diagnostik auf Intensivstationen

(Mit E. Kuhlmann)

Auf Intensivstationen sind EEG-Ableitungen in vielfacher Hinsicht mit besonderen Problemen behaftet. Eine möglichst ungestörte EEG-Diagnostik erfordert hohe Rücksichtnahme. Das Personal der Intensivstation muß über die erhebliche Störanfälligkeit einer EEG-Ableitung eingehend informiert sein. Die EEG-Assistentin muß andererseits oft auch besondere Geduld aufbringen, da störende Aktivitäten im Umfeld des Patienten nicht ganz zu vermeiden sind. In der Regel lassen sie sich jedoch für die Dauer der EEG-Ableitung auf ein Minimum reduzieren.

Viele Probleme sind *organisatorischer Natur*. Sie lassen sich – von Notfällen abgesehen – im Hinblick auf andere, bei dem betreffenden Patienten notwendige Untersuchungen durch umsichtige Terminabsprachen reduzieren. Wichtige Pflegemaßnahmen können noch vorher erledigt werden.

Erhält der Patient *Sedativa* in mehreren Einzelgaben pro Tag, so sollte die gerade anstehende Dosis nicht kurz vor der EEG-Ableitung gegeben werden. Auf jeden Fall muß die am Tag der Ableitung laufende medikamentöse Behandlung von der EEG-Assistentin erfragt und notiert werden, bei einer Perfusorapplikation die Menge pro Zeit. Der *aktuelle Bewußtseinszustand* des Patienten ist – ggf. nach Rückfrage bei dem zuständigen Arzt – zu protokollieren. EEG-Anmeldungen mit den entsprechenden Angaben werden oft schon am Vortag ausgeschrieben.

Probleme beim Setzen der Ableiteelektroden

Kopfverbände können meistens teilweise entfernt werden, was ggf. nach Rücksprache (oder zusammen) mit dem zuständigen Arzt erfolgen sollte. Sie können dennoch, ebenso wie Ventrikeldrainagen oder Hirndrucksonden, *Abweichungen vom 10-20-Elek-*

trodensystem erzwingen, was stets entsprechend zu notieren ist. Mitunter muß man auf Nadelelektroden ausweichen.

- *Vorteil der Nadelelektroden:* Sie lassen sich flexibler handhaben und schneller setzen.
- *Nachteile der Nadelelektroden:* Sie haben ungünstigere elektrische Eigenschaften (s. Abschn. 15.1); Stahlnadeln sind schlechter als Platinnadelelektroden. Nadelelektroden rutschen vor allem bei unelastischer Haut leicht wieder heraus. Bei unruhigen Patienten sind Ableitungen mit Nadelelektroden in aller Regel nicht möglich. Nach Korrekturen der Nadellage kann eine längere Zeit vergehen, bis wieder eine stabile Ableitung erreicht wird, vor allem, wenn eine höhere Zeitkonstante eingeschaltet ist. Die Tätigkeit am Intensivbett, die für die EEG-Assistentin stets eine Arbeit in ungünstiger Körperhaltung mit erschwerter Kontrolle der eigenen Bewegungen darstellt, führt bei Verwendung von Nadelelektroden zu erhöhter *Verletzungsgefahr der EEG-Assistentin*.

Vor Ableitungen mit Nadelelektroden stets nach *erhöhter Blutungsneigung des Patienten* fragen! Eine starke Blutungsneigung schließt den Einsatz von Nadelelektroden aus. In besonderen Fällen muß dann mit Klebeelektroden gearbeitet werden.

Bei Patienten mit *Halswirbelsäulenverletzungen* sollte das Anlegen der Elektroden, das immer mit Bewegungen des Kopfes verbunden ist, nur im Beisein oder mit Hilfe des zuständigen Arztes erfolgen!

Probleme während der Ableitung

Das vordergründige Problem sind die Einflüsse durch die zahlreichen Geräte im Umfeld des Intensivpatienten. Sie führen zu ***50-Hz-Störungen*** (Brummstörungen), häufig aber auch zu hochfrequenten elektromagnetischen Störeinflüssen, deren Quelle oft nicht festzustellen ist. Die Bedeutung des *Potentialausgleichs* wird im Abschn. 18.2.2 dargestellt. Der Potentialausgleich sollte stets auch das Patientenbett und das EEG-Gerät einschließen. Im Regelfall muß jedoch auf Intensivstationen das 50-Hz-Kerbfilter eingeschaltet werden (s. Abschn. 15.3.3.1). Bei Störungen sollten während der Ableitung alle Geräte, die nicht unbedingt notwendig sind, abgeschaltet werden, im Zweifel nach Rücksprache mit dem zuständigen Personal. Monitore, Perfusoren, aber auch Heizungen in Beatmungsgeräten u. ä. können besondere Störungsquellen sein, die man nicht ohne weiteres abschalten kann. Bei Ventilatoren, Lampen, Radios etc. ergeben sich natürlich keine Probleme. Man sollte dann stets auch die Netzstecker dieser Geräte herausziehen. Mitunter bringt schon eine *Verlagerung* der Ableitekabel, der Elektrodenanschlußbox oder das *Verschieben* des Patientenbettes überraschende Erfolge.

Elektrostatische Störungen können durch vorbeigehende Personen ausgelöst werden (Schrittartefakte, vgl. Abschn. 18.2.3).

Auf Intensivstationen sind vor allem Schutzkleidung aus Synthetikfasern, entsprechende Überschuhe oder Plastikschürzen besondere Störungsquellen. Vor einer Berührung des Patienten (z. B. beim Setzen von Schmerzreizen) sollte sich die EEG-Assistentin an einem geerdeten Metallteil *entladen*.

Neben einer Verhinderung dieser elektrischen Entladungen ist der gelegentliche Abbau „personeller" Aufladungen in der täglichen, oft hektischen und durch unvorhersehbare Schwierigkeiten komplizierten Arbeit auf einer Intensivstation nicht selten die beste Voraussetzung für eine effiziente EEG-Diagnostik.

10 EEG bei diffusen Erkrankungen des Gehirns

Jede diffuse, disseminierte oder multifokale Hirnerkrankung führt mit fortschreitender Prozeßentwicklung schließlich zu allgemeinen Abänderungen des EEG. In der Mehrzahl der Fälle registriert man lediglich eine generalisierte und kontinuierliche Verlangsamung der Hirnrindenaktivität, die wir als *Allgemeinveränderung* bezeichnen. Sie ist Ausdruck einer meist undifferenzierten Schädigung der weißen wie der grauen Substanz des Hirns. Dieser EEG-Befund ergibt zwar Hinweise auf den Schweregrad der Hirnstörung, Aussagen zur Art der ursächlichen Erkrankung kann er nicht vermitteln.

Daneben können sich vorübergehend besondere generalisierte Veränderungen des EEG entwickeln, wenn sich die Funktionsstörung zunächst bevorzugt auf die graue Substanz, möglicher-

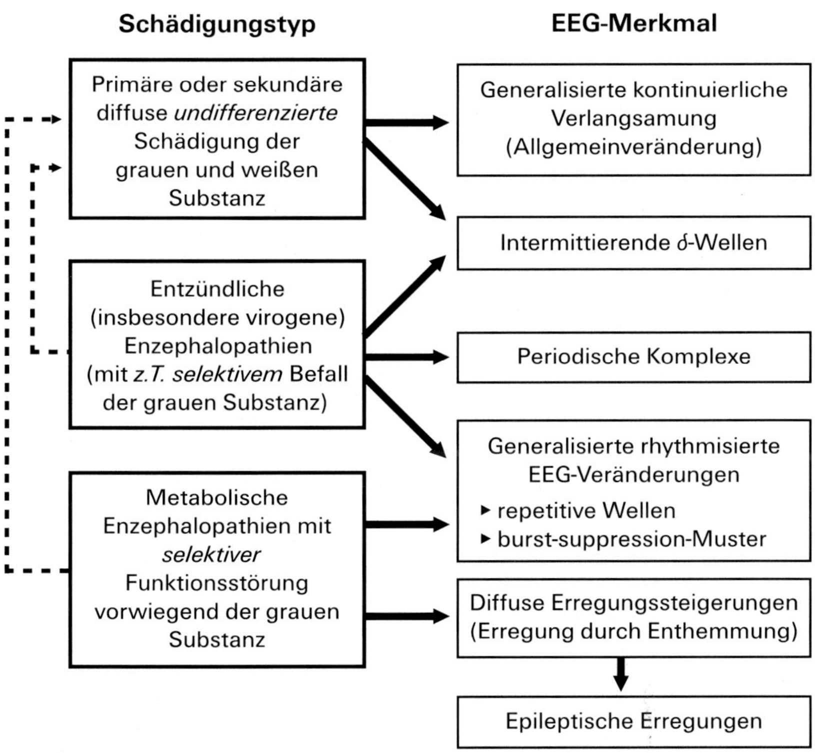

Abb. 10.1. EEG-Merkmale in bezug zu diffusen Erkrankungen des Gehirns, die infolge einer unterschiedlichen Beteiligung der weißen und der grauen Substanz bestimmte Schädigungstypen ergeben. Die Zuordnung darf *nur als Orientierungshilfe* aufgefaßt werden. Spezifische EEG-Merkmale für bestimmte diffuse Hirnerkrankungen gibt es nicht

weise sogar nur auf bestimmte Neuronentypen oder Neuronengruppen (Kerngruppen) bezieht. Dies ist bei bis zu etwa 1/3 der Fälle bei metabolisch-toxischen Störungen möglich (Abschn. 10.5), noch häufiger bei bestimmten virusbedingten entzündlichen Erkrankungen des Hirns (Kap. 12). Gemeinsames Merkmal dieser EEG-Veränderungen sind *stereotyp wiederkehrende* (periodisch bzw. repetitiv auftretende) Potentiale oder Potentialkomplexe sowie besondere Formen schwerer *diffuser Erregungssteigerungen* des Hirns (Abschn. 10.6). Die Zuordnung dieser EEG-Merkmale zu bestimmten Schädigungstypen (Abb. 10.1) kann allerdings nur eine Orientierungshilfe sein. Die besonderen EEG-Befunde treten zudem auch *nur in bestimmten Stadien der Erkrankungen* auf. Initial und in den vorgeschrittenen Fällen dominieren auch bei diesen Formen diffuser Erkrankungen unspezifische Abänderungen in Form einer (schweren) Allgemeinveränderung.

Nachfolgend werden zunächst diese Allgemeinveränderungen unbestimmten Charakters dargestellt, die bei jeder diffusen strukturellen oder metabolischen Hirnerkrankung auftreten können. Dazu gehören auch die intermittierend rhythmisiert auftretenden δ-Wellen und das Burst-suppression-Muster, hinter dem sehr verschiedenartige Hirnfunktionsstörungen stehen können.

10.1 Allgemeine Abänderungen des EEG als Grenzbefund

Auch eine *leichte Frequenzminderung* innerhalb der Grenzen, die statistisch für den normalen α-Grundrhythmus gelten, wie beispielsweise eine Verlangsamung von 11/s auf 9/s, kann schon Ausdruck einer geringen Funktionsstörung sein. Konstante Frequenzerniedrigungen um mehr als 1/s müssen bereits als auffällig bezeichnet werden. Es gibt jedoch bei der Beurteilung einer einzelnen Ableitung kein sicheres Kriterium, das es erlaubt, einen langsamen α-Grundrhythmus von z. B. 8/s bereits als gering verlangsamt einzustufen. Nur die statistische Wahrscheinlichkeit spricht dann dafür (s. Abb. 4.1). Auch die Unregelmäßigkeit der α-Wellen, die einen gestörten Grundrhythmus kennzeichnet, ist angesichts der Variationsbreite der normalen α-Grundrhythmen kein brauchbares Indiz (s. Abb. 4.3 in Abschn. 4.2.3). Passagere Frequenzminderungen sind weitaus häufiger die Folge normaler Vigilanzschwankungen, die man jedoch leicht erkennen kann.

Belegen kann man eine leichte pathologisch bedingte Verlangsamung innerhalb des α-Spektrums nur im *Vergleich mit Vorbefunden* oder durch *Verlaufskontrollen,* wenn die in Frage kommende Erkrankung sich bessert. Dann muß der Erstbefund retrospektiv korrigiert werden. Dieser Sachverhalt kann sich bei leichten Schädeltraumen ergeben, bei denen mit EEG-Verlaufskontrollen erst im nachhinein erkannt wird, daß doch eine leichte traumatische Hirnbeteiligung vorgelegen hat (im Sinne einer „Commotio cerebri"). Abbildung 10.2 zeigt das EEG eines Patienten mit flüchtiger meningealer Reaktion, bei dem erst die Kontrolle nach klinischer Besserung deutlich machte, daß initial offensichtlich auch eine leichte zerebrale Beteiligung vorgelegen hatte, für die es klinisch keine Anhaltspunkte gab.

Bei älteren Patienten kann eine stärkere *Frequenzlabilität* einer überwiegend noch im α-Bereich liegenden Grundaktivität Ausdruck einer leichten diffusen Funktionsstörung sein. Als Ursache kommt eine vaskuläre Enzephalopathie in Frage (Kap. 13). Der Ausdruck „frequenzlabiles EEG", der auf Jung (1953) zurückgeht, ist allerdings vieldeutig. So oft er benutzt wird, so unscharf ist er definiert. Eine frequenzinstabile α-Tätigkeit kann als Normtyp auftreten (Abschn. 4.7, Abb. 4.18). Eine stärkere Frequenzlabilität ist meistens die Folge eines Medikamenteneffekts (Kap. 14).

10.2 Allgemeinveränderung des EEG

10.2.1 Definition des Begriffs der „Allgemeinveränderung"

Wird der Begriff „Allgemeinveränderung" im EEG-Befund nicht weiter spezifiziert, so bezieht er sich auf eine generalisierte Verlangsamung des EEG in Form einer *kontinuierlichen und polymorphen* Aktivität im ϑ- oder δ-Bereich. Wie weiter oben bereits erwähnt, liegen diesem Befund im Regelfall multifokale oder diffuse Läsionen zugrunde, die *undifferenziert* alle Anteile des Hirngewebes (die neuralen wie die glialen) betreffen. Damit ist die Allgemeinveränderung ein ausgesprochen *unspezifisches* Merkmal.

Die „Allgemeinveränderung" ist aber insoweit definiert, als dieser Begriff sich nur auf Fälle beschränken sollte, bei denen die Schädigung *die Hemisphären direkt* betrifft.

Subhemisphäriell verursachte Verlangsamungen gelten nicht als Allgemeinveränderung (s. auch Kap. 9!)

Ist aufgrund der klinischen Sachlage anzunehmen, daß überwiegend oder ausschließlich Hirnstammfunktionsstörungen vorliegen, so sollte man für die generalisierten Abänderungen des EEG die Bezeichnung „Allgemeinveränderung" vermeiden. Im Einzelfall ist eine derartige Differenzierung zwischen hemisphäriellen und subhemisphäriellen Funktionsstörungen sicher schwierig, im Hin-

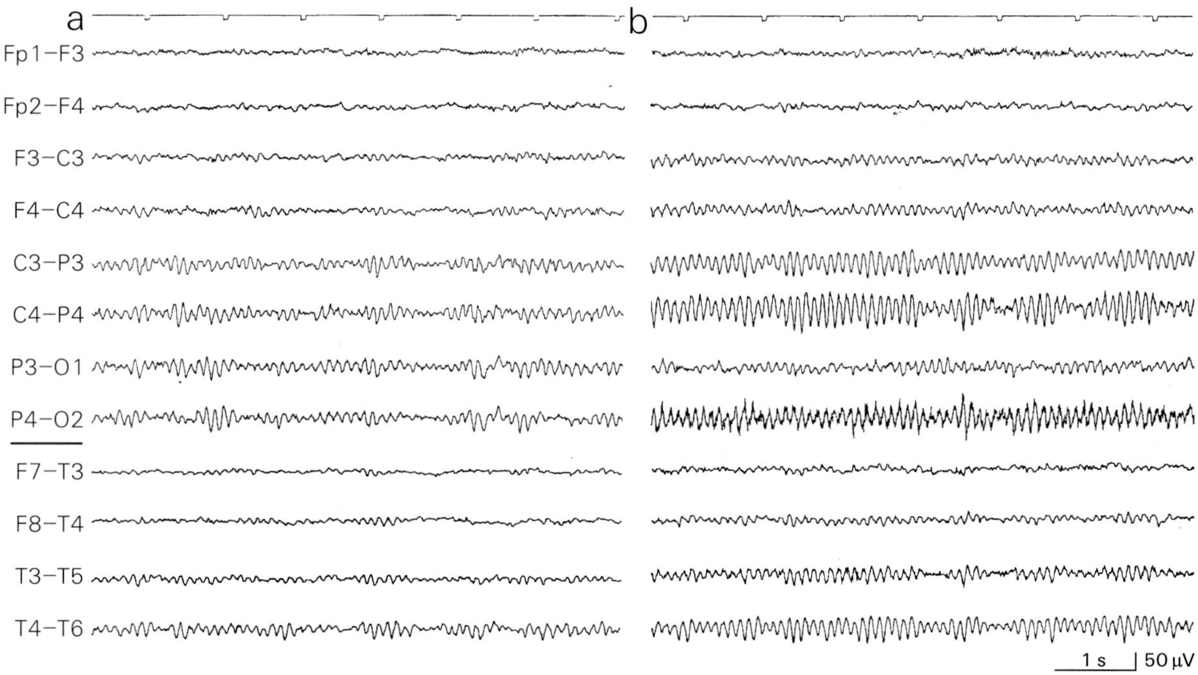

Abb. 10.2. Geringfügige Verlangsamung eines α-Grundrhythmus als Hinweis auf eine leichte Funktionsstörung, die erst nach klinischer Besserung durch eine Kontrolluntersuchung retrospektiv festgelegt werden kann. *Klinisch:* Ungeklärter fieberhafter Infekt mit Zeichen einer meningealen Reaktion, neurologisch sonst o. B. **a** Befund bei Aufnahme: Gut ausgeprägter und auch noch weitgehend regelmäßiger α-Grundrhythmus um 8,5/s. **b** Befund 7 Tage später, Patientin beschwerdefrei: α-Grundrhythmus etwas besser ausgeprägt, höhere Amplituden, die Frequenz jetzt 9,5–10/s

blick auf die klinischen Konsequenzen jedoch immer anzustreben. Die Kriterien hierfür werden in Kap. 9 herausgestellt. In der englischen Fachsprache gibt es für den vorstehend definierten Begriff der „Allgemeinveränderung" kein adäquates Wort, sondern nur die Beschreibung einer „(diffuse) slowing" oder „abnormal background activity".

10.2.2 Schweregrade der Allgemeinveränderung

Sinkt die dominante Frequenz im EEG unter 8/s, so ist eine pathologische Verlangsamung (i. S. der „Allgemeinveränderung") eingetreten. Auch hier ist die Abgrenzung gegen physiologische Verlangsamungen durch Vigilanzminderung in der Regel kein Problem, wenn die dafür typischen Merkmale beachtet werden (Abschn. 5.1). Schwieriger kann es sein, langsame Grundrhythmusvarianten abzusondern (Abschn. 4.5), da bei leichteren pathologischen Verlangsamungen die Potentialschwankungen noch relativ regelmäßig auftreten können und die normale Reaktivität des EEG (Blockierung bei Augenöffnung) durchaus noch erhalten sein kann.

Das Ausmaß der Allgemeinveränderung wird grob in 3 Schweregrade unterteilt. Die Einteilung orientiert sich in erster Linie an der jeweils vorherrschenden Frequenz:

10.2.2

- ***Leichte Allgemeinveränderung*** („mild slowing"): meist unregelmäßige Grundaktivität überwiegend noch an der unteren α-Grenze, vorherrschend (8–) 7–6/s, Einstreuung auch langsamerer ϑ-Wellen. Die Reaktivität entspricht in der Regel noch der Norm.
- ***Mäßige (mittelgradige) Allgemeinveränderung*** („moderate slowing"): unregelmäßige, diffuse, bis in die Frontalregion sich ausdehnende Aktivität überwiegend im ϑ-Bereich. α-Wellen können noch vereinzelt einstreuen, zusammenhängende Folgen von α-Wellen treten nicht mehr auf. Umgekehrt vielfach bereits flache δ-Potentiale. Die besondere Modulation der Hirnrindenaktivität geht verloren, die differenzierte Reaktivität des EEG (mit Beschleunigung der Grundaktivität) wird zunehmend eingeschränkt, bei Augenöffnung wird die Rindentätigkeit schließlich nicht mehr oder nur noch sehr inkonstant beeinflußt. Dies sind erste Zeichen einer Aufmerksamkeitsschwäche, noch bevor klinisch eine Einschränkung der Vigilanz erkennbar wird. Die Fotostimulation verliert ihren Einfluß auf das EEG (Wegfall von Hemmungen und Ankopplungen)
- ***Schwere Allgemeinveränderung*** („severe slowing"): Überwiegend bis ausschließlich diffuse, unregelmäßige (polymorphe), kontinuierlich ablaufende Aktivität im δ-Bereich (PNDA = „persisting nonrhythmic delta activity"). Die δ-(und sub-δ-) Wellen können durchaus noch von schnelleren Wellen niedriger Amplitude überlagert werden. Die schwere Allgemeinveränderung ist stets mit einer deutlichen Bewußtseinsstörung verbunden. Bei erheblicher Verlangsamung sind die Patienten in der Regel komatös. Das EEG läßt sich durch Außenreize nicht mehr beschleunigen, schließlich bleibt es auch bei Schmerzreizen reaktionslos.

Allerdings können auch im Koma durch Außenreize noch deutliche Reaktionen ausgelöst werden, vorwiegend in Form einer abnormen Provokation von δ-Wellen. Diese Reizreaktion gehört jedoch nicht zum Bild der schweren (hemisphäriellen) Allgemeinveränderung i. S. der oben gegebenen Definition. Sie ist vielmehr Ausdruck einer zusätzlichen subhemisphäriellen Schädigung (Hirnstammfunktionsstörung). Auf die Probleme der Abgrenzung einer Allgemeinveränderung von diesen subhemisphäriell bedingten EEG-Veränderungen (bei denen die Hemisphären völlig intakt sein können) wird in Kap. 9 eingegangen.

Die grobe Einteilung der Allgemeinveränderung in 3 Schweregrade dient dem Bedürfnis einer möglichst kurzen Benennung des Zustandes. Natürlich sind die Übergänge zwischen ihnen fließend, was man in der Formulierung der Befunde auch zum Ausdruck bringt (z. B. „leichte bis mittelgradige Allgemeinveränderung"). Beispiele sind in den Abb. 10.3 bis 10.5 dargestellt.

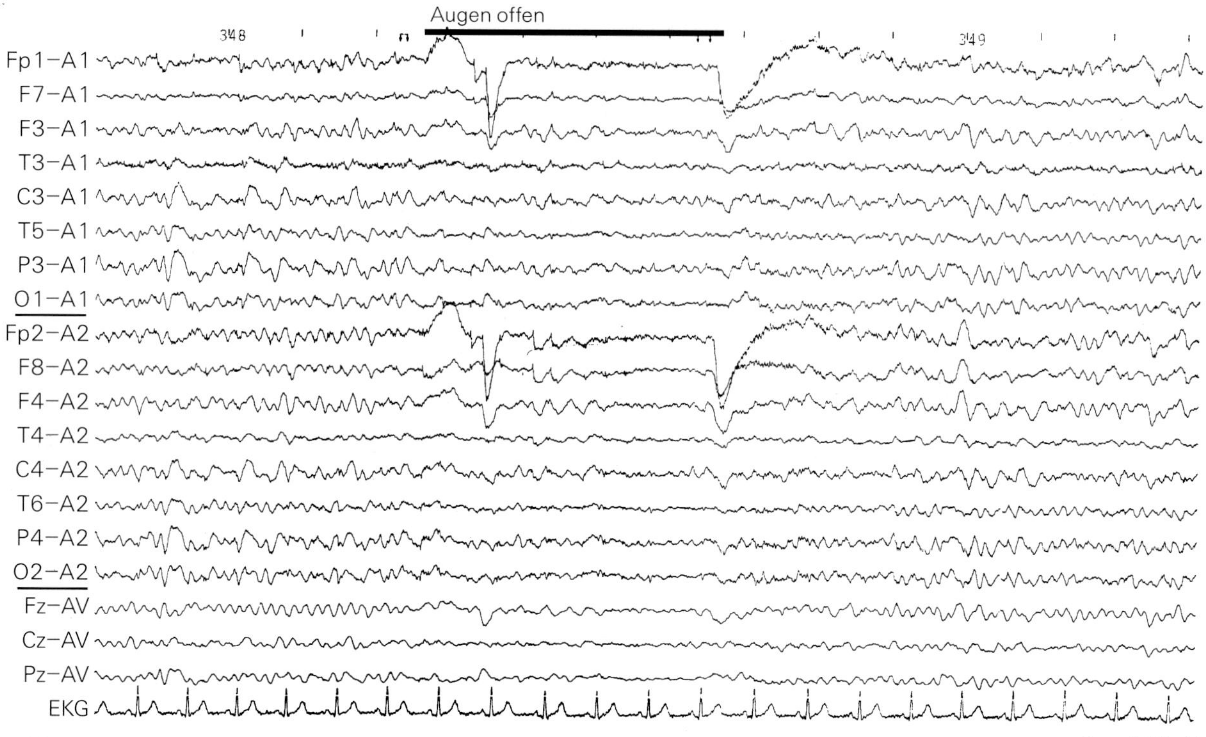

Abb. 10.3

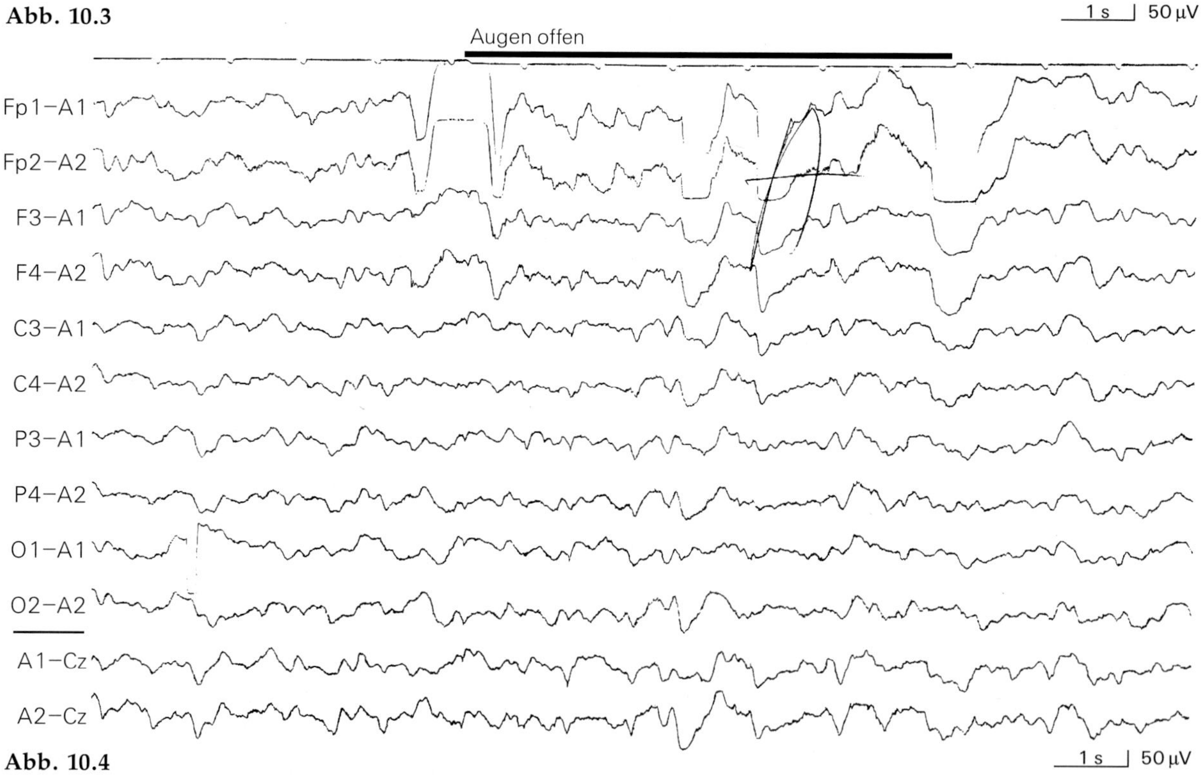

Abb. 10.4

10.2.2

← **Abb. 10.3.** Leichte Allgemeinveränderung. Unregelmäßige Grundaktivität vorherrschend bei 6–7/s, mit beiderseitiger temporaler Betonung. Einstreuung auch langsamerer ϑ-Wellen bis 4/s. Noch partielle Blockierung bei Augenöffnung. *Klinisch:* 29jähriger Patient mit epileptischen Anfällen sicher seit dem 8. Lebensjahr, vorwiegend Grand mal. Therapeutisch schwer einstellbar (Carbamazepin, Phenytoin, Maliasin). Neurologisch o. B. Im EEG während der gesamten Ableitung keine epileptischen Erregungssteigerungen

← **Abb. 10.4.** Mittelgradige Allgemeinveränderung. Kontinuierliche polymorphe Aktivität im ϑ-δ-Bereich. Bei Augenöffnung nach kurzer, angedeuteter Frequenzzunahme mehrfach flache generalisierte und bilateral synchronisierte δ-Wellen bis 1/s (frontal gegen bilaterale Augenartefakte abgrenzbar). Diese Reaktion ist ein Hinweis darauf, daß auch eine subhemisphärielle Funktionsstörung vorliegt. *Klinisch:* Hypoxische Hirnschädigung nach Reanimation 11 Tage zuvor, klinisch bereits gebessert, örtlich und zeitlich noch desorientiert, Tetraspastik. 8 Tage zuvor noch flaches, areaktives EEG, 9 Tage später nur noch leichte Allgemeinveränderung

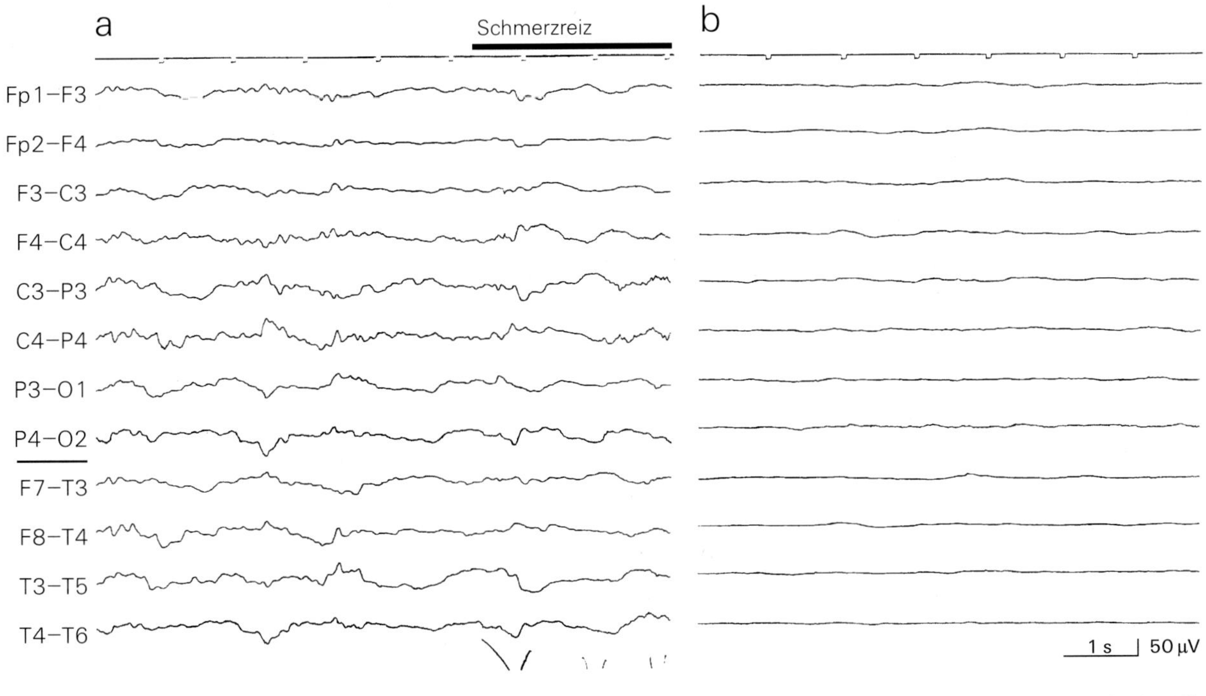

Abb. 10.5. Schwere Allgemeinveränderung. **a** Erhebliche Verlangsamung mit polymorpher δ- und Sub-δ-Aktivität, die von niedrigen, irregulär einstreuenden ϑ-Wellen bis 6/s überlagert wird. Auf Schmerzreiz keine Reaktion. *Klinisch:* 59jähriger Patient. Schädel-Hirn-Trauma. Multifokale Kontusionen. Hirnödem. Koma. Mittelhirnsyndrom. Keine Sedierung. **b** Allgemeine Depression der Hirnrindenaktivität, nur noch sehr flache δ-Wellen. Areaktives EEG. *Klinisch:* 28jährige Patientin, Verdacht auf virogene Hirnstammenzephalitis. Koma, beginnendes Bulbärhirnsyndrom. 1 Tag später Exitus letalis

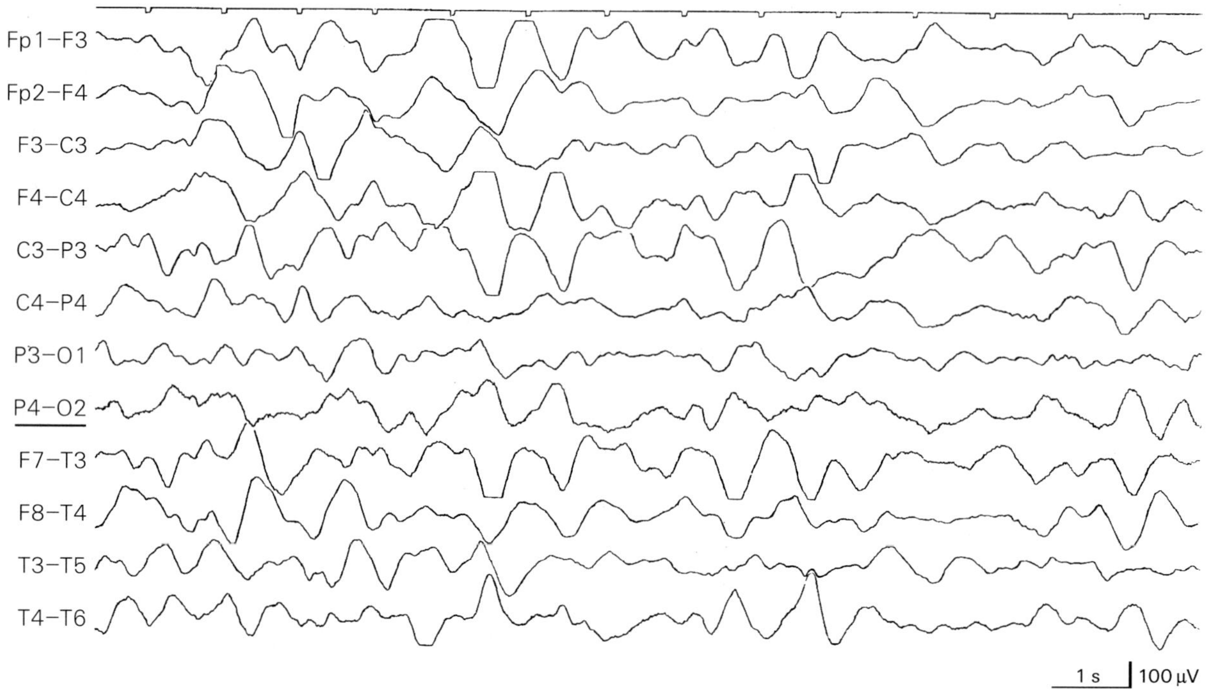

Abb. 10.6. Erhebliche Verlangsamung i. S. einer schweren Allgemeinveränderung mit polymorphen, hohen δ-Wellen bei einem 9jährigen Kind nach Schädel-Hirn-Trauma (1 Tag zuvor). Aufzeichnung mit reduzierter Verstärkung (100 µV/cm). *Klinisch:* Verdacht auf primäre Hirnstammkontusion, nicht ansprechbar, sehr unruhig. Sedierung mit Midazolam und Fentanyl. Bereits 6 Tage später wach, nach 14 Tagen im EEG noch mäßige Allgemeinveränderung

Bei Kindern kann eine Allgemeinveränderung besonders ausgeprägt erscheinen

Bei *Kindern* kann eine Allgemeinveränderung mit sehr hohen δ-Wellen besonders ausgeprägt erscheinen (Abb. 10.6). Ein EEGist, der vorwiegend nur Erwachsenen-EEG beurteilt, neigt dann dazu, den Schweregrad der Allgemeinstörung zu hoch einzuschätzen. Vor allem bei traumatisch bedingten EEG-Veränderungen kann sich dann der Befund überraschend schnell bessern.

Schwerste Formen der Allgemeinstörung geben sich infolge einer allgemeinen Depression der Hirnrindentätigkeit schließlich durch eine zunehmende Abflachung zu erkennen (Abb. 10.5b). Vorübergehend können burst-suppressionähnliche Muster auftreten (s. Abschn. 10.4). Endzustand ist das isoelektrische EEG (das sog. Nullinien-EEG, siehe Kap. 11).

Bei einer anhaltenden Depression der Hirnrindenaktivität sollte das EEG zeitweise auch mit erhöhter Verstärkung geschrieben werden, auch dann, wenn der besondere Nulliniennachweis zur Feststellung des Hirntodes nicht gefordert wird. Es ist mitunter überraschend, in welchem Maße trotz extremer Amplitudenminderung noch strukturierte Hirnrindenpotentiale zum Vorschein kommen (Abb. 10.7).

10.2.2

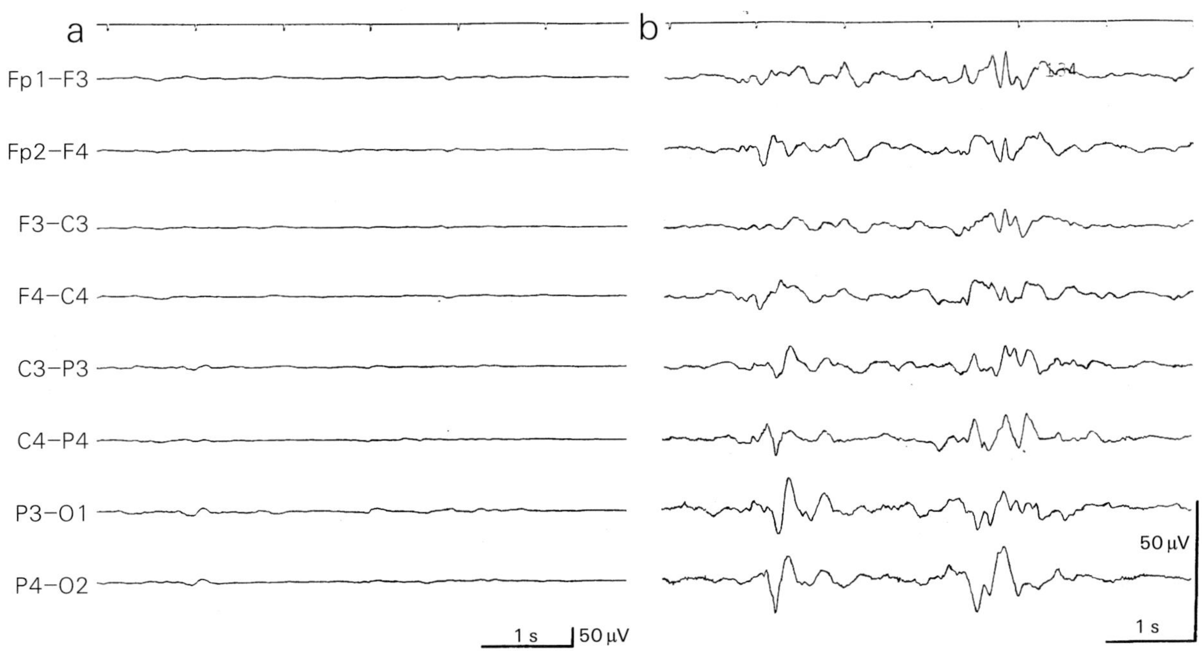

Abb. 10.7. Hochgradige Abflachung des EEG als Ausdruck einer schweren globalen zerebralen Funktionsstörung. Bei Normalverstärkung (**a**, 70 µV/cm) sind nur noch angedeutet niedrige Potentiale (mit der Frequenz von ϑ-Wellen) erkennbar. Bei stark erhöhter Verstärkung (**b**, 10 µV/cm) stellt sich noch eine Restaktivität ähnlich einem Burst-suppression-Muster dar. *Klinisch:* 77jährige Patientin mit Meningoenzephalitis (Pneumokokken). Zum Zeitpunkt der EEG-Ableitung bereits Hirnstammfunktionsverlust, 9 h später Exitus letalis. Der EEG-Befund ist durch eine schwere hypoxische Hirnschädigung erklärt (nach protrahierter Kreislaufinsuffizienz): im Obduktionsbefund neben der eitrigen Meningitis ausgeprägte diffuse, elektive Parenchymnekrosen in der Hirnrinde als Folge der hypoxischen Läsion

Aus einer einzelnen EEG-Ableitung ist ein konkreter (quantitativer oder skalierender) Rückschluß auf den Schweregrad der Hirnfunktionsstörung nur bedingt möglich. Vor allem bei leichten und mittelgradigen Allgemeinveränderungen ist das Ausmaß der Verlangsamung im EEG mit dem Ausmaß der neurologisch und neuropsychologisch nachweisbaren Hirnfunktionsstörung (multiple Hirnleistungsstörungen, hirnorganische Wesensänderung, Bewußtseinsstörung) nicht eng korreliert. Dies ist angesichts der Komplexität der Hirnfunktionen, die selbst bei diffusen Hirnerkrankungen noch sehr differenziert beeinträchtigt sein können, auch nicht zu erwarten.

Das Ausmaß der Allgemeinveränderung wird auch von der Geschwindigkeit der Prozeßentwicklung bestimmt

Neben dem Ausmaß der Hirnschädigung ist vor allem die *Geschwindigkeit der Krankheitsentwicklung* von ausschlaggebender Bedeutung. Eine gute Korrelation zwischen dem Schweregrad einer diffusen Hirnfunktionsstörung und der Ausprägung der generalisierten EEG-Veränderung ist nur bei akuten Erkrankungen in der Phase der Prozeßentwicklung oder bei akuter Entwicklung von Komplikationen zu erwarten. Hier ist die Zunahme einer Allgemeinveränderung ein zwar unspezifischer, aber wichtiger Hinweis auf die Verschlechterung. Dagegen können in der Besserungsphase zumindest nach schweren Hirnerkrankungen die Diskrepanzen zwischen EEG und Zustand des Patienten erheblich sein. Das EEG zeigt die Besserung zwar an, der Rückgang der allgemeinen Abänderungen kann jedoch der klinischen Besserung um viele Tage bis Wochen verzögert folgen.

Dennoch ist die Beobachtung allgemeiner Abänderungen im EEG ein *wichtiges Kriterium für die Verlaufsbeurteilung*. Vergleichende Auswertungen wiederholter EEG-Kontrollen sind in diesem Zusammenhang jedoch nicht unproblematisch, da sie sich in erster Linie an Änderungen der Frequenz der EEG-Wellen orientieren, und dieser Parameter ist vor allem bei den kontinuierlich und polymorph auftretenden langsamen Wellen einer Allgemeinveränderung visuell schwierig zu bewerten. Hier kann eine ergänzende *Spektralanalyse* des EEG von Nutzen sein (Abb. 10.8).

Abb. 10.8. Spektralanalyse als Ergänzung zu EEG-Verlaufskontrollen. Kurze Ausschnitte der Ableitungen 7, 11 und 25 Tage nach einem Schädel-Hirn-Trauma. Darstellung der Frequenzanalyse in Form der CSA („compressed spectral array", vgl. Abschn. 16.2.2). Sie vermittelt einen guten Überblick über das Frequenzverhalten bei allgemeinen Abänderungen des EEG

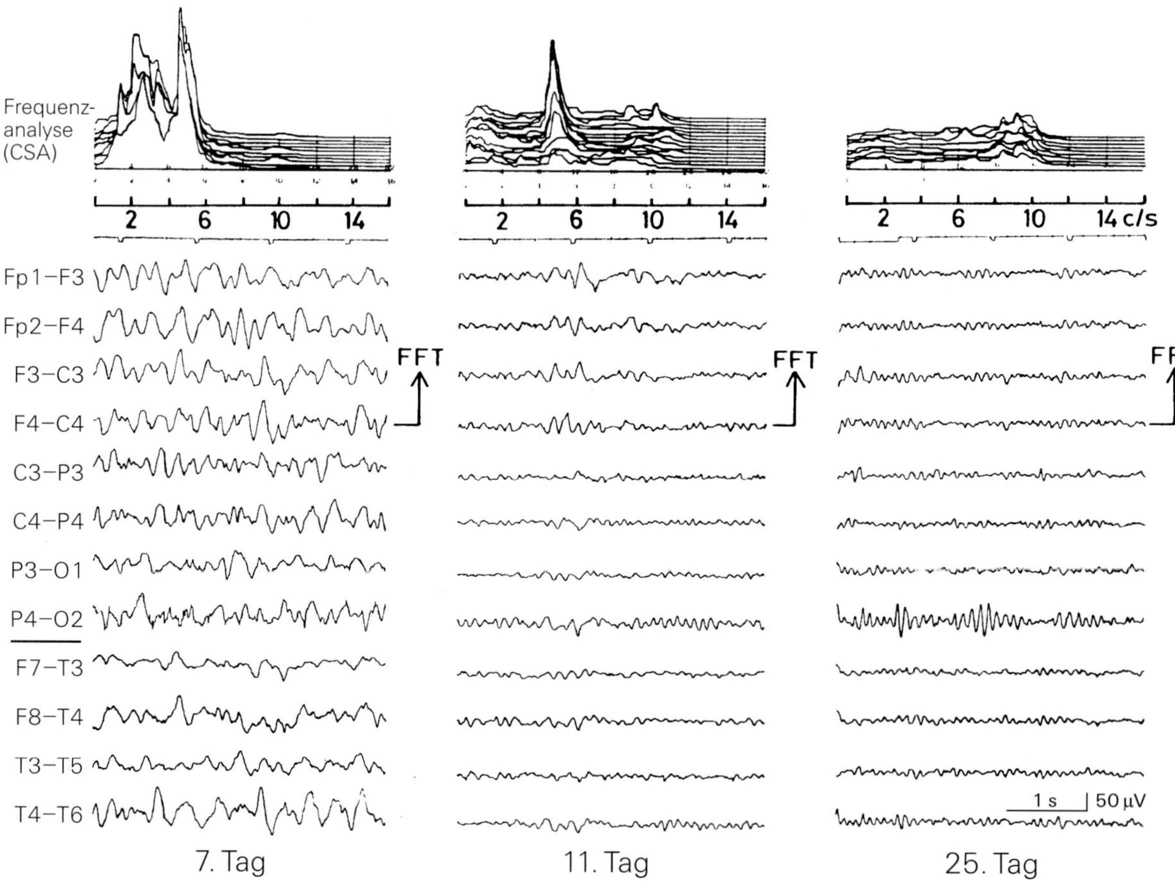

10.2.2

10.3 Intermittierend auftretende δ-Wellen (IRDA)

Allgemeinveränderungen des EEG infolge diffuser Hirnerkrankungen zeigen häufig δ-Wellen von vorwiegend 2–3/s, die bilateral amplitudenbetont und in wechselndem Maße generalisiert, häufig jedoch frontal akzentuiert in die verlangsamte Grundaktivität einstreuen (Abb. 10.9). Da die δ-Wellen intermittierend und mehr oder weniger auch rhythmisiert auftreten, ist für sie die Abkürzung IRDA üblich („intermittent rhythmic delta activity") und im Hinblick auf die häufige frontale Betonung die erweiterte Bezeichnung FIRDA (s. auch Abschn. 8.1.5.1).

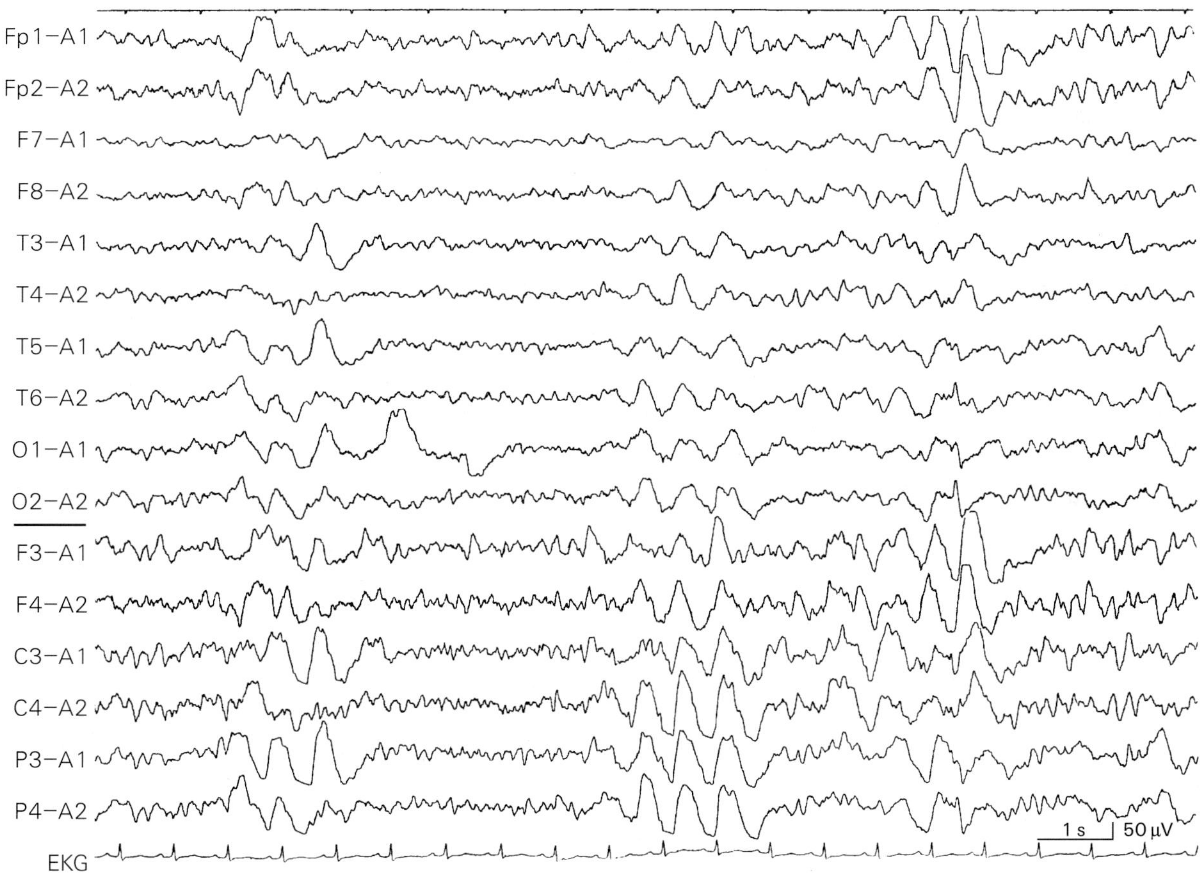

Abb. 10.9. Intermittierend auftretende δ-Wellen. Gruppen von rhythmisierten, bilateral synchronen δ-Steilwellen um 2/s, die wechselnd generalisiert und topographisch variabel akzentuiert auftreten. Sie sind Ausdruck einer diffusen zerebralen Funktionsstörung, in diesem Falle bei metabolischer Enzephalopathie. *Klinisch:* 38jährige Patientin mit terminaler Niereninsuffizienz. Hämodialyse. Patientin wach, leicht desorientiert, sehr unruhig

Andere Bezeichnungen sind „monorhythmic frontal delta (MFD)", „generalized, bilaterally synchronous slow burtsts" oder „bilateral paroxysmal slow activity (BPSA)" (Schaul et al. 1981; Schaul 1990).

(F)IRDA treten bei sehr verschiedenartigen Hirnerkrankungen auf. Die Bedeutung kann nur in bezug zur Klinik festgelegt werden

Man findet dieses EEG-Merkmal bei den verschiedensten toxischen und metabolischen Hirnerkrankungen (s. z. B. Abb. 10.34) sowie bei entzündlichen Affektionen, weniger häufig bei vaskulären Enzephalopathien (Gloor et al. 1968; 1977, Harner u. Katz 1975; Schaul et al. 1981; Farriello et al. 1982; Saunders u. Westmoreland 1984). In besonderer Ausprägung kann eine FIRDA bei strukturellen Läsionen des Hirns auftreten, wenn sie direkt oder indirekt durch Raumforderung mittelliniennahe Hirnstrukturen beeinträchtigen (s. Abschn. 8.1.5.1). In diesem Zusammenhang sind die Kerngebiete des Mittel- und Zwischenhirns in Umgebung des 3. Ventrikels von Bedeutung (Gloor 1976). Daher können auch Liquordrucksteigerungen mit Ausweitung der Ventrikelräume dieses EEG-Muster auslösen. Diesen Vorstellungen wird allerdings auch widersprochen (Schaul et al. 1981).

Das rhythmische Auftreten von Wellen mit einer Frequenz von 2–3/s ist ein Reaktionsmuster des Hirns, das wir im EEG häufig sehen und dem sicher kein einheitlicher Pathomechanismus zugrunde liegt. Experimentelle Daten, die zur Klärung beitragen können, gibt es kaum. Leider gibt es auch keine Übereinkunft, die die Bezeichnungen IRDA oder FIRDA genauer festlegt. Im Glossar der IFCN (IFSECN: Chatrian et al. 1974) sind diese Abkürzungen nicht zu finden. Definiert wird lediglich das Merkmal i. S. der FIRDA. Mitunter werden schon die bei Kindern unter Hyperventilation normalerweise auftretenden δ-Wellen als IRDA bezeichnet. Dies ist ebensowenig sinnvoll wie die Verwendung dieses Begriffs für jene bilateralen δ-Wellen, die bei Hirnstammfunktionsstörungen (bei pontomesenzephalen Läsionen) durch Außenreize als pathologische Reaktion ausgelöst werden können (s. Abschn. 9.3). Auch gegenüber Erregbarkeitssteigerungen bei Anfallskranken, die weitgehend ähnliche EEG-Muster bedingen können, ist eine klare Grenzziehung nicht möglich. Hier haben Gruppen von 2–3/s-δ-Wellen wieder einen anderen Stellenwert. Wird für alle EEG-Phänomene dieser Art stets dieselbe plakative Bezeichnung benutzt, so wird der Fehlschluß gefördert, daß ihnen auch gleichartige Störungen zugrundeliegen.

Wir beschreiben nur „intermittierende δ-Gruppen" oder „δ-Phasen" mit Angabe ihrer Frequenz und Ausdehnung. Ihre mögliche Bedeutung muß dann für jeden Einzelfall in bezug zur Klinik diskutiert werden. Im Zusammenhang mit Allgemeinveränderungen sind sie letztlich nur ein Zeichen dafür, daß eine schwerwiegendere Funktionsstörung vorliegt. Das Attribut „paroxysmal" vermeiden wir, weil dies leicht Vorstellungen in Richtung einer epileptischen Erregungssteigerung auslöst.

Die Abkürzung FIRDA benutzen wir im „Rückgriff" auf die ältere Definition nur für die ausgesprochen monorhythmischen δ-Serien zumeist der Frontalregion, wenn sie bei einem nachgewiesenen fokalen Prozess (δ-Herd im EEG, neuroradiologischer Befund) den Verdacht auf eine sonst noch nicht erkennbare Beeinträchtigung auch *mittellinienaher Strukturen* ergeben. Mit diesem Bezug werden sie im Kap. 8 genauer erläutert (Abschn. 8.1.5.1 mit Abb. 8.9, s. auch Abb. 17.10 im Kapitel über das EEG-Mapping).

Eine klare Grenzziehung ist natürlich schwierig. In der Regel fallen die durch strukturelle Läsionen ausgelösten FIRDA durch ihre gleichförmige frontale Projektion auf. Dagegen zeigen sich intermittierende δ-Gruppen oder -Phasen im Rahmen diffuser Hirnerkrankungen meistens sehr wechselhaft ausgedehnt (Abb. 10.9).

10.4 Burst-suppression-Muster

Das Burst-suppression-Muster ist gekennzeichnet durch kurzzeitige Aktivitäten des Kortex, die von Phasen weitgehender bis totaler Suppression der Hirnrindentätigkeit unterbrochen werden. Hinter der Bezeichnung „Burst" verbergen sich allerdings sehr *unterschiedliche Aktivitätsformen* und hinter dem Muster insgesamt Zustände *verschiedenster Ätiologie*. Sieht man von ähnlichen Erscheinungen ab, die in der perinatalen Periode der Hirnentwicklung physiologisch sind (z. B. „tracé alternant"), so signalisiert das Burst-suppression-Muster auf jeden Fall eine tiefgreifende und globale Hirnfunktionsstörung. Es kann jedoch auch durch toxische Dosen von Sedativa verursacht werden, und in der Praxis (auf einer Intensivstation) treffen diese beiden verschiedenen Entstehungsmechanismen, die echte Hirnschädigung und die starke Sedierung, sehr häufig aufeinander. Deshalb muß dieser EEG-Befund besonders sorgfältig in bezug zur Klinik, zum aktuellen Status und vor allem unter besonderer Berücksichtigung der laufenden Therapie beurteilt werden. Dabei sind gewisse Unterscheidungskriterien hilfreich, die mit den nachfolgend genannten Typen erläutert werden.

Das Burst-suppression-Muster ist stets Ausdruck einer tiefgreifenden Hirn*funktionsstörung*, aber nicht unbedingt auch einer entsprechenden Hirn*schädigung* (Sedierung!)

10.4.1 Verschiedene Typen des Burst-suppression-Musters

Im Hinblick auf die „Burst"-Phase kann man 3 Typen abgrenzen (Abb. 10.10). Mit dieser Aufteilung sind für 50 Fälle mit einem Burst-suppression-Muster die ursächlichen Erkrankungen und die prognostische Bedeutung in Tabelle 10.1 angegeben.

Nur der Typ 1 entspricht dem *Burst*-suppression-Muster i. e. S. – Er ist oft gleichzeitig ein Zeichen schwerer zerebraler Erregungssteigerung

- *Typ 1:* Kurze Gruppen mit generalisierter, spannungsbetonter, polymorpher Aktivität, die sich oft durch scharfe Potentialkomponenten bis zur Einstreuung regelrechter Spitzen auszeichnet. Die Dauer der einzelnen Gruppen (Bursts) beträgt überwiegend 0,5 – 1 s (Abb. 10.11, 10.12,). Genau genommen rechtfertigt nur dieser Typ die Bezeichnung „Burst". Er ist stets Ausdruck einer *schweren globalen Hirnläsion* und nahezu ausnahmslos die Folge (primärer oder sekundärer) *hypoxischer* Hirnschädigungen. Die Burstkomponente ist häufig mit *Myoklonien* gekoppelt (Abb. 10.12). In vielen Fällen ist das Burst-suppression-Muster vom Typ 1 Ausdruck einer schweren *allgemeinen zerebralen Erregungssteigerung*, mit allen Übergängen zu epileptischen Aktivitätssteigerungen. Die Definition der Phänomene wird dann schwierig (s. Abschn. 10.6, z .B. Abb. 10.26).
- *Typ 2*: Die „Burst"-Phasen sind durch eine nur mäßig bis gering akzentuierte, verlangsamte und polymorphe Hirnrindentätigkeit von oft mehreren Sekunden Dauer gekennzeichnet. Der Typ 2 kann bei den unterschiedlichsten tiefgreifenden Hirnläsionen gefunden werden. Myoklonien gehören nur selten zu diesem EEG-Muster. Mit zunehmend längeren Suppressionsphasen zeigt dieser Typ häufig ein *finales Stadium* an und signalisiert den „Zusammenbruch" der Hirntätigkeit. Bei EEG-Langzeitableitungen im Rahmen der Intensivüberwachung konnten wir diese „Burst-suppression-Phasen" mehrmals nur für wenige Minuten als Übergangsstadium in ein isoelektrisches EEG aufzeichnen.
- *Typ 3*: Die „Burst"-Phase dieses Typs wird durch ein Gemisch polymorpher Wellen aller Frequenzanteile des EEG-Spektrums geprägt. Es treten neben Wellen im α-Bereich oft auch reichlich β-Wellen irregulär eingestreut auf. Einzelne Komponenten können amplitudenbetont und scharf akzentuiert erscheinen, ähnlich wie im Typ 1. Jedoch dauern die „Burst"-Abschnitte des Typs 3 länger. In dieser Form finden wir das Burst-suppression-Muster vor allem bei Intensivpatienten, die *stark sediert* werden (s. Abschn. 10.4.2). Wenn bei primären (suizidalen) *Intoxikationen* keine hypoxischen Hirnschädigungen eintreten, so zeichnet sich das Burst-suppression-Muster im tiefen Vergiftungskoma durch diesen Typ aus (Haider et al. 1971; Kubicki et al. 1970). Letztlich kann es bei jedem Menschen in Narkose ausgelöst werden, wenn das kritische Stadium des narkotischen Tiefschlafs mit beginnender bulbärer Depression erreicht wird (Pichlmayer et al. 1983).

Periodisch auftretende Potentialschwankungen im EEG sind mitunter auch nur *beatmungsabhängige Störungen* (Elektroden- oder Elektrodenkabelartefakt, vgl. Abschn. 18.2.1). Solche Artefakte können bei schwer

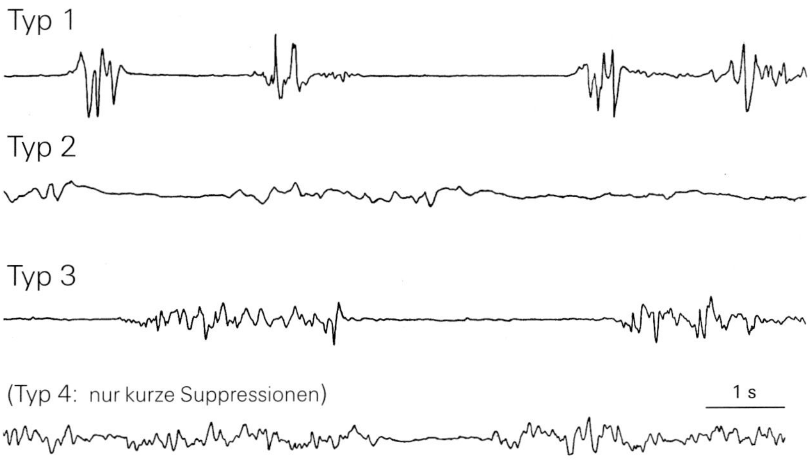

Abb. 10.10. Verschiedene Typen eines Burst-suppression-Musters mit unterschiedlicher diagnostischer und prognostischer Bedeutung (s. Tabelle 10.1). Weitere Erläuterungen s. Text

Tabelle 10.1. Zuordnung der in Abb. 10.10 dargestellten Typen eines Burst-suppression-Musters zu den verschiedenen Diagnosen bei 50 Intensivpatienten mit Angabe der Prognose quoad vitam. Trotz der im Einzelfall oft komplexen Todesursache wird der Unterschied in der Prognose zwischen den Typen 1 und 2 und dem vordergründig durch Sedativa ausgelösten Typ 3 (und 4) deutlich. Weitere Erläuterungen s. Text

	Typ 1	Typ 2	Typ 3	Typ 4
Intoxikation		❍	❍❍❍❍ ❍	
Schädel-Hirn-Trauma		✚✚	❍❍❍ ✚✚✚	❍❍❍❍ ❍✚
Subarachnoidalblutung	✚	✚✚✚		❍
Insult (Massenblutung)	✚	✚✚	✚	
Hypoxische Hirnschädigung	✚✚✚✚ ✚✚✚❍	✚✚✚✚ ✚✚✚	✚✚	
Sonstige	✚✚	✚		❍

❍ = überlebt
✚ = gestorben

hirngeschädigten Patienten mit allgemeiner Depression der Hirnrindenaktivität (oder mit einem isoelektrischen EEG) einem Burst-suppression-Muster sehr ähnlich sein. Da in diesen Fällen die Patienten wohl stets maschinell beatmet werden, verrät sich die Störung durch ihre absolute Regelmäßigkeit. Im Zweifel muß die (Be-)Atmung polygraphisch mitregistriert werden.

Bei allen Typen von Burst-suppression-Aktivität können die *Suppressionsphasen* noch eine minimale Restaktivität erkennen lassen. Bei schwerer Schädigung ist das EEG in diesen Abschnitten schließlich auch bei erhöhter Verstärkung isoelektrisch, zugleich nimmt die Länge der Suppressionsphasen zu. Bei dem Burst-sup-

10.4.1

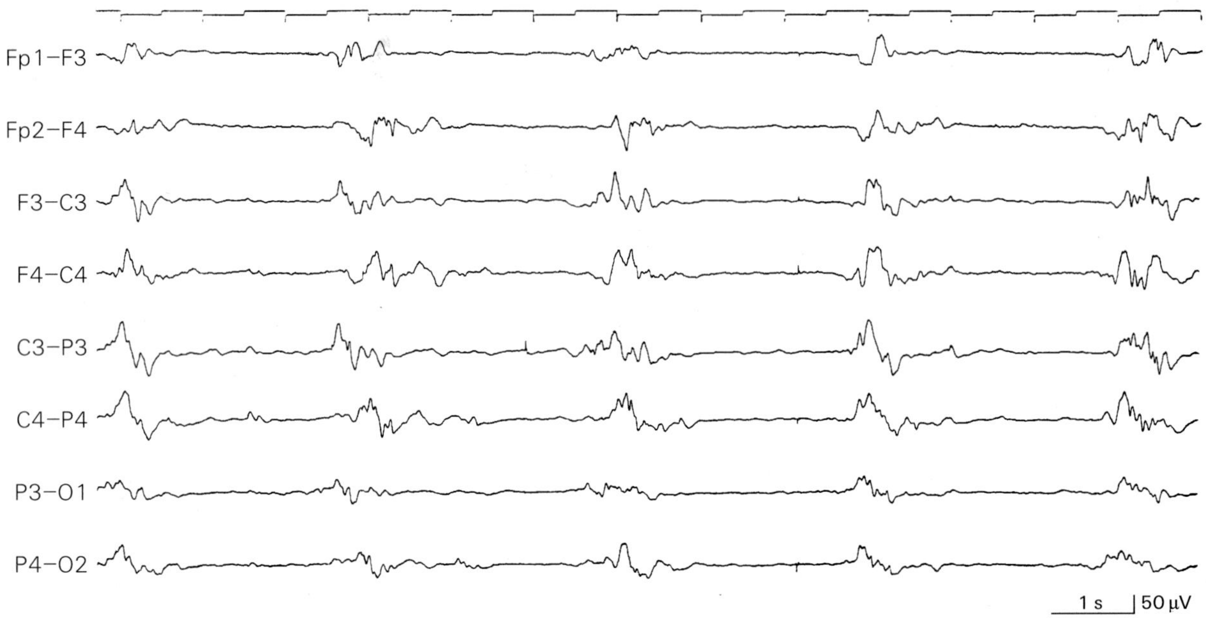

Abb. 10.11. Burst-suppression-Muster (Typ 1). In mehreren Kontrollen über 5 Tage hinweg jeweils ähnlicher Befund, dann Exitus letalis. *Klinisch:* 18jährige Patientin. Glomerulonephritis. Zustand nach Nierentransplantation. Lungenaspergillose. Respiratorische Insuffizienz. Hypoxische Hirnschädigung

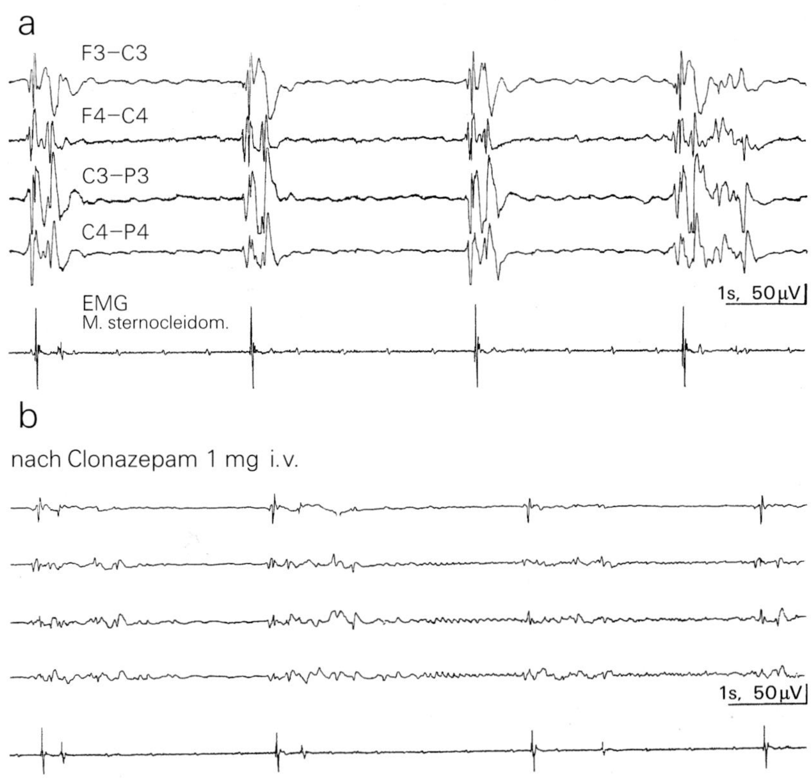

Abb. 10.12. Burst-suppression-Muster (Typ 1) nach hypoxischer Hirnschädigung. **a** Teildarstellung der EEG-Ableitung. Registrierung von Myoklonien mittels EMG aus dem M. sternocleidomastoideus rechts. In **b** Ausschnitte in gleicher Montage mit Ableitung nach Gabe von Clonazepam

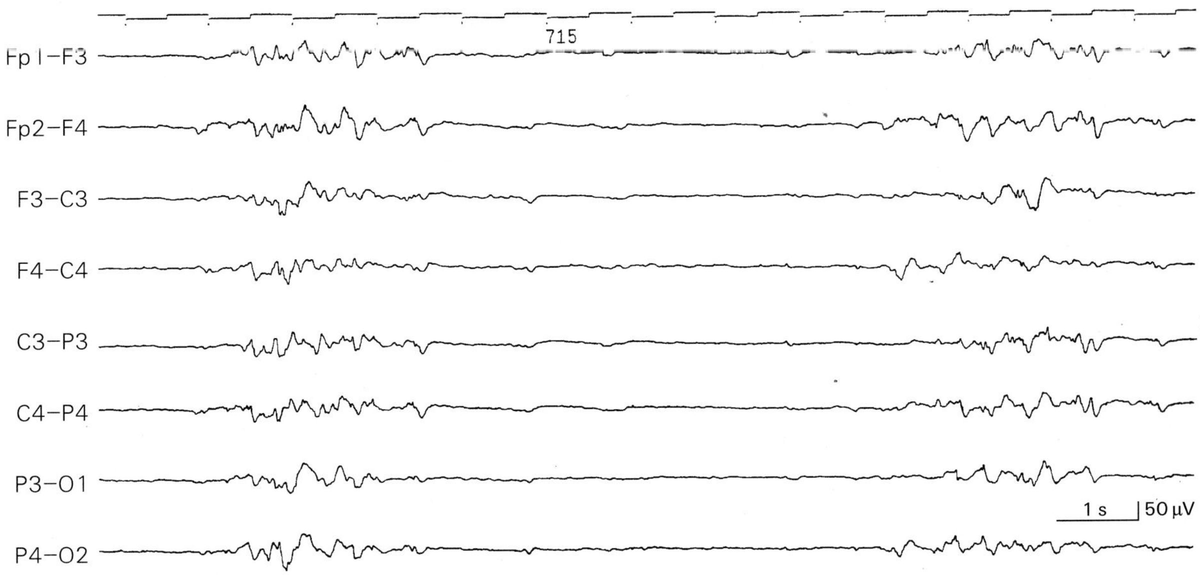

Abb. 10.13. Burst-Suppression-Muster vom Typ 3, ausgelöst offensichtlich durch Etomidat, bei (hypoxisch) vorgeschädigtem Hirn. Im EEG anfangs repetitive Entladungen (vgl. Abschn. 10.5.2), später wechselhafte Befunde i. S. einer subkortikalen Störung. *Klinisch:* Zustand nach fulminanter Lungenembolie mit schwerer Kreislaufdysregulation. Patient überlebte mit neurologischer Defektsymptomatik.

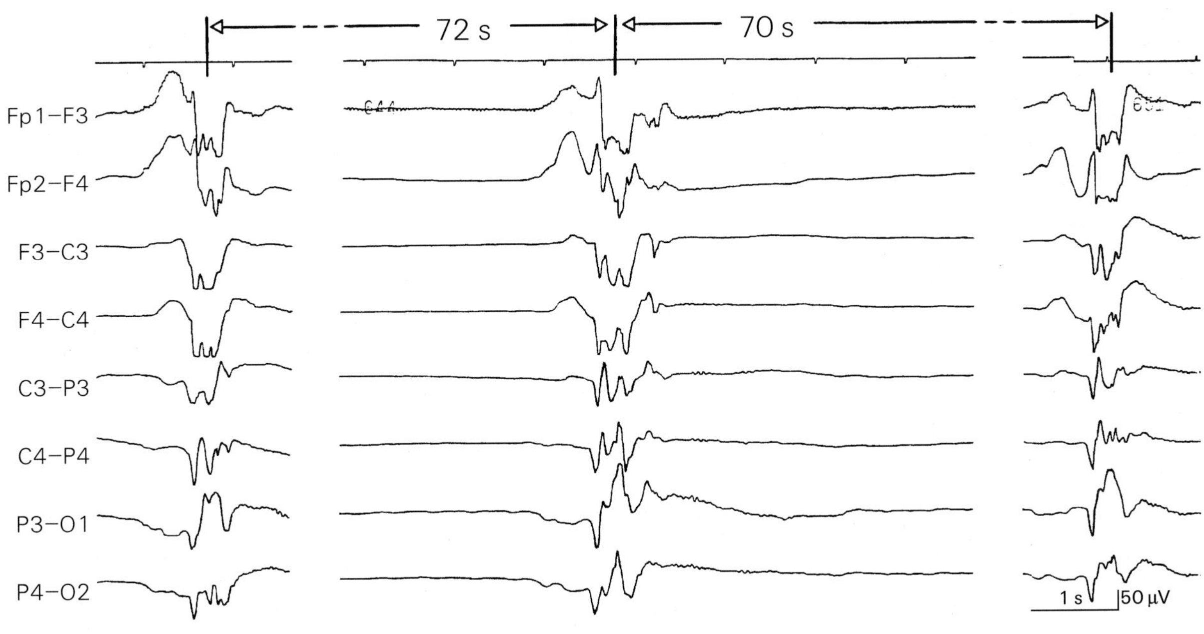

Abb. 10.14. Burst-Suppression-Muster (Typ 1). Die Bursts treten nur noch in großen Abständen auf, wie am oberen Bildrand angegeben. Die längste Suppressionsphase dauerte in dieser Ableitung 2,5 min. Mit den Bursts zeitweise noch kurze, wechselnd lokalisierte (disseminierte) Myoklonien. *Klinisch:* 60jährige Patientin. Zustand nach Herzstillstand (Herzinfarkt) und Reanimation. Bereits lichtstarre Pupillen. Wenige Stunden später Exitus letalis

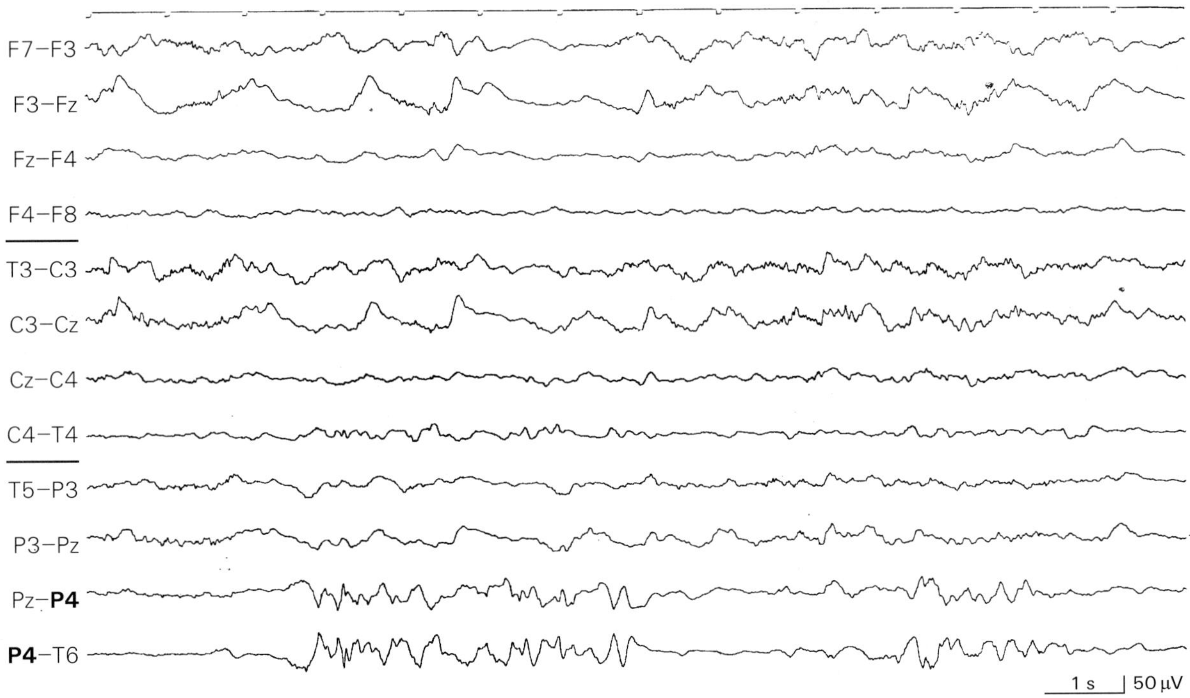

Abb. 10.15. Umschriebener Befund i. S. eines örtlich begrenzten Burst-suppression-Musters rechts parietal, im Bild in der hinteren Querreihenableitung mit Phasenumkehr in bezug auf P4. Bei schwerer Allgemeinveränderung zeigt sich rechtshirnig allgemein eine stärkere Suppression der Hirnrindenaktivität. Das lokale Burst-suppression-Muster, das sich während der gesamten Ableitedauer weitgehend konstant darstellte, entspricht dem Typ 3 (s. Abb. 10.10). *Klinisch:* Schweres Schädel-Hirn-Trauma 10 Tage zuvor. Schädelkalottenfraktur rechts parietookzipital mit großflächigem subduralen Hämatom über der rechten Hemisphäre, das operativ versorgt wurde. Postoperativ generalisiertes, malignes Hirnödem, das zu einem erheblichen Hirnprolaps durch den Trepanationsdefekt führte. In diesem Bereich entwickelte sich das Burst-suppression-Muster. Zum Zeitpunkt der EEG-Ableitung lief im Rahmen der antiödematösen Therapie eine Etomidatnarkose (wegen Transaminaserhöhung unklarer Genese)

pression-Muster vom Typ 1 konnten wir in Ausnahmefällen isoelektrische Intervalle bis 10 min Dauer beobachten (Abb. 10.14). Grundsätzlich können bei diesem hypoxisch verursachten Typ die Intervalle stark schwanken (Beydoun et al. 1991).

In seltenen Fällen sind EEG-Veränderungen i. S. eines Burst-suppression-Musters auch als *lokal begrenzter Befund* zu registrieren (Sperling et al. 1986). Nach eigenen Beobachtungen kann ein solcher Befund bei schwerer regionaler Hirnschädigung offensichtlich auch (bzw. erst) durch zusätzliche Einflüsse sedierender Medikamente ausgelöst werden (Abb. 10.15; s. hierzu auch Abschn. 10.4.2). Derartige Befunde müssen gegen fokale epileptische Erregungssteigerungen abgegrenzt werden, die mitunter in ähnlicher Form und insgesamt vergleichsweise wesentlich häufiger registriert werden.

10.4.1

10.4.2 Ursachen, Verlauf, Prognose und Pathologie des Burst-suppression-Musters

Das Burst-suppression-Muster (vom Typ 1) tritt am häufigsten nach zerebraler Hypoxie auf

Das Burst-suppression-Muster vom *Typ 1* tritt nach akuten zerebralen Hypoxien auf, am häufigsten infolge einer *globalen zerebralen Ischämie* (schwere Kreislaufinsuffizienz, Herzstillstand) oder durch Hypoxämie (respiratorische Insuffizienz, Asphyxie nach Aspiration, Bolusobstruktion). Es läßt sich innerhalb der ersten 24 Stunden nachweisen und signalisiert nahezu ausnahmslos eine schlechte Prognose (Kuroiwa u. Celesia 1980). Wie häufig es lediglich als passagere Störung auftreten kann, ist nicht bekannt. Hält es länger als 3 Tage an, endet der Verlauf stets letal (Hughes et al. 1976). Mit wiederholten EEG-Kontrollen konnten wir das Burst-suppression-Muster bis zu 6 Tage lang anhaltend beobachten, bevor eine Nullinie registriert wurde.

Das Burst-suppression-Muster vom *Typ 2* entwickelt sich in der Regel erst im Verlauf einer schweren Hirnerkrankung. Ursache sind verschiedenartige *sekundäre* intrakranielle Komplikationen (meistens mit Hirndrucksteigerung) oder kritische extrakranielle (kardiopulmonale) Situationen. Sie führen im Endeffekt ebenfalls zu ischämisch oder hypoxämisch bedingten hypoxischen Schädigungen des Hirnparenchyms.

Neuropathologisch fanden wir in Fällen, in denen ein Burst-supression-Muster vom Typ 1 und Typ 2 registriert wurde, stets ausgedehnte und schwere Veränderungen im *gesamten Kortex*, in den *Basalganglien* und im *Thalamus*, häufig auch im Kleinhirn (Rosenkranz 1991, Tabelle 10.2). Zum Teil handelt es sich um totale Parenchymnekrosen, teilweise sind nur selektiv neuronale Ausfälle nachweisbar. Der Hirnstamm bleibt weitgehend ausgespart. Dieses Schädigungsmuster entspricht der selektiven Vulnerabilität der verschiedenen Hirnstrukturen gegenüber Sauerstoffmangel (Brierley et al. 1973; Dougherty et al. 1981; Garcia u. Anderson 1991). In-

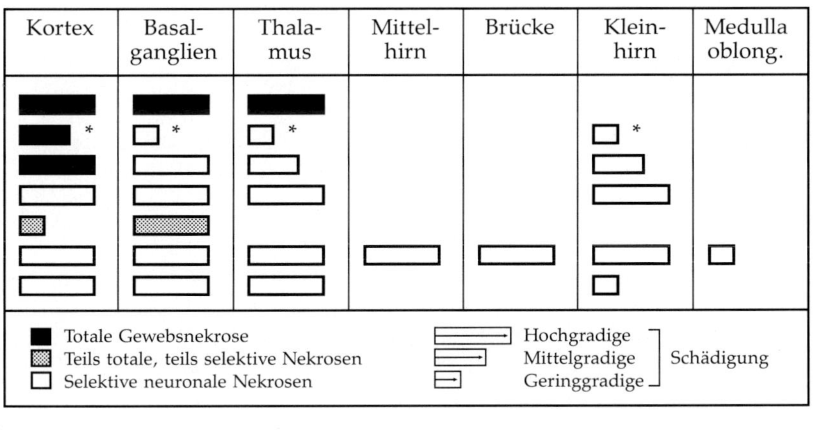

Tabelle 10.2. Neuropathologische Befunde in 7 Fällen, die im EEG zuletzt ein Burst-suppression-Muster zeigten (vom Typ 1 oder 2, vgl. Abb. 10.10): 6 Fälle nach hypoxischer Hirnschädigung (5 nach Herzstillstand, 1 Strangulation), 1 Fall nach schwerer Contusio cerebri (mit * markiert). Bei den hochgradigen Schädigungen handelte es sich jeweils um eine nahezu vollständige Läsion i. S. des angegebenen Schädigungstyps

teressanterweise ist dieses Schädigungsmuster weitgehend mit dem identisch, das nach einem hypoxisch bedingten sog. Alpha-Koma nachzuweisen ist (Rosenkranz 1991; Laas et al. 1993; Abschn. 10.7). So können Fälle mit einem Burst-suppression-Muster vor Eintritt einer Nullinie auch dieses Bild einer areaktiven α-Wellenaktivität durchlaufen.

Medikamentös induziert tritt das Burst-suppression-Muster vor allem unter hochdosierten Barbituraten auf

Wird das Burst-Suppression-Muster durch hochdosierte Sedativa induziert (*Typ 3* in Abb. 10.10), so ist die Prognose vergleichsweise wesentlich günstiger (Tabelle 10.1). Bei Rücknahme der Sedierung kann es sich unmittelbar zurückbilden. Im Prinzip kann jedes Hypnotikum in toxischer Dosierung zu einem Burst-suppression-Muster führen. Im Therapiebereich ist es vor allem unter der *Dauerapplikation von Barbituraten* zu beobachten, aber auch bei hoher Dosierung von Etomidat und Midazolam. Im Einzelfall ist schwer abzuschätzen, in welchem Maße das Burst-suppression-Muster durch die eigentliche Hirnschädigung verursacht wird oder durch die Sedierung bedingt ist. Für die verschiedenen Sedativa gibt es keine bestimmten Grenzwerte. Nach unserer Erfahrung tritt das Muster in bezug zum Medikamentenspiegel um so eher auf, je schwerer das Hirn vorgeschädigt ist.

Im Verlauf einer Dauersedierung mit Maximaldosierungen, wie sie zur Hindrucksenkung und Hirnprotektion eingestellt werden, zeigt sich das Burst-suppression-Muster nur *intermittierend*, offensichtlich abhängig vom aktuellen Medikamentenspiegel (Abb. 10.16). Zudem ist es durch Außenreize beeinflußbar (s. Markierungen der Manipulationen am Patienten in Abb. 10.16). Eine derartige Variabilität würde bei einem Burst-suppression-Muster infolge schwerer neuronaler Schädigung nicht auftreten.

Bei Entwicklung eines Burst-suppression-Musters durch Sedativa treten *zunächst nur kurze Suppressionsphasen* auf. Diese Fälle sind in Tabelle 10.1 als Typ 4 aufgenommen. Ähnliche Entwicklungen sind bei Intoxikationen bekannt. Kubicki et al. (1970) nannten diese Suppressionsphasen treffend „isoelektrische Einblendungen". Auch die resultierenden pseudoperiodischen EEG-Veränderungen sind dann mit „Suppression-burst-Aktivität" besser bezeichnet.

Abb. 10.16. Intermittierend auftretendes Burst-suppression-Muster (BSM) unter Perfusorapplikation von Thiopental (140–160 mg/h) zur Hirndrucksenkung. Ausschnitt aus einer fortlaufenden Spektralanalyse des EEG mit Darstellung der schwankenden Ausprägung der Aktivität im δ-Bereich (0,5–1,5 und 1,5–3/s) (s. auch Abschn. 15.9.3). Die BSM-Phasen sind markiert, der Abfall der spektralen Leistung im Bereich 1,5–3/s ist durch die Suppressionsphasen bedingt. Siehe auch Text

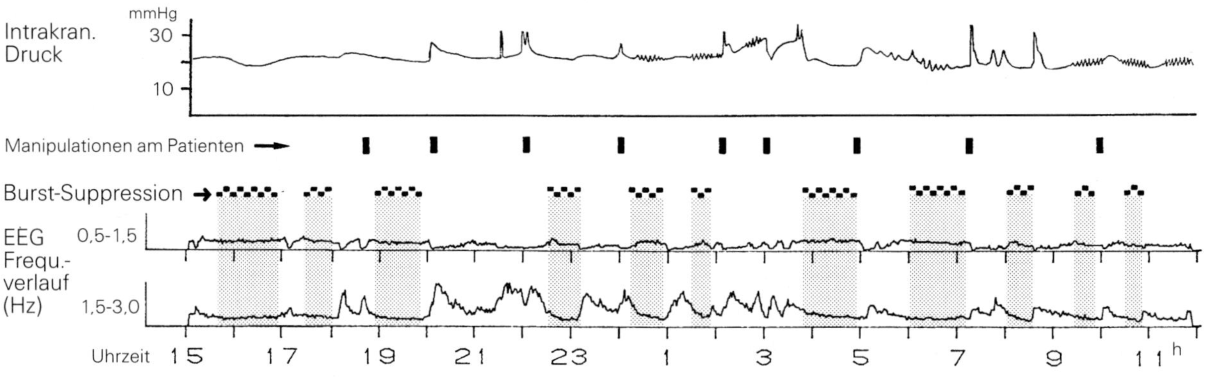

10.4.2

10.4.3 Mögliche Entstehungsmechanismen des Burst-suppression-Musters

Entsprechend der unterschiedlichen Bedeutung der EEG-Phänomene, die dem Begriff „Burst-suppression" zugeordnet werden, sind die pathophysiologischen Mechanismen bei der Entstehung dieses Musters sicher verschieden. Die Diskussion der Entstehungsmechanismen bezieht sich im allgemeinen auf den Typ 1, der ganz überwiegend durch ischämisch-hypoxische Einwirkungen verursacht wird.

Dabei wird häufig auf die burstartigen Entladungen verwiesen, die nach Isolierung der Hirnrinde noch als Restaktivität kortikaler Neurone auftreten. Diese Befunde gehen auf Beobachtungen zurück, die nach Unterschneidungen des Kortex bei frontalen Lobotomien gemacht wurden (Henry u. Scoville 1952; Echlin et al. 1952). Ähnliche Befunde nach Ausfall aller afferenten Zuflüsse zum Kortex waren auch aus tierexperimentellen Untersuchungen bekannt. Diese Bedingungen, die durch strukturelle Läsionen entstehen, entsprechen jedoch nicht denen, die nach diffusen hypoxischen Schädigungen eintreten. Denn durch die Hypoxie wird gerade die Hirnrinde selbst in besonderem Ausmaße betroffen. Diese alten Befunde können jedoch unverändert als Hinweis darauf gelten, daß sich das Burst-suppression-Muster unter sehr verschiedenen Bedingungen entwickeln kann (ggf. auch als Lokalbefund, s. Abb. 10.15).

Eine Hypoxie führt zu verschiedenen Zellschädigungen, die eine unmittelbare Erregbarkeitssteigerung zur Folge haben. Bei dem hochgradigen Zellausfall nach schwerer hypoxischer Hirnschädigung dürfte allerdings die *Erregungssteigerung durch Enthemmung* (durch den Verlust hemmender Neurone) im Vordergrund stehen. Nach Laas (1994) finden sich bei den Verstorbenen, die vor dem Tode im EEG ein Burst-suppression-Muster zeigten, in den Regionen der grauen Substanz, die gegenüber einem O_2-Mangel besonders empfindlich sind, bis zu 90 % Ganglienzellnekrosen. Im allgemeinen werden durch die Hypoxie die entwicklungsgeschichtlich jüngeren Anteile der grauen Substanz stärker betroffen. In den Basalganglien sind es beispielsweise die kleinzelligen Kernanteile, die vorwiegend hemmende Funktionen besitzen.

Das Burst-suppression-Muster (vom Typ 1) ist offensichtlich eine Erregungssteigerung durch Desintegration und Enthemmung geschädigter Neuronenverbände

Die ausgedehnten Nervenzellausfälle führen zu einer *Desintegration und Enthemmung* komplexer Neuronensysteme. Bei den Erregungsabläufen, die sich aufschaukeln, kann in Verknüpfung mit der Hirnrinde den subkortikalen Kernen wie dem Thalamus und den Basalganglien durchaus eine besondere Bedeutung zukommen. Diese Kerngebiete sind auch für die Myoklonien von Bedeutung, die nach hypoxischen Läsionen häufig mit den repetitiven EEG-Phänomenen korreliert auftreten (s. Abschn. 10.6.1). Völlig offen (aber von besonderem Interesse) bleibt die Frage nach der

Rolle der Kleinhirnläsionen. Die hypoxischen Nekrosen des Kleinhirns betreffen bevorzugt die Purkinje-Zellen, die beim Gesunden über die Kleinhirnkerne auf Thalamus und Hirnrinde hemmend wirken.

Soweit MRT-Befunde vorliegen, sind nach hypoxischer Hirnschädigung die diffusen kortikalen und subkortikalen Parenchymschädigungen auch neuroradiologisch nachweisbar (Bauer 1993). Sie entsprechen dem Verteilungsmuster in Tabelle 10.2. Ein ungewöhnlicher Fall ist in Abb. 10.17 dargestellt. Im EEG zeigte er ein Burst-suppression-Muster vom Typ 1 und im CCT eine Hypodensität überwiegend nur der Basalganglien beiderseits. Inwieweit derartige radiologische Befunde mit den EEG-Veränderungen in Zusammenhang stehen, muß natürlich offenbleiben.

Entscheidendes Kriterium für die Entwicklung des Burst-suppression-Musters ist sicher die diffuse kortikale Läsion. Die Suppressionsphasen werden als metabolische Erschöpfung (mit Depolarisationen) der kortikalen Neurone gedeutet, die nach einzelnen Bursts minutenlang anhalten kann. Beobachtungen, daß sich dennoch plötzlich und massiv längere Phasen von Erregungssteigerungen entwickeln können (vgl. Abschn. 10.6, z. B. Abb. 10.25, 10.26), bleiben dann allerdings erklärungsbedürftig. Eine besondere Hemmung erleiden die kortikalen Neurone im Zusammenhang mit den medikamentös bedingten Suppressionsphasen, die sich aus den Wirkungsmechanismen beispielsweise der Barbiturate ableiten lassen (Ito u. Harris 1981).

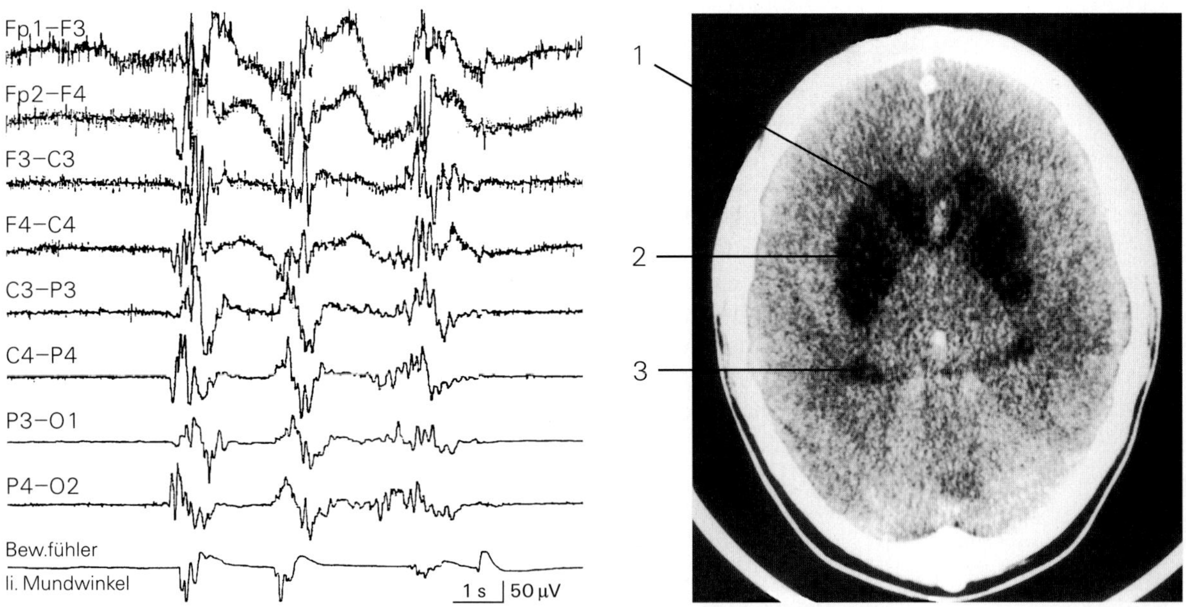

Abb. 10.17. Burst-suppression-Muster (Typ 1), in den frontalen Ableitungen mit überlagerten Muskelartefakten. Im CCT ungewöhnlich ausgeprägte Hypodensität (offensichtlich Erweichung) der Basalganglien beidseitig. *Klinisch:* 23jähriger Patient mit schwerer hypoxischer Hirnschädigung infolge Kreislauf- bzw. Atemdepression unter Heroinintoxikation (letale Dosis mit Serumkonzentration von 3 µg/ml). Koma, Streckmechanismen, disseminierte Myoklonien (mit Bewegungsfühler am linken Mundwinkel erfaßt). CCT (Radiologische Klinik UKE), 1 Tag nach dem akuten Ereignis: *1* Caudatum (mit angeschnittenem Vorderhorn), *2* Putamen und Pallidum, *3* angeschnittenes Hinterhorn des Seitenventrikels

10.4.3

10.5 Generalisierte rhythmisierte EEG-Veränderungen

Bei diffusen Hirnfunktionsstörungen kann die verlangsamte Hirnrindentätigkeit in besonderem Maße rhythmisiert auftreten. Möglich sind

- *kontinuierlich aufeinanderfolgende, rhythmische* Wellen im ϑ- oder (häufiger) im δ-Bereich (Abschn. 10.5.1) und
- steiler akzentuierte bis scharfe Wellen, die durch kurze Intervalle *voneinander getrennt* ***periodisch*** *bzw.* ***repetitiv*** auftreten (Abschn. 10.5.2).

Zwischen beiden Erscheinungsformen gibt es Übergänge. Beide können auch während einer EEG-Ableitung mit wechselnder Deutlichkeit alternierend in den Vordergrund treten. Offensichtlich liegen diesen Manifestationsformen auch ähnliche Entstehungsmechanismen zugrunde (Abschn. 10.5.4). Ursächlich kommen für die verschiedenen rhythmischen EEG-Phänomene in erster Linie metabolisch-toxische Enzephalopathien in Betracht sowie besondere entzündliche Hirnerkrankungen, die in Kap. 12 dargestellt werden. Übersichten über die Formen repetitiver (periodischer) EEG-Veränderungen finden sich bei Kuroiwa u. Celesia (1980), Markand (1984) und Brenner u. Schaul (1990).

10.5.1 Rhythmisierte ϑ- und δ-Wellen

Voll ausgeprägt treten die rhythmisierten Wellen in der Regel *kontinuierlich* auf. Zeigen sie sich intermittierend, so sind die Unterbrechungen meistens nur kurz, im Gegensatz zu der sog. IRDA (vgl. Abschn. 10.3). Gelegentlich sieht man auch Schwankungen in der Ausprägung und in der Frequenz der Rhythmen (Abb. 10.18). In der Mehrzahl der Fälle sind die Potentiale frontal betont. Die Konfiguration ist selten sinusförmig. Meistens zeigen sie eine steilere initiale positive Auslenkung, die in einen langsameren negativen Wellenanteil übergeht (Abb. 10.19). Damit ergibt sich eine Potentialstruktur, mit der sie trägen Varianten der im nachfolgenden Abschnitt zu besprechenden triphasischen Wellen ähnlich werden.

Ist dieses EEG-Muster deutlich ausgeprägt, dann sind die Patienten *bewußtseinsgestört* bis komatös. Die Reaktion auf Außenreize ist sehr variabel. Der Rhythmus kann durch Schmerzreize kurz unterbrochen, aber auch verstärkt werden. Sind die Patienten im Koma, ist das EEG in der Mehrzahl der Fälle areaktiv.

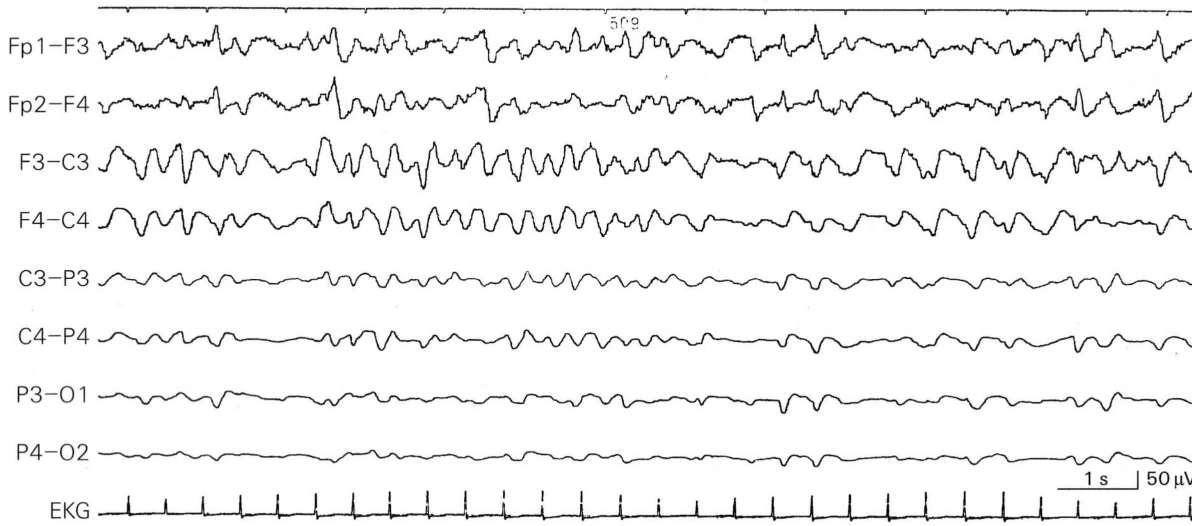

Abb. 10.18. Rhythmisierte δ-Wellen wechselnder Frequenz (zwischen 2 und 3,5/s) bei hepatischer Enzephalopathie. Klinisch wie elektroenzephalographisch rückläufiger Befund nach Lebertransplantation. *Klinisch:* 38jährige Patientin, noch hochgradig bewußtseinsgestört. Hält während der Ableitung die Augen meist geöffnet (im abgebildeten EEG frontal auch vereinzelt Lidschlagartefakte). Auf Anruf jedoch noch keine merkliche Reaktion. Durch Schmerzreize werden die rhythmischen Wellen kurzzeitig zurückgedrängt. Nach Leberkoma insgesamt das Bild einer Besserung

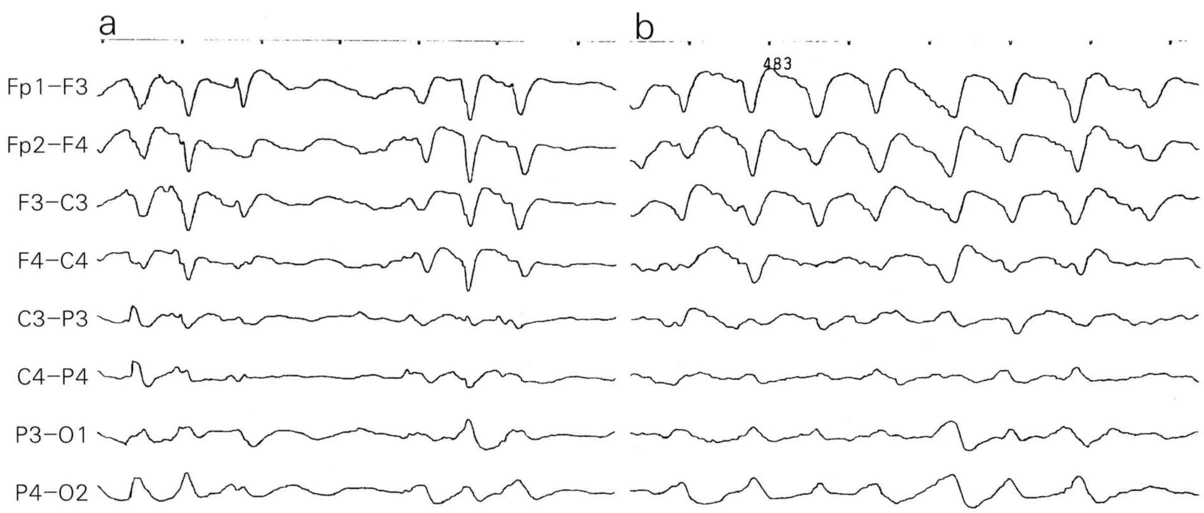

Abb. 10.19. Rhythmisierte δ-Wellen von 1–1,5/s bei terminaler Niereninsuffizienz. Die δ-Wellen zeigen z. T. eine Potentialstruktur in Richtung triphasischer Wellen. Ausschnitte **a** mit intermittierendem Auftreten der Wellen, **b** mit kontinuierlicher Abfolge des δ-Rhythmus. Auf Außenreize im EEG keine Reaktionen. *Klinisch:* 57jährige Patientin. Chronische Hämodialyse wegen Niereninsuffizienz bei Zystennieren. Koma. 6 Tage später Exitus letalis im Herz-Kreislauf-Versagen

10.5.1

Die derart rhythmisierte δ-Aktivität ist von den bilateralen δ-Abläufen zu unterscheiden, die dem Begriff der „intermittierend rhythmisierten δ-Aktivität" (IRDA) zugeordnet werden (Abschn. 10.3). Die IRDA, die als vieldeutiger EEG-Befund auch bei metabolischen Enzephalopathien auftreten kann, ist eine Potentialform, die in eine noch vorhandene Grundaktivität einstreut. Diese ist dann mitunter nur gering abgeändert. Die rhythmisierte δ-Tätigkeit, die in diesem Abschnitt besprochen wird, *ersetzt* dagegen die Grundaktivität der Hirnrinde. Treten Pausen im rhythmischen Ablauf der δ-Wellen auf, so ist die noch erkennbare Grundtätigkeit der Hemisphären oft stärker abgeflacht (Abb. 10.19a).

Für Rhythmen, die mit abweichender Frequenz die eigentliche Grundaktivität zeitweise ablösen, wurde der Begriff der *Parenrhythmie* eingeführt (Penin 1967). Bezeichnet werden damit paroxysmal auftretende Serien oder längere Strecken amplitudenbetonter ϑ- oder δ-Wellen (ϑ- bzw. δ-Parenrhythmie), die sich wieder relativ regelmäßig quasi wie ein „Nebenrhythmus" gegen den eigentlichen Grundrhythmus abgrenzen. Derartige Befunde können auch bei nichtmetabolischen Erkrankungen auftreten, nach unserer Erfahrung nicht selten im Zusammenhang mit einer epileptischen Erregbarkeitssteigerung des Hirns. Die Bezeichnung „Parenrhythmie" konnte sich nicht durchsetzen.

10.5.2 Generalisierte repetitive (periodische) scharfe Wellen

Das kennzeichnende Merkmal sind *steile bis scharfe* Wellen, die *kontinuierlich* und *bilateral weitgehend symmetrisch* mit Intervallen von 0,5–3 s Dauer auftreten. Im Einzelfall sind zumindest für den Zeitabschnitt einer EEG-Ableitung die Intervalle (am häufigsten mit ca. 1 s) relativ konstant.

Meistens werden EEG-Veränderungen dieser Art als „periodisch" bezeichnet oder als „quasiperiodisch" bzw. „pseudoperiodisch", da eine echte Periodik nicht vorliegt. Das Attribut „repetitiv" kennzeichnet diese sich ständig und gleichartig wiederholenden Potentiale besser.

Das Grundmuster aller repetitiven (periodischen) Wellen ist triphasisch. Bei den hepatischen Enzephalopathien können sie lediglich am deutlichsten ausgeprägt sein

Die steilen Abläufe können bi-, tri- oder polyphasisch erscheinen (s. hierzu Abb. 3.3), mit Amplituden bis 500 μV, vorwiegend 150–300 μV. Das Grundmuster der repetitiven Wellen ist *triphasisch*, mit abnehmender Steilheit der aufeinanderfolgenden Potentialanteile. Die initiale, oft nur angedeutet erkennbare Komponente hat mitunter Spitzencharakter, die dritte, langsamere Komponente geht vielfach in eine träge Potentialschwankung über. Es können Muster entstehen, die an epileptische Sharp-slow-wave-Abläufe erinnern. Daher kann dieser EEG-Befund – zumindest ausschnittsweise betrachtet – mit einer anhaltenden epileptischen Erre-

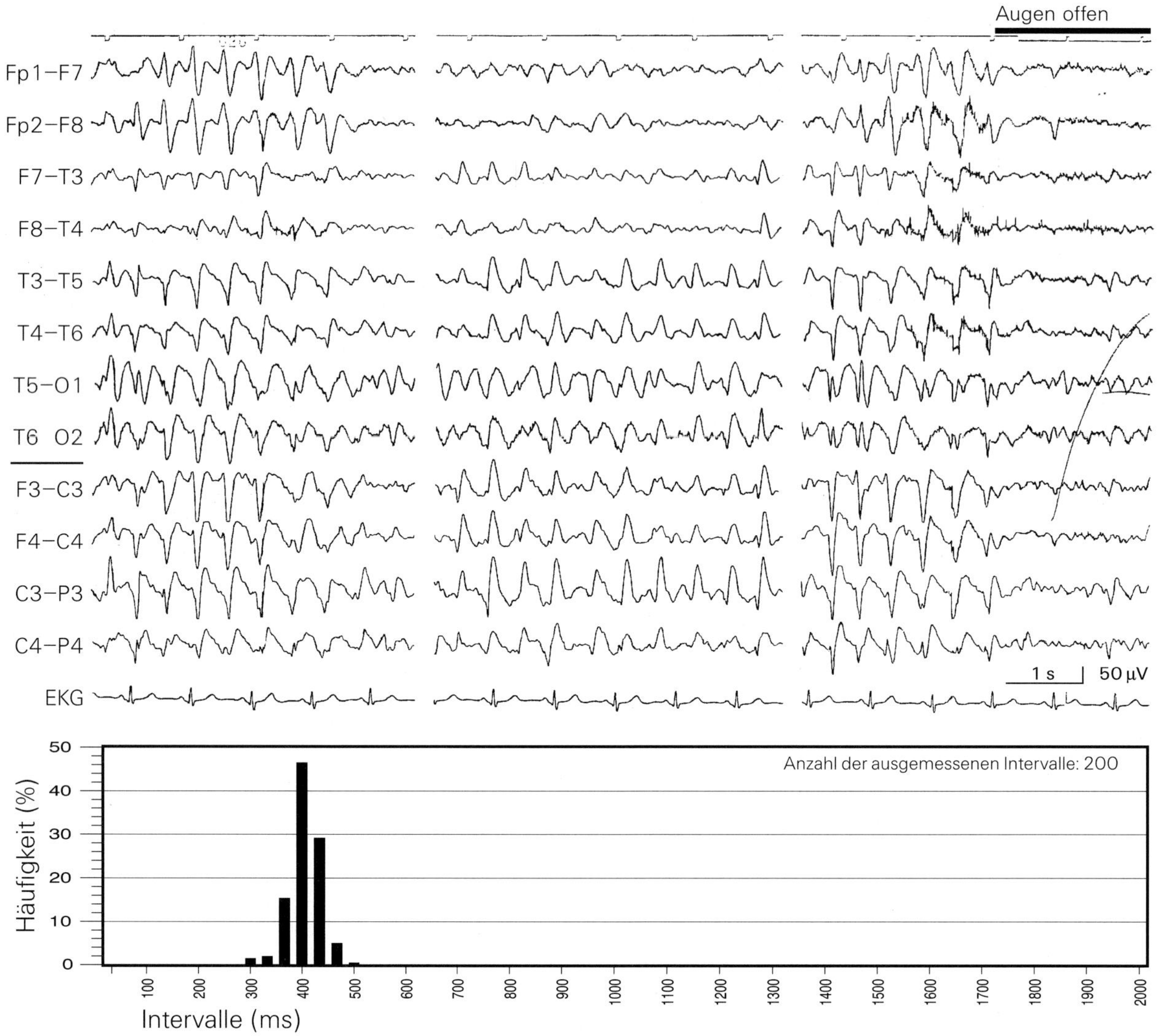

Abb. 10.20. Repetitive triphasische Wellen bei hepatischer Enzephalopathie. Wechselnde Ausbreitung, die Frequenz mit Intervallen um 400 ms dennoch sehr konstant (s. das Histogramm im Vergleich mit den Befunden nach hypoxischer Hirnschädigung in Abb. 10.21, 10.22). Blockierung bei Augenöffnung (*rechts*). *Klinisch:* 58jährige Patientin mit Leberzirrhose, somnolent, desorientiert. Ammoniakspiegel erhöht

gungssteigerung verwechselt werden (zum Problem der Abgrenzung gegenüber epileptischen Erregungssteigerungen s. Abschn. 10.6).

Amplitude, Potentialform und Polarität der einzelnen Komponenten sind wesentlich von der gewählten Elektrodenmontage abhängig (z. B. Abb. 10.22). Mit einem Wechsel des Ableiteprogramms werden dann Änderungen der Potentialkonfiguration vorgetäuscht. Andererseits können sich die Wellen hinsichtlich Ausbreitung und Konfiguration auch tatsächlich sehr variabel zeigen, offensichtlich durch Schwankungen der Erregungsabläufe in den Generatorstrukturen (z. B. Abb. 10.20). Trotz dieser Variabilität kann die Frequenz vor allem bei den hepatisch bedingten Formen sehr konstant bleiben (s. das Histogramm in Abb. 10.20).

10.5.2

Generalisierte repetitive scharfe Wellen werden bei *metabolischen* oder *metabolisch-toxischen Enzephalopathien* registriert. Sie können aber auch das EEG einer Enzephalitis kennzeichnen. Dies gilt in bis zu 75 % der Fälle insbesondere für die *Creutzfeldt-Jakob-Erkrankung* (s. Abschn. 12.5.2). Unter den metabolischen Erkrankungen sind es vor allem *ischämisch-hypoxische* Hirnschädigungen und schwere *hepatische* Stoffwechselstörungen, die in Abhängigkeit vom Erkrankungsstadium zumindest vorübergehend repetitive EEG-Veränderungen verursachen können; im Leberkoma bei bis zu 30 % der Fälle (z. B. Simsarian u. Harner 1972; Rumpl et al. 1979). Bei renalen Stoffwechselstörungen und Entgleisungen des Elektrolytstoffwechsels kann man in 10 % der Fälle mit diesem Befund rechnen. *Meistens liegen multiple bzw. komplexe metabolische Störungen mit verschiedenartigen pathologischen Laborwerten vor* (Bahamon-Dussan et al. 1989). In der Literatur findet man Darstellungen periodischer Wellen ferner bei verschiedenen vaskulären und degenerativen Hirnerkrankungen und auch in Fällen nach traumatischen Hirnläsionen. Im Einzelfall ist jedoch stets zu prüfen, inwieweit auch bei diesen stets schwerkranken Patienten (*zusätzlich*) Stoffwechselentgleisungen vorliegen. *Das EEG kann der erste Hinweis auf entsprechende Komplikationen sein.*

Den repetitiven Wellen liegen häufig komplexe (multiple) Stoffwechselstörungen zugrunde. Einzelne pathologische Laborwerte zeigen daher oft keine feste Beziehung zum EEG-Befund

Keine der genannten Erkrankungen zeichnet sich durch eine spezifische Form der repetitiven Entladungsfolgen aus. Wie Blindauswertungen zeigen, ist zwischen EEG-Befund und Klinik eine differentialdiagnostisch sicher verwertbare Zuordnung nicht möglich (Fisch u. Klass 1988). Lediglich für die periodischen Entladungen bei hypoxischen Hirnschädigungen, mit denen man heutzutage häufig konfrontiert wird, lassen sich einige differentialdiagnostisch brauchbare Merkmale herausstellen.

10.5.2.1 Repetitive Potentiale bei hypoxischen Hirnläsionen

Bei schweren hypoxischen Hirnschädigungen können die repetitiven Elemente *besonders stereotyp* auftreten (Abb. 10.21). Oft haben sie den Charakter von Spitzenpotentialen (Abb. 10.22). In der Literatur findet man daher auch Bezeichnungen wie „periodic" bzw. „continuous spiking" oder „bilateral periodic epileptiform discharges" (Chatrian 1990). Die Frage der Abgrenzung gegenüber epileptischen Phänomenen wird im Abschn. 10.6 diskutiert. Nicht selten haben die hypoxisch bedingten Graphoelemente mit einer raschen Aufeinanderfolge von Spitzen auch einen ausgeprägt *polyphasischen* Charakter. In den kurzen Intervallen zwischen den repetitiven Elementen ist kaum noch eine andere Form von Hirnrindenaktivität zu erkennen. Die Abgrenzung gegenüber

Hypoxisch bedingte repetitive Potentiale können besonders stereotyp auftreten („continuous spiking")

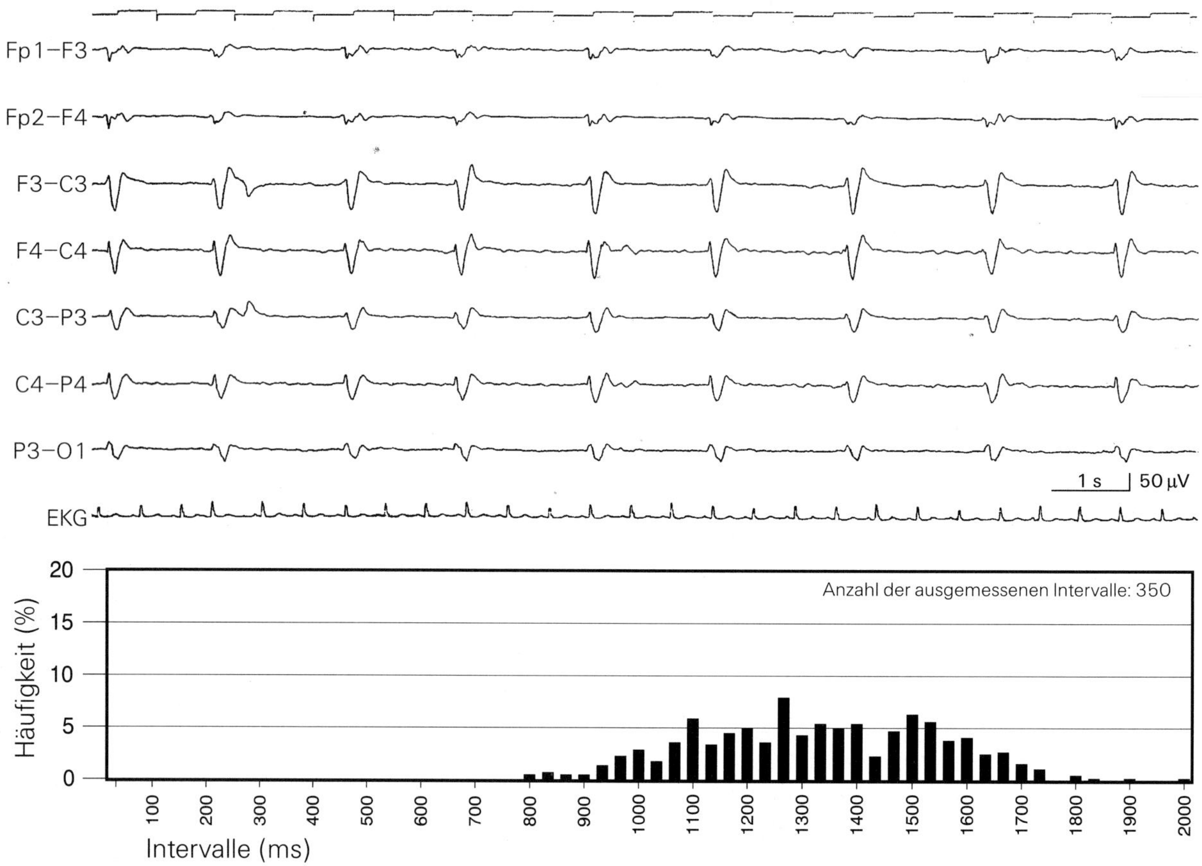

Abb. 10.21. Stereotyp und kontinuierlich auftretende repetitive steile Wellen nach hypoxischer Hirnschädigung. Gleichförmiger Befund während der gesamten Ableitedauer (40 min). Dennoch relativ große Streuung der Intervalle zwischen 900 und 1700 ms (s. *Histogramm*). Keine Reaktion auf Schmerzreize. An den beiden folgenden Tagen jeweils Befund i. S. eines sog. α-Komas (s. Abschn. 10.7). Am 3. Tag nach abgebildetem EEG Exitus letalis. *Klinisch:* Myokardinfarkt. Zustand nach Reanimation. Patient tief komatös, Pupillenreaktionen noch erhalten. Anfängliche Myoklonien sistierten unter Clonazepam, Phenobarbital (2000 mg/die), Phenhydan (1750 mg/die), der EEG-Befund blieb unbeeinflußt. *Neuropathologisch* (makroskopisch) diffuse Rindennekrosen generell vorwiegend in der Tiefe der Rindenfurchen

einem Burst-suppression-Muster erscheint dann mitunter recht willkürlich. Durch Außenreize sind diese stereotypen Formen hypoxisch ausgelöster repetitiver Entladungen nicht zu beeinflussen, möglich sind bestenfalls kurze Änderungen in der Entladungsfolge (im Gegensatz z. B. zu den hepatisch bedingten repetitiven Wellen, die durch sensorische Reize u. U. noch deutlich beeinflußt werden können, s. Abb. 10.20).

10.5.2.1 In der ganz überwiegenden Mehrzahl der Fälle sind *akute Sauerstoffmangelsituationen des Hirns nach einem Herz-Kreislauf-Stillstand* verantwortlich, wenn die Reanimation nicht mehr rechtzeitig ein-

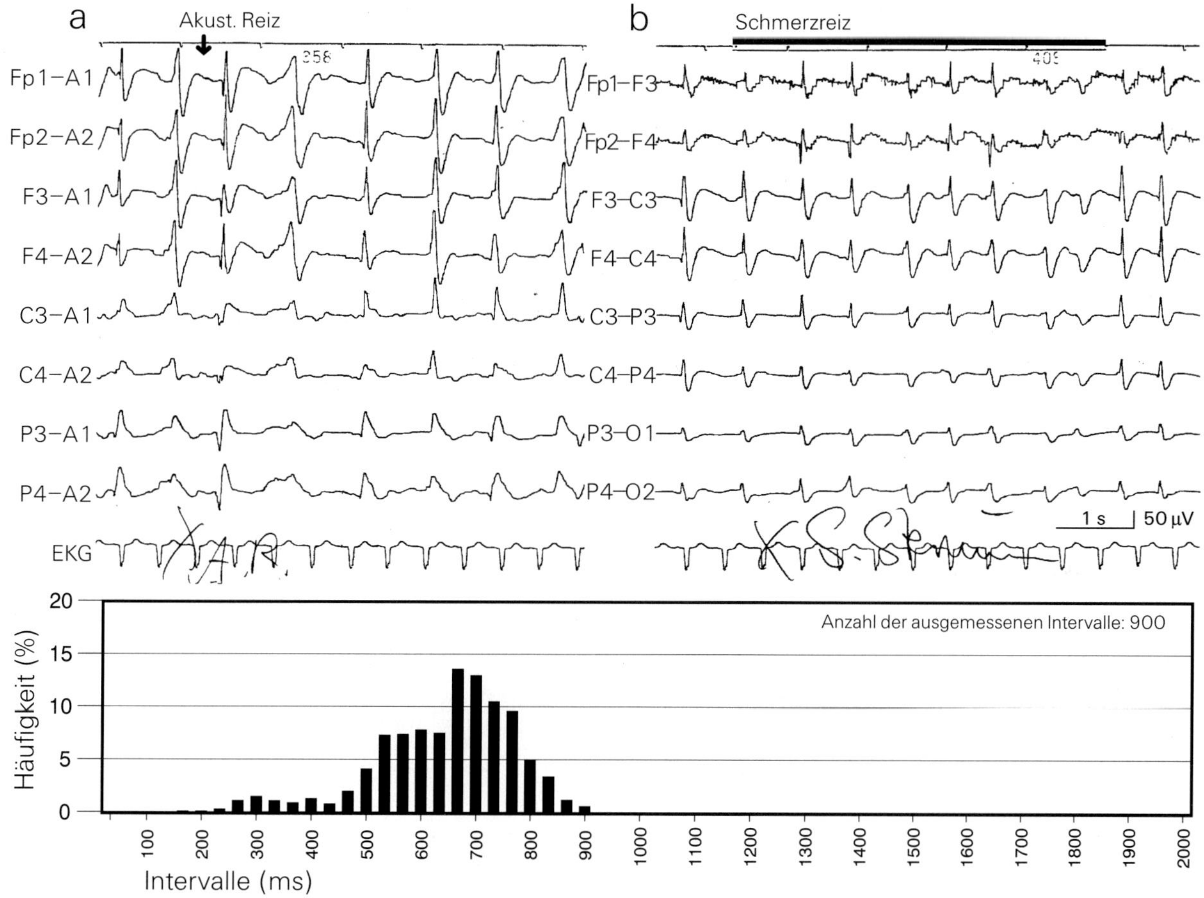

Abb. 10.22. Kontinuierliche repetitive scharfe Wellen nach hypoxischer Hirnschädigung. Intervalle zwischen 500 und 800 ms für die gesamte Ableitedauer. Beachte die variable Darstellung der Spitzenabläufe in Abhängigkeit vom Ableiteprogramm (**a** Bezugsableitung gegen Ohren, **b** bipolare Reihenableitung; in den bipolaren Ableitungen erscheinen die Potentiale z. B. frontal aufgrund geringer Differenzen zwischen den benachbarten Elektroden wesentlich spitzer). Patient komatös, Augen offen, keine Reaktion auf Außenreize (s. Markierungen in **a** und **b**). *Klinisch:* 53jähriger Patient, Zustand nach Herzinfarkt und Reanimation. Hirnstammreflexe erhalten. Nur initial Myoklonien

setzen konnte. Dementsprechend entwickelt sich auch der EEG-Befund *akut* und sofort voll ausgeprägt. Die Patienten sind stets komatös. Myoklonien treten häufig auf, in lokaler Form (meistens im Gesichtsbereich), disseminiert oder generalisiert synchron (s. Abschn. 10.6.1). Die Prognose ist mit wenigen Ausnahmen infaust.

Eine ungewöhnliche Form repetierender Entladungen ist in Abb. 10.23a, b dargestellt. Dieses Muster konnten wir in 3 Fällen beobachten, bei denen primär pulmonale Komplikationen zu einer mehr asphyktisch bedingten

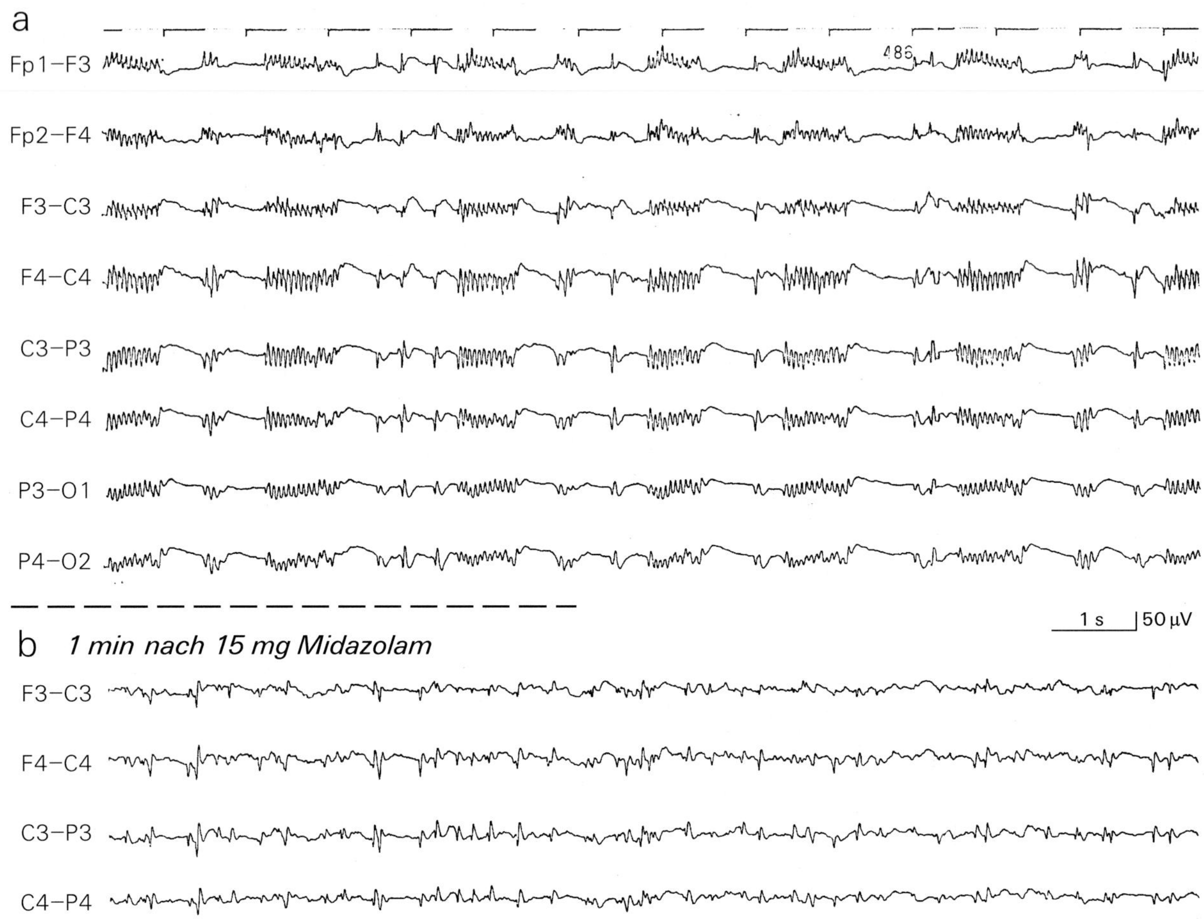

Abb. 10.23. Repetitiv in wechselnden Abständen von durchschnittlich 1 s permanent auftretende generalisierte Gruppen frequenter Entladungen um 16/s mit (prä-)zentraler Betonung. Dieser ungewöhnliche Befund konnte bereits 6 h nach einer Hypoxidose registriert werden (**a**). Deutliche Unterdrückung der Entladungsserien unter Midazolam (**b**, Teildarstellung des EEG). *Klinisch:* Zustand nach intraoperativer fulminanter Lungenembolie. *Zum Zeitpunkt des EEG:* Koma, Hirnstammreflexe erhalten, z. T. disseminierte, z. T. generalisiert synchrone Myoklonien, oft in erkennbarem zeitlichem Zusammenhang mit den „bursts" im EEG, durch sensorische (taktile) Reize auslösbar. Am Ableitetag auch mehrfach generalisierte epileptische Reaktionen. Nach 3 Wochen Patient wieder wach, im weiteren Verlauf Entwicklung eines Aktionsmyokloniesyndroms (Lance-Adams-Syndrom). Weitere Erläuterung s. Text

Hypoxie führten. Zwei dieser Patienten entwickelten später ein Aktionsmyokloniesyndrom (s. Abschn. 10.6.2), der dritte Patient verstarb kurz nach dem akuten Ereignis. Die Frage, ob dieses besondere Muster repetitiver Erregungssteigerungen in der Akutphase ein frühzeitiger Hinweis auf die spätere Entwicklung des besonderen posthypoxischen Myokloniesyndroms sein kann, muß angesichts der geringen Fallzahl offenbleiben.

10.5.2.1

10.5.3 Einseitige oder lokal begrenzte repetitive EEG-Veränderungen

In Abhängigkeit von der Ätiologie bzw. Pathogenese können repetitive EEG-Veränderungen grundsätzlich auch seitenbetont, selten allerdings einseitig oder lokal akzentuiert auftreten. Dies gilt für disseminierte oder multifokale Hirnläsionen, wenn umschriebene Hirnbereiche besonders stark geschädigt werden. Damit ist besonders bei den virusbedingten akuten, hämorrhagisch-nekrotisierenden Enzephalitisformen zu rechnen. Bei der Creutzfeldt-Jakob-Krankheit können sich die repetitiven Entladungen initial einseitig entwickeln. Sie können dann zunächst für fokale epileptische Erregungssteigerungen gehalten werden.

In die Liste periodischer EEG-Veränderungen werden häufig auch die sog. ***periodischen lateralisierten Komplexe*** („periodic lateralized epileptic discharges", PLEDs) aufgenommen. Unter dieser Bezeichnung findet man Darstellungen recht variabler EEG-Phänomene, die unter den verschiedensten Bedingungen auftreten, in der Regel allerdings bei entsprechend lateralisierten oder fokalen Hirnschädigungen. Auch die Pathophysiologie der Entstehungsmechanismen der PLEDs ist sicher nicht einheitlich. Wegen ihrer besonderen Nähe zu epileptischen Erregungssteigerungen werden sie im Abschn. 7.10 dargestellt.

10.5.4 Mögliche Entstehungsmechanismen repetitiver EEG-Phänomene

Das repetitive Auftreten stereotyp konfigurierter Potentiale ist die Folge einer Störung bestimmter neuronaler Systeme. Affektionen der weißen Substanz sind offensichtlich nicht primär von Bedeutung. Vielmehr scheinen folgende zwei Voraussetzungen maßgebend zu sein:

- eine *Schädigung vorherrschend oder sogar selektiv nur der grauen Substanz in kortikalen und subkortikalen Hirnstrukturen* (Gloor et al. 1968),
- eine *subakute bis akute Entwicklung der Erkrankung*.

Den repetitiven EEG-Phänomenen liegen überwiegend nur Schädigungen der grauen Substanz zugrunde (selektive neuronale Ausfälle)

Diese Voraussetzungen sind in besonderem Maße bei *hypoxischen Hirnschädigungen* gegeben. Die Hypoxydose durch globale zerebrale Ischämie schädigt zunächst die graue Substanz und führt oft ausgesprochen *selektiv nur zu neuronalen Nekrosen*. Die neuropathologischen Befunde in Tabelle 10.2 beziehen sich auf das posthypoxische Burst-suppression-Muster. Leider gibt es keine neuropathologischen Untersuchungen, die sich differenziert auf die verschiedenen anderen Erscheinungsformen repetitiver EEG-Phänomene beziehen. Gut untersucht ist die spongiöse Enzephalopathie der Creutzfeldt-Jakob-Erkrankung (s. Abschn. 12.5.2). Die Verteilung der neuronalen Veränderungen dieser Enzephalitis ist dem

Schädigungsmuster nach Hypoxie sehr ähnlich. Bemerkenswerterweise finden sich auch bei schweren hepatischen Hirnschädigungen vor allem nach akuter Leberinsuffizienz (Leberkoma) vergleichbare Befunde (anoxische Gewebsschäden, spongiöse Gewebsveränderungen). In allen Fällen betreffen die Läsionen neben der Hirnrinde bevorzugt auch die Stammganglien (Striatum und Pallidum) und Kleinhirnbereiche (z. B. Nucleus dendatus). Auf die mutmaßliche Bedeutung der Stammganglien für Erregungsabläufe, die sich durch eine *Desintegration und Enthemmung neuronaler Funktionen* auszeichnen, wurde bereits bei der Darstellung möglicher Entstehungsmechanismen des Burst-suppression-Musters hingewiesen (Abschn. 10.4.3).

Wahrscheinlich sind bei den diffusen metabolischen Enzephalopathien stoffwechselabhängig *bestimmte Nervenzelltypen bevorzugt gestört,* die dann Schrittmachereigenschaften entwickeln. Konstante umschriebene Triggerzonen halten die meisten Autoren jedoch für unwahrscheinlich. Offensichtlich werden regional wechselnde Neuronengruppen *fakultativ zu Schrittmachern*. Ein Blick auf das EEG läßt in vielen Fällen eine andersartige Deutung kaum zu. Die Desintegration normaler Funktionsstrukturen und ihre Enthemmung führt möglicherweise zu abnormen „Erregungsschleifen", die die lokalen Nervenzellerregungen synchronisieren. Die Frequenz der repetitiven Wellen wird durch einen „refraktären" Zustand in den Intervallen nach jeder einzelnen Entladung bestimmt, in dem die Neurone unerregbar bleiben.

Interessant ist die Tatsache, daß bei Tieren die repetitiven Wellen offensichtlich nicht auftreten können und daß sie beim Menschen *erst jenseits des 20.–30. Lebensjahrs* beobachtet werden (Fisch u. Klass 1988), obwohl bei Kindern metabolische Stoffwechselstörungen natürlich gleichermaßen häufig sind. Dies kann man als Hinweis darauf sehen, daß sich diese periodischen Wellen nur auf der Basis einer sehr speziellen („ausgereiften") Funktionsstruktur des kortiko-subkortikalen (extrapyramidalen?) Systems entwickeln können.

10.6

10.6 Erregungssteigerungen bei diffusen Hirnerkrankungen. Abgrenzung gegen epileptische Aktivitätssteigerungen

Die verschiedenen Formen repetitiver Wellen, die in Abschn. 10.5.2 besprochen wurden, sind bereits Zustände einer pathologischen Erregung mit abnormer Synchronisation ganzer Neuronensysteme. Darüber hinaus sind noch weitaus deutlichere EEG-Veränderungen i. S. einer *schweren Erregungssteigerung* möglich, die *nahezu ausnahmslos hypoxische Hirnläsionen* zur Ursache haben. Diese Erregungssteigerungen sind durch eine Reihe besonderer Merkmale gekennzeichnet, für die sowohl elektroenzephalographisch wie auch klinisch die *Grenzen zu echten epileptischen Aktivitätssteigerungen schwer zu bestimmen* sind.

Die epileptische Erregungssteigerung ist mit den Ergebnissen der experimentellen Neurophysiologie gut definiert. Sie ist mit einer „paroxysmal depolarization shift" (PDS) verknüpft, die aus einzelnen epileptogenen Nervenzellen intrazellulär abgeleitet werden kann (s. Abschn. 7.1.1). Klinisch-neurophysiologisch ist der Nachweis dieser Zellreaktionen natürlich nicht möglich. Im klinischen EEG machen wir die Diagnose einer epileptischen Erregungssteigerung vom Nachweis eines bestimmten Potentialmusters abhängig, klinisch-neurologisch vom Auftreten epileptischer Anfälle. Diese Kriterien sind allerdings bei der Einordnung und Bewertung der Phänomene, die wir im EEG nach schweren hypoxischen Hirnschädigungen beobachten können, nur begrenzt anwendbar.

Bei hypoxischen Enzephalopathien treten epileptische Anfälle zwar sehr häufig auf, jedoch *lassen die schwer geschädigten Hirnstrukturen die Entwicklung regulärer Anfälle oft nicht mehr zu.* Sie zeigen sich vielfach *nur noch abortiv*, was die Beurteilung erschwert. Der epileptische Charakter der verschiedenartigen Myoklonien, die nach einer zerebralen Hypoxie beobachtet werden können, ist im Einzelfall schwer festzulegen (s. Abschn. 10.6.1). *Sind die Patienten relaxiert, ist eine Beurteilung der Situation nur noch mit dem EEG möglich.*

Repetitive Wellen sind keine epileptischen Phänomene

Die bei metabolischen Enzephalopathien auftretenden repetitiven „triphasischen" Wellen sind *keine epileptischen* Phänomene. Sie lassen sich durch antikonvulsive Medikamente auch nur sehr begrenzt beeinflussen. Die klassischen Antiepileptika (Phenhydan, Valproinat, Carbamazepin) sind wirkungslos. Barbiturate und Benzodiazepine bleiben ohne Wirkung, solange nicht Höchstdosen zu einer massiven allgemeinen Depression der ZNS-Aktivität führen. Gewisse Effekte erreicht man mit Midazolam. Die repetitiven Wellen an sich sind keine zwingende Indikation für den massiven Einsatz von Sedativa, zumindestens nicht bei den typischen triphasischen Wellen. Die Notwendigkeit ergibt sich, wenn gleichzeitig Myoklonien auftreten oder epileptische Anfälle den Verlauf belasten.

Repetitive EEG-Abläufe und epileptische Erregungssteigerungen treten häufig parallel auf

Es ist anzunehmen, daß die repetitiven EEG-Phänomene bei metabolischen Enzephalopathien und die epileptischen Erregungssteigerungen bzw. Anfälle, die bei metabolischen Hirnfunktionsstörungen auftreten, *parallellaufende Vorgänge* sind, die zwar eine gemeinsame Ursache, aber unterschiedliche Entstehungsmechanismen zur Grundlage haben. *Dabei können die repetitiven Erregungsabläufe epileptische Erregungssteigerungen triggern.* Gelegentlich

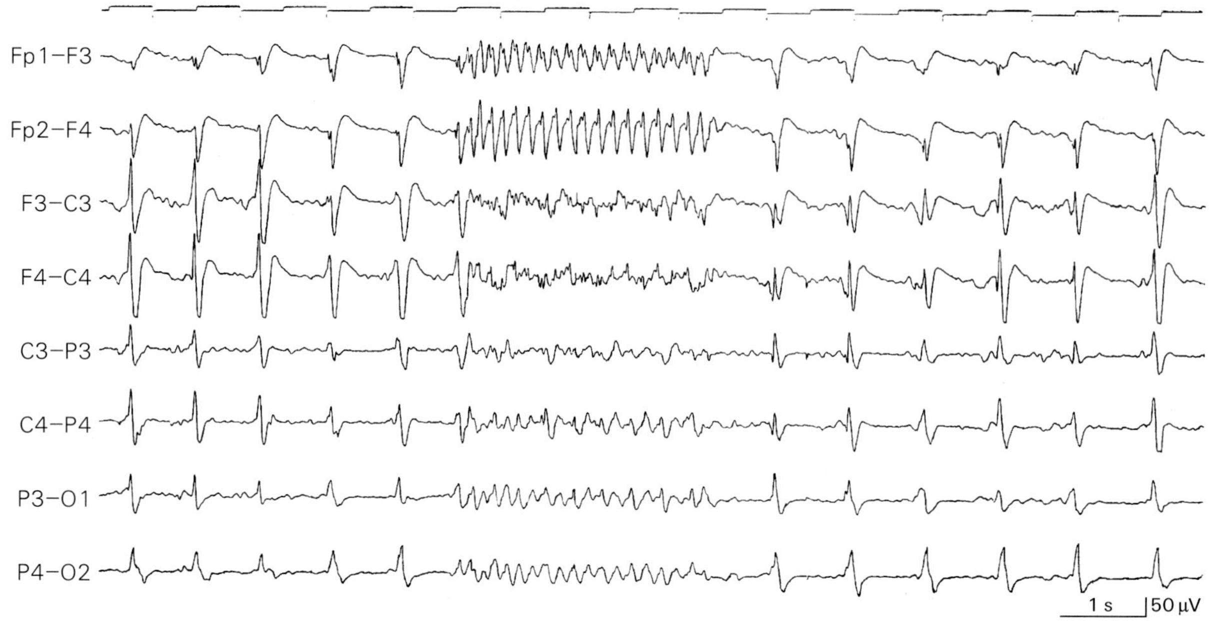

Abb. 10.24. Permanente repetitive scharfe Wellen von 0,5–1/s nach hypoxischer Hirnschädigung. Während der Ableitung mehrfach kurze Phasen mit frequenten Entladungsserien (3–4/s), die, von den repetitiven Wellen jeweils getriggert, möglicherweise präiktuale Situationen darstellen (s. auch Text). Während der Ableitung keine Anfälle. *Klinisch:* 78jähriger Patient, Z.n. nach Herzinfarkt und Reanimation

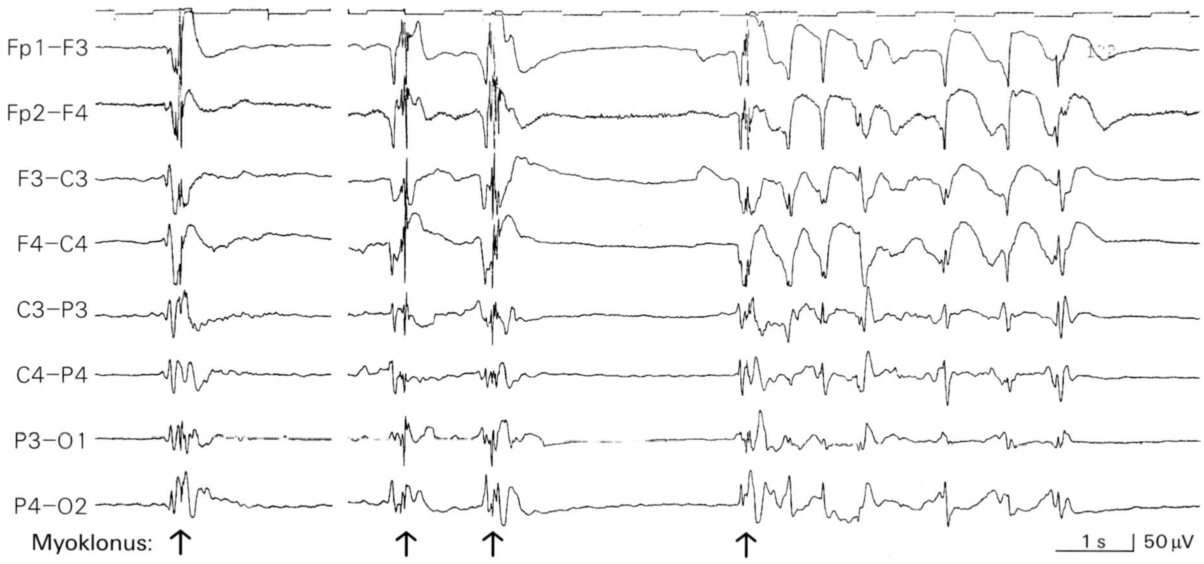

Abb. 10.25. Burst-suppression-Muster vom Typ 1 (s. Abschn. 10.4.1 mit Abb. 10.10). Die einzelnen Bursts waren nahezu regelhaft mit Myoklonien gekoppelt (mit *Pfeilen* markiert). Während der Ableitung häufig einzelne Bursts, die Serien von Spitze-Welle-Abläufen auslösten; wiederholt Entwicklung typischer epileptischer iktualer Reaktionen von ca. 30 s Dauer wie in Abb. 10.27 in einem anderen Fall gezeigt. Während der Ableitung insgesamt 2mal 1 mg Clonazepam und 600 mg Phenobarbital ohne Effekt (Unterdrückung nur der Myoklonien). *Klinisch:* Hypoxische Hirnschädigung nach Reanimation

kann man derartige Momente auch im EEG beobachten. Im Beispiel der Abb. 10.24 zeigten sich während der Ableitung mehrfach kurze hochfrequente Entladungsserien, die jeweils durch eine der repetitiven scharfen Wellen ausgelöst erscheinen. Bei diesem Patienten traten (nicht während der EEG-Ableitung) wiederholt auch epileptische Anfälle auf, die sich möglicherweise aus einer derartigen „präiktualen" Phase heraus entwickelt haben.

Innerhalb der Vielfalt der hypoxisch bedingten EEG-Veränderungen werden die Grenzen zu epileptischen Aktivitäten fließend. In der Literatur findet man die Befunde in dieser Hinsicht unterschiedlich eingeordnet (Madison u. Niedermeyer 1970; Krumholz et al. 1988). Die therapeutisch durchaus relevante Frage, ob es sich um epileptische Phänomene handelt, ergibt sich vor allem in Bezug zu dem Burst-suppression-Muster vom Typ 1 (s. Abschn. 10.4.1 mit Abb. 10.10), das vorwiegend bei hypoxischen Läsionen auftritt.

Abbildung 10.25 zeigt ein typisches Beispiel mit diesem Muster, in dem die Bursts, die regelhaft mit Myoklonien gekoppelt waren, gelegentlich Serien von Spitze-Welle-Abläufen auslösten, die einer epileptischen Potentialstruktur sehr nahekommen. Während dieser Ableitung entwickelten sich aus einer derartigen Phase heraus auch 3mal regelrechte epileptische Reaktionen mit einem (äußerlich abortiven) „tonisch-klonischen" Ablauf der Erregungssteigerung ähnlich wie in Abb. 10.27. Rivotril und Luminal (s. Legende Abb. 10.25) unterdrückten die epileptischen Entäußerungen und die Myoklonien, nicht dagegen das Burst-suppression-Muster. Hier kann man annehmen, daß die Bursts als Enthemmungsphänomen die epileptischen Erregungsabläufe lediglich ausgelöst haben.

Bei hypoxischen Hirnschädigungen sind die Grenzen zu epileptischen Erregungssteigerungen nur schwer zu finden. Therapeutische Probleme!

Andererseits kann man auch Übergänge schwerer Erregungssteigerungen in ein Burst-suppression-Muster registrieren (Abb. 10.26). Das *Burst-suppression-Muster entsteht durch plötzliche und häufiger werdende Einblendungen isoelektrischer Strecken*. Im Fall der Abb. 10.26 lief eine hochdosierte Barbiturattherapie (s. Legende), Anfälle oder Myoklonien traten während der EEG-Ableitung nicht (mehr) auf. Die (epileptische?) Erregungssteigerung im EEG jedoch konnte selbst durch Inactin nicht unterdrückt werden. Bei schweren permanenten posthypoxischen Erregungssteigerungen, wie man sie heutzutage in der Intensivmedizin häufig zu sehen bekommt, ist es elektroenzephalographisch schwierig, Diagnosen wie „elektrographischer Status epilepticus" (Simon u. Aminoff 1986, vgl. Abschn. 7.9.1) oder „Status myoclonicus" (Celesia et al. 1988, vgl. Abschn. 10.6.1) zu definieren.

Die *epileptische Genese* einer Erregungssteigerung wird eindeutig, wenn die *für einen Anfallsablauf typische Dynamik* nachweisbar wird. Hierfür gibt die Abb. 10.27 ein Beispiel. Die iktuale Phase zeigt den charakteristischen „tonisch-klonischen" Ablauf (vgl. Abschn. 7.3.4). Nach einer postiktualen vollständigen Depression der Hirnrindentätigkeit schaukelte sich der Erregungsprozeß mit identischer Wiederholung immer wieder erneut auf. Im abgebildeten Fall wurden während einer Ableitedauer von 1 h 14 derartige Anfallsabläufe registriert.

Auch bei eindeutig epileptischer Genese sind solche *massiven Erregungssteigerungen nach schweren hypoxischen Hirnläsionen therapeutisch nur schwierig zu beherrschen*. In dem in Abb. 10.27 dargestellten Beispiel waren bei laufender Dauerapplikation von Midazolam/Fentanyl auch zusätzliche hohe Dosen von Luminal im Hinblick auf die Erregungssteigerungen im EEG ohne Effekt. Lediglich die motorischen Entäußerungen konnten weitgehend unterdrückt werden.

Bei fortgesetzten Erregungssteigerungen der oben dargestellten massiven Form ist *jede therapeutische Anstrengung* geboten, auch wenn motorische Entäußerungen nicht auftreten. Es ist anzunehmen, daß *permanente Erregungen dieser Art die metabolische Situation des Hirns verschlechtern* und die Entwicklung eines Hirnödems fördern. Welches der antikonvulsiv wirkenden Sedativa eine Wirkung zeigt, muß unter laufender EEG-Kontrolle ausgetestet werden.

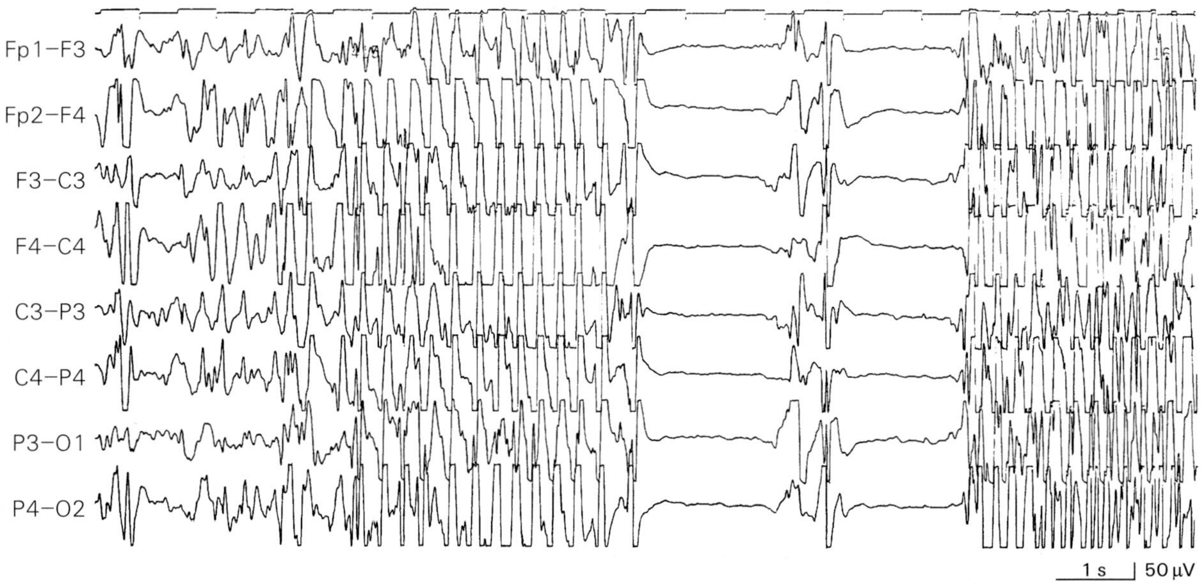

Abb. 10.26. Übergänge einer schweren generalisierten Erregungssteigerung in ein Burst-suppression-Muster (entsprechend Typ 1 in Abb. 10.10), 1 Tag nach zerebraler Hypoxie (Reanimation wegen Herz-Kreislauf-Versagens). Der Ausschnitt ist repräsentativ für die gesamte Ableitung. Er demonstriert das Problem der Abgrenzung epileptischer Erregungssteigerungen von anderen posthypoxischen zerebralen Enthemmungsphänomenen (vgl. Text). Unter hohen Dosen Clonazepam, Phenhydan und Pheno- sowie Thiobarbital nur Wegfall der motorischen Entäußerungen! In nachfolgenden EEG-Kontrollen schließlich nur noch ein Burst-suppression-Muster. *Klinisch:* 18jährige Patientin, Zustand nach 2maliger Nierentransplantation und -explantation. Multimorbides Krankheitsbild. 3 Tage später letaler Ausgang

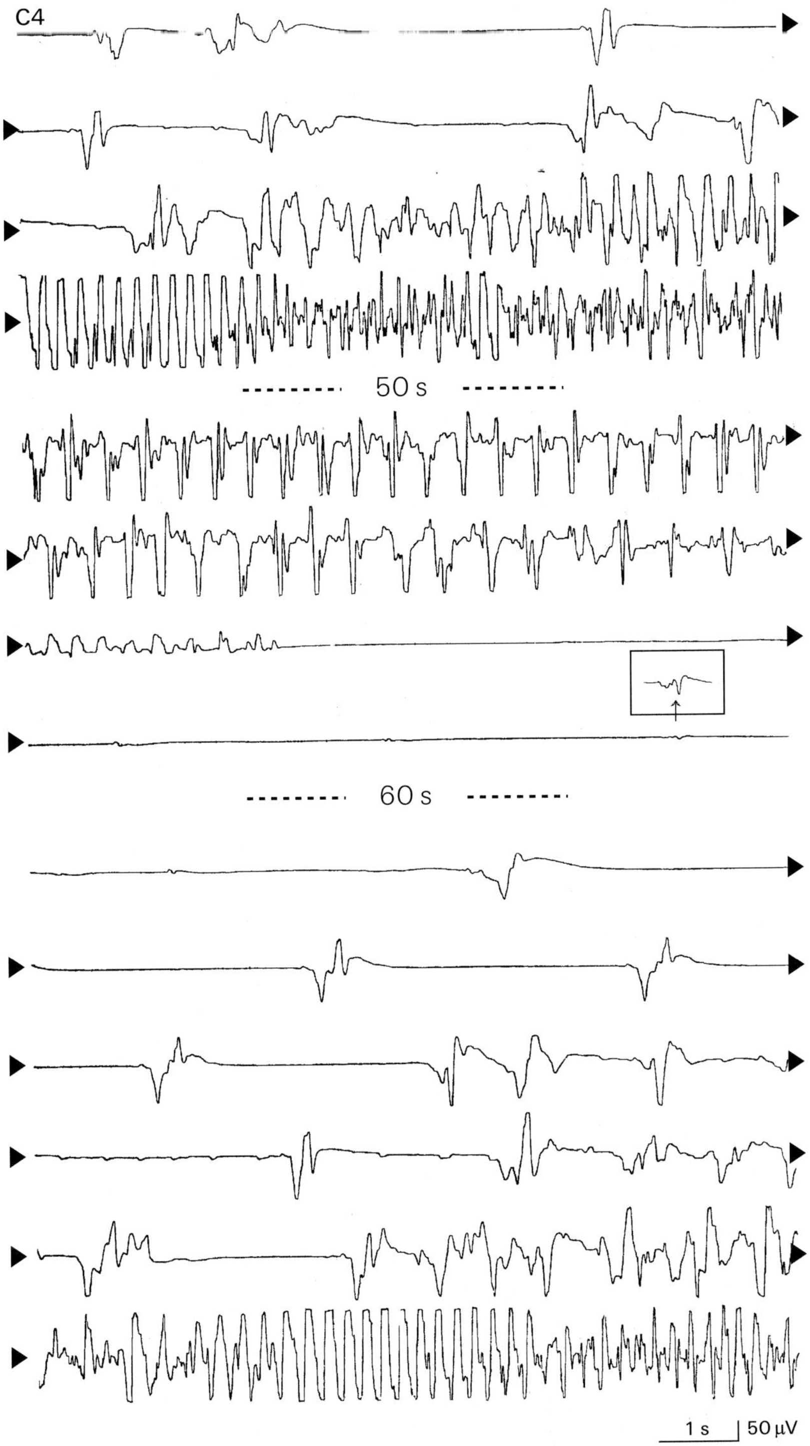

Abb. 10.27. Iktuale Phase einer epileptischen Aktivitätssteigerung mit dem typischen „tonisch-klonischen" Erregungsablauf und postiktualer Depression bei einem Z. n. schwerer entzündlicher und hypoxischer Hirnschädigung. *Fortlaufende Darstellung* von nur 1 EEG-Kanal (*C4*). Iktuale Phasen von durchschnittlich 1 min Dauer (wie abgebildet) wurden während 1 h 14mal registriert, trotz hoher Dosen von Midazolam/Fentanyl, Phenhydan und Phenobarbital. Die Therapie unterdrückte auch in diesem Fall lediglich die motorischen Entäußerungen. Während der Ableitung nur diskrete Zuckungen der Augenlider in den „klonischen" Phasen (in der Abb. beispielsweise die 5. und 6. Zeile). *Klinisch:* 77jähriger Patient mit Pneumokokkenmeningitis. Protrahierte Herz-Kreislauf-Insuffizienz. Am Tag vor dem abgebildeten EEG Status epilepticus, die motorischen Entäußerungen auch dabei meistens nur abortiv bzw. partiell (wechselnd) generalisiert

10.6.1 Myoklonien bei repetitiven EEG-Phänomenen

Repetitive EEG-Phänomene sind vielfach mit Myoklonien gekoppelt. Dies gilt insbesondere für die EEG-Veränderungen nach hypoxischen Hirnläsionen. Am häufigsten treten sie im Zusammenhang *mit einem Burst-suppression-Muster vom Typ 1 auf* (Abschn. 10.4.1). Myoklonien können auch das klinische Bild besonderer entzündlicher Hirnerkrankungen kennzeichnen und auch hierbei vor allem in Fällen, in denen das EEG durch repetitive Entladungen (Creutzfeld-Jakob-Erkrankung, s. Abschn. 12.5.2) oder andere periodisch auftretende Potentialkomplexe geprägt wird (z. B. subakute sklerosierende Panenzephalitis SSPE, s. Abschn. 12.5.1).

Unter Myoklonien versteht man kurze Zuckungen einzelner Muskeln oder Muskelgruppen. Sie können lokal begrenzt und nur sehr diskret auftreten (vorzugsweise im Gesichtsbereich) oder ständig wechselnd lokalisiert (disseminiert) erscheinen, aber auch

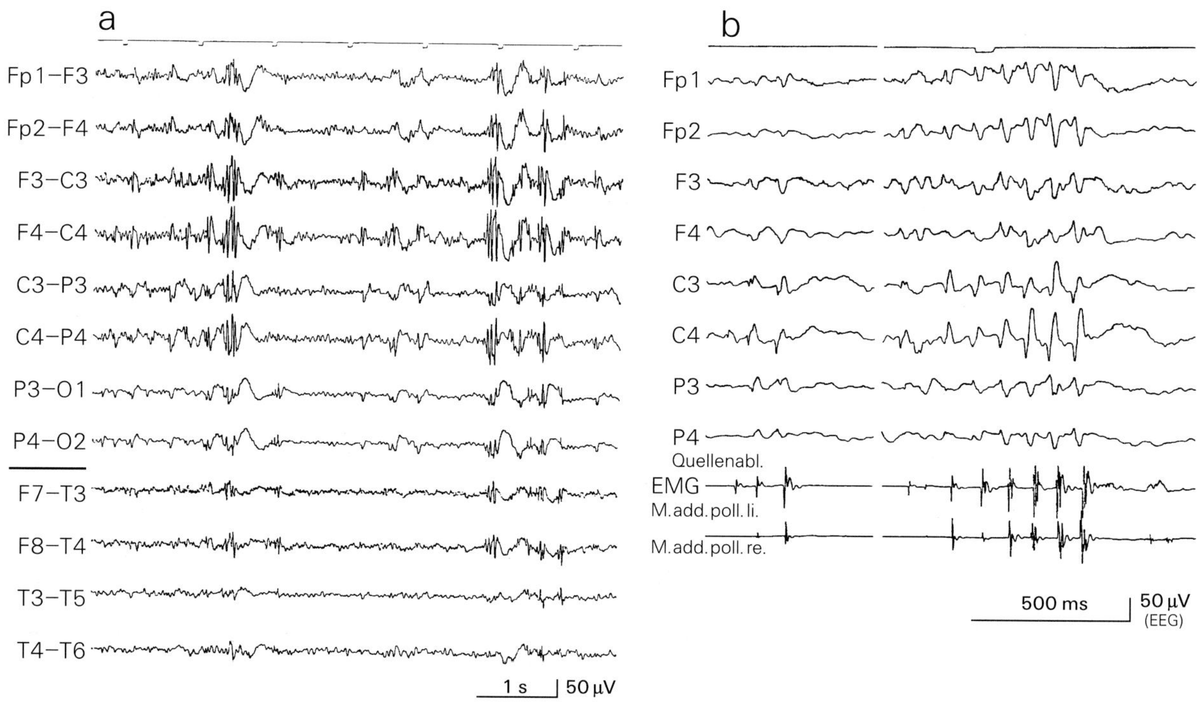

Abb. 10.28 a. Polyspike-(wave-)Komplexe bilateral vorwiegend zentral bei einem Aktionsmyokloniesyndrom (Lance-Adams). Zum Zeitpunkt des abgebildeten EEG-Ausschnitts in geringem Maße auch Muskelartefakte durch myoklonische Zuckungen. **b** Aufzeichnung einer Magnetbandaufnahme mit 4facher Papiergeschwindigkeit (beachte die *Zeiteichung*): neben dem EEG Registrierung auch des EMG aus dem M. adductor pollicis brevis beidseitig. Die myoklonische Muskelaktivität zeigt eine strikte zeitliche Korrelation mit den einzelnen Spitzen der zentral betonten „bursts" (Latenz im Mittel 15 ms). *Klinisch:* 29jähriger Patient. Zustand nach hypoxischer Hirnschädigung 3 Jahre zuvor infolge Asphyxie (Aspiration bei massiver Nachblutung nach einer Tonsillektomie)

10.6.1

sehr massiv generalisiert und weitgehend synchroniert. Häufig lassen sie sich durch externe Reize (vor allem durch Hautreize) auslösen („Reflexmyoklonus").

Status myoclonicus

Ein permanentes Auftreten generalisierter Myoklonien in Abständen von 1–5 s für die Dauer von mindestens 30 min wird als ***Status myoclonicus*** bezeichnet (Celesia et al. 1988). In diesem Zustand zeigt das EEG ein Burst-suppression-Muster oder kontinuierliche repetitive scharfe Wellen (meist polyphasischer Struktur), mitunter fortgesetzt Komplexe mit Spitze-Welle-Abläufen, seltener auch nur eine hochgradige Verlangsamung und Abflachung. Bei der Mehrzahl der Patienten ist der Ausgang letal, einige überleben mit einem apallischen Syndrom. Besserungen sind sicher selten, scheinen aber den maximalen Einsatz krampfhemmender Medikamente zu rechtfertigen Krumholz et al. 1988). Soweit neuropathologische Untersuchungen vorliegen, entsprechen die neuronalen Ausfälle im wesentlichen denen, die in Tabelle 10.2 für das Burst-suppression-Muster angegeben sind.

Die pathophysiologischen Mechanismen, die den Myoklonien zugrunde liegen können, sind sehr komplex und im Hinblick auf die verschiedenen Ursachen (metabolisch, entzündlich) sicher auch verschieden. Grob muß man zwischen (thalamo-)kortikal ausgelösten und subkortikal generierten Myoklonien unterscheiden. Davon ist auch die Art und die zeitliche Beziehung der mit den Myoklonien korrelierten Potentiale im EEG abhängig. Grundlegende Ausführungen und auch gute Übersichten findet man bei Halliday (1967), Hallett et al. (1979), Janzen (1980), Marsden et al. (1982) und Obeso et al. (1985).

10.6.2 Posthypoxisches Myokloniesyndrom (Lance-Adams)

Myoklonien können als *Residualsymptom* die akute Krankheitsphase überdauern. Sie können dann spontan auftreten, vielfach werden sie aber erst durch Bewegungen des Patienten ausgelöst, oft schon durch die Intention zu einer Bewegung (*Aktions- oder Intentionsmyoklonien*). Sie können sich der Willkürmotorik massiv überlagern und diese erheblich stören. Außer bei besonderen epileptischen Syndromen werden derartige Aktionsmyoklonien nach verschiedenartigen metabolischen und entzündlichen Erkrankungen oder nach Intoxikationen beobachtet, am häufigsten nach hypoxischer Hirnschädigung (Übersichten bei Lance 1986; Fahn 1986). Die erste Beschreibung des *posthypoxischen Aktionsmyokloniesyndroms* geht auf Lance u. Adams (1963) zurück.

Aktionsmyoklonien

Entwickelt sich nach einer Hypoxie dieses Lance-Adams-Syndrom, so lassen sich für das auslösende Ereignis auffällig häufig

Situationen ermitteln, *in denen der Sauerstoffmangel im Rahmen einer Asphyxie* aufgetreten ist. Abbildung 10.23 (Abschn. 10.5.2.1) demonstriert das EEG eines Patienten mit späterem Aktionsmyokloniesyndrom, das (ähnlich wie bei einem zweiten, anderen Fall) wenige Stunden nach einer akuten respiratorischen Insuffizienz ein bemerkenswertes repetitives EEG-Muster zeigte.

Neuropathologisch haben die hypoxischen Schädigungen ein deutlich geringeres Ausmaß als z. B. die Läsionen, die in Tabelle 10.2 für Fälle mit einem posthypoxischen Burst-suppression-Muster angegeben sind. Abweichend davon betreffen die neuronalen Ausfälle außerdem *bevorzugt den Hirnstamm* (Brücke, Medulla) und wiederum besonders das *Kleinhirn*. Der Neokortex bleibt in der Mehrzahl der Fälle ausgespart. Dementsprechend wird die klinische Symptomatik bei meist erhaltener Primärpersönlichkeit und nur leichten Hirnleistungsstörungen (Bradyphrenie) außer durch die Intentionsmyoklonien vor allem noch durch dystaktische Störungen geprägt.

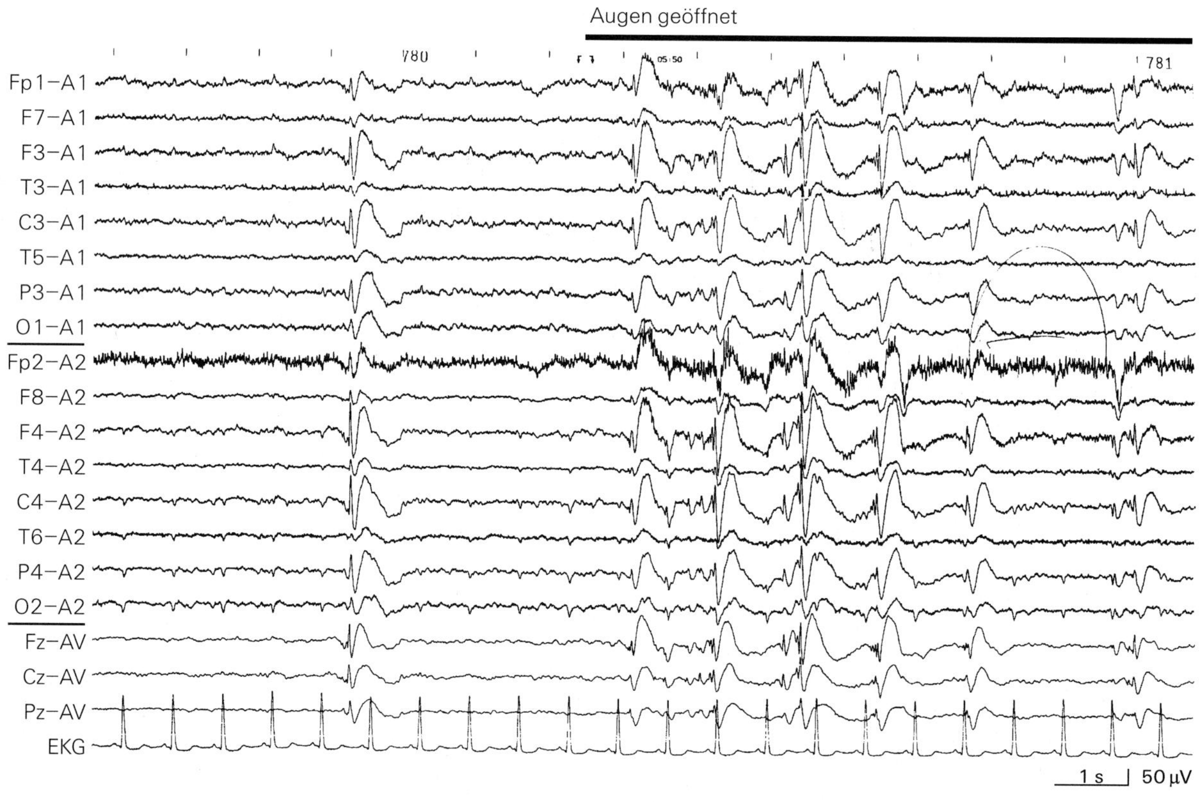

Abb. 10.29. Reguläre Spitze-Welle-Komplexe bei einem posthypoxischen Aktionsmyokloniesyndrom. Die generalisierten Spitze-Welle-Abläufe wurden regelhaft durch Augenöffnung provoziert. Auslösendes Moment ist dabei nicht der visuelle Reiz, sondern offensichtlich die motorische Aktivität, die das Öffnen der Augen auf Kommando abverlangt. *Klinisch:* 68jähriger Patient. Zustand nach Aspiration bei Intubation im Notarztwagen 2 Monate zuvor (Patient wurde dyspnoisch und zyanotisch in einer hypertensiven Krise zu Hause aufgefunden). Anfangs mehrfach generalisierte Krampfanfälle

Nach Stabilisierung des Zustandes zeigt das EEG meistens nur noch leichte allgemeine Abänderungen. Kennzeichnender Befund sind bilaterale polyphasische Potentialausbrüche (Bursts), die stets ihren Schwerpunkt in der *sensomotorischen Region* haben (präzentral bis parietal). Teilweise folgen diesen frequenten Entladungen auch langsamere Nachschwankungen, so daß sich Muster i. S. von Polyspike-wave-Abläufen ergeben (Abb. 10.28). Bei nur einem von unseren 7 Patienten zeigten sich typische epileptische Erregungssteigerungen mit regulären Spitze-Welle-Komplexen (Abb. 10.29). Unter epileptischen Anfällen (meistens fokal eingeleitete tonisch-klonische Krampfanfälle) litten alle Patienten.

Die Bursts im EEG können (augenscheinlich) spontan auftreten. Häufiger werden sie durch motorische Aktivitäten des Patienten provoziert. Dabei genügt schon eine minimale Aktion, wie beispielsweise das Öffnen der Augen (schon die „innerliche" Reaktion auf das Kommando zum Augenöffnen reicht aus). Schießen auch Myoklonien ein, so sind sie mit den einzelnen Spitzen der burstartigen Entladungen zeitlich sehr eng gekoppelt (Abb. 10.28b). Häufig zeigen sich nur die elektrographischen Phänomene.

In einem Fall konnten wir eine polygraphische 24-h-Langzeitableitung durchführen (Abb. 10.30). Tagsüber traten bei dem frei beweglichen Patienten die burstartigen Spitzenentladungen im EEG durchgehend sehr häufig auf (meistens mit Myoklonien). Im Schlaf registrierten wir sie nur in den REM-Phasen, jetzt ohne Myoklonien. Schnelle Augenbewegungen fehlten offensichtlich.

Abb. 10.30. Langzeitableitung am frei beweglichen Patienten mit *EEG* (präzentral *li.* und *re.*) und *EMG* (Klebeelektroden am rechten M. adductor pollicis brevis). *Oben* (eingerahmter Bildteil) kurze Ausschnitte aus der Ableitung am Tag bei aktivem Patienten und im REM-Schlaf. *Darunter* fortlaufende Spektralanalyse der gesamten EEG-Ableitung im Frequenzbereich von 16–20 Hz (dominanter Bereich der burstartigen Entladungen) sowie der in Abständen von 100 s gemittelten EMG-Aktivität. Beachte tagsüber den weitgehenden Gleichlauf der Aktivitätskurven von *EEG* und *EMG*. Nachts nur im EEG die „bursts" und offensichtlich nur im REM-Schlaf. Motorische Entäußerungen erst in der letzten REM-Phase der Nacht (*)

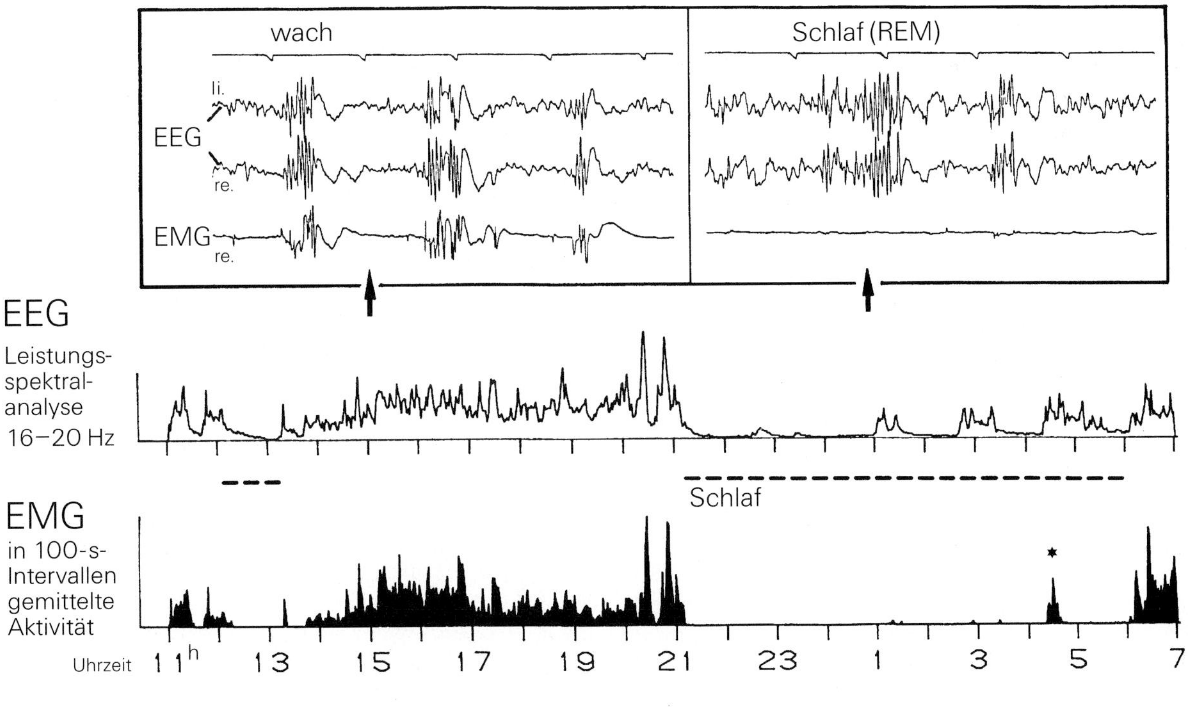

10.7 Alpha-Koma nach zerebraler Hypoxie

Unter dem nicht sonderlich gut gewählten Begriff „α-Koma" versteht man augenscheinlich tief bewußtlose Patienten mit einer α-Tätigkeit im EEG. Die Bezeichnung wurde von Westmoreland et al. (1975) eingeführt. Sie wird sehr unterschiedlich bewertet und interpretiert. Bezeichnungen wie „Alphakoma, Pseudoalpha-Koma und Alpha-Pseudokoma" (Flügel 1982) unterstreichen die Verwirrung. Sieht man von den bei Intoxikationen im EEG oft vorherrschenden Frequenzen im α-Bereich ab, die mitunter dem Begriff „α-Koma" untergeordnet werden (z. B. Carroll u. Mastaglia 1979; Kuroiwa et al. 1981), so läßt sich für eine α-Tätigkeit bei reaktionslosen Patienten die Vielfalt der Kasuistik letztlich auf zwei grundsätzlich verschiedene Entstehungsmechanismen reduzieren: auf umschriebene *pontine* Läsionen (s. Abschn. 9.4) und auf Fälle mit schwerer *diffuser* Hirnschädigung (Chokroverty 1975; Sharbrough et al. 1975; Alving et al. 1979; Bauer et al. 1982 u. a.).

Gekennzeichnet ist der Befund durch eine α-Tätigkeit, die während der *gesamten Ableitedauer monoton* und meistens mit niedriger Amplitude *diffus* verteilt registriert wird. Neben den α-Wellen

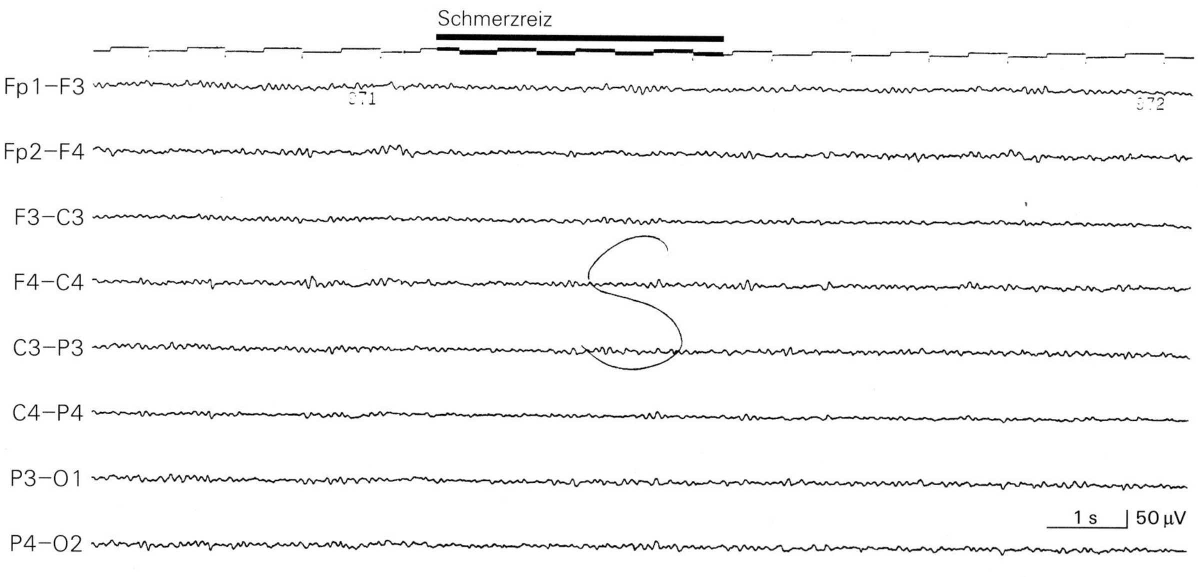

Abb. 10.31. Sogenanntes „Alpha-Koma" nach schwerer diffuser hypoxischer Hirnschädigung. Absolut areaktive α-Tätigkeit, die sich mit niedrigen Amplituden (in der Abbildung unter 20 µV) gleichförmig in allen Ableitungen von okzipital bis frontal abzeichnet. *Klinisch:* 85jährige Patientin. 3 Tage zuvor Reanimation nach Herzstillstand (Kammerflimmern) und 2 Defibrillationen während der stationären Behandlung. Tiefes Koma, noch Hirnstammrestsymptomatik. 1 Tag nach der abgebildeten EEG-Ableitung Exitus letalis im protrahierten Herz-Kreislauf-Versagen.

sollten keine anderen Potentialformen mehr auftreten. Auch intensive Schmerzreize bleiben *ohne Reaktion* (Abb. 10.31).

Grenzt man den Kurzbegriff „α-Koma" auf diese Merkmale ein, so findet man den Befund in erster Linie bei Patienten nach schwerer Sauerstoffmangelsituation mit meist *hochgradigen diffusen Schädigungen der grauen Substanz* des Groß- und Kleinhirns. Neuropathologisch sind es *selektive neuronale Nekrosen*, die bis über 90% der Nervenzellen der Hirnrinde, der Basalganglien und des Thalamus betreffen (Tabelle 10.3; Laas et al. 1993). Die Frage, ob gleichartige EEG-Befunde bei umschriebenen Hirnstammschädigungen möglich sind, wird in Abschn. 9.4.2 diskutiert.

Dem „α-Koma" i. e. S. liegen hochgradige, selektiv neuronale Nekrosen in großen Teilen des Hirns zugrunde

Obwohl mit den vorgenannten Merkmalen eine Verwechslung mit einem normalen α-EEG kaum möglich ist und der Sachverhalt spätestens bei Beachtung der Effekte von Außenreizen geklärt ist, darf die EEG-Diagnose „α-Koma" *nur unter Berücksichtung der Klinik* gestellt werden. Die Patienten sind tief komatös, weisen jedoch oft noch Hirnstammreflexe auf. Nach einem Herz-Kreislauf-Stillstand mit unzureichender Reanimation wird der Befund 2–5 Tage nach der Hypoxie als *Durchgangsstadium* zu einem isoelektrischen EEG beobachtet [nach Møller (1978) in bis zu 20 % der Fälle], mitunter nach voraufgegangenem Burst-suppression-Muster. Wie oft es in diesen Situationen als passageres EEG-Bild tatsächlich auftritt, ist unbekannt. Die Prognose des „α-Koma" nach neokortikaler Hypoxie ist infaust [in 95 % letaler Ausgang (Møller 1978)].

Ungeklärt ist, wie angesichts der hochgradigen Nervenzellausfälle noch ein relativ regelmäßiger Rhythmus im α-Bereich aufrechterhalten werden kann. Die Frage ist, ob es sich um einen „Leerlaufrhythmus" übriggebliebener Ganglienzellen als Funktionsreste der ursprünglichen α-Generatoren handelt oder um eine andersartige zelluläre (mehr stochastische) Restaktivität, die mit den ursprünglichen Funktionsstrukturen nichts zu tun hat (Laas et al. 1993).

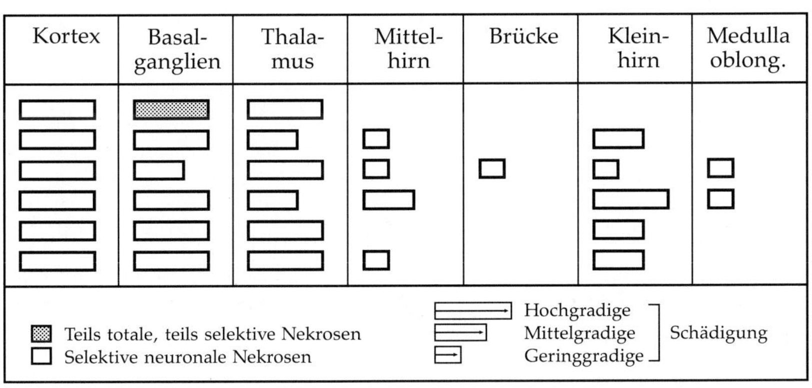

Tabelle 10.3. Neuropathologische Befunde in 6 Fällen mit einem EEG-Befund i. S. des „Alpha-Komas" jeweils 2–3 Tage nach einer schweren hypoxischen Hirnschädigung (4 Fälle nach Herzinfarkt und Reanimation, 1 Fall nach Bolusaspiration, 1 Fall nach Strangulation). Bei den hochgradigen Schädigungen wurden in den angegebenen Bereichen bis zu 95% Nervenzellausfälle (neuronale Nekrosen) festgestellt. (Nach Laas et al. 1993)

Man kann immer wieder Fälle beobachten, die alle die für das vorstehend definierte „α-Koma" geltenden Merkmale aufweisen, in denen lediglich das EEG keine α-Tätigkeit, sondern eine gleichermaßen areaktive, monotone, unregelmäßige Hirnrindentätigkeit im *ϑ-Bereich* aufweist (Synek u. Synek 1984). Allerdings sollte man die entsprechende Wortschöpfung „ϑ-Koma" nicht auch noch einführen (wir sprechen nur von einer „areaktiven ϑ-Aktivität offensichtlich als Ausdruck einer schweren diffusen Hirnfunktionsstörung"). Wir konnten derartige Fälle (nicht selten) ebenfalls nur nach diffuser hypoxischer Hirnschädigung feststellen.

10.8 Übersicht über die EEG-Befunde bei metabolischen Enzephalopathien

EEG-Befunde sind in erster Linie zu erwarten bei Sauerstoffmangel, Störungen des Glukosestoffwechsels, Leber- und Nierenfunktionsstörungen sowie Entgleisungen des Elektrolythaushalts.

Die EEG-Veränderungen geben sich in allen Fällen zunächst durch eine Verlangsamung zu erkennen (uncharakteristische Befunde i. S. einer Allgemeinveränderung, s. Abschn. 10.2). Die *Allgemeinveränderung* kann mit schließlich hochgradiger diffuser Verlangsamung bis zur vollen Ausprägung der Erkrankung der einzige Befund bleiben. Häufig werden zusätzlich bilaterale δ-Wellen i. S. von IRDA registriert (Abschn. 10.3). In einem Teil der Fälle entwickelt sich auch eine *epileptische Erregungssteigerung*, die als „polygenetische identische Reaktion" (Janzen 1975) differentialdiagnostisch ebenfalls nicht richtungweisend sein kann. Eine *relative Spezifität* in bezug zu metabolischen Enzephalopathien besitzen dagegen die verschiedenen *rhythmisierten* (*repetitiven* bzw. *periodischen*) EEG-Veränderungen (Abschn. 10.5), mit denen in 10–30 % der Fälle zu rechnen ist. Für die einzelnen Formen repetitiver EEG-Phänomene gibt es in bezug auf die einzelnen Stoffwechselerkrankungen dann jedoch keine weiteren sicheren Unterscheidungsmerkmale. Treten repetitive EEG-Wellen auf, ist lediglich *generell der Verdacht auf eine metabolische Störung* gegeben. Nur hypoxische Läsionen lassen darüber hinaus differentialdiagnostisch relevante Besonderheiten erkennen (s. Abschn. 10.5.2.1).

Trotz der geringen Spezifität der verschiedenen EEG-Veränderungen gilt bei metabolischen Enzephalopathien das Ausmaß der Abänderungen im EEG als empfindlicher, wenn auch mehr allgemeiner Indikator für den klinischen Schweregrad der Stoffwechselstörungen.

Die folgende Zusammenstellung gibt eine gedrängte Übersicht über die Beziehung der EEG-Befunde zu den wichtigsten klinischen Gesichtspunkten bei den verschiedenen metabolischen Enzephalopathien.

- ***Sauerstoffmangel***
  - ***Leichte*** oder ***chronische*** Sauerstoffmangelsituationen (Herzkrankheiten, chronische pulmonale Erkranklungen): In der Regel nur unspezifische Allgemeinveränderungen. In einem Teil der Fälle irregulär und diffus einstreuende steile bis scharfe Potentialabläufe (Abb. 10.32). Im übrigen sehr variable Befunde, für die eher zusätzliche vaskuläre (arteriosklerotische) Schädigungen verantwortlich sind. In diesem Zusammenhang sind auch (fokale) epileptische Erregungssteigerungen möglich.
  - ***Akuter*** und ***schwerer*** Sauerstoffmangel (akute Hypoxidosen infolge schwerer Herz-Kreislauf-Insuffizienz oder Herzstillstands mit globaler zerebraler Ischämie oder infolge akuter Ateminsuffizienz mit Asphyxie): Monotone repetitive Potentiale (Abschn. 10.5.2.1) oder ein Burst-suppression-Muster (Abschn. 10.4), oft mit ausgeprägten und therapeutisch schwer beeinflußbaren Erregungssteigerungen (Abschn. 10.6), weisen auf unmittelbar hypoxische, tiefgreifende substantielle Läsionen hin, die die Prognose drastisch verschlechtern. Häufig Myoklonien, epileptische Anfälle.
- ***Störungen des Glukosestoffwechsels***
  - ***Hypoklykämie:*** Progrediente Verlangsamung. Akzentuierung (häufig vorbestehender) epileptischer Erregungssteigerungen, vor allem von generalisierten SW-Abläufen. Auffallend selten repetitive EEG-Phänomene. EEG-Veränderungen sind unterhalb eines Blutzuckerspiegels von 60 mg% zu erwarten, diffuse δ-Wellen ab 40 mg%; die Schwellen sind jedoch sehr variabel, das Ausmaß der Reaktionen im EEG hängt auch von der Geschwindigkeit des Blutzuckerabfalls ab. Bei Auftreten diffuser δ-Wellenaktivität Bewußtseinsstörung.
  - ***Hyperglykämie:*** Zunehmende Verlangsamung (oberhalb ca. 400 mg%). Sonst meistens keine besonderen EEG-Befunde. Bei gleichzeitiger Azidose epileptische Erregungssteigerungen selten (Azidose wirkt allgemein anfallshemmend).
- ***Leberfunktionsstörungen***
  - ***Akute*** und ***subakute*** Hepatopathie: Progrediente Verlangsamung des EEG, die mit dem Grad der Bewußtseinsstörung der Patienten gut korreliert, häufig mit generalisierten bilateralen δ-Abläufen i. S. der IRDA („Parenrhythmie"), in bis zu 30% der Fälle repetitive Wellen („triphasische" Potentiale, s. Abschn. 10.5.2). Epileptische Aktivitätssteigerungen sind seltener. Im voll ausgeprägten Leberkoma meistens nur noch hochgradige Verlangsamung.

    Ursache sind *neurotoxische Substanzen*, die nicht mehr aus dem Pfortaderblut entfernt werden (durch Insuffizienz der Leber selbst und/oder infolge des Umgehungskreislaufes über spontane oder operativ angelegte portokavale Anastomosen). Die toxischen Auswirkungen auf das Hirn sind sicher sehr komplex. Im allgemeinen wird dem *Ammoniakspiegel* im Blut eine besondere Bedeutung beigemessen (EEG-Veränderungen etwa ab 200 μmol/l, jedoch keine strikte Beziehung!).

- ***Chronische** hepatische Enzephalopathie:* Das EEG zeigt trotz ausgeprägter klinischer Symptomatik oft nur (noch) mäßige Abänderungen. Auch bei der ***Wilson-Enzephalopathie*** (hepatolentikuläre Degeneration, genetisch bedingte Kupferstoffwechselstörung), die man an dieser Stelle mit aufführen kann, zeigt das EEG nur uncharakteristische allgemeine Abänderungen.

- *Nierenfunktionsstörungen*
  - ***Akutes Nierenversagen*** (terminale Niereninsuffizienz, Urämie): Starke Verlangsamung, abnorme Rhythmisierungen (s. Abschn. 10.5.1) oder steile repetitive Potentiale (weniger häufig als bei hepatischen Enzephalopathien). Myoklonien. Epileptische Erregungssteigerungen.

    Der Ausfall der Ausscheidungsfunktion der Nieren führt zu komplexen Stoffwechselstörungen und Elektrolytentgleisungen, deren Einfluß auf das EEG im Detail schwer abzugrenzen ist. Für Klinik und EEG ist *die Geschwindigkeit maßgebend, mit der sich die renale Insuffizienz entwickelt.* Mit allen Merkmalen ergeben sich fließende Übergänge in die
  - ***chronische Niereninsuffizienz:*** Sehr vielgestaltige EEG-Befunde, wie in diesem Kapitel beschrieben (s. auch Abb. 10.34). Häufig epileptische Erregungssteigerungen, noch häufiger klinisch Anfälle (z. T. im EEG interiktual ohne entsprechende Befunde). Die EEG-Veränderungen werden auch durch sekundäre ZNS-Schädigungen bestimmt (z. B. hypertensive Angiopathie).
  - ***Zur Dialyse:*** Es ist beeindruckend, wie rasch die Veränderungen im EEG auf die (Hämo-)Dialyse reagieren können (Abb. 10.33). Eine forcierte Hämodialiyse kann umgekehrt auch EEG-Veränderungen erst verursachen (quasi in Umkehr der Teildarstellungen in Abb. 10.33a, b). Die pathophysiologischen Vorgänge bei diesem ***Dysäquilibriumsyndrom*** sind noch nicht genügend geklärt (vorübergehendes starkes Ungleichgewicht in der Elektrolytbalance an der Blut-Hirn-Schranke, insbesondere durch Hyponatriämie?). Die inzwischen relativ selten gewordene ***chronische Dialyseenzephalopathie*** gibt sich im EEG durch sehr variable Befunde zu erkennen (Abb. 10.34). Im Vordergrund stehen bilateral synchrone δ-Ausbrüche und wechselnd ausgeprägte (oft multifokale) epileptische Erregungssteigerungen.

- ***Elektrolytstoffwechselstörungen*** (soweit sie nicht renal bedingt sind): In bezug auf das EEG sind die *Hypo-* und *Hypernatriämie* verschiedenster Ursachen (u. a. bei unkontrollierter Infusionsbehandlung) und die *Hypokalziämie* von Bedeutung. Im EEG dominieren bei Eintritt klinischer Symptome Verlangsamungen und paroxysmale Störungen (intermittierende generalisierte ϑ- und δ-Wellen), bei Hypokalziämie in besonderem Maße auch epileptische Erregbarkeitssteigerungen.

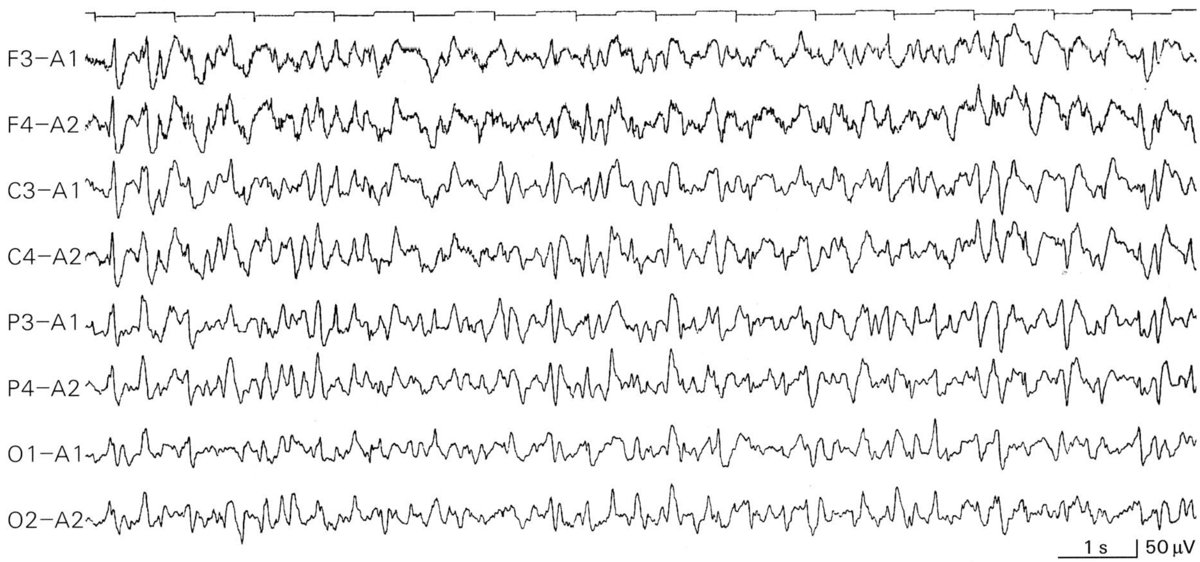

Abb. 10.32. EEG eines 62jährigen Patienten mit chronisch-obstruktiver Bronchitis und konsekutivem Lungenemphysem. Jetzt schwere globale respiratorische Insuffizienz mit Zeichen der Rechtsherzdekompensation, vorübergehend maschinelle Beatmung. Seit mehreren Tagen somnolent. Patient öffnet auf Anruf die Augen, ohne eindeutige Reaktion im EEG. Der abgebildete Befund spricht mit irregulär einstreuenden steilen bis scharfen Wellen am ehesten für eine hypoxische Enzephalopathie

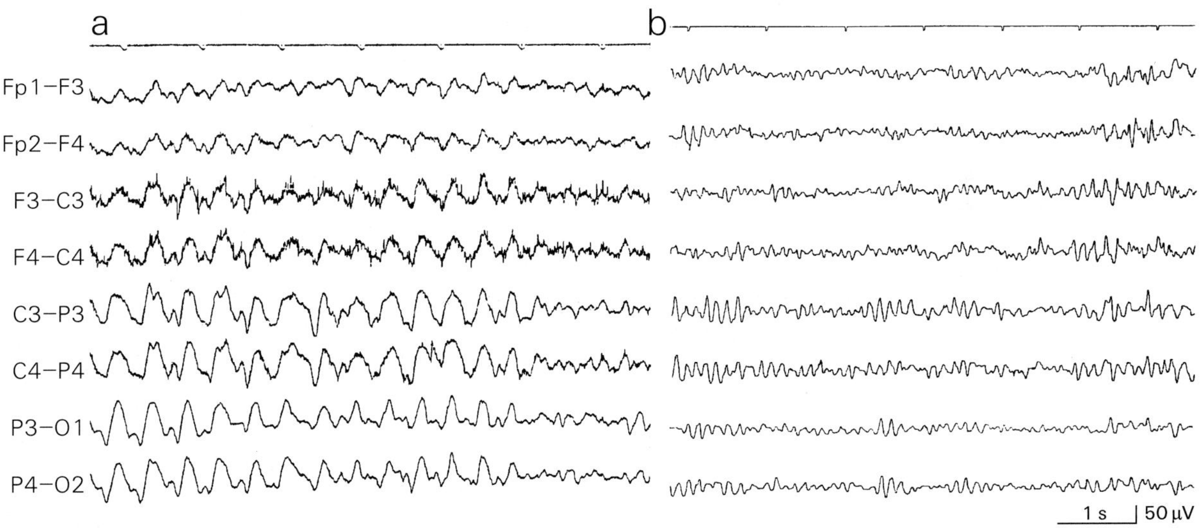

Abb. 10.33. EEG vor (**a**) und kurz nach Ende einer Hämodialyse (**b**). 38jährige Patientin mit Niereninsuffizienz bei Zystennieren. In **a** vordergründig generalisierte, intermittierend rhythmisierte 2–3/s-δ-Wellen, Patientin dabei jedoch voll ansprechbar. Das EEG in Ausschnitt **b** wurde ca. 30 min nach einer Dialysebehandlung abgeleitet. Jetzt vorherrschend und zeitweise auch weitgehend regelmäßiger α-Grundrhythmus. Im Verlauf der Ableitung nur vereinzelt einstreuende δ-Abläufe. Laborchemische Daten in bezug zu den EEG-Ableitezeitpunkten lagen leider nicht vor

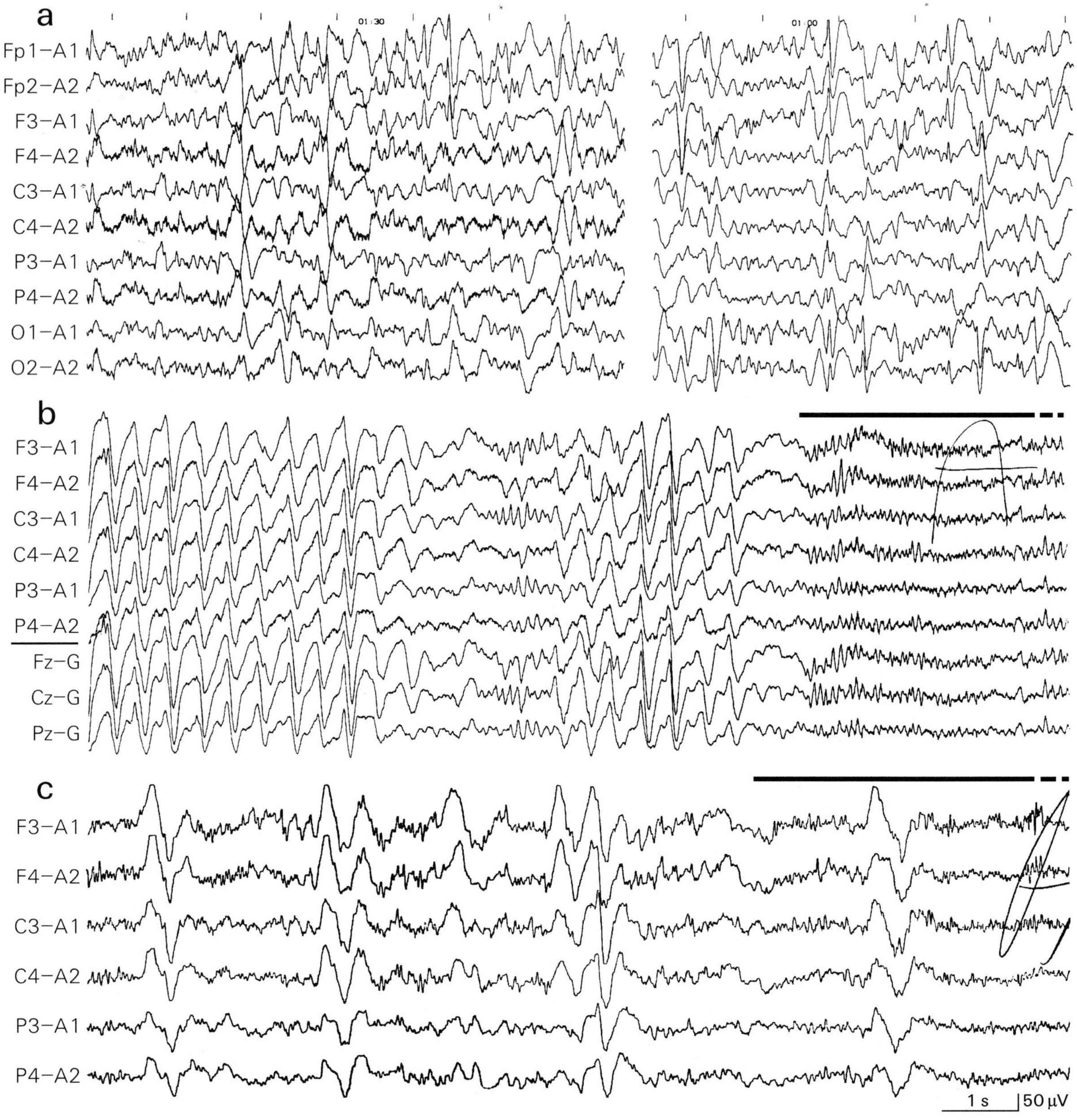

Abb. 10.34. Variabilität der EEG-Veränderungen bei einer Dialyseenzephalopathie. 47jähriger Patient mit terminaler Niereninsuffizienz. Seit 18 Jahren besteht eine chronische Glomerulonephritis, seit 16 Jahren ist der Patient dialysepflichtig. Jetzt seit 1 Jahr komplex-partielle Anfälle. **a** Im EEG leichte bis mittelgradige Allgemeinveränderung (vorherrschend 6/s) und irreguläre ϑ-δ-Abläufe bis zur Ausbildung irregulärer Spitze-Welle-Komplexe. **b** (4 Tage später) Intermittierend rhythmisierte 2–3/s-δ-Aktivität, durch Sinnesreize beeinflußbar. **c** (3 Tage danach) Vorwiegend irreguläre δ-Abläufe. In der Beobachtungszeit die Werte für Harnstoff-N (mit 32–90 mg/dl) und Kreatinin (mit 4,8–10,0 mg/dl) sehr wechselnd erhöht; die höheren Werte (Harnstoff-N 89 mg/dl, Kreatinin 8,8 mg/dl) am Tag des in **b** dargestellten EEG

11 EEG in der Hirntoddiagnostik

Der vollständige Ausfall der Hirnrindenaktivität wird im deutschen Sprachraum allgemein als „isoelektrisches EEG" („isoelektrische Kurve") oder auch etwas plakativ als „Nullinien-EEG" bezeichnet. In der englisch-amerikanischen Nomenklatur war für das Erlöschen der Hirnaktivität zunächst die Bezeichnung ECS („electrocerebral silence") in Gebrauch (American Electroencephalographic Society, Silverman et al. 1969), später wurde von der International Federation of Societies for Electroencephalography and Clinical Neurophysiology (1983) die Bezeichnung ECI („electrocerebral inactivity") vorgeschlagen.

Im Zusammenhang mit der Feststellung des Hirntodes hat die Bedeutung der EEG-Diagnostik im Verlauf der vergangenen Jahrzehnte einen Wandel erfahren. Zunächst war die Frage der Bedeutung des „flachen" EEG („flat" EEG), wie man es anfangs häufig bezeichnete, Ziel der Untersuchungen. Es war dann für die Diagnose und vor allem für die Prognose des Einzelfalls von Bedeutung. Mit dem Fortschritt der Intensivmedizin und in dem Maße, in dem sich die Grenzfälle zwischen Leben und Tod häuften, wurde die Diagnose des Hirntodes für die Therapieentscheidungen immer wichtiger. Schließlich erhielt die einwandfreie Festlegung des Hirntodes durch die Entwicklung der Transplantationsmedizin sowohl ethisch als auch juristisch ein besonderes Gewicht. Das EEG hatte in diesem Zusammenhang zunächst eine zentrale Bedeutung und zählte anfangs zu den obligaten Untersuchungen in der Hirntoddiagnostik, wie z.B. in den sog. „Harvard-Kriterien" (Harvard Medical School 1968), den Empfehlungen der amerikanischen (Silverman et al. 1969) und auch der Deutschen EEG-Gesellschaft (1970).

Das EEG kann jedoch *nur den Ausfall der Großhirnfunktion* feststellen. Der irreversible Ausfall des Großhirns bedeutet zwar das Ende der Persönlichkeit, aber nicht der Person. Über diesen Zustand eines totalen apallischen Syndroms hinaus wird erst der totale Ausfall des Gehirns in allen seinen Teilen als Hirntod und in letzter, in mancher Hinsicht immer noch umstrittener Konsequenz als Tod des Individuums definiert. Der *Ausfall des Hirnstamms* (mit Ausfall vor allem der Spontanatmung) macht ein Weiterleben ohne dauerhafte künstliche Aufrechterhaltung der vitalen Lebensfunktionen unmöglich. Diese Definition wurde zur Grundlage verschiedener Kommissionsempfehlungen, die den Gesamtaspekt der Hirntodbestimmung betreffen (in den USA die „Guidelines for the Determination of Death" 1981, in Deutschland die „Kriterien des Hirntodes" der Bundesärztekammer 1986,1991). Für Kleinkinder gelten zusätzlich noch besondere Bedingungen. Vorerst handelt es sich jedoch nur um Empfehlungen, die man jedoch unbedingt einhalten sollte. Eine bundeseinheitliche gesetzliche Regelung (Transplantationsgesetz) steht noch aus.

Der *Nachweis des vollständigen Hirnstammfunktionsverlusts*, an den die Kriterien des Hirntodes in besonderem Maße gebunden sind, ist mit dem EEG nicht zu erbringen. Er ist *nur durch die klinisch-neurologische Untersuchung möglich*. Sämtliche apparativen Untersuchungen, die neurophysiologischen wie die neurovaskulären, gelten nur als *ergänzende* Untersuchungen zur klinisch-anamnestischen Diagnose und klinischen Beobachtung.

Daher ist auch das EEG nicht mehr obligater Bestandteil der Hirntoddiagnostik. Wird es abgeleitet und wird ein isoelektrisches EEG einwandfrei nachgewiesen, so kann allerdings im Hinblick auf eine Organentnahme entsprechend den geltenden Empfehlungen nach der klinischen Feststellung des Hirntodes die *vorgeschriebene Wartezeit abgekürzt* werden. Insofern ist das EEG unverändert eine sinnvolle, anzustrebende Maßnahme. Das EEG kann durch weitere neurophysiologische Untersuchungen ergänzt werden. Ausführliche Darstellungen des Einsatzes der neurophysiologischen Diagnostik in der Hirntoddiagnostik finden sich mit einem Schwerpunkt im EEG bei Chatrian (1992) und mit einem stärkeren Gewicht auf den evozierten Potentialen bei Stöhr et al. (1991). Grundsätzlich gilt: ***Die Gewißheit, die bei der Festlegung eines Hirntodes und damit des Individualtodes anzustreben ist, kann nicht breit genug untermauert werden.***

Die Voraussetzungen für den Einsatz dieser ergänzenden Untersuchungen und die technischen Bedingungen, die erfüllt sein müssen, wurden neuerdings von einer Kommission der Deutschen Gesellschaft für klinische Neurophysiologie (1994) überarbeitet und erweitert (*Anhang F*).

Unter den Voraussetzungen, die erfüllt sein müssen, um die Bewertung des EEG mit dem Ziel der Feststellung eines irreversiblen zerebralen Aktivitätsverlustes überhaupt vornehmen zu können, birgt die Beachtung *vorangegangener sedierender Maßnahmen* eine besondere Problematik. Darauf wird in den Empfehlungen der DGKN besonders eingegangen. Ist hier die nötige Klarheit nicht zu erreichen, muß sich die apparative Ergänzung der Hirntoddiagnostik auf die Untersuchung der FAEP (und ggf. der SEP) und vor allem auf den Nachweis des zerebralen Zirkulationsstillstandes stützen.

Die Empfehlungen der DGKN zur Durchführung (Ableitetechnik) des EEG (Anhang F) betreffen die Ableitedauer, die Art und Anordnung der Ableiteelektroden, die Einstellungen der Geräteparameter (Empfindlichkeit, Filter), die Anzahl der EEG-Kanäle sowie Hinweise zur Problematik der Artefakte. Nachfolgend dazu einige Anmerkungen.

Zur Ableitedauer:

Früher wurden meistens 60 min gefordert, heute werden 30 min als ausreichend betrachtet. In größeren Zusammenstellungen wurde kein Fall beobachtet, in dem nach Ablauf einer 30 min andauernden hirnelektrischen Stille in Fortsetzungen der Registrierung oder in kurzfristigen Wiederholungen der Ableitung doch noch eine Restaktivität nachgewiesen wurde (z.B. Henry 1984). Dies gilt natürlich nur, sofern noch bestehende Einflüsse zentral wirksamer Pharmaka (oder gar das Vorliegen einer Intoxikation) ausgeschlossen sind. Andererseits können im Zusammenhang mit einer noch existierenden Hirnaktivität nach Art eines Burst-suppression-Musters isoelektrische Pausen bis 15 min Dauer auftreten (Stöhr et al. 1991; s. auch Abschn. 10.4).

Zu den Ableiteprogrammen:

Es sind sämtliche Elektroden nach dem 10-20-System zu setzen (Kleinkinder ausgenommen) und eine 19-Kanalregistrierung anzustreben, mit der auch sämtliche Elektroden in Bezugsschaltungen kontrolliert werden können. Eine geringere Kanalzahl (mit dem absoluten Minimum von 8 Kanälen) gilt jedoch noch als akzeptabel, auch wenn man damit nicht alle Ableitepunkte zu gleicher Zeit beobachten kann. Es ist unwahrscheinlich, daß „Inseln" kortikaler Restaktivität über eine längere Zeit hinweg bestehen bleiben (und damit übersehen werden) können, wenn das Hirn im übrigen alle Zeichen des Funktionsverlustes zeigt. Eine noch mögliche Restaktivität eines hochgradig geschädigten Hirns tritt in der Regel ausgedehnter oder generalisiert auf.

Zur Einstellung der Verstärkerempfindlichkeit:

Hierzu gab es früher große Diskrepanzen, die ältere statistische Ergebnisse zur Frage der Reversibilität „flacher" EEG nachträglich relativieren. Viele Berichte über eine Wiederkehr zerebraler Aktivität gründen sich auf Registrierungen, die nicht mit der erforderlich hohen Verstärkerempfindlichkeit durchgeführt wurden (Chatrian 1992). Die heute geforderte Empfindlichkeit von mindestens 2 μV/mm ist allerdings infolge der verschiedenen Störungen auf Intensivstationen nicht immer durchzuhalten und häufig nur mit bipolaren Elektrodenverschaltungen möglich, aber unbedingt notwendig (vgl. z. B. Abb. 10.7). In bipolaren Verschaltungen sollte dann zeitweise auch ein *doppelter Elektrodenabstand* gewählt werden (weite bipolare Verschaltung). Damit erreicht man eine Erhöhung der Amplituden (Spannungsdifferenzen) evtl. noch ableitbarer, aber relativ großflächig auftretender Restaktivitäten ohne gleichzeitige Zunahme der Höhe biologischer oder apparativer Artefakte (sog. „physiologische" Verstärkung des EEG, s. Abschn. 2.4.5).

Zur Einstellung der Filter:

Abweichend von den Empfehlungen der Deutschen Gesellschaft für klinische Neurophysiologie wird in anderen Richtlinien eine obere Grenzfrequenz von 30 Hz genannt, weil mit frequenteren EEG-Wellen nicht mehr zu rechnen ist. Manche Autoren verwenden aus gleichem Grund auch das 50-Hz-Filter „ohne Einschränkungen". Die Benutzung dieses Filters kann auf Intensivstationen vor allem bei erhöhter Verstärkung durchaus notwendig werden. *Dennoch sollte man diese Filtereinstellungen nicht zur Regel machen.* Sie kaschieren u. U. nur eine mangelhafte Ableitung, die dann auch zu anderweitigen Artefakten führt.

Zur Problematik der Artefakte (s. hierzu Kap. 18):

Bei der geforderten hohen Verstärkung wird das EEG im Rahmen der Hirntoddiagnostik in besonderem Maße artefaktanfällig. Am meisten stört die *unvermeidbare EKG-Einstreuung,* die bei der geforderten hohen Empfindlichkeit der Verstärker beträchtlich sein kann. Vor allem Bezugsableitungen gegen die Ohren können dadurch oft nicht verwendet werden.

Pulsartefakte können sehr problematisch werden. Da bei einem Hirntod häufig eine Tachykardie vorliegt, können die direkten EKG-Einstreuungen (die T-Wellen) und pulsabhängige Artefakte in unduchsichtiger Form verschmelzen und rhythmische EEG-Wellen vortäuschen. Abbildung 11.1 zeigt ein Beispiel, in dem zusätzlich auch noch einzeln einstreuende,

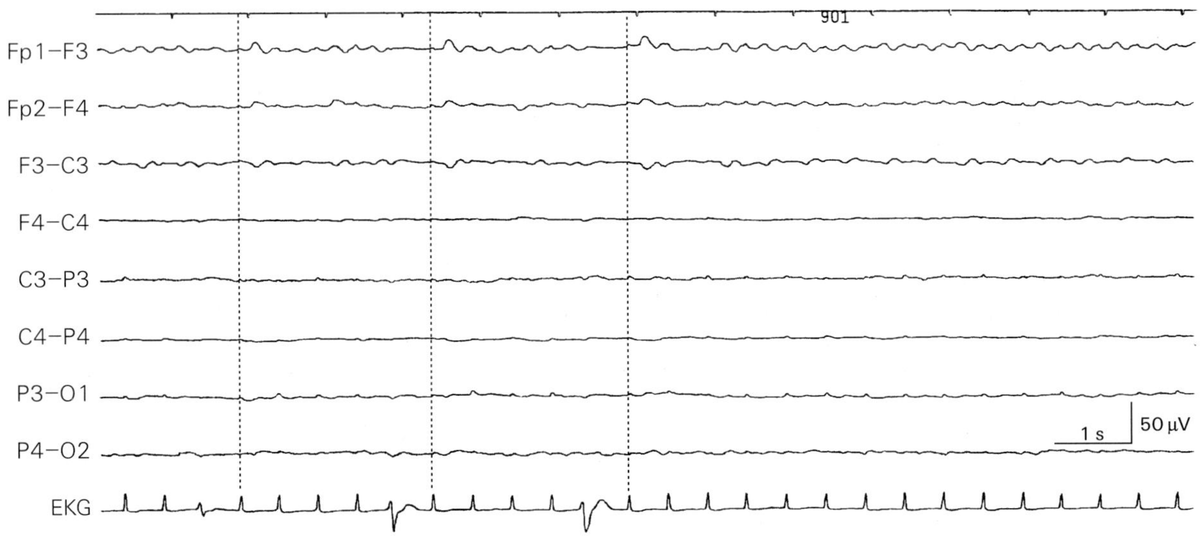

Abb.11.1. Pulsartefakte in einem isoelektrischen EEG („Nullinie"). Verstärkung 20 µV/cm. Bei den artefaktbedingten Wellen in den ersten 3 Schreibkanälen könnte auch eine direkt einstreuende T-Welle des EKG beteiligt sein. *Rechts im Bild* simuliert dieses Artefakt rhythmische 4/s-Wellen. *Links im Bild* tritt im Gefolge von 3 Extrasystolen jeweils nach dem *nächstfolgenden* Herzschlag eine verstärkter Puls mit entsprechend höherem Artefaktpotential auf (Zuordnung durch *senkrechte Strichlinien* verdeutlicht). Solche Befunde können zunächst irritieren. *Klinisch:* Hirntod durch hypoxische Schädigung nach Herz-Kreislauf-Stillstand und Reanimation

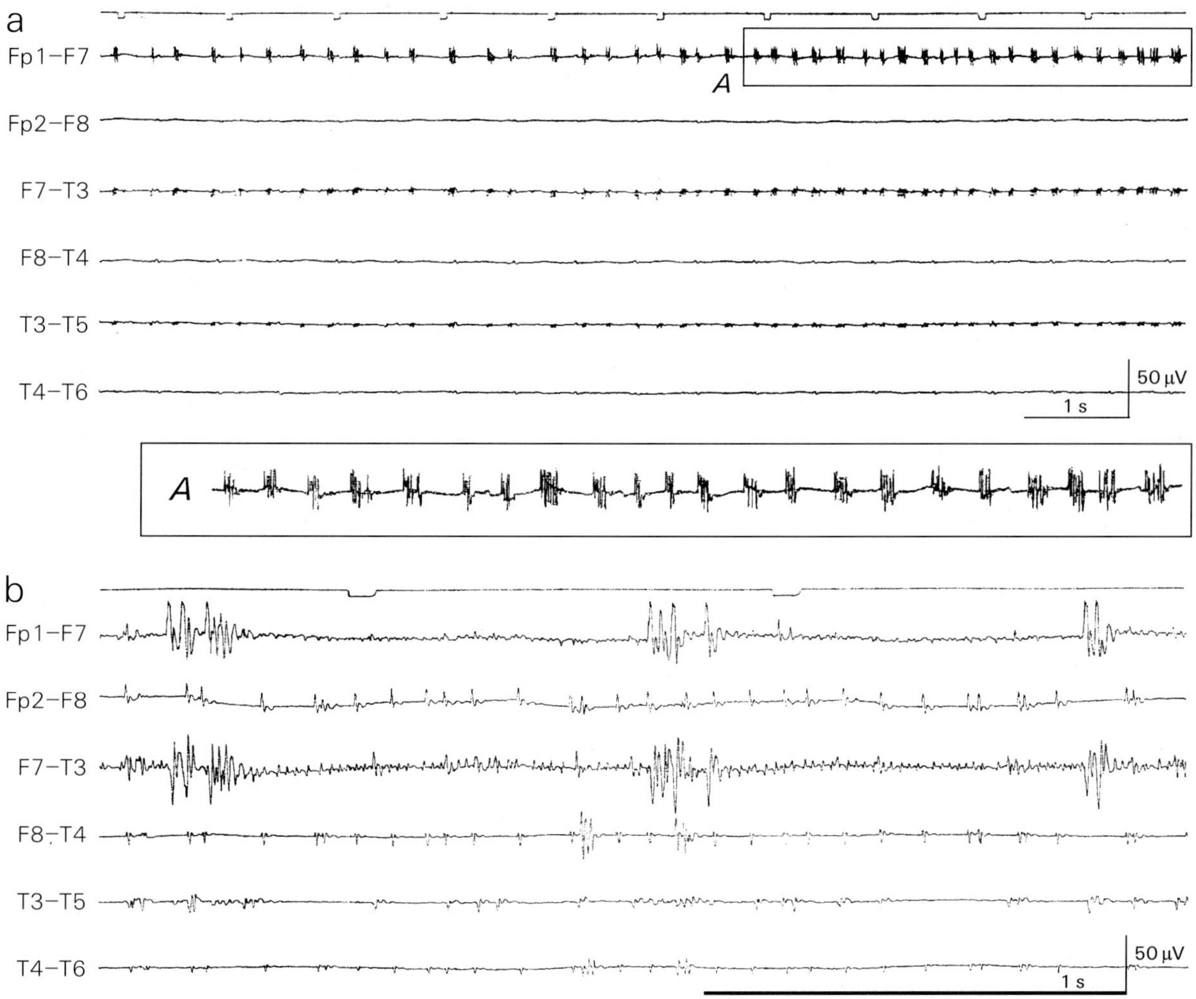

Abb. 11.2. In isoelektrischen Kurven streuen bei klinisch eindeutigen Zeichen des Hirntodes in 5–10% der Fälle Muskelartefakte ein, die sich häufig durch ein burstartiges Aktivitätsmuster (**a**, **b**) oder durch repetitiv auftretende Muskelaktionspotentiale teilweise in Form von Doubletten auszeichnen (**b** mit *schnellem Papiervorschub*). Nach Mayr et al. (1990) handelt es sich offensichtlich um „tetaniforme" Entladungen infolge maschineller Hyperventilation der Patienten (s. auch Text). *Ausschnitte* aus den EEG-Ableitungen von 2 verschiedenen Patienten mit Zustand nach schwerem Schädel-Hirn-Trauma (**a**) bzw. nach Subarachnoidalblutung (**b**). *A* vergrößerter Ausschnitt eines Abschnitts der Ableitung Fp1–F7 in **a**

leicht akzentuierte Wellen irritieren, bei denen es sich jeweils um ein höheres Pulsartefakt jener Herzaktion handelt, die offensichtlich mit verstärktem Kammerauswurf einer Extrasystole folgt. Man hat zwar bei hoher Verstärkung in einigen Kanälen immer auch einstreuende QRS-Zacken als „EKG-Markierung" zur Verfügung, die zusätzliche Aufzeichnung des EKG ist jedoch unbedingte Empfehlung.

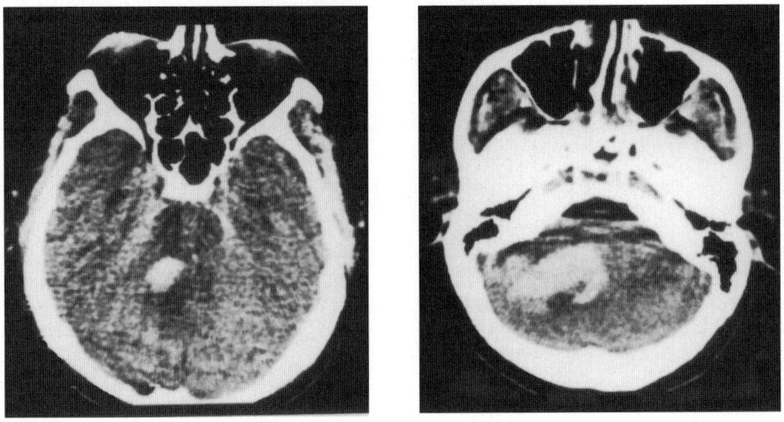

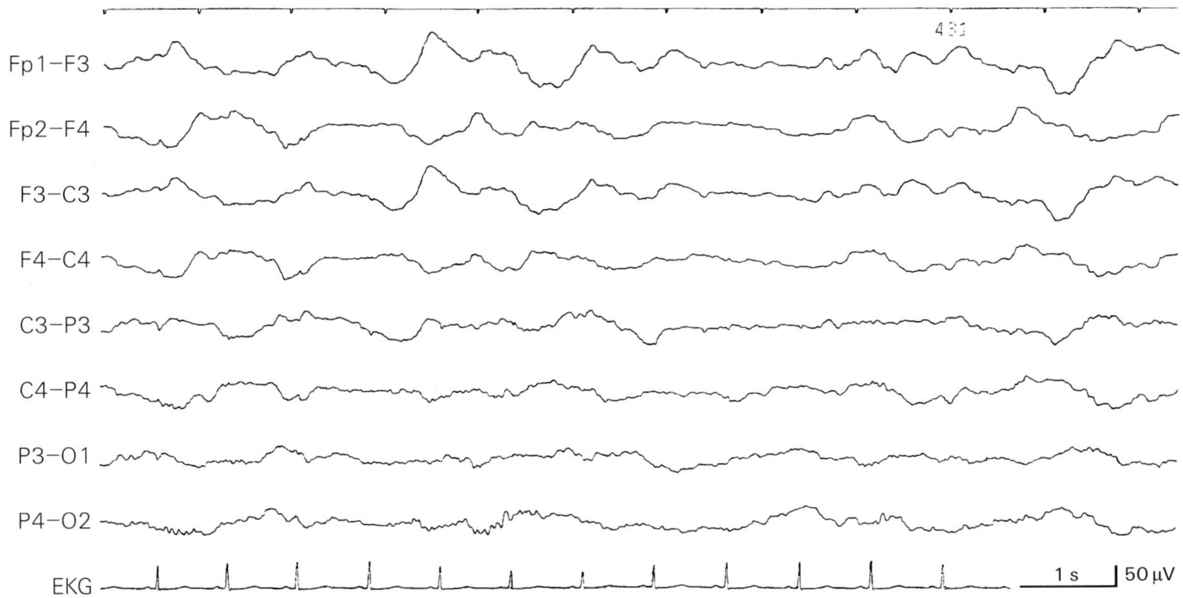

Abb. 11.3. Führen *infratentorielle Prozesse* zu allen klinischen Zeichen des Hirntodes, so ist im Rahmen der Hirntoddiagnostik die EEG-Ableitung unbedingt durchzuführen. In diesen Fällen kann auch bei vollständigem Hirnstammfunktionsverlust noch eine deutliche Großhirnaktivität vorhanden sein, wie in dem abgebildeten Fall eines 46jährigen Patienten mit intrazerebellärer Blutung

Häufig auftretende Artefakte sind periodisch erscheinende Wellen oder „Komplexe", die auf Einflüsse der mechanischen *Beatmung* (Wackelartefakte der Elektroden) zurückzuführen sind.

Eine besondere Aufmerksamkeit weckt immer die in 5–10% der Fälle einstreuende *Muskelaktivität*, wenn sie von Muskeln ausgeht, die von Hirnnerven motorisch versorgt werden (Stirnmuskulatur, M. temporalis). Handelt es sich um ein regelrechtes interferierendes Aktivitätsmuster, so ist eine Restfunktion dieses Nervs und damit seines Kerns im Hirnstamm letztlich nicht auszuschließen. In fast allen Fällen tritt die Aktivität jedoch mehr gruppenförmig bis burstartig auf (Abb. 11.2). Mayr et al. (1990) zeigten anhand einiger Beispiele, daß es sich um repetitive Spontanentladungen ähnlich einer „tetaniformen" Aktivität handelt, die offensichtlich durch eine maschinelle Hyperventilation ausgelöst wird. Denkbar sind auch Druckwirkungen auf den extrazerebralen, aber noch intrakraniellen Abschnitt dieser Nerven (z. B. des N. trigeminus). In wenigen Fällen kann es notwendig werden, die Muskelartefakte durch Gabe eines Muskelrelaxans zu unterdrücken.

Eine Fotostimulation gehört in den deutschen Empfehlungen nicht zu den vorgeschlagenen Maßnahmen. Schmerzreize, unter denen man bei klinisch begründetem Hirntodverdacht eine Reaktion nicht mehr erwarten kann, setzen wir „gewohnheitsmäßig", weil sie, von kurzen Artefakten abgesehen, den Untersuchungsgang nicht komplizieren.

In den meisten Fällen ist auch bei strikter Einhaltung der geltenden Empfehlungen eine diagnostisch verwertbare EEG-Ableitung erreichbar. Ist dies aus besonderen Gründen nicht möglich, so sollte man sich nicht durch „glättende" Geräteeinstellungen zu retten versuchen, sondern das EEG für den angestrebten Zweck (der Hirntodfeststellung) als unbrauchbar verwerfen. Man muß dann auf andere Zusatzuntersuchungen ausweichen oder die vorgeschriebene Wartezeit für die klinische Beobachtung verstreichen lassen.

Absolut „saubere" Kurven sind zunächst suspekt. Um mögliche Fehlfunktionen des EEG-Gerätes auszuschließen, wird der „Klopftest" empfohlen. Durch Berühren aller Elektroden wird die Funktionsfähigkeit der Verstärker anhand der auftretenden Artefakte geprüft.

Bei ***primär infratentoriellen Prozessen***, die zum klinischen Bild des Hirntodes geführt haben, ist *das EEG obligat* vorgeschrieben. In diesen Fällen kann es durch eine Massenverschiebung in rostraler Richtung zu einer Kompression des Hirnstamms mit vollständigem Hirnstammfunktionsverlust (und vollständigem Bewußtseinsverlust) kommen, ohne daß das Großhirn bereits ausgefallen ist. Diesen Zustand kann nur das EEG aufdecken. Abbildung 11.3 zeigt dies am Beispiel einer infratentoriellen (intrazerebellären) Blutung.

Ergibt die EEG-Untersuchung eindeutig den Befund eines vollständigen Verlusts der kortikalen Aktivität, so darf in der abschließenden EEG-Beurteilung der Terminus „Hirntod" nicht verwendet werden, sondern nach Angabe der Ableitebedingungen und Geräteeinstellungen sowie der genauen Zeit (Beginn und Ende der Ableitung und der effektiven Dauer der ausgewerteten Registrierung) und nach der Befundbeschreibung (mit Nennung besonderer Artefakte) nur die Feststellung, daß unter den genannten Bedingungen eine hirnelektrische Aktivität nicht registriert werden konnte („isoelektrisches EEG").

12 Entzündliche Hirnerkrankungen

Für die EEG-Veränderungen sind in erster Linie die Lokalisation und Ausbreitung der entzündlichen Erkrankung von Bedeutung. Maßgebend ist, in welchem Umfang die weiße und die graue Substanz des Hirns betroffen werden (Gloor et al. 1968; s. Abb. 10.1). Bei einem Befall der grauen Substanz ist der EEG-Befund davon abhängig, ob vorherrschend die Hirnrinde oder in besonderem Maße subkortikale Kerngebiete erkranken.

Bakterielle Entzündungen führen auch in schweren Fällen meistens nur zu uncharakteristischen Allgemeinveränderungen, teilweise auch zu epileptischen Erregungssteigerungen. Dagegen können virusbedingte Enzephalitisformen besondere EEG-Syndrome verursachen, die sich dann oft auch neuropathologisch auf ein besonderes Schädigungsmuster der neurotropen Virusinfektion oder der parainfektiösen immunologischen Reaktionen zurückführen lassen. Diese EEG-Befunde können diagnostisch richtungsweisend sein.

12.1 Meningitis

Meningeale Reaktionen oder *leichte Formen* einer „aseptischen" bzw. lymphozytären Meningitis, die in der überwiegenden Mehrzahl *durch Viren* bedingt sind, *können ohne EEG-Veränderungen ablaufen*. Geringfüge Veränderungen (geringe Verlangsamungen oder vermehrte Unregelmäßigkeiten der α-Grundaktivität) können oft erst durch Verlaufskontrollen im nachhinein festgestellt werden (s. Abb. 10.2). In dem Maße, wie über Reaktionen der pialen Gefäße oder über eine direkte *Mitbeteiligung des (kortikalen) Hirnparenchyms* die Hirnfunktion beeinträchtigt wird, tritt zunehmend eine *Allgemeinveränderung* auf (s. Abschn. 10.2). Einen direkten Beitrag zur Diagnose können diese Befunde nicht liefern, wohl aber zur *Beurteilung des Schweregrades der Infektion.*

Bei *chronischen Formen* lymphozytärer Meningitiden sind neben den Allgemeinveränderungen *auch Herdbefunde* möglich. Werden vorwiegend nur die basalen Meningen betroffen, wie bei der tuberkulösen Meningitis, so bleiben die Abänderungen im EEG ebenfalls uncharakteristisch. Gelegentlich treten bilaterale δ-Wellen auf als Hinweis auf eine Affektion subkortikaler Strukturen.

12.2 Eitrige (bakterielle) Meningoenzephalitis

Ein hämatogener oder durch Fortleitung aus der Nachbarschaft (Mittelohr, Nasennebenhöhlen) eintretender Befall mit Bakterien führt zu einer *eitrigen Leptomeningitis*. Die häufigsten Erreger sind Pneumokokken und Meningokokken. Stets wird das Hirnparenchym mitbetroffen, so daß es sich in der Regel um eine *Meningoenzephalitis* handelt. In den meisten Fällen steht auch hierbei im EEG eine unspezifische, oft schwere Allgemeinveränderung mit

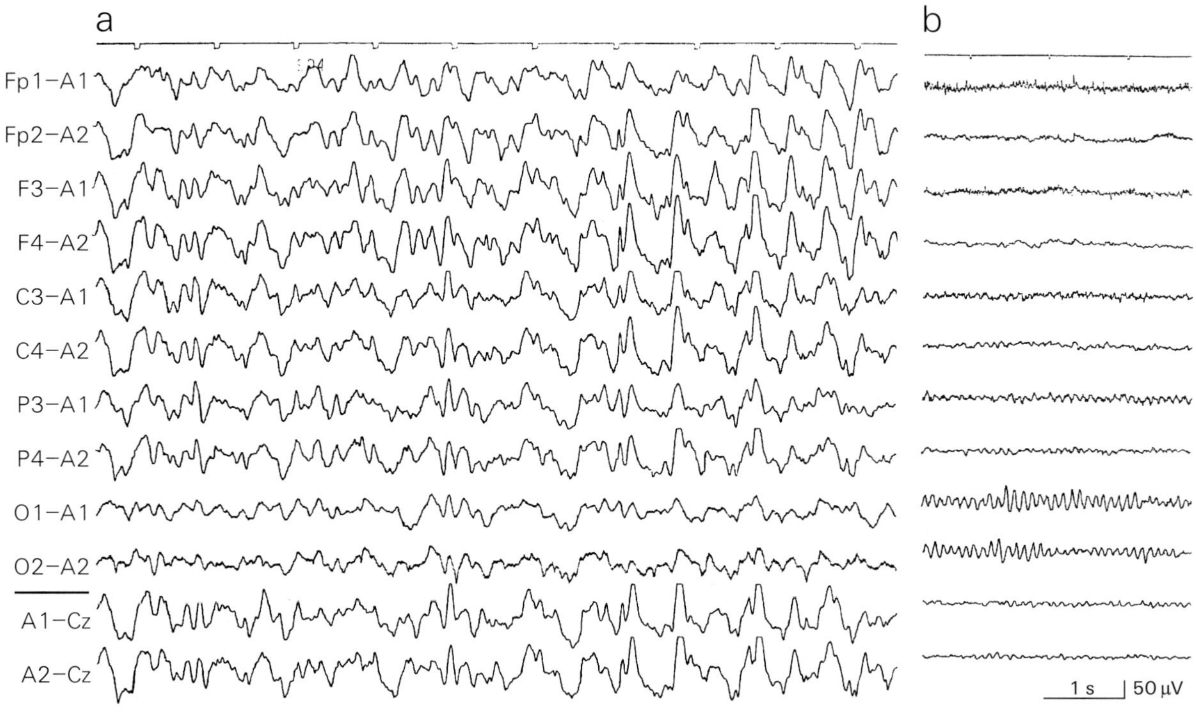

Abb. 12.1. **a** Mittelgradige bis schwere Allgemeinveränderung bei Pneumokokkenmeningitis. Das EEG wird (3 Tage nach Erkrankungsbeginn) zeitweise durch rhythmisierte, steile δ-Wellen von 2–3/s geprägt, vereinzelt auch durch scharf akzentuierte Wellen. Keine eindeutige epileptische Aktivität. *Klinisch:* 59jährige Patientin. Bei EEG-Ableitung bewußtlos, nicht sediert. Am Vortag mehrfach generalisierte epileptische Krampfanfälle. CCT: leichtes Hirnödem. Liquor: massenhaft Leukozyten, Pneumokokkennachweis. **b** 5 Wochen später Patientin beschwerdefrei. Normales α-EEG

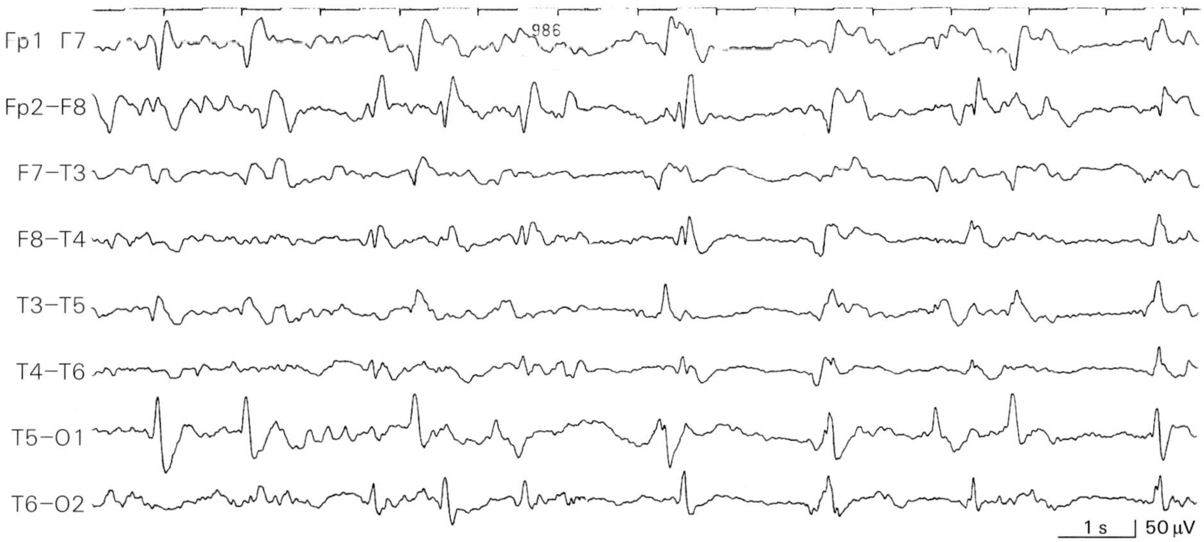

Abb. 12.2. Stark verlangsamtes EEG mit multifokalen epileptischen Erregungssteigerungen bei schwerer bakterieller Meningoenzephalitis (Meningokokken). 32jähriger Patient. Zustand nach statusartiger Häufung rechtshirnig generierter, meist halbseitig begrenzt bleibender Anfälle. Im EEG beiderseits Spitzen, scharfe Wellen oder Sharp-slow-wave-Komplexe variabler Konfiguration und Lokalisation

diffuser, polymorpher δ-Tätigkeit im Vordergrund. Nicht selten sind generalisierte und zeitweise *auffallend rhythmisierte δ-Wellen* Hinweis auf die enzephalitische Beteiligung (Abb. 12.1). Ähnliche Befunde beobachtet man sonst nur bei metabolischen Enzephalopathien (s. Abschn. 10.5). Fokale und generalisierte epileptische Anfälle treten bei einer eitrigen Meningoenzephalitis häufiger auf. Bei entsprechend schweren kortikalen Parenchymläsionen können auch *multifokale epileptische Erregungssteigerungen* das EEG prägen (Abb. 12.2).

Auffällige Rhythmisierungen langsamer EEG-Wellen sind Hinweis auf die Enzephalitis

Aus dem Grad der EEG-Veränderungen bei akuten eitrigen, bakteriellen Infektionen des Hirns läßt sich nicht auf die Prognose schließen, auch nicht im Hinblick auf mögliche Residualschäden. Bei frühzeitiger und erfolgreicher Therapie kann sich mit klinischer Besserung das EEG vollständig normalisieren.

12.3 Hirnabszeß

Ein Abszeß kann sich als Komplikation einer eitrigen Meningoenzephalitis entwickeln. Häufiger entstehen Abszesse primär hämatogen (embolisch) oder unmittelbar aus der Nachbarschaft fortgeleitet. Im EEG verursachen sie *Herdbefunde*, die sich von Herdstörungen anderer Genese im Prinzip nicht unterscheiden (s. Kap. 8). Hämatogene Abszesse treten häufig multipel auf und sind dann im EEG schlecht abgrenzbar. Im Verlauf einer Meningoenzephalitis ist die deutliche Ausbildung einer Herdstörung zwingender Grund, ein CCT zu veranlassen.

12.4 Enzephalitis (akute, virale)

Entzündliche Erkrankungen, die primär das Hirnparenchym befallen und erst sekundär zu meningealen Reaktionen führen, werden ganz überwiegend durch Viren verursacht. Im Liquor kann die Pleozytose fehlen, oder es kommt nur zu einer leichten Zell-

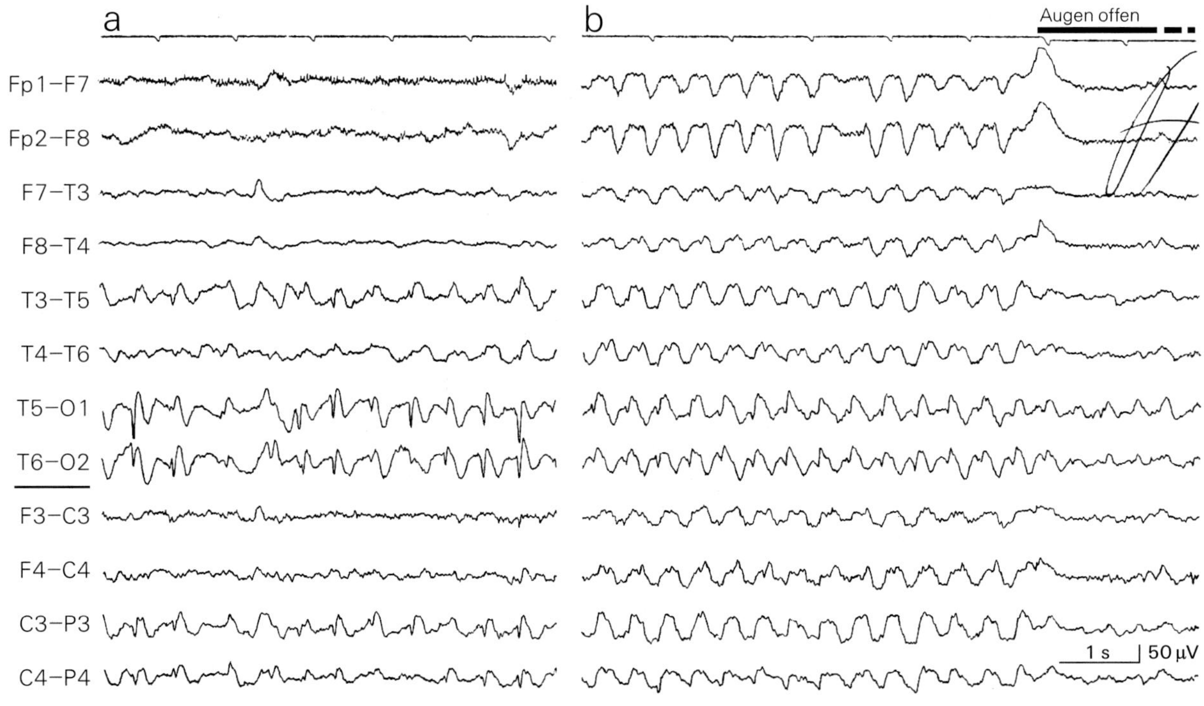

Abb. 12.3. Beispiel für EEG-Befunde bei einer parainfektiösen Enzephalitis. *Klinisch:* 17jährige Patientin mit hochfieberhafter Erkrankung, Kopfschmerzen, schließlich Somnolenz. Mehrfach generalisierte epileptische Anfälle. CCT: leichtes diffuses Hirnödem. Liquor: 160/3 Zellen (vorwiegend Lymphozyten). Kein Erregernachweis. Vermutlich Virusinfekt (Virologie negativ). Im Verlauf auch fokale rechtshirnig generierte Anfälle. **a** EEG 2 Wochen nach Erkrankungsbeginn: Mäßige Verlangsamung mit beidseitig okzipital ableitbarer epileptischer Erregungssteigerung (irreguläre Sharp-slow-wave-Abläufe). **b** EEG 8 Tage später: Rhythmische, scharf akzentuierte, bilaterale δ-Aktivität um 2,5/s (kein Status), die durch Augenöffnung prompt blockiert wird. In dieser Form zeigte sie sich in der gesamten Ableitung vielfach fluktuierend. Es handelt sich um subkortikal generierte δ-Wellen, die auch eine allgemeine Erregbarkeitssteigerung signalisieren. Patientin somnolent

12.4

vermehrung. Man unterscheidet die *parainfektiösen Enzephalitisformen*, die bei allgemeinen Virusinfektionen als immunologische Reaktion vorwiegend der weißen Substanz auftreten (wie bei Masern und Röteln), von den Hirnentzündungen, die durch *direkten Virusbefall der Nervenzellen*, also der grauen Substanz, verursacht werden (neurotrope Viren). Unter diesen Formen mit direkter Zellschädigung ist im Hinblick auf das EEG die Herpes-simplex-Enzephalitis von besonderer Bedeutung. Eine differenzierte Darstellung der EEG-Befunde der verschiedenartigen Enzephalitiden ist bei Westmoreland (1993) zu finden.

Eine *akute virogene Enzephalitis hat stets EEG-Veränderungen* zur Folge. Neben allen Graden der Allgemeinveränderung wird ein Teil der Fälle, meist abhängig vom Krankheitsstadium, durch *auffällige Rhythmisierungen* verlangsamter Potentiale bis hin zu mehr oder weniger *repetitiv auftretenden steilen (triphasischen) Wellen* oder

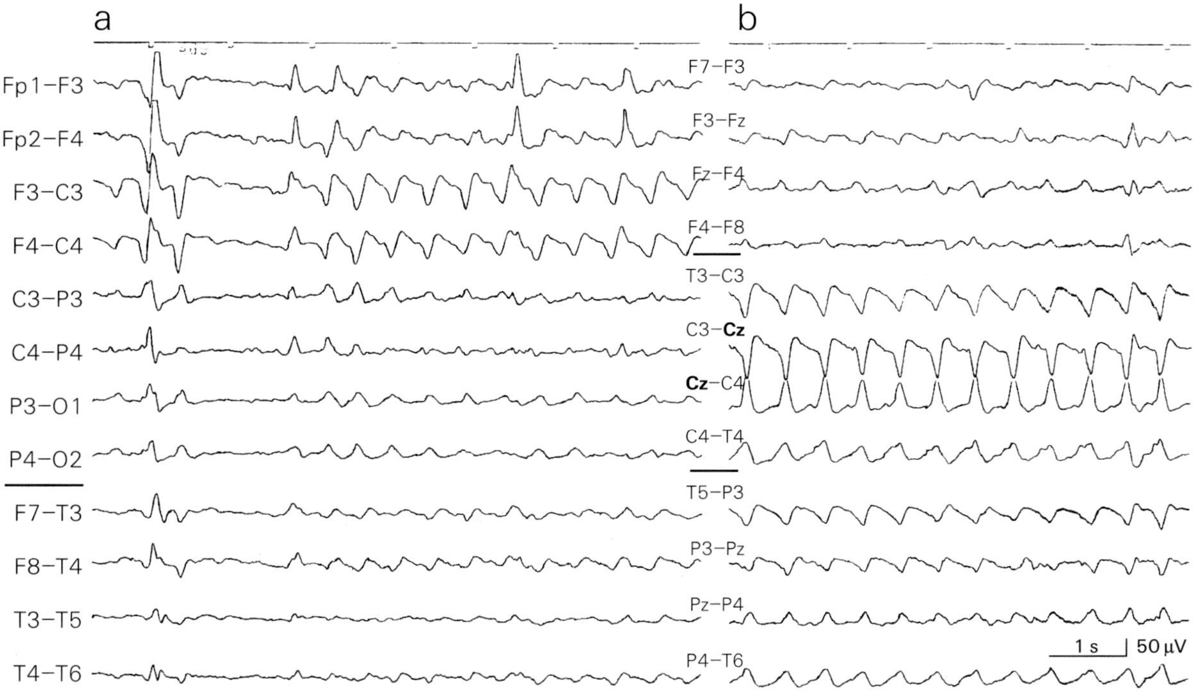

Abb. 12.4. EEG-Befund bei Tollwutenzephalitis mit zeitweise rhythmisierter δ-Aktivität von 2/s, die vorwiegend zentral projiziert wird. Diese regionale Betonung wird vor allem in der mittleren Querreihe deutlich (**b**). *Klinisch:* 29jährige Patientin. Tollwutinfektion durch Hundebiß in Indien (linke Hand). Ausbruch der Enzephalitis 3 Monate später. Typische klinische Symptomatik, anfangs mit ausgeprägter Hydrophobie. Liquor: bis 1064/3 Zellen. Tollwutnachweis im Tiertest. CCT unauffällig. Im EEG zunächst nur zunehmende Allgemeinveränderung. Der oben abgebildete EEG-Befund trat erst präfinal auf; die Patientin bereits hochgradig bewußtseinsgestört, agitiert, u. a. mit bemerkenswerter Enthemmung von Beißreflexen. 2 Tage nach dem abgebildeten EEG (19. Tag der Erkrankung) Exitus letalis

periodisch wiederkehrenden Wellenkomplexen geprägt. Entscheidendes Kriterium ist die abnorme Rhythmisierung. Mit diesem Merkmal können sich die Befunde im Verlauf der Erkrankung sehr variabel zeigen (Abb. 12.3). Nicht selten werden auch fokalisierte epileptische Erregungssteigerungen beobachtet.

Die ***Herpes-simplex-Enzephalitis*** ist die häufigste Form der akuten hämorrhagisch-nekrotisierenden Enzephalitis, die durch direkten Virusbefall des Hirnparenchyms entsteht. Die neurotropen Viren schädigen zunächst oft einseitig die limbischen Strukturen des basalen Temporal- und Frontalhirns, bevor sie sich im Hirn ausbreiten.

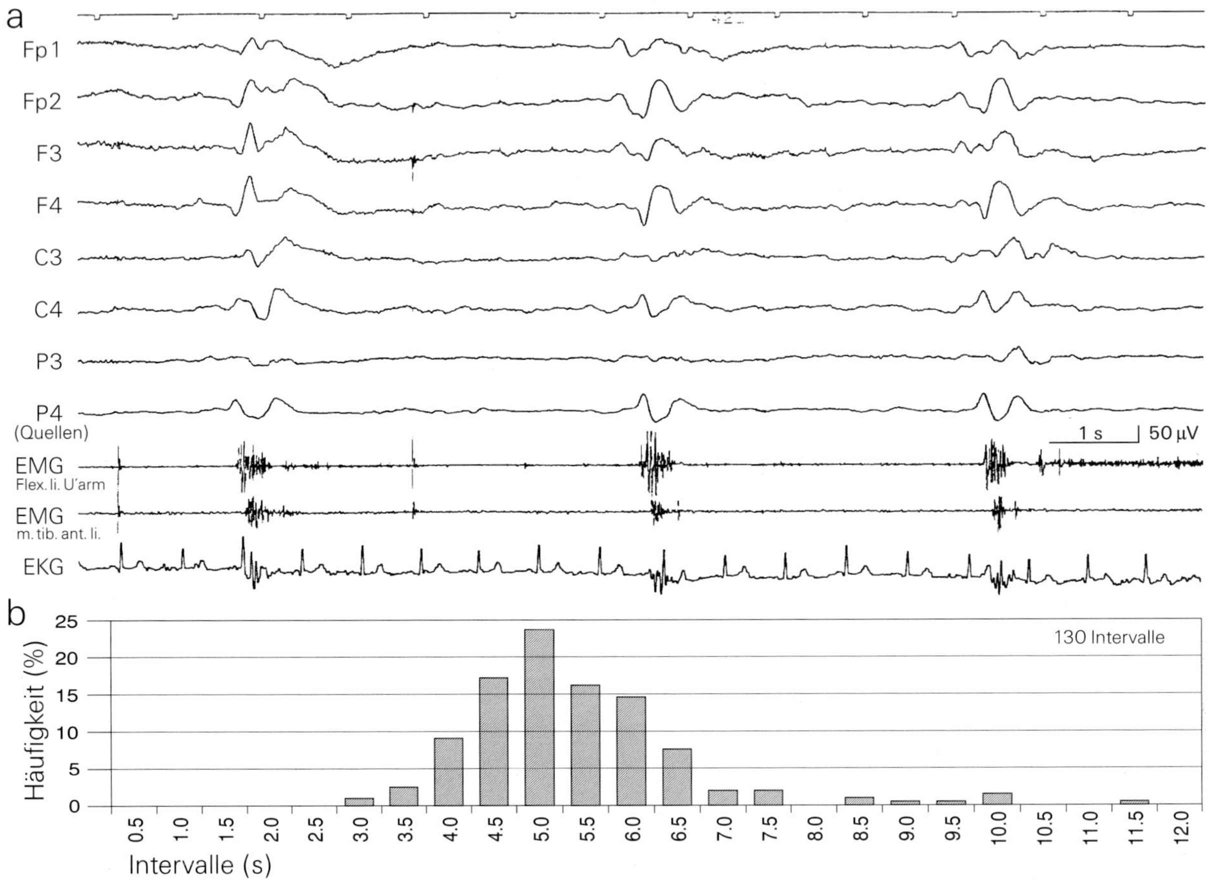

Abb. 12.5. **a** Periodische Komplexe im EEG (sog. Radermecker-Komplexe) bei subakuter sklerosierender Panenzephalitis (SSPE) mit polygraphischer Registrierung der Myoklonien (Arm und Bein links). Diese waren in wiederholten EEG-Kontrollen zeitlich stets mit den Komplexen im EEG korreliert. **b** *Intervallhistogramm* der EEG-Komplexe. In der zeitweise durch starke Unruhe des Patienten artefaktbelasteten Aufzeichnung konnten 130 Intervalle ausgemessen werden. Die Intervalle dauern vorwiegend 4,5–6 s. *Klinisch:* 19jähriger Patient. Langsame Entwicklung der Symptome beginnend mit Visusstörungen. Seit 4 Wochen Progredienz mit extrapyramidaler Symptomatik, Myoklonien vorwiegend linksseitig. In Liquor und Serum deutliche Erhöhung der Antikörper gegen Masern und SSPE (Maserninfektion im 11. Lebensjahr). CCT: rechtsbetontes Marklagerödem

Dementsprechend wird auch das EEG *in der Initialphase durch einseitige temporale Störungen*, zumindest aber durch auffallend lateralisierte Veränderungen geprägt. Neben den allgemeinen Abänderungen treten, ebenfalls zunächst temporal betont, in rund 60 % der Fälle innerhalb der ersten Woche nach Krankheitsbeginn *quasiperiodische steile Wellen oder Wellenkomplexe* auf (Besser u. Lüth 1982), vorwiegend mit Intervallen von 1–2 s. Dieser Befund ist bei entsprechend suspekter klinischer Symptomatik richtungsweisend (Kugler et al. 1976; Cobb 1979; Geréby 1981). Werden die periodischen Elemente über den 7. Krankheitstag hinaus noch registriert, verschlechtert sich die Prognose deutlich (Besser et al. 1990).

Auch seltene Fälle einer Enzephalitis, wie z. B. die Hirnentzündung bei einer Tollwut, die wir beobachten konnten, können zumindest zeitweise durch ausgesprochen rhythmisiert ablaufende, steil akzentuierte δ-Wellen gekennzeichnet sein (Abb. 12.4).

Die Erfahrung, daß die markanten EEG-Befunde bei den Hirnentzündungen vielfach *nur passager* auftreten, sollte Anlaß sein, *bei einem Enzephalitisverdacht das EEG wiederholt zu kontrollieren*.

12.5 Enzephalopathien durch langsame Viruskrankheiten

Unter dem Begriff der „langsamen Viruskrankheiten" („slow virus infections") versteht man einen Virusbefall des Organismus, der erst nach langer Inkubationszeit von vielen Jahren zu Symptomen seitens des Zentralnervensystems führt. Bei der subakuten sklerosierenden Panenzephalitis (SSPE) gilt ein masernähnlicher Virus ursächlich als gesichert. Im Falle der Creutzfeldt-Jakob-Krankheit werden sog. Prionen als krankheitsauslösender, übertragbarer Faktor angeschuldigt. Beide Erkrankungen sind relativ selten. Da sie jedoch in einem hohen Prozentsatz zu typischen EEG-Veränderungen führen, müssen sie hier etwas ausführlicher besprochen werden.

12.5.1 Subakute sklerosierende Panenzephalitis (SSPE)

Die typischen EEG-Merkmale einer SSPE wurden zuerst von Radermecker beschrieben (Radermecker 1955, 1957). Es handelt sich um weitgehend *periodisch wiederkehrende*, generalisierte, bilaterale, polymorphe *Komplexe* (sog. „Radermecker-Komplexe") von vorwiegend 0,5–1 s Dauer, die *in Abständen von 4–10 s* auftreten. Bei ein und demselben Patienten ist zumindest für die Dauer der EEG-Ableitung die Wiederholungsfrequenz relativ konstant (z. B. vorwiegend 5 s im Fall der Abb. 12.5 und 7 s in Abb. 12.6b).

Periodisch in Abständen von *mehreren Sekunden* wiederkehrende Komplexe sind typisch für die SSPE

Die Intervalldauer von mehreren Sekunden ist das entscheidende Kriterium für die Diagnose einer SSPE. Denn periodisch wiederkehrende Phänomene können im EEG aus vielfältigen Gründen auftreten, vor allem bei metabolisch-toxischen Enzephalopathien (s. Abschn. 10.5.2) oder bei der Creutzfeldt-Jakob-Erkrankung (Abschn. 12.5.2). In diesen Fällen treten jedoch die zumeist triphasischen Wellen in kürzeren Abständen von vorwiegend 1 s auf.

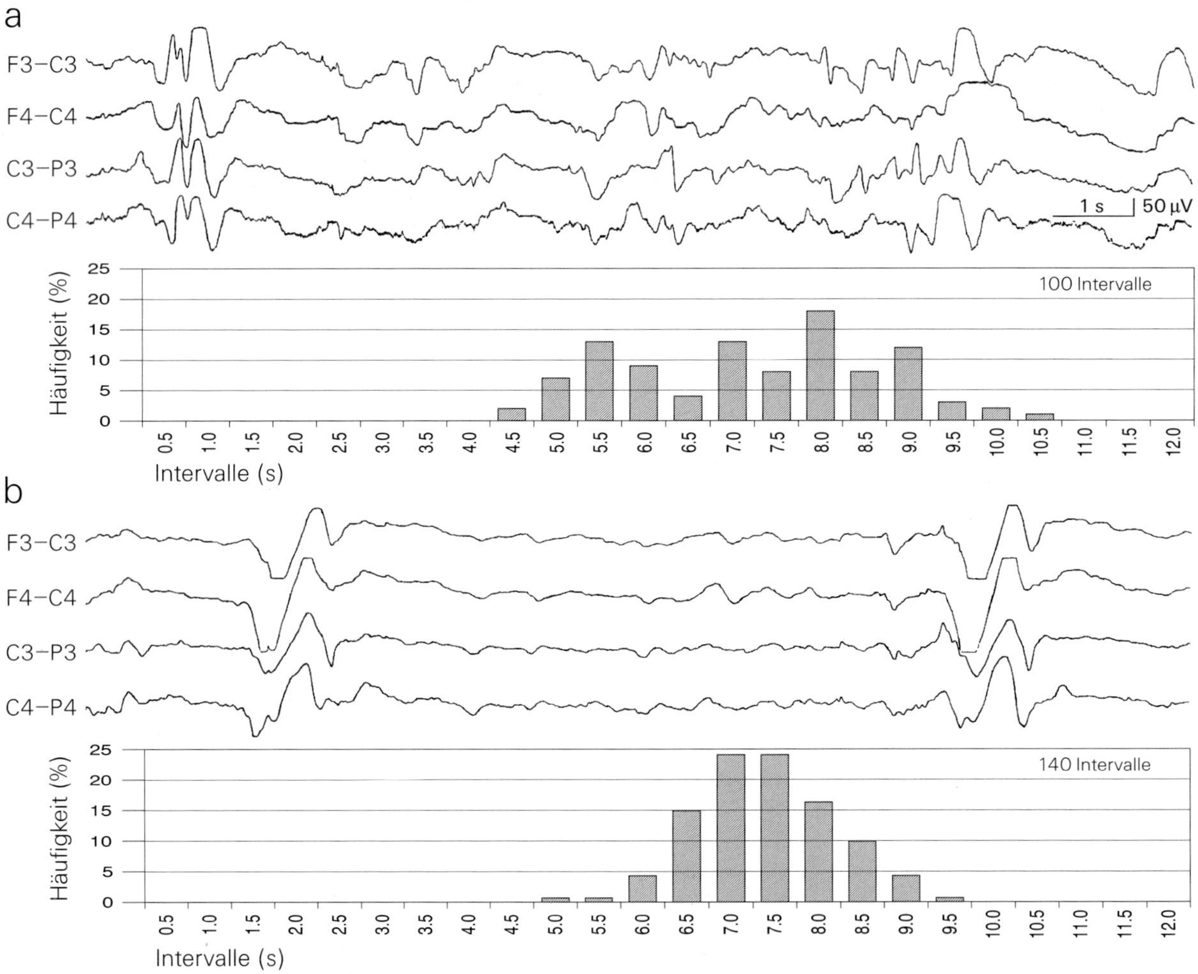

Abb. 12.6. Allmähliche Entwicklung periodischer Komplexe bei einer subakuten sklerosierenden Panenzephalitis (SSPE). Es sind jeweils nur 4 Kanäle der EEG-Ableitungen dargestellt, darunter die Histogramme mit der prozentualen Häufigkeit der Dauer der Intervalle zwischen den Komplexen. **a** In dem verlangsamten EEG treten Wellenkomplexe oder akzentuierte, zusammengehörige, variable Wellenfolgen noch sehr unregelmäßig auf. In der Übersicht über die gesamte EEG-Aufzeichnung lassen sie jedoch bereits einen quasiperiodischen Charakter erkennen. **b** EEG 9 Monate später: deutlich ausgeprägte und mit Intervallen von überwiegend 7–7,5 s (Histogramm) weitgehend periodisch erscheinende Radermecker-Komplexe als typischer Befund einer SSPE. *Klinisch:* 18jähriger Patient mit langsam progredienter extrapyramidaler Symptomatik, die 1 Jahr vor dem EEG in **a** begann. Zum Zeitpunkt der EEG-Ableitung in **b** hochgradige Torsionsdystonien, Myoklonien, hirnorganischer Leistungsverfall. Liquor 17/3 Zellen. Starke Erhöhung der Masern- und SSPE-Titer

12.5.1

Im Verlauf der Erkrankung bilden sich die Komplexe allmählich heraus (Abb. 12.6a), so daß anfangs die Diagnose nur verdachtsweise möglich ist. In Verbindung mit einer entsprechenden Anamnese und dem klinischen Befund können Potentialformationen, die sich in auffälliger Weise ständig wiederkehrend aus einer Allgemeinveränderung hervorheben, die Diagnose einer SSPE schon frühzeitig nahelegen. Auch im vorgeschrittenen Stadium bleiben die Komplexe innerhalb der erheblichen allgemeinen Verlangsamung noch angedeutet erkennbar.

Myoklonien oder rhythmisierte extrapyramidale Hyperkinesen sind für die SSPE charakteristisch. Sie sind zeitlich mit den Komplexen im EEG stets eng korreliert (Abb. 12.5). Sedativa wie Benzodiazepine können die motorischen Entäußerungen unterdrücken, nicht dagegen die periodischen Komplexe im EEG.

In manchen Fällen können die Radermecker-Komplexe durch externe Reize getriggert werden (Westmoreland et al. 1979). Auch im Schlaf treten sie auf, mitunter überhaupt erst im Schlaf (Westmoreland et al. 1977). Die polygraphischen Untersuchungen lassen ferner eine Kopplung der periodischen Komplexe an den Atemrhythmus erkennen (Fenyö u. Hasznos 1964; Lenard et al. 1976). Offensichtlich haben die periodischen Aktivitätssteigerungen im EEG ihren Ursprung in einer komplexen Störung verschiedener subkortikaler Strukturen, die sich bilateral in die Hirnrinde projiziert.

12.5.2 Creutzfeldt-Jakob-Erkrankung

Diese durch einen noch nicht identifizierten Virus oder durch besondere infektiöse Eiweißpartikel (sog. Prionen) verursachte Erkrankung führt pathologisch-histologisch zu einer *spongioformen Degeneration der grauen Substanz*. Klinisch stehen neben einer innerhalb von Monaten fortschreitenden Demenz verschiedene kortikale Lokalsyndrome (Sehstörungen, Dysphasie) und vor allem extrapyramidal-motorische Störungen und insbesondere Myoklonien im Vordergrund.

Im EEG zeigen sich nach einer Phase zunehmender Allgemeinveränderung *repetitive Phänomene meistens in Form steiler triphasischer Wellen*, die bevorzugt in Abständen von 1 s (0,5–1,5 s) auftreten (Abb. 12.7). Die Angaben über die Häufigkeit dieses Befundes schwanken in der Literatur zwischen 75 und 94 % (Chiofalo et al. 1980; Brown et al. 1986; Levy et al. 1986 u.a.). Für die selteneren Fälle mit längeren Krankheitsverläufen von mehr als 2 Jahren wird eine geringere Häufigkeit angegeben (45–50 %; Brown et al. 1984; Levy et al. 1986). Da dieses Phänomen nur in einem bestimmten Krankheitsstadium auftritt, wird es mit den EEG-Stichproben bei einem Teil dieser Patienten infolge falscher Wahl des Ableitezeitpunktes möglicherweise nur nicht erfaßt. Ein EEG-Befund, wie in Abb. 12.7 dargestellt, gilt für eine Creutzfeldt-Jakob-Erkrankung als charakteristisch. Er zeigt jedoch große

Generalisierte repetitive triphasische Wellen in Abständen von *vorwiegend 1 s* prägen das EEG in den meisten Fällen in bestimmten Stadien der Creutzfeldt-Jakob-Erkrankung

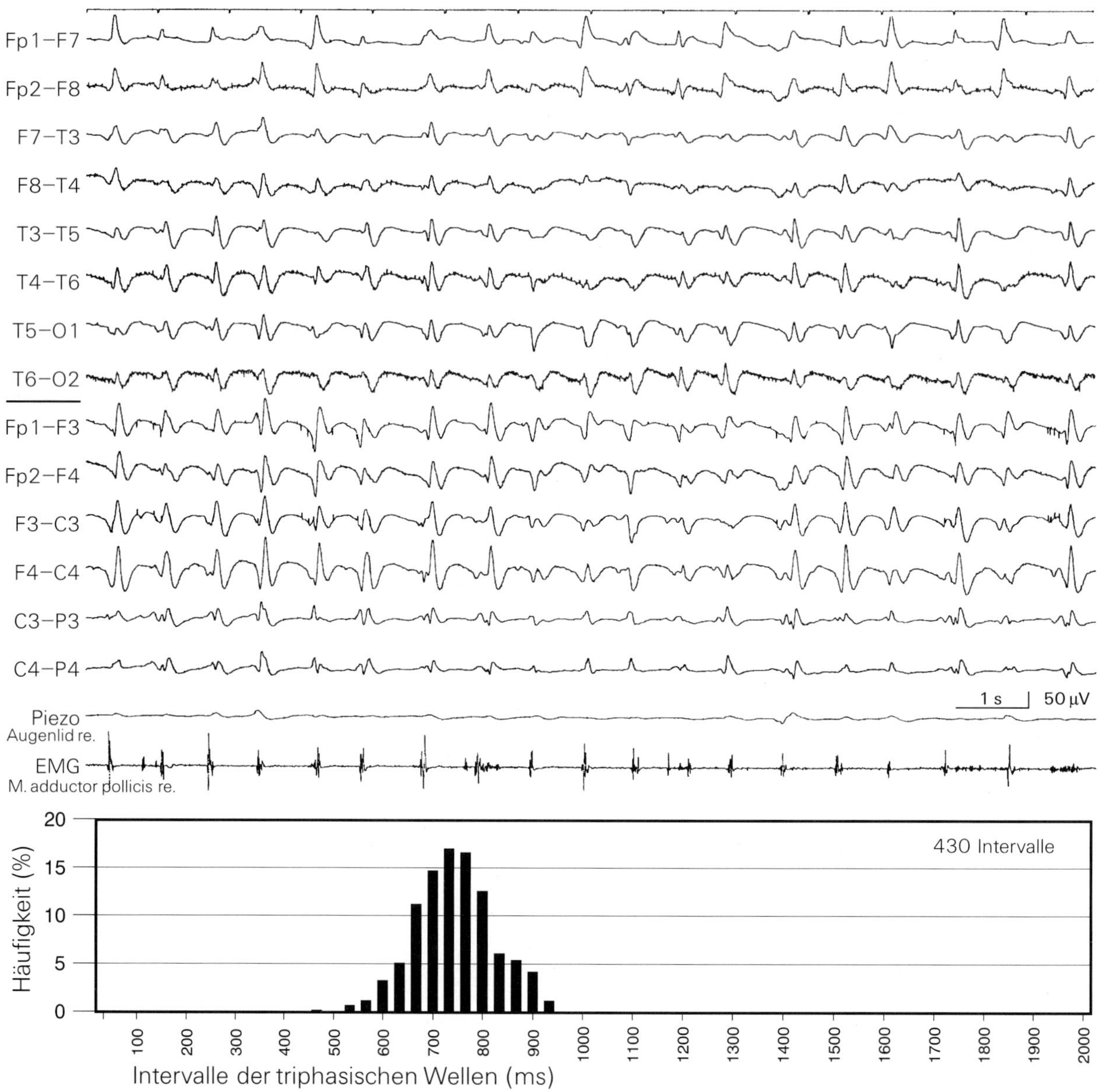

Abb. 12.7. Repetitiv mit einer Frequenz von 0,5–1/s auftretende, generalisierte, steile, triphasische Wellen als charakteristischer Befund bei einer Creutzfeldt-Jakob-Erkrankung. Die fronto-präzentral betonten Potentiale sind regelhaft und in zeitlich enger Kopplung mit Myoklonien verknüpft; sie sind (visuell kaum erkennbar) mittels eines piezoelektrischen Bewegungsfühlers auch an den Augenlidern nachweisbar. Nach dem Intervallhistogramm (*unten*) beträgt der Abstand zwischen den triphasischen Wellen vorwiegend 700–800 ms. *Klinisch:* 45jährige Patientin. Vor 3 Monaten Beginn der Erkrankung mit dysarthrisch-ataktischer Symptomatik und Visusstörungen. Zum Zeitpunkt des abgebildeten EEG fast apallisch, wechselnde Beuge- oder Strecksynergien, Myoklonien. Im Liquor elektrophoretischer Nachweis der für die Krankheit typischen abnormen Proteinfraktionen (C.R. Merril, NIMH Washington). 4 Wochen später Exitus letalis. Keine Obduktion

12.5.2

Ähnlichkeit mit den triphasischen Wellen metabolischer Enzephalopathien (s. Abschn. 10.5.2). *Entscheidend ist der Bezug zur Klinik.* In Verbindung *mit einem entsprechend suspekten klinische Verlauf* kann mit dem Befund die Diagnose einer Creutzfeldt-Jakob-Erkrankung als weitgehend gesichert gelten. Bei einer Alzheimer-Erkrankung, die von Seiten der Klinik differentialdiagnostisch in erster Linie in Frage kommt, werden Befunde mit gleicher Penetranz der periodischen Elemente nicht beobachtet.

Initial können sich die periodischen Wellen einseitig, mitunter sogar fokal entwikkeln, teilweise ähnlich den sog. PLEDs (Au et al. 1980). Voll ausgeprägt fanden sich die repetitiven Entladungen auch in eigenen Untersuchungen von 7 Patienten (Hansen et al. 1993) erst in Phasen der Erkrankung, in denen die klinische Symptomatik bereits deutlich ausgebildet war und meistens auch schon erste Bewußtseinsstörungen festzustellen waren. Die *Myoklonien* zeigen eine enge zeitlich Kopplung mit den repetitiven Wellen (Abb. 12.7).

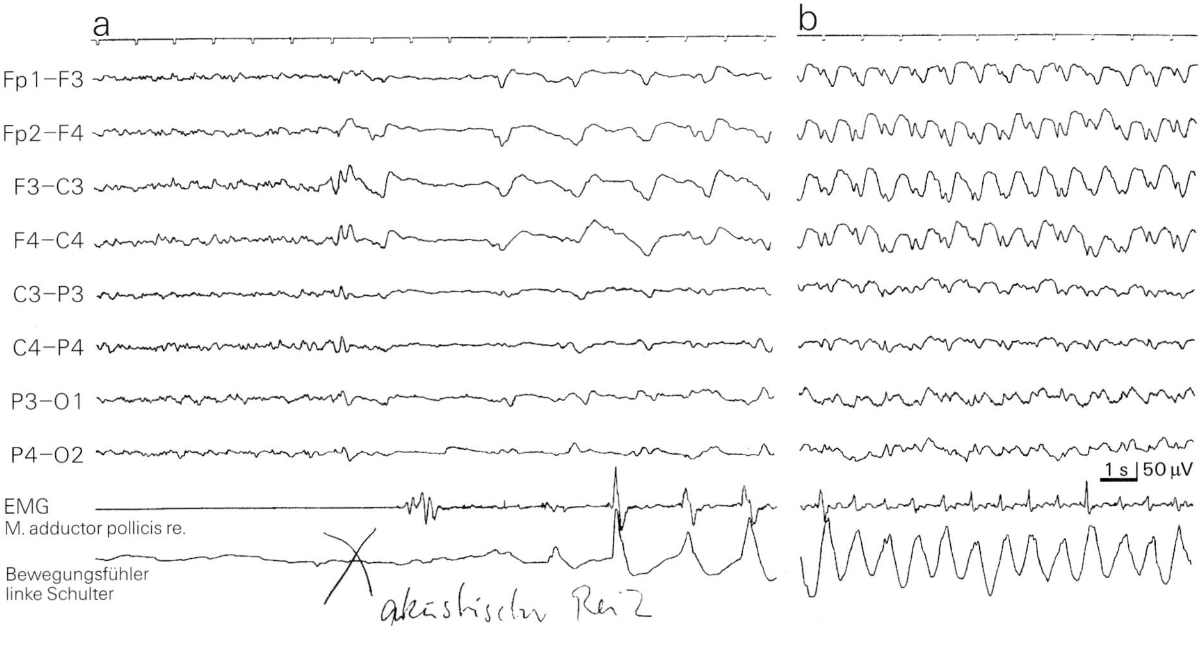

Abb. 12.8. Beispiel für andere Manifestationsformen und Befundvariationen rhythmischer Aktivität bei Creutzfeldt-Jakob-Erkrankung. **a** Aus einer Phase stärker reduzierten Bewußtseins (ohne δ-Rhythmen) Auslösung bilateraler, fronto-präzentral betonter, rhythmischer, träger δ-Wellen (0,5/s) durch akustischen Reiz. Ähnliche Fluktuationen traten mit Schwankungen der Bewußtseinslage auch spontan auf. **b** Zu anderen Zeitpunkten der Ableitung rhythmische 1/s-Folgen relativ träger sharp-slow-wave-ähnlicher Potentialkombinationen; beachte die Zeitmarkierung (Papiervorschub 15 mm/s). In diesen Phasen blieben Außenreize ohne Effekt. Auch diese δ-Rhythmen sind überwiegend im Verhältnis 1:1 mit Myoklonien verknüpft. *Klinisch:* 56jähriger Patient. Seit 8 Wochen progrediente zerebelläre Dystaxie. 2 Wochen vor dem abgebildeten EEG rasche Verschlechterung mit Bewußtseinsstörung und komplexen motorischen Entäußerungen bei disseminierten Myoklonien. 6 Wochen später Exitus letalis. Die Diagnose wurde post mortem gesichert

Man findet nicht immer die typischen triphasischen Potentiale. Bei einem unserer Patienten waren es nur δ-Wellen, die allerdings mit einer steilen Welle verknüpft und ebenfalls mit Myoklonien korreliert gleichermaßen repetitiv erschienen (Abb. 12.8). Die periodischen Wellen können vom Vigilanzpegel abhängig sein und durch Außenreize beeinflußt werden. Im Endstadium ist das EEG mit schwerer Verlangsamung und zunehmender Abflachung wieder uncharakteristisch.

Bei Tiefenableitungen lassen sich repetitive Zellaktivitäten auch im Thalamus und in verschiedenen Basalganglien nachweisen, selbst dann, wenn kortikal keine periodischen Wellen auftreten (Rayport 1963; Nelson 1968; Chiofalo et al. 1980). Interessant sind elektronenmikroskopische Beobachtungen von *virusinduzierten Verschmelzungen der Zellmembranen* benachbarter Neurone. Sie könnten über abnorme elektrotonische Kopplungen der Membranen zu pathologischen exzitatorischen Rückkopplungen zwischen den Neuronen führen und damit die synchronisierten Zellentladungen der repetitiven Erregungen erklären (Traub u. Pedley 1981, basierend auf elektronenmikroskopischen Untersuchungen von Lampert et al. 1971). Ähnliche Befunde ergeben sich nach hypoxischen Schädigungen, und sie werden auch im Zusammenhang mit der Genese kortikaler epileptischer Erregungssteigerungen diskutiert (s. Abschn. 7.3.2).

12.6 EEG-Befunde bei Aids

Im Zusammenhang mit der langsam progredienten Aids-Enzephalopathie können im EEG offenbar bereits vor Beginn der klinischen Symptome verschiedenartige geringgradige Veränderungen auftreten. Entwickeln sich die Zeichen der Enzephalitis infolge eines direkten Befalls des ZNS durch den Retrovirus, so wird das EEG in wechselndem Maße durch Allgemeinveränderungen oder fokale Störungen geprägt. Gleiches gilt für die verschiedenen opportunistischen Infektionen (Toxoplasmose, Pilzerkrankungen, Zytomegalie u.a.). Diagnostisch besonders relevante Befunde bietet das EEG nicht.

12.7 Encephalomyelitis disseminata (MS)

Die Encephalomyelitis disseminata (multiple Sklerose, MS) ist eine Erkrankung der weißen Substanz. Sie gehört zu den Entmarkungskrankheiten. Es gibt Erkrankungen der weißen Substanz, wie die seltenen Leukoenzephalopathien und Leukodystrophien, die ausgeprägte EEG-Veränderungen verursachen. Die Läsionen der weißen Substanz im Verlauf der MS führen dagegen erst bei deutlicherer klinischer Symptomatik zu nur mäßig ausgeprägten, *uncharakteristischen,* nicht abgrenzbaren Abänderungen der Hirnrindentätigkeit. Dies hängt offensichtlich mit der bevorzugten *Lokalisation der Entmarkungsherde bei der MS* zusammen: Intrakraniell liegen die Prädilektionsstellen in der weißen Substanz in Umgebung der Ventrikel, im Hirnstamm und im Kleinhirn. Dagegen werden die Gebiete im Bereich der Großhirnhemisphären in der Nähe der Hirnrinde seltener betroffen. Offensichtlich gehören generell die Bahn- und Projektionssysteme, die für die Entstehungsmechanismen des EEG von Bedeutung sind, nicht zu den Schwerpunkten des entzündlichen Prozesses.

In Abhängigkeit vom Verlauf und der Dauer der MS treten EEG-Veränderungen in 20–60 % der Fälle auf. Es sind meistens leichte bis mittelgradige Allgemeinveränderungen, die gelegentlich fokale Betonungen aufweisen können. Regelrechte Herdbefunde sind selten. Auch epileptische Erregungssteigerungen gehören zu den Ausnahmen, und ihr direkter Bezug zu der Entmarkungskrankheit bleibt dann zudem ungewiß.

13 Gefäßabhängige und degenerative Erkrankungen des Gehirns

Das EEG kann bei gefäßabhängigen zerebralen Störungen durch allgemeine Abänderungen, durch Herdstörungen, und grundsätzlich auch durch Erregungssteigerungen gekennzeichnet sein, die sich von gleichartigen EEG-Veränderungen anderer Genese nicht unterscheiden. Dem Konzept dieses Lehrbuchs folgend werden diese für alle organischen Hirnerkrankungen geltenden Merkmale in den Kapiteln über diffuse Erkrankungen des Gehirns (Kap. 10), Herdstörungen (Kap. 8) und epileptische Erregungssteigerungen (Kap. 7) ausführlich und mit Abbildungen der verschiedenen Befunde dargestellt. In diesem Kapitel werden nur noch die Besonderheiten der EEG-Befunde bei den zerebrovaskulären Erkrankungen (einschließlich der Migräne) und den degenerativen (insbesondere den dementiellen) Hirnerkrankungen zusammengefaßt, die bis zu einem gewissen Grade differentialdiagnostisch verwertbar sein können.

13.1 Zerebrovaskuläre Erkrankungen

13.1.1 Diffuse (chronische) vaskuläre Enzephalopathien

Durch allgemeine Arteriosklerose vorwiegend der größeren und mittleren Arterien (Makroangiopathie) und durch eine zerebrale Mikroangiopathie infolge lange bestehender Hypertonie können sich verschiedene Krankheitsbilder entwickeln, wie

- *gewöhnliche arteriosklerotische Enzephalopathie,*
- *subkortikale arteriosklerotische Enzephalopathie* (SAE, Morbus Binswanger),
- *Status lacunaris* mit multiplen Erweichungen vorwiegend im Bereich der Basalganglien und im Hirnstamm.

Die SAE und der Status lacunaris sind pathogenetisch und klinisch Syndrome, die sich nicht klar voneinander abgrenzen lassen. Gemeinsam ist ihnen die Entwicklung einer *Demenz* vorwiegend durch diffuse Marklagerschädigungen (vaskuläre Demenz, sog. Multiinfarktdemenz). In allen Fällen kann das EEG keinen entscheidenden Beitrag zur Diagnose leisten.

Es finden sich *diffuse Abänderungen* (leichte bis durchaus auch höhergradige Verlangsamungen), die in wechselnder Ausprägung *herdförmig betont* auftreten können, bis zur Ausbildung nicht selten multipler δ-Herde, sofern sie sich eindeutig voneinander abgrenzen lassen (Abb. 13.1). Selten finden sich ausgeprägte EEG-Veränderungen besonderer Art beispielsweise in Form periodischer Entladungen (Hacke et al. 1982). Immerhin treten die verschiedenen EEG-Befunde bei diesen *vaskulären* Enzephalopathien mit Entwicklung einer Demenz meistens deutlicher auf als bei der Alzheimer-Demenz (Abschn. 13.4), so daß das EEG bei der Abgrenzung dieser beiden Krankheitsbilder helfen kann (Logar et al. 1983a). Bei Patienten mit geringer neurologischer und psychiatrischer Symptomatik können die EEG durchaus auch normal sein.

Die *gewöhnliche arteriosklerotische Enzephalopathie* (infolge einer *Makroangiopathie*), die klinisch oft symptomlos bleibt, solange es nicht zu territorialen Durchblutungsstörungen kommt, *kann* sich im EEG durch eine *allgemeine Frequenzlabilität* der Grundaktivität zu erkennen geben. Im Gegen-

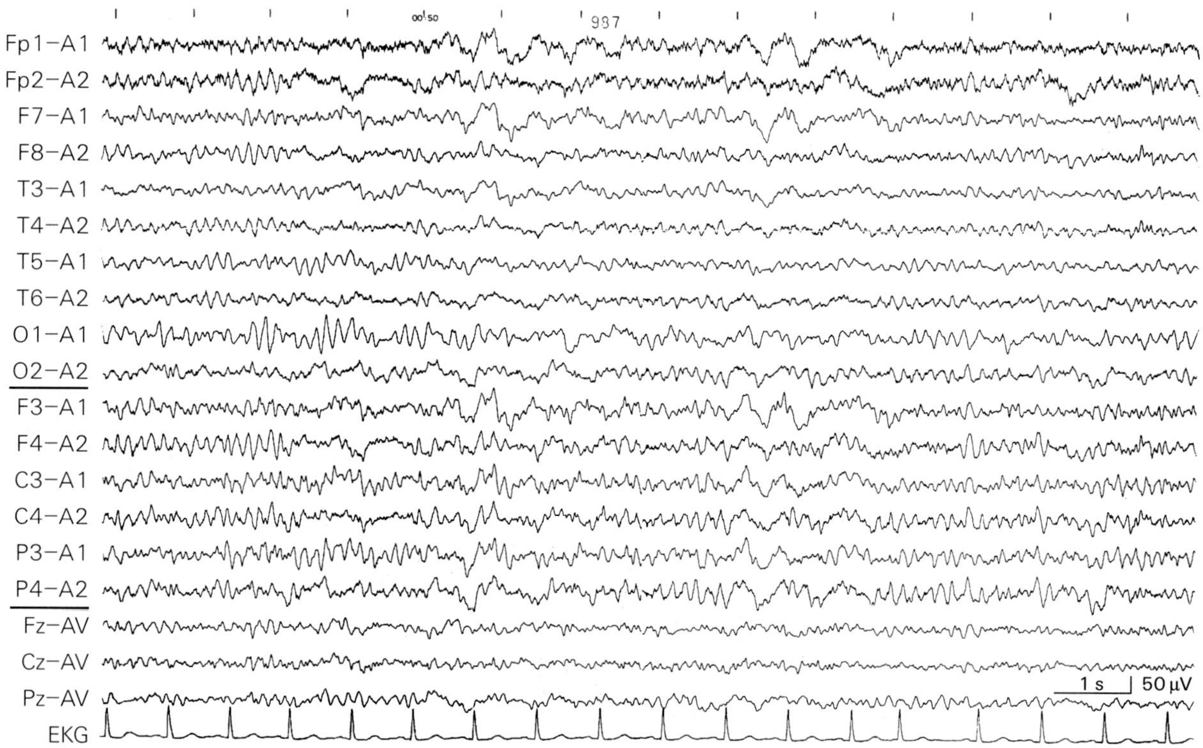

Abb. 13.1. Diffuse Abänderungen mit leichter allgemeiner Verlangsamung der Grundaktivität (auf 6–7/s) und mäßig deutlicher Einstreuung teils örtlich, aber variabel lokalisierter, teils auch mehr generalisiert auftretender δ-Wellen von 1,5–2/s bei einer subkortikalen arteriosklerotischen Enzephalopathie (SAE). *Klinisch:* 85jährige Patientin, leicht verwirrt, geringe Hemiparese links, leichte Dysarthrie

13.1.1

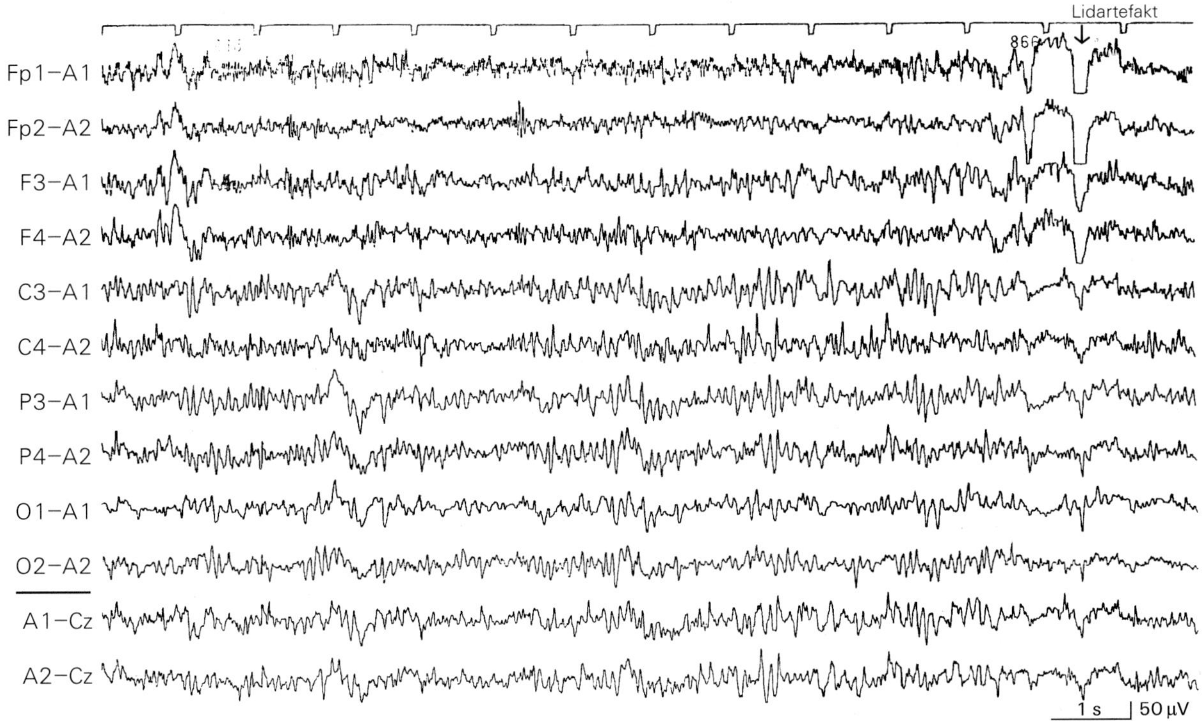

Abb. 13.2. Stärkere Frequenzlabilität mit Einstreuung langsamer (ϑ- und δ-)Wellen als Ausdruck einer leichten allgemeinen Funktionsstörung. Einen Befund dieser Art kann man bei einem Teil der Patienten mit diffuser vaskulärer (arteriosklerotischer) Enzephalopathie registrieren. EEG von einer 72jährigen Patientin, die mit Kopfschmerzen zur Untersuchung kam. Leichtes hirnorganisches Psychosyndrom. Im CCT mäßiggradige Ventrikelerweiterung i. S. einer Hirnatrophie

satz zu dem frequenzlabilen EEG, das auch als normaler EEG-Typ möglich ist (s. Abschn. 4.7), zeigt sich bei einer Frequenzlabilität im Gefolge einer vaskulären (arteriosklerotischen) Enzephalopathie der Zustand der diffusen Schädigung durch Einstreuung auch langsamer Wellen an (Abb. 13.2). Darüber hinaus wird in diesen Fällen häufig eine herdförmig begrenzte Störung bevorzugt *links temporal* beobachtet (z. B. Asokan et al. 1987). Für die Ursache der überdurchschnittlich häufigen linksseitigen Lokalisation dieses Befundes gibt es keine schlüssige Erklärung.

13.1.2 Akute zerebrovaskuläre Erkrankungen

Bei einer diffusen Makroangiopathie infolge *Arteriosklerose der extrakraniellen und größeren intrakraniellen Gefäße* stehen klinisch im allgemeinen die Symptome durch eine Insuffizienz bestimmter Gefäßgebiete (*Gefäßsyndrome*) im Vordergrund. Entwickelt sich ein größerer *ischämischer Insult,* so zeigt mit dem Auftreten der neurologischen Störungen *sofort auch das EEG pathologische Veränderungen.* Im MRT sind Befunde erst nach einigen Stunden, im CCT frühestens nach einem Tag zu erwarten. Insofern ist das EEG zumindest bei Insulten im Bereich der *Großhirnhemisphären* ein empfindlicher Indikator für die eintretende Funktionsstörung.

Die bei umschriebenen Zirkulationsstörungen rasch einsetzende Verlangsamung läßt sich in Fällen mit einem extra-intrakraniellen Bypass demonstrieren. Abbildung 13.3 zeigt die passagere Entwicklung einer ausgedehnten δ-Störung etwa 10 s nach einem vorübergehenden Druck auf einen Bypass zwischen der A. temporalis superficialis und einem Ast der A. cerebri media, wie er früher häufig bei Verschlüssen der A. carotis interna operativ angelegt wurde.

Eingeschränkt wird der diagnostische Wert des EEG bei umschriebenen vaskulären Prozessen dadurch, daß die Veränderun-

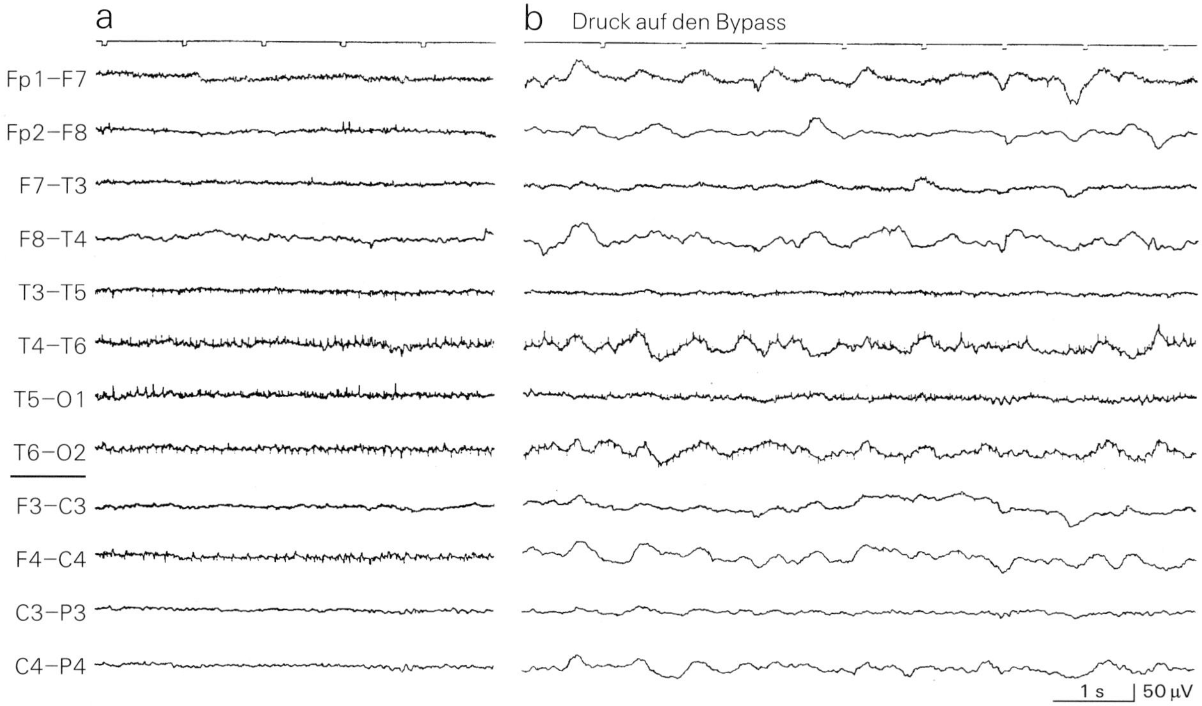

Abb. 13.3. Effekt der Kompression eines extra-intrakraniellen Bypass zwischen A. temporalis superficialis und A. cerebri media rechts nach rechtshirnigem Insult infolge Karotisstenose 3 Jahre zuvor. EEG von 1982. **a** im EEG *vor Kompression* gering ausgeprägter ϑ-δ-Herd rechts temporal (F8–T4, T4–T6). **b** 25 s *nach Kompression:* ausgeprägte Verlangsamung mit polymorpher δ-Aktivität bis 1/s in allen Ableitungen der rechten Hemisphäre, flache δ-Wellen auch links über der vorderen Hirnregion. 10 s nach Beginn der Kompression Kribbelparästhesien links brachiofazial, nach 12 s Beginn der Verlangsamung im EEG. *Ende der Kompression:* nach 8 s Rückbildung der δ-Aktivität, nach 10 s Abklingen der Parästhesien, nach 30 s beschwerdefrei, EEG wieder wie zuvor

13.1.2

gen *unspezifisch* sind (also keine Artdiagnose erlauben), daß mit dem EEG nur beschränkt eine Lokalisation des Gefäßprozesses möglich ist und daß sich kleinere Infarkte, vor allem wenn sie tiefer liegen, im EEG dem Nachweis entziehen können. In der Hand eines erfahrenen EEGisten vermag jedoch die EEG-Untersuchung im Rahmen der Erstdiagnostik und für die Verlaufsbeurteilung mehr zu leisten, als ihr im allgemeinen konzediert wird (Vehlo-Groneberg 1986). Eine ausführliche Darstellungen der EEG-Befunde bei zerebrovaskulären Erkrankungen findet sich bei Niedermeyer (1993a).

13.1.2.1 Rezidivierende Insuffizienz bestimmter Gefäßgebiete. Transiente ischämische Attacken (TIA)

Transitorische ischämische Attacken (TIA) sind als umschriebene Zirkulationsstörungen mit flüchtiger neurologischer Symptomatik definiert, die sich innerhalb von 24 h wieder zurückbildet. Während einer TIA sind im Bereich des betroffenen Gefäßareals (meistens über dem Mediastromgebiet) variable, im allgemeinen *geringe, umschrieben akzentuierte EEG-Veränderungen* zu erwarten (z. B. passagere temporale ϑ-Herdstörungen). Bleiben im EEG überdauernde Herdstörungen erkennbar (dann in der Regel als gering ausgeprägte δ-Herde), so ist trotz Rückbildung der neurologischen Symptomatik eine leichte neuronale Läsion anzunehmen. Sie muß sich nicht aktuell auf die überstandene TIA beziehen, sondern kann auch in dem betroffenen Gefäßgebiet eine bereits früher aufgetretene Schädigung anzeigen. Dies würde jedoch auch der aktuellen TIA ein anderes Gewicht verleihen.

Eine *rezidivierende vertebrobasiläre Insuffizienz* hat insofern einen besonderen Stellenwert, als die flüchtigen Zirkulationsstörungen hierbei auch die Generatorstrukturen des EEG betreffen können. Möglicherweise läßt sich damit die Erfahrung von Niedermeyer erklären, daß bei einer Vertebrobasilarisinsuffizienz, solange sie nicht zu deutlichen neuronalen Läsionen führt, häufig sehr *spannungsarme EEG* zu registrieren sind (extreme Abnahme der α-Ausprägung mit „unorganisierten" Resten von niedrigen α-Wellen; Niedermeyer 1963, 1993a). Hinterlassen rezidivierende Ischämien im Vertebralisstromgebiet neuronale Ausfälle, so können sie sich im EEG durch *temporale Herdbefunde* zu erkennen geben (Abb. 13.4). Ein Teil des Schläfenlappens wird aus dem Vertebralissystem gespeist. Die Frage allerdings, ob diese Herdstörungen temporal auch durch lokale Zirkulationsstörungen entstanden sein können, wird man im Einzelfall kaum einmal sicher beantworten können. Auffallend wenig finden sich vergleichbare Herdbefunde im Gebiet der A. cerebri posterior, einem Endstromgebiet des Ver-

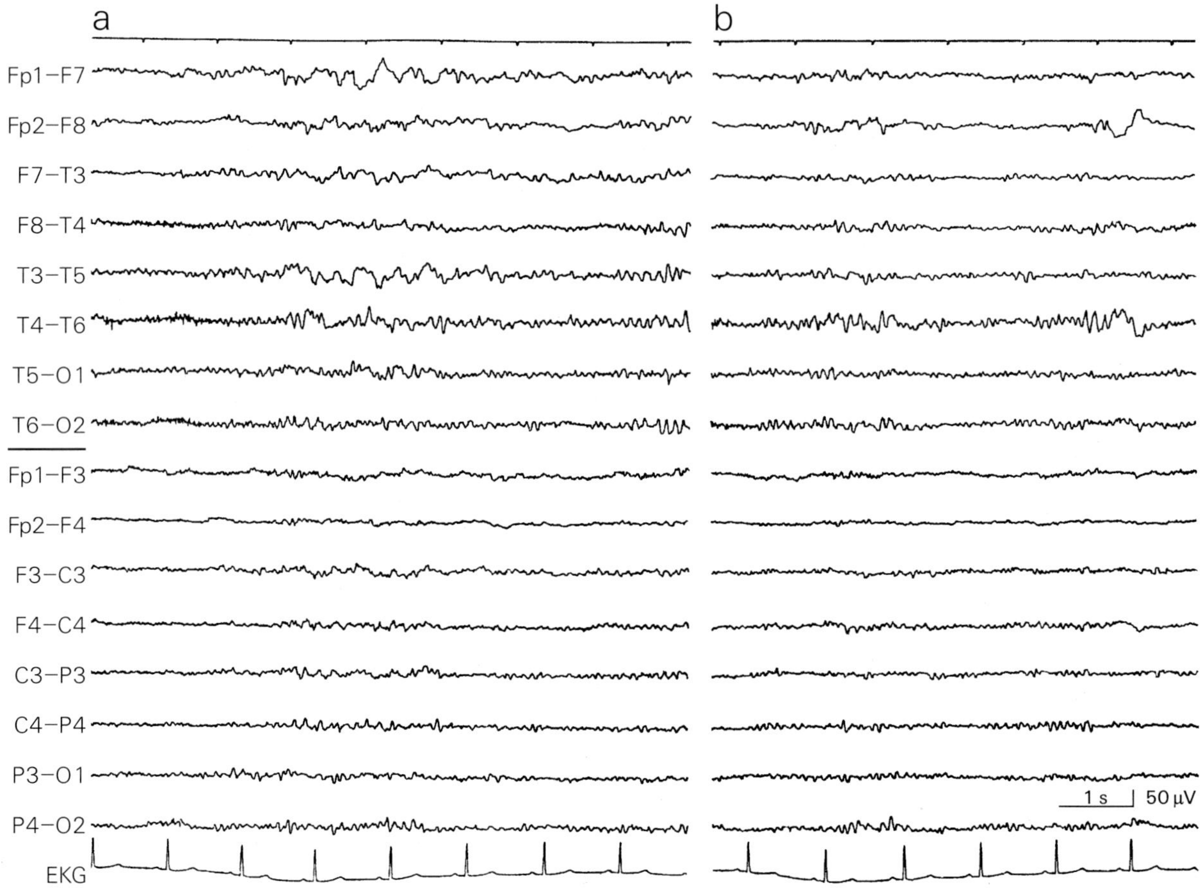

Abb. 13.4. Intermittierend auftretende temporale δ-Herde sowohl links (**a**) als auch rechts (**b**), die möglicherweise mit einer Vertebralis-Basilaris-Perfusionsstörung im Zusammenhang stehen. Die Herdbefunde treten in den bipolaren Ableitungen mit weiter Phasenumkehr auf (s. Abschn. 2.4.2.2). Danach haben sie ihren Schwerpunkt unter F7–T3 (**a**) bzw. F8–T4 (**b**). *Klinisch:* 78jährige Patientin mit Symptomen einer rezidivierenden Hirnstammperfusionsstörung, zuletzt mit Dysarthrie, Hirnnervenstörungen und einer leichten Hemiparese links 8 Tage vor der abgebildeten EEG-Ableitung. CCT unauffällig

tebraliskreislaufs, das allerdings über den Circulus arteriosus cerebri (A. communicans posterior) gut kollateral versorgt werden kann. Vereinzelt ergeben sich besondere Befunde i. S. einer Erregungssteigerung beiderseits okzipital (Niedermeyer 1993a).

13.1.2.2 Ischämische Insulte im Bereich der Hemisphären

Ischämische Insulte führen zu *Herdstörungen mit polymorpher δ-Aktivität*, die sich von Herdbefunden infolge andersartiger Prozesse grundsätzlich nicht unterscheiden. Die verschiedenartigen Herdbefunde werden im Kap. 8 ausführlicher besprochen. Ein Beispiel für einen vaskulär bedingten δ-Herd findet sich in Abb. 13.5. Eine genauere topologische Abgrenzung der gefäßabhängigen Läsion ist mit dem EEG selten möglich. Die umschriebenen Befunde können mit Hilfe der Mapping-Analyse informativer dargestellt werden (Kap. 17).

13.1.2.2

Im Zusammenhang mit vaskulären Läsionen lassen sich für die Herdstörungen folgende Besonderheiten hervorheben:

- Bei schweren Insulten kann die Verlangsamung *initial* sehr ausgebreitet und auch kontralateral sehr deutlich auftreten. Der Läsionsort grenzt sich in den folgenden Tagen allmählich ab.
- Ausgedehnte ischämische Infarkte können zu einer weitgehenden *Suppression der kortikalen Aktivität* im Läsionsbereich führen (Abb. 8.8), wie sie in vergleichbar deutlicher Ausprägung bei einem Tumor nur selten zu beobachten ist. Sie signalisiert eine ungünstige Prognose.
- Auch eine über den δ-Herd hinausgehende *allgemeine* (vor allem *beiderseitige) Verlangsamung* des EEG, die die ersten Tage überdauert, zeigt eine schlechtere Prognose an (Kayser-Gatchalian u. Neundörfer 1980). Bei weniger ausgedehnten Infarkten ohne Ödementwicklung kann die kontralaterale Hemisphäre eine normale Grundaktivität beibehalten.

  Bei stärkerer Ausbildung eines perifokalen Ödems kann sich der Insult *raumfordernd* auswirken. Beeinträchtigungen (Verschiebungen) der Mittellinienstrukturen können dann im EEG zu (in der Regel frontal betont) *projizierten δ-Wellen* führen (FIRDA, s. Abschn. 8.1.5). Möglicherweise können ähnliche Störungen bei Mediainfarkten randständig auch durch eine direkte ischämische Schädigung dieser Mittellinienstrukturen eintreten (z. B. Falldarstellung in Abb. 17.10).
- *Epileptische Erregungssteigerungen* sind bei ischämischen Insulten im Akutstadium die *Ausnahme*, dagegen als Spätfolge (im Narbenstadium nach einem Infarkt) nicht selten. Bestimmte embolisch bedingte Insulte sind auch im Akutstadium etwas häufiger durch epileptische Erregungssteigerungen gekennzeichnet.

  Im Bereich sog. *Grenzzoneninfarkte*, die sich hämodynamisch durch eine mehr allgemeine Minderperfusion in den Grenzbereichen der drei großen Gefäßterritorien (zwischen Media- und Posterior- bzw. Anteriorgebiet) ausbilden, können besondere Formen regional akzentuierter, jedoch meist ausgebreitet projizierter Erregungssteigerungen registriert werden (periodisch lateralisierte Entladungen, PLEDs, s. Abschn. 7.10).
- Im Schlaf-EEG werden in der betroffenen Hemisphäre nicht selten die Schlafspindeln reduziert.

13.1.2.3 Intrazerebrale Blutungen

Zerebrale Hämorrhagien verursachen bei entsprechender Ausdehnung parallel zum Schweregrad der klinischen Symptomatik ausgeprägte Verlangsamungen mit wenig umschriebener, polymorpher δ-Aktivität. Ausgedehntere, stärker raumfordernde Blutungen verlangsamen das EEG im Bereich der gesamten Hemisphäre. Im akuten Stadium ist die Verlangsamung meist ausgeprägter als bei vergleichbar großen ischämischen Destruktionen (Hirose et al. 1981). Andererseits können kleinere Hämatome auch überraschend geringe EEG-Veränderungen auslösen. Dies wird im allgemeinen damit begründet, daß das Hämatom, das lediglich raumfordernd wirkt, bei geringerer Ausdehnung den Kortex intakt läßt, während ischämische Insulte die Hirnrinde direkt involvieren.

Kapselblutungen mit Ausdehnung in Strukturen des oberen Hirnstamms ergeben im EEG häufig auch bifrontal projizierte δ-Wellen (ähnlich den FIRDA, s. Abschn. 8.1.5.1). Ein massiver Ventrikeleinbruch löst allgemeine Veränderungen des EEG mit den Aspekten einer subkortikalen Störung aus (s. Kap. 9).

13.1.2.4 Infarkte und Blutungen im Hirnstamm

Bei einer Ischämie im Bereich des Hirnstamms ist das Ausmaß der EEG-Veränderungen (und zugleich auch der Grad der Bewußtseinsstörung) maßgeblich davon abhängig, inwieweit die Perfusionsstörung die rostralen, *pontomesenzephalen Strukturen* einbezieht. Das *Tegmentum* (Brücken- und Mittelhirndach) muß beiderseits betroffen sein. Die Auswirkungen im EEG werden im Kap. 9 ausführlich dargestellt.

Kaudale Läsionen des Hirnstamms (kaudale Brücke, Medulla) mit den verschiedenen neurologischen Gefäßsyndromen (wie z. B. dem Wallenberg-Syndrom) zeigen keine EEG-Veränderungen. Dies gilt auch für das *Locked-in-Syndrom* bei umschriebener ventraler Brückenschädigung (s. Abschn. 9.4.1). Auf die besondere Problematik in den Fällen, in denen ein α-EEG augenscheinlich mit Bewußtlosigkeit verbunden ist (sog. „Alpha-Koma"), kann hier nur hingewiesen werden (s. Abschn. 9.4.2 und 10.7).

13.1.3 Subarachnoidalblutung

Bei Subarachnoidalblutungen (SAB) aus zumeist *basalen Aneurysmen* trägt das EEG nicht zur Diagnose bei. Es liefert jedoch in der Verlaufsbeurteilung und für die Prognose wichtige Informationen. Das EEG wird in Abhängigkeit vom klinischen Schweregrad der SAB und dem Ausmaß der Bewußtseinsstörung durch eine zunehmende Allgemeinveränderung gekennzeichnet. Sie kann auf der Seite des Aneurysmas deutlicher ausgeprägt sein. Bei schweren SAB finden sich alle Formen subkortikal (subhemisphäriell) ausgelöster EEG-Veränderungen, wie sie im Kap. 9 beschrieben werden.

Diagnostische Bedeutung gewinnt das EEG bei einem Nachweis eines deutlichen *δ-Herdbefundes*. Dieser kann durch eine intrazerebrale Einblutung erklärt sein. Ist eine solche nicht bekannt,

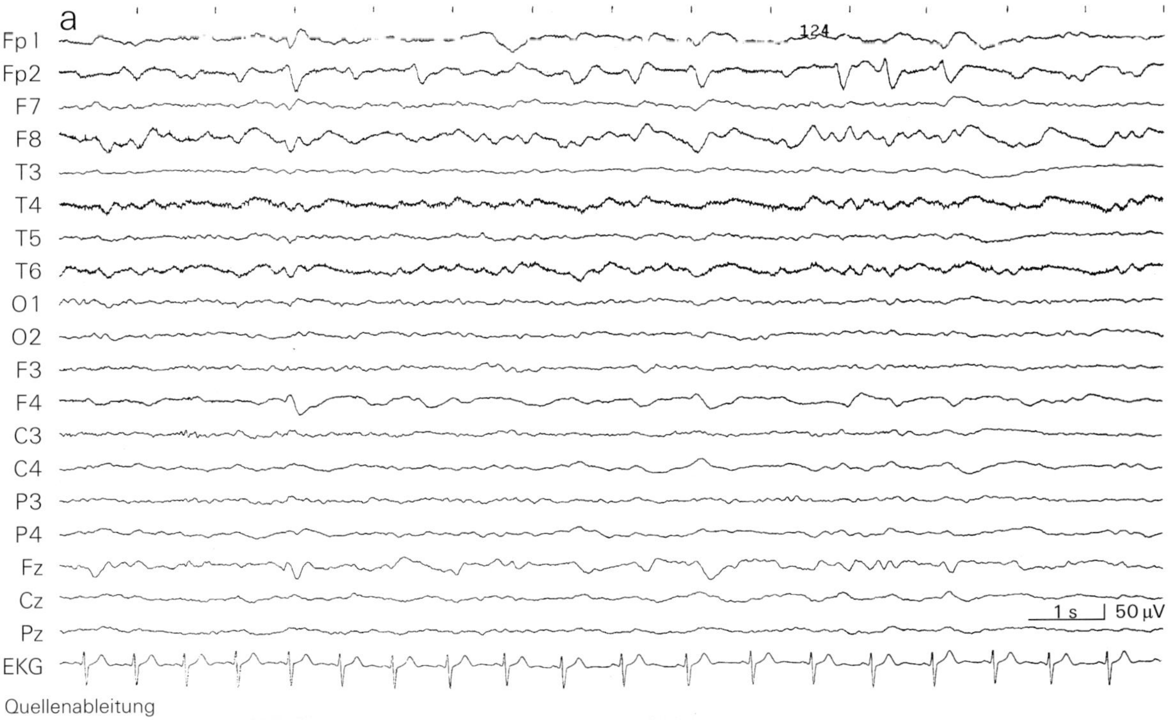

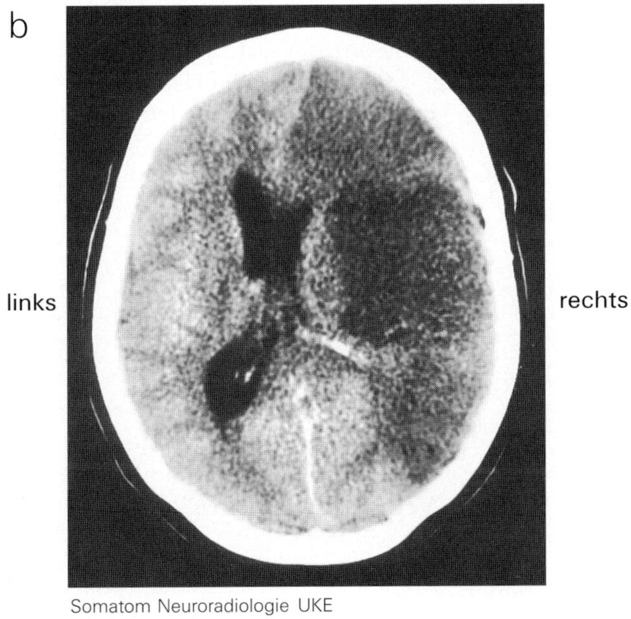

Abb. 13.5. Deutlicher δ-Herd mit polymorpher δ-Aktivität rechts fronto-temporo-präzentral (**a**) bei einem ausgedehntem Mediainfarkt im CCT (**b**) infolge eines Vasospasmus nach Subarachnoidalblutung (SAB) aus einem Aneurysma der A. communicans anterior rechts. Im EEG rechts frontal auch steile bi- bis triphasische Wellen ähnlich PLEDs. 48jährige Patientin. EEG 2 Tage nach der SAB, das CCT 2 Tage später. Nach weiteren 2 Tagen Exitus letalis unter den klinischen Zeichen einer Einklemmung (transtentoriale Herniation)

so ist ein deutlicher δ-Herd bei einer SAB in der Regel Folge eines *Vasospasmus* (Rumpl et al. 1977) mit Ausbildung eines Infarkts (meistens eines Mediainfarkts, Abb. 13.5).

13.1.4 Arteriovenöses Angiom

Nach dem gewöhnlichen Aneurysma ist das arteriovenöse Angiom die zweithäufigste Gefäßmißbildung. Das klinische Bild und die verschiedenen EEG-Befunde können durch Subarachnoidalblutungen und durch die gleichermaßen häufigen intrazerebralen Blutungen geprägt werden (Abb. 8.9). Zuvor wird die neurologische Symptomatik durch das Ausmaß des *arteriovenösen Kurzschlusses* bestimmt. Hierbei kann das sog. Steal-Phänomen (Blutentzug in der Umgebung des Angioms) im EEG auch Veränderungen außerhalb des Angiombereichs verursachen, auch in der kontralateralen Hemisphäre. Treten derartige Zirkulationsstörungen nicht auf, so bleibt das EEG bei einem Angiom, solange es nicht zu Blutungen kommt, unauffällig. Vorwiegend bei den größeren Angiomen, die durch den Blutkurzschluß hämodynamisch wirksam werden, entwickeln sich in bis zur Hälfte der Fälle epileptische Anfälle (Zschocke 1974). Auch hierbei bleibt das EEG im Anfallsintervall meist unauffällig.

13.1.5 Sinusthrombosen

Zahlenmäßig haben Durchblutungsstörungen des Hirnvenensystems gegenüber denen des arteriellen Systems eine untergeordnete Bedeutung. Um so wichtiger ist es, diese relativ seltenen Fälle frühzeitig zu erkennen. Vor allem die blanden Hirnvenen- und Sinusthrombosen können eine mannigfaltige und uncharakteristische Symptomatik verursachen, die differentialdiagnostisch erhebliche Schwierigkeiten bereiten kann. Auch das EEG zeigt eine große Vielfalt der Befunde, die zunächst zur Diagnose wenig beitragen kann. Es finden sich Allgemeinveränderungen, aber auch normale Grundrhythmen, in nahezu allen Fällen jedoch herdförmig abgrenzbare Befunde, die allerdings sehr unterschiedlich lokalisiert und ausgebreitet auftreten, oft auf beiden Seiten (Griewing et al. 1991). Aber gerade diese Vielfalt der Befunde kann den Anstoß geben, bei unklaren neurologischen Krankheitsbildern an eine Sinusthrombose zu denken, wenn die anamnestischen Bedingungen für eine Komplikation seitens der Hirnvenen gegeben sind (Schwangerschaft bzw. Zustand postpartal, allgemeine schwere Infekte, Kachexie u. a.).

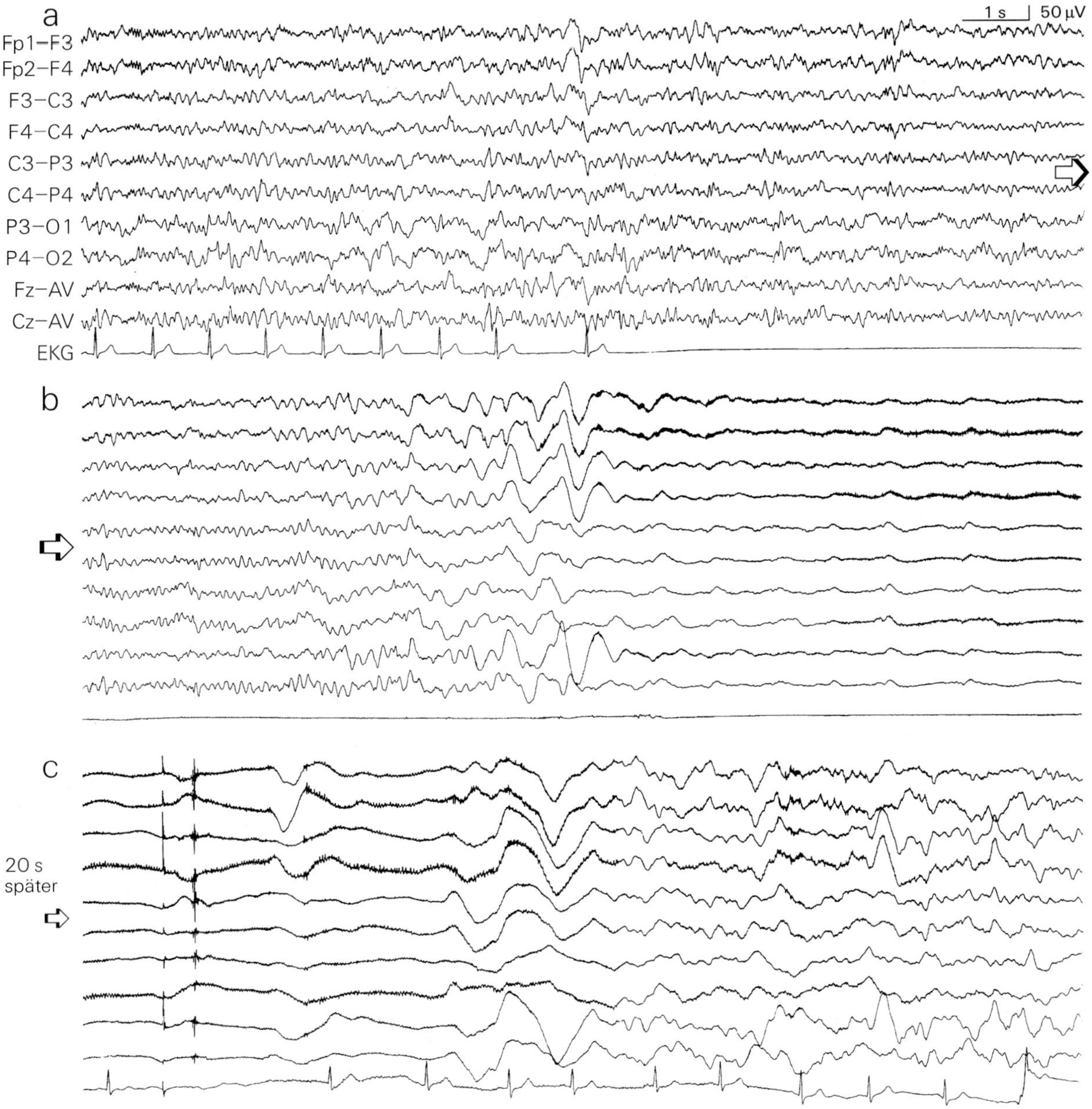

Abb. 13.6. Akute Kreislaufinsuffizienz durch vorübergehenden Herzstillstand infolge eines sinuaurikulären Blocks. **a** Während einer Fotostimulation (FS; die obere Hälfte der 21-Kanal-Registrierung mit der Markierung der FS ist nicht dargestellt) kommt es plötzlich zu einem Ausfall der Vorhoferregung. **b** (in direkter Fortsetzung von **a**): nach 11 s Verlangsamung des EEG, nach 15 s Zusammenbruch der Hirnrindentätigkeit. **c** (20 s später): Etwa 5 s nach Wiedereinsetzen der Herztätigkeit kehrt auch das EEG zurück. Nach ca. 1 min erreicht es wieder die Grundaktivität wie vor dem Herzstillstand. Der Patient zeigte nach Eintritt der Bewußtlosigkeit kurzzeitig orale Automatismen und eine leichte Streckreaktion (biegt den Kopf nach hinten). Kurz nach dem 3. EEG-Ausschnitt (**c**) war der Patient wieder ansprechbar. *Klinisch:* 57jähriger Patient mit Verdacht auf Grand-mal-Anfälle

13.2 Allgemeine Kreislaufreaktionen. Synkopen

Kreislaufstörungen, die akut zu zerebralen Minderdurchblutungen führen, spielen in der EEG-Diagnostik primär keine besondere Rolle. Sie können kardial bedingt sein oder durch eine Regulationsstörung des (peripheren) Kreislaufs (vasomotorischer Kollaps, Synkope). Nach Synkopen werden allerdings die Patienten zunächst oft einer neurologischen Untersuchung und damit auch einer EEG-Diagnostik zugeführt, weil man bemüht ist, angesichts des relativ plötzlich eingetretenen Bewußtseinsverlusts epileptische Reaktionen auszuschließen. In vielen Fällen könnte bereits eine *sorgfältige Anamnese* die Weichen richtig stellen. Dennoch wird man bei einem Teil der Patienten um eine aufwendigere EEG-Diagnostik u. U. mit Langzeitableitungen nicht umhinkönnen.

Jede EEG-Assistentin wird einmal einen Patienten erleben, bei dem es *während* einer EEG-Untersuchung zu einer akuten Kreislaufstörung kommt. Meistens sind es harmlose Synkopen, seltener ernsthafte kardiale Komplikationen, die zu einer Kreislaufinsuffizienz führen (Abb. 13.6). Unterscheiden kann man dies *nur mit dem EKG*. Mit Einsetzen der zerebralen Ischämie können sich kurzzeitig *motorische Entäußerungen* zeigen, und zwar in Form tonischer Streckreaktionen oder auch flüchtiger Zuckungen. Dabei handelt es sich nicht um epileptische Phänomene, sondern um vorübergehende Enthemmungen des motorischen Systems.

13.3 Migräne

Die Vielfalt der EEG-Befunde bei Migränepatienten ist verwirrend. Eine kritische Beurteilung der widersprüchlichen Angaben in der Literatur ist bei Daly u. Markand (1990) zu finden. Selbst wenn man die diagnostischen Kriterien für die Festlegung einer Migräne eng faßt, stellen sich die EEG-Befunde, die sich in der Regel auf Untersuchungen in *beschwerdefreien Intervallen* gründen, sehr variabel dar. Die Angaben über die Häufigkeit abnormer Befunde schwanken zwischen 10 und 60 %.

a. Einfache Migräne („common migraine"):

Als „einfache Migräne" gelten Kopfschmerzanfälle (meistens eine Hemikranie) mit vegetativen Symptomen, sensorischer Überempfindlichkeit und psychischer Reizbarkeit. Auch mit anfänglichen visuellen Symptomen (Flimmerskotomen) werden die Kopfschmerzattacken noch zu den

„einfachen" Migräneformen gerechnet und von manchen Autoren dann als „klassische" Migräne bezeichnet, obwohl Anfälle mit regelrechten Skotomen eigentlich schon der Migraine accompagnée zuzurechnen wären (s. unten).

Bei der *einfachen* Migräne ist das *EEG im Intervall in der Mehrzahl der Fälle unauffällig*. Im Anfall werden eine Spannungsminderung der α-Tätigkeit beobachtet, seltener fokale, einseitige oder diffuse Abänderungen.

Werden *im Intervall EEG-Befunde* registriert, dann korrelieren sie hinsichtlich ihrer Ausprägung überraschenderweise nicht mit dem Schweregrad und der Häufigkeit der Kopfschmerzattacken, auch nicht mit der anamnestischen Dauer des Migräneleidens (Smyth u. Winter 1964; Hockaday u. Whitty 1969). Man schließt daraus, daß die Abnormitäten im EEG eher mit der Disposition zur Migräne im Zusammenhang stehen und nicht als Folge häufiger Migräneanfälle zu sehen sind.

Möglich sind auffällig unregelmäßige, frequenzinstabile Grundrhythmen, vermehrt regellos einstreuende schärfere Wellen und ϑ-Einlagerungen ohne Herdcharakter. Herausgestellt wird ein höherer Anteil abnormer Ankopplungen unter Fotostimulation (stärkeres „photic driving"; Slatter 1968). Auch abnorme Hyperventilationsreaktionen (verstärkte „Dysrhythmie", Provokation von δ-Wellen oder -Gruppen) können bei Migränepatienten häufiger beobachtet werden (Towle 1965).

b. Migraine accompagnée („Komplizierte" Migräne, „complex" oder „hemiplegic migraine"):

Bei einer Migraine accompagnée treten in der Anfangsphase des Anfalls verschiedenartige zerebrale Herdsymptome auf, am häufigsten kontralateral zur Seite der Kopfschmerzen Parästhesien, seltener Lähmungen, bei Reaktionen in der sprachdominanten Hemisphäre auch vorübergehende aphasische Störungen.

Im Vergleich zur „einfachen" Migräne findet man bei einer Migraine accompagnée im Intervall einen höheren Anteil abnormer EEG-Befunde. In Ableitungen nach einem Anfall werden *Herdstörungen* registriert (z. B. nach Wessely et al. 1985 in 33 % der Fälle), meistens regelrechte δ-Herde. Sie können auch nach mehreren Tagen noch überraschend deutlich nachgewiesen werden (bis zu 2 Wochen), ohne daß überdauernde neurologische Symptome vorhanden sind. Die Abb. 13.7 zeigt EEG-Veränderungen, wie sie nach einem Migraine-accompagnée-Anfall auftreten *können*.

Damit stehen die gefäßabhängigen Reaktionen bei einer migraine accompagnée in einem bemerkenswerten Gegensatz zu den Folgen transitorischer ischämischer Attacken (TIA), die bei stenosierenden Gefäßprozessen auftreten. Schon am Tag nach einer TIA, deren neurologische Symptome innerhalb einiger Stunden wieder abgeklungen ist, werden in der Regel keine EEG-Veränderungen mehr beobachtet. Vielleicht ist diese Diskrepanz ein Hinweis darauf, daß die Störungen bei einer migraine accompagnée komplexer und z. T. primär neurogener Natur sind (Annahme einer neuralen Genese der Migräne). Diskutiert werden Beziehungen zu dem Phänomen der kortikalen „spreading depression" (Olesen et al. 1981; Pearce 1985).

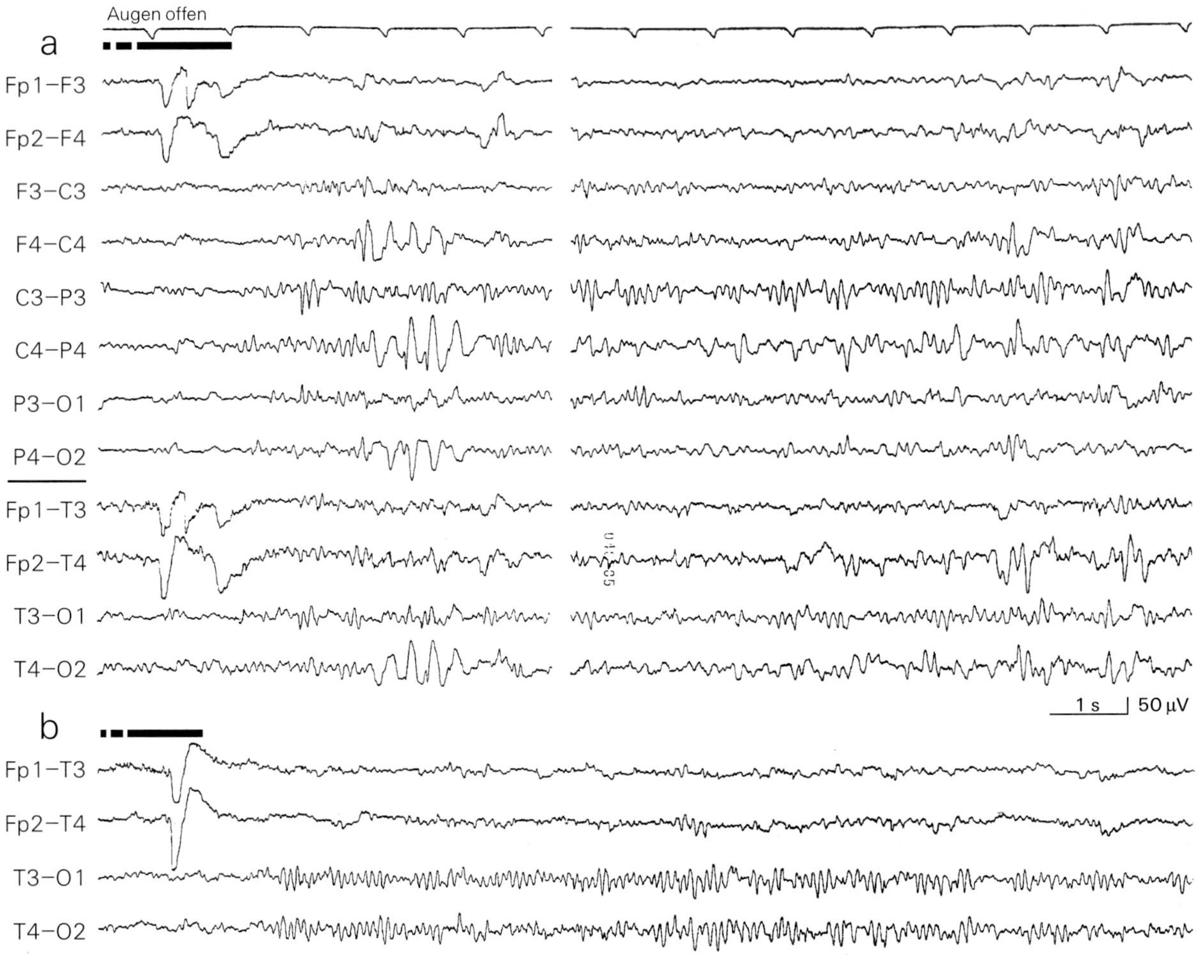

Abb. 13.7. a EEG-Ableitung 1 Tag nach einem Migraine-accompagnée-Anfall. 17jährige Patientin. Im Anfall initial hemianopische Gesichtsfeldausfälle nach links, kurz danach brachiofaziale Parästhesien links, dann Halbseitenkopfschmerz rechts. Im CCT kein Nachweis pathologischer Veränderungen. Im EEG Herdstörung mit polymorpher ϑ-δ-Aktivität temporoparietookzipital sowie im Verlauf der Ableitung wiederholt scharfe Wellen und einzelne oder in kurzen Gruppen auftretende fokale Spitze-Welle-Komplexe im Bereich dieser Herdstörung, wie in der Abbildung beispielsweise kurz nach Augenschluß. Insgesamt findet sich ein EEG-Befund, wie er vor allem bei Kindern und Jugendlichen nach einem Migräneanfall auftreten ***kann*** (s. auch Text). **b** In einer EEG-Kontrolle 10 Wochen später stellt sich ein normaler α-Grundrhythmus dar (zum Vergleich mit Bildteil **a** sind lediglich die unteren 4 Kanäle mit weiten bipolaren Ableitungen dargestellt)

Vor allem bei Kindern mit Migränereaktionen finden sich im EEG häufiger paroxysmale, nicht selten regelrechte *epileptische Phänomene* (temporookzipitale scharfe Wellen oder generaliserte SW-Abläufe, z. B. Camfield et al. 1978; s. auch Abb. 13.7). Die Beziehungen zwischen Migräne und Epilepsie werden seit langer Zeit sehr kontrovers diskutiert (s. Andermann u. Andermann 1992). Die Möglichkeit einer *Auslösung* epileptischer Anfälle (Grand mal) *durch* eine Migränereaktion wird von Niedermeyer diskutiert (Niedermeyer 1993b).

13.4 Degenerative Hirnerkrankungen. Senile Demenzen

Hier sind verschiedene degenerative Hirnerkrankungen zu besprechen, die häufig und teilweise vordergründig mit einem dementiven Abbau verbunden sind. Dies gilt vor allem für die *kortikale* Demenz der Alzheimer-Krankheit und der Pick-Erkrankung und für das vorgeschrittene Stadium der Huntington-Chorea, bei der sich ebenfalls eine kortikale Atrophie entwickelt. Die Erkrankungen mit *subkortikal* verursachter Demenz (Status lacunaris, SAE) werden im Abschnitt 13.1.1 erwähnt.

Den degenerativen Demenzen liegt eine kortikale Atrophie zugrunde. Solange ein Prozeß, zumal ein chronischer, isoliert nur die *Hirnrinde* betrifft, treten im EEG im allgemeinen keine sehr deutlichen EEG-Veränderungen auf. Ausgeprägte Befunde (δ-Wellen) zeigen sich erst bei ausgedehnteren Affektionen auch der weißen Substanz (und subkortikaler Strukturen). Im Kap. 8 wurde dies im Zusammenhang mit den Herdbefunden ausführlicher dargelegt. Daher kann *im Falle einer kortikalen Degenerationen auch noch bei deutlicherer klinischer Symptomatik das EEG weitgehend unauffällig* bleiben. Dies ist differentialdiagnostisch verwertbar. Deutliche EEG-Veränderungen sprechen, solange noch nicht vorgeschrittene Krankheitsstadien erreicht sind, eher gegen eine degenerative Erkrankungen, sondern es sind dann je nach klinischem Sachverhalt vaskuläre, entzündliche oder metabolische Ursachen in Betracht zu ziehen. Auch deutliche Herdbefunde sind selten durch eine degenerative Hirnerkrankung bedingt.

a. Alzheimer-Krankheit

Der Alzheimer-Krankheit liegt eine langsam zunehmende, *diffuse Atrophie der Hirnrinde* zugrunde, die allerdings früher oder später auch die weiße Substanz und subkortikale Kerngebiete betrifft. Ganz offensichtlich in Abhängigkeit von diesem Ausmaß des Prozesses entwickelt das EEG alle Grade einer *Allgemeinveränderung* (s. Kap. 10), die sich in den meisten Fällen durch keine speziellen Befunde auszeichnet. In den Anfangsstadien, auch wenn schon kognitive und mnestische Störungen eintreten, kann das EEG noch unauffällig sein.

Die allmähliche Verlangsamung läßt sich mittels wiederholter Spektralanalysen recht gut dokumentieren, wenngleich diese apparativen Zusatzuntersuchungen der visuellen Auswertung in keiner Weise überlegen sind (Coben 1985; Brenner et al. 1988; s. auch Brenner 1993). Ähnliches gilt für den Einsatz der Mapping-Analyse, die allerdings regionale Betonungen der Abänderungen besser aufdeckt (Duffy et al. 1984; Albert et al. 1990).

Epileptische Erregungssteigerungen werden selten beobachtet (und müssen mit dem degenerativen Prozess unmittelbar auch nicht in Verbindung stehen). Ausnahmsweise können auch triphasische Wellen oder andere periodische Elemente auftreten (Ehle u. Johnson 1977; Rae-Grant et al. 1987), jedoch nicht in der Ausprägung bzw. Dominanz, wie sie z. B. das EEG bei einer Creutzfeld-Jakob-Erkrankung prägen können.

b. Pick-Erkrankung

Der Morbus Pick ist durch eine progressive Atrophie vorwiegend des Frontalhirns gekennzeichnet. Der klinische Verlauf ist ähnlich wie bei der Alzheimer-Krankheit. Das EEG entwickelt jedoch in noch geringerem Ausmaße pathologische Befunde i. S. einer Allgemeinveränderung. Die Abänderungen können frontal betont erscheinen.

c. Huntington-Chorea

Die Huntington-Chorea tritt als autosomal dominant erbliches Leiden erst im mittleren Lebensalter mit extrapyramidalen Bewegungsstörungen (Hyperkinesen, Dystonie) in Erscheinung. Im vorgeschrittenen Stadium bildet sich mit zunehmender Atrophie der Hirnrinde auch eine Demenz heraus.

Das EEG wird bei einem Teil der Kranken und im Vergleich zur Normalbevölkerung signifikant häufiger durch eine starke Amplitudenminderung der EEG-Wellen geprägt (*Niederspannungs-EEG*) (Sishta et al. 1974). Der Befund soll mit dem Ausmaß der kortikalen Atrophie korrelieren.

d. Parkinson-Krankheit

Das EEG bleibt lange Zeit unauffällig. Schließlich zeigt sich eine meistens nur leichte Allgemeinveränderung als unspezifischer Befund. Lediglich bei dem komplexen Syndrom des „Parkinson Plus" finden sich im EEG deutlichere pathologische Veränderungen mit allgemeiner Verlangsamung und variabel herdförmig akzentuierten Einlagerungen von δ-Wellen (ähnlich den Befunden bei einer SAE). Bilaterale δ-Abläufe treten subkortikal generiert auf.

Nach stereotaktischen Operationen werden in rund 50 % der Fälle Allgemeinveränderungen und/oder auf der Seite des Eingriffs Herdbefunde registriert (Yeager et al. 1966).

14 Medikamenteneffekte im EEG. Intoxikationen

Nahezu sämtliche Medikamente, die das Zentralnervensystem beeinflussen, können auch zu Veränderungen im EEG führen. Es gibt jedoch *keine für ein bestimmtes Medikament typischen Effekte im EEG*. Bestenfalls lassen sich die Wirkungen verschiedener Stoffgruppen unterscheiden. Aber auch dabei ergeben sich individuelle Unterschiede, die vom Grundtyp des EEG abhängig sind (Itil 1982a), sowie vom Alter des Patienten. Kinder zeigen oft deutlichere Medikamenteneffekte im EEG als ältere Menschen (s. z. B. Abb. 14.2). Schließlich werden Art und Ausmaß der Medikamentenwirkungen auf das EEG auch durch die Art der bestehenden Hirnerkrankung bestimmt. Es ist in vielen Fällen unzulässig, von den medikamentös bedingten EEG-Effekten bei Gesunden auf die EEG-Effekte zu schließen, die bei Kranken auftreten können (Ulrich 1994).

Über die Einflüsse der verschiedenen zentral wirksamen Medikamente auf das EEG und zu den Bemühungen, die Medikamenteneffekte zu quantifizieren, gibt es eine umfangreiche Literatur. Ausführliche Übersichten finden sich bei Longo (1977), Herrmann (1982), Itil (1982a), Herrmann u. Schärer (1986) und Glaze (1990). Die medikamentös bedingten EEG-Veränderungen treten teilweise hirnregional betont auf. Dieser topographische Aspekt läßt sich mit EEG-Mappinganalysen gut darstellen (Saletu 1989).

Methoden, die mit Hilfe von Parametrisierungen des EEG und mit Faktorenanalysen versuchen, die Wirkungen zu objektivieren (Pharmako-EEG; Dummermuth et al. 1987), sind in der Hand von Spezialisten zweifellos für die neuropharmakologischen Grundlagenuntersuchungen von Wert. Auf die klinische Praxis sind die Ergebnisse jedoch nur sehr begrenzt übertragbar. Die zumeist relativ akuten Effekte, die in Pharmako-EEG-Studien in der Regel bei Normalpersonen nach Einmalgaben des Medikaments ermittelt werden, sind *nicht repräsentativ für die chronischen Medikamenteneffekte, mit denen wir es in der Klinik am häufigsten zu tun haben*. Selbst bei chronischen Überdosierungen können Veränderungen im EEG völlig fehlen. Offensichtlich können in individuell sehr verschiedener Weise Mechanismen der Adaptation wirksam werden.

Zwischen den EEG-Veränderungen durch Medikamente, deren Wirkung noch im therapeutischen Bereich liegt, und den EEG-Befunden, die durch Überdosierungen auftreten, gibt es fließende Übergänge. Bei einer Überdosierung ist zwischen einer chronischen und einer akuten Überdosierung (akute Intoxikation, s. Abschn. 14.2) zu unterscheiden.

14.1 Medikamenteneffekte im therapeutischen Bereich

(inkl. leichter, meist chronischer Überdosierungen; s. auch Tabelle 14.1)

Für die verschiedenen Stoffgruppen sind grundsätzlich zwei verschiedene, gegensätzliche, im Verlauf zunehmender Überdosierung nacheinander oder auch gleichzeitig auftretende Veränderungen des EEG möglich, nämlich eine *Frequenzzunahme* bzw. die Auslösung besonderer β-Aktivitäten („Beschleunigung") oder eine *Frequenzabnahme* (Verlangsamung) der Grundaktivität der gesamten Hirnrinde oder bevorzugt bestimmter Hirnregionen.

14.1.1 Frequenzzunahme des EEG als Medikamenteneffekt

Eine dominante *β-Vermehrung* im EEG kann im therapeutischen Dosisbereich auftreten bei

- **allen *Barbituraten*,**
- **allen *Benzodiazepinen*, und zwar um so deutlicher, je stärker deren anxiolytische, sedierende (und zugleich antiepileptische) Wirkung ist, z. B. Diazepam, Clonazepam, Nitrazepam und Flunitrazepam,**
- **sowie bei dem Antiepileptikum Primidon (barbituratähnlicher Effekt)**

Der Frequenzwandel i. S. einer „Beschleunigung" der Grundaktivität zeigt sich in Form einer *diffusen, in der Regel frontal bis frontozentral betonten β-Aktivität*. Sie tritt mehr oder weniger deutlich *spindelförmig akzentuiert* auf und wird durch Sinnesreize (Augenöffnung) wenig oder nicht beeinflußt (Abb. 14.1). Die β-Tätigkeit kann auch den α-Grundrhythmus der hinteren Hirnregion weitgehend ablösen. In typischer Form finden sich diese „Medikamenten-EEG" bei *Stoffen mit vorherrschend* ***sedierender bis hypnotischer*** *Wirkung*, in erster Linie bei *Barbituraten* und *Benzodiazepinen*.

Bei *Barbituraten* ist das induzierte β-Spektrum dosisabhängig relativ breit (18–30/s, in höheren Dosen vorwiegend 15–25/s), die β-Wellen (β-Spindeln) treten bevorzugt frontal auf. Bei *Benzodiazepinen* zeigt sich die β-Tätigkeit mehr diffus (vorwiegend 14–25/s), in der Regel ebenfalls frontal betont. Dies sind jedoch nur Faustregeln. Bei Kindern können die EEG-Veränderungen sehr ausgeprägt sein (Abb. 14.2).

Die „Beschleunigung" des EEG steht in einem bemerkenswerten Gegensatz zu der Müdigkeit, die durch die Sedativa letztlich ausgelöst wird. Über die *Entstehungsmechanismen* der β-Akzentuierung gibt es keine fun-

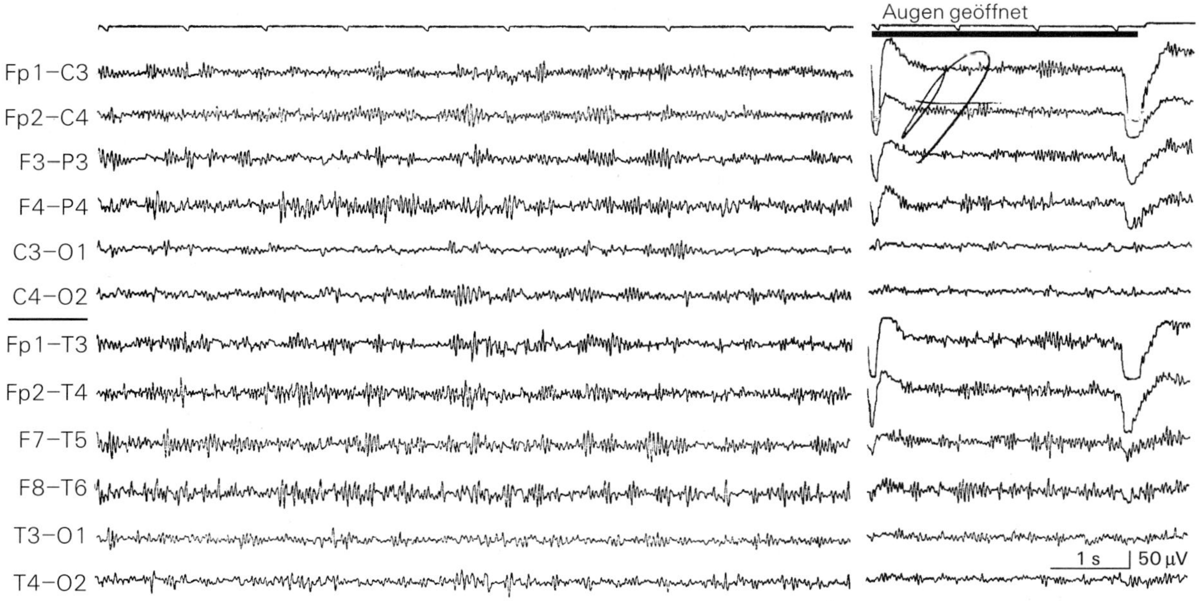

Abb. 14.1. Diffuse β-Vermehrung dominant bei 18–20/s mit deutlich spindelförmig akzentuierten β-Wellen vorwiegend über den vorderen Hirnregionen als Ausdruck eines Benzodiazepineffekts. Die β-Wellen werden bei Augenöffnung nicht unterdrückt. 65jährige Patientin, neurologisch ohne Befund, Schlafstörungen. Mindestens 10 mg Nitrazepam (Mogadan) pro Tag

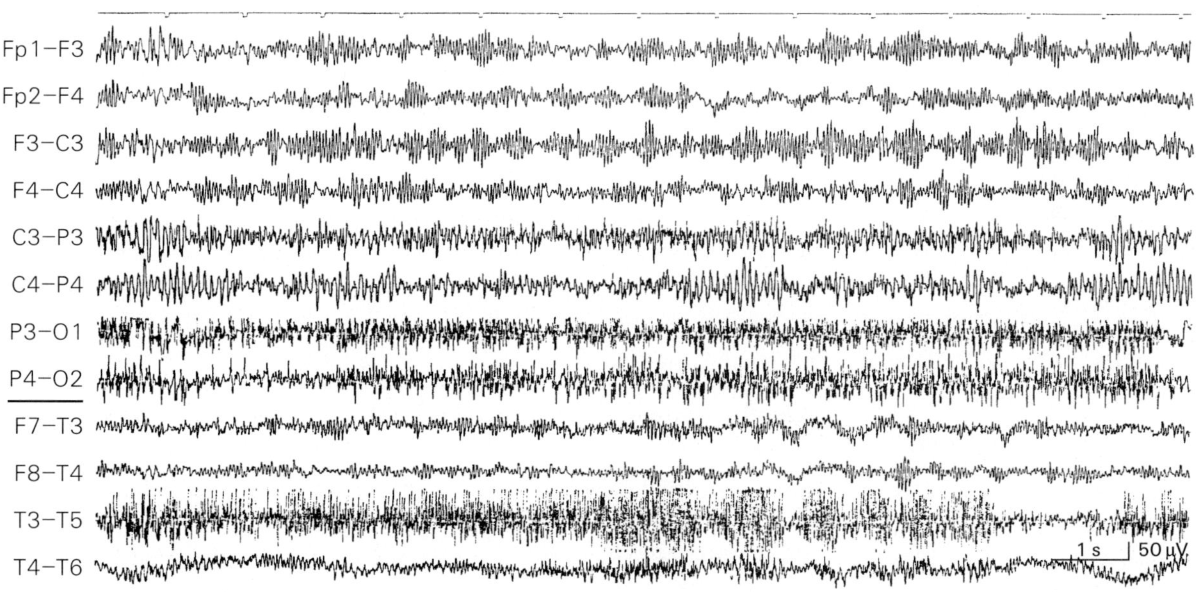

Abb. 14.2. Sehr ausgeprägte β-Spindelaktivität als Medikamenteneffekt bei einem 13jährigen Jungen. Er erhielt 5/5/10 mg Diazepam (Valium) zur Dämpfung einer ausgeprägten Torsionsdystonie (Dystonia musculorum deformans), die auch das abgebildete EEG mit Muskelartefakten belastete. Amplitudenbetonte β-Tätigkeit um 22/s bei einem gut ausgeprägten α-EEG (11–12/s). Bei Familienangehörigen fand sich keine vergleichbare β-Tätigkeit. Sie verschwand auch nach Absetzen des Diazepams

dierten Erkenntnisse. Man kann vermuten, daß z. B. die generell zentral dämpfend wirksamen Barbiturate besonders die komplexen Interaktionen in der gesamten Großhirnrinde, die auch dem α-Grundrhythmus zugrunde liegen, dämpfen, und mit der β-Tätigkeit die normalerweise „überdeckte" lokale Grundaktivität der Hirnrinde „entfesseln". Dazu gehört auch eine besondere Aktivierung der thalamokortikalen Verbindungen, die den β-Spindeln zugrunde liegen dürfte. Diese β-Tätigkeiten dürfen nicht mit der tatsächlichen Beschleunigung der Hirnrindenaktivität gleichgesetzt werden, die bei einer kortikalen Leistungssteigerung als Ausdruck der sog. Desynchronisation registriert werden kann. Ähnliche Effekte wie bei den Barbituraten könnten auch bei den Benzodiazepinen vermutet werden, die über Benzodiazepinrezeptoren an den Neuronen ebenfalls generell in der Hirnrinde den hemmenden GABA-Mechanismus verstärken.

Eine medikamentös induzierte β-Vermehrung ist die Vorstufe zur Vigilanzabnahme und zum Schlafeintritt. In vielen Fällen gehören häufige Abflachungen und Verlangsamungen als Ausdruck von Vigilanzschwankungen zum Bild des durch Sedativa geprägten EEG. Im Schlaf verschwindet die β-Aktivität.

Eine *diffuse, frontal betonte β-Vermehrung* jener Ausprägung, wie beispielsweise in Abb. 14.1 gezeigt, ist der *einzige EEG-Befund, der die Diagnose eines Medikamenteneffekts mit hoher Wahrscheinlichkeit erlaubt*. Es gibt keine Hirnerkrankung, die eine vergleichbare β-Vermehrung verursacht. Diese Aussage zur Frage einer Medikamenteneinnahme ist jedoch nur in dieser einen Richtung zulässig. *Die umgekehrte Schlußfolgerung, nämlich der Ausschluß eines Medikamenteneffekts (auch eines Medikamentenabusus) bei unauffälligem EEG, ist auf keinem Fall möglich!* Selbst bei klinischen Zeichen einer chronischen Intoxikation können die EEG-Veränderungen fehlen.

Bei Benzodiazepinen, die bevorzugt als Tranquilizer (Ataraktika) über längere Zeiten und mit höherer Dosierung genommen werden, sind im EEG auch Mischbilder mit β-Vermehrungen und einer vermehrten Einstreuung langsamerer Wellen (4–7/s) möglich.

14.1.2 Verlangsamung des EEG als Medikamenteneffekt (im therapeutischen Bereich)

Zu den Substanzen, die vordergründig zu einer Verlangsamung der Grundaktivität führen können, gehören die *Medikamente mit psychotroper Wirkung* (Psychopharmaka). Verbunden ist damit häufig eine vermehrte Synchronisationstendenz (höhere Kohärenz) der EEG-Wellen. Diese kann schließlich zu abnormen paroxysmalen Aktivitäten, zu steilen Wellen und zu echten epileptischen Erregungssteigerungen führen (s. Abschn. 14.1.3). Oft zeigt sich die Verlangsamung nur sehr diskret in Gestalt einer leichten Abnahme der Frequenz des bestehenden α-Grundrhythmus, teilweise mit gleichzeitiger Zunahme der α-Ausprägung. Der Befund ist dann in überzeugender Form nur durch frequenzanalytische Untersuchungen zu belegen.

Deutlichere EEG-Effekte sind zu erwarten bei

- „klassischen" *Neuroleptika,* wie den *Phenothiazinderivaten* und Butyrophenonen (z. B. Haldol): sie wirken meist antipsychotisch, stets zentral dämpfend, aber nicht i. e. S. hypnotisch (schlaferzwingend), und
- *trizyklischen Antidepressiva* (Thymoleptika): diese Substanzen können allerdings sehr variable EEG-Effekte auslösen. Neben langsamen Potentialen treten auch deutlich Wellen im β-Bereich auf, nicht selten auch steile Wellen. Bente (1965) bezeichnete die Effekte unter Thymoleptika als „polyrhythmischen Frequenzzerfall". Nach Itil (1982a) läßt sich hinsichtlich der verschiedenen EEG-Veränderungen ein Imipramin-Amitriptylin-Typ (u. a. mit einer α-Reduktion) von einem Desipramin-Typ (eher mit α-Akzentuierung) unterscheiden.

Treten EEG-Veränderungen auf, so führen *Neuroleptika* zu einer
- **α-Reduktion,**
- **Verlangsamung, z. T. mit**
- **Amplitudensteigerungen,**
- **vermehrten Regularisierung (Synchronisierung), und**

mitunter zu paroxysmalen bis epileptischen Aktivitätssteigerungen

Im klinischen Alltag sind die zumeist moderaten EEG-Veränderungen ohne besondere Auswertehilfen allerdings nur schwer zu erkennen, allenfalls nach einem Therapiebeginn oder bei Änderungen der Medikation durch Verlaufskontrollen. Bei primär pathologischen EEG-Veränderungen sind sie als Medikamenteneffekt kaum einmal sicher abzugrenzen.

***Trizyklische Antidepressiva* haben ähnliche, jedoch wesentlich variablere Effekte mit Verlangsamungen und Auftreten auch frequenter (β-)Wellen. Die epileptogene Potenz ist niedriger**

Auch Monoaminoxydase-Hemmstoffe (*MAO-Hemmer*) können verschiedene Wirkungen haben, häufig ebenfalls mit einer Vermehrung langsamer Aktivität.

Unter ***Lithium***präparaten kommt es bei Überschreitung therapeutischer Dosen fast regelhaft zu einer Zunahme langsamer Wellen (4–6/s) und häufig zu paroxysmalen bilateralen (ϑ-) δ-Serien sowie steilen Wellen und gelegentlich SW-Abläufen (Helmchen u. Kanowski 1971; Spatz et al. 1978). Eine besondere Stellung nehmen Lithiumpräparate ein, weil sie auch schon unter normgerechter Dosierung zu vorherrschend linkshemisphäriellen (frontal betonten) Herdstörungen führen können, für die es in der Regel keine Erklärung etwa i. S. einer Demaskierung bereits bestehender fokaler Schädigungen gibt (Bente et al. 1982; Ulrich et al. 1983). Bei Lithiumintoxikationen wurde wiederholt über das Auftreten generalisierter repetitiver Wellen (ähnlich triphasischen Wellen) berichtet (z. B. Small 1986; Smith u. Kocen 1988; Glaze 1990; s. Abb. 14.4).

14.1.3 Erregungssteigerungen als Medikamenteneffekt

Vor allem bei *Überdosierungen von Neuroleptika* sind im Zusammenhang mit der allgemeinen Tendenz zur vermehrten Synchronisierung paroxysmale Störungen möglich. Neben generalisierten, zumeist frontal betonten δ-Gruppen können sich regelrechte Spitze-

Welle-Abläufe entwickeln. Diese Gefahr ist besonders bei den *Phenothiazinen* (insbesondere dem Chlorpromazin) gegeben. Zumeist ist eine latent vorhandene Erregbarkeitssteigerung anzunehmen. In diesen Fällen und natürlich bei bekannter Anfallsbereitschaft ist mit der Auslösung epileptischer Anfälle zu rechnen.

14.1.4 Effekte verschiedener Medikamente bzw. Stoffgruppen im EEG

Verschiedene *Psychostimulanzien* (z. B. Amphetamine) und Drogen mit *halluzinogener* Wirkung (Cannabis, LSD) führen, solange keine schwere Intoxikation eintritt, zu Abflachungen und Beschleunigungen („Desynchronisierung") im EEG (Ketz 1974; s. auch Tabelle 14.1). *Opiate* (einschließlich Heroin) verursachen ohne klinisch gravierende toxische Erscheinungen nur leichte Verlangsamungen. Vielfach sind die EEG-Veränderungen infolge einer Polytoxikomanie schwer einzuordnen.

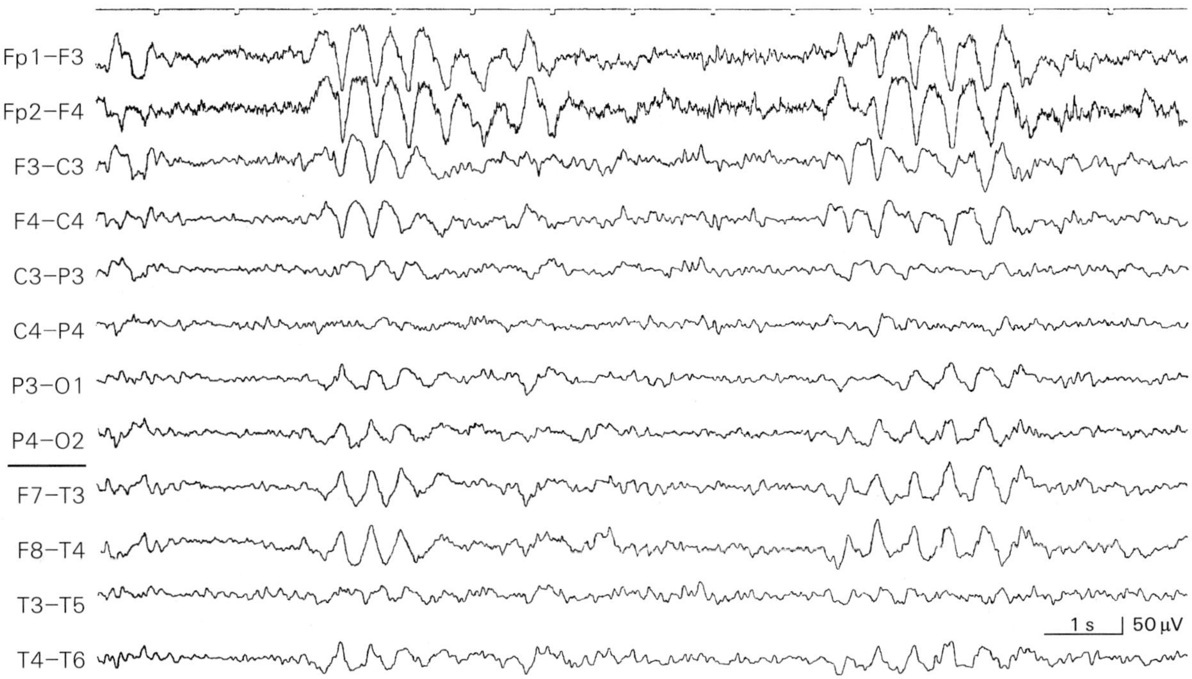

Abb. 14.3. Frontal betonte, bilaterale δ-Gruppen (2,5/s) bei leicht verlangsamter Grundaktivität des EEG offensichtlich als Ausdruck einer Carbamazepin-Überdosierung. Die 74jährige Patientin erhielt wegen einer Trigeminusneuralgie bis 1600 mg Tegretal pro Tag. Klinisch gab es keine Anhaltspunkte für eine anderweitige Genese der (an sich völlig unspezifischen) δ-Abläufe. Bei einer späteren Kontrolle nach Dosisreduktion auf 600 mg/Tag wurden die δ-Paroxysmen nicht mehr registriert

14.1.4

Antiepileptika: In therapeutischer Dosierung haben außer den Barbituraten und Benzodiazepinen (s. Abschn. 14.1) noch die Hydantoine und das Carbamazepin hinsichtlich ihrer allgemeinen Effekte im EEG eine besondere Bedeutung, nicht selten unabhängig von ihrer antikonvulsiven Wirkung.

Vor allem das *Carbamazepin* kann bereits in Dosierungen ab 400 mg/Tag Veränderungen bewirken, die allerdings interindividuell eine erhebliche Variationsbreite aufweisen (Besser et al. 1992). Im Vordergrund steht bei einer allgemeinen Verlangsamung eine starke Unregelmäßigkeit im Potentialablauf. Bei Überdosierung können frontal betonte, bilaterale δ-Gruppen in Erscheinung treten (Ulrich 1994; Abb. 14.3).

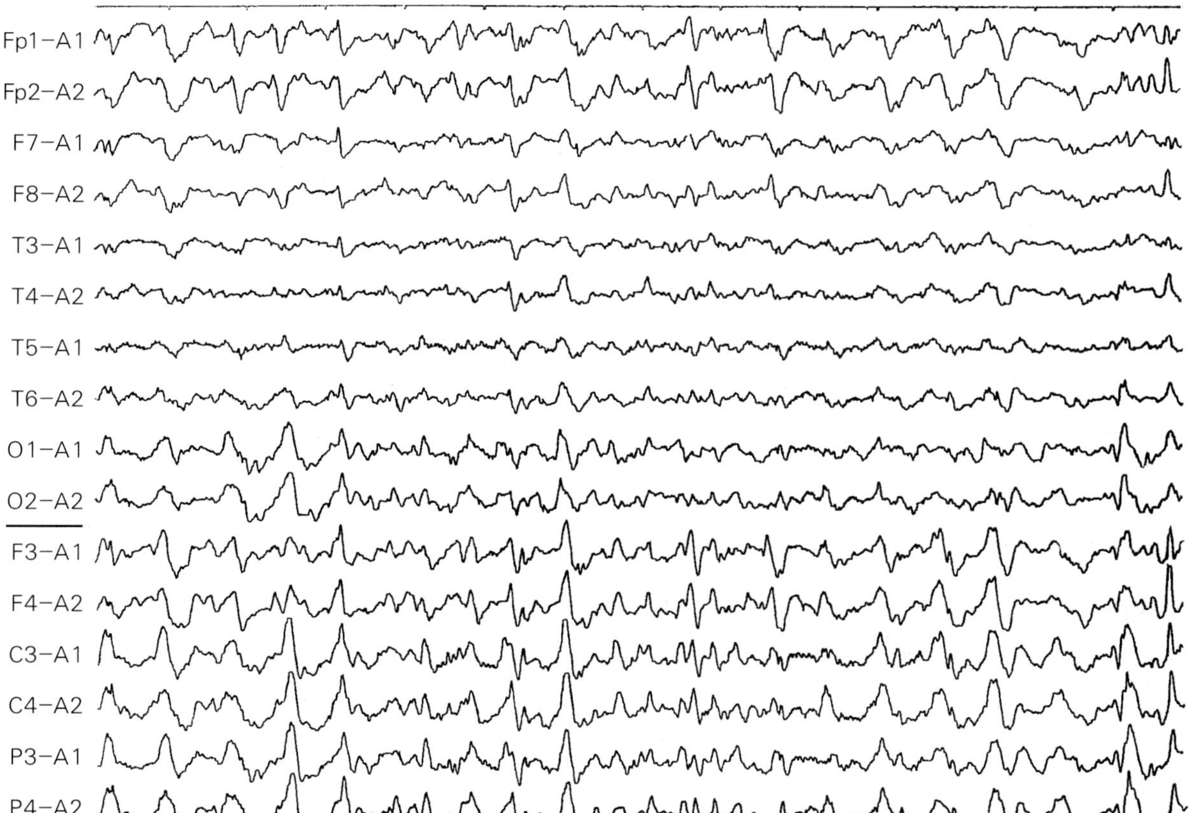

Abb. 14.4. In unregelmäßigen Abständen weitgehend generalisiert auftretende, steile bis scharfe Wellen (teilweise ähnlich triphasischen Wellen) bei einer *Lithium*intoxikation. 66jähriger Patient, somnolent bis stuporös. Behandlung mit Lithium wegen manisch-depressiver Psychose. Seit mehreren Tagen weitgehende Nahrungs- und Flüssigkeitskarenz mit Exsikkose des Patienten, seit fast 2 Tagen Anurie. Offensichtlich dadurch Anstieg des Lithiumspiegels auf 2,06 mmol/l. Nach Hämodialyse rasche Rückbildung der EEG-Veränderung und klinische Besserung

Hydantoine, wie das Phenytoin, lösen nur selten β-Spindeln aus (im Gegensatz zu dem früheren Mephenytoin = Mesantoin, das zu ausgeprägten β-Spindeln führte). Bei zu hoher Dosierung von Phenytoin dominiert eine Verlangsamung mit Tendenz zu generalisierten, paroxysmalen Aktivitäten (δ-Gruppen). Ähnlich sind die Erscheinungen bei Überdosierungen von *Valproaten*.

Mit *Succinimiden* sind keine relevanten EEG-Veränderungen verknüpft. *Primidon* steht mit seinem Wirkungsmechanismus dem Phenobarbital sehr nahe und zeigt daher im EEG barbituratähnliche Effekte (β-Vermehrung).

In bezug zu den Hypnotika sind noch *Paraldehyd* und *Chloralhydrat* zu erwähnen, die trotz mäßig intensiver hypnotischer Wirkung im normalen Dosisbereich kaum EEG-Effekte aufweisen, insbesondere keine Induktion von β-Spindeln. Sie sind daher bevorzugte schlafinduzierende Mittel in der Schlaf-EEG-Diagnostik.

↑ Zunahme ↓ Abnahme + vorhanden ◇ kein (wesentl.) Einfluß	Therapeutischer Bereich				Intoxikation			schwere Intoxikation	
	β	α	ϑ,δ	Vermehrte Synchronisation	β,α	(ϑ),δ	Gesteigerte Erregbarkeit	IE	BSM
Hypnotika z. B. Barbirurate	↑	↓	◇	◇	↑	↑	◇	+	+
Sedativa / Anxiolytika z. B. Benzodiazepine	↑	↓	◇	◇	↑	↑	◇	+	+
Neuroleptika z. B. Phenothiazine	◇	↓	↑	+	◇	↑	+	(+)	
Antidepressiva (trizyklische) z. B. Imipramin	(↑)	↓	↑	+	◇	↑	+		
Psychostimulantien z. B. Amphetamin	(↑)	(↑↓)	◇	◇	↑	↑	Gravierende EEG-Veränd. sekundär durch kardiovaskuläre Komplikationen		
Halluzinogene z. B. LSD	↑	(↑)	◇	◇	↑	↑			
Opiate	◇	↓	↑	◇	◇	↑			

Tabelle 14.1. Übersicht über die möglichen EEG-Veränderungen unter den verschiedenen Hypnotika, Sedativa und psychotropen Medikamenten bzw. Drogen, unterteilt in die Effekte unter therapeutischen bzw. „normalen" Dosen und bei klinisch relevanten Intoxikationen. Angegeben sind die *direkten Wirkungen* der Medikamente auf das Hirn und damit auf das EEG. Bei schweren Intoxikationen sind die gravierenden EEG-Veränderungen auch (und bei den meisten Psychopharmaka ganz überwiegend) erst sekundär durch kardiovaskuläre Komplikationen bedingt (durch hypoxische Hirnschädigungen). Das Schema kann nur als Faustregel verstanden werden. Die Übergänge zu den Intoxikationen sind fließend. *IE* Isoelektrische Einblendungen, *BSM* Burst-suppression-Muster (s. Abschn. 14.2)

14.1.4

14.2 Intoxikationen

Die Übergänge der EEG-Veränderungen, die unter therapeutischen Dosierungen zentral wirksamer Medikamente auftreten können, zu den EEG-Befunden, die sich bei Überdosierungen (mit klinischen Symptomen) und schließlich bei Intoxikationen zeigen, sind fließend. Das Schema in Tabelle 14.1 kann nur grobe Anhaltspunkte vermitteln. Eine Darstellung der vielgestaltigen klinischen Symptomatik muß hier ausgeklammert bleiben.

Bei allen Stoffen führen erhebliche Überdosierungen, die als Intoxikationen einzustufen sind, im EEG *letztlich* zu *diffusen Verlangsamungen*. Dies gilt in besonderem Maße für alle akuten Intoxikationen, die durch Irrtum, meistens jedoch in suizidaler Absicht eintreten. Hypnotika (Barbiturate) und die meisten Sedativa (Benzodiazepine) können ***primär*** ausgeprägte EEG-Veränderungen verursachen. Bei den meisten Psychopharmaka und bei den heute verbreiteten halluzinogenen Drogen sind im Falle schwerer Intoxikationen die gravierenden EEG-Veränderungen oft auch ***sekundärer*** Natur. So stehen beispielsweise bei Vergiftungen mit trizyklischen Antidepressiva die *kardialen Störungen* schließlich im Vordergrund. In anderen Fällen prägen *zentralnervöse Kreislaufregulationsstörungen* das Bild. Eine schwere Herz-Kreislauf-Insuffizienz und die *zentrale Atemdepression* (insbesondere bei Barbituraten) führen letztendlich zu einer *hypoxischen Hirnschädigung*. Auch eine schwere Niereninsuffizienz kann den EEG-Veränderungen zugrunde liegen. Treten metabolische (insbesondere hypoxische) Hirnfunktionsstörungen auf, verschlechtert sich die Prognose auch bei noch wirksamen Entgiftungsmaßnahmen.

In bezug zu den verschiedenen zerebral wirksamen Stoffen finden sich gute Übersichten bei Mellerio u. Kubicki (1977) und Bauer (1993). Wird im EEG bereits eine diffuse Verlangsamung i. S. einer schweren Allgemeinveränderung registriert (s. Abschn. 10.2), so ist eine Differenzierung der in Frage kommenden Ursachen nicht mehr möglich. Als Ergänzung zur Anamnese und zum klinischen Befund vermittelt das EEG in Form einer allgemeinen Aussage jedoch immer noch wichtige Aufschlüsse über den *Schweregrad* der Vergiftung. *Lediglich bei Intoxikationen mit sedativ-hypnotisch wirkenden Medikamenten kann das EEG differentialdiagnostisch entscheidende Hinweise liefern.* Oft wird dann die Diagnose einer Intoxikation überhaupt erst durch das EEG gestellt. Dies gilt vor allem für Vergiftungen mit *Barbituraten* und bei einigen *Benzodiazepinen.* Zwar sind Barbituratintoxikationen heute seltener anzutreffen, die nachfolgend genannten EEG-Merkmale sind jedoch auch bei anderen zentral stark dämpfenden Mitteln möglich.

Das entscheidende Kriterium für eine Barbiturat- (und Benzodiazepin-)Intoxikation ist der Nachweis einer meist *ausgeprägten β-Aktivität*, die selbst noch bei einem *komatösen* Patienten das EEG vordergründig prägen kann und damit in einem auffälligen Gegensatz zur Klinik steht. Auch eine bereits stark verlangsamte Hirnrindenaktivität wird in der Regel noch durch deutliche Wellen im α-β-Bereich überlagert (Abb. 14.5).

Die mit zunehmender Tiefe einer Barbituratintoxikation auftretenden EEG-Veränderungen sind gut bekannt. Sie entsprechen weitgehend jenen, die auch im Ablauf einer entsprechenden Narkose auftreten. Die vom Stadium der Vergiftung abhängigen EEG-Phänomene wurden von Kubicki et al. (1970) sorgfältig untersucht. Diesen Autoren zufolge ergibt sich folgender *Ablauf der EEG-Veränderungen* (s. auch Abb. 14.6):

- Auch bei tiefer Somnolenz kann das EEG überwiegend bis ausschließlich durch eine diffuse, spannungsbetonte, frequente α- und β-Aktivität geprägt sein. Die Frequenz liegt vorwiegend bei *12–15/s* (Abb. 14.5, links). Die Aktivität zeigt auf Außenreize (auch Schmerzreize) nur geringe oder keine Reaktionen.

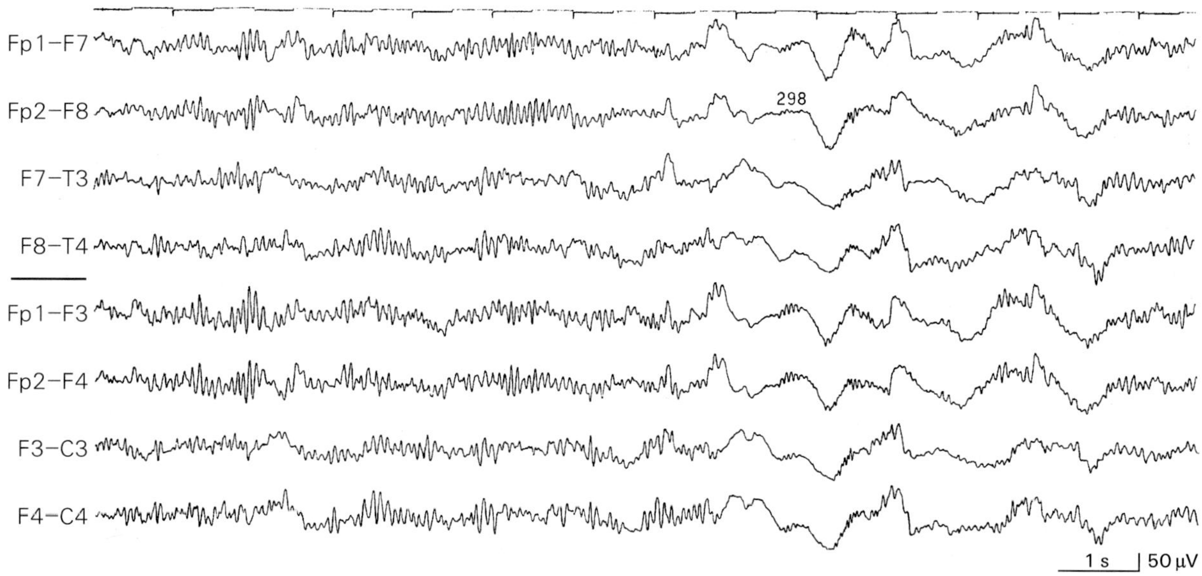

Abb. 14.5. Ausgeprägte α-β-Aktivität dominant um 12–13/s (*links*) im Wechsel mit Phasen einer δ-Aktivität von 1,5–2/s (*rechts*), die deutlich von frequenten Wellen im α-β-Bereich überlagert wird. Im Zusammenhang mit der Klinik (komatöser Patient) typischer Befund einer Tablettenintoxikation (unbekannte Menge von Rohypnol). Zum Zeitpunkt der Ableitung Patient nicht ansprechbar, Spontanatmung, ungezielte Bewegungen spontan und als Abwehr auf Schmerzreize. Nach einfachen Detoxikationsmaßnahmen 2 Tage später wach, Verlegung in die psychiatrische Klinik

- Mit Vertiefung der Bewußtseinsstörung treten zunehmend *langsame δ-Wellen* in den Vordergrund, die aber lange Zeit von frequenten Wellen überlagert bleiben (Abb. 14.5, rechts).
- Im tiefen Koma wird die verlangsamte Aktivität zunehmend durch *kurze Suppressionen* der Hirnrindentätigkeit unterbrochen (isoelektrische Einblendungen).
- Mit Verlängerung der Suppressionsphasen entwickelt sich vorübergehend ein *Burst-suppression-Muster* (s. auch Abschn. 10.4). Bei akuten Intoxikationen können selbst in diesem Stadium die Restaktivitäten (die „burst"-Phasen) diagnostisch richtungsweisend noch durch einen deutlichen Anteil höherer Frequenzen gekennzeichnet sein (Abb. 14.7).
- Endzustand ist ein *isoelektrisches EEG*.

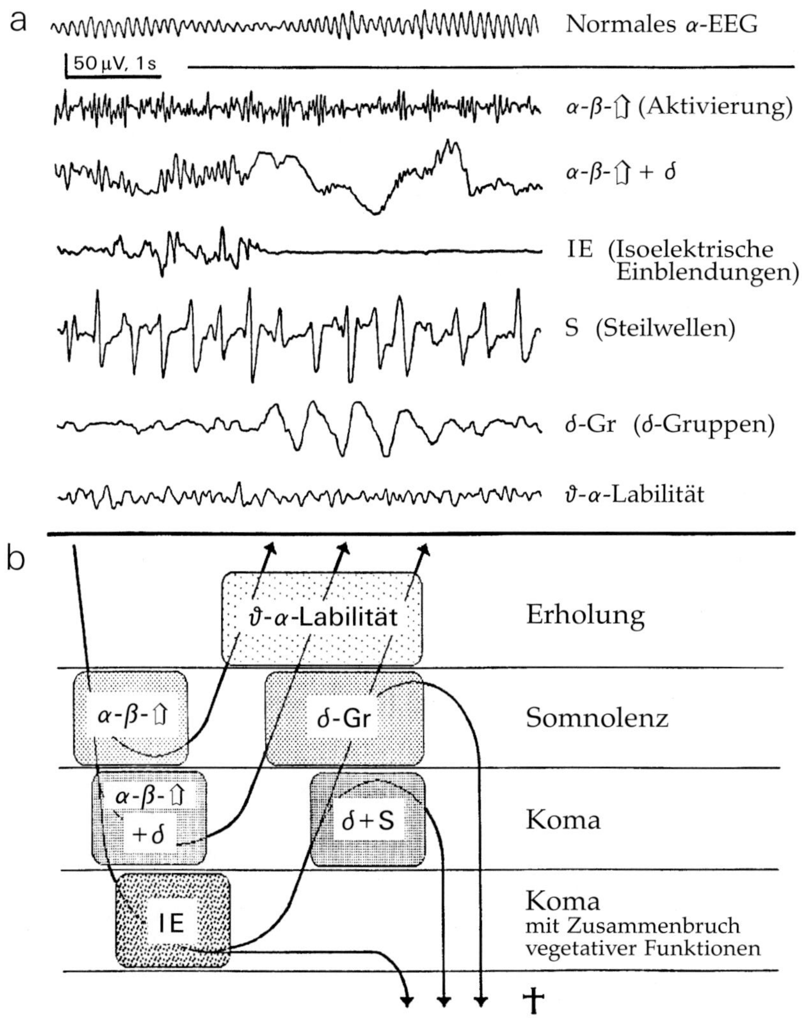

Abb. 14.6. Verschiedene Stadien einer Schlafmittelvergiftung, die initial meistens schnell durchlaufen werden, aber auch das EEG in umgekehrter Reihenfolge in der länger dauernden Erholungsphase prägen können. **a** Beispiele typischer EEG-Veränderungen (s. auch Abb. 14.8). **b** Schematische Darstellung der Abläufe (nach Kubicki et al. 1970); die Abkürzungen in **b** werden in Bildteil **a** erläutert. Die Steilwellen (*S*) sind meistens Hinweis darauf, daß in der Akutphase der Vergiftung eine hypoxische Hirnschädigung eingetreten ist. Den Untersuchungen von Kubicki et al. (1970) lagen überwiegend Barbituratintoxikationen zugrunde, aber auch Vergiftungen mit den früheren Anxiolytika Glutethimid, Methyprylon, Methaqualon u.a.

Spätestens bei Auftreten der isoelektrischen Einblendungen wird der Zustand infolge fortschreitenden Zusammenbruchs der vegetativen Funktionen ohne Kreislaufunterstützung und Beatmungsmöglichkeit lebensbedrohlich. Solange keine nachhaltige hypoxische Hirnschädigung eingetreten ist, bleibt dennoch die Aussicht auf eine erfolgreiche Detoxikationsbehandlung bestehen (Hämodialyse). Denn auch ein Burst-suppression-Muster ist bei Barbituratintoxikationen zunächst nur ein (reversibler) Medikamenteneffekt, wie wir aus den Erfahrungen der Intensivbehandlung wissen (Abschn. 10.4.2 mit Abb. 10.16; s. auch Abb. 14.8b).

Die in Abb. 14.6 dargestellten Stadien der Schlafmittelintoxikation werden bei akuter (suizidaler) Vergiftung in der Regel schnell durchlaufen. In umgekehrter Folge prägen sie mehr oder weniger

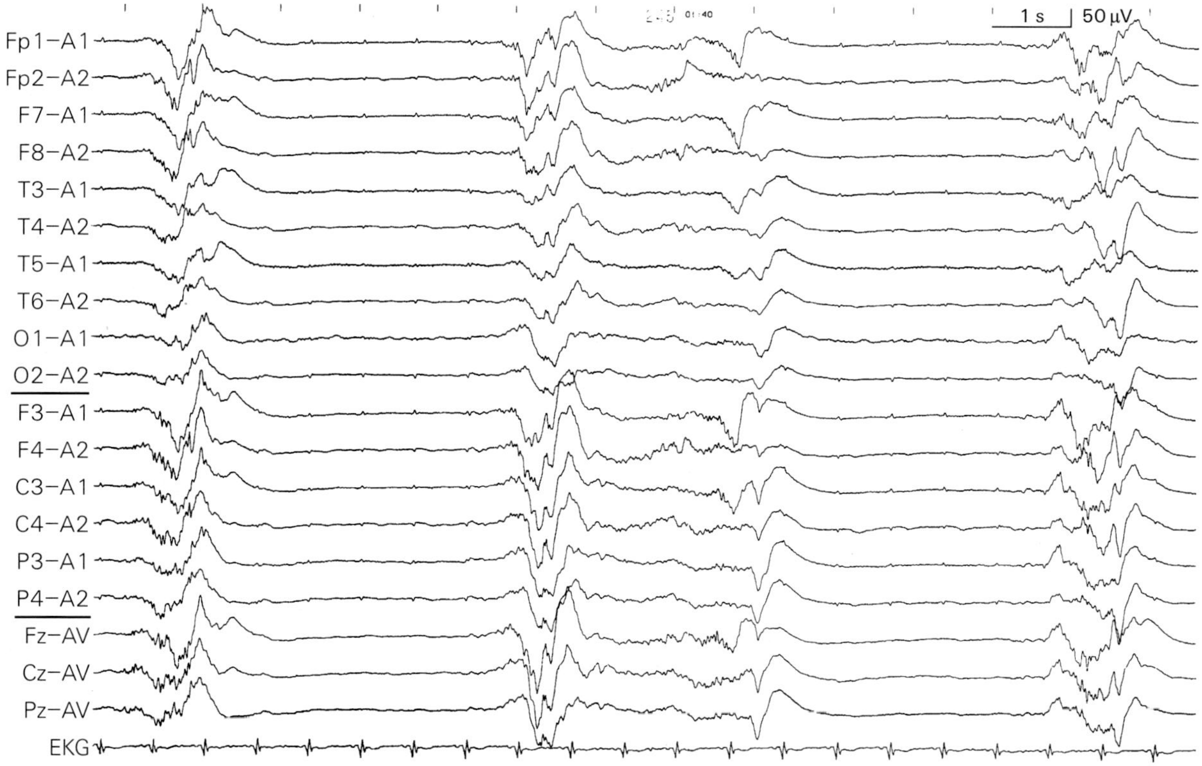

Abb. 14.7. Burst-suppression-Muster bei schwerer Barbituratintoxikation. Die Burst-Phasen sind noch durch einen deutlichen Anteil einstreuender bzw. überlagernder Frequenzen im α-β-Bereich gekennzeichnet. *Klinisch:* 44jähriger Patient, der 8 h zuvor komatös aufgefunden wurde. Klinisch noch Hirnstammrefelxe auslösbar, beatmungspflichtig. Keine Reaktion auf Schmerzreize. Erst das EEG vermittelte den Verdacht auf eine Intoxikation. Einnahme von Tabletten unbekannter Art und Anzahl in suizidaler Absicht. Phenobarbitalspiegel im Plasma: 198 μg/ml. 2 Tage später Exitus letalis

deutlich auch die protrahiert ablaufende *Erholungsphase* (Abb. 14.8). Erst durch sekundäre Kreislaufkomplikationen oder durch eine Niereninsuffizienz wird das EEG in vielgestaltiger Weise kompliziert. Neben überdauernden, uncharakteristischen, schweren Verlangsamungen und Abflachungen ist die Entwicklung *kontinuierlicher steiler Wellen* (Abb. 14.9) bis zur Ausbildung repetitiver scharfer (triphasischer) Wellen, die in Abschn. 10.5 beschrieben werden, ein Indiz dafür, daß eine schwerwiegendere (meist hypoxische) Hirnschädigung eingetreten ist.

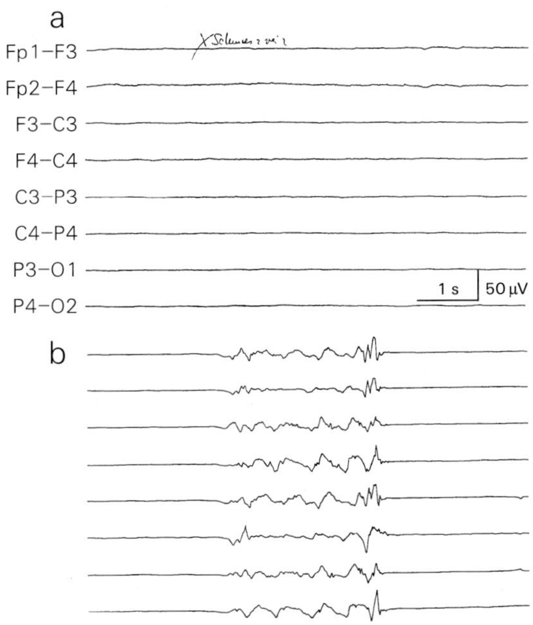

Abb. 14.8. Ablauf einer vollständigen Erholung nach Schlafmittelintoxikation. Der 22jährige Patient wurde komatös und stark unterkühlt morgens in einem Park aufgefunden. Suizidversuch mit unbekannter Überdosis an Barbituraten und Benzodiazepinen (Serumspiegel?). **a** ***1. Tag:*** Isoelektrisches EEG (Verstärkung 30 μV/cm), Patient tief komatös, Temperatur rektal 27,2°C! **b** ***2. Tag:*** Klinisch unverändert, Temperatur normalisiert (38°). Im EEG anhaltend ein Burst-suppression-Muster. **c** ***4. Tag:*** Patient ansprechbar, noch somnolent. Im EEG generalisierte, frontal betonte δ-Aktivität von 2–3/s. **d** ***6. Tag:*** Patient wach. Im EEG noch leichte Abänderungen (ϑ-α-Labilität entsprechend Abb. 14.7). **e** ***10. Tag:*** Patient in psychiatrische Klinik verlegt. Normales α-EEG. Zu dem günstigen Verlauf (ohne initiale Hämodialyse!) hat offensichtlich die anfängliche Unterkühlung beigetragen (Stoffwechselprotektion). Das Beispiel ist zugleich ein Beleg für die beiden wichtigsten Umstände (Intoxikation, Hypothermie), die bei Nachweis eines isoelektrischen EEG eine Hirntoddiagnostik ausschließen (s. Kap. 11)

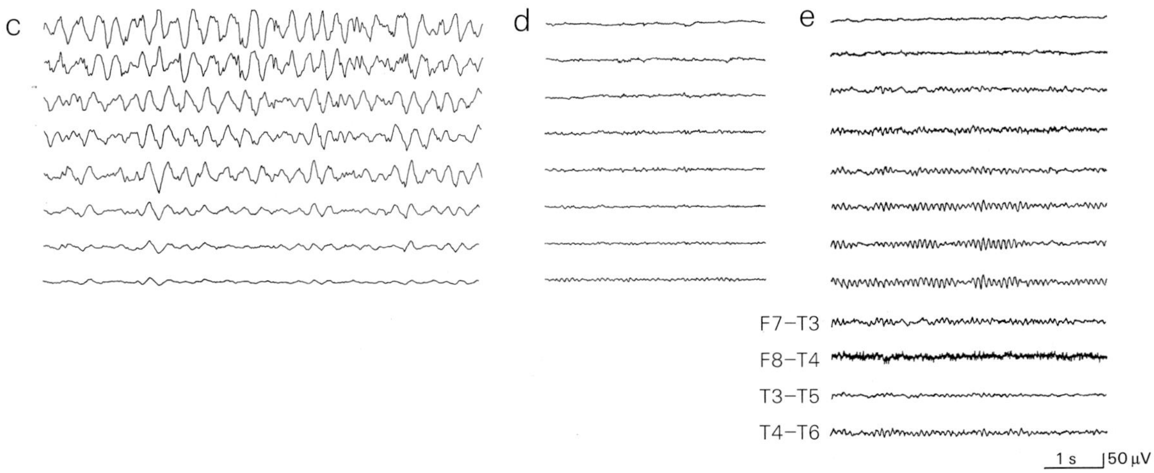

Der im Zusammenhang mit posttraumatischen EEG-Veränderungen vielfach verwendete Begriff des „Spindel-Komas" (s. Abschn. 9.3.6) wird nicht zuletzt auch deshalb fragwürdig, weil die EEG-Befunde unter einer Intoxikation ähnlich sein können. Möglicherweise tragen auch die bei Hirnverletzten in der Rettungskette meist schon initial verabreichten Sedativa zu diesem Befund bei.

Häufig wird für die beschleunigte, areaktive Hirnrindenaktivität, die unter Schlafmittelintoxikation auftreten kann, auch der Begriff „Alpha-Koma" in Anspruch genommen. Wenn man diese Bezeichnung verwenden will, so sollte sie für die Zustände nach schwersten hypoxischen Hirnschädigungen reserviert bleiben (s. Abschn. 10.7). Die im Zusammenhang mit Intoxikationen mitgeteilten Fälle lassen meistens Unterlagerungen durch flache δ-Wellen erkennen, die im sog. α-Koma nach Hypoxie stets fehlen.

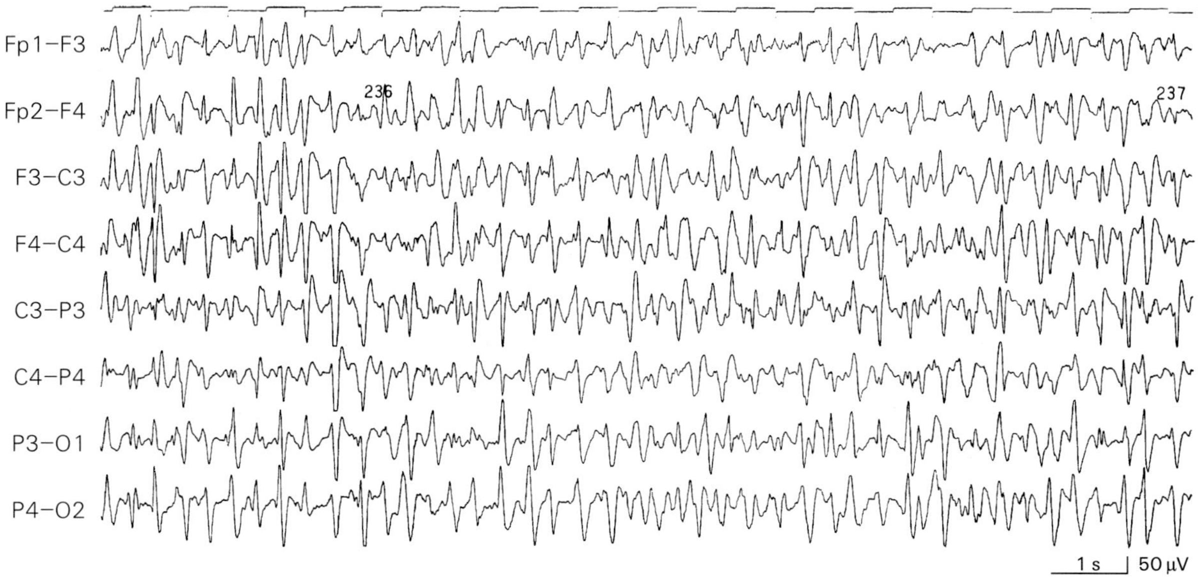

Abb. 14.9. Zustand nach schwerer Intoxikation mit 40 Tbl. Norcotral (insgesamt 4 g Pentobarbital, 800 mg Temazepam) 6 Tage zuvor. 57jährige Patientin, noch komatös, disseminierte Myoklonien. Klinisch Zeichen der Niereninsuffizienz, initial kritische Kreislaufsituation. Das EEG wird anhaltend durch generalisierte, zeitweise mit repetitivem Charakter auftretende bi- und triphasische steile Wellen geprägt. Der Befund spricht für eine metabolische (vordergründig hypoxische) Enzephalopathie als sekundäre Folge der Intoxikation

15 Methodische Grundlagen. Elektroden. EEG-Geräte

Die wichtigsten Komponenten einer EEG-Untersuchungseinrichtung sind in Abb. 15.1 dargestellt. In jedem EEG-Labor ist außer dem EEG-Gerät auf jeden Fall die Archivierung der EEG-Ableitungen erforderlich. Sie erfolgt durch Ablage der Originalkurven, durch Mikroverfilmung der Kurven oder durch eine elektronische Speicherung des abgeleiteten EEG. Je nach dem Aufgaben- oder Interessenbereich des Labors werden die Untersuchungen noch durch verschiedene Zusatzanalysen erweitert (z. B. durch Spektralanalysen, vgl. Kap. 16) oder durch Mapping-Darstellungen unterstützt (Kap. 17).

EEG-Geräte wurden längere Zeit durch Computer lediglich unterstützt. Mittlerweile wurden sie als *digitale EEG-Geräte* selbst zum Computer (Abschn. 15.6). Vorläufiger Endpunkt der Entwicklung ist das *papierlose EEG* (PL-EEG; Abschn. 15.7). Diese Entwicklung wird den EEG-Arbeitsplatz grundlegend verändern.

Die für die EEG-Assistentin und den EEG-Arzt wichtigen technischen Grundlagen werden in diesem Kapitel überwiegend am Beispiel konventioneller analoger Techniken erläutert. Die entsprechenden digitalen Verfahren sind nicht gleichermaßen anschaulich darzustellen. ***Sämtliche Funktionsprinzipien und daraus abgeleitete Regeln, die nachfolgend erläutert werden, gelten uneingeschränkt auch für die digital arbeitenden EEG-Geräte!***

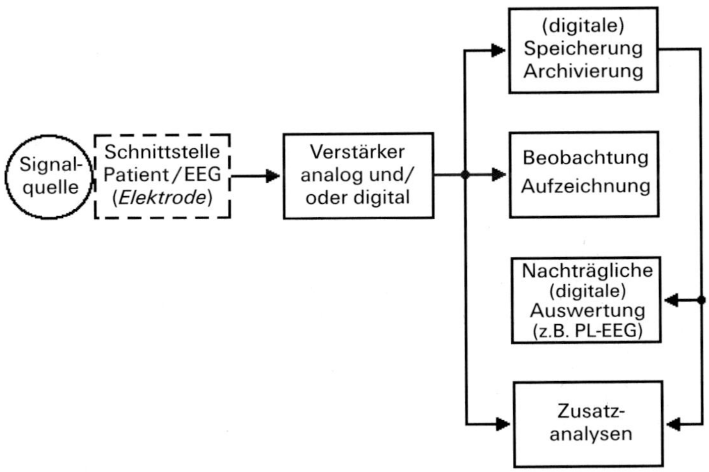

Abb. 15.1. Die wichtigsten Komponenten einer EEG-Untersuchungseinrichtung. Die Möglichkeiten der Speicherung (und Archivierung) und der nachträglichen Auswertung mit zusätzlichen Signalanalysen lassen sich erst auf der Basis einer digitalisierten EEG-Verarbeitung optimal realisieren

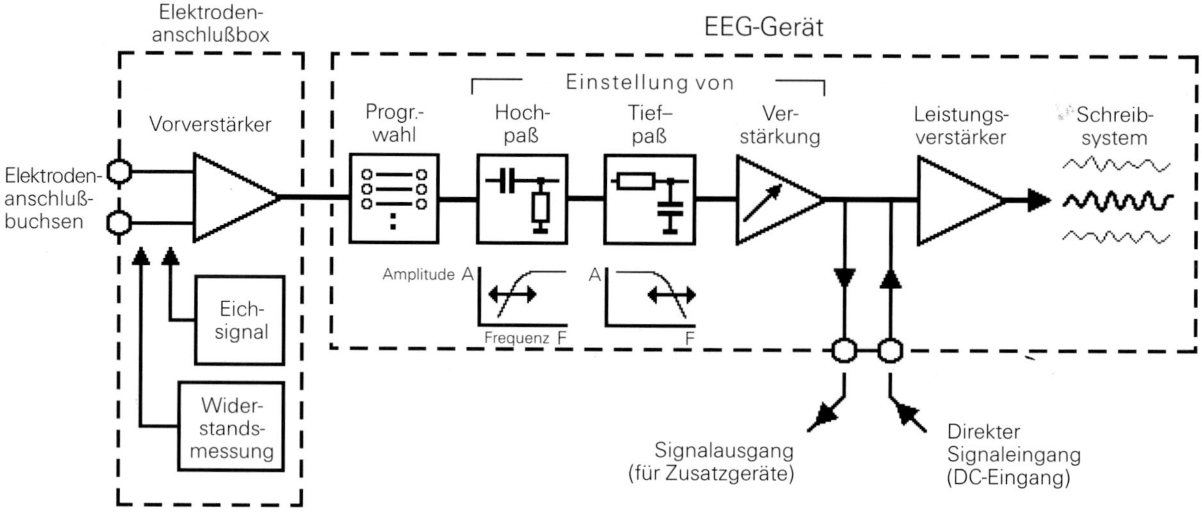

Abb. 15.2. Blockschema der maßgebenden Komponenten eines mit analoger Elektronik und mechanischen Schreibsystemen aufgebauten EEG-Gerätes. Entsprechend der Kanalzahl sind die meisten Komponenten und die Verbindungsleitungen zwischen Elektrodenanschlußbox und EEG-Gerät mehrfach (z.B. 21mal) vorhanden. In modernen analogen EEG-Geräten werden verschiedene Steuerungsfunktionen bereits durch digitale Schaltkreise unterstützt

Derzeit sind die im Einsatz befindlichen EEG-Geräte noch überwiegend in analoger Technik aufgebaut (zur Definition und Erläuterung der Begriffe „analog" und „digital" s. Kap. 16). Der Aufbau eines analogen EEG-Gerätes ist im Blockschema der Abb. 15.2 dargestellt. Die Funktionsstruktur eines digitalen EEG-Gerätes wird in Abschn. 15.6 erläutert.

Auch bei bester Technologie des EEG-Apparats bleibt die einwandfreie Darstellung des EEG *abhängig von der Qualität der Elektroden* als Schnittstelle zwischen dem Patienten und der gesamten übrigen Apparatur, denn dieses Bindeglied zwischen Patient und Gerät wird durch labile und sehr störanfällige *elektrochemische* Vorgänge bestimmt.

15.1 Elektroden

Für den Transport der elektrischen Signale (Ladungen) vom Neuron zum Schreibsystem des EEG-Gerätes sind ab der Elektrode freie Elektronen die Ladungsträger (elektrischer Strom im eigentlichen Sinne). Dagegen wird im Gewebe und bei der Übertragung von der Kopfhaut zur Elektrode der *Ladungstransport durch Ionen* (elektrisch geladene Atome) vermittelt. Dieser Ladungstransport ist besonders störanfällig.

15.1

Bei EEG-Ableitungen sind im Gewebe und unterhalb der Elektrode Chlorionen (Cl^-) und Natriumionen (Na^+) die wichtigsten elektrischen Ladungsträger. Lösungen, die in derartige Ionen aufgespalten werden und dadurch die elektrischen Ladungen transportieren können, bezeichnet man als ***Elektrolyte***. In bezug auf die Kochsalzlösung gilt die Beziehung $NaCl \rightleftarrows Na^+ + Cl^-$. In den Gewebsflüssigkeiten des Körpers ist NaCl entsprechend der vorgenannten Gleichung vorwiegend in dissoziierter (ionisierter) Form mit einer durchschnittlichen Konzentration von 0,9% enthalten. Dies entspricht der *physiologischen Kochsalzlösung*.

Elektrolyt

Für die Übertragung elektrischer Ladungen zwischen dem Gewebe und den (zumeist metallischen) Elektroden ist stets ein derartiger Elektrolyt erforderlich. Die Haut ist jedoch oft sehr trocken und besitzt dann einen erheblichen elektrischen (ohmschen[1] und kapazitiven) Widerstand, der einem idealen Isolator gleichkommen kann [bis $10^{13}\,\Omega$ (Ohm) gegenüber zirka 20000 Ω bei feuchter Haut, vgl. Tabelle 2.1]. Es muß daher ein Elektrolyt zwischen Elektrode und Kopfhaut eingebracht werden. Dazu dient in der Regel physiologische Kochsalzlösung bzw. deren Na^+- und Cl^--Ionen. Mit dieser Lösung wird ein Stoffüberzug der Elektroden getränkt, oder es werden (zusätzlich) verschiedene Gele oder Pasten verwendet, in denen die an eine elektrisch neutrale Trägersubstanz gebundenen Ionen örtlich umschrieben aufgetragen werden können.

Schließlich ist der *Kontakt zwischen dem hinzugefügten Elektrolyten und der Oberfläche der Elektrode ein kritischer Faktor*. An dieser Schnittstelle bildet sich eine besondere Schicht von Ionen heraus (*elektrische Doppelschicht*), über die die elektrischen Ladungen auf das Metall der Elektrode übertragen werden müssen, *ohne daß dabei nach dem Start der EEG-Registrierung noch chemische Vorgänge* auftreten, die in sich selbst *mit elektrischen Ladungsänderungen bzw. -verschiebungen verbunden* sind. Denn dadurch entstehen elektrische Ströme bzw. Spannungsänderungen an der Elektrode, die vom EEG-Gerät genauso verstärkt werden wie das EEG und dann in der Registrierung als *Elektrodenartefakte* auftreten.

15.1.1 Elektrische Doppelschicht unter einer Elektrode. Elektrodenpotential

Nach dem Setzen einer Elektrode diffundieren aus der Elektrodenoberfläche zunächst positive Metallionen der Elektrode in den Elektrolyt. Im Elektrolyt führt dies zu einer Dissoziation der Cl^-- und Na^+-Ionen; die Cl^--Ionen bewegen sich auf die Elektrode zu. Dadurch entsteht eine *elektrische Doppelschicht* (Abb. 15.3).

[1] Ohmscher Widerstand = Gleichstromwiderstand.

Tabelle 15.1. Elektrodenpotentiale verschiedener Metalle in bezug zu einer Standardelektrode (Wasserstoffelektrode) und zu einer Silber-/Silberchlorid-Elektrode. Weitere Erläuterungen s. Text

Elektrodenmetall	(Relatives) Elektrodenpotential (*Volt*) in bezug zur Wasserstoff-elektrode	Ag/AgCl-Elektrode
Chrom (Cr)	−0,7	−0,92
Eisen (Fe)	−0,44	−0,66
Nickel (Ni)	−0,14	−0,36
[Wasserstoff (H)	0]	
Silber/Silberchlorid (Ag/AgCl)	+0,22	[0]
Silber, rein (Ag)	+0,8	+0,58
Platin (Pt)	+1,2	+0,98
Gold (Au)	+1,7	+1,48

Solange sich diese elektrische Doppelschicht aufbaut, fließen elektrische Ladungen, die von einem bereits angeschlossenen EEG-Verstärker als „weglaufende" Spannung erfaßt werden. Die Elektrode ist noch instabil. Solche Störspannungen liegen oft im Millivoltbereich und können die Eingangsstufen der EEG-Verstärker übersteuern (s. Abb. 15.10). Befinden sich Ionenkonzentrationsdifferenzen und elektrische Ladungsdifferenzen schließlich im Gleichgewicht, so kommt der Fluß der Ladungsträger zur Ruhe. Die Elektrode hat sich stabilisiert.

Elektrodenpotential

Eine stabile elektrische Doppelschicht entspricht einer Gleichspannungsquelle, wie Abb. 15.3 unschwer erkennen läßt. Man bezeichnet diese elektrochemisch entstandene, ständig vorhandene elektrische Potentialdifferenz als ***Elektrodenpotential***. Seine Höhe ist von der Art des Metalls der Elektrode abhängig.

Die Höhe des Elektrodenpotentials wird im Vergleich mit einer Standardelektrode (einer sog. Wasserstoffelektrode) bestimmt. Tabelle 15.1 zeigt die damit gemessenen Werte für verschiedene Metalle, die für EEG-Ableiteelektroden verwendet werden. Die Tabelle zeigt, welche Potentialdifferenzen zwischen Elektroden entstehen können, wenn man Ableiteelektroden mit *verschiedenartigen Metallen* verwendet (s. unten)!

Obwohl Elektrodenpotentiale 10000mal höhere Spannungswerte als die Amplituden der EEG-Wellen aufweisen können, spielen sie eine relativ geringe Rolle, *sofern folgende Bedingungen eingehalten werden:*

- Die Elektrodenpotentiale der einzelnen Elektroden müssen stabil sein, was nur bei intakten und sauberen Elektroden gewährleistet ist, und sie müssen
- für alle Elektroden annähernd gleich hoch sein. Dies setzt zumindest voraus, daß *alle Elektroden aus gleichem Material* bestehen.

Verwendet man beispielsweise für eine Differenzableitung eine Silberchlorid- und eine Goldelektrode, so kann sich nach Tabelle 15.1 rein elek-

15.1.1

trodenbezogen eine Differenzspannung von 1,7−0,2 V = 1,5 V (= 1500 mV oder 1500000 μV!) ergeben, die auch einen Wechselspannungsverstärker (mit einer Aussteuerungsdynamik von z. B. ±400 mV) blockiert.

15.1.2 Polarisierbare und nicht polarisierbare Elektroden

Bei einer idealen Elektrode sollten die elektrischen Ladungen, die durch die EEG-Potentiale in Bewegung gebracht werden, ungehindert über die elektrische Doppelschicht auf den metallischen Leiter der Elektrode übertragen werden. Der Widerstand der Elektrode wäre Null. Tatsächlich setzt vor allem diese elektrische Doppelschicht den Ladungsbewegungen mehr oder weniger starke Widerstände entgegen.

15.1.2.1 Polarisierbare Elektroden

Unter chemisch nicht reaktionsfähigen Metallen (Me) entwickelt sich die elektrische Doppelschicht, wie in Abb. 15.3a dargestellt, wobei die Me^+-Ionen aufgrund elektrischer Kräfte relativ stark an ihrem Ursprungsort, also an die Metallelektrode, gebunden bleiben. Tritt ein zusätzliches Spannungsgefälle zwischen Kopf und Elektrode auf (durch das EEG), so bleibt dadurch ein echter Ionen- und damit Ladungstransport auf ein geringes Maß beschränkt. Es kommt überwiegend *nur zu Änderungen der Ladungsmengen zu beiden Seiten der Doppelschicht* (Me^+ an der Elektrode, Cl^- im angrenzenden Elektrolyten, Abb. 15.3b). *Dadurch ändert sich die Ionendichte* ***in der elektrischen Doppelschicht*** *und zwangsläufig das Elektrodenpotential*. Gegenüber dem stabilisierten Ausgangspotential zu Beginn der Ableitung wird die Elektrode im Rhythmus der EEG-Potentialdifferenzen ***zusätzlich variabel polarisiert***. Elektroden dieser Art bezeichnet man daher als polarisierbare Elektroden.

Diesen zusätzlichen (polarisierenden) Änderungen der elektrischen Doppelschicht sind jedoch Grenzen gesetzt, da die Ionendifferenzen immer wieder ein Gleichgewicht anstreben. *Diese Tendenz steht stärkeren Ladungsänderungen entgegen.* So werden vor allem langsame Potentialänderungen des EEG, die über eine „längere" Zeit eine stetige Ladungsverschiebung in nur einer Richtung verlangen, nicht mehr ausreichend übertragen. Die Folge ist eine *Dämpfung vor allem niedriger Frequenzen* im EEG.

Polarisierbare Elektroden beeinflussen die Frequenzen im EEG

Polarisierbar sind alle Elektroden, die aus chemisch nicht reaktionsfähigen Metallen bestehen, wie Gold, Platin, aber auch Edelstahl. Die Funktion dieser Elektroden ist, wie vorstehend erläutert, *stark frequenzabhängig*. Schnelle Potentialänderungen (wie z. B. in der Elektromyographie) können sie gut übertragen, langsame Potentialschwankungen (im δ-Bereich des EEG) werden abgeschwächt, was einer Zunahme des Elektrodenwiderstandes bei tiefen Frequenzen gleichkommt.

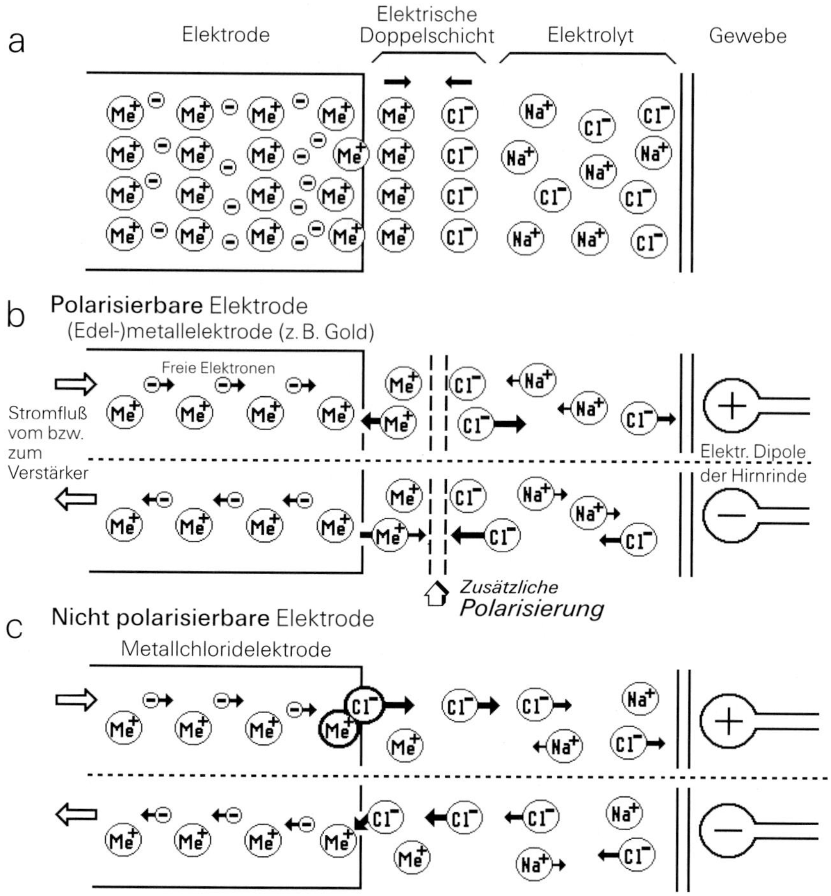

Abb. 15.3. Schematische Darstellung der elektrochemischen Vorgänge unter einer Elektrode. Entstehung des Elektrodenpotentials durch Bildung einer elektrischen Doppelschicht (**a**). Wird ein zusätzliches Spannungsgefälle erzeugt (durch die elektrischen Dipole der Hirnrinde), so kommt es bei einer Elektrode mit *chemisch nicht reaktionsfähigem Metall* (**b**) zu einer zusätzlichen Polarisierung unter der Elektrode. Kann dagegen die Elektrode *mit Chlorionen chemisch reagieren* (z.B. Silberelektroden), so können die zusätzlichen Potentialdifferenzen (EEG) durch den Austausch von Cl^--Ionen übertragen werden. Polarisierungen (Änderungen des Elektrodenpotentials) treten nicht auf. Weitere Erläuterungen s. Text

15.1.2.2 Nicht polarisierbare Elektroden

Ist auf beiden Seiten der elektrischen Doppelschicht zumindest ein Ionentyp in gleichen Mengen ausreichend vorhanden, so kann dieses Ion bei einem zusätzlichen Spannungsgefälle (EEG) die aufgezwungenen Ladungsverschiebungen über die Doppelschicht hinweg transportieren, *ohne daß es auf beiden Seiten der Doppelschicht zu wesentlichen Konzentrationsänderungen und damit zu Änderungen des Elektrodenpotentials kommt* (Abb. 15.3c). Zusätzliche Polarisationseffekte treten nicht auf. Daher bezeichnet man Elektroden mit diesem Merkmal als *nicht polarisierbar*. Da mögliche Änderungen der Ionenkonzentration auf beiden Seiten der Doppelschicht immer wieder ausgeglichen werden, verwendet man für diese Elektroden auch die Bezeichnung „reversible" Elektroden (im Gegensatz zu den „nicht reversiblen", polarisierbaren Typen).

Das geforderte Ion muß auf der einen Seite der Doppelschicht *an die Metalloberfläche der Eelektrode gebunden* als Reservoir zur Verfügung stehen, auf der anderen Seite im Elektrolyt ausreichend verfügbar sein. Diese

15.1.2.2

Voraussetzungen sind für die *Cl^--Ionen* gegeben. Chlorionen können mit allen chemisch reaktionsfähigen Metallen besonders leicht eine Chloridverbindung eingehen. Das Metall darf jedoch keine Hautschädigung verursachen. Diese zusätzliche Bedingung wird durch das Silber (Ag^+) erfüllt. ***Silberchloridelektroden*** sind daher die Standardelektroden in der Elektroenzephalographie.

Silberchloridelektroden sind die Standardelektroden im EEG

Aus den vorgenannten Eigenschaften leiten sich die Vorteile nicht polarisierbarer (reversibler) Elektroden ab: sie können auch sehr langsame Potentialschwankungen des EEG übertragen, und sie sind damit *weitgehend frequenzunabhängig*. Im Idealfall können sie auch die Gleichspannungskomponente des EEG korrekt erfassen.

15.1.3 Elektrodentypen

15.1.3.1 Oberflächenelektroden

Für die Ableitung von der Kopfoberfläche sind einige typische und in Deutschland häufig gebrauchte Elektroden in Abb. 15.4 dargestellt. Weltweit existiert eine Vielfalt weiterer, im Prinzip jedoch ähnlicher Elektrodenarten. Die Wahl des Elektrodentyps hängt letztlich davon ab, ob man (wie in Europa üblich) eine Elektrodenhaube benutzt und wie sie konstruiert ist.

Für die Verwendung mit Elektrodenhauben unterscheidet man in Anlehnung an die Form der Elektrodenkonstruktion *Pilzelektroden, Z-Elektroden* und *Brückenelektroden* (Abb. 15.4a–c). Die aktive

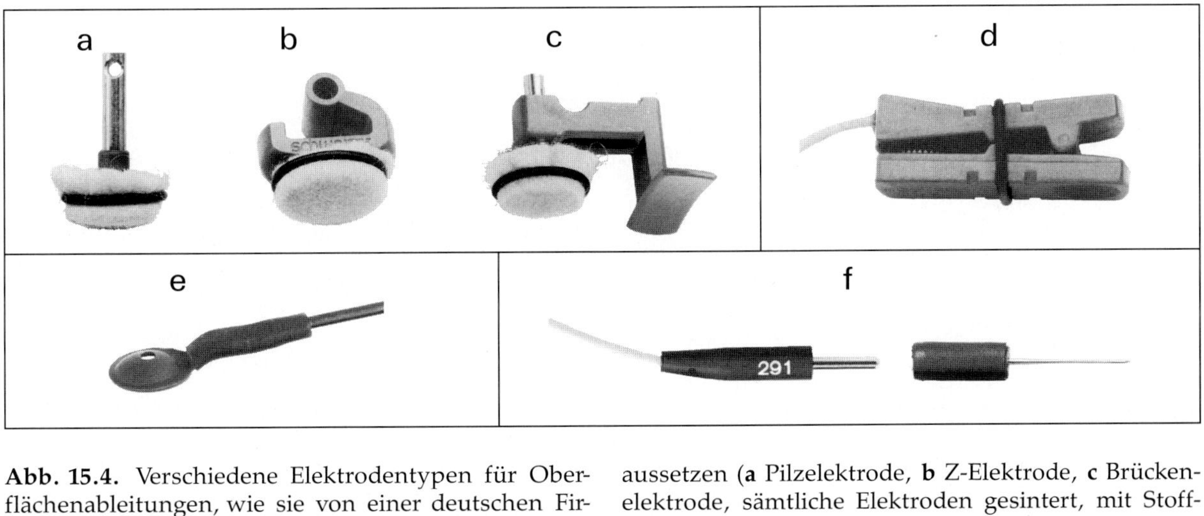

Abb. 15.4. Verschiedene Elektrodentypen für Oberflächenableitungen, wie sie von einer deutschen Firma angeboten werden. Weltweit gibt es zahlreiche andere, im Prinzip jedoch ähnliche Konstruktionstypen. **a–c** Elektroden, die eine Elektrodenhaube voraussetzen (**a** Pilzelektrode, **b** Z-Elektrode, **c** Brückenelektrode, sämtliche Elektroden gesintert, mit Stoffüberzug). **d** Ohrelektrode (Klemmelektrode) für Ohrbezugsableitungen. **e** Einfache Klebeelektroden. **f** Nadelelektrode mit Anschlußkabel

Elektrodenfläche ist bei diesen Elektrodentypen in der Regel mit einem saugfähigen Baumwollstoff (Flanell) überzogen, der in physiologischer Kochsalzlösung getränkt (oder mit einem Elektrolytgel zusätzlich behandelt) wird und für die Dauer einer Routineableitung das notwendige Reservoir an Cl^--ionenhaltigen Elektrolyten unter der Elektrode gewährleistet.

Für die Ohrbezugselektroden werden verschiedenartige Konstruktionen benutzt, die an den Ohrläppchen angeklemmt werden können. Hier fehlt teilweise der Stoffüberzug (z. B. Abb. 15.4d), weshalb zumindest bei längeren EEG-Ableitungen diese Ohrelektroden durch wiederholte Applikationen eines Elektrolytgels „aufgefrischt" werden müssen.

Vor allem in den USA und in Japan werden für Routineableitungen oft auch Klebeelektroden (*Scheibenelektroden*) benutzt (Abb. 15.4e). Klebeelektroden lassen sich völlig frei lokalisieren. Sie gewährleisten infolge der besseren Präparation einen niedrigen Elektrodenübergangswiderstand und ermöglichen eine artefaktarme Registrierung. Der Klebevorgang bedingt jedoch zumindest bei Verwendung von Kollodium zur Fixierung der Elektroden einen erhöhten Zeitaufwand für die EEG-Ableitung. Klebeelektroden können mit Hilfe einer sog. selbstklebenden Elektrodenpaste auch recht einfach und schnell befestigt werden. Die Lagestabilität derart gesetzter Elektroden ist jedoch begrenzt.

Sowohl konventionelle Oberflächenelektroden wie auch Klebeelektroden sind im Regelfall *Silberelektroden*. Dabei kann es sich um chemisch reine Silberelektroden handeln oder um sog. gesinterte Silberchloridelektroden.

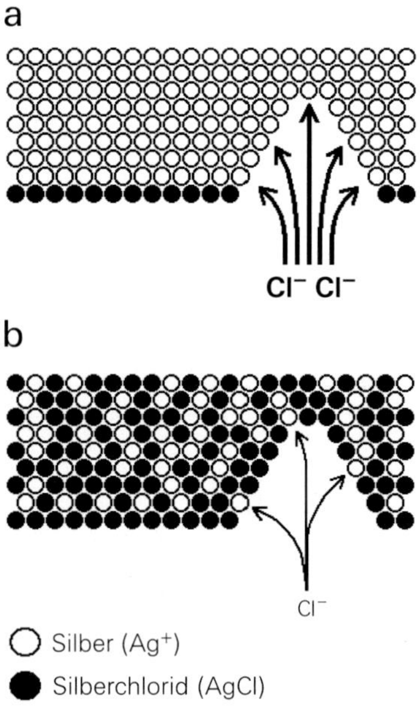

Abb. 15.5. Auswirkung von Defekten bei oberflächlich chlorierten Silberelektroden (**a**) und bei gesinterten Silber-Silberchlorid-Elektroden (**b**). Gesinterte Silberchloridelektroden verursachen auch bei mechanischen Defekten (Zerkratzungen) durch geringe Chlorierungsreaktionen nur relativ geringe Elektrodenartefakte. Weitere Erläuterungen s. Text

a. Chemisch reine Silberelektroden

Chemisch reine Silberelektroden müssen zunächst lückenlos ***chloriert*** werden, damit sie bereits zu Beginn der EEG-Ableitung die Eigenschaften nicht polarisierbarer Elektroden besitzen (vgl. Abschn. 15.1.2.2). Mit der voraufgehenden Chlorierung einfacher Silberelektroden erreicht man jedoch nur eine *dünne oberflächliche Silberchloridschicht*, die leicht beschädigt (zerkratzt) werden kann. Das dann wieder freigelegte reine Silber führt während der EEG-Ableitung erneut zu chemischen Bindungen von Cl^--Ionen aus dem Elektrolyten (Abb. 15.5a) und damit durch Ionen- bzw. Stromflüsse zu Elektrodenartefakten. Deshalb müssen solche Elektroden zwischen den EEG-Ableitungen häufiger neu chloriert werden.

b. Gesinterte Silberchloridelektroden

Bei gesinterten Silber-Silberchlorid-Elektroden wird ein *Pulver* aus Silber und *Silberchlorid* bei höherer Temperatur und unter hohem Druck in eine Tablettenform gepreßt und dieser Preßling als aktiver Teil der Elektrode in ein Kunststoffgehäuse eingeklebt. Von gröberen Beschädigungen abgesehen hinterlassen jetzt oberflächliche Kratzer an der Elektrode *lediglich Defekte, in denen nicht reines Silber, sondern nach wie vor überwiegend nur Silberchlorid* die aufgerissene Kontaktfläche bildet, da ja der gesamte Elektrodenkörper aus diesem Gemisch besteht (Abb. 15.5b). Gröbere elektrochemisch bedingte Artefakte, wie sie bei nur oberflächlich chlorierten Silberelektroden auftreten (s. oben), bleiben aus. Zudem ist die Oberfläche derart gesinterter Elektroden im mikroskopischen Bereich stärker zerklüftet. Dies vergrößert die aktive Kontaktfläche der Elektrode. Aufgrund dieser Vorteile haben sich *gesinterte Silberchloridelektroden in der klinischen Elektroenzephalographie durchgesetzt*. Auch Klebeelektroden werden als gesinterte Silber-Silberchlorid-Elektroden angeboten.

15.1.3.2 Nadelelektroden

Schließlich kann die EEG-Ableitung auch über Nadelelektroden erfolgen (Abb. 15.4f), die in die Kopfhaut eingestochen werden. Da nach dem 10-20-System insgesamt 19 Nadelelektroden gesetzt werden müssen, ist die Prozedur für die Patienten oft unangenehm. Nadelelektroden werden zwar stets wieder sterilisiert, so daß die Gefahr der Infektionsübertragung von einem Patienten zum anderen nicht gegeben ist. Für die EEG-Assistentin besteht jedoch *während* des Setzens der Nadelelektroden, bei Korrekturen der Nadellage oder auch beim Abnehmen der Nadeln eine Verletzungsgefahr und damit heute besonders bei HIV-positiven Patienten eine besondere direkte Infektionsgefahr.

Nadelelektroden haben auch *elektrisch nachteilige Eigenschaften*. Diese Nachteile sind zum einen durch die *geringe Oberfläche* (Kontaktfläche) einer dünnen Nadel bedingt, zum anderen dadurch, daß Nadelelektroden aus Platin oder V2A-Stahl hergestellt werden (Silber ist zu weich). Damit gehören sie zu den *polarisierbaren Elektroden* (s. Abschn. 15.1.2.1). Aus beiden Gründen verschlechtern Nadelelektroden das Frequenzverhalten für die Übertragung träger Potentiale im EEG.

15.1.4 Elektrodenübergangswiderstand

Der gesamte Übergangswiderstand ergibt sich aus

- einem *Gleichstromwiderstand* (ohmscher Widerstand), der die freie Bewegung der Ionen lediglich behindert, und
- einem *kapazitiven Widerstand*, der an Gewebsstrukturen (-membranen), aber auch an der elektrischen Doppelschicht unterhalb der Elektrode auftritt und wie ein Kondensator wirkt, den elektrische Ladungsträger, wie Ionen, nicht überwinden können (s. auch Abschn. 15.1.2.1).

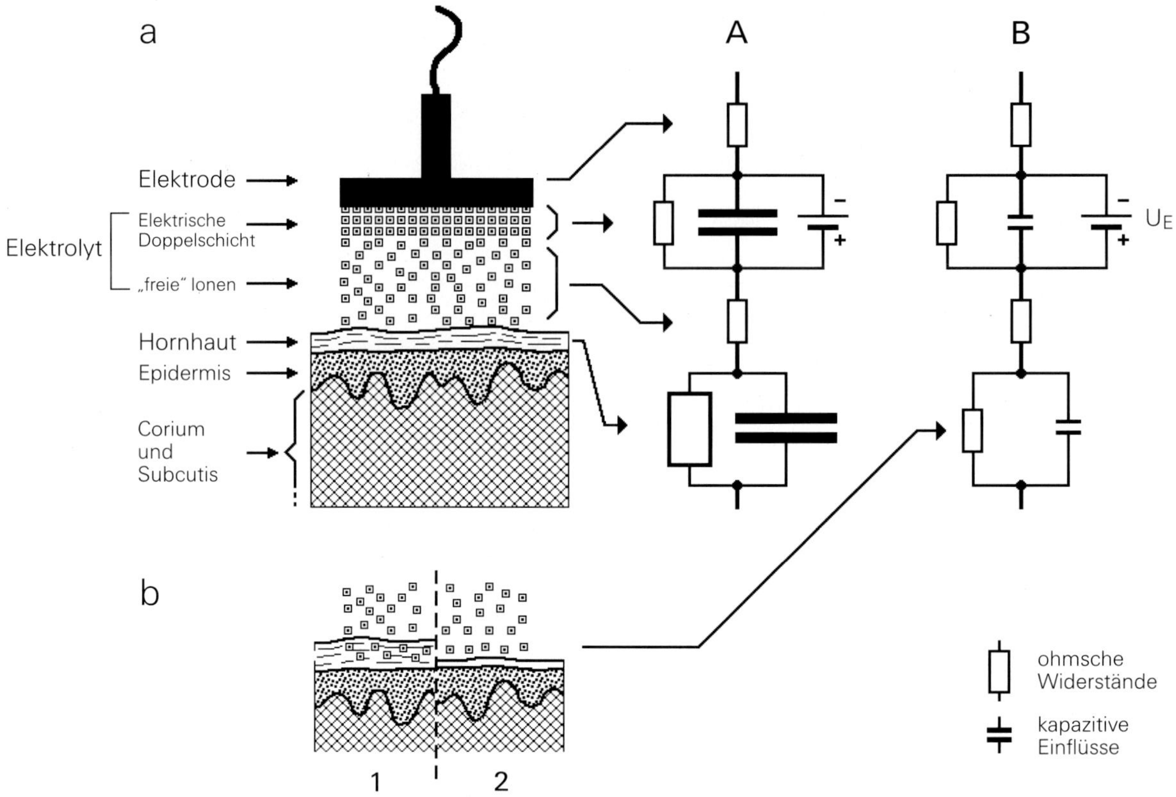

Abb. 15.6. Die für den Elektrodenübergangswiderstand maßgebenden Komponenten an der Schnittstelle Elektrode/Kopfhaut und ihre Darstellung in Form sog. elektrischer Ersatzschaltbilder. Die Größe der Symbole für die ohmschen und kapazitiven Widerstände symbolisiert deren Einfluß auf den Übergangswiderstand (und nicht deren elektrische Werte!). Das heißt beispielsweise: großes Symbol für den Kondensator bedeutet hohen Einfluß kapazitiver Effekte. **a** *A* Ungünstige Verhältnisse bei *polarisierbaren* Elektroden und/oder hohem Hautwiderstand (dicke Hornschicht). *B* Niedrige Elektrodenimpedanz einer *nicht polarisierbaren* Elektrode. **b** Reduzierung des Übergangswiderstandes infolge einer Durchfeuchtung der Hornhaut durch den Elektrolyten (*1*) oder (besonders wirksam) durch Entfernung (Abkratzen) der oberen Hornhautschichten (*2*). U_E Elektrodenpotential

Diese Zusammenhänge sind in Abb. 15.6 mit elektrischen Ersatzschaltbildern dargestellt. Reele Gleichstromwiderstände und kapazitive Widerstände treten meistens kombiniert auf, d. h. die Ionen können zwar entsprechend dem Gleichstromwiderstand fließen, werden aber durch die kapazitive Komponente zusätzlich behindert. Die Kombination eines reelen Gleichstromwiderstandes und eines kapazitiven Widerstandes bezeichnet man als Impedanz. Der komplexe Elektrodenübergangswiderstand wird deshalb in der Elektroenzephalographie oft als *Elektrodenimpedanz* bezeichnet. Der kapazitive Anteil bestimmt das Frequenzverhalten der Elektrode.

15.1.4

Bei EEG-Ableitungen entstehen die komplexen Widerstände vor allem bei trockener Haut durch die obersten Hornhautschichten, aber auch durch eine besonders fettige Kopfhaut sowie durch Mangel an einem leitfähigen Elektrolyt („trockene" Elektroden) und durch die Polarisationseffekte an der elektrischen Doppelschicht unterhalb der Elektrode (Abschn. 15.1.2.1).

Daraus leiten sich die Maßnahmen zur Verringerung der Elektrodenimpedanz ab:

- *Entfettung* der Kopfhaut,
- vorsichtiges *Abkratzen der oberen Hornhautschichten*,
- *gute und lückenlose Chlorierung der Elektrodenoberfläche* bzw. die Verwendung gesinterter Silberchloridelektroden),
- stets *ausreichend verfügbare Kochsalzlösung* bzw. Elektrodenpaste unterhalb der Elektrode.

Mit den vorstehend genannten Maßnahmen ist eine Elektrodenimpedanz von 5 kΩ (= 5000 Ω) anzustreben. Der Übergangswiderstand ist *vor und nach* jeder EEG-Ableitung zu messen und zu dokumentieren (s. unten). Werte von 10 oder 20 kΩ können noch akzeptiert werden, wenn sie sich ohne unzumutbare Maßnahmen (z. B. verletzendes Kratzen an der Kopfhaut) nicht weiter herabdrücken lassen. Übergangswiderstände ab 50 kΩ sind jedoch stets Hinweis auf fehlerhafte Ableitungsbedingungen, die eine Korrektur erfordern.

Die Übergangswiderstände aller Elektroden sollen gleich hoch sein

Wichtig ist es, darauf zu achten, daß die *Übergangswiderstände aller Elektroden annähernd gleich hoch* sind. Im Zweifel ist es besser, wenn alle Elektrodenübergangswiderstände bei 10 oder 20 kΩ liegen, als wenn einige Elektroden eine Impedanz von z. B. 5 kΩ, andere Elektroden einen Übergangswiderstand von z. B. 50 kΩ aufweisen. Denn bei stärkeren Unterschieden zwischen den Übergangswiderständen einzelner Elektroden wird die Gleichtaktunterdrückung der angeschlossenen Verstärker beeinträchtigt. Dies führt zu einer geringeren Unterdrückung aller externen Störspannungen im EEG (s. Abschn. 15.2.2).

15.1.4.1 Messung des Elektrodenübergangswiderstandes

Eine korrekte Messung des gesamten, komplexen Elektrodenübergangswiderstandes muß mit einem *Wechselspannungssignal* durchgeführt werden, das ungefähr *dem EEG entspricht*. Widerstandsmessungen werden daher heute mit einer sinusförmigen Wechselspannung von 10–12 Hz vorgenommen. Da der Meßstrom den Kopf des Patienten durchfließt, wird natürlich eine sehr geringe Stromstärke in der Größenordnung von etwa 200 nA (Nanoampère) pro gemessener Elektrode eingesetzt.

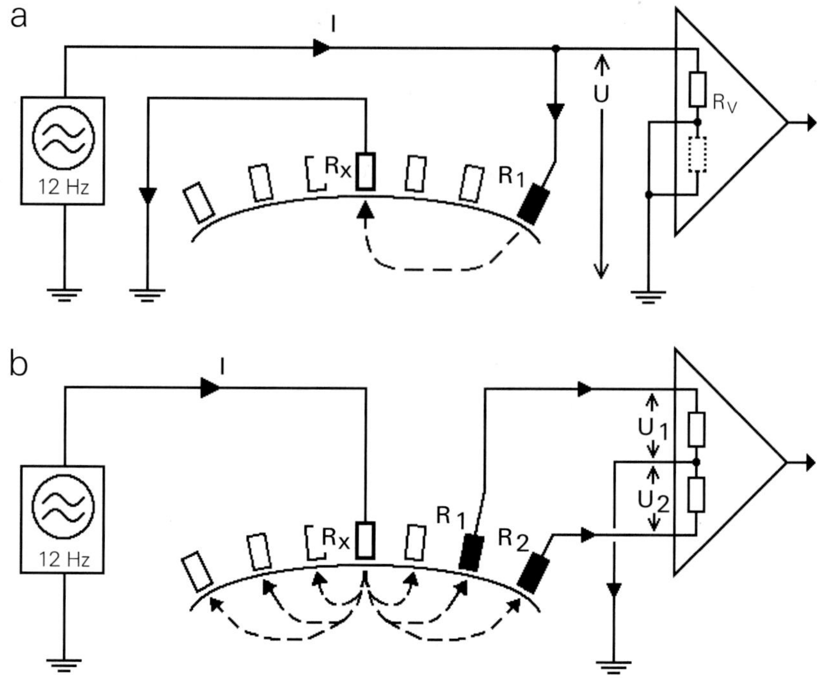

Abb. 15.7. Messung des Elektrodenübergangswiderstandes. **a** Direkte Messung des Widerstandes einzelner Elektroden. Das Meßsignal (10–12 Hz) läuft über die Ableiteelektrode (R_1) und indifferente Elektrode (R_X). Nach dem Ohmschen Gesetz U = I • R liegt das Meßsignal am Verstärkereingang mit einer Spannung U, die bei konstantem Strom I lediglich durch die Widerstände $R_1 + R_X$ bestimmt wird (der Eingangswiderstand R_V des Verstärkers ist im Vergleich dazu sehr hoch und kann hier vernachlässigt werden). **b** Messung der Widerstandsdifferenzen ($R_X + R_1 - R_X + R_2$) jeweils zweier Elektroden bzw. der Differenz der am Eingang des Differenzverstärkers anfallenden Spannungen des Testsignals ($U_1 - U_2$)

Das Prinzip der Widerstandsmessung ist mit zwei grundsätzlich verschiedenen Möglichkeiten in Abb. 15.7 dargestellt und erläutert. Einzelheiten finden sich bei Rappelsberger (1982). Bei den meisten Geräten wird die direkte Messung der einzelnen Elektroden verwendet (Abb. 15.7a). Sie ergibt korrekte *elektrodenbezogene* Werte.

15.1.4.1

Wichtig ist die Tatsache, daß bei der Messung der Elektrodenübergangswiderstände außer den zu messenden Ableiteelektroden stets auch eine *Bezugselektrode* in den Meßkreis eingeschaltet ist (R_X in Abb. 15.7; meistens die sog. Indifferenzelektrode). Dies bedeutet, daß der Meßwert der einzelnen Elektroden auch von dem Übergangswiderstand dieser Bezugselektrode abhängig ist. Dadurch führt ein hoher Übergangswiderstand dieser Bezugselektrode zu falschen Meßergebnissen für alle übrigen Elektroden. Praxisbezogen heißt das, daß bei einer Anzeige hoher Widerstände aller Elektroden zunächst jene Elektrode geprüft werden sollte, die als Bezugselektrode für diese Widerstandsmessung dient.

Um diesen Schwachpunkt zu reduzieren und die Widerstandsmessung hinreichend abzusichern, werden heutzutage stets *mehrere Elektroden als Bezugselektroden quasi parallelgeschaltet*. Diese Elektroden dienen dann gleichzeitig auch als Grundlage für die Bildung des Indifferenzpotentials. *Diese Elektroden müssen dann aber auch unbedingt angeschlossen sein*, bzw. es müssen die zugehörigen Buchsen an der Elektrodenanschlußbox mit einem Elektrodenanschluß belegt werden. Andernfalls treten in allen Ableitungen erhebliche (Wechselstrom-)Störungen auf. Welche Elektrodenan-

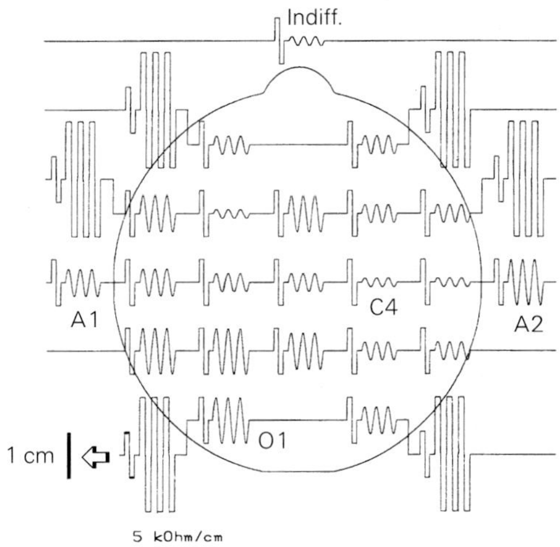

Abb. 15.8. Beispiel für die Dokumentation der Elektrodenübergangswiderstände. Einzelmessung der Elektroden. Anzeige der absoluten Werte. Anzeigepegel auf 5 kΩ/cm eingestellt (die Ausschlagshöhe von 1 cm wird vor jedem Testsignal ausgegeben). Die gemessenen Werte schwanken zwischen 1 kΩ (z.B. *C4*) und 5 kΩ (z.B. *O1*). Außerhalb des Kopfschemas signalisieren die hohen, übersteuernden Ausschläge offene Eingänge (nicht belegte Polygraphieanschlüsse). Wichtig ist, daß auch die indifferente Elektrode (*Indiff.*) in die Messung einbezogen wird

schlüsse auf jeden Fall belegt sein müssen, ist von Hersteller zu Hersteller verschieden. Diese Information sollte im Bedienungshandbuch zum EEG-Gerät zu finden sein.

Für die ***Darstellung und Dokumentation der Widerstandsmessung*** gibt es zahlreiche verschiedene technische Lösungen. Moderne EEG-Geräte bieten eine Widerstandsanzeige bereits an der Anschlußbox (zumeist mit Leuchtdioden, die nach dem 10-20-System angeordnet eingebaut sind). Das Ergebnis der Messung kann dann auf Tastendruck in unterschiedlicher Form (meistens wiederum in einer Anordnung nach dem 10-20-System) auch auf dem Registrierpapier ausgedruckt werden (Abb. 15.8). Dieser Ausdruck kann zu jeder Zeit aufgerufen werden. Auf jeden Fall ist die Messung zu Beginn *und am Ende* einer EEG-Registrierung durchzuführen. Mit dem Ausdruck am Ende der EEG-Aufzeichnung wird dokumentiert, inwieweit sich die einzelnen Übergangswiderstände *während* der gesamten EEG-Untersuchung verändert haben.

15.1.5 Elektrodenstörungen

Die Auswirkungen von Elektrodenstörungen auf die EEG-Registrierung werden mit Kurvenbeispielen in Abschn. 18.2.1 ausführlicher dargestellt. Eine von Elektrodenartefakten freie Registrierung setzt eine *stabile elektrische Doppelschicht unterhalb der Elektrode und damit ein* ***stabiles Elektrodenpotential*** voraus (s. Abschn. 15.1.1). Plötzliche oder auch länger andauernde Änderungen dieses Elektrodenpotentials können verursacht werden durch

- ► *Defekte an der chlorierten Elektrodenoberfläche,* die während der EEG-Ableitung zu erneuten elektrochemischen Reaktionen reinen Silbers mit Cl^--Ionen des Elektrolyten führen (bei gesinterten Ag-AgCl-Elektroden selten).

- *Verschmutzungen der Elektrode* bzw. von Teilen der Elektrodenoberfläche oder des *Stoffüberzugs* der Elektroden, der deshalb in regelmäßigen Abständen (spätestens bei erkennbarer Artefaktanfälligkeit der Elektrode) ausgetauscht werden muß.
- *Elektrolytmangel* unterhalb der Elektrode („trockene" Elektrode).
- Verwendung *verschiedenen Elektrodenmaterials* (Elektrodenmetalls) oder, trotz gleichen Elektrodenmaterials,
- Verwendung *verschiedener Elektrodentypen* bzw. unterschiedlich chlorierter Elektroden, die sich dann durch ihre Oberflächeneigenschaften unterscheiden. Selbst bei gesinterten Silber-Silberchlorid-Elektroden kann es Probleme geben, wenn verschiedene (Hersteller-)Typen verwendet werden, da der unterschiedliche Herstellungsprozeß des gesinterten Elektrodenkörpers differente Oberflächeneigenschaften bedingen kann.

15.1.5.1 Plötzliche Änderung des Elektrodenpotentials

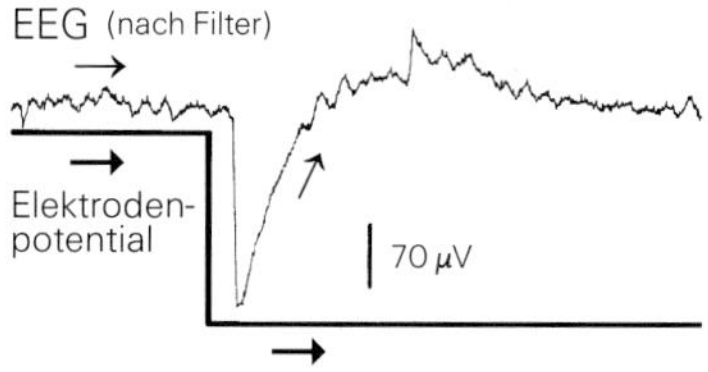

Abb. 15.9. Sprunghaft auftretende Änderung des Elektrodenpotentials durch Elektrodendefekte oder -verschmutzungen. Der typische sägezahnförmige Verlauf in der Registrierung entsteht erst durch den Hochpaßfilter im EEG-Gerät (s. auch Abb. 15.13)

Die Störungen des Elektrodenpotentials, die sich in der EEG-Registrierung auswirken, sind meistens *sprunghafte Spannungsänderungen*. Sie führen zu den typischen, „sägezahnähnlichen" Elektrodenartefakten (s. Kap. 18 mit Abb. 18.21 bis 18.23). Der sägezahnähnliche Potentialablauf ist durch die RC-Kopplung der EEG-Verstärker bedingt (Abb. 15.9). Auch Bewegungen (Wackeln) einer Elektrode verursachen *kurze Störungen der elektrischen Doppelschicht*. Regelhaft auslösen kann man diese Störung schon durch leichtes Klopfen auf eine Elektrode. Aber gerade dieser *Klopftest* zeigt, daß die einzelnen Elektroden sehr unterschiedlich reagieren. Dies hängt vom Zustand der Elektrode und von der verfügbaren Menge des Elektrolyten unterhalb der Elektrode ab. Diese mechanische Störbarkeit der Elektrode bestimmt auch ihre *Anfälligkeit gegenüber Pulsartefakten* (vgl. Abschn. 18.1.2.2).

15.1.5.2 Langsame oder konstante Änderungen des Elektrodenpotentials

Langsame Änderungen des Elektrodenpotentials sind Spannungsdrifts über mehrere Minuten bis hin zu nahezu konstanten Fehlspannungen, die, wenn sie sich von Elektrode zu Elektrode unterscheiden, zu erheblichen Potentialdifferenzen an den beiden Eingängen A und B der Differenzverstärker der Eingangsstufen des EEG-Gerätes führen. Das EEG-Signal, das dieser Potentialdifferenz aufgelagert erscheint, stößt schließlich an die Grenzen des Verstärkungsbereiches. Dies führt zu *Asymmetrien der weitergeleite-*

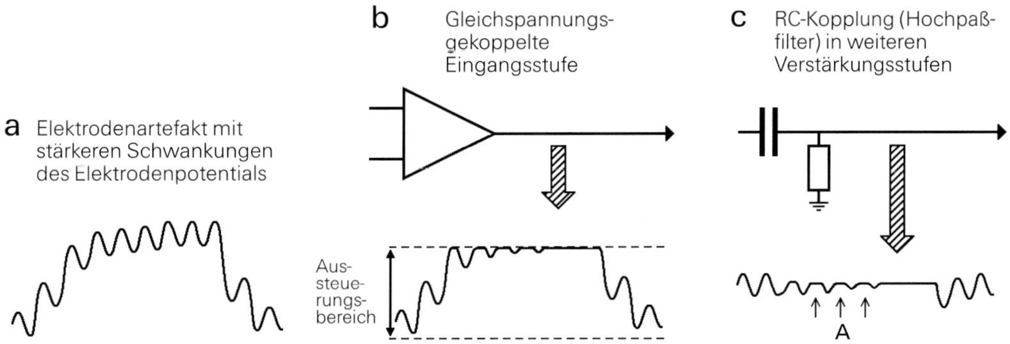

Abb. 15.10. Auswirkungen stärkerer Spannungsdrifts oder konstanter Fehlspannungen am Eingang eines EEG-Verstärkers. Die diesen Fehlspannungen aufgesetzten Wechselsignale des EEG (**a**) stoßen an die Grenzen des Verstärkungsbereiches (Aussteuerungsbereich des Eingangsverstärkers, **b**). Die Verstärkung wird asymmetrisch, die Signale werden abgeschnitten. Werden sehr langsame Schwankungen des Grundpotentials am Eingang durch die Hochpaßfilter der nachgeschalteten Verstärkerstufen unterdrückt (**c**), so ist die eingetretene Verzerrung des EEG mitunter noch an den abgeschnittenen Wellen (*A* in **c**) zu erkennen, bevor die Übersteuerung den Ausgang des Verstärkers auf Null setzt (s. auch Abb. 18.21)

ten EEG-Potentiale (Abb. 15.10). Letztlich können die Eingangsverstärker völlig blockiert („verstopft") werden. Das Ausgangssignal wird dann fälschlicherweise auf Null gesetzt (s. auch Abb. 18.21).

Bezogen auf die absolute Höhe des gesamten Elektrodenpotentials können sich schon geringe Störungen an der Elektrodenoberfläche durch abrupte oder träge Elektrodenartefakte erheblich auf die EEG-Registrierung auswirken.

Beträgt das Elektrodenpotential unter den verwendeten Elektroden allgemein 200 mV (angesichts der Tabelle 15.1 ein günstiger Wert), so schlägt sich eine störungsbedingte Änderung dieses Potentials *von nur 1%* unter einer einzelnen Elektrode in einer Differenzableitung in bezug zu der jeweils anderen (ungestörten) Elektrode mit einer momentanen Potentialdifferenz von *2 mV* (2000 μV) nieder! Tritt diese Spannungsdifferenz plötzlich auf, so verursacht sie in der EEG-Aufzeichnung ein erhebliches Artefakt.

15.2 EEG-Verstärker

15.2

Das EEG des Menschen wurde von Berger 1929 noch mit einem empfindlichen Spulengalvanometer von Siemens und Halske registriert. Wenige Jahre später wurden dann aus der Radiotechnik die elektronischen Verstärkerröhren übernommen. Sie ermöglichten schließlich die Konstruktion von Geräten für eine Vielkanalaufzeichnung.

Der für die heutige EEG-Technologie maßgebende Fortschritt geht auf die Einführung des *Differenzverstärkers* zurück (Tönnies 1935). Erst dadurch wurde eine störungsarme und damit routinemäßige Registrierung eines bioelektrischen Signals im Mikrovoltbereich realisierbar.

15.2.1 Differenzverstärker

Bei einem einfachen (unipolaren) Verstärker („single-ended amplifier") werden die Signale einer Ableiteelektrode gegen ein Nullpotential (Masse bzw. Erde) gemessen bzw. verstärkt (Abb. 15.11a). Dabei geht neben dem interessierenden bioelektrischen Signal auch *jede Störspannung in vollem Umfang* in die Ableitung ein.

Störspannungen sind in unserer technisierten Umwelt unvermeidbar. Die wichtigste Störquelle ist die *50-Hz-Wechselspannung* unserer Stromversorgung (in den USA 60 Hz). Die Störspannung

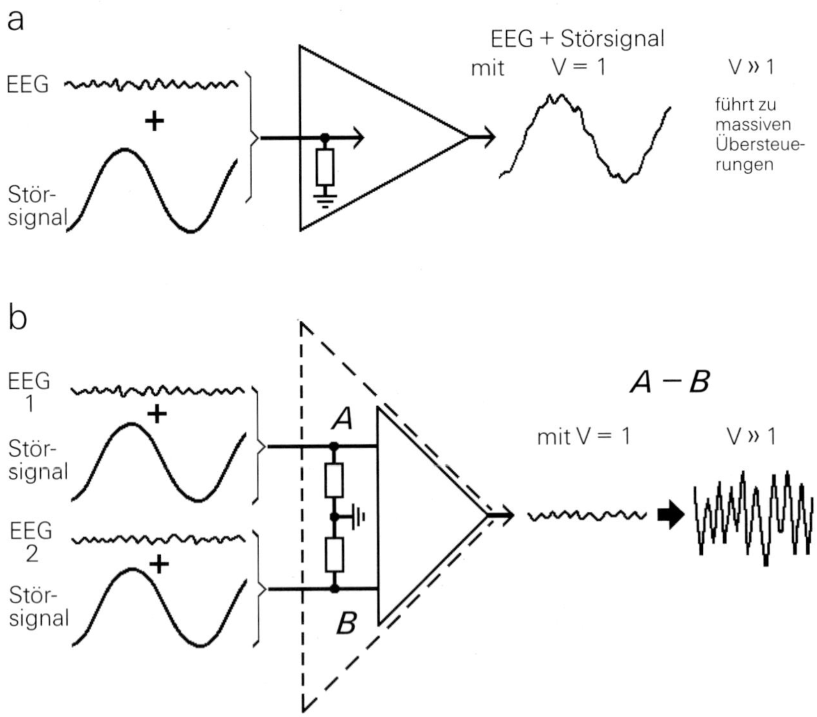

Abb. 15.11. Wirkungsweise eines Differenzverstärkers (**b**) im Vergleich mit einem einfachen („unipolaren") Verstärker (**a**). Bei einem Differenzverstärker heben sich die im Gleichtakt (gleichphasig) anliegenden Störsignale auf (Prinzip der *Gleichtaktunterdrückung*). Nur unterschiedliche Signale an den Eingängen *A* und *B* (wie das *EEG 1* und 2) werden mit ihrer Differenz *A* − *B* erfaßt und können dann auch wesentlich höher verstärkt werden (*V* » *1*)

wird aus elektrischen Leitungen im Raum bzw. in den Wänden induktiv und kapazitiv oder auch durch minimale Kriechströme auf den abzuleitenden Patienten übertragen. Sie tritt dann am Ableitepunkt bzw. am Verstärkereingang mit Potentialdifferenzen (gegen Erde) auf, die in der Regel *um ein Vielfaches über jenen Spannungsschwankungen liegen, die wir als EEG von der Schädeloberfläche ableiten* können. Mit diesem Übergewicht der Störsignale wäre über einen einfachen „unipolaren" Verstärker eine EEG-Registrierung nicht möglich.

Die Darstellung des EEG setzt den Einsatz eines ***Differenzverstärkers*** voraus (mitunter inkorrekt als „Differentialverstärker" bezeichnet). Hierbei werden die elektrischen Potentiale stets von *zwei Ableitepunkten* abgeleitet. Auch dabei werden natürlich zunächst *alle Potentiale* erfaßt (das EEG ebenso wie jede Störspannung). Bereits im Eingangsverstärker der Elektrodenanschlußbox wird dann jedoch *nur die Differenz der von beiden Ableitepunkten kommenden Potentiale verstärkt* (Abb. 15.11b).

Der entscheidende Vorteil dieser Differenzbildung ist die *Unterdrückung von elektromagnetischen Störsignalen*. In erster Linie sind dies die 50-Hz-Netzspannungsstörsignale. Daneben kommen elektromagnetische Wellen von Rundfunksendern oder von benachbarten Diagnostikgeräten in Frage, die zu Hochfrequenzquellen werden. Für diese Störsignale wirkt der Patient insgesamt wie eine Antenne. Dadurch treten aber diese Störsignale *am bzw. im Körper des Patienten überall weitgehend gleichartig* auf, also an allen möglichen Ableitepunkten mit weitgehend gleicher Amplitude, mit gleicher Frequenz und Phase. Man spricht von *gleichphasigen* Signalen. Sie befinden sich *im Gleichtakt*. Daher ist für diese Störsignale die *Differenz* zwischen zwei beliebigen Ableitepunkten eines Differenzverstärkers stets *weitgehend Null*, so daß sie von der weiteren Verstärkung und Signalverarbeitung ausgeschlossen bleiben (Abb. 15.11b). In welchem Maße diese im Gleichtakt befindlichen Störsignale unterdrückt werden, wird durch die ***Gleichtaktunterdrückung*** des EEG-Verstärkers bestimmt (s. Abschn. 15.2.2).

Differenzverstärker können das EEG verfälschen (s. Abschn. 2.4.1)

In diesem Prinzip der Gleichtaktunterdrückung liegt zugleich auch der generelle *Nachteil der unverzichtbaren Differenzverstärkung* begründet. Denn auch das EEG enthält an den beiden Punkten einer Differenzableitung gleichphasige Signalanteile und diese um so mehr, je stärker die *Hirnrindenaktivität synchronisiert* wird. Diese Anteile werden dann wie Gleichtaktsignale behandelt und nicht verstärkt. In der EEG-Registrierung bleiben sie ausgeblendet. Das führt *vor allem bei bipolaren Ableiteprogrammen zu Verfälschungen und Kunstprodukten*. Der Vorteil der Differenzverstärkung muß also mit verschiedenen Nachteilen erkauft werden. Diese Probleme werden im Kap. 2 ausführlich dargestellt.

15.2.2 Gleichtaktunterdrückung

Die Ausblendung der am Eingang eines Differenzverstärkers in gleicher Phase auftretenden Signale bezeichnet man als Gleichtaktunterdrückung. Leider ist eine vollständige Unterdrückung gleichphasiger Signale schon technisch nicht zu realisieren. Dies würde eine absolute Symmetrie der für die Differenzeingänge A und B maßgebenden elektronischen Bauteile voraussetzen. Dem stehen in der Praxis Materialabweichungen (Toleranzen) entgegen. Je präziser die Technologie der Geräte ist, desto besser ist diese Gleichtaktunterdrückung. Ihr Ausmaß („common-mode rejection ratio", CMRR) ist daher ein *Gütemerkmal der EEG-Verstärker.*

Die Gleichtaktunterdrückung ist definiert durch

$$\mathrm{CMRR} = \frac{\text{Verstärkung gegenphasiger Signale}}{\text{(Rest-)Verstärkung gleichphasiger Signale}}\text{, z. B.}\ \frac{10\,000}{1}\,.$$

Wenn wir annehmen, daß eine Gesamtverstärkung des EEG-Gerätes von V = 10 000 gerade jener Ausschlagshöhe von 10 mm entspricht, auf die die EEG-Geräte bei einem gegenphasigen Eingangssignal (Eichsignal) von 70 µV eingestellt werden, so würde bei einer CMRR von 10 000 :1 ein gleichgroßes, aber gleichphasig auftretendes Störsignal nur noch einen Zeigerausschlag von 0,001 mm verursachen, der nicht mehr zu erkennen wäre.

Tatsächlich liegt z. B. die 50-Hz-Störung bei ungünstigen Umgebungsverhältnissen um ein Vielfaches über dem Pegel der EEG-Signale, so daß die Gleichtaktunterdrückung dann dieses gleichphasige Störsignal zwar erheblich reduzieren, aber aufgrund der oben erwähnten Toleranzen der Bauteile nicht mehr vollständig ausblenden kann. Unter der (durchaus realistischen) Annahme, daß das 50-Hz-Störsignal am Patienten mit einer Amplitude von 100 mV auftritt (also mindestens 1000mal höher als die EEG-Wellen!), würde mit der vorgenannten Verstärkung von 70 µV /cm (100 mV ergäben Ausschläge von 1430 cm Höhe!) bei einer vollen Ausnutzung der Gleichtaktunterdrückung von 10 000:1 das Artefakt (der „Brumm") auf eine Ausschlagshöhe von „nur" 1,43 mm reduziert. Mit dieser Vibrationshöhe der Schreibzeiger tritt der „Brumm" dann aber schon störend dem registrierten EEG überlagert auf. Diese Störung wäre dann eine rein verstärkerbedingte Unzulänglichkeit und damit auch bei einem idealen Elektrodenübergangswiderstand von 0 Ω nicht mehr vermeidbar. Ein Störspannungspegel in dieser Größenordnung ist beispielsweise auf Intensivstationen durchaus möglich, weshalb in diesem Bereich auch bei sorgfältiger EEG-Ableitung in der Regel auf das besondere 50-Hz-Kerbfilter nicht verzichtet werden kann (s. Abschn. 15.3.3.1).

Die Gleichtaktunterdrückung wird in Dezibel (dB) ausgedrückt. Eine Gleichtaktunterdrückung von 10 000:1 (s. oben) entspricht in der logarithmischen dB-Skalierung 80 dB. In den Datenblättern zu EEG-Geräten werden meistens Werte über 100 dB (= 100 000:1) angegeben.

Ungleiche Elektrodenübergangswiderstände beeinflussen die über den Patienten einfließenden *Störsignale* derart, daß sie bereits an den beiden Eingängen der einzelnen Differenzverstärker in der Elektrodenanschlußbox *mit unterschiedlichen Amplituden eintreffen.* Entsprechend diesen Amplitudendifferenzen wird dann beispielsweise eine 50-Hz-Störspannung zu einem Teil *wie ein gegenphasiges Signal* verstärkt. Sie tritt dann als „Brumm" in der Registrierung auf. *Durch stärkere Differenzen der Elektrodenübergangswiderstände, die dann meistens auch noch zu hoch sind, wird der Effekt der Gleichtaktunterdrückung oft drastisch verschlechtert.*

Mangelhafte und ungleiche Elektroden verschlechtern die Gleichtaktunterdrückung

15.3 EEG-Filter

Registriert man das EEG direkt von der Hirnoberfläche, so reicht das Frequenzspektrum der ableitbaren Aktivität des Kortex von einer Gleichspannungskomponente (0 Hz) bis zu Wechselpotentialen von ca. 60 Hz. Im klinischen EEG begrenzen wir diesen Frequenzbereich durch technische Filter.

Die Begrenzung des Frequenzspektrums nach unten ist notwendig, da träge Potentialschwankungen durch „Schwitzartefakte" und vor allem durch langsame Drifts der Elektrodenpotentiale eine stabile Registrierung unmöglich machen. Diese Potentiale nichtzerebralen Ursprungs übersteigen den Amplitudenpegel des EEG um ein Vielfaches. Sie würden die EEG-Verstärker ständig übersteuern. Leider gehen damit auch die langsamen Gleichspannungsschwankungen der Hirnrinde verloren, die diagnostisch von besonderem Interesse wären (Caspers u. Speckmann 1974).

In Richtung höherer Frequenzen sind dem EEG im Prinzip keine Grenzen gesetzt. Bei Ableitungen von der Kopfoberfläche endet die erkennbare EEG-Frequenz jedoch bei ungefähr 30 Hz. Daher entspricht es praktischen Gesichtspunkten, wenn das Routine-EEG mit einer oberen Frequenzgrenze von 70 Hz geschrieben wird (s. unten). Damit werden zugleich auch verschiedene höherfrequente Störpotentiale reduziert oder ausgeblendet.

15.3.1 Hochpaß- und Tiefpaßfilter

Das Frequenzverhalten (der Frequenzgang) eines Verstärkers wird durch Filter bestimmt. Bei *analogen* EEG-Geräten bestehen sie aus einer Kombination von Kondensatoren und Widerständen. Ein Kondensator kann nur Wechselspannungen übertragen. Bei *digitalen* EEG-Geräten liegt der Filterung eine andere Technik zugrun-

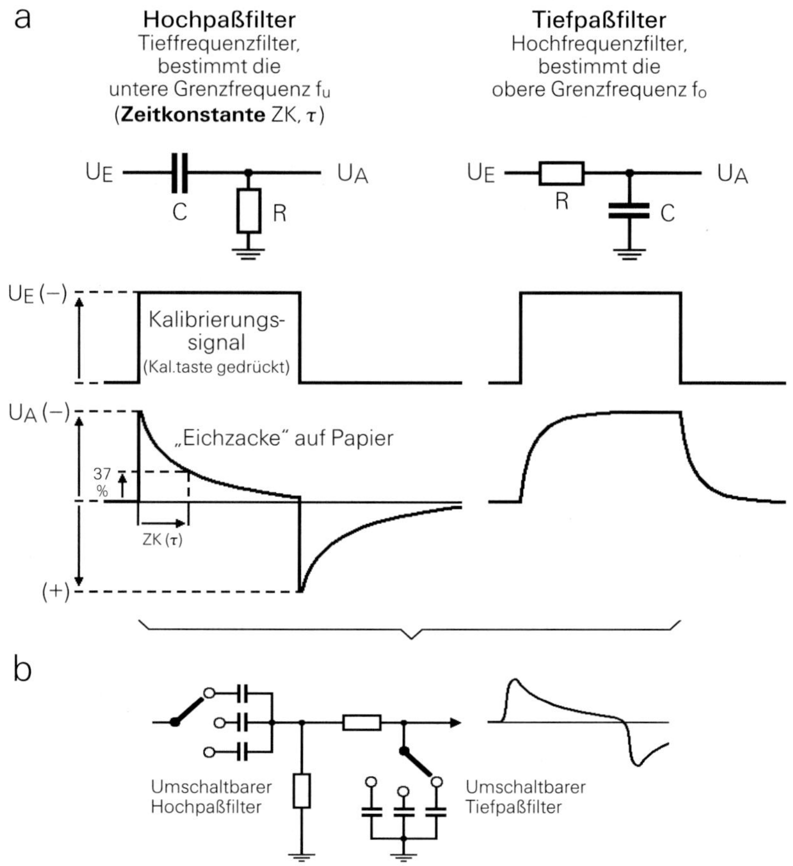

Abb. 15.12. RC-Glieder eines Hoch- und Tiefpaßfilters und ihr Einfluß auf das rechteckige Kalibrierungssignal (**a**). Weitere Erläuterungen s. Text. Die Umschaltung auf verschiedene Filter wird in analogen EEG-Geräten durch Anwahl von Kondensatoren unterschiedlich großer Kapazität erreicht (**b**), in digitalen Geräten durch spezielle Algorithmen (Rechenverfahren). Das Prinzip und die Auswirkungen auf das EEG sind identisch. (U_E Eingangsspannung, U_A Ausgangsspannung nach Filterung)

de, die die gleichen Effekte durch eine Kombination von analogen Filtern und besonderen digitalen Rechenverfahren erreichen. Im Endeffekt merkt der Anwender diese technischen Unterschiede nicht. *Die Grundregeln der verschiedenen Filterungen, die man auch in der täglichen Praxis unbedingt kennen sollte, bleiben dieselben.*

Je nach Anordnung des Widerstands-Kondensatorgliedes (R-C-Gliedes) im Signalweg des EEG unterscheidet man Hochpaß- und Tiefpaßfilter (Abb. 15.12). Diese technisch korrekten Bezeichnungen sind etwas irritierend.

15.3.1

Ein ***Hochpaßfilter*** läßt bevorzugt höhere Frequenzen passieren und dämpft niedrige Frequenzen, ist also ein Tieffrequenzfilter. Er bestimmt die *untere Grenzfrequenz*. Ein Hochpaßfilter wandelt das rechteckige Kalibrierungssignal („Eichsignal") der EEG-Geräte in die sog. „Eichzacken" um. Aus unerfindlichen Gründen wurden und werden oft auch noch heute die verschiedenen Stufen der Hochpaßfilterung in der Elektroenzephalographie mit ihren *Zeitkonstanten in Sekunden* angegeben (s. Abschn. 15.3.2). Die Kenntnis derselben hat zumindest den Vorteil, daß man aus den registrierten „Eichzacken" nachträglich abschätzen kann, welcher Hochpaßfilter eingestellt war (Abb. 15.13). Die Umrechnung der Zeitkonstanten (in s) auf die entsprechende untere Grenzfrequenz in Hertz (Hz) findet sich in Abschn. 15.3.2.

Ein ***Tiefpaßfilter*** läßt vorwiegend tiefe (langsame) Frequenzen passieren und dämpft höhere Frequenzanteile. Er ist also ein Hochfrequenzfilter und bestimmt die *obere Grenzfrequenz*. Diese wird im klinischen EEG korrekt in Hertz (Hz) angegeben. Ein Tiefpaßfilter „schleift" die Spitzen der eingetasteten Eichzacken ab (Abb. 15.12b).

15.3.2 Definition der Zeitkonstante

Je höher in einem Filter (R-C-Glied) der Widerstand R und die Kapazität C ist, desto länger dauert es, bis der Kondensator vollständig aufgeladen (oder entladen) wird. Und je länger dies dauert, desto langsamer können die Wechselspannungen sein, die von dem Kondensator übertragen werden können, bevor er durch vollständige Be- oder Entladung den Signalweg blockiert. Das Produkt R•C bestimmt somit die Frequenz der elektrischen Potentialschwankungen, die ein solches R-C-Glied mit einer bestimmten Dämpfung noch weiterleiten kann. Dieses Produkt ergibt die Zeitkonstante (ZK) τ:

$\tau = R \cdot C$;	[R in Ohm, C in Farad (!), im EEG normalerweise in der Größenordnung von 0,000001 Farad (=1 μF)].

Die Zeitkonstante τ wird in Sekunden ausgedrückt. Ein R-C-Glied mit den Werten von R = 1 MΩ und C = 0,31 μF ergibt eine Zeitkonstante τ = 0,3 s.

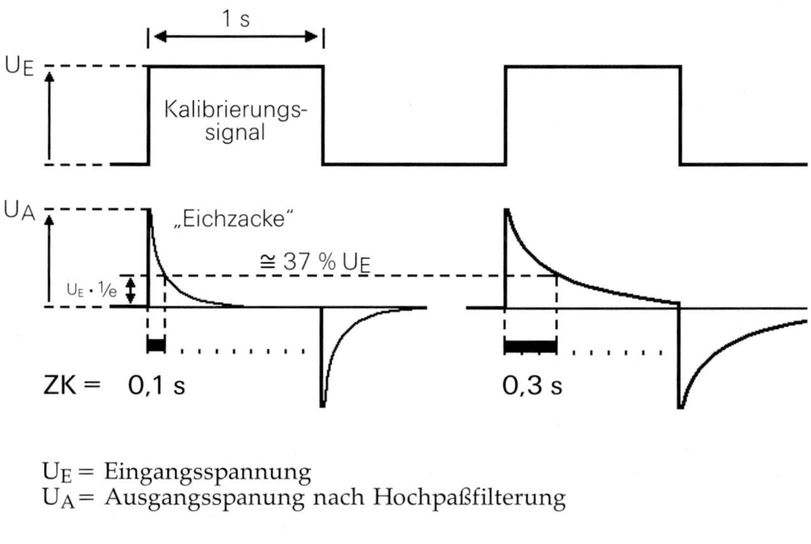

Abb. 15.13. Definition der Zeitkonstante ZK (τ) am Beispiel der sog. „Eichzacken", die durch Hochpaßfilterung aus den eingetasteten rechteckigen Kalibrierungssignalen entstehen (s. auch Abb. 15.12). An diesen Eichzacken läßt sich in der Registrierung die eingestellte Zeitkonstante auch hinreichend genau ausmessen (untere Bildhälfte). Dazu bestimmt man den Zeitpunkt, zu dem die Spannung der Eichzacke auf 1/3 (37 %) seines Anfangswertes abgesunken ist (wie im Bild für die Zeitkonstanten von 0,1 und 0,3 s dargestellt). Weitere Erläuterungen s. Text

Die Be- oder Entladung eines Kondensators erfolgt nicht linear, sondern sie gehorcht mathematisch der sog. e-Funktion (d. h. die Ladungsänderung erfolgt anfangs rasch und dann zunehmend langsamer). Danach ist die Zeitkonstante τ gemäß dem oben genannten Produkt zugleich auch definiert durch die Zeit, die vergeht, bis die Ladekurve eines Kondensators auf 37 % (= $^1/_e$; e ≅ 2,718) seiner Anfangsladung abgefallen ist (bzw. nach vollständiger Entladung auf 63 % seiner maximalen Ladekapazität angestiegen ist).

15.3.3 Anwendung der Frequenzfilter im klinischen EEG

In der klinischen Elektroenzephalographie haben sich für die beiden Filter mit geringen Abweichungen von Gerätetyp zu Gerätetyp folgende Einstellungsmöglichkeiten weitgehend durchgesetzt:

- Hochfrequenzfilter: 300 70 30 15 Hz,
- Tieffrequenzfilter: 16 1,6 0,53 0,16 0,016 Hz,
  analog einer
  Zeitkonstante von: 0,01 0,1 0,3 1 10 s.

Der Einfluß dieser Filtereinstellungen auf den Frequenzgang des EEG-Verstärkers ist in Abb. 15.14 dargestellt. Für Routineableitungen hat sich eine Einstellung des Hochfrequenzfilters auf ***70 Hz*** und der unteren Grenzfrequenz auf ***0,53 Hz*** (entsprechend einer *Zeitkonstante von 0,3 s*) als optimaler Kompromiß durchgesetzt.

Die Angabe dieser Werte bezieht sich in dem jeweiligen Grenzbereich des Filters auf eine Amplitudenminderung (Dämpfung) der EEG-Wellen um −3 dB. Dies entspricht einer Reduzierung der Amplitude auf 70 % (vgl. Abb. 15.14). Eine solche Dämpfung bedeutet, daß z. B. eine 120 μV hohe 0,5 /s-δ-Welle bei Einschaltung einer Zeitkonstante von 0,3 s nur noch mit einer Amplitude von 84 μV in der Aufzeichnung erscheint. Manche Hersteller geben auch den 6-dB-Wert an, der einem Abfall der frequenzbezogenen Amplitude bzw. Verstärkung auf 50 % entspricht.

Für die Umrechnung der Zeitkonstante in die entsprechende (untere) Grenzfrequenz f_u gilt die einfache Formel

$$f_u = \frac{1}{2\pi \cdot \tau}.$$

Eine Zeitkonstante von 0,3 s läßt die meisten δ-Wellen des EEG noch weitgehend unbeeinflußt. Träge δ- (bzw. Sub-δ-)Wellen können bereits reduziert werden. Eine Zeitkonstante von 0,1 s ist dagegen nicht mehr akzeptabel! Sie dämpft δ-Wellen bereits in einem unzulässigen Ausmaß (vgl. Abb. 15.15). Die Wahl der Zeitkonstante 0,1 s kann nur dann einmal gerechtfertigt sein, wenn das EEG durch träge Schwitzartefakte zu stark beeinflußt wird.

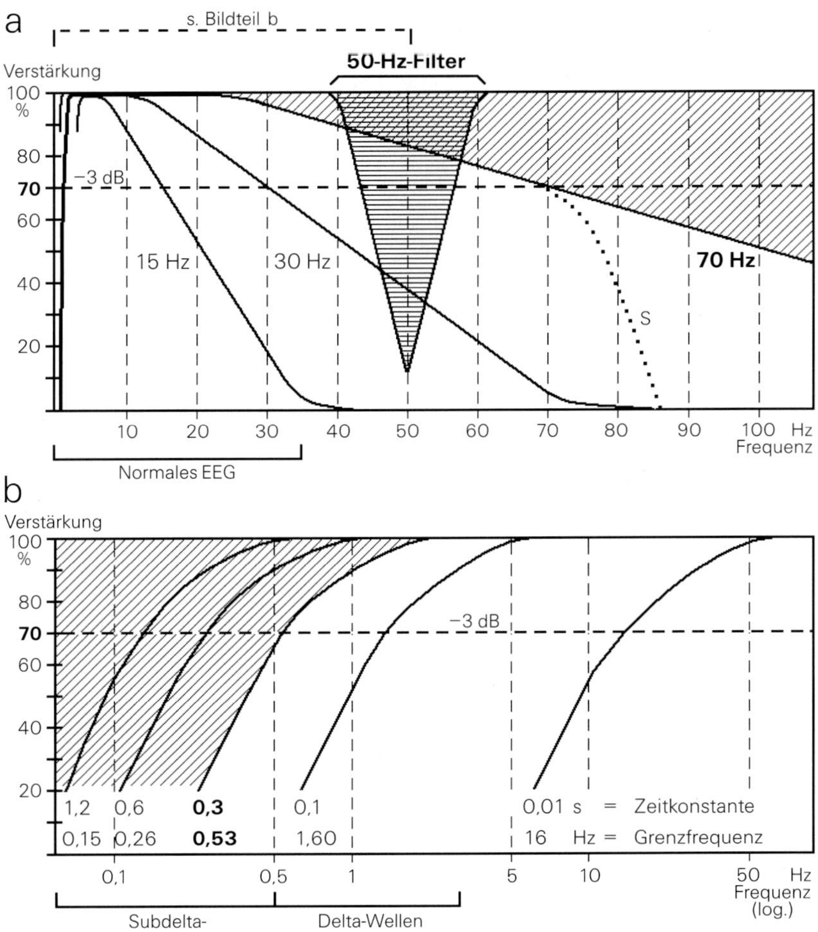

Abb. 15.14. Einfluß der Filtereinstellungen auf den Frequenzgang der EEG-Verstärker. **a** Tiefpaßfilterung (mit linearer Darstellung des Frequenzverlaufs). **b** Hochpaßfilterung bzw. Schaltung der Zeitkonstante (mit logarithmischer Abbildung des Frequenzverlaufs). Die Standardeinstellungen (70 Hz und 0,53 Hz bzw. 0,3 s) sind durch die *schraffiert* abgegrenzten Bereiche markiert. Die Angabe der Grenzfrequenz bezieht sich jeweils auf eine Dämpfung der EEG-Wellen um 30 % bzw. auf 70 % der Eingangsamplitude (= −3 dB). In **a** ist ferner der Einfluß eines 50-Hz-Filters dargestellt (s. Text). Dieses Kerbfilter hat eine besonders steile Filtercharakteristik. *S* (*gestrichelte* Linie): realer Frequenzabfall durch Trägheit der (mechanischen) Schreibsysteme. Die Umrechnung der verschiedenen Zeitkonstanten in die jeweils zugehörige untere Grenzfrequenz findet sich in Bildteil **b**

Wenn möglich, sollte man umgekehrt eher eine Zeitkonstante höher als 0,3 s wählen. Dies kann δ-Herde noch verdeutlichen und mit der Aufzeichnung besonders träger kortikaler Potentialschwankungen weitere interessante Befunde vermitteln.

Eine Erweiterung der oberen Grenzfrequenz über die üblichen 70 Hz hinaus bringt für die Darstellung des EEG wenig. Auch epileptische Erregungssteigerungen (mit scharfen Wellen oder Spitzenpotentialen) werden mit einem „Filter" von 70 Hz stets ausreichend dargestellt. *Zu warnen ist dagegen vor einer Verringerung der oberen Grenzfrequenz* (auf 30 oder gar 15 Hz). Davon wird oft zur Unterdrückung von Muskelartefakten Gebrauch gemacht. Abb. 15.16 zeigt mit zwei Beispielen, wie diese Hochfrequenzfilterung einstreuende Muskelpotentiale (und zusätzliche Elektrodenbewegungsartefakte) in EEG-ähnliche Potentialmuster umwandeln (verfälschen) kann, die dann zu Fehlbeurteilungen führen können.

Eine Herabsetzung der oberen Grenzfrequenz kann zur Fehlbeurteilung des EEG führen

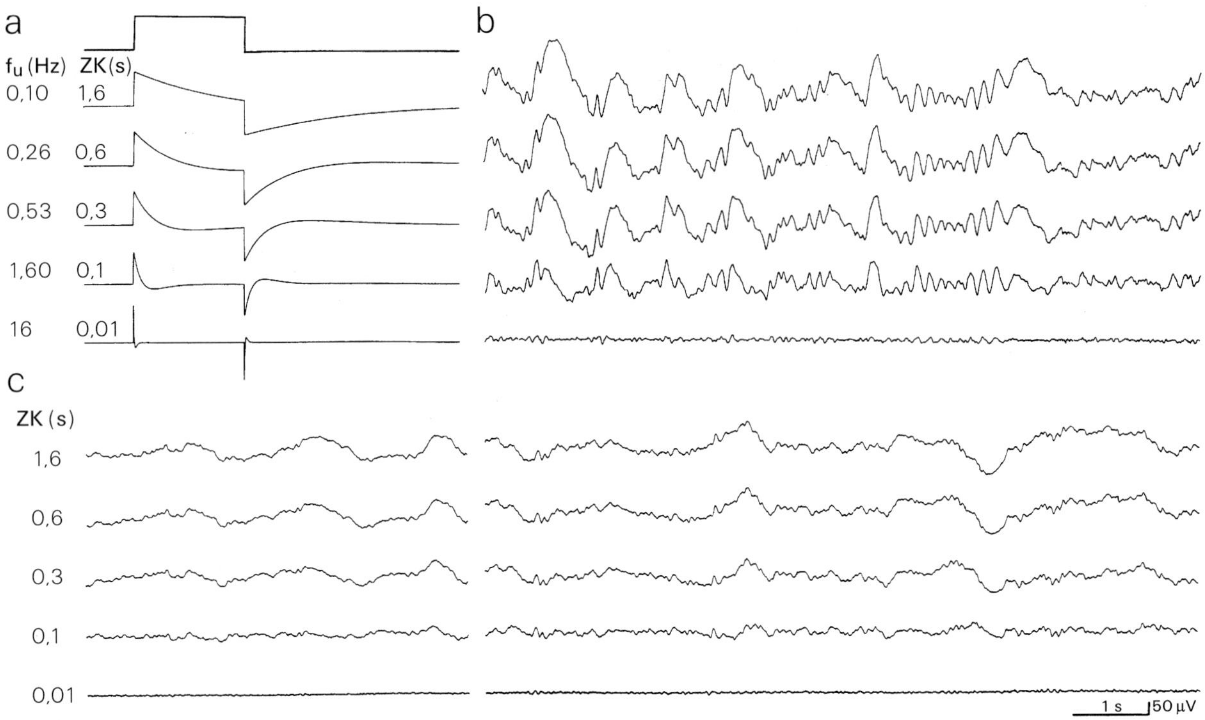

Abb. 15.15. Einfluß verschiedener unterer Frequenzbegrenzungen (f_u) durch Einschaltung entsprechender Hochpaßfilter bzw. der analogen Zeitkonstanten (*ZK*). **a** Veränderung des Eichsignals, das zu Beginn und nach Beendigung der Ableitung als Rechteckimpuls eingetastet wird (s. auch Abb. 15.13). **b** Einfluß der Zeitkonstante auf δ-Wellen von 2–1/s sowie auf träge Sub-δ-Wellen (**c**). Die nach geltenden Richtlinien vorgeschriebene Zeitkonstante von 0,3 s zeigt hier auch auf die Sub-δ-Wellen noch keinen nennenswerten Einfluß. Eine Zeitkonstante von 0,1 s führt dagegen bereits zu einer deutlichen Dämpfung langsamer Potentialanteile im EEG. α-Wellen (**b**) und ϑ-Wellen werden durch die Zeitkonstanten bis 0,1 s nicht beeinflußt. Die in fast allen EEG-Geräten einschaltbare Zeitkonstante von 0,01 s (entsprechend einer unteren Frequenzgrenze von 16 Hz) filtert das EEG natürlich vollständig heraus. Dieses Hochpaßfilter ist für polygraphische Registrierungen (vor allem für EMG-Ableitungen) vorgesehen

Daraus ergibt sich die Regel: Artefakte (insbesondere Muskelartefakte) sollten, wenn sie denn nicht zu korrigieren oder zu beheben sind, in der Registrierung ungeschmälert Artefakte bleiben. Sie sind dann als solche wenigstens zu erkennen.

Eine Reduzierung der oberen Grenzfrequenz ist nur dann gerechtfertigt, wenn die Gefahr besteht, daß bei unruhigen Patienten massive Muskelartefakte in einzelnen Kanälen die Schreibzeiger mechanisch bedrohen und wenn man dennoch die Registrierung fortsetzen möchte.

15.3.3

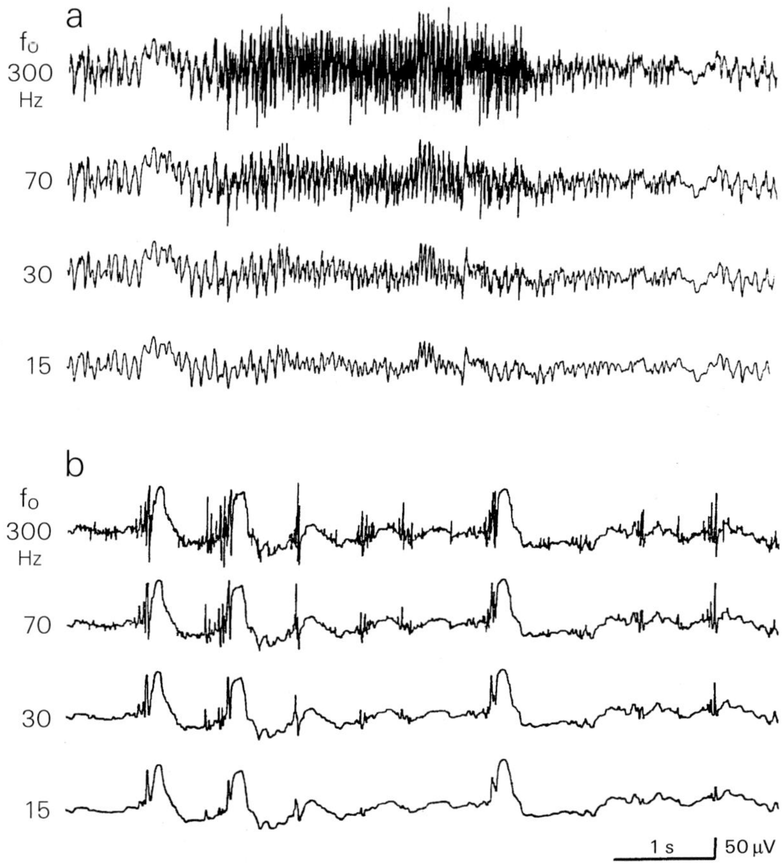

Abb. 15.16. Einflüsse einer zunehmenden Beschneidung der oberen Frequenzgrenze (Tiefpaßfilterung), die zu Falschbefunden führen kann. Filtereffekte von 300, 70, 30 und 15 Hz auf *jeweils ein und denselben EEG-Abschnitt*. Vor allem bei einer Begrenzung auf 15 Hz können einstreuende Muskelartefakte wie eine β-Aktivität erscheinen (**a**). Bildteil **b** zeigt ein Beispiel, in dem Elektrodenartefakte durch kurze Bewegungen des Patienten (kurze Serien von Muskelspitzen und nachfolgende Wakkelartefakte der Elektrode) durch die Filterung schließlich wie Spitze-Welle-Komplexe erscheinen

15.3.3.1 50-Hz-Filter

Moderne EEG-Geräte besitzen stets ein 50-Hz-Filter (Bandunterdrückungsfilter oder *Kerb-* bzw. *Notch-Filter*). Schaltet man es ein, so werden mit einer möglichst steilen Filtercharakteristik (steile Flanken der Filtergrenzen, s. Abb. 15.14) lediglich die Signale im Frequenzbereich um 50 Hz herum stark reduziert. Zweck dieser Bandfilterung ist die *Unterdrückung der 50-Hz-Netzfrequenzstörung* (des sog. „Brumm"), ohne daß die Potentialschwankungen unter- und oberhalb dieser 50-Hz-Frequenz beeinflußt werden (in den USA liegt die Notch-Frequenz bei 60 Hz).

50-Hz-Filter nur im Notfall verwenden

Entsprechend den Empfehlungen der Deutschen EEG-Gesellschaft (1990a) *sollte man von diesem 50-Hz-Filter jedoch nur im Notfall Gebrauch machen*. Eine 50-Hz-Störung (Brumm) ist in der Regel die Folge hoher (vor allem ungleich hoher) Elektrodenübergangswiderstände oder defekter Elektroden. Durch Einschalten des 50-Hz-Filters beseitigt man zwar diese Brummstörung, aber man kaschiert damit lediglich die Mängel der Ableitung. Mit einem

50-Hz-Filter ist eine „saubere" Ableitung oft nur Augenwischerei. Lediglich auf Intensivstationen kann die Benutzung dieses Bandfilters gerechtfertigt sein und hier durch die vielen „Brummquellen" oft sogar notwendig werden.

15.3.3.2 Erdung des Patienten

Erdung des Patienten bedeutet Anschluß an das allgemeine Massepotential des Gerätes, das wiederum mit den Erdkontakten der Netzleitung verbunden ist. Die Probleme einer fehlerhaften Erdung, die Gefahr von „Brummschleifen" und die Bedeutung einer Potentialausgleichsschiene werden in Abschn. 18.2.2.2 (mit Abb. 18.24 bis 18.26) besprochen.

Die gesonderte Erdelektrode kann im Prinzip an jeder Stelle des Patienten angebracht werden. Im allgemeinen plaziert man sie *in Nähe der kritischen Ableitepunkte,* beim EEG also am Kopf (in der Regel an der Position Fpz). Bei Brummstörungen ist der Versuch sinnvoll, mit entsprechenden Klemmen auch den EEG-Ableitestuhl oder das Bett des Patienten zu erden (an dem für den Potentialausgleich vorgesehenen Anschluß an der Rückseite des EEG-Gerätes bzw. an einer Potentialausgleichsschiene im Raum, *nicht* jedoch an Wasserhähnen, Warmwasserheizungen o. ä.!). Ausführliche Darstellungen der für die Praxis so wichtigen Erdungsprobleme finden sich bei Rappelsberger (1987) und Rappelsberger et al. (1987).

15.4 Schreibsysteme

Nach Vorverstärkung und Filterung durchläuft das EEG-Signal schließlich einen Leistungsverstärker (Abb. 15.2), der (bei einem analog arbeitenden EEG-Gerät) die elektromotorische Kraft erzeugt, die für die Bewegung der Schreibzeiger erforderlich ist. Man findet heute verschiedenartige technische Systeme (in Klammern Beispiele von Firmen, die diese Systeme in Deutschland anbieten bzw. lange Zeit angeboten haben):

- Tintenschreiber (z. B. Nihon-Kohden),
- Kohlepapierschreiber (Schwarzer),
- Tintendüsenschreiber (Siemens),
- Thermokammschreiber in digitalen Geräten (Madaus-Schwarzer, Nihon-Kohden u. a.).

Bei ***Tintenschreibern*** wird die Schreibtinte (wie bei einem Füllhalter) über eine Kapillare in einem Schreibzeiger zu Papier gebracht. Der Ausschrieb erfolgt entsprechend der kreisförmigen Zeigerbewegung mit leichtem Bogen (Abb. 15.17a), der vor allem bei hohen EEG-Amplituden (SW-Aktivität) auffällt.

Bei ***Kohlepapierschreibern*** wird der Ausschrieb in vertikaler Richtung geradlinig, weil die Zeiger die EEG-Kurven durch den Andruck eines Kohlepapiers entlang einer geraden Schreibkante zu Papier bringen (Abb. 15.17b). Dies bedingt zwar bei stärkeren Zeigerauslenkungen einen leichten Linearitäts- bzw. Amplitudenfehler (die Amplituden werden mit zunehmender Auslenkung der Zeiger etwas reduziert aufgezeichnet), in der Praxis kann man diesen Fehler jedoch vernachlässigen.

Bei ***Tintendüsenschreibern*** wird der Farbstoff mit hohem Druck über eine feine, in vertikaler Richtung schwankende Düse ebenfalls senkrecht geradlinig auf das Papier gespritzt. Der vorstehend beschriebene Linearitätsfehler tritt hier mit umgekehrtem Effekt auf. Tintendüsenschreiber haben bereits den Vorteil, daß der Farbstoff pulsartig abgespritzt werden kann. Dadurch sind alphanumerische Ausgaben möglich (Darstellung von Schrift oder einfachen Graphiken auf dem Papier).

Der Vorteil einer alphanumerischen oder jeder anderen beliebigen Ausgabe kennzeichnet schließlich die ***Thermokammschreiber*** digitaler EEG-Geräte (Abb. 15.17c). Ein Thermokamm besteht aus einer großen Zahl dicht aneinandergereihter Halbleiterpunkte, die durch elektrische Aktivierung kurzzeitig erhitzt werden. Diese punktuelle Erhitzung führt zu einer entsprechend umschriebenen, momentanen Schwärzung des durchlaufenden, speziell beschichteten Thermopapiers. Die Halbleiterpunkte können einzeln beliebig digital angesteuert werden. Dadurch ist außer dem digitalisierten EEG auch der Ausdruck von Schrift und Graphiken in beliebiger Form möglich (s. beispielsweise die Dokumentation der Elektrodenübergangswiderstände in Abb. 15.8). Derzeit enthält ein Thermokamm 8–10 winzige Halbleiterpunkte pro mm, die einzeln aufgeheizt werden können (bei einer Papierbreite von 30 cm mindestens 2400 Punkte pro gesamtem Schreibkamm).

Die Thermokammschreiber werden wahrscheinlich bald von den gleichermaßen digital gesteuerten *Laserschreibern* abgelöst werden. Diese Laserdrucker ermöglichen eine noch bessere (feinere) Auflösung, und sie haben den Vorteil, daß sich wieder normales Registrierpapier verwenden läßt. Das spezielle Thermopapier ist gegenüber Licht-, Wärme- und chemischen Einflüssen sehr empfindlich. Seine zeitlich begrenzte Haltbarkeit kann bei einer Langzeitarchivierung zu Problemen führen.

Mechanische Schreibsysteme (entsprechend Abb. 15.17a, b) müssen in jedem einzelnen Schreibkanal in ihrer Ausschlagshöhe mechanisch begrenzt werden, da sich sonst die Zeiger ineinander verhaken würden. Bei den *digital angesteuerten Thermokammschreibern* können sich die einzelnen Schreibkanäle beliebig überlagern (überlappen). Es ist eindrucksvoll zu sehen, mit welch hohen Amplituden manche Augen- oder Elektrodenartefakte tatsächlich auftreten (s. z. B. Abb. 18.21). Die digitale Steuerung des Thermokamms erlaubt auch eine *variable Gestaltung* der Ausgabe hinsichtlich der *Zahl und Anordnung (des Abstandes) der Schreibspuren* auf dem Registrierpapier. Individuelle Variationen lassen sich ab-

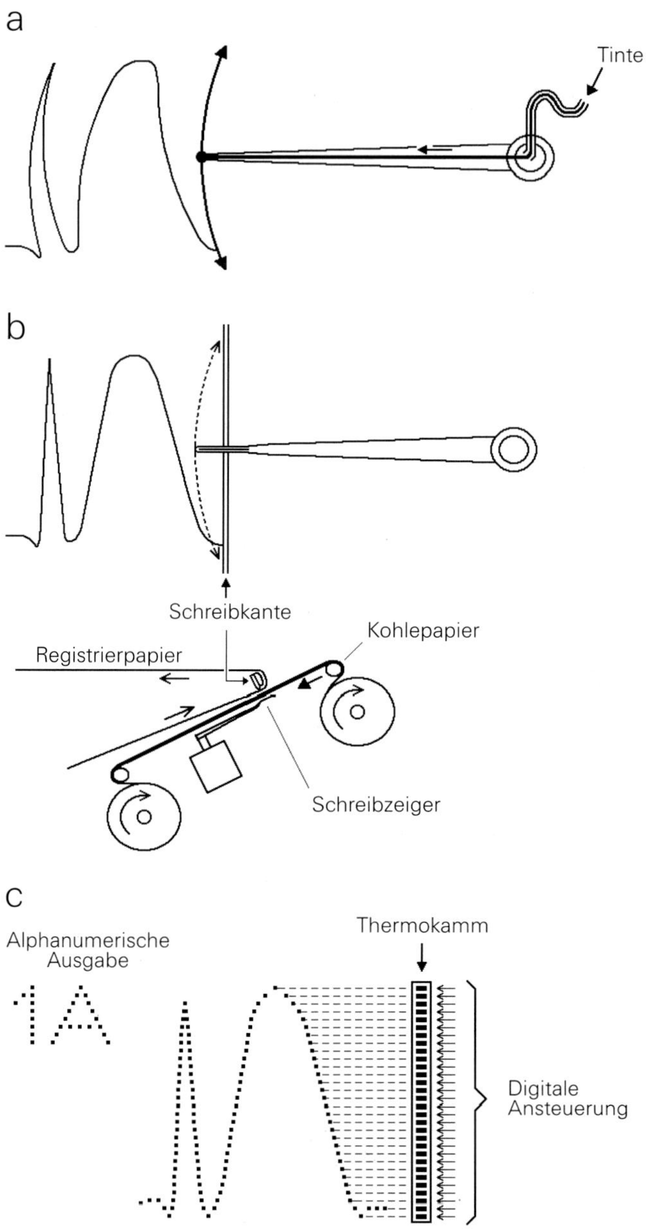

Abb. 15.17. Verschiedene technische Prinzipien der EEG-Schreibsysteme. **a** Tintenschreiber mit Kurvenschrift. **b** Kohlepapierschreiber mit rektilinearer Schreibweise entlang einer Schreibkante. **c** Thermokammschreiber (in digitalen EEG-Geräten). Weitere Erläuterungen s. Text

speichern und jederzeit wieder aufrufen. Massive Artefakte treten bei einer Thermokammregistrierung ungewohnt geräuschlos auf. Man sollte sie dennoch vermeiden, da anhaltend ausgeprägte Artefaktbelastungen zu entsprechend starken, anhaltenden Aufheizungen zuvieler einzelner Halbleiterpunkte führen, die technische Defekte zur Folge haben können.

15.5 Papiergeschwindigkeit (Papiervorschub)

Für die klinische Elektroenzephalographie gilt ein Papiervorschub von 30 mm/s als Standard. Manche Laboratorien schreiben das EEG routinemäßig mit 15 mm/s. In besonderen Fällen kann es nützlich sein, vorübergehend von der normalen Papiergeschwindigkeit abzuweichen.

Mit *höheren Geschwindigkeiten* des Registrierpapiers (bzw. entsprechenden Änderungen der Zeitbasis am Computerbildschirm) sind die zeitlichen Beziehungen beispielsweise epileptischer Erregungssteigerungen besser zu erkennen. Bei EEG-Ableitungen von der Kopfoberfläche haben solche Aussagen allerdings nur begrenzten Wert und sind auch nur dann sinnvoll, wenn Bezugsableitungen verwendet werden, die das zu betrachtende Potentialmuster wenig verfälschen.

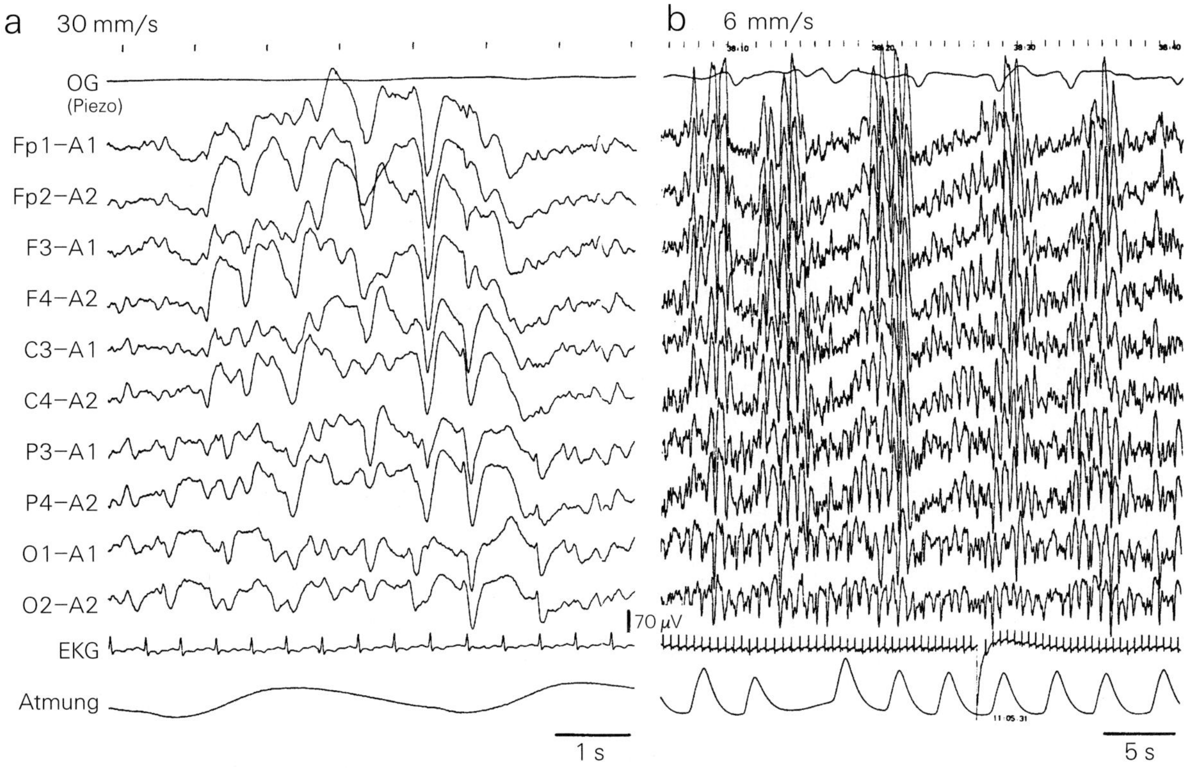

Abb. 15.18. **a** Frontal betonte δ-Serien bei einem Patienten mit Mittelhirnfunktionsstörung nach Schädel-Hirn-Trauma. Die zeitliche Dynamik (Periodik), mit der diese subkortikal generierte Störung auftritt, ist bei Umschaltung auf eine langsamere Papiergeschwindigkeit (**b**, 6 mm/s) besser zu erkennen. EEG: $f_o = 70$ Hz, $f_u = 0{,}016$ Hz (Zeitkonstante = 10 s). Beachte den (frontal betonten) negativen Drift jeder der δ-Serien, der erst bei dieser niedrigen unteren Grenzfrequenz deutlich wird

Dagegen sind zeitweilig eingeschaltete *niedrigere Papiergeschwindigkeiten* häufig sinnvoller. Wird das EEG durch repetierende oder durch mehr oder weniger periodisch wiederkehrende Veränderungen geprägt, dann bietet eine zeitlich stark geraffte Aufzeichnung einen *besseren Überblick über die Dynamik* dieser Phänomene (Abb. 15.18). Details im Ablauf einzelner Potentiale können natürlich nicht mehr analysiert werden. Im Rahmen der Polygraphie sind mit der gerafften Zeitachse des langsameren Papiervorschubs vor allem besondere Atemstörungen besser zu erkennen. Erst die digitale EEG-Technik (PL-EEG, s. Abschn. 15.7) bietet mit der nachträglichen und dann beliebig wiederholbaren Darstellung der gespeicherten EEG-Rohdaten auch im Hinblick auf die Wahl der Zeitachse alle Freiheiten. Zum Nachweis langfristiger EEG-Veränderungen sind allerdings oft stunden- oder gar tagelange EEG-Ableitungen erforderlich (EEG-Überwachung). Diese Datenmenge kann nur noch mit besonderen computergestützten Verfahren bewältigt werden (z. B. fortlaufende Spektralanalyse, s. Abschn. 16.2.2).

15.6 Digitale EEG-Geräte

Nahezu sämtliche Funktionen eines EEG-Gerätes lassen sich auch mit Hilfe der digitalen Rechentechnik realisieren. Der Vorteil dieser Technik ist die beliebige und beliebig häufige Manipulierbarkeit des digitalisierten EEG ohne Verlust an Qualität der Signale. Die Grundprinzipien der digitalen Datenverarbeitung werden im Kap. 16 erläutert. Das Blockschema eines digitalen EEG-Gerätes ist in Abb. 15.19 dargestellt. Wie bei einem Computer werden sämtliche Funktionen durch einen Mikroprozessor kontrolliert und über Tipptasten eingestellt. Digital gesteuert werden die Programmwahl, Verstärkung, Filterung und die Registriergeschwindigkeit, bei Verwendung eines Thermokammschreibers (s. Abschn. 15.4) auch die Anzahl und die Anordnung der Registrierkanäle. Lediglich an den Schnittstellen zur „Außenwelt" sind noch analog arbeitende Bausteine erforderlich. Dies gilt vor allem für die Eingangsverstärker in der Elektrodenanschlußbox. Aber schon in dieser Anschlußbox werden die stetigen (analogen) Spannungsänderungen des EEG durch Analog-Digital-Konverter (ADC) in digitale Daten umgewandelt (s. Abschn. 16.1). An rückseitigen Ausgangsbuchsen des EEG-Gerätes steht das verstärkte EEG auch wieder als analoges Signal zur Verfügung (Digital-Analog-Konverter, DAC).

Der wesentliche Unterschied zwischen der analogen und digitalen EEG-Verarbeitung kann am besten am Beispiel der Übertragung des EEG von der patientenseitigen Ekektrodenanschlußbox zum EEG-Gerät demonstriert werden. Wie in Abb. 15.20 erläutert, erfordert ein analoges Gerät für jede Elektrode eine elektri-

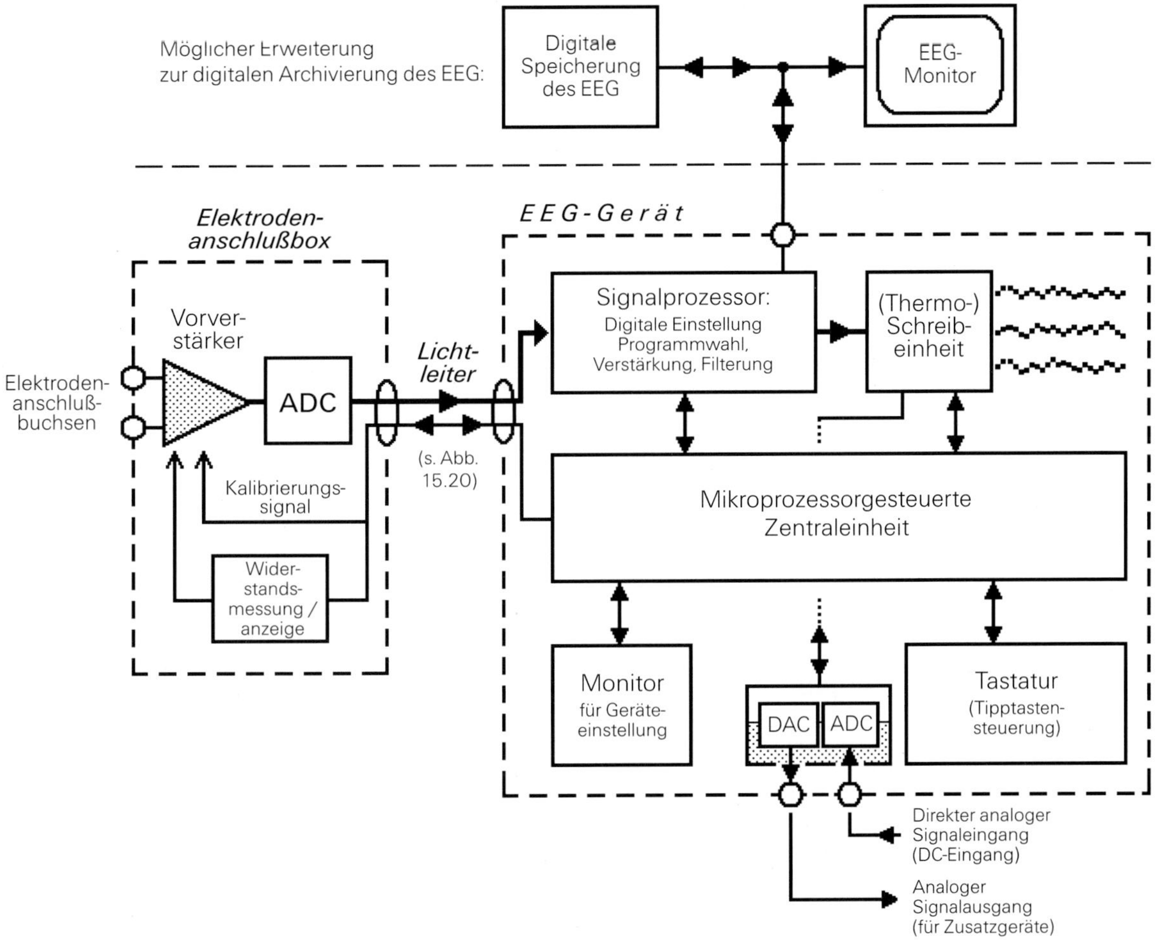

Abb. 15.19. Blockschaltbild eines digitalen EEG-Gerätes mit Kurvenschreiber (Thermokammschreiber). Sämtliche Funktionen werden durch einen Computer (Mikroprozessor) gesteuert. Analoge Bausteine finden sich nur noch im Vorverstärker der Elektrodenanschlußbox und in den Digital-Analog-(DAC) bzw. Analog-Digital-Wandlern (ADC) für zusätzliche Signalausgänge bzw. -eingänge (*punktiert* hervorgehoben) zum Anschluß konventioneller Zusatzgeräte. Die Verbindung zwischen Elektrodenanschlußbox und EEG-Gerät erfolgt in den meisten Fällen über einen Lichtleiter (s. auch Abb. 15.20). Die konventionelle Kurvenschreibung kann ggf. durch eine digitale EEG-Archivierung erweitert werden (Fa. Madaus Schwarzer)

sche Übertragungsleitung. *Digitalisiert* können die Daten der einzelnen Elektroden dagegen *über nur eine einzige Leitung nacheinander* zum EEG-Gerät geschickt werden. Nach Umwandlung der einzelnen elektrischen Datenimpulse (bits) in Lichtimpulse kann die Verbindung zwischen Elektrodenanschlußbox und EEG-Gerät zudem mit einem Lichtleitkabel vorgenommen werden. Dies ver-

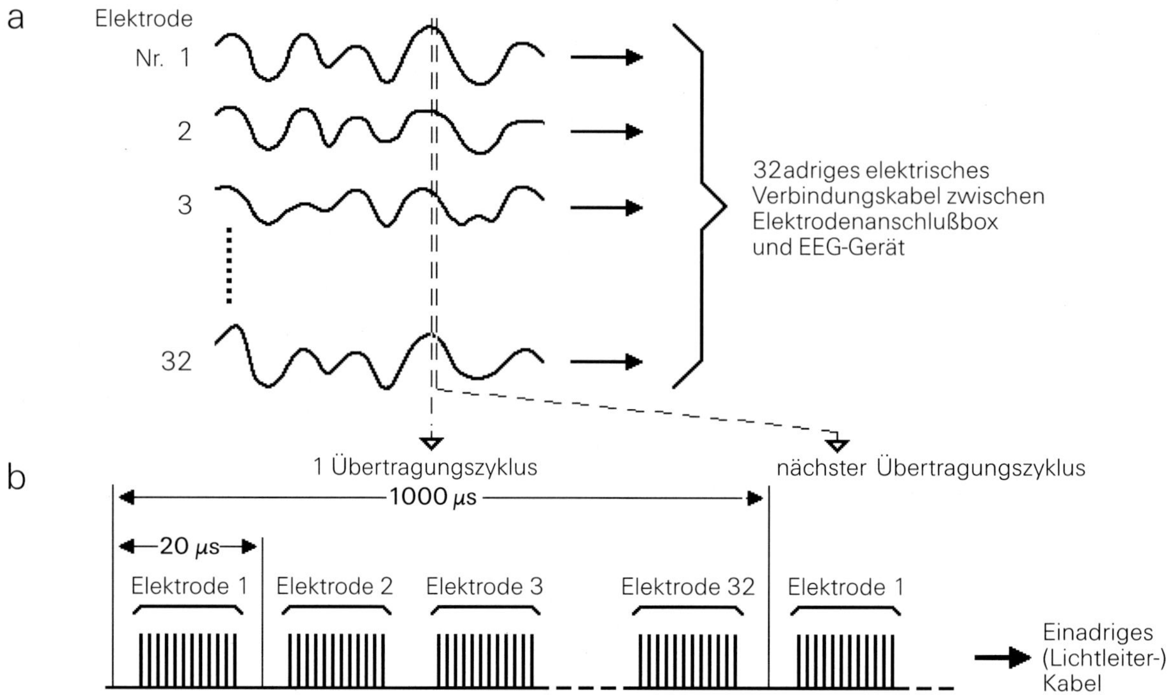

Abb. 15.20. Prinzip der Datenübertragung bei einem analog arbeitenden EEG-Gerät (**a**) und bei einem digitalen EEG-Gerät (**b**). Bei einem analogen EEG-Gerät muß für jede Ableiteelektrode 1 Datenleitung vorhanden sein. Im Gegensatz dazu erfolgt die Übertragung sämtlicher Elektrodenableitungen bei einem digitalen Gerät nach der Analog-Digital-Wandlung binär kodiert *nacheinander* (seriell) über ein einziges Kabel (meistens über einen Lichtleiter). Aufgrund der hohen Übertragungsfrequenz der einzelnen binären Impulse (bits) wird die momentane Information von einer Elektrode in 20 µs und damit die einer 32-Kanal-EEG-Ableitung (inklusive verschiedener Steuerimpulse) in 1000 µs (1 ms) übertragen. Es kann also das EEG von jeder Elektrode 1000mal/s abgefragt werden

ringert die Störanfälligkeit und erhöht die Sicherheit des Patienten. In einer ähnlich kodierten Form wird das EEG auch in den einzelnen Stufen des EEG-Gerätes weiterverarbeitet. Von außen gesehen und in der Bedienung unterscheiden sich analog und digital arbeitende EEG-Geräte jedoch kaum. Die Regeln und Fehlerquellen, die in anderen Abschnitten dieses Buches stets am Beispiel analoger Techniken besprochen wurden (insbesondere die Elektrodenverschaltungen und die Filterung des EEG), gelten natürlich in völlig gleicher Weise auch für die digitale EEG-Verarbeitung. Uneingeschränkt gelten sie auch für die Technik des „papierlosen EEG" (PL-EEG), auch wenn diese nunmehr den Arbeitsplatz äußerlich grundlegend verändert.

15.6

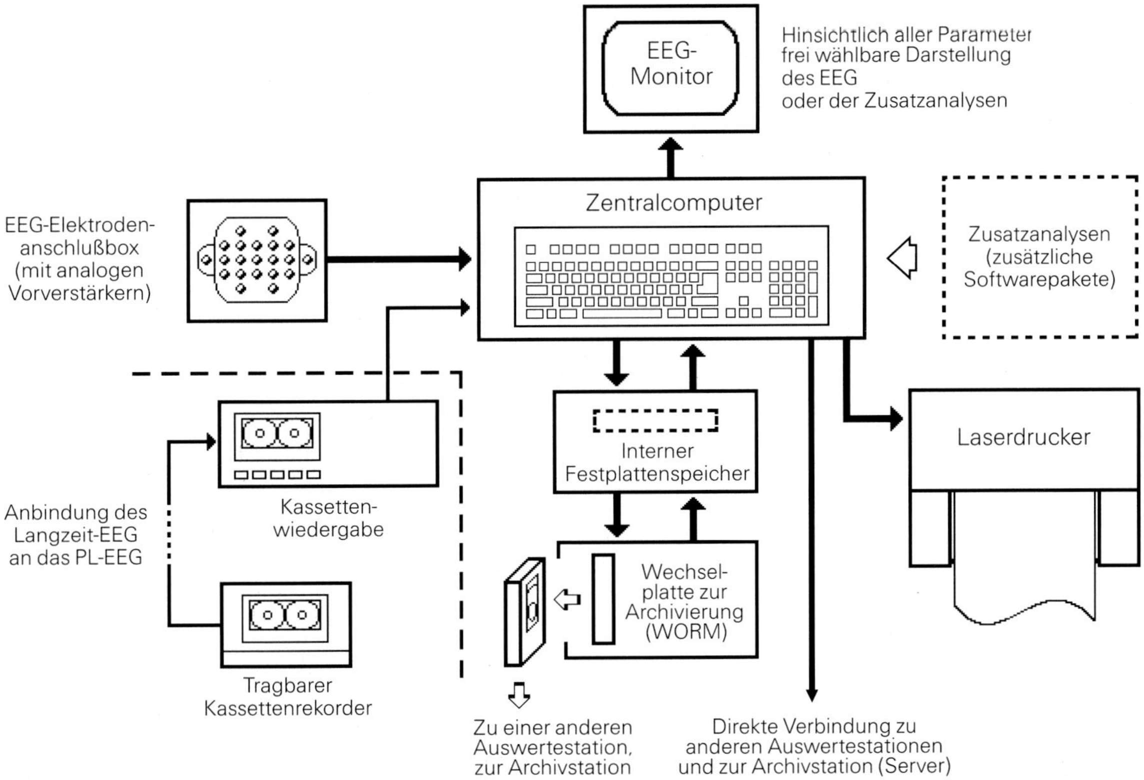

Abb.15.21. Blockschema der wichtigsten Komponenten einer Station für papierlose EEG-Registrierung. Der Aufbau ist für eine Aufnahmestation (zusätzlich mit EEG-Elektrodenanschlußbox) und für eine Wiedergabe- und Auswertestation (außerhalb des EEG-Labors) weitgehend identisch. Die Auswertestation wird in der Regel durch einen Laserdrucker erweitert, und sie kann für besondere Analysen mit zusätzlicher Software ausgestattet werden (Schlafanalysen, Spike-Erkennung, Frequenzanalysen, EEG-Mapping u. a.). Die Verbindung mit anderen (Auswerte-)Stationen kann über Wechselplatten erfolgen oder über ein elektronisches Netzwerk (s. Abb. 15.23). Die PL-EEG-Auswertestation kann (mit entsprechender Software) auch zur Auswertung von EEG-Langzeitaufnahmen verwendet werden

15.7 Papierlose EEG-Registrierung (PL-EEG)

Die Wandlung des EEG-Gerätes zu einem EEG-Computer zieht fast zwangsläufig den nächsten Schritt nach sich, nämlich den Übergang von der Papierregistrierung zur visuellen Kontrolle der laufenden Ableitung auf einem Bildschirm und den Übergang von einer Archivierung der Papierregistrierungen (oder deren Mikrofilme) zur elektronischen Speicherung sämtlicher EEG-Daten.

Der Aufbau eines Arbeitsplatzes für das papierlose EEG (PL-EEG oder PLE, „paperless EEG") ist mit seinen wichtigsten Komponenten in Abb. 15.21 in einem Blockschema dargestellt. Im Prinzip ist ein PL-EEG-Gerät sowohl für die EEG-Aufnahme (mit Elektrodenanschlußbox, Abb. 15.22) als auch für die EEG-Auswertung als Lesestation einsetzbar. Im Routinebetrieb sind jedoch neben den Aufnahmestationen an den einzelnen Ableiteplätzen mindestens noch eine gesonderte Auswertestation erforderlich, bei mehreren auswertenden Ärzten entsprechend mehrere Lesestationen. Sie müssen nicht alle mit sämtlichen Optionen voll ausgestattet sein. Besondere Analyseprogramme brauchen nur einmal vorhanden zu sein. Auch ein Laserdrucker ist nur einmal erforderlich. Auszuwertende oder auszudruckende Daten können über Wechselplatten transportiert oder über eine direkte elektronische Verbindung (Vernetzung) von einem Arbeitsplatz zum anderen weitergegeben werden.

Eine *Vernetzung* (Verbindung über Datenleitungen) ist bei mehreren Aufnahme- und Auswerteplätzen vor allem im Hinblick auf eine *zentrale Archivierung* tunlichst anzustreben. Die Archivierung auf Wechselplatten erfolgt dann nur an einer Stelle (im sog. „Server"). Die Vernetzung der verschiedenen Computerarbeitsplätze bietet außerdem besondere Möglichkeiten der Kommunikation und Interaktion zwischen den Laboratorien bzw. den Mitarbeitern einer EEG-Abteilung. Abbildung 15.23 zeigt ein

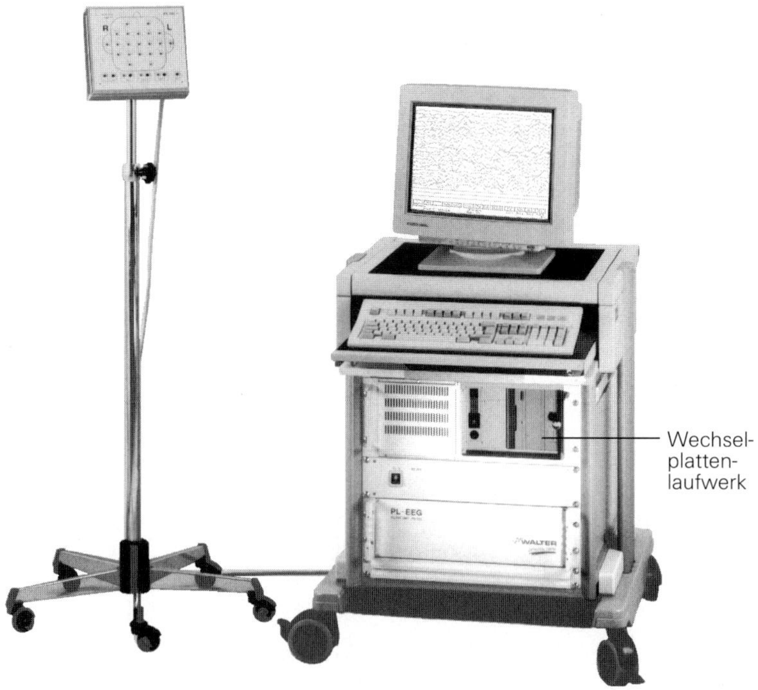

Abb. 15.22. Beispiel für eine PL-EEG-Aufnahmestation (Fa. Walter Graphtek GmbH). Die Einheit ist prinzipiell autark funktionsfähig. Die auf der internen Festplatte (s. Schema in Abb. 15.21) gespeicherten EEG-Rohdaten können sofort ausgewertet werden. Im Regelfall werden sie jedoch nach Übertragung auf eine (optische) Wechselplatte an eine andere Auswertestation weitergegeben, oder der Aufnahmeplatz wird über eine Datenleitung (Netzwerk) an andere Stationen (und an das zentrale Archiv) angeschlossen (s. Abb. 15.23)

Beispiel einer komplett auf das PL-EEG umgestellten EEG-Abteilung (AK Celle, Chefarzt Dr. Bätz). Eine konsequente Vernetzung setzt allerdings im Hinblick auf die notwendigen Datenleitungen entsprechende räumliche Gegebenheiten voraus. Ansonsten muß der Datentransport über die *Weitergabe von Wechselplatten* erfolgen, die an den verschiedenen Aufnahmeplätzen mit den EEG-Daten beschrieben wurden. Die an sich noch mögliche Übertragung via Telefonleitungen (Datenfernübertragung, DFÜ, mittels Modem) scheidet für den EEG-Bereich aus; für die anfallende Menge an Daten ist der Datentransfer per Modem zu langsam.

In der PL-EEG-Technik wird das EEG zunächst stets *referentiell* erfaßt und elektronisch gespeichert. Diese „Rohdaten" sind die Basis für alle weiteren Auswertungen und Analysen

Das entscheidende Merkmal der PL-Technik ist die elektronische Speicherung des EEG. ***Das EEG wird stets in einer Referenzableitung abgespeichert.*** Hierzu wird über die für das 10-20-System übliche Elektrodenanordnung hinaus eine *weitere Referenzelektrode* gesetzt und – zusätzlich zur unverändert notwendigen neutralen Elektrode (Patienerdung) – an eine entsprechend (meist mit „Ref") gekennzeichnete Buchse angeschlossen. Diese Referenzelektrode kann am Patienten beliebig lokalisiert werden, wird aber im allgemeinen im Stirnbereich angeordnet. Alle übrigen Elektroden (auch die Ohrelektroden!) werden bei der EEG-Aufnahme und -speicherung auf diese Referenzelektrode bezogen. In dieser Form wird das EEG ungefiltert für die gesamte Ableitedauer auf dem Plattenspeicher der Aufnahmestation abgelegt (es wird lediglich der notwendigen Anti-aliasing-Filterung unterzogen, s. Abschn. 16.1.3.1). Man spricht auch von den „EEG-Rohdaten".

Diese Rohdaten können bereits bei der EEG-Aufnahme von der EEG-Assistentin *auf dem Bildschirm in jeder anderen Elektrodenverschaltung* **dargestellt** werden. Dies hat keinen Einfluß auf die

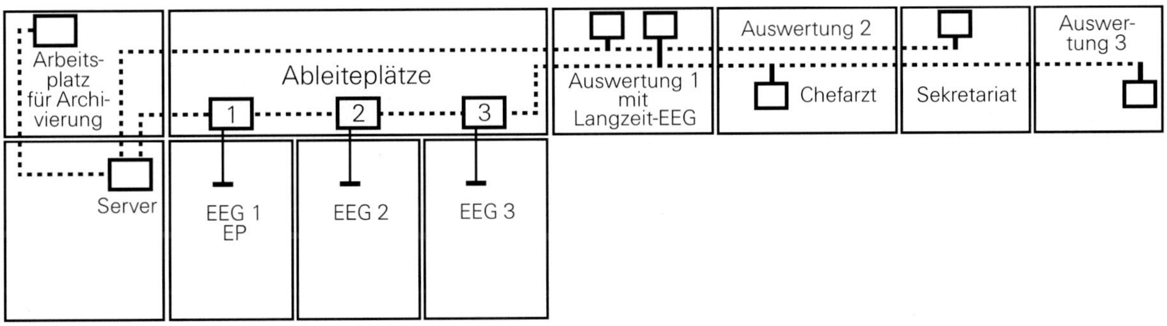

Abb. 15.23. Vollständig auf PL-EEG-Ableitungen umgestellte EEG-Abteilung mit 3 Ableiteplätzen und 3 Auswertestationen. Die verschiedenen Arbeitsplätze sind über Netzwerkkabel miteinander und mit der zentralen Station zur Archivierung (Server) verbunden. Für Zugriffe auf das Archiv besteht eine zweite Datenleitung vor allem zwischen dem Sekretariat und dem Server. Ein Ableiteplatz (EEG 1) ist auch zur Untersuchung evozierter Potentiale eingerichtet (mit freundlicher Genehmigung durch Chefarzt Dr. B. Bätz, EEG-Abteilung des AK Celle)

elektronische Ablage des EEG im Speicher! Damit kann die Assistentin bei der Ableitung wie gewohnt das EEG abbilden. Dies ist zur momentanen Erkennung von Artefakten oder besonderer Befunde auch unbedingt erforderlich.

Die *nachträgliche Umrechnung der EEG-Rohdaten* in die verschiedenen Formen der Elektrodenverschaltungen (frühere Ableiteprogramme) ist auf der Basis der Referenzableitung (*Ref.*) für den Computer ein simpler Rechenvorgang, der den algebraischen Regeln folgt [mit (−Ref.)−(−Ref.) wird die Referenz herausgerechnet]:

Bildung einer bipolarenVerschaltung	Bildung einer Ohrreferenzschaltung
z. B. (Fp1−*Ref.*)−(F3−*Ref.*)	z. B. (Fp1−*Ref.*)−(A1−*Ref.*)
= Fp1−*Ref.* − F3+*Ref.*	= Fp1−*Ref.* − A1+*Ref.*
= Fp1 − F3	= Fp1 − A1

Lediglich die nachträgliche Darstellung in Form von Quellenableitungen erfordert höheren Rechenaufwand, für den bei der EEG-Aufnahme in der notwendigen Echtzeit derzeit die (preislich akzeptablen) Computer noch zu langsam sind. Off line (bei der Auswertung) lassen sich Quellenableitungen natürlich darstellen, und sie können sogar hinsichtlich der Bewertungsfaktoren mit eigenen Vorgaben beliebig konfiguriert werden (s. Abschn. 2.4.2.3).

Die Vorteile und Nachteile der PL-EEG-Technik sind sehr differenziert einzuschätzen. Die Nachteile, die sich bislang vor allem auf die Bildschirmdarstellung bezogen, werden mit dem Fortschritt der Technologie allmählich minimiert. Mindestanforderungen für die Datenaufnahme wurden schon 1987 von der IPEG formuliert (International Pharmaco-EEG Group, s. Dumermuth et al. 1987), Empfehlungen für das PL-EEG von der Technischen Kommission der Deutschen EEG-Gesellschaft (1990b). Wichtig ist die Beachtung eines Fragenkatalogs zur Planung bzw. Beschaffung eines PL-EEG-Systems, der von der EEG-Gesellschaft (jetzt Deutsche Gesellschaft für Klinische Neurophysiologie) aufgestellt wurde (1995). Der zuständige EEG-Arzt sollte dafür über die notwendigen Grundkenntnisse der digitalen Technik verfügen (s. Kap. 16, s. auch Hinrichs 1992; Rappelsberger 1992)!

Vorteile der PL-EEG-Technologie:

- *Elektronische Speicherung* des EEG als Grundlage für ein effizientes und (längerfristig gesehen) kostensparendes *Archivsystem*. Die Archivierung erfolgt (zusammen mit sämtlichen patientenbezogenen Daten) in der Regel auf nur einmal beschreibbaren und (mit normalen Mitteln) nicht wieder zu löschenden, optischen (lasergesteuerten) Wechselplatten (sog. WORM, „write once, read many"; zur Speicherkapazität dieser Medien s. auch Abschn. 16.1.3.1). Die Frage, ob auch wiederbeschreibbare magnetooptische Wechselplatten verwendet werden können, ist im Hinblick auf die Haltbarkeit bzw. Datensicherheit noch offen. Auf der Basis der gespeicherten EEG-Rohdaten ergibt sich der zweite, wesentlichste Vorteil der PL-EEG-Technik, nämlich

- die ***Flexibilität der EEG-Darstellung*** auf dem Computerbildschirm. Jeder Abschnitt und insbesondere auch ein und derselbe Ausschnitt der Aufzeichnung läßt sich nachträglich mit jeder Elektrodenmontage darstellen (sog. *Remontage*, s. Rappelsberger 1994). Je nach Sachlage lassen sich auch einmal besondere, von den üblichen Schemata abweichende Elektrodenverschaltungen simulieren. Möglich sind ferner nachträgliche Änderungen des Verstärkungsfaktors, der Filter und der Schreibgeschwindigkeit. Die Anordnung der Kanäle läßt sich umstellen, ausgewählte Spuren können für einen Überblick über längere Zeitabschnitte in Kaskaden dargestellt werden. Schließlich kann man besondere Potentiale vergrößern und genauer ausmessen. Mit der Remontage aller Kanäle läßt sich ein EEG-Befunde stets optimal darstellen und auswerten. *Die Möglichkeiten der off-line-Analyse können auch hervorragend in der EEG-Ausbildung genutzt werden!*
- Nachträglich können (je nach vorhandener Software) verschiedene ***Zusatzanalysen*** vorgenommen werden, wie z. B. Frequenzanalysen, Mapping-Darstellungen, ggf. mit mathematisch-statistischen Auswertungen. Die gesamte Aufnahme kann besonderen, automatischen oder halbautomatischen Verfahren der Mustererkennung unterzogen werden (Spike-Erkennung, bei Langzeitaufnahmen auch Erstellen der Schlafprofile, Apnoedetektion u. a.), deren Nutzwert (Zuverlässigkeit) sich allerdings noch erweisen muß.
- Die verschiedenen Arbeitsplätze oder Auswertestationen können elektronisch miteinander *vernetzt* werden (s. z. B. Abb. 15.23).

Weitere Möglichkeiten lassen sich hier nur andeuten. Sie betreffen den Einsatz kleiner, portabler EEG-Aufnahmegeräte, die Einbindung der Auswertung von EEG-Langzeit-Kassettenaufnahmen (Abschn. 15.9.1) oder die Kombination der PL-EEG-Technik mit der Videometrie. Grundsätzlich besteht auch die Möglichkeit, die PL-EEG-Aufnahmestationen für die Ableitung evozierter Potentiale zu erweitern.

Die ***Nachteile*** der PLE-Technik sind schwieriger zu definieren, zumal sie im Verlauf der Zeit mit dem Fortschritt der Technik teilweise behoben werden dürften. Sie betreffen in erster Linie die Aufnahmestation. Manches ist für ein bereits konventionell eingearbeitetes EEG-Personal lediglich gewöhnungsbedürftig. Es gibt aber auch technisch bedingte Einschränkungen, die der PL-EEG-Technik im Vergleich mit der bisherigen EEG-Praxis systembedingt (noch) anhaften.

Besonderheiten der PL-EEG-Technik, die noch als Nachteile anzusehen (bzw. als solche empfunden) werden:

- Ein Computerbildschirm der bevorzugten Größe (17 Zoll) erlaubt bei einer Darstellung des EEG entsprechend der üblichen Ablaufgeschwindigkeit von 30 mm/s in der Regel nur eine Übersicht über jeweils 10 s des laufenden EEG. Das bei konventionellen EEG-Geräten schnelle und in der Praxis in vielerlei Hinsicht wirklich wichtige, beliebige *Zurückblättern des EEG* läßt sich in einer PLE-Station nicht gleichermaßen effizient realisieren. Lösungen mit einem geteilten Bildschirm („split screen") sind unzureichend, besser wäre ein zweiter Monitor für die aktuelle Rückschau.

- Wichtig ist die ***Wahl der Darstellung des EEG-Ablaufs auf dem Bildschirm***. Möglich ist
  - *Rollmodus* (kontiniuierlicher Durchlauf des Bildes): ungünstig, anstrengend. Löst im längeren Einsatz bei manchen Personen vestibuläre Reizerscheinungen aus (durch ständigen optokinetischen Nystagmus des Betrachters, der beim Blick auf ein herauslaufendes Papier in dieser Form nicht auftritt).
  - Darstellung mit der sog. „*Wahrheitskante*": das Bild steht ruhig, es wandert lediglich ein schmaler senkrechter Balken über den Bildschirm, der das jeweils neu einlaufende EEG vom vorhergehenden optisch trennt. Für Aufnahme und Wiedergabe zu empfehlen.
  - „*Page mode display*": das in Zeitabschnitten von z. B. 10 s eingelaufene EEG wird als stehendes Bild seitenweise weitergeblättert. Für die Aufnahmestation ungeeignet (da man ungünstigenfalls 10 s lang nicht sehen kann, was aktuell passiert), für die Auswertestation eine geeignete Variante.
- Die *Bildschirmauflösung* war längere Zeit ein kritischer Punkt (Treppenbildung steilerer Potentialflanken, bei Darstellung mit einer Ablenkung entsprechend 30 mm/s mangelhafte Auflösung bereits im α-Frequenzbereich). Dies hat sich deutlich gebessert. Dennoch bleibt die Auflösung bei Farbbildschirmen aus technischen Gründen begrenzt. Gute Monitore (Trinitron-Bildröhren, Abstand der Punkte in der Bildschirmlochmaske 0,25 mm) erreichen höchstens die Hälfte der Auflösung eines Thermokammschreibers (s. Abschn. 15.4).

„Papierlos" bedeutet nicht völliger Verzicht auf Papier. Die Möglichkeit, besondere Befunde mit einem Papierausdruck zu dokumentieren, sollte unbedingt gegeben sein (Laserdrucker oder ein normaler EEG-Schreiber, z. B. Thermokammschreiber). Den unbestrittenen Vorteil der elektronischen Archivierung erkauft man sich mit einer gewissen Einbuße an (örtlicher) Flexibilität. Eine EEG-Kurve kann man komplett überallhin tragen, für die Demonstration von Befunden auf dem Bildschirm bleibt man an die wenigen Orte der Lesestationen gebunden. Besonders wichtige EEG-Ableitungen (z. B. Nullinien) sollte man weiterhin zusätzlich auf Papier ausgeschrieben aufbewahren.

Angesichts erkennbarer Tendenzen noch folgende Anmerkung: ***Die geforderte Mindestdauer von 20 min EEG-Ableitung bleibt unverändert!*** Diese Mindestanforderung wurde nicht festgelegt, um die nötige Anzahl an Ableiteprogrammen „durchziehen" zu können, sondern um angesichts des Stichprobencharakters einer EEG-Untersuchung repräsentative Ergebnisse zu erhalten.

15.8 Polygraphie

Parallel zum EEG ist die Registrierung anderer physiologischer Parameter bei Schlafuntersuchungen schon lange Zeit eine Selbstverständlichkeit. In der täglichen EEG-Routinediagnostik blieb dagegen die Polygraphie bislang eher ein Stiefkind. Mittlerweile machen EEG-Geräte mit 21 (24) Schreibkanälen und mit bereits technisch entsprechend ausgelegten Polygraphieeingängen in der Anschlußbox die Registrierung von Zusatzparametern problemlos möglich.

Die nachfolgenden Abschnitte beschränken sich auf jene Zusatzregistrierungen, die *in jedem Routinelabor ohne besonderen Aufwand möglich* sind. Das EKG sollte stets mitaufgezeichnet werden. Die regelmäßige und heute auch sehr einfach erreichbare Abtastung der Augenbewegungen ist dringend zu empfehlen. In besonderen Fällen können zusätzliche Registrierungen von Muskelaktivitäten, Bewegungen (Tremor) oder der Atmung wichtige Informationen liefern.

EOG und EKG sollten bei jeder EEG-Routineableitung mitaufgezeichnet werden

In der Routinediagnostik dient die Polygraphie vor allem der *Erkennung von Artefakten* im EEG (s. Kap. 18). Dies gilt insbesondere für Augenartefakte und pulsabhängige Störungen, die oft erst durch die polygraphischen Zusatzregistrierungen eindeutig als solche festgelegt werden können. Die Polygraphie kann dabei jedoch auch *besondere Befunde* aufdecken, wie beispielsweise EKG-Veränderungen (insbesondere Herzrhythmusstörungen) oder einen Nystagmus, der sich teilweise nur bei geschlossenen Augen zeigt. Diese Zusatzbefunde können mit einer einfachen EEG-Polygraphie natürlich nicht genau beurteilt werden, aber sie sind Anlaß zu weiteren, speziellen Untersuchungen. Deshalb sollten *alle besonderen polygraphischen Befunde im EEG-Befundbericht ausdrücklich erwähnt werden*. Es können dann ggf. weitere Untersuchungen veranlaßt werden.

15.8.1 Augenbewegungen

Die Augenbewegungen sind die häufigste Artefaktquelle im EEG. Sie können die frontalen Ableitungen erheblich belasten und sind langsamen EEG-Potentialen mitunter sehr ähnlich. Man unterscheidet *Lidartefakte* (Lidschlagartefakte) und Artefakte durch Augenbewegungen (*Bulbusartefakte*), wenngleich auch die Lidartefakte durch kurze, aufwärts gerichtete Augenbewegungen verursacht werden (s. Abschn. 18.1.1). Die Augenbewegungen lassen sich sowohl elektrisch als auch primär mechanisch registrieren.

15.8.1.1 Elektrookulogramm (EOG)

Mit dem EOG wird ein Ruhe- oder Bestandpotential des Auges abgeleitet, das sich vorwiegend im Bereich der Pigmentepithelschicht der Netzhaut (und zu beiden Seiten der Membrana limitans externa) entwickelt. Der elektrische *Summendipol* dieser Potentialdifferenzen hat eine Achse, die der Augenachse entspricht. Der negative Pol ist hirnwärts gerichtet, der Schwerpunkt des positiven Pols projiziert sich in die Kornea (Abb. 15.24). Aufgrund dieser Dipolprojektion bezeichnet man dieses retinale Bestandpotential auch als ***korneoretinales Potential***. Die Höhe dieses Bestandpotentials ist vom Grad der Licht- und Dunkeladaptation des Auges abhängig (im Hellen ist es höher) und kann bei retinalen Erkrankungen stark reduziert sein. Dies wirkt sich auf die Ausprägung des EOG aus.

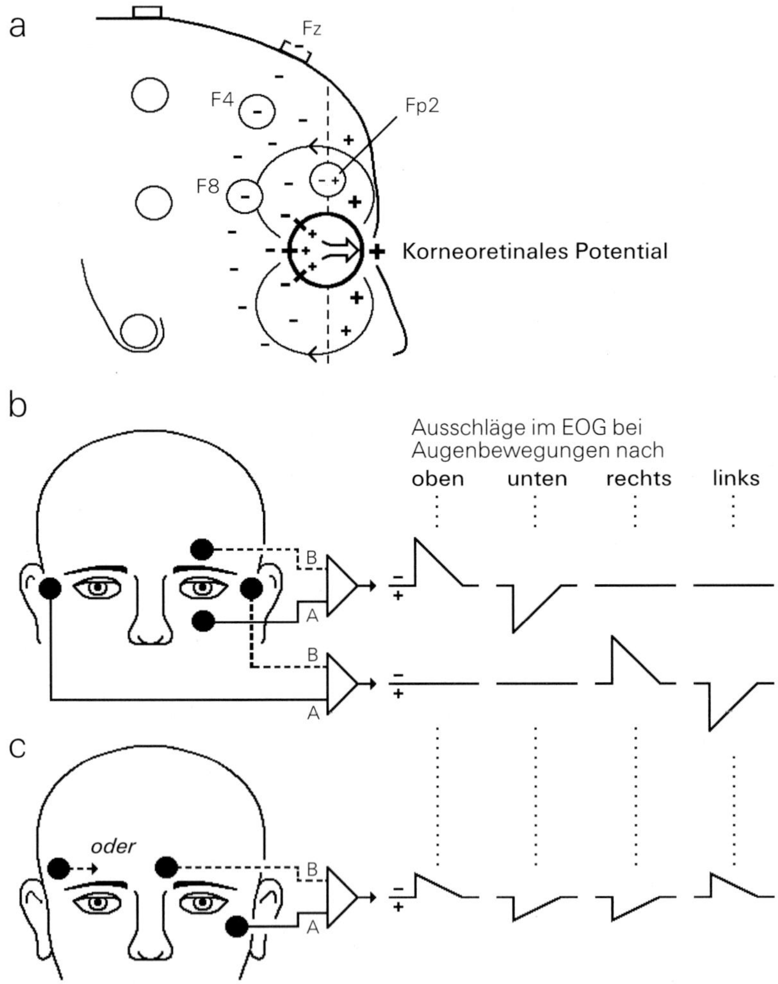

Abb. 15.24. a Das Bestandpotential der Netzhaut entwickelt einen elektrischen Dipol (korneoretinales Potential), dessen Verlagerungen bei Augenbewegungen im Umfeld der Augen als Elektrookulogramm (EOG) erfaßt werden. Mit 2 EOG-Ableitungen kann dabei die Richtung der Augenbewegungen festgelegt werden (**b**). Bei Verwendung von Wechselspannungsverstärkern werden nur die *Bewegungen* dokumentiert (s. auch Abb. 18.1). In der klinischen Routinediagnostik genügt für die Abgrenzung von Artefakten in den frontalen EEG-Ableitungen die vereinfachte Dokumentation mit lediglich 1 EOG-Registrierung (**c**), in der horizontale und vertikale Augenbewegungen nicht auseinandergehalten werden können

15.8.1.1

Augenbewegungen führen zu entsprechenden *Richtungsänderungen des korneoretinalen Dipols* und seines elektrischen Feldes. Diese räumlichen Verschiebungen des elektrischen Feldes lassen sich im Umfeld des Auges registrieren. Die direkte Potentialdifferenz zwischen Netzhaut und Kornea beträgt etwa 10 mV. In Nähe des Auges werden davon noch mehrere 100 μV abgegriffen. Im Vergleich mit dem EEG sind diese Potentialanteile beträchtlich. Da wir mit Wechselspannungsverstärkern registrieren, werden aber nur die *Änderungen des Potentialfeldes* bei Augenbewegungen als ausgeprägte Artefakte registriert (s. Abschn. 18.1.1.1). Bei der üblichen EEG-Verstärkung können Augenbewegungen bis etwa zur Mitte der Kopfoberfläche im EEG nachweisbar sein.

Durch entsprechende Anordnung der EOG-Ableiteelektroden kann man horizontale und vertikale Augenbewegungen getrennt abschätzen (Abb. 15.24). Verwendet werden klebefähige Ag/AgCl-Scheiben- oder Napfelektroden (bzw. solche Elektroden mit zusätzlichen Kleberingen).

Die EOG-Elektroden werden an den A- und B-Eingängen der Differenzverstärker so angeschlossen, daß in vertikaler Richtung die Aufwärtsbewegung der Augen und bei horizontalen Bewegungen ein Blick nach rechts zu einer Auslenkung der Kurve *nach oben* führen. Zur Dokumentation des korrekten Anschlusses sollte man zu Beginn einer Ableitung eine „Kalibrierung" vornehmen. Dazu registriert man die Potentialauslenkungen, die durch gezielt ausgelöste Augenbewegungen auftreten (Fingerfolgebewegungen der Augen nach rechts, links, oben und unten; im Interesse einer klaren Aufzeichnung mit jeweils mäßig schnellen Folgebewegungen in die zu prüfende Richtung und mit jeweils einem langsamen Bewegungsrücklauf).

In der eigentlichen Elektrookulographie (Elektronystagmographie) werden teilweise Gleichspannungsverstärker benutzt, da auch gleichbleibende Richtungsabweichungen der Augen (Augenpositionen) erfaßt werden müssen (s. z. B. Büchele et al. 1980; Dieterich u. Brandt 1989). Um in der klinischen EEG-Registrierung zumindestens auch träge Augenbewegungen noch dokumentieren zu können, wie z. B. die SEM bei einer Vigilanzabnahme (SEM = „slow eye movements", s. Kap. 5), muß für die EOG-Kanäle eine höhere Zeitkonstante gewählt werden (1 s bzw. 1,6 s, möglichst noch höher). Als Verstärkungsfaktor wählt man zunächst 200 μV/cm (vgl. Tabelle 15.2). Diese Geräteeinstellungen müssen dann je nach aktuellem Ergebnis der Registrierung dem Einzelfall angepaßt werden.

15.8.1.2 (Mechano-)Okulogramm (OG)

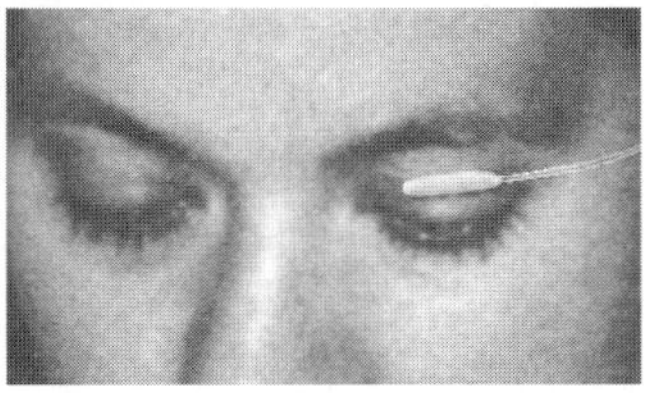

Abb. 15.25. Registrierung der Augenbewegungen mit Hilfe eines auf ein Augenlid geklebten piezoelektrischen Bewegungsfühlers

Die mechanische Registrierung der Augenbewegungen ist heute mit den extrem empfindlichen ***piezoelektrischen Bewegungsfühlern*** sehr gut möglich. Das technische Prinzip dieser Aufnehmer wird in Abschn. 15.8.2.2 erläutert. Die kleinen Detektoren lassen sich mit Haftstreifen einfach und schnell auf ein Augenlid kleben (Abb. 15.25). Bei unseren EEG-Ableitungen ist diese einfache Polygraphie ebenso wie die zusätzliche EKG-Registrierung zum Standard geworden.

Im Vergleich zu den elektrischen EOG-Ableitungen im Umfeld der Augen kann ein piezoelektrischer (piezokeramischer) Bewegungsfühler am Augenlid die Augenbewegungen *frei von EEG-Einflüssen* erfassen, was ihn für die Unterscheidung von Augenartefakten und frontalen (δ-)Wellen im EEG besonders geeignet macht. Letztlich sind es aber nur die Lidbewegungen, die dieser Fühler registriert. Die Bewegungen des Augenbulbus teilen sich nur indirekt durch die Lider hindurch dem Detektor mit. Daher sind Diskrepanzen zwischen einer EOG-Registrierung und der Aufzeichnung über einen Bewegungsfühler die Regel. Das mit einem piezoelektrischen Bewegungsfühler registrierte Okulogramm kann *keine Information über die Richtung der Augenbewegungen liefern.*

15.8.2 Muskelaktivität (EMG). Bewegungen

Die Registrierung von Muskelaktivität ist im klinischen EEG in erster Linie im Zusammenhang mit motorischen Entäußerungen bei epileptischen Anfällen von Interesse. Auch bei *Myoklonien* infolge schwerer (insbesondere hypoxischer) Enzephalopathien ist die Analyse der zeitlichen Beziehungen zu bestimmten (z. B. repetitiv auftretenden) EEG-Potentialen von Bedeutung (z. B. Abb. 10.28, 12.5). In der Schlafpolygraphie ist das EMG ein wichtiges Kriterium für die Bestimmung der Schlafstadieng (Höller u. Irrgang 1981).

Vielfach liefern bereits die in das EEG unerwünscht einstreuenden Muskelartefakte diagnostisch verwertbare Informationen, wie etwa über die Tremorfrequenz bei extrapyramidal-motorischen Erkrankungen. Diese Artefakte sollten im Befund beschrieben werden. Wenn der *Tremor* im EEG schwer erkennbare Artefakte verursacht, die als rhythmische EEG-Aktivität mißdeutet werden können (s. Abschn. 18.1.4.2), so ist er Grund für eine zusätzliche (gezielte) polygraphische Registrierung des EMG bzw. der rhythmischen Bewegungen.

15.8.2.1 Elektromyogramm (EMG)

Mit den in EEG-Geräten üblicherweise verfügbaren Verstärkern ist aufgrund der Frequenzbegrenzung nur ein „EMG-Monitoring" möglich, das jedoch den im klinischen EEG angestrebten Zielen genügt. Daher ist auch nur die Ableitung mit Oberflächenelektroden sinnvoll. Sie können, wenn kein gesonderter Polygraphieeingang am Elektrodenanschlußkopf zur Verfügung steht, auch an einem freien EEG-Kanal angeschlossen werden (Einstellungen s. Tabelle 15.2). Die beiden Ableiteelektroden dürfen am Ableiteort keine größeren Abstände haben, da dann in der Regel das EKG miterfaßt wird.

15.8.2.2 Mechanogramm (Bewegungsfühler)

Verwendet werden heute ganz überwiegend ***piezoelektrische Meßfühler***, die sich als sehr empfindlich und außerordentlich vielseitig einsetzbar erwiesen haben. Das technische Prinzip wird mit Abb. 15.26 genauer erläutert. Nahezu alles, was die Kopf- oder

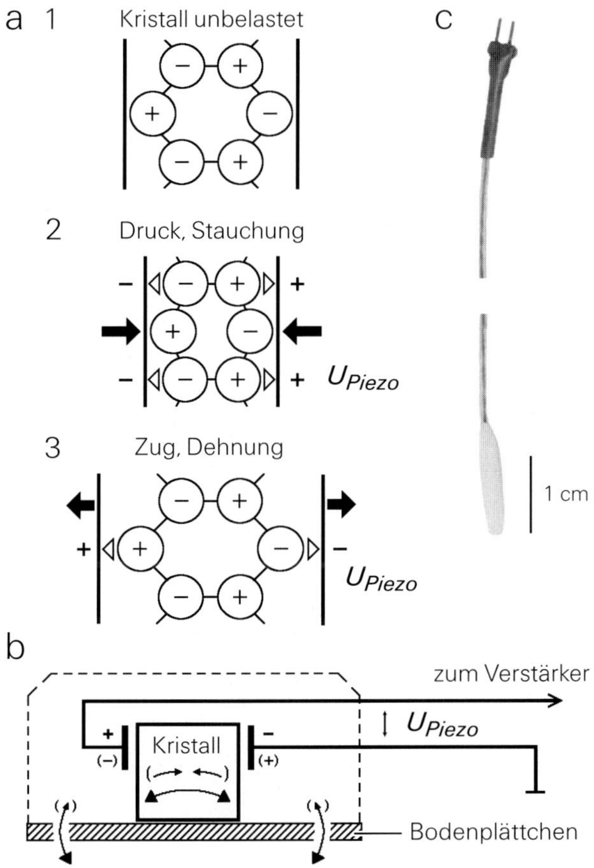

Abb. 15.26. Piezoelektrischer (piezokeramischer) Bewegungsaufnehmer.
a Grundprinzip des piezoelektrischen Effekts. *1* unbelasteter Kristall mit regelmäßiger Anordnung positiver und negativer Atome im Kristallgitter. *2* Deformierung des Kristallgitters durch Druck von außen und *3* Deformierung durch Zugwirkung (Dehnung) auf die Kristallstruktur. In beiden Fällen führt die jeweilige Verschiebung positiver und negativer Atome im Kristallgitter zur Entstehung eines (entsprechend gegensätzlichen) elektrischen Dipols, der an der Oberfläche des Kristalls abgegriffen werden kann (U_{Piezo}, bei maximaler Belastung bis 1000 μV).
b Konstruktionsprinzip des Bewegungsaufnehmers. Der Kristall ist mit einem kleinen Bodenplättchen fest verbunden, und dieses Bodenplättchen (die Bodenfläche des Aufnehmers) wird auf die Haut geklebt. Muskelbewegungen, die sich über die Haut diesem Aufnehmer mitteilen, führen zu minimalen Verbiegungen des Bodenplättchens und zu entsprechenden Deformierungen des Kristalls. Die dadurch verursachten piezoelektrischen Spannungen werden registriert. In der Zeichnung ist die Biegung des Bodenplättchens mit einer Dehnung des Kristalls hervorgehoben, die durch gegensätzliche Kräfte auftretenden Effekte sind in Klammern angezeigt.
c Bewegungsfühler (Siemens-Elema)

Körperoberfläche in Bewegung bringt, kann mit diesen Fühlern erfaßt werden (s. Höller 1982, 1984, s. z. B. auch Abb. 7.26, 18.18, 18.19). Routinemäßig verwenden wir sie zur orientierenden Erfassung der *Augenbewegungen* (Abb. 15.25). Ein EOG können sie allerdings nicht ersetzen.

Mit entsprechenden Konstruktionen der Fühler kann der piezoelektrische Effekt auch zur Messung von Drücken und bei Bewegungsabläufen zur Registrierung von Beschleunigungen ausgenutzt werden (Beschleunigungsaufnehmer).

Da der Kristall in dem Detektor eine hochohmige Signalquelle darstellt, muß zwischen dem Fühler und der Eingangsbuchse am EEG-Gerät in der Regel ein Impedanzwandler eingeschaltet werden (Verstärker mit besonders hochohmigem Eingang und niederohmigem Ausgang).

15.8.3 Atmung

Besondere Atemstörungen können bei bewußtseinsgestörten Patienten im Zusammenhang mit einer EEG-Ableitung leicht miterfaßt werden. Entsprechend der niedrigen Frequenz der Atmung sollte das EEG für einen besseren Überblick vorübergehend mit *langsamerem Papiervorschub* registriert werden (Abb. 15.18). Der aufzeichnende Kanal muß auf eine hohe Zeitkonstante geschaltet werden. Besondere Bedeutung gewann die Atemregistrierung in der Schlafpolygraphie im Hinblick auf die Apnoesyndrome. Im EEG treten atmungsabhängige Artefakte nicht immer durchgehend regelmäßig, sondern mitunter nur sporadisch auf, so daß sie als solche erst mit einer zusätzlichen Aufzeichnung der Atmung zu erkennen sind.

Es gibt verschiedene Möglichkeiten, die Atembewegungen in elektrische Signale umzusetzen. Zum einen sind es Messungen der Thoraxbewegungen (elektrische Impedanzmessung zwischen 2 Elektroden am Brustkorb, Brustgürtel mit Dehnungsmeßstreifen oder mit einem piezoelektrischen Dehnungsfühler), zum anderen die simple Registrierung der Nasenatmung. In der Apnoediagnostik sind beide Verfahren simultan erforderlich, um zwischen peripheren und zentralen Atemstörungen differenzieren zu können.

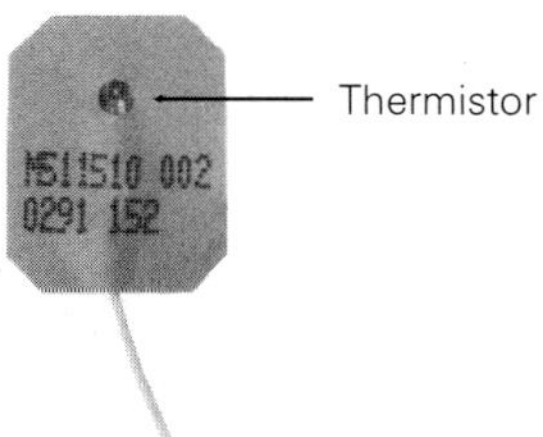

Abb. 15.27. Temperaturempfindlicher Fühler (Thermistor) zur Registrierung der Nasenatmung. Der Fühler wird am Naseneingang angeklebt

Für eine orientierende Atemregistrierung genügt die Messung des Temparaturwechsels der Ein- und Ausatmungsluft am Naseneingang. Hierzu dienen spezielle *temperaturempfindliche Fühler* (Thermistoren, Abb. 15.27). Aber auch der Kristall bzw. die spezielle Keramik in dem piezoelektrischen Bewegungsfühler reagiert sehr empfindlich auf Temperaturschwankungen. Der Fühler wird dann einfach vor dem Naseneingang angeklebt.

15.8.4 Elektrokardiogramm (EKG)

Heute hat jedes EEG-Gerät einen Sonderkanal für die EKG-Aufzeichnung, mit entsprechender Anschlußbuchse an der Elektrodenanschlußbox. Das EKG wird in erster Linie abgeleitet, um EKG- oder pulsabhängige Artefakte im EEG festlegen zu können, aber nicht nur: es können während einer EEG-Untersuchung auch kritische Herz-, insbesondere Herzrhythmusstörungen, auftreten. In jedem Fall hat die EKG-Aufzeichnung im EEG lediglich eine Monitorfunktion, so daß jede Art der EKG-Ableitung geeignet ist. In der Regel erfolgt der Abgriff an beiden Armen entsprechend der Standardableitung I in der Elektrokardiographie.

15.8.5 Verstärkereinstellungen für die Polygraphie

Die Einstellungen der Verstärkung und der Filter für die verschiedenen Formen der Polygraphie sind in Tabelle 15.2 zusammengefaßt. In der Regel sind die für die Polygraphie verfügbaren und entsprechend gekennzeichneten Zusatzeingänge in der Elektrodenanschlußbox hinsichtlich der Verstärkung bzw. der Aussteuerungsfähigkeit dem unterschiedlichen Amplitudenpegel der polygraphischen Signale besonders angepaßt.

Ableitung bzw. Fühler	Empfindlichkeit [μV/cm]	Untere Grenzfrequenz [Hz]	bzw. Zeitkonst. [s]	Obere Grenzfrequenz [Hz]
EEG	70	0,53	0,3	70
EKG	500–1000	0,1	1,6	70
EOG	ca. 200	0,1	1,6	70
EMG	(Individuell)	16	0,01	Höchste (300 bzw. 1000)
Bewegungsfühler (für OG)	200–500	0,1	1,6	30
Thermistor (für Nasenatmung)	Abhängig vom Sensortyp	0,016	10	15

Tabelle 15.2. Einstellungen der Verstärkungsempfindlichkeit und der Filter für die verschiedenen Ableitungen in der EEG-Polygraphie. Berücksichtigt wurden die polygraphischen Registrierungen, die in jedem Routinelabor durchgeführt werden können. Die angegebenen Werte sind Richtwerte. Im Einzelfall müssen sie zur optimalen Darstellung der Parameter individuell variiert werden

15.9 EEG-Langzeitregistrierung. EEG-Überwachung

Eine konventionelle EEG-Registrierung kann in besonderen Fällen auf mehrere Stunden ausgedehnt werden. Die EEG-Überwachung für die Dauer eines ganzen Tages bzw. eines Tag-Nacht-Ablaufes von 24 h oder über mehrere Tage hinweg erfordert einen speziellen technischen Aufwand sowohl für die Registrierung wie auch für die Auswertung. Zielrichtung dieser Untersuchungen sind in erster Linie der Nachweis epileptischer Erregungssteigerungen oder die Erfassung epileptischer Anfälle.

Eine Anfallsdiagnostik, die Grundlage für therapeutische (insbesondere epilepsiechirurgische) Maßnahmen sein soll, ist nur in Kombination mit einer Videoüberwachung sinnvoll. Sie macht aufwendige Untersuchungseinrichtungen notwendig, die an besondere Epilepsiezentren gebunden bleiben sollten. Mit den inzwischen gegebenen technischen Möglichkeiten siedelt sich jedoch die ambulante EEG-Diagnostik nicht weit unter diesem diagnostischen Niveau an. Sie ist für den Patienten weniger belastend, sie ist billiger, und sie hat den großen Vorteil, daß die Untersuchung am frei beweglichen Patienten auch unter alltäglichen, häuslichen Bedingungen durchgeführt werden kann.

15.9.1 Ambulante EEG-Langzeitregistrierung

15.9.1.1 Apparative Voraussetzungen

Ausgehend von der ambulanten EKG-Überwachung wurde der erste, für den klinischen Einsatz taugliche, tragbare 4-Kanal-EEG-Rekorder von Ives u. Wood (1975) vorgestellt. Zusammen mit der Verwendung spezieller *Miniaturvorverstärker* (Quy 1978), die in unmittelbarer Nähe der Ableiteelektroden *ebenfalls am Kopf* angebracht wurden und die die Artefaktbelastung deutlich reduzierten, war die 4-Kanal-Registrierung jahrelang für die klinische Routinediagnostik der Standard (s. Stefan u. Burr 1982b; Zschocke et al. 1983a). Diese Geräte haben auch heute noch ihre Einsatzberechtigung. In der Regel werden 3 Kanäle für die EEG-Registrierung verwendet (Abb. 15.28, ggf. auch 2 EEG + 1 EKG) und 1 Kanal für die Aufzeichnung eines exakten Zeitcodes. Die wenigen Elektroden (und Vorverstärker) lassen sich sehr unauffällig anbringen (Abb. 15.28b). Ein dünner Kabelbaum führt unter der Oberbekleidung zu einem Miniaturrekorder, der an einem Gürtel getragen wird.

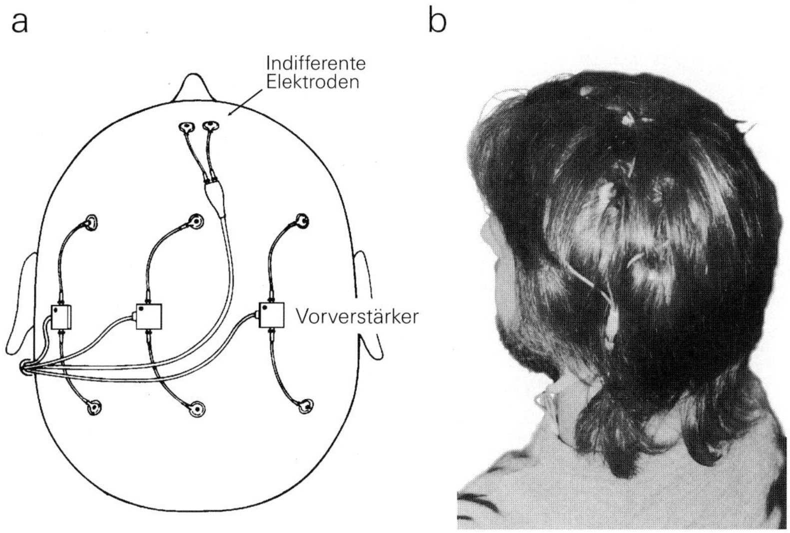

Abb. 15.28. 4(3)-Kanal-EEG-Kassettenrekordersystem, wie es als erste die Fa. Oxford Medizinelektronik in die klinische Diagnostik einführte. Diese Geräte können mit entsprechender Indikation (s. Text) unverändert eingesetzt werden. **a** Bipolarer Elektrodenanschluß an Miniaturvorverstärkern, die ebenfalls mit Kollodium sehr unauffällig an der Kopfoberfläche befestigt werden (**b**). 3-Kanal-Registrierung; der 4. Kanal wird für die Aufzeichnung eines Zeitcodes verwendet. (Aus Zschocke et al. 1983a)

Nachdem zunächst versucht wurde, durch Koppelung von zwei 4-Kanal-Geräten eine 8-Kanal-Aufzeichnung zu erreichen, sind inzwischen echte *8-(9-)Kanal-Rekorder* bevorzugt im Einsatz. Die EEG-Vorverstärker befinden sich jetzt im Rekorder (mit der Gefahr einer vermehrten Artefaktbelastung durch die Verbindungskabel), oder sie sind noch in der Nähe der Elektroden in einem Stirnband integriert (Abb. 15.29). 8-Kanal-Rekorder erlauben nicht nur eine bessere Analyse vor allem regional begrenzter EEG-Veränderungen, sondern sie machen auch die für viele Fragestellungen notwendige *Polygraphie* in ausreichender Form möglich (z. B. 6 EEG-Kanäle, 1 EOG, 1 EKG, 1 EMG). Der stets notwendige Zeitcode wird auf einer Zusatzspur festgehalten. Erneut wird durch Koppelung von 2 Rekordern versucht, die Zahl der EEG-Ableitungen auf nunmehr 16 zu erhöhen. Wie nicht anders zu erwarten, wird auch hier die *digitale Technik* die Leistungsfähigkeit noch weiter steigern. Aufzeichnungen von 24 Kanälen mit einem Rekorder werden bald möglich sein (s. unten). Für den praktischen Einsatz in der ambulanten EEG-Diagnostik dürfte diese Kapazität jedoch nur in wenigen Fällen sinnvoll sein. Der Aufwand der Elektrodenmontage am Kopf des Patienten und die Auswertung der Datenmengen ziehen Grenzen.

Die technischen Besonderheiten, die die EEG-Untersuchung am frei beweglichen Patienten kennzeichnen, gelten für alle Systeme gleichermaßen (s. auch Ebersole 1992):

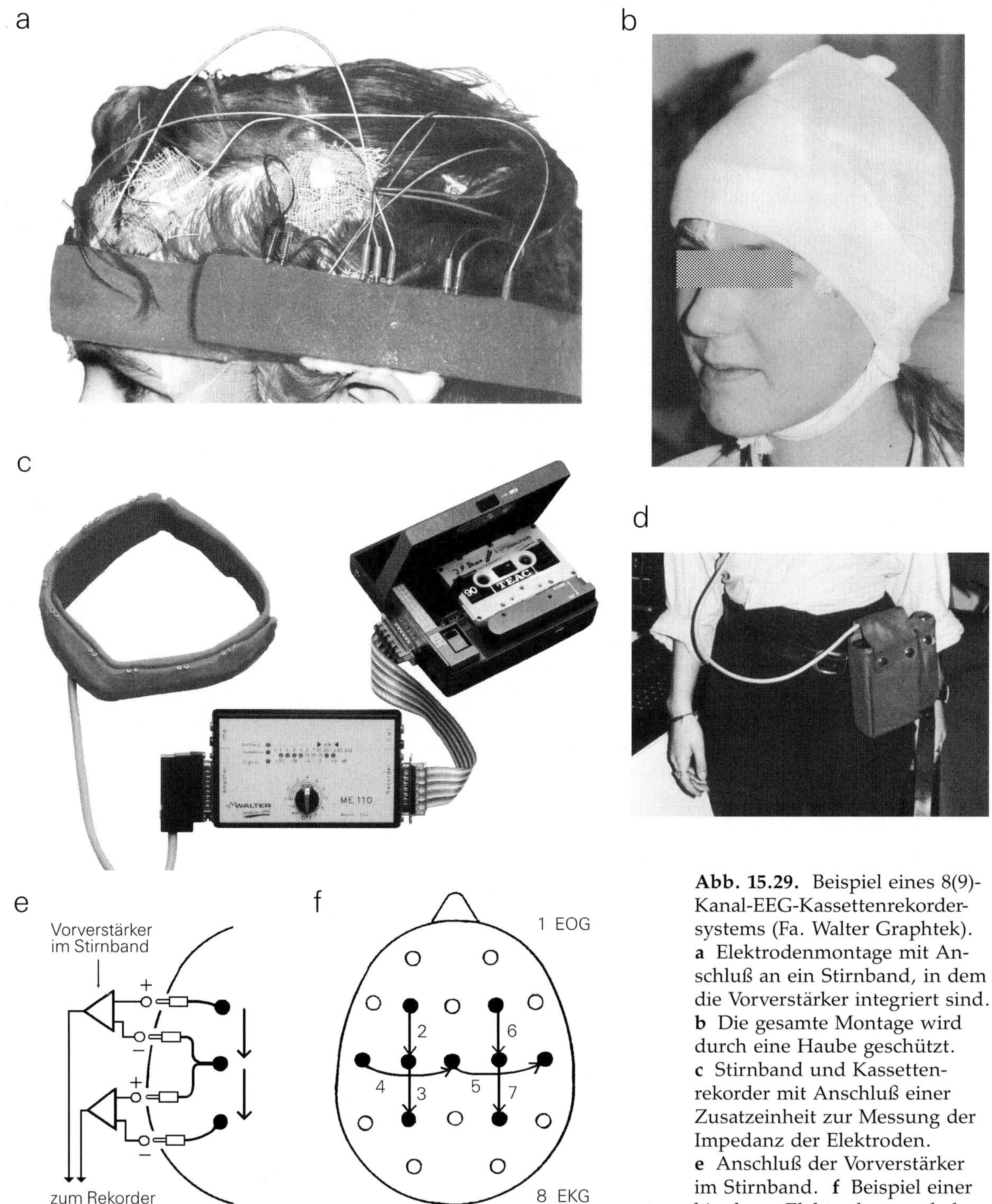

Abb. 15.29. Beispiel eines 8(9)-Kanal-EEG-Kassettenrekordersystems (Fa. Walter Graphtek). **a** Elektrodenmontage mit Anschluß an ein Stirnband, in dem die Vorverstärker integriert sind. **b** Die gesamte Montage wird durch eine Haube geschützt. **c** Stirnband und Kassettenrekorder mit Anschluß einer Zusatzeinheit zur Messung der Impedanz der Elektroden. **e** Anschluß der Vorverstärker im Stirnband. **f** Beispiel einer bipolaren Elektrodenverschaltung (s. Text)

15.9.1.1

Elektroden:

Verwendet werden stets Miniatur-Napfelektroden (Silber/Silberchlorid- oder Goldelektroden, s. Abb. 15.4e), die mit Kollodium an der Kopfhaut befestigt werden. Bei Verwendung des Kollodiums (in Diäthyläther gelöstes Zellulosenitrat) und bei der späteren Entfernung der Elektroden mit Azeton kann die unvermeidliche Verdampfung der (Lösungs-)Stoffe zu Problemen führen (Young et al. 1993). Die Elektroden werden über eine zentrale Öffnung mit Elektrolytgel gefüllt. Dieses muß bei mehrtägigen Untersuchungen zu Beginn jeden Tages stets nachgefüllt werden.

Elektrodenanordnung:

Die Elektrodenmontage weicht zwangsläufig vom 10-20-System ab, das jedoch unverändert als Orientierungshilfe dient. Beispiele für eine 4(3)-Kanal-Registrierung und für eine Anwendung eines 8(9)-Kanal-Rekorders finden sich in den Abb. 15.28 und 15.29. Verschiedene Vorschläge kommen vor allem von Ebersole (Leroy u. Ebersole 1983; Ebersole 1992). Zumindest bei 3-Kanal-Applikationen kann (muß) die Elektrodenpositionierung flexibel gestaltet werden. Die Montage ist immer ein Kompromiß zwischen einer an der klinischen Fragestellung oder an einem EEG-Vorbefund orientierten Lokalisation der Elektroden und der Vermeidung von Ableitepunkten, die bei einem aktiven Patienten zwangsläufig durch Artefakte belastet werden (Muskelartefakte in temporalen und Augenartefakte in frontalen Ableitungen). Solche Einschränkungen sind weniger von Bedeutung, wenn die Befunde (epileptische Erregungssteigerungen) in erster Linie in den Schlafperioden erwartet werden.

Im allgemeinen werden die Elektroden bereits bipolar verschaltet. Anzustreben ist jedoch auch bei den Langzeitableitungen zunächst eine *referentielle Ableitung*. Dazu kann man sämtliche Minus-Eingänge der Vorverstärker (mit Ausnahme der Polygraphiekanäle) miteinander verbinden und an eine *zusätzlich gesetzte Referenzelektrode* anschließen. Besser ist es, wenn z. B. das Stirnband bereits entsprechend konstruiert ist. Die spätere Auswertung kann dann ebenso frei gestaltet werden wie bei dem papierlosen EEG (s. Abschn. 15.7).

Prozeduren zu Beginn der Ableitung:

Durch den vorübergehenden Anschluß von Zusatzgeräten (s. z. B. Abb. 15.29c) wird zunächst die *Impedanz sämtlicher Elektroden* gemessen (wie üblich $< 5\ k\Omega$). Sodann erfolgt die Aufzeichnung eines *Kalibrierungssignals* (meistens fortlaufende 100-μV-Rechtecksignale, Dauer der Kalibrierung angesichts der Zeitraffung bei der späteren Auswertung mindestens 10 min). Schließlich wird das EEG mit einem Verbindungskabel zu einer EEG-Brause zwecks Kontrolle ein kurzes Stück ausgeschrieben. Zu empfehlen ist dabei das Anklopfen sämtlicher Elektroden in protokollierter, festgelegter Reihenfolge. Da das ausgelöste Artefakt sich dann auch schon auf dem Band befindet, dient es später als Beleg für den korrekten Anschluß der Elektroden. Empfehlenswert ist schließlich noch die kurze, gezielte Auslösung und Aufzeichnung typischer Artefakte, was später für den Auswerter nützlich sein kann: der Patient wird gebeten, zu blinzeln, die Augen zu bewegen, zu kauen etc.

Patientenprotokoll:

Der Patient erhält einen Protokollbogen, in dem er sämtliche Ereignisse, Beschwerden, aber auch normale Aktivitäten mit genauer Zeitangabe festzuhalten hat (Mahlzeiten, Ruhezeiten, bis hin zu Aktivitäten wie z.B. das Zähneputzen, das besondere Artefakte verursachen kann). Typische Artefakte (wie die stets ausgeprägten Kauartefakte) dienen dann bei der Auswertung auch als Kontrolle für die Zuverlässigkeit aller übrigen Zeitangaben des Patienten.

Aufzeichnung:

Sie erfolgt in der Regel noch mit einer Pulscodemodulierung auf handelsüblichen C 90- bzw. C 120-Tonbandkassetten. Bei einer Bandgeschwindigkeit von 1,5 bzw. 2 mm/s sind Aufzeichnungen bis 24 h/Kassette möglich. Die obere Frequenzgrenze liegt meistens bei 40 Hz. Der Patient kann über eine Taste am Rekorder bestimmte Ereignisse auf Band markieren.

Angeboten werden bereits *digitale Speichermedien* entweder in Form kleiner Disketten (z. B. sog. „memory cards" der Fa. Madaus Schwarzer), oder der Rekorder wird unter völligem Verzicht auf bewegliche Teile mit einem Festspeicher ausgerüstet, der in absehbarer Zeit die Kapazität für eine 24-h-Aufnahme von bis zu 24 Kanälen haben wird. Diese Rekorder sind dann letztlich vollwertige digitale Miniatur-PL-EEG-Geräte. Sie können in sehr variabler Form auch *vorprogrammiert* und verschiedenartigen Untersuchungsabläufen optimal angepaßt werden.

Wiedergabe und Auswertung:

Die Wiedergabe erfolgt in einer Lesestation auf einem Monitor in einer 20- bis 60fachen *Zeitraffung*, die man je nach Schwierigkeit der Befunde und Routine des Auswerters einstellen kann. In heutigen Systemen werden die Bandaufnahmen bzw. der Inhalt der „memory cards" zunächst in einen Festplattenspeicher eingelesen, auf dem dann *unmittelbar beliebige Zugriffe* zu allen (also auch zu den besonders markierten) Abschnitten der Aufnahme möglich sind. Besitzt man eine PL-EEG-Station, so hat man bereits die wesentlichsten Komponenten auch für die Auswertung von EEG-Langzeitregistrierungen zur Verfügung (s. Abb. 15.21). Für die Auswertung kann man dann alle Optionen nutzen, die das PL-EEG kennzeichnen (Abschn. 15.7).

Die Besonderheit der Auswertung ist die Länge der Aufzeichnung, deren Durchsicht nur in der oben genannten Zeitraffung bewältigt werden kann. Hierbei ist die *akustische* Umsetzung eines oder zweier ausgewählter EEG-Kanäle außerordentlich hilfreich. Bestimmte normale und epileptische Potentialmuster machen vor allem bei 60facher Wiedergabegeschwindigkeit ganz charakteristische Geräusche, mit denen man sie (ähnlich wie in der Elektromyographie) u. U. besser erkennen kann als mit der visuellen Kontrolle (z. B. die Schlafspindelaktivität).

Es gibt verschiedene *Analyseprogramme* (Software-Erweiterungen der Auswertestation), beispielsweise zur automatischen Spike-Erkennung (z. B. Gotman et al. 1985; Koffler u. Gotman 1985; Principe u. Smith 1985), oder zur (halbautomatischen) Schlafanalyse mit Erstellung von Hypnogrammen und statistischen Auswertungen. Für eine Tag-Nacht-*Übersicht*

15.9.1.1

läßt sich der Ablauf insgesamt mittels *Frequenzanalyse* sehr komprimiert und dennoch recht informativ darstellen (Zschocke et al. 1983b; s. Abschn. 16.2.2 bzw. 15.9.3.2).

15.9.1.2 Indikationen zur ambulanten EEG-Langzeituntersuchung

Im Rahmen der Epilepsiediagnostik sollte die Langzeituntersuchung stets *der letzte Schritt in der EEG-Routinediagnostik* sein. Schon mit mehrfachen Wiederholungen normaler EEG-Ableitungen läßt sich die Nachweisrate epileptischer Erregungssteigerungen deutlich erhöhen: nach Salinsky et al. (1987) von z. B. 50% in der 1. Ableitung auf 92% bis zur 4. EEG-Kontrolle. Auch die Ableitung nach Schlafentzug klärt bereits vieles. Zur klinischen Wertigkeit der ambulanten Langzeitdiagnostik finden sich zahlreiche Einzelarbeiten bei Stefan u. Burr (1982a), Gotman et al. (1985) und Ebersole (1988) sowie in den verschiedenen Proceedings der ISAM (International Symposium on Ambulatory Monitoring, Stott et al. 1980, 1981).

Besondere ***Indikationen*** sind:

- Klinisch bzw. anamnestisch *unklare Anfälle*, sofern der Verdacht auf deren epileptische Natur *begründet* ist (im Hinblick auf die dennoch mögliche kreislaufabhängige Genese stets mit EKG-Registrierung),
- Analyse der *tageszeitlichen Schwankungen* epileptischer Erregungssteigerungen (Tag-Nacht-Profile, z. B. Abb. 7.49),
- Kontrolle der *Wirksamkeit einer antiepileptische Therapie* (dann in der Regel mit einer Langzeitableitung vor und nach der medikamentösen Ein- bzw. Umstellung).

Bei *generalisierten* epileptischen Erregungssteigerungen sind 4(3)-Kanal-Ableitungen ausreichend. *Fokale* Erregungssteigerungen werden natürlich um so besser erfaßt, je mehr Kanäle zur Verfügung stehen, jedoch ist der Zugewinn im Vergleich zu 3-Kanal-Ableitungen nicht so groß, wie man zunächst erwartet (Ebersole u. Leroy 1983a,b; Leroy u. Ebersole 1983; Ebersole u. Bridgers 1985). 8-Kanal-Registrierungen erlauben vor allem eine *bessere Differenzierung der Befunde gegenüber Artefakten.*

Die Erfolgsquote ambulanter EEG-Langzeituntersuchungen ist wesentlich von der Vorauswahl abhängig. Ist bereits anamnestisch der Verdacht auf epileptische Anfälle nur sehr vage oder eher zu verneinen, so ist erfahrungsgemäß auch für die Langzeitableitung (als „ultima ratio") ein positives Ergebnis wenig wahrscheinlich. Der überwiegende Verdacht auf synkopale Reaktionen ist zunächst eine Indikation für die EKG-Überwachung.

Zur *Differenzierung des Anfalltyps* ist die ambulante Kassettenaufzeichnung nur bedingt aussagefähig. Die Anfallsformen lassen sich nur mit einer kombinierten EEG-Video-Überwachung zuverlässig analysieren. Dies gilt auch für psychogene Anfälle.

Weitere Indikationen sind besondere, *an den Schlaf gebundene Funktionsstörungen* oder *Schlafstörungen* selbst (Schlaf-Apnoe-Syndrome, Narkolepsie u. a.). Mit Erweiterungen der Ableitungen durch EKG, EOG, EMG und auch durch eine Atmungsregistrierung (z. B. mit geeigneten Nasensonden) ähnlich den geltenden Regeln der Polysomnographie ist auch ambulant durchaus eine brauchbare Diagnostik möglich (z. B. Erwin u. Hartwell 1987; Erwin et al. 1987; Reitman 1988). Sie entlastet im Vorfeld das Schlaflabor.

15.9.2 Stationäre EEG-(Video-)Überwachung

Sie dient in erster Linie der *prächirurgischen Epilepsiediagnostik*, auf die hier nicht näher eingegangen werden kann (s. z. B. Gotman et al. 1985; Gumnit 1987; Stefan u. Wieser 1987). Der wichtigste Aspekt ist dabei die Kombination einer oft tagelang durchgeführten EEG-Kontrolle mit einer *Videoüberwachung*. Sie ist für die genaue Analyse epileptischer Anfälle unerläßlich. Eine Übersicht über die technischen Aspekte auch der telemetrischen EEG-Überwachung findet man bei Kamp et al. (1993).

15.9.3 EEG-Intensivüberwachung

Unter dem vielschichtig benutzten Begriff „Monitoring" versteht man in erster Linie die fortlaufende Überwachung der verschiedenen Vitalparameter auf einer Intensivstation oder im Operations- bzw. Anästhesiebereich. Im *„Neuromonitoring"* stehen die auf den Funktionszustand des Zentralnervensystems ausgerichteten Untersuchungsmethoden im Vordergrund. Dazu gehören neben dem EEG möglichst kurzfristig wiederholte Ableitungen der SEP und FAEP, in letzter Zeit auch Kontrollen mittels der transkraniellen Dopplersonographie. Diese Parameter können mit solchen des Kreislaufs (Herzschlagfrequenz, Blutdruck, zentraler Venendruck u. a.), der Atmung, der Blutgase (endexspiratorischer CO_2-Druck, transkutan gemessene O_2-Sättigung) und, soweit verfügbar, mit der fortlaufenden intrakraniellen Druckmessung korreliert werden. Ein derartiges multiparametrisches Neuromonitoring (Pfurtscheller 1993) erfordert allerdings einen besonderen technischen und auch personellen Aufwand.

Dem EEG kommt in einem Neuromonitoring eine zentrale Bedeutung zu, oder zumindestens sollte sie dem EEG zukommen. Denn Herz-Kreislauf-Parameter werden, von primären kardiovaskulären Erkrankungen abgesehen, erst dann kritisch, wenn sie *die zerebrale Durchblutung nicht mehr gewährleisten* können, und dieser Zustand kann bei einem vorgeschädigten Gehirn oder bei einem erhöhten Hirndruck schon einsetzen, wenn aus kardiologisch-internistischer Sicht *eine alarmierende Kreislaufsituation noch gar nicht erreicht* ist. Frühzeitig und mit der geringsten Zeitverzögerung ist diese Situation vor allem bei einem bereits komatösen Patienten *nur mit einer fortlaufenden Überwachung des EEG* zu erkennen. Bei kritischer Durchblutungsinsuffizienz und O_2-Mangel reagiert das EEG sofort (s. z. B. die Fälle in den Abb. 13.3 und 13.6). Über diese vitale Überwachungsfunktion hinaus lassen sich aus den Ergebnissen einer neurophysiologischen Überwachung vielfach auch *diagnostische und prognostische Aussagen* ableiten.

Das EEG zeigt eine kritische Hirnfunktionsstörung *sofort* an und ist hierfür auch der empfindlichste Indikator

Bemerkenswerterweise beschränkt sich vielerorts das „Neuromonitoring" auf die Analyse multimodaler evozierter Potentiale. Dabei findet man nicht selten den Begriff „Monitoring" bereits mit Untersuchungen verknüpft, die nur alle 24 h einmal durchgeführt werden. Offensichtlich (und tatsächlich) ist die Interpretation des EEG bei Intensivpatienten schwieriger als die Auslegung weniger, konkreter Meßwerte (Latenzwerte, Überleitungszeiten) evozierter Potentiale.

Das EEG ist der einzige neurophysiologische Parameter, der problemlos wirklich *fortlaufend* erfaßt werden kann. Die fortlaufende Überwachung ist jedoch mit der üblichen Papierregistrierung in sinnvoller Form nicht mehr zu realisieren. Das EEG-Monitoring (die EEG-Intensivüberwachung) macht eine *Datenreduzierung* erforderlich, wofür verschiedene computergestützte Verfahren entwickelt wurden.

Die kontinuierliche EEG-Überwachung macht eine Datenreduzierung notwendig

Die wichtigsten Verfahren zur komprimierten Darstellung der EEG-Daten in der EEG-Überwachung (s. Abschn. 15.9.3.2):

A. Amplitudenanalyse,
B. Perioden- bzw. Intervallanalyse,
C. Frequenzanalyse (Fourier-Analyse, FFT),
   a. komprimierte, stapelförmige Spektraldarstellung (CSA),
   b. dichtemodulierte Spektraldarstellung (DSA),
   c. Darstellung einzelner Frequenzbänder (frequenzselektive Spektralanalyse),
   d. Darstellung einzelner spektraler Parameter,
      1. Peak-Frequenz (PPF, „peak power frequency"),
      2. Medianfrequenz (MPF, „median power frequency"),
      3. Eckfrequenz (SEF, „spectral edge frequency").

Die Reduzierung der komplexen Signale des EEG auf möglichst wenige Parameter bringt zweierlei Probleme mit sich:

- ▶ zum einen muß der Informationswert der komprimierten Daten ausreichend groß bleiben,
- ▶ zum anderen muß der Tendenz entgegengewirkt werden, daß die reduzierten Daten ohne Kenntnis des EEG (und *ohne ausreichende Kenntnisse über das EEG!*) verwendet werden.

Das zweitgenannte Problem scheint uns das größere zu sein.

In Zukunft wird das ***digitale EEG*** auch im Neuromonitoring neue Maßstäbe setzen. Mit den zunehmend leistungsfähigeren Speichermedien lassen sich die EEG-Ableitungen (zumal mit einer reduzierten Anzahl an Kanälen) als Rohdaten tagelang speichern. Neben der fortlaufenden Überwachung können die Daten dann mit entsprechender Software jederzeit auch nachträglich zur Trendanalyse verschiedenartigen, dem Einzelfall angepaßten Auswerteverfahren unterzogen werden. Für diagnostisch wichtige Zeitpunkte läßt sich das EEG mit allen Freiheiten der Parametereinstellung (Verstärkung, Filterung, Zeitraffung u. a.) stets wieder direkt visuell überprüfen.

15.9.3.1 Allgemeine apparative Voraussetzungen

15.9.3.1

Die Datenreduzierung beginnt bereits mit der Beschränkung auf wenige EEG-Ableitpunkte. Da es sich im Intensivbereich überwiegend um diffuse Hirnstörungen handelt und kritische Kreislaufsituationen stets das gesamte Hirn betreffen, sind in den meisten Fällen 2 Ableitungen ausreichend. Man wählt 2 bipolare Ableitungen im parietalen Bereich. Dort werden sie von Augen- und Muskelartefakten am wenigsten tangiert und auch bei Bewegungen des Patienten (spontan oder durch Pflegemaßnahmen) am geringsten beeinträchtigt. Bei besonderen Fragestellungen müssen die Elektroden entsprechend gezielt gesetzt werden, wie z. B. über einem bekannten Herdbefund oder bei fokalen epileptischen Erregungssteigerungen. Gegebenenfalls muß, wenn apparativ möglich, die Zahl der Ableitungen erhöht werden. Es werden stets *Klebeelektroden* benutzt, in der Regel die üblichen Napfelektroden (Abb. 15.4e), die mit Kollodium zu fixieren sind. Bei den mehrtägigen Ableitungen muß deren einwandfreier Sitz regelmäßig kontrolliert werden; alle 24 h ist die Elektrodenpaste nachzufüllen.

Im übrigen gelten die Regeln und Vorschriften wie bei jeder normalen EEG-Untersuchung, insbesondere im Hinblick auf die Messung der Elektrodenimpedanz. In dieser Hinsicht wie auch bezüglich der Kalibrierung und anderer technischer Einstellungen sind die verschiedenen Geräte unterschiedlich konzipiert, abhängig von der Art der Datenverarbeitung und -darstellung. Dies gilt vor allem für die *Artefaktkontrolle* und -unterdrückung, die bei der EEG-Überwachung besonders wichtig ist. Auf jeden Fall sollte die Monitoreinrichtung neben dem Ergebnis der Datenanalyse (z. B. der Trendkurve) *auch das ursprüngliche EEG auf dem Monitor fortlaufend darstellen* können.

15.9.3.2 Verfahren zur Datenkompression in der EEG-Intensivüberwachung

a. Einfache Amplitudenanalysen und kombinierte Amplituden-Intervallanalysen

Diese Verfahren reduzieren das EEG auf eine Schmier- oder Hüllkurve, die (meistens mit einer Unterdrückung der Frequenzen unterhalb 2 oder 1 Hz!) lediglich Integral und Streubreite der Amplituden der EEG-Wellen darstellt („cerebral function monitor", CFM; Prior 1979; Binnie 1986). Mehr als eine Alarmfunktion kann diese Trenddarstellung nicht haben.

In etwas differenzierterer Form mit fortlaufender Darstellung der Amplitudenmittelwerte innerhalb von Konturlinien der 90%- und 10%-Werte und erweitert durch Trendkurven der 4 EEG-Frequenzbereiche ist dieses Verfahren als „cerebral function analysing monitor" (CFAM; Maynard u. Jenkinson 1984; Prior u. Maynard 1986) im Gebrauch (Abb. 15.30a).

Eine kombinierte Amplituden- und Intervallauswertung, die in Form einer sog. aperiodischen Analyse der aufeinanderfolgenden EEG-Wellen durchgeführt wird, ermöglicht ein Ergebnis, das in quasidreidimensionaler Darstellung (und farbig kodiert) vielfach eingesetzt wird (Lifescan™, Abb. 15.30b).

b. Frequenzanalysen

Die meisten Verfahren zur Datenkompression basieren auf einer *fortlaufenden Frequenzanalyse* (Spektralanalyse) des EEG. Das Prinzip der Spektralanalyse (Fourier-Transformation mit dem Algorithmus der FFT) wird in Abschn. 16.2.1 und 16.2.2 erläutert. Wie

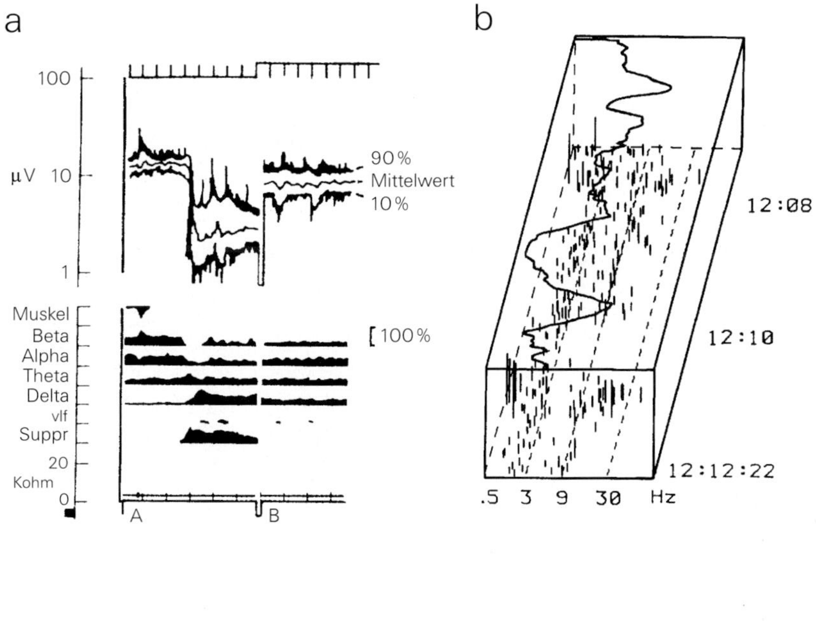

Abb. 15.30. a Datenausgabe des „cerebral function analysing monitor" (CFAM), simulierte Werte. Zeiteichung (*oberer Rand*) in min-Intervallen. *Oberer Bildteil:* Hüllkurve der EEG-Amplituden (μV in logarithmischer Darstellung) mit Mittelwert und den (über jeweils 2 s gemittelten) 90%- bzw. 10%-Werten. *Unterer Bildteil:* Relative Verteilung der α-, β-, ϑ- und δ-Frequenzanteile. *vlf* „very low frequency" (<1 Hz), *Suppr* Amplitudenabfall unter einen einstellbaren Grenzwert (1–10 μV). Automatische Messung der Elektrodenimpedanz (*Kohm*). (Aus Maynard u. Jenkinson 1984). **b** Quasidreidimensionale Ausgabe einer aperiodischen Analyse des Lifescan™. Dauer des dargestellten Abschnitts: 5 min. (Aus Freye 1990)

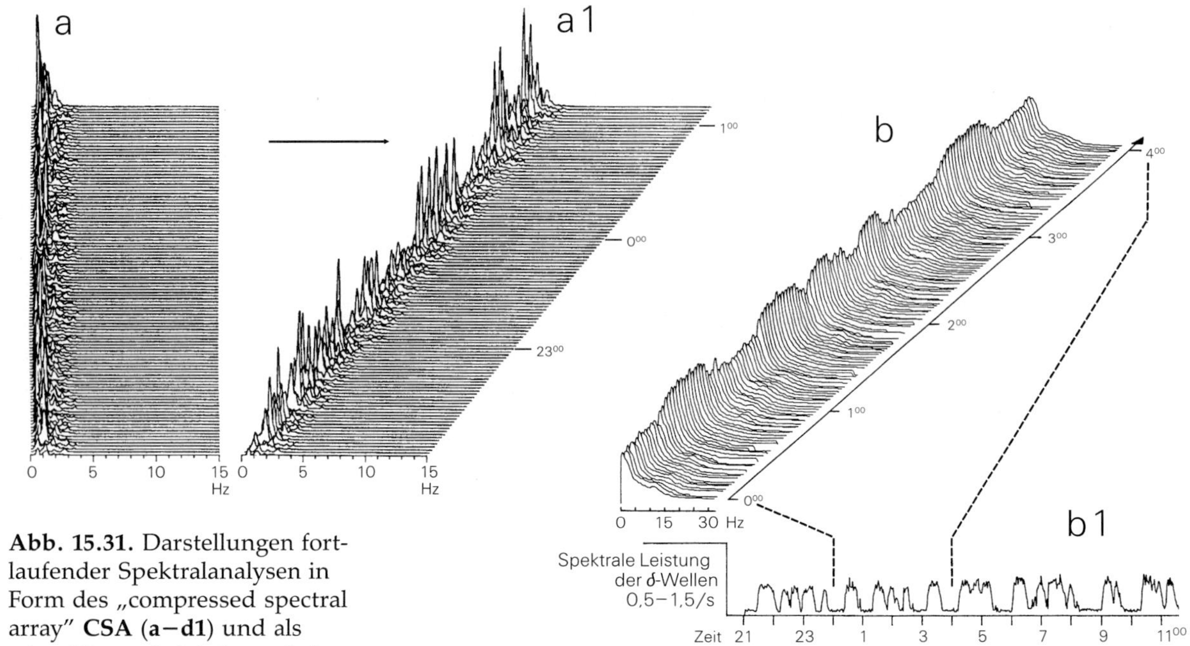

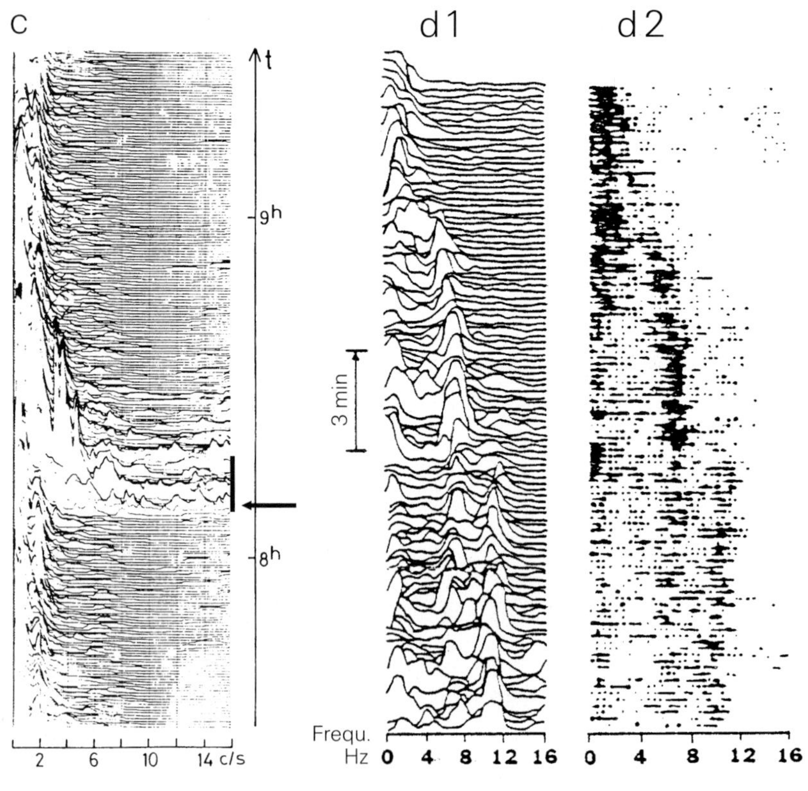

Abb. 15.31. Darstellungen fortlaufender Spektralanalysen in Form des „compressed spectral array" **CSA** (**a–d1**) und als „densitiy-modulated spectral array" **DSA** (**d2**).
a Die Dynamik hoher δ-Anteile (vorw. 1 Hz) bei einem stark verlangsamten EEG (nach Schädel-Hirn-Trauma) ist erst nach Wegfall der *Überdeckungseffekte* in einem schräggestellten Ausdruck (**a1**) zu erkennen. Bei *linearer* Ausgabe (**a**, **a1**) sind die gering ausgeprägten Frequenzanteile oberhalb des δ-Bandes nicht mehr darstellbar. Sie werden erst bei *logarithmischer* Darstellung deutlich (**b**). In **b1** der entsprechende Abschnitt in einer *frequenzselektiven Spektralanalyse* mit Abbildung nur des δ-Bereichs von 0,5–1,5/s (s. Abb. 15.32 und auch Abb. 16.16).
c *Artefakte* (*Pfeil*) führen zu erheblichen Überdeckungen, die eine CSA-Ausgabe unbrauchbar machen können. **d1**, **d2**: Jeweils derselbe Abschnitt einer Spektralanalyse in Form des CSA (**d1**) und des DSA (**d2**). Bei einer DSA-Darstellung treten Überdeckungseffekte nicht auf (Abb. d1, d2 aus: Levy et al. 1980)

15.9.3.2

dort beschrieben, werden die Spektren der einzelnen EEG-Epochen (mit einer Dauer von meist 2 oder 4 s) bevorzugt in Form des *„compressed spectral array"* (*CSA*) übereinandergestapelt ausgeschrieben (Bickford et al. 1971; Bricolo et al. 1978; Karnaze et al. 1982 u. a.). Die Spektren können die Verteilung der Frequenzen im EEG sowie Änderungen im Frequenzverhalten, wie z. B. leichte Frequenzverschiebungen, sehr anschaulich machen. Bedingt durch das Prinzip der Fourier-Transformation gehen auch die Amplituden der EEG-Wellen (frequenzabhängig) in das Analyseergebnis ein. Dagegen bleiben die wichtigen Informationen, die wir visuell aus den verschiedenen Potentialmustern ableiten, verborgen.

„Compressed spectral array" (CSA)

Vor allem bei den verlangsamten EEG hirngeschädigter Patienten dominieren die δ-Frequenzanteile in den Spektren. Bei einer linearen Darstellung der Spektren sinken die vergleichsweise niedrigen („leistungsarmen") Anteile im α-β-Bereich unter die Grenze der graphischen Auflösung (Abb. 15.31 a, a1). Deshalb wird in der Regel eine *logarithmische Darstellung* gewählt (Abb. 15.31 b). Diese führt jedoch zu einer Nivellierung in der Darstellung der Dynamik der EEG-Veränderungen (vgl. den Verlauf im δ-Band in Abb. 15.31 b mit Abb. 15.31 a1).

Der besondere Nachteil einer Darstellung der Spektren in Stapelform („stacked plot") liegt darin begründet, daß die jeweils nächsthöhere Kurve verdeckt bleibt, wenn sie niedriger ist als die Kontur des voraufgegangenen Spektrums (sog. *„hidden line"-Technik*). Dadurch führen starke Schwankungen in der Ausprägung bestimmter Frequenzen (meistens im δ-Band) und insbesondere *Artefakte* zu *Überdeckungseffekten*, die die Auswertung der CSA-Darstellung erheblich stören (Abb. 15.31 c).

Aufgrund der vorstehend skizzierten Nachteile der CSA-Darstellung gibt es immer wieder Bemühungen, die im Frequenzbereich ermittelten EEG-Daten noch weiter vereinfacht auszugeben.

„Density-modulated spectral array" (DSA)

Eine Möglichkeit ist die Darstellung in einer Form, in der die Höhe der Spektralwerte lediglich durch eine unterschiedliche Dichte (Dicke) der übereinandergestapelten Linien (bzw. durch eine entsprechende Punktematrix) zum Ausdruck gebracht wird (*dichtemodulierte Spektraldarstellung*; „densitiy-modulated spectral array", DSA; Fleming u. Smith 1979; Abb. 15.31 d2). Überdeckungseffekte werden vermieden. Diese Methode ist vom Prinzip her gesehen dem Konturplot von Dumermuth (1977) ähnlich (Abb. 16.15).

Frequenzselektive Spektralanalyse

Eine weitere Möglichkeit ist die Integration der spektralen Leistungswerte innerhalb abgegrenzter Frequenzbereiche und die Ausgabe dieser reduzierten Daten in Form von Trendkurven entlang der X-Achse als Zeitbasis (s. Abschn. 16.2.2 mit Abb. 16.16). Diese *frequenzselektive Spektralanalyse* hat sich bei uns in einer Pilotstudie bewährt (Zschocke et al. 1983b). Sie läßt sich sehr gut mit anderen Parametern der Intensivüberwachung korrelieren (paralleler Ausschrieb der fortlaufenden Kurven von Herzfrequenz, Blutdruck, Hirndruck u. a.). Die Beispiele in Abb. 15.32 zeigen, daß die Beschränkung auf wenige, aber relevante Frequenzberei-

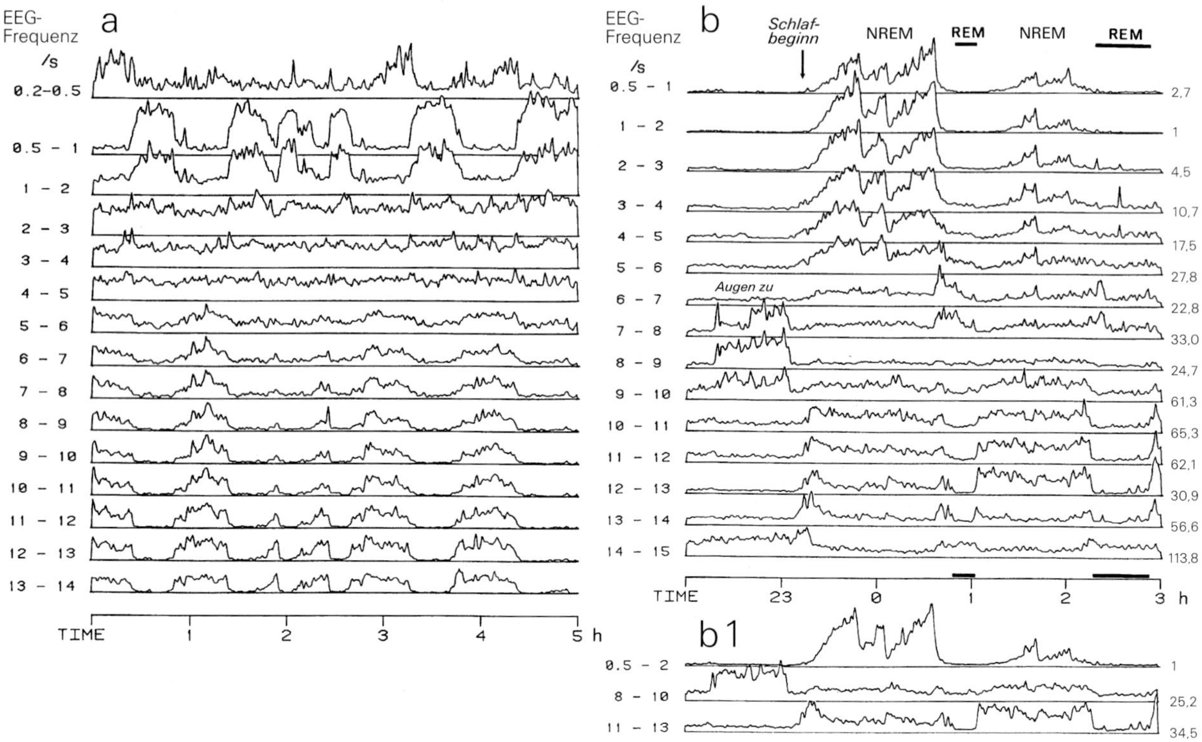

Abb. 15.32. Frequenzselektive Spektralanalyse. Das Prinzip wird im Abschn. 16.2.2 und mit Abb. 16.16 erläutert. Die EEG-Frequenzen zwischen 0,5 und 14/s sind in 15 Frequenzbereiche unterteilt, wie jeweils am *linken Rand* angegeben. Um die erheblichen Unterschiede der spektralen Leistungen (Amplituden und Ausprägung) zwischen dem δ-Band und den höheren Frequenzanteilen auszugleichen, wurden die spektralen Werte der einzelnen Bänder mit einem vom Computer (logarithmisch) ermittelten Faktor multipliziert, der nur für den Bildteil **b** jeweils am *rechten Rand* angegeben ist (z. B. wurden die Werte für den Bereich 13–14 Hz mit 56,6 multipliziert ausgegeben). Das Frequenzband mit der höchsten spektralen Leistung (in **b** der Bereich von 1–2/s) wurde gleich 1 gesetzt.

a Frequenzverlauf bei einem Patienten im Koma nach Schädel-Hirn-Trauma. Er zeigt angenähert periodische Schwankungen in der Ausprägung der δ-Wellen von 0,5–2/s, im Wechsel mit Abschnitten einer beschleunigten (im EEG niedrigen) Aktivität im (ϑ-)α-β-Bereich ab etwa 6/s (s. auch Abb. 15.33b).

b Frequenzverlauf bei einem Gesunden mit Übergang in einen Schlaf und 2 NREM-REM-Phasen. Die NREM-Abschnitte werden durch einen Anstieg im δ-Bereich markiert, mit geringer Zunahme der spektralen Leistungen auch im α-β-Spektrum (Schlafspindelaktivität). Die REM-Phasen wurden durch eine EOG-Registrierung bestimmt (nicht abgebildet). Vor Beginn des Schlafes (zwischen 22 und 23 Uhr) vorübergehende Zunahme der α-Tätigkeit zwischen 7 und 10/s (Proband schließt die Augen und entspannt sich).

Beide Beispiele zeigen, daß sich die EEG-Aktivität in diesen Spektralanalysen über relativ weite Bereiche der Frequenz jeweils sehr gleichförmig abbildet, auch bei einem normalen EEG (**b**). Daher genügt für eine ***Trendanalyse*** meistens die Darstellung eines oder einiger weniger Frequenzbänder. Im Beispiel **b** wird der Wach-Schlaf-Ablauf durch 3 etwas breiter abgegrenzte Frequenzbereiche immer noch ausreichend dargestellt (**b1**). Bei komatösen Patienten (**a**) genügt für eine Trenddarstellung sogar oft nur die Ausgabe des δ-Bandes (wie in Abb. 15.33)

15.9.3.2

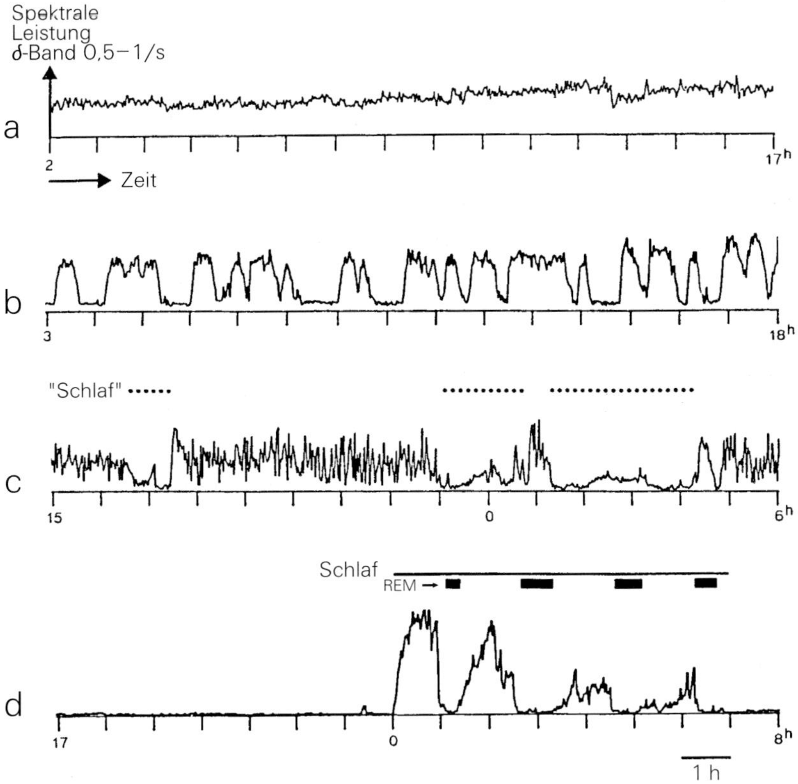

Abb. 15.33. Spektrale Trendanalyse. Kontinuierliche Darstellung des Verlaufs der spektralen Leistung im δ-Bereich von 0,5–1,5/s jeweils für die Dauer von 15 h. **a** Gleichbleibende Verlangsamung im EEG bei einem komatösen Patienten. **b** Quasiperiodische Schwankungen in der δ-Ausprägung i. S. der sog. „basic rest activity cycles" BRAC (Kleitman 1982); auch dieser Patient ist noch komatös. **c** Deutliche Zeichen einer Wiederkehr des Wach-Schlaf-Rhythmus. Patientin noch tief somnolent. Die „Wachphasen" werden durch eine ausgeprägte (meistens evozierte) Aktivität im δ-Bereich gekennzeichnet, die „Schlafphasen" in paradoxer Weise umgekehrt durch eine relativ flache Aktivität (s. auch Abschn. 9.3.5.2). **d** Normaler Ablauf eines Wach-Schlaf-Zyklus mit 4 NREM-REM-Phasen. Der NREM-Schlaf ist nun in regelrechter Weise am Anstieg der d-Aktivität zu erkennen. Die 4 gezeigten Beispiele stammen von 4 verschiedenen Patienten nach einem Schädel-Hirn-Trauma

che den Informationsgehalt der Spektralanalyse nicht wesentlich schmälert (s. auch die Erläuterungen in der Legende). Bei zeitlich geraffter *Darstellung ganzer Tagesverläufe* auf einer normalen DIN A 4-Seite ist zumindest eine Trendanalyse ausreichend informativ möglich (Abb. 15.33). Sie kann beispielsweise bei einem Koma nach schwerem Schädel-Hirn-Trauma mit der Aufdeckung einer ersten Periodik i. S. der sog. BRAC („basic rest activity cycles"; Kleitman 1973, 1982; Terzano et al. 1982) die Wiederkehr eines Schlaf-Wach-Zyklus und damit eine günstige Prognose frühzeitig anzeigen (Abb. 15.33b). Feinere Frequenzverschiebungen innerhalb eines der abgegrenzten (und mit ihren Spektralwerten integriert dargestellten) Frequenzbänder lassen sich nicht erfassen.

Empfohlen und angewendet werden noch andere Reduzierungen der Datenmenge, die bei einer fortlaufenden Spektralanalyse anfällt. Genannt und mit Abb. 15.34 erläutert werden soll hier die Extraktion einzelner spektraler Parameter wie die Peak-Frequenz (PPF), Medianfrequenz (MPF) und die sog. spektrale Eckfrequenz (SEF), die in Abb. 15.34d in einem kurzen Beispiel veranschaulicht wird. Die Parameter PPF und MPF können auch in einem oder in mehreren abgegrenzten Frequenzbereichen (z. B. im α- und δ-Band) getrennt ermittelt werden.

Alle genannten Verfahren führen natürlich zu einer Einschränkung der Information, die das EEG eigentlich liefert. Die Interpretation der komprimierten Daten und der Trendkurven ist ohne

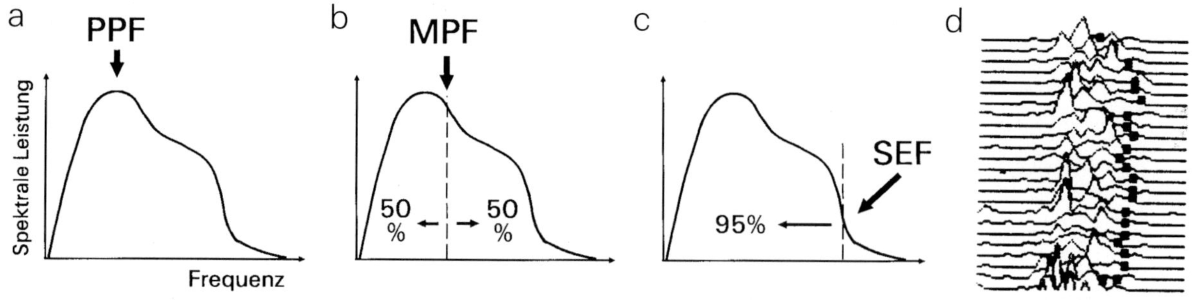

Abb. 15.34. Verschiedene einzelne spektrale Parameter, auf die sich die im Rahmen des EEG-Monitoring anfallenden Daten noch weiter reduziert lassen. **a** PPF = „peak power frequency": es werden aus den laufend anfallenden Spektren lediglich die Werte mit der höchsten spektralen Leistung extrahiert. **b** MPF = „median power frequency": Dieser errechnete Parameter halbiert jeweils die Gesamtleistung der einzelnen Spektren. **c** SEF = „spectral edge frequency": Dies ist der Wert, der in den Spektren jeweils 95% der gesamten spektralen Leistung einschließt (quasi parallel dem Verlauf der „oberen Frequenzgrenze"). In **d** ist die SEF in einer CSA-Ausgabe markiert. (Aus Freye 1990). Die verschiedenen spektralen Parameter können simultan ausgegeben den Frequenzverlauf sehr vereinfacht beschreiben

Die Interpretationen der Datenanalysen sollten stets durch wiederholte Stichproben des EEG überprüft werden

Kenntnis des EEG bzw. ohne zeitweilige Einsicht in das laufende EEG kaum möglich. *Es soll daher stets auch der visuelle Zugriff auf das EEG in seiner ursprünglichen Form zur Verfügung stehen.* Am besten ist es, wenn die EEG-Ableitungen, die der Überwachung zugrunde liegen, parallel auf einem Kontrollmonitor permanent dargestellt werden. Selbst dann ist es in manchen Fällen und bei besonderen Verlaufsänderungen nicht zu umgehen (und grundsätzlich auch zu empfehlen), daß man das „Monitoring" gelegentlich unterbricht, um eine reguläre, vollständige EEG-Ableitung einzuschieben.

15.9.3.3 Indikationen für eine fortlaufende EEG-Überwachung

Der Indikationsbereich hängt davon ab, wie man die EEG-Überwachung definiert bzw. praktiziert. Bezieht man den Begriff „Überwachung" auf *häufige vollständige* EEG-Kontrollen (Ableitungen nach dem 10-20-System, für die im Intensivbereich häufig noch fahrbare kleinere EEG-Geräte mit 8 oder 10 Kanälen eingesetzt werden), so kann sich die Überwachung auf das gesamte Spektrum der EEG-Befunde beziehen, die bei hirngeschädigten Patienten möglich sind (Kap. 9).

Eine wirklich *kontinuierliche*, mehrtägige EEG-Überwachung (das „EEG-Monitoring" i. e. S.) ist, wie oben dargestellt, nur mit Com-

15.9.3.3

puterunterstützung praktikabel. Die erläuterten Verfahren der Datenanalyse und -ausgabe haben zunachst eine

▶ ***Alarmfunktion:*** Rasch einsetzende *Verlangsamungen* und *Amplitudenminderungen* (Suppressionen) sind im CSA (und auch im CFAM) deutlich zu sehen. Sie sind stets alarmierend. Sofern die Ursache nicht bereits klinisch zu erkennen ist oder sich nicht aus der allgemeinen Partientenüberwachung ableiten läßt, ist sofort ein EEG abzuleiten. In der Regel liegt dieser Situation eine energetische Insuffizienz des Hirns zugrunde (Kreislauf, Atmung, aber auch kritische Hirndrucksteigerungen!). Ein plötzlicher *Anstieg* in der spektralen Leistung kann Zeichen einer *epileptischen Aktivität* sein (s.unten). Sie kann als nichtkonvulsiver Status klinisch unerkennbar auftreten (Jordan 1993).

▶ ***Therapiekontrolle:*** Starke *Sedierungen* verursachen Verlangsamungen des EEG, denen höhere Frequenzanteile überlagert sein können (logarithmische Darstellung der CSA!). Hohe Dosierungen mit dem Ziel einer *Stoffwechseldämpfung zur Hirnprotektion* können zu einer allgemeinen Suppression oder zu einem Burst-suppression-Muster führen, das im CSA und auch schon in einfacheren Trendanalysen erkannt werden kann (s. Abschn. 10.4.2 mit Abb. 10.16). Grundsätzlich sollte man jedoch mit zeitweilig eingeschobenen EEG-Ableitungen oder mit einer EEG-Darstellung auf einem Monitor prüfen, ob man das Verlaufsmuster in der Trendanalyse korrekt interpretiert.

▶ ***Verlaufskontrolle:*** Bestimmte *Verlaufstypen im CSA* oder in der frequenzselektiven Trendanalyse können zur Beurteilung des neurologischen Status beitragen und prognostische Aussagen vermitteln, wie z.B. periodische Veränderungen als Hinweis auf eine Wiederkehr eines Wach-Schlaf-Rhythmus (s. Abb. 15.33 und Text). Generell signalisiert eine stärkere Variabilität im kontinuierlich ablaufenden Muster einer Spektralanalyse einen günstigen Aspekt, der Übergang in ein monotones Spektrogramm einen ungünstigen Verlauf (Bricolo et al. 1978).

▶ ***Status epilepticus:*** Generalisierte epileptische Erregungssteigerungen werden auch in den Kontrollableitungen des EEG-Monitoring erfaßt. Der epileptische Charakter der Aktivität ist spektralanalytisch natürlich nicht zu erkennen. Dennoch ist eine Unterstützung der Verlaufskontrolle mit Hilfe einer CSA möglich (z.B. Abb. 16.17). Noch besser gelingt die Darstellung in der frequenzselektiven Spektralanalyse, in der (die im CSA leicht auftretenden) Überdeckungseffekte fehlen. Hat man ermittelt, in welchem Frequenzbereich sich die epileptische Aktivität am deutlichsten abzeichnet, so kann mit der fortlaufenden Ausgabe dieser Frequenzbänder der Therapieeffekt anschaulich objektiviert werden. Diese Kontrolle kann die EEG-Diagnostik nicht ersetzen, aber sie verschafft einen guten Überblick über das Therapieergebnis. Abbildung 15.35 zeigt hierfür ein Beispiel.

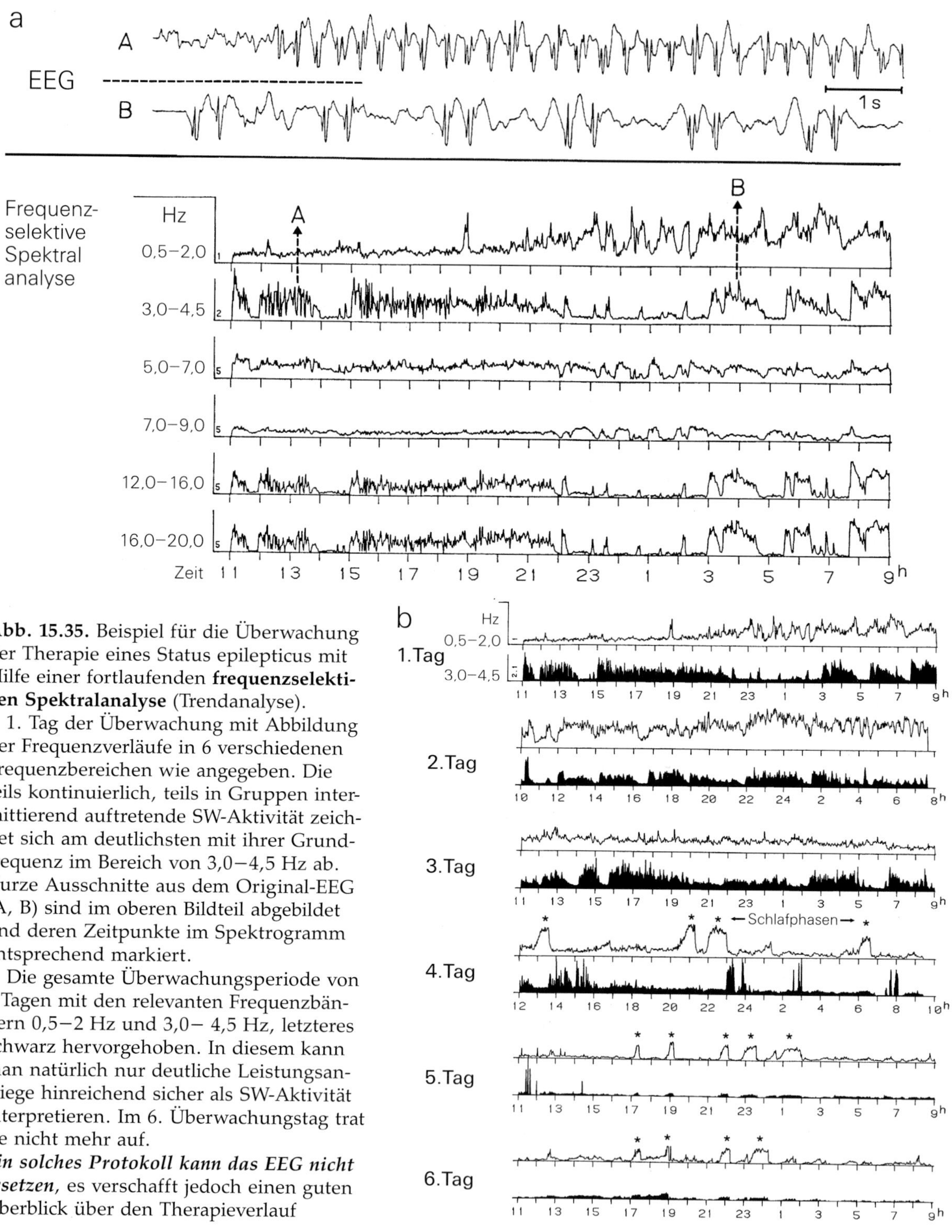

Abb. 15.35. Beispiel für die Überwachung der Therapie eines Status epilepticus mit Hilfe einer fortlaufenden **frequenzselektiven Spektralanalyse** (Trendanalyse).
a 1. Tag der Überwachung mit Abbildung der Frequenzverläufe in 6 verschiedenen Frequenzbereichen wie angegeben. Die teils kontinuierlich, teils in Gruppen intermittierend auftretende SW-Aktivität zeichnet sich am deutlichsten mit ihrer Grundfrequenz im Bereich von 3,0–4,5 Hz ab. Kurze Ausschnitte aus dem Original-EEG (A, B) sind im oberen Bildteil abgebildet und deren Zeitpunkte im Spektrogramm entsprechend markiert.
b Die gesamte Überwachungsperiode von 6 Tagen mit den relevanten Frequenzbändern 0,5–2 Hz und 3,0– 4,5 Hz, letzteres schwarz hervorgehoben. In diesem kann man natürlich nur deutliche Leistungsanstiege hinreichend sicher als SW-Aktivität interpretieren. Im 6. Überwachungstag trat sie nicht mehr auf.
Ein solches Protokoll kann das EEG nicht ersetzen, es verschafft jedoch einen guten Überblick über den Therapieverlauf

15.9.3.3

16 Grundlagen der digitalen EEG-Verarbeitung. Frequenzanalyse des EEG

Das EEG ist ein kontinuierlich ablaufendes, unregelmäßig auftretendes Signal, in dem sich ein beliebiger Abschnitt zu keinem anderen Zeitpunkt exakt wiederholt. Daher gelten sämtliche Eigenschaften des EEG-Signals entlang der Zeitachse (mathematisch gesehen) als zufällig verteilt. Das EEG läßt sich deshalb durch bestimmte Parameter (wie Amplitude oder Frequenz) auch nicht exakt beschreiben. Es ist nur einer statistischen Schätzung zugänglich. Derartige Signale bezeichnet man als *stochastisch* (zufallsabhängig). Man spricht auch von stochastischen Zeitreihen.

Mit den genannten Eigenschaften fordert das EEG eine Signalanalyse geradezu heraus. Bereits die Filterung des EEG ist eine elektronische Signalverarbeitung. Unter *Signalanalyse* im engeren Sinne verstehen wir jedoch elektronische Datenverarbeitungen, die besondere Merkmale des EEG und Beziehungen zwischen verschiedenen EEG-Ableitungen verdeutlichen oder überhaupt erst aufdecken.

Entsprechend dem Fortschritt in der Technik wurde immer auch eine Vielzahl elektronischer Signalanalysen für das EEG entwickelt. Hierzu wird auf die spezielle Literatur verwiesen. Eine ausgezeichnete Übersicht findet sich in der Monographie von Cooper, Osselton u. Shaw (1984). In diesem Kapitel sollen die *Grundlagen der digitalen Rechentechnik* und die *Frequenzanalyse* als wichtigstes Beispiel der Signalanalyse ausführlicher dargestellt werden. Die Frequenzanalyse (Spektralanalyse) ist in der EEG-Diagnostik in vielen Geräten ein wesentlicher Bestandteil der elektronischen Signalverarbeitung. Ganz allgemein gewinnt die digitale Darstellung und Verarbeitung des EEG immer mehr an Bedeutung. Sie gehört bereits zum Alltag. Daher ist es nicht nur nützlich, sondern in manchen Fällen von essentieller Bedeutung, zu wissen, welche Grenzen und Fehlerquellen diesen Methoden anhaften. Der Gerätehersteller kann mit einem bestimmten Produkt nicht allen Erfordernissen der klinischen Praxis gerecht werden, so daß *der Anwender entscheiden muß*, ob und wann ein EEG- oder Analysegerät die gestellten Anforderungen erfüllen kann. Und in der laufenden Praxis kann das immer wieder notwendige Gespräch mit dem Techniker nur dann Früchte tragen, wenn der EEGist zumindest die Grundlagen kennt.

16.1 Grundlagen der digitalen Rechentechnik

Generell unterscheidet man zwischen ***analoger*** und ***digitaler*** Signalverarbeitung bzw. Rechentechnik. Die EEG-Registrierung auf Papier ist eine analoge Darstellung des EEG. Jede von einer Elektrode abgeleitete Potentialänderung wird in gleichartiger (analoger) Form durch *kontinuierliche* Zeigerauslenkungen zu Papier gebracht. Jedem einzelnen Punkt der fortlaufenden Registrierung kann ein bestimmter, im Prinzip unendlich fein abgestufter Spannungswert zugeordnet werden. Diese Werte werden im Dezimalsystem ausgedrückt (beispielsweise in Mikrovolt).

Dagegen werden bei einer *digitalen* Signalverarbeitung die stetig veränderlichen Meßwerte des EEG lediglich zu bestimmten (*diskreten*) Zeitpunkten (also *diskontinuierlich*) abgetastet und in eine Folge von Spannungswerten umgewandelt, *die nur noch zwei verschiedene Zustände annehmen können*. Real sind dies in der heutigen integrierten Schaltungstechnik Spannungssprünge z. B. zwischen 0 und +5 V. Die Techniker bezeichnen diese beiden Zustände auch als „Low level" und „High level" bzw. L und H. Allgemein werden sie mit 0 und 1 gekennzeichnet. Damit sind nur zwei Ziffern zulässig. Dieses Zahlensystem bezeichnet man als *dual* oder *binär*. Die elementare Recheneinheit (0 oder 1) wird ***1 bit*** genannt („binary digit"; Zweifingersystem).

Die elementare digitale Recheneinheit ist das „bit"

Da ein einzelnes bit mit 0 oder 1 nur zwei verschiedene Werte annehmen kann, müssen die mit weitaus größerer Variabilität anfallenden Meßwerte des EEG jeweils in eine *Folge von mehreren bits* (von mehreren Nullen oder Einsen) umgewandelt werden. Der analoge Meßwert wird binär kodiert. Bedeutet *n* die Anzahl der für *einen* Meßwert verfügbaren bits, so sind für diesen Wert allgemein 2^n verschiedene Abstufungen möglich. Mit 2 bits (n = 2) läßt sich ein Wert aus maximal $2^2 = 4$ möglichen Werten darstellen (00, 01, 10, 11), mit 8 aufeinanderfolgenden bits ein Wert aus maximal $2^8 = 256$ Abstufungen.

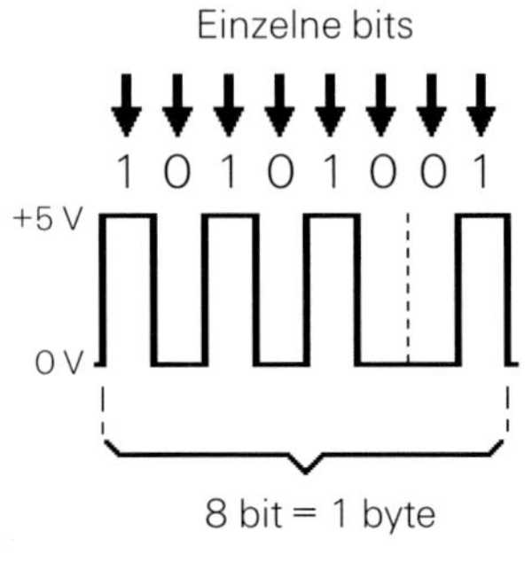

Abb. 16.1. Bits werden zu Einheiten zusammengefaßt, die man als „Worte" bezeichnet. Ein 8-bit-Wort ist *1 byte*. In heutigen Rechnern beträgt die einheitliche Wortlänge mindestens 16 bit (2 byte)

Je mehr bits für einen einzelnen Punkt in der EEG-Kurve zur Verfügung stehen, desto feiner ist die Auflösung im Amplitudenbereich, desto größer ist die Genauigkeit der weiteren Signalverarbeitung. Diese binäre Kodierung eines analogen Meßwertes bezeichnet man als *Analog-Digital-Wandlung*. Das Prinzip wird in Abb. 16.2 erläutert.

Bit-Folgen werden zu bestimmten Einheiten zusammengefaßt, die man als *Worte* bezeichnet und die im Rechner als einheitliche Pakete behandelt werden. Eine grundlegende Einheit ist das 8-bit-Wort, das auch als ***1 byte*** bezeichnet wird (Abb. 16.1). In jedem einzelnen Rechenschritt werden dann immer 8 bit zugleich verrechnet. Mit 1 byte lassen sich 256 ver-

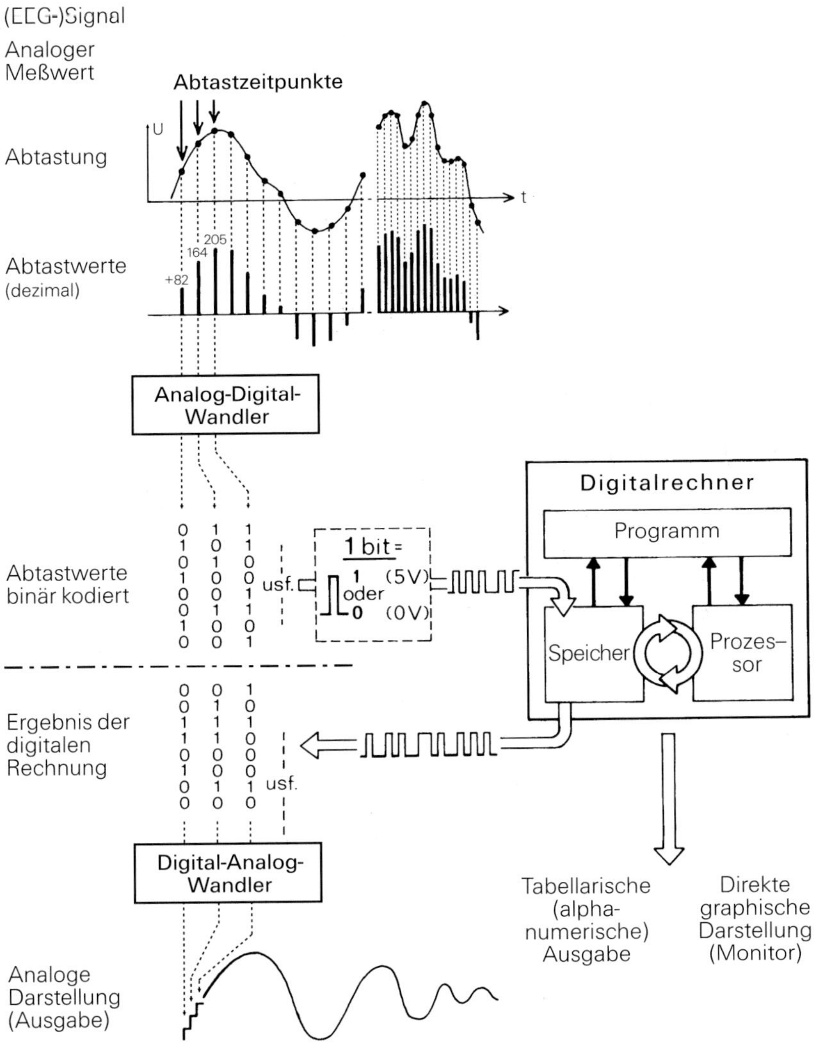

Abb. 16.2. Digitalisierung eines kontinuierlich veränderlichen (analogen) Signals. Abtastung der einlaufenden Signalspannung (EEG) und Umwandlung der momentanen analogen (zunächst in Dezimalzahlen ausgedrückten) Abtastwerte in entsprechende Werte des dualen Zahlensystems (*Analog-Digital-Wandlung*). Im binären Zahlensystem werden die Meßwerte nur noch mit einer Folge von zwei diskreten (Spannungs-) Zuständen (0 oder +5 V bzw. 0 oder 1) dargestellt. Diese Einheit wird als ***1 bit*** („binary digit") bezeichnet. Diese Spannungsimpulse können in einem Digitalrechner beliebig und beliebig oft verrechnet werden (s. auch Abb. 16.3). Nach Rückrechnung in Dezimalzahlen können die Ergebnisse tabellarisch ausgedruckt oder nach Rückwandlung in analoge Spannungswerte auch wieder als Kurvenzug ausgeschrieben werden (*Digital-Analog-Wandlung*)

schiedene Werte bzw. Informationen verschlüsseln (s. oben). Alle Angaben zur Kapazität der Datenspeicher erfolgen in byte (1 kbyte = 1000 byte, 1 Mbyte bzw. 1 MB = 1 Million byte). Heute sind „Worte" mit einer Länge von 16 bit (2 byte) die Regel. Mit dieser Dateneinheit lassen sich $2^{16} = 65536$ verschiedene Informationen kodieren (genauer: jeweils 1 Information aus 65536 möglichen Daten). 16-bit-Rechner sind daher wesentlich leistungsfähiger. Neuere Computer besitzen bereits 32-bit-Prozessoren. Es lohnt sich, bei der Anschaffung eines Gerätes auf diese Angaben zu achten.

Für eine *Analog-Digital-Wandlung des EEG* genügen 12 bit pro Abtastwert. Bemißt man den möglichen Amplitudenpegel des EEG mit 1 mV (1000 μV bzw. $\pm$ 500 μV), so ermöglicht eine 12-bit-Umwandlung die ausreichende Auflösung der Amplituden von $1000\,\mu V / 2^{12} = \pm\, 0{,}125\,\mu V$. Noch besser ist natürlich eine Auflösung des ADC („analog digital converter") von 13 bit (Auflösung ±0,06 μV). In der Praxis wird jedoch an dieser Stelle nicht selten „gespart". Denn je weniger bits pro Abtastwert eingesetzt werden, desto geringer werden die Anforderungen an den Rechner, desto ungenauer wird aber auch die Darstellung im Amplitudenbereich. Eine zu geringe Auflösung des ADC erhöht auch besondere Störsignale (das sog. Digitalisierungsrauschen, s. Abschn. 16.1.3.2). Findet man keine entsprechenden Angaben in der Bedienungsanleitung, so sollte man sie erfragen! Das gleiche gilt für die Abtastrate (Abtastfrequenz; s. unten).

Nach der Digitalisierung der Signale am Eingang des Rechners erfolgt die weitere Datenverarbeitung und auch die Datenspeicherung ausschließlich digital, d. h. auf der Basis der in bit-Folgen bzw. bytes umgewandelten Werte (Abb. 16.2). Anschließend muß das Rechenergebnis, wenn es für uns lesbar sein soll, aus dem binären Zahlensystem wieder in das Dezimalsystem rückgewandelt werden. Es läßt sich dann z. B. tabellarisch ausdrucken. Man spricht von einer *alphanumerischen Ausgabe*, wenn die Zahlen programmgesteuert mit Text versehen dargestellt werden.

Da in dem Rechenergebnis jede (neue) bit-Folge wiederum einem bestimmten Dezimalwert entspricht und dieser einem be-

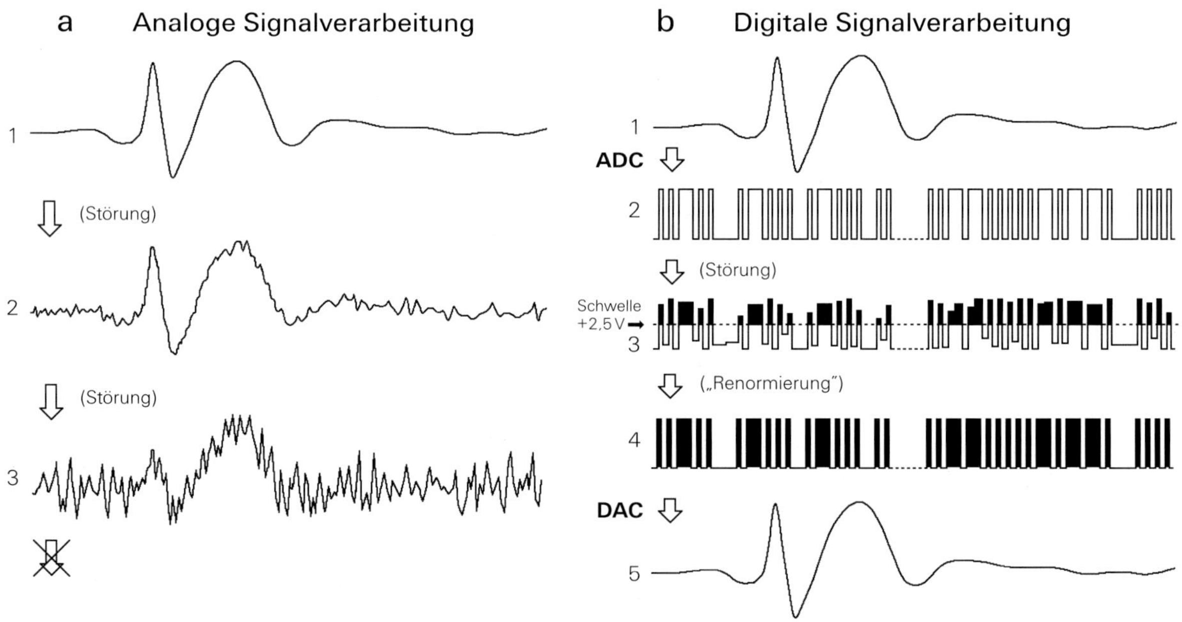

Abb. 16.3. Gegenüberstellung der analogen und digitalen Signalverarbeitung. **a** Analoge Signale werden vor allem bei wiederholter (magnetischer) Zwischenspeicherung zunehmend verrauscht und schließlich unbrauchbar (*a3*). **b** Werden analoge Signale digitalisiert (*ADC*, Analog-Digital-Wandlung, *b1→b2*), so können Amplitudenschwankungen der digitalen Rechteckimpulse (*b3*) beliebig oft korrigiert werden. Sobald die Schwelle von +2,5 V überschritten wird, werden die Signale als „1" erkannt und im nächsten Rechenschritt wieder auf den Normwert (+5 V) gebracht („*Renormierung*", *b3→b4*). *DAC* Digital-Analog-Wandlung

16.1

stimmten elektrischen Spannungswert zugeordnet werden kann, läßt sich das Ergebnis auch wieder mit einem Schreibgerät durch eine entsprechende Auslenkung des Schreibzeigers darstellen (oder durch entsprechende Ablenkung des Elektronenstrahls auf einem Monitorbildschirm). Daraus ergeben sich Kurven, die wieder einer analogen Signaldarstellung entsprechen. Daher wird diese Umsetzung als *Digital-Analog-Wandlung* bezeichnet (s. Abb. 16.2). In den digitalen EEG-Geräten werden die bits bzw. bytes direkt zur Ansteuerung des „schreibenden" Thermokamms herangezogen (s. Abschn. 15.4).

Der rechnerinternen Verarbeitung der einzelnen bits bzw. der bit-Folgen sind grundsätzlich keine Grenzen gesetzt. *Schwachpunkte der gesamten digitalen Rechentechnik sind, soweit es sich um eine Verarbeitung primär analoger Signale handelt, die Schnittstellen, vor allem die Analog-Digital-Wandlung* z. B. am Eingang digitaler EEG-Geräte. In dieser Hinsicht sollte man die Geräte bzw. ihren Einsatz für bestimmte Fragestellungen besonders kritisch betrachten. Spezielle Fehlerquellen werden in Abschn. 16.1.3 dargestellt.

16.1.1 Allgemeine Vorteile der digitalen Rechentechnik

Das digitalisierte EEG läßt sich – auch nachträglich – beliebig oft weiterverarbeiten (montieren, filtern, verrechnen)

Der entscheidende Vorteil der digitalen Rechentechnik liegt in ihrer elementaren Dateneinheit, dem einzelnen bit, begründet. Wie in Abb. 16.3 dargestellt, entspricht dem einzelnen bit ein rechteckförmiger Spannungssprung, der in der heutigen Elektronik zumeist den beiden Spannungen 0 und +5 V entspricht. Diese Dateneinheit funktioniert nach dem Alles-oder-nichts-Gesetz, ganz ähnlich dem mit großer Funktionssicherheit weitergeleiteten Aktionspotential einer Nervenfaser. Wiederum ähnlich der Auslösung eines Aktionspotentials besitzt auch der Rechteckimpuls eines einzelnen bit eine *Schwellenfunktion*. Bei einer Spannungshöhe des Impulses von +5 V werden alle Werte, die oberhalb +2,5 V liegen, als Eins betrachtet, alle Spannungswerte unterhalb +0,8 V als Null (s. Abb. 16.3). Das heißt, es dürfen vor allem bei Zwischenschaltung von magnetischen Speichermedien stärkere Spannungsschwankungen (Rauschen) auftreten, ohne daß die 0- oder 1-Information verlorengeht. Amplitudenschwankungen der Rechteckimpulse, die innerhalb dieser großzügigen Grenzen auftreten (Abb. 16b, 3), können mit einfachen elektronischen Schaltungen stets wieder auf den Normwert gebracht werden (Abb. 16.3b, 4). Auf diese Weise ist auch bei vielfacher Zwischenspeicherung der digitalen Daten eine beliebig häufige Verrechnung möglich, ohne daß es zu Datenverlusten kommt.

Dagegen führen bei einer rein *analogen Datenverarbeitung* das unvermeidliche Verstärkerrauschen und vor allem die Verrauschung magnetisch aufgezeichneter Signale bei wiederholten Verrechnungen zu Störsignalen, die sich addieren und bestenfalls durch eine Filterung gedämpft werden können, die selbst das Signal beeinflußt. Schließlich wird das Signal unbrauchbar (ähnlich dem zunehmenden Rauschen einer wiederholt überspielten Musikaufnahme) (Abb. 16.3a).

16.1.2 Allgemeine Nachteile der digitalen Rechentechnik

Digital läßt sich das EEG nur begrenzt in Amplitude und Zeit auflösen

Da ein momentaner analoger Meßwert in eine Serie von *aufeinanderfolgenden* digitalen Impulsen umgewandelt wird, *erfordert die digitale Darstellung analoger Meßwerte Zeit*. Deshalb können analoge Signale bei der Analog-Digital-Wandlung nur in bestimmten zeitlichen Intervallen in binäre Werte umgewandelt werden. Sie werden „abgetastet" (mit einem Abtastintervall entsprechend Δt in Abb. 16.4). Dies bedeutet eine *Einschränkung in der zeitlichen Auflösung*. Im Prinzip ist dies heute allerdings kein nennenswertes Problem. Die Dauer des einzelnen Impulses, der ein einzelnes bit repräsentiert (Abb. 16.1), liegt oft schon im Nanosekundenbereich (10^{-9} s), so daß extrem hohe Abtastfrequenzen möglich sind.

Wird die Analog-Digital-Wandlung mit hoher Abtastfrequenz durchgeführt, so fallen bei fortlaufender Abtastung des EEG allerdings *erhebliche Datenmengen* an, die rasch die Grenze der Wirtschaftlichkeit eines Datenanalysesystems überschreiten können. Denn jedes einzelne bit (also jede einzelne 0- oder 1-Information) erfordert einen Speicherplatz. Die limitierenden Faktoren in der digitalen Datenverarbeitung sind daher die Speicherkapazität des Rechners und die Kapazität der speichernden Medien (Magnetband, Harddisk, Disketten), aber auch die Geschwindigkeit des Rechners (des Prozessors), mit der die Daten verrechnet werden können.

Im Hinblick auf die Speicherkapazität hat die moderne Technik der optischen (lasergesteuerten) Speichermedien (entsprechend der CD der Musikaufzeichnung) die Situation entschärft und beispielsweise die Einführung des papierlosen EEG (PLE) überhaupt erst ermöglicht. Denn papierloses EEG bedeutet volle Digitalisierung des EEG (mit bis zu 21 und mehr simultanen Ableitungen) und damit Speicherung einer Unmenge digitalisierter Daten. Da man pro optischer Platte („optical disk") möglichst viele EEG-Ableitungen archivieren möchte, werden Bemühungen, durch spezielle Verfahren der Datenkompression den Umfang der Daten noch vor der Speicherung zu reduzieren, noch lange Zeit aktuell bleiben (Hinrichs 1991).

16.1.3 Digitalisierungsfehler

Wie vorstehend ausgeführt, läßt sich das kontinuierlich ablaufende (analoge) EEG bei einer Analog-Digital-Wandlung sowohl im Zeitbereich (entlang der Zeitachse) als auch in bezug auf die Amplitudenschwankungen nur in diskreten Abständen bzw. Stufen abtasten. *Das analoge Signal ist im digitalen Bereich nur mit begrenzter Genauigkeit darstellbar,* die von der Auflösung des ADC abhängt (s. oben, vgl. auch Abb. 16.7). Dies führt zwangsläufig zu Abweichungen von den wahren Meßwerten, die sich durch alle weiteren Rechneranalysen hindurchziehen. Werden *bestimmte Minimalanforderungen nicht beachtet,* so werden diese Abweichungen bei der Analog-Digital-Wandlung zu Fehlern (Digitalisierungsfehler), die das *Analyseergebnis verfälschen.*

16.1.3.1 Abtastfehler. Aliasing-Effekte. Nyquist-Frequenz

Der wichtigste und durch Nichtbeachtung der Minimalanforderungen auch am häufigsten auftretende Fehler ergibt sich in bezug auf die zeitlichen Abstände Δt, mit denen das EEG abgetastet wird. Die Häufigkeit der Abtastungen pro Sekunde wird als *Abtastfrequenz* ($1/\Delta t$) angegeben. Abtastfehler durch eine zu niedrige Abtastfrequenz sind deshalb so gravierend, weil sie beispielsweise im späteren Ergebnis einer digitalen Frequenzanalyse (s. unten) *prinzipiell nicht erkannt werden können.* Selbst wenn sich derartige Fehler vermuten lassen, so sind sie *nach* einer Analog-Digital-Wandlung nicht mehr rückgängig zu machen.

Der kritische Punkt in der Digitalisierung des EEG ist seine Abtastung bei der Analog-Digital-Wandlung

Die Fehler ergeben sich, wenn die zeitlichen Abstände der Abtastung in bezug zu den Frequenzanteilen im EEG zu groß bzw. die Abtastfrequenz zu niedrig gewählt wird. Abbildung 16.4 erläutert diesen Sachverhalt.

In Abb. 16.4a wird eine langsame Wellenfolge im Abstand Δt abgetastet (*a1*). Aus den Abtastwerten (*a2*) läßt sich die Originalkurve wieder angenähert rekonstruieren (*a3*). In Teilbild 16.4b wird eine schneller auftretende Wellenfolge (kürzere Wellenlänge) mit der gleichen Frequenz wie in Abb. 16.4a (mit dem gleichem Abstand Δt) abgetastet. Nach der Analog-Digital-Wandlung stehen die in Abb. 16.4,*b2* dargestellten Abtastwerte zur Verfügung. Verbindet man jetzt diese Werte wieder untereinander, so resultiert eine wesentlich langsamere Potentialschwankung (*b3*). Der Computer kann nicht „wissen“, daß in bezug auf die Wellenlänge des Originalsignals die Abtastfrequenz zu niedrig (bzw. der Abstand Δt zu groß) war. Auch ein menschlicher Auswerter würde, wenn ihm nur die Abtastwerte gemäß Abb. 16.4,*b2* zur Verfügung

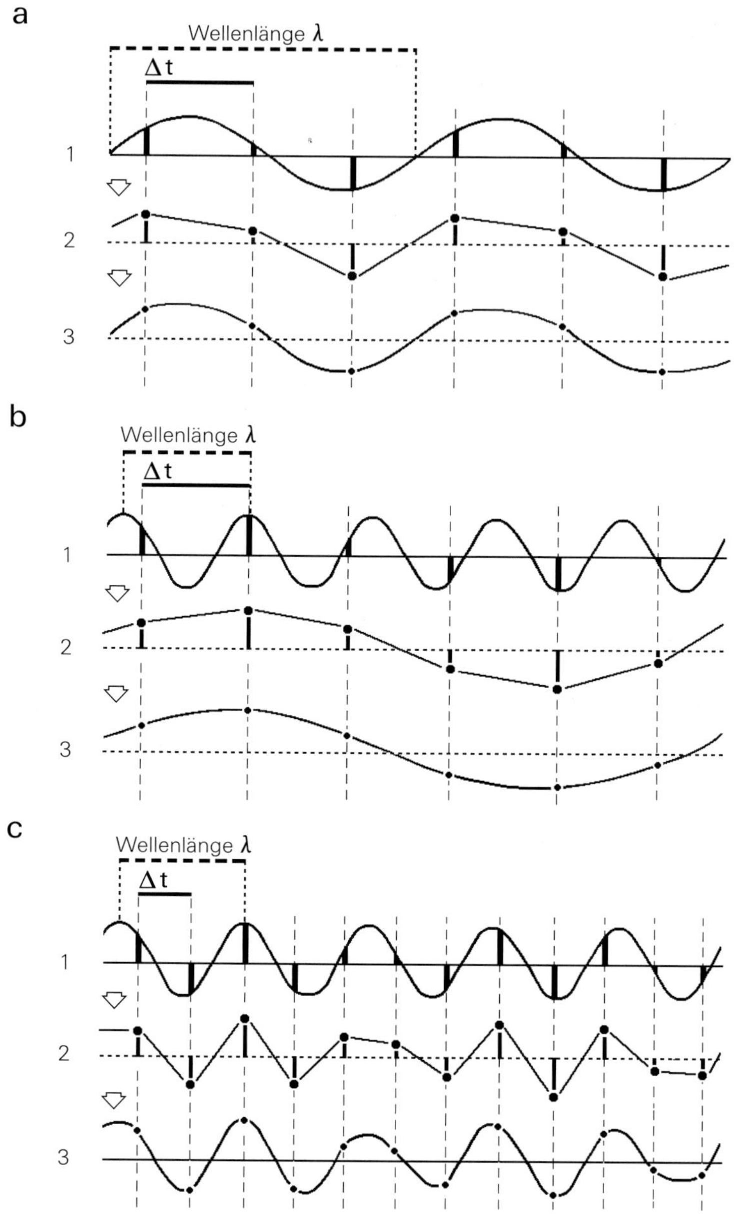

Abb. 16.4. Entstehung von Falschfrequenzen (sog. Spiegelfrequenzen) bei einer Analog-Digital-Wandlung durch falsch gewählte Abtastintervalle Δt (bzw. Abtastfrequenzen $1/\Delta t$) in bezug zur Wellenlänge λ des abzutastenden Signals (bzw. zur Signalfrequenz $1/\lambda$). **a** Das Abtastintervall Δt ist kürzer als die halbe Wellenlänge (*a1*). Verbindet man die Abtastwerte miteinander (*a2*), so läßt sich daraus das abgetastete Signal wieder rekonstruieren (*a3*). **b** Ist das Abtastintervall Δt länger als die halbe Wellenlänge des abzutastenden Signals (*b1*), so verknüpft der Computer die Abtastwerte (*b2*) zu einer Welle, deren Wellenlänge in einem bestimmten Verhältnis deutlich unter der des Originalsignals liegt (*b3*). Es ergibt sich eine sog. *Spiegelfrequenz* (Aliasing-Effekt). Wird dagegen dasselbe Originalsignal korrekt in kürzeren Intervallen abgetastet, wie in **c**, so läßt es sich aus den Abtastwerten wieder hinreichend korrekt rekonstruieren

stehen, zu keinem anderen Ergebnis kommen. Erst wenn die Abtastfrequenz in bezug auf das Originalsignal hinreichend groß (bzw. Δt hinreichend klein) gewählt wird (Abb. 16.4c), läßt sich das Ausgangssignal aus dem Abtastergebnis wieder annähernd korrekt rekonstruieren.

Die nach einer Analog-Digital-Wandlung *derart falsch rekonstruierten Frequenzen liegen stets unterhalb der Frequenz der Wellen- bzw. Signalanteile, die diesen Effekt verursachen* (Abb. 16.4b). So wird bei-

16.1.3.1

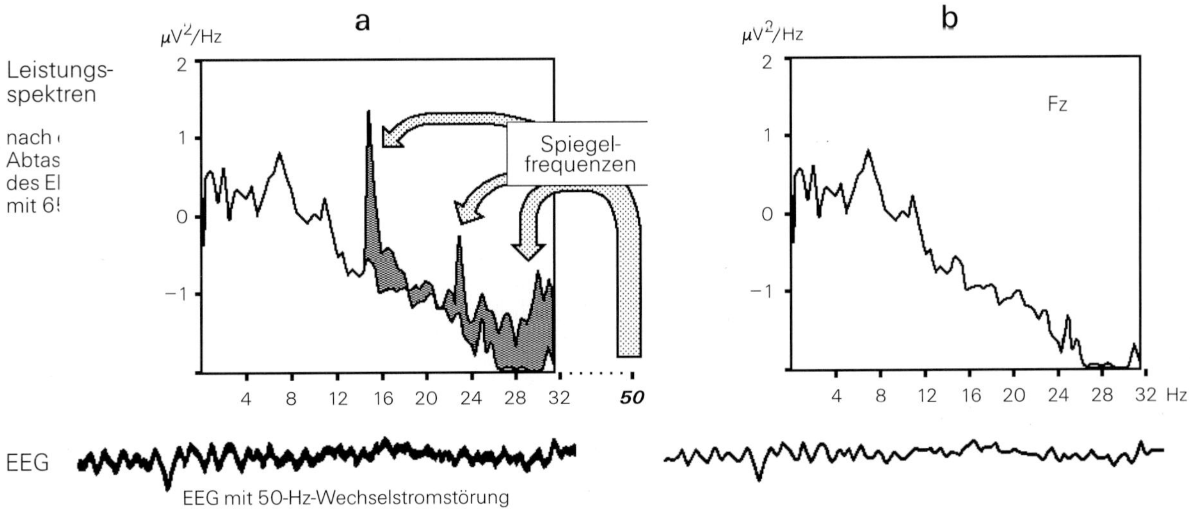

Abb. 16.5. Entstehung von Spiegelfrequenzen in EEG-Frequenzspektren (Leistungsspektren) infolge falscher Wahl der Abtastfrequenz. **a** Leistungsspektrum eines EEG-Abschnitts, der durch eine 50-Hz-Netzfrequenz (Brumm) gestört ist. **b** Das Spektrum desselben EEG-Abschnitts nach Filterung der Störfrequenz. Die Leistungsspektren sind von 0–32 Hz dargestellt. Das EEG wurde mit 65 Hz abgetastet. In bezug zur 50-Hz-Störung ist diese Abtastfrequenz zu niedrig. Dies führt bei der Analog-Digital-Wandlung des ungefilterten EEG-Abschnitts (**a**) zu Spiegelfrequenzen, die sich vor allem mit einer Komponente bei 15 Hz im EEG-Spektrum niederschlagen. Die Unterschiede zum korrekten Spektrum des gefilterten EEG-Abschnitts (**b**) sind in **a** *punktiert* hervorgehoben. (Aus Rappelsberger 1984, modifiziert)

spielsweise im Ergebnis einer Frequenzanalyse (s. unten) ein höherer Frequenzanteil, der zu langsam abgetastet wird, in einem niedrigeren Frequenzbereich abgebildet. Man spricht auch von Spiegelungen oder Rückfaltungen („back folding") und im Hinblick auf die im Frequenzbereich „zurückgespiegelten" Frequenzanteile von *Spiegelfrequenzen*, im englischen Sprachraum auch von „aliasing" bzw. *„Aliasing-Effekten"*.

Bei einer digitalen Frequenzanalyse (FFT) sind Spiegelfrequenzen eine häufige Fehlerquelle

Am häufigsten machen sich derartige Falschbefunde *bei Frequenzanalysen* bemerkbar. Hierfür zeigt Abb. 16.5 ein Beispiel von Rappelsberger (1984). Für die Darstellung des Frequenzspektrums wurde der zugrunde liegende EEG-Abschnitt mit einer Frequenz von 65/s abgetastet, entsprechend einem Abtastintervall Δt von rund 15 ms (= 1/65). In Abb. 16.5a ist das EEG durch eine 50-Hz-Störung („Brumm") überlagert. In bezug zu dieser Störfrequenz war die gewählte Abtastfrequenz von 65 Hz zu niedrig bzw. das Abtastintervall von 15 ms in bezug zur Wellenlänge von 20 ms des einstreuenden „Brumms" (= 1[s]/50[Hz]) zu lang. Dies führte entsprechend der Darstellung in Abb. 16.4b zu langsameren Spiegelfrequenzen, die sich dem eigentlichen Leistungsspektrum des EEG mit verschiedenen, z. T. ausgeprägten Frequenzkomponenten überlagerten. Erst im Beispiel *b* der Abb. 16.5, in dem alle Frequenzanteile oberhalb 32 Hz (und damit auch die Brummspannung) durch Filterung unterdrückt wurden, führte die Abtastung mit 65 Hz zu einem korrekten Ergebnis.

Wäre eine Brummstörung im EEG immer eine reine 50-Hz-Sinuswelle, so würde sich gemäß bestimmter mathematischer Beziehungen die Spiegelfrequenz im EEG-Leistungsspektrum durch einen einzelnen scharfen „peak" klar zu erkennen geben. Die Netzstörfrequenz tritt jedoch stets leicht verzerrt auf, so daß sie mehrere Frequenzkomponenten enthält (u. a. auch eine 100-Hz-Komponente bedingt durch die Konstruktion der Netzteile der störenden Geräte). Aus diesem Grunde sind auch die Spiegelfrequenzen sehr komplex zusammengesetzt, wie beispielsweise im Beispiel der Abb. 16.5. Diese überlagern dann das EEG-Spektrum mehr oder weniger „verschmiert" und sind dadurch als Störanteile oft nicht zu erkennen.

Die Beispiele in Abb. 16.4 und 16.5 machen deutlich, daß es in bezug zu dem abzutastenden Signal (wie dem EEG) für die Abtastfrequenz eine untere Grenze gibt, unterhalb der verschiedene Spiegelfrequenzen als Falschbefunde (Aliasing-Effekte) auftreten. Nach dem Abtasttheorem von Shannon läßt sich der Aliasing-Effekt verhindern, wenn die Häufigkeit der Abtastung bzw. *die Abtastfrequenz* ($1/\Delta t$) *mindestens doppelt so hoch ist wie die höchste, in dem abzutastenden Signal vorkommende Frequenz*. Diese Mindestfrequenz der digitalen Abtastung wird auch als *Nyquist-Frequenz* bezeichnet.

Will man den Aliasing-Effekt verhindern, so gibt es zwei Möglichkeiten:

- man wählt eine hohe Abtastfrequenz, die mit einem Sicherheitsabstand oberhalb der Nyquist-Frequenz liegt, oder
- man sorgt durch *Filterung* des abzutastenden Signals (des EEG) dafür, daß *vor einer Analog-Digital-Wandlung* im Signal keine Potentialschwankungen auftauchen, deren Frequenz höher liegt als die Hälfte der Abtastfrequenz des eingesetzten Analog-Digital-Wandlers.

Korrekt eingestellte Anti-Aliasing-Filter verhindern störende Spiegelfrequenzen

In der Regel gibt man dem zweiten Weg den Vorzug. Das dafür erforderliche Filter, das oberhalb der kritischen Frequenz keine Potentialschwankungen mehr durchläßt (Tiefpaßfilter, vgl. Abschn. 15.3.1), bezeichnet man als *Anti-Aliasing-Filter*.

Bei den heute üblichen Abtastfrequenzen und Filtern sind Aliasing-Effekte durch 50-Hz-Störungen zu beherrschen. Notfalls können zusätzlich die besonderen 50-Hz-Kerbfilter (Notch-Filter, vgl. Abschn. 15.3.3.1) eingesetzt werden. Eine besondere Gefahr bleiben die ***Muskelartefakte***, die sich durch hochfrequente Potentialkomponenten auszeichnen und die u. U. auch durch ein gutes Anti-Aliasing-Filter nicht vollständig unterdrückt werden.

16.1.3.1

Man kann natürlich eine hohe Abtastfrequenz wählen, so daß auch diese Störfrequenzen exakt abgetastet und dann im Frequenzbereich (ohne Spiegelfrequenzen) korrekt abgebildet werden. In den Frequenz- bzw. Leistungsspektren des EEG würden z. B. Brummspannungen zu entsprechend korrekten „peaks" im 50-Hz- oder 100-Hz-Bereich führen, die außerhalb des EEG-Spektrums nicht mehr stören. Höhere Abtastfrequenzen führen jedoch zu einer hohen Menge digitaler Daten (s. unten).

Besitzt man ein gutes Anti-Aliasing-Filter mit einer oberen Grenzfrequenz von beispielsweise 40 Hz, das nach dem Abtasttheorem eine Abtastfrequenz von bereits 80 Hz zulassen würde, so wählt man dennoch eine höhere Abtastrate, da das ordnungsgemäß gefilterte EEG-Signal nach der Analog-Digital-Wandlung *im digitalen Bereich um so genauer abgebildet wird, je schneller die Abtastung erfolgt*. Dies macht Abb. 16.7 deutlich. Sie zeigt den Einfluß der Abtastgeschwindigkeit auf das Ergebnis der Analog-Digital-Wandlung eines Spitze-Welle-Ablaufes. In Abb. 16.7a soll das dargestellte Abtastintervall Δt gerade den Mindestanforderungen entsprechen, mit denen Spiegelfrequenzen verhindert werden können. Die Abbildung des SW-Komplexes im digitalen Bereich ist jedoch sehr grob. Vor allem die Spitzenkomponente, deren eigentliche Spitze dann meist außerhalb eines Abtastpunktes liegt, wird artifiziell reduziert. Erst eine höhere Abtastfrequenz (Abb. 16.7b) ermöglicht auch in digitalisierter Form eine hinreichend genaue Darstellung des EEG-Musters. Stehen in einem EEG langsame Wellen ganz im Vordergrund, so begeht man bei der visuellen Schätzung der Frequenzanteile des EEG leicht den Fehler, selten eingestreute, einzelne, kleine Spitzen nicht hinreichend zu berücksichtigen. Auch eine *einzelne* Spitze entspricht einer bestimmten, stets höheren Frequenz (Abb. 16.6), und diese Frequenz muß für eine einwandfreie Digitalisierung des EEG als Maßstab für die Höhe der Abtastfrequenz gelten. Andernfalls geht diese Spitze im digitalisierten EEG verloren. Allerdings wird heute die Darstellung des digitalisierten EEG auch bei relativ niedriger Abtastfrequenz durch besondere Interpolationsverfahren deutlich besser.

Bei der Festlegung der Abtastfrequenz in der Analog-Digital-Wandlung muß auch an seltene (oder mögliche) Spitzen im EEG gedacht werden

Eine Abtastfrequenz von z. B. 200 Hz ist eine praktikable Lösung. Die Anti-Aliasing-Filterung setzt dann bei 70 Hz ein, was der im EEG üblichen oberen Grenzfrequenz entspricht.

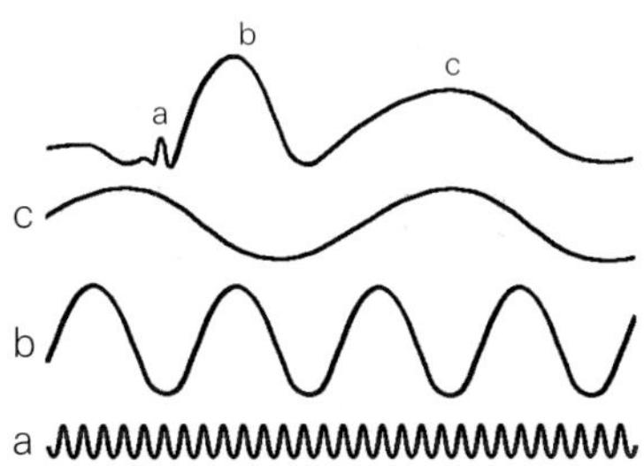

Abb. 16.6. Komplexe EEG-Muster setzen sich aus sehr verschiedenen Frequenzkomponenten (*a, b, c*) zusammen. Einzelne kleine Spitzen *(a)* muß man sich aneinandergereiht vorstellen, um zu erkennen, daß sie einem höheren Frequenzanteil im EEG entsprechen

Bei einer 24-Kanal-EEG-Registrierung (einschließlich Polygraphie) führt dies zu 24 · 200 (= 4800) Abtastwerten *pro Sekunde*. Die 12 bit, die im allgemeinen ein Analog-Digital-Wandler pro Abtastwert liefert, muß der Rechner, in dem die bits immer in Form von 8-bit-Paketen (bytes) verarbeitet werden, auf 2 bytes verteilen, die gespeichert werden müssen. Eine 24-Kanal-EEG-Aufzeichnung von 20 min Dauer (= 1200 s) hat dann einen Speicherplatzbedarf von (4800 · 1200 · 2 =) 11 520 000 byte = rd. 12 Megabyte (MB) pro EEG-Registrierung, der durch spezielle Methoden der Datenkompression auf 1/4 reduziert werden kann. Auf einem heutigen Spei-

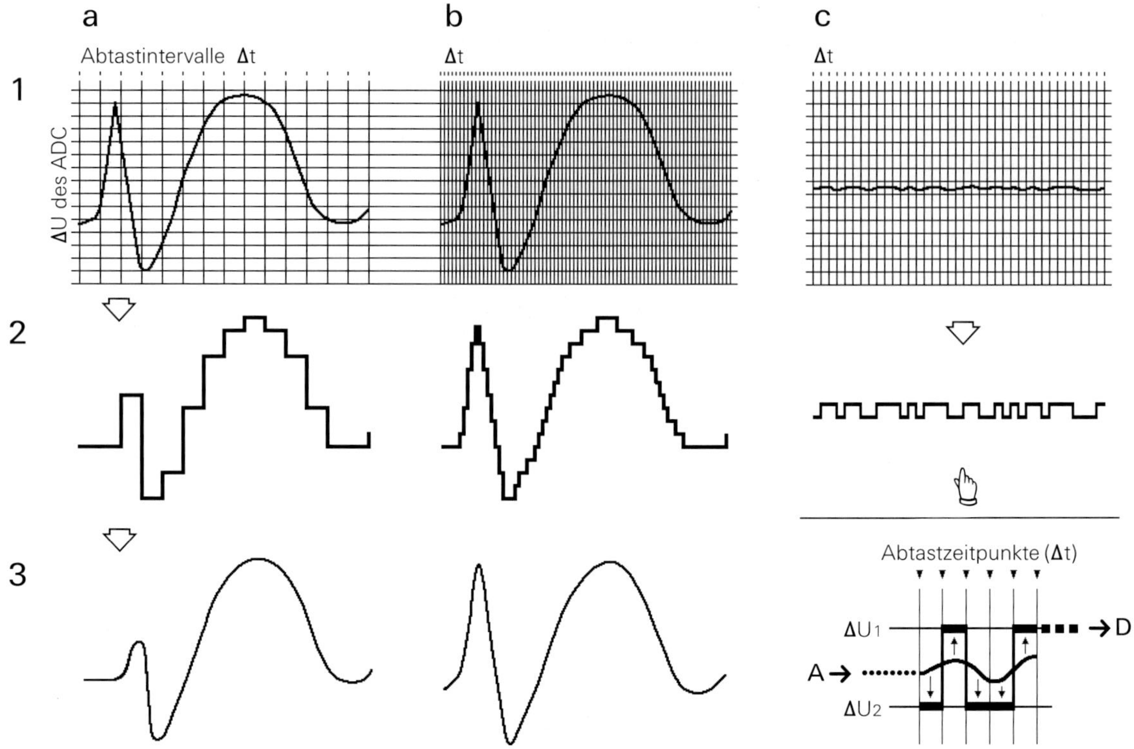

Abb. 16.7. Einfluß der Abtastfrequenz (des Abtastintervalls Δt) auf die Genauigkeit der Darstellung der EEG-Muster im digitalen Bereich am Beispiel eines Spitze-Welle-Ablaufs. Bei jeweils gleicher Auflösung *ΔU* des Analog-Digital-Wandlers (*ADC*) im Amplitudenbereich zeigt **a** das Ergebnis einer niedrigen und **b** das einer höheren Abtastfrequenz. *1* Ein SW-Ablauf im Spannungszeitgitter des ADC, *2* der SW-Komplex nach Digitalisierung und *3* nach der dann häufig durchgeführten elektronischen Glättung des digitalisierten Signals. Beachte die artifizielle Reduzierung der Spitzenkomponente im Falle einer (zu) niedrigen Abtastfrequenz (**a**). **c** Entstehung des *Digitalisierungsrauschens* (*c2*) durch sprunghafte Zuordnung des primär (analog) bereits leicht verrauschten (Null-)Signals (*A* in *c3*) zu den jeweils „benachbarten" diskreten Spannungsstufen des ADC (*ΔU1, U2* in *c3*). Weitere Erläuterungen s. Abschn. 16.1.3.2

chermedium (optische Platten mit derzeit noch 624 MB Speicherkapazität) können damit bis zu 200 Standard-EEG-Ableitungen archiviert werden (s. hierzu auch Abschn. 15.7).

16.1.3.2 Digitalisierungsrauschen (Amplitudenfehler)

Selbst hochwertige analoge Verstärker zeigen aus physikalischen Gründen über den gesamten Frequenzbereich hinweg minimale Instabilitäten, die man als „Rauschen" bezeichnet. Digitale EEG-Geräte enthalten am Eingang (in den Elektrodenanschlußboxen)

16.1.3.2

noch „konventionelle" Analogverstärker. Dem Rauschpegel dieser analogen Eingangsverstärker (meistens <2 μV) überlagern sich nach der Analog-Digital-Wandlung nun noch weitere geringe, statistisch verteilte Spannungsschwankungen (Spannungssprünge), die durch die Digitalisierung bedingt und nicht zu vermeiden sind, und die man als *Digitalisierungsrauschen* bezeichnet.

Die Ursache dieser Störung liegt darin begründet, das ein Analog-Digital-Wandler (ADC) die stetigen, letztlich unendlich fein abgestuften Schwankungen des Analogsignals (des EEG, aber auch schon des Nullsignals bei kurzgeschlossenem Eingang, also des Rauschens der Eingangsverstärker) nur diskreten Spannungspegeln zuordnen kann. Das momentane EEG-Potential wird auf diese allein zulässigen Werte „hingezogen" (Abb. 16.7, c3). Diese zusätzlichen Spannungssprünge gehen natürlich ebenfalls in die binäre Umrechnung des abgetasteten Signals ein, und sie werden bei der späteren Ausgabe des EEG (ob auf Papier oder am Bildschirm) als das zusätzliche Digitalisierungsrauschen erkennbar. Je hochwertiger der Analog-Digital-Wandler (Auflösung des ADC), desto feiner sind die Spannungspegel abgestuft, denen er das EEG zuordnet, und desto geringer zeigt sich das Digitalisierungsrauschen. Leider findet man in den technischen Unterlagen der meisten kommerziellen Geräte dazu keine Angaben! Spätestens bei Registrierungen mit maximaler Verstärkung und fehlendem EEG (das diesen Fehler barmherzig verdeckt), also bei Nullinienbestimmungen, zeigt sich diesbezüglich die Qualität der digitalen EEG-Darstellung!

16.2 Frequenzanalyse des EEG

Vor allem pathologisch veränderte EEG setzen sich aus zahlreichen verschiedenen Frequenzkomponenten zusammen, deren Anteile man visuell nur sehr eingeschränkt erfassen und nur sehr grob beschreiben kann. Andererseits ist unter den verschiedenen Merkmalen, die ein EEG kennzeichnen, die Frequenz der wichtigste Parameter. Daher standen Bemühungen, die Unzulänglichkeit der visuellen Beurteilung durch apparative Methoden der Frequenzanalyse auszugleichen, von Anfang an im Vordergrund. Schon in der Pionierzeit der Elektroenzephalographie galten Entwicklungen technischer Zusatzmethoden vornehmlich diesem Ziel.

Technisch gibt es verschiedene Möglichkeiten, die Frequenz, d. h. die Häufigkeit bestimmter Potentialschwankungen pro Zeiteinheit (pro Sekunde), zu ermitteln. Die Häufigkeit von Wellen (Schwingungen) pro Se-

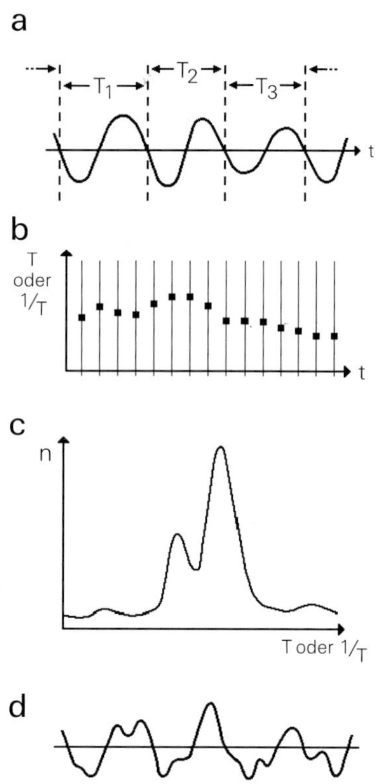

Abb. 16.8. Intervallanalyse durch elektronische Messung der Abstände der Nulldurchgänge der EEG-Potentiale (**a**). Das Ergebnis läßt sich sequentiell (**b**) oder für einen bestimmten EEG-Abschnitt mit der Häufigkeitsverteilung der Intervalle darstellen (Intervallhistogramm **c**). Mit 1/T lassen sich die einzelnen EEG-Wellen auch hinsichtlich ihrer Frequenzzugehörigkeit dokumentieren. Die Grenzen der Intervallanalyse zeigen sich bei komplexen Potentialformen des EEG (**d**). Siehe dazu die weiteren Erläuterungen im Text

kunde wird allgemein mit der physikalischen Einheit Hertz (Hz) angegeben (1 Hz = 1 Schwingung pro Sekunde). In der klinischen Elektroenzephalographie benutzen wir allerdings die Bezeichnung pro Sekunde (z. B. 10 /s), um zu unterstreichen, daß es sich bei einem EEG nicht um Schwingungen im physikalischen Sinne handelt. Lediglich bei der Darstellung frequenzanalytischer Untersuchungen des EEG benutzen wir auch die Einheit Hz, weil hier das EEG in Frequenzanteile (Schwingungsanteile) zerlegt wird (s. weiter unten!).

Die anfänglich benutzten Methoden zur automatischen Frequenzbestimmung waren *Intervallanalysen*. Dazu wurden bei den im negativen und positiven Bereich schwankenden EEG-Wellen elektronisch die Nulldurchgänge erfaßt (Abb. 16.8a), die Abstände T_1, $T_2 \ldots T_n$ dieser Nulldurchgänge gemessen und diese Werte entlang der Zeitachse t nacheinander als Punktfolge ausgegeben (Abb. 16.8b) bzw. die Häufigkeitsverteilung der gemessenen Intervalle über einen bestimmten Zeitabschnitt des EEG hinweg histographisch dargestellt (Intervallhistogramm, Abb. 16.8c). Das gleiche Ziel erreicht man, wenn statt der Nulldurchgänge die Abstände der Spitzenwerte der Wellen (der negativen oder positiven „peaks“) fortlaufend gemessen werden. In beiden Fällen läßt sich mit 1/T dann auch die Frequenzzugehörigkeit jeder einzelnen Welle dokumentieren.

Intervallanalysen setzen eine relativ regelmäßige Wellenfolge voraus. In der experimentellen Neurophysiologie haben sie auch heute noch Bedeutung, wenn die Aktivität von Nervenfasern oder Nervenzellen untersucht wird, da die elektronische Intervallmessung der einzelnen kurzen, hohen Aktionspotentiale problemlos gelingt. In der klinischen Elektroenzephalographie konnten sich Intervallanalysatoren nicht durchsetzen. Hier sind die Potentialmuster meistens zu komplex (Abb. 16.8d), so daß sie mit der Bestimmung allein der Nulldurchgänge (oder der Spitzenwerte) nur unvollständig erfaßt werden können.

Im klinischen EEG gewann die Frequenzanalyse erst mit der elektronischen, computergestützten Umsetzung der mathematischen Fourier-Analyse praktische Bedeutung. Mit Hilfe der *Fourier-Analyse*[1] wird ein bestimmter EEG-Abschnitt (auch als ***Epoche*** bezeichnet) *in seine Frequenzkomponenten zerlegt* und dies unabhängig von der momentanen Auslenkung in der EEG-Registrierung. Die mathematischen Grundlagen der Fourier-Analyse (Fourier-Transformation) sind sehr kompliziert. Im Zusammenhang mit der Frequenzanalyse *digitalisierter* EEG-Daten gelten die Regeln der sog. diskreten Fourier-Transformation (DFT). Für die Computeranalyse entwickelten Cooley u. Tukey (1965) einen speziellen Algorithmus[2], mit dem die digitale Fourier-Transformation besonders schnell durchgeführt werden kann (*„Fast Fourier Transformation“*, ***FFT***).

[1] Jean Baptist Fourier: französischer Mathematiker und Physiker, 1768-1830.
[2] Unter einem Algorithmus versteht man allgemein eine Rechenanweisung für sich wiederholende Rechenvorgänge.

In bezug auf diese computergestützte Frequenzanalyse ist auch die Bezeichnung Spektralanalyse üblich. Im folgenden Abschnitt wird versucht, das Prinzip einer derartigen Spektralanalyse des EEG völlig frei von mathematischen Erläuterungen zu erklären.

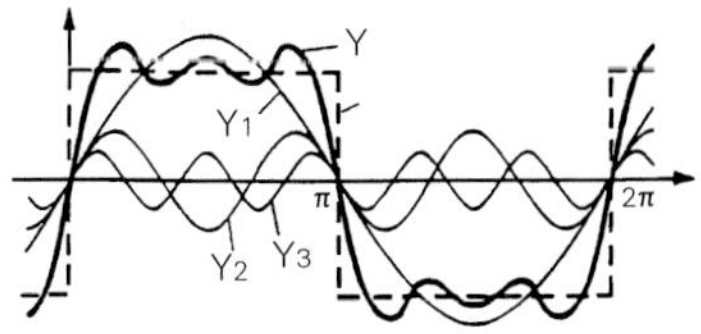

Abb. 16.9. Harmonische Synthese eines Rechtecks. Die Addition einer Grundwelle Y_1 und der ersten beiden Oberwellen Y_2 und Y_3 ergeben bereits eine gute Annäherung (Y) an ein Rechteck (das angestrebte Rechteck ist als gestrichelte Linie Y_R dargestellt)

16.2.1 Prinzip der Spektralanalyse

Jedes Potentialmuster läßt sich in eine Reihe von harmonischen Sinusschwingungen zerlegen (harmonische Analyse). Umgekehrt lassen sich durch Addition von verschiedenen Sinusschwingungen komplexe Potentialmuster erzeugen (harmonische Synthese). Unter harmonischen Wellen versteht man allgemein reine Sinuswellen bzw. die sinusförmigen Oberwellen, deren Wellenlänge das 2fache, 3fache, also stets das ganzzahlige Vielfache einer langsamen Grundwelle darstellen. Die Grundwelle wird dann meistens als die erste Harmonische bezeichnet. Abbildung 16.9 zeigt, wie ein rechteckförmiger Potentialablauf (Rechteckimpuls) aus einer Grundwelle, die der Länge des Rechteckimpulses entspricht, und deren Oberwellen entwickelt werden kann. Schon mit 2 harmonischen Oberwellen kommt man dem Rechteck sehr nahe. Je mehr Oberwellen in die Synthese eingehen, desto genauer wird das Ergebnis einem Rechteck entsprechen. *Umgekehrt läßt sich jeder Rechteckimpuls in derartige harmonische Wellenkomponenten zerlegen.*

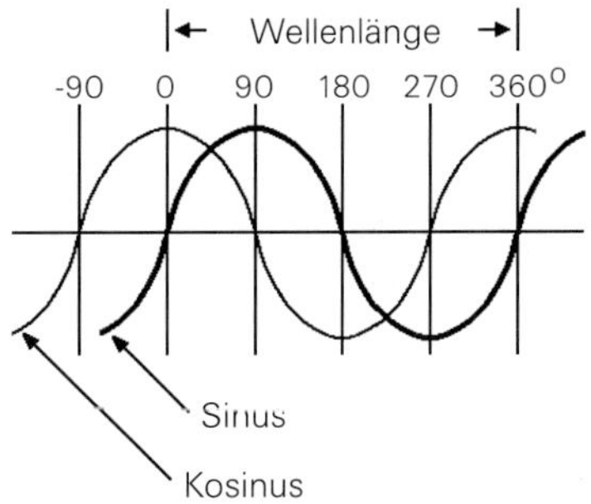

Abb. 16.10. Sinus- und Kosinus harmonischer Wellen. Der Kosinus (die Kosinusfunktion) ist durch eine Verschiebung der Wellenlänge (die 360 Winkelgraden gleichgesetzt wird) um ein Viertel (= 90°) definiert

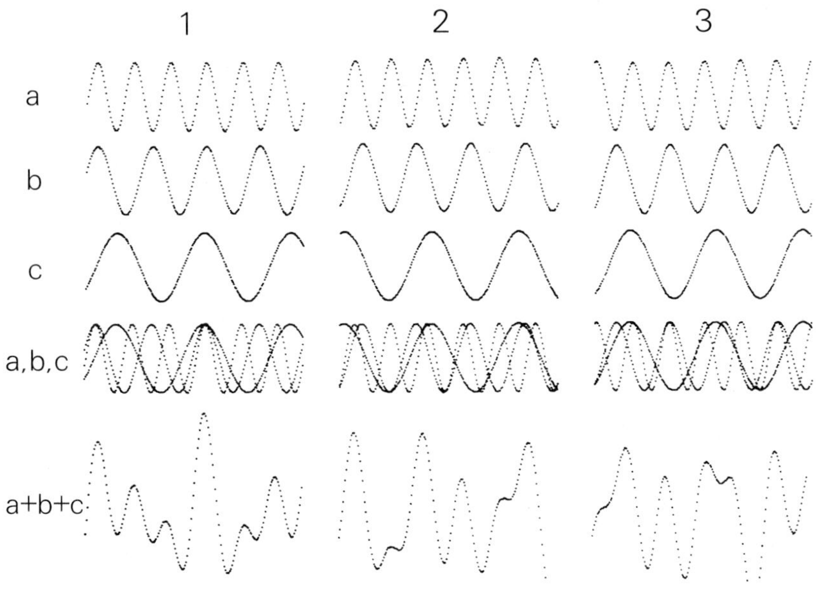

Abb. 16.11. Drei Sinuswellen verschiedener Frequenz werden überlagert (*a, b, c*) und ergeben durch ihre Addition eine komplexe Wellenfolge ($a+b+c$), die einem EEG bereits sehr ähnlich ist. Dabei sind die zeitlichen Beziehungen (die *Phasenbeziehungen*) von Bedeutung, wie die Beispiele **1**, **2** und **3** mit jeweils gleichen, jedoch *gegeneinander zeitlich unterschiedlich versetzten Sinuswellen* zeigen

Das Ergebnis der Spektralanalyse wird durch *Frequenz, Amplitude* und *Phase* der EEG-Wellen bestimmt

Abbildung 16.11 zeigt, wie sich aus 3 verschiedenen Sinuswellen (*a, b,* c) ein Potentialmuster zusammensetzen läßt, das einem EEG schon sehr ähnlich ist. Dieses konstruierte Beispiel macht einen weiteren wichtigen Sachverhalt deutlich: die Wellenkomponenten a, b und c sind in den drei Beispielen 1, 2 und 3 hinsichtlich ihrer Frequenz bzw. Wellenlänge identisch, sie unterscheiden sich nur durch *unterschiedliche* ***zeitliche*** *Beziehungen zueinander*. Man spricht auch von *Phasenbeziehungen*[1]. In Abb. 16.11 führen in den Beispielen 1–3 lediglich diese Unterschiede in den Phasenbeziehungen zu völlig verschiedenen Potentialmustern ($a + b +$ c). Bei einer Spektralanalyse des EEG, bei der umgekehrt komplexe Wellenmuster in derartige Wellenkomponenten zerlegt werden (s. unten), müssen daher diese Phasenbeziehungen berücksichtigt werden.

Mathematisch genügt es, unter den unendlich vielen möglichen Phasenverschiebungen lediglich zwei zu berücksichtigen, die als Sinus- und Kosinus(-Funktion) der harmonischen Wellen bezeichnet werden. Dies sind Begriffe der Trigonometrie, auf die man die Berechnungen letztlich auch zurückführen kann. Gegenüber der Sinusform ist die Kosinusform einer Welle um einen Betrag verschoben, der 1/4 der gesamten Wellenlänge entspricht (Abb. 16.10). Man spricht auch von einer Phasenverschiebung um 90°, da die gesamte Wellenlänge (trigonometrisch) dem Vollkreis von 360° gleichgesetzt wird.

Eine Frequenzanalyse (Spektralanalyse) läßt sich realisieren, wenn man prüft, mit welchem Anteil eine Grundwelle und die zugehörigen harmonischen Oberwellen in einem bestimmten Potentialmuster enthalten sind. Im folgenden wird diese Prozedur, die der Fourier-Analyse zugrunde liegt, stark vereinfacht dargestellt. Die Darstellung entspricht nur dem *grundsätzlichen Prinzip* dieser Analyse. Tatsächlich verläuft die Rechenprozedur vor allem bei einer FFT („Fast Fourier Transformation") durch deren speziellen Algorithmus ganz anders. Diese FFT läßt sich nur digital, also mit konkreten Zahlenwerten, durchführen. Wird ein EEG digitalisiert (vgl. Abschn. 16.1), so werden entsprechend diesem Algorithmus nur die zu den Zeitpunkten der Abtastung gewonnenen Werte miteinander verrechnet. Die richtige Wahl des Analog-Digital-Wandlers gewinnt daher für eine Spektralanalyse besondere Bedeutung (s. Abschn. 16.1.3.1 insbesondere hinsichtlich möglicher Spiegelfrequenzen).

Abbildung 16.12 illustriert den wichtigsten Schritt der Frequenzanalyse. Er entspricht einer Korrelationsanalyse und ergibt die *Kovarianz* als Maß für die Ähnlichkeit zwischen dem EEG-Abschnitt

[1] Unter dem Begriff *Phase* versteht man allgemein den Schwingungszustand (Ausschlagsrichtung und Amplitude) zu einem bestimmten Zeitpunkt einer Welle in bezug auf deren jeweiligen Anfangszustand.

16.2.1

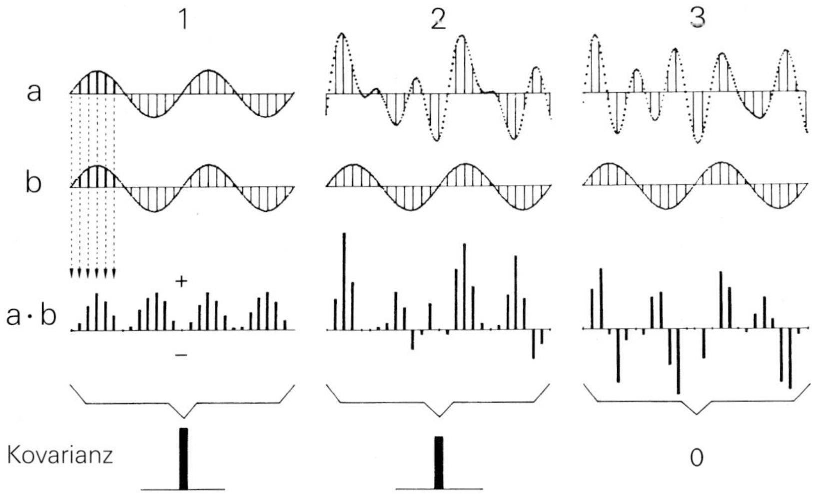

Abb. 16.12. Korrelation eines abgetasteten Signals (*a*) mit zeitgleichen Werten einer Sinuswelle (*b*). Der Mittelwert der Kreuzprodukte (Multiplikation von *a* · *b*) ergibt ein Maß für die Ähnlichkeit der Wellen in *a* und *b* (Kovarianz). Weitere Erläuterungen s. Text

und den harmonischen Sinuswellen. Dazu werden die Abtastwerte des zu untersuchenden Signals (*a*) mit den entsprechenden (rechnerinternen) Werten einer bestimmten Sinuswelle (*b*) unter Berücksichtigung des Vorzeichens (positive oder negative Werte in *a* oder *b*) multipliziert. Die Multiplikation zweier positiver (+*a* · +*b*) und auch zweier negativer Werte (-*a* · -*b*) ergibt jeweils ein Produkt mit positivem Vorzeichen. Sind Originalsignal und Vergleichswelle identisch (Beispiel 1 in Abb. 16.12), so werden dadurch sämtliche Kreuzprodukte positiv. Sie ergeben über die gewählte Zeiteinheit hinweg (Länge der EEG-Epoche) im Mittel einen maximal positiven Wert (maximale Kovarianz).

In Beispiel 2 der Abb. 16.12 werden die diskreten Werte derselben Sinuswelle (*b*) mit den Abtastwerten eines anderen (nunmehr EEG-ähnlichen) Originalsignasl (*a*) verrechnet. Unähnlichkeiten zwischen Originalsignal (*a*) und Testsignal (*b*) führen jetzt dazu, daß ein Teil der einzelnen Kreuzprodukte negativ wird (+*a* · -*b* oder umgekehrt). In dem Beispiel 2 der Abbildung bleibt das Mittel der Kreuzprodukte für den analysierten Wellenabschnitt jedoch noch deutlich positiv. Dies bedeutet, daß das Vergleichssignal (*b*) noch mit einem deutlichen Anteil im Originalsignal (*a*) enthalten ist.

Im Beispiel 3 der Abb. 16.12 fallen bei einer Multiplikation der Abtastwerte des Originalsignals (*a*) mit der Vergleichswelle (*b*) gleichermaßen häufig positive und negative Kreuzprodukte (*a* · *b*) an. Dadurch wird für die analysierte Wellenepoche die Summe bzw. der Mittelwert dieser Produkte (die Kovarianz) Null. Dies bedeutet, daß in diesem Beispiel 3 im Kurvenausschnitt *a* eine Wellenkomponente entsprechend *b* nicht enthalten ist.

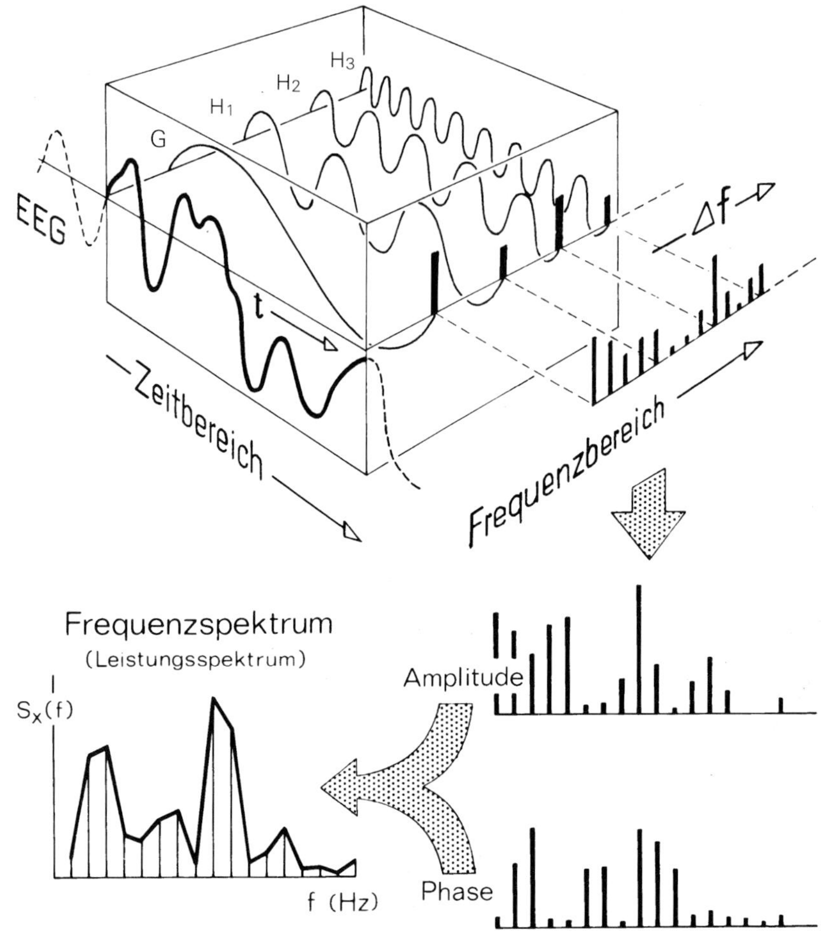

Abb. 16.13. Schematische Darstellung des Grundprinzips der Spektralanalyse (teilweise in Anlehnung an Prospektunterlagen der Fa. Hewlett-Packard). Die Korrelationsanalyse, die in Abb. 16.12 dargestellt wurde, findet sich in dem dreidimensional gezeichneten Würfel wieder. Die Korrelationsrechnung wird sowohl mit der Sinus- als auch der Kosinusfunktion der Harmonischen H_1, H_2, H_3 einer Grundwelle *G* durchgeführt, deren Länge (bzw. Frequenz) durch die Dauer der abgetasteten EEG-Epoche bestimmt wird. In der Abbildung sind für die *rechts* herausgezeichneten senkrechten Spektralwerte (entsprechend den Kovarianzen, vgl. Abb. 16.12) im Interesse der Übersichtlichkeit nicht alle harmonischen Oberwellen (*H*) eingezeichnet. Das Ergebnis sind schließlich Sinus-(Amplituden-) und Kosinus-(Phasen-)Spektren, mit denen letztendlich das *Leistungsspektrum* des EEG als Funktion der Frequenz ($S_{x[f]}$) errechnet wird (weitere Erläuterungen s. Text)

Abbildung 16.13 illustriert den gesamten Ablauf der Spektralanalyse stark vereinfacht. Die mit Abb. 16.12 erläuterte Korrelationsrechnung findet sich in dem dreidimensional gezeichneten Würfel wieder. Das ausgewählte EEG-Segment (*EEG-Epoche*) wird zunächst mit einer Sinuswelle der gleichen Länge (*G*) verglichen und dann mit den einzelnen harmonischen Oberwellen *H*. Die sich für die einzelnen Schritte (entsprechend *Δf*) jeweils ergebende Kovarianz ist rechts herausprojiziert dargestellt. Diese Korrelationsrechnung muß 2mal durchgeführt werden, nämlich ein zweites Mal mit der Kosinusfunktion der harmonischen Wellen. Im Schema der Abb. 16.13 wäre dazu jede der Sinuswellen nochmals um 1/4 ihrer Wellenlänge nach links verschoben darzustellen (s. auch Abb. 16.10) und mit dem EEG-Segment erneut zu verrechnen. Aus der Summe der Sinus- und Kosinusfunktionen ergibt sich – vereinfacht erläutert – die Information über die *Am-*

16.2.1

plitude, mit der die harmonischen Komponenten in dem EEG-Abschnitt enthalten sind, und weitere Berechnungen aus beiden ergeben die *Phasenlage* dieser Wellenkomponenten. Man erhält also stets zwei Spektren (ein *Amplitudenspektrum* und ein *Phasenspektrum*), die man auch getrennt weiterverarbeiten kann.

An dieser Stelle der Spektralanalyse bekommt der schnelle Algorithmus der *FFT* („Fast Fourier Transformation"), der heute ausschließlich verwendet wird, seine Bedeutung. Denn die in Abb. 16.12 und 16.13 in ihrem Prinzip dargestellten Rechenvorgänge, die sich auf die einzelnen Abtastwerte des EEG beziehen und die man auch als diskrete Fourier-Transformation (DFT) bezeichnet, lassen sich aufgrund gewisser Symmetrieeigenschaften der Sinus- und Kosinusfunktionen einer jeden Welle mit Hilfe der FFT stark optimieren.

Im weiteren Ablauf der Spektralanalyse werden beide Teilspektren (Amplitude und Phase) miteinander verrechnet, was in Abb. 16.13 nur grob durch einen Pfeil angedeutet ist und was hier auch nicht weiter erläutert werden muß. *Das Ergebnis ist das Leistungsspektrum* („power spectrum") des EEG, wie wir es im Regelfall als Ergebnis der Spektralanalyse erhalten. Die Bezeichnung „Leistungsspektrum" leitet sich aus der Terminologie der Physik ab und rührt daher, daß die Werte der Sinus- und Kosinusspektren mit ihrem Quadrat in das Ergebnis eingehen. Mit irgendeiner „Leistung" im EEG hat dies nichts zu tun.

Hier ist noch *ein weiterer Hinweis wichtig*: wenn oben dargestellt wurde, wie ein komplexes Potentialmuster in einzelne Frequenzkomponenten zerlegt oder umgekehrt mit verschiedenen Sinusschwingungen erzeugt werden kann, *so bedeutet das* ***nicht****, daß das EEG auf diese Weise entsteht*. Die Entstehung der EEG-Wellen hat ganz andere Mechanismen zur Grundlage, für die der Begriff der „Oberwelle" keine reale Bedeutung besitzt. *Die Frequenzanalyse ist eine rein beschreibende Methode*, mit der wir die Unzulänglichkeiten der visuellen EEG-Auswertung jedoch sehr effektiv ausgleichen können.

Bei komplexen Überlagerungen von EEG-Wellen kann die Spektralanalyse Frequenzanteile darstellen, die als Potentialkomponenten in der Hirnrindenaktivität real nicht vorhanden sind.
Die Spektralanalyse ist eine *beschreibende* Analyse des EEG

16.2.1.1 Bedeutung der Länge der EEG-Epoche

Der EEG-Abschnitt, der jeder einzelnen Spektralanalyse zugrunde liegt, wird als *Epoche* bezeichnet. Für ein sinnvolles Ergebnis der Spektralanalyse ist eine Mindestlänge dieser EEG-Epoche erforderlich. Denn ein Rechner kann mit Hilfe der FFT z. B. eine 1/s-Welle im EEG erst dann erkennen, wenn 1 s verstrichen ist. *Frequenzanalysen auf der Basis der digitalen Fourier-Transformation lassen sich also nur segmentweise durchführen*. Die Länge (die Dauer) der gewählten EEG-Epoche bestimmt die Länge der ersten Harmonischen (der Grundwelle, s. Abb. 16.13) und damit auch die

Die Länge der EEG-Epoche bestimmt die Auflösung der Spektralanalyse im Frequenzbereich

Wellenlängen bzw. die Frequenzen aller harmonischen Oberwellen, die in die Rechnung eingehen.

Wählt man für die Länge der einzelnen EEG-Epoche eine Dauer $\Delta t = 1$ s entsprechend einer Frequenz von 1 Hz, so erfolgt die weitere Analyse mit den ganzzahligen Oberwellen 2 Hz, 3 Hz, 4 Hz usw. Damit wird das EEG im Frequenzbereich zwangsweise in 1-Hz-Schritten, d. h. mit einer Auflösung von $\Delta f = 1$ Hz, dargestellt. Eine Länge der EEG-Epoche von 1 s gilt in der Praxis als Mindestlänge. Kürzere Epochenlängen ergeben erst durch spezielle digitale Rechenverfahren brauchbare Ergebnisse.

Hat die zugrunde liegende EEG-Epoche eine Dauer von 10 s entsprechend einer Frequenz von 0,1 Hz, so wird mit harmonischen Oberwellen von 0,2 Hz, 0,3 Hz usw. das Ergebnis der Spektralanalyse im Frequenzbereich in Schritten von 0,1 Hz wesentlich feiner aufgelöst. Dies erhöht jedoch sehr schnell die Menge der digitalen Daten, die verarbeitet werden müssen. Am häufigsten wird eine Epochendauer von $\Delta t = 2$ oder 4 s verwendet, entsprechend einer Auflösung im Frequenzbereich von $\Delta f = 0{,}5$ bzw. 0,25 Hz.

Nach oben wird die Zahl der Oberwellen durch die Abtastfrequenz bei der Analog-Digital-Wandlung begrenzt. Dies ist allerdings in der Praxis kaum einmal ein Problem. Bei einer Abtastrate von 200 Hz könnten Oberwellen bis 100 Hz noch korrekt verrechnet werden (Abschn.16.1.3.1). Für das klinische EEG beschränkt man die Darstellung des FFT-Ergebnisses in der Regel auf die Frequenzen bis 32 Hz.

16.2.2 Die fortlaufende Spektralanalyse

Angesichts der Variabilität der EEG-Wellen hat es keinen Sinn, die Frequenzanalyse lediglich auf eine einzelne EEG-Epoche mit einer Dauer von wenigen Sekunden zu beziehen. In der Regel gründet sich die Spektralanalyse des EEG auf längere Abschnitte einer *fortlaufenden* EEG-Registrierung. Dazu wird das EEG mit der gewählten Zeitbasis (z. B. 4 s) in *aneinandergereihte Epochen zerlegt*, und es wird dann für jede Epoche das Leistungsspektrum errechnet.

Dabei gibt es zwei Möglichkeiten:

- Die nacheinander errechneten Spektren werden (z. B. über mehrere Minuten hinweg) gemittelt, und es wird am Schluß pro Ableitepunkt nur *ein Spektrum als Mittelwert* ausgegeben. Dieses Verfahren ist notgedrungen dann anzuwenden, wenn sich die Frequenzanalyse auf eine größere Zahl von Ableitepunkten (beispielsweise auf die 19 Elektroden des 10-20-Systems) bezieht und wenn diese zahlreichen Leistungsspektren dann in dieser topographischen Verteilung dargestellt werden sollen.

16.2.2

Dies gilt insbesondere auch für das Spektralparameter-Mapping des Spontan-EEG (s. Kap. 17, z. B. Abb. 17.7 bzw. 17.8). Kurzzeitige Fluktuationen im EEG sind auf diese Weise jedoch nicht zu erkennen. Soll der Befund aussagefähig bleiben, so ist sogar darauf zu achten, daß für die Dauer der Analyse das EEG gleichbleibenden Einflüssen ausgesetzt bleibt (Steady-state-Bedingungen). So würden beispielsweise zusätzliche Vigilanzschwankungen den gemittelten Befund schwer erkennbar verfälschen.

- Die pro Epoche errechneten Leistungsspektren werden nacheinander einzeln (oder mit dem Mittelwert einiger weniger Spektren) *fortlaufend* ausgedruckt (s. Abb. 16.14). Diese Darstellungsform läßt alle Fluktuationen im EEG erkennen (wie z.B. durch Vigilanzschankungen). Der fortlaufende Ausdruck der Spektren auf einem dann kontinuierlich ablaufenden Registrierpapier zwingt jedoch zur Beschränkung auf einige wenige EEG-Ableitepunkte.

Die letztgenannte Form der fortlaufenden Darstellung der errechneten Leistungsspektren (*fortlaufende Spektralanalyse* i. e. S.) hat in der Klinik vorrangige Bedeutung. Sie findet ihre Anwendung insbesondere bei EEG-Überwachungen von Intensivpatienten (s. Abschn. 15.9.3). Sie ermöglicht eine erhebliche Datenreduzierung, auch wenn bestimmte und diagnostisch wichtige Potentialmuster dabei nicht mehr erkannt werden können (s. Abschn. 16.2.3).

Den Ablauf einer *kontinuierlichen Spektralanalyse* zeigt Abb. 16.14. Im Regelfall beträgt die Länge der einzelnen EEG-Epochen 4 s (entsprechend einer Auflösung von $\Delta f = 0{,}25$ Hz im Frequenzbereich; s. Abschn. 16.2.1.1). Da bestimmte Fluktuationen oder periodische Veränderungen im EEG meistens erst im Minutenbereich diagnostisch relevant werden, kann und sollte man im Interesse der Datenkompression vor einer jeden Ausgabe zunächst mehrere nacheinander errechnete Leistungsspektren mitteln (z. B. die Spektren von 8 aufeinanderfolgenden 4-s-Epochen, so daß alle 32 s ein gemitteltes Spektrum ausgegeben wird). Dies bewirkt auch eine Glättung der ausgedruckten Leistungsspektren. Die Ausgabe wird dadurch übersichtlicher. In den meisten Fällen erfolgt die Ausgabe derart, daß die fortlaufend erstellten Spektren *übereinander* gestapelt ausgedruckt werden („stacked plot"; „compressed spectral array" = CSA; Bickford et al. 1973).

„Compressed spectral array" (CSA)

Diese Darstellungsform benutzt die „hidden line"-Technik. Wenn das jeweils letzte, oben im Stapel ausgegebene Spektrum Kurvenanteile besitzt, die niedriger sind als die in den zuvor darunter ausgegebenen Kurven, dann bleiben die Werte dieses letzten Spektrums hinter denen der voraufgegangenen Leistungsspektren verborgen (der Plotterstift umfährt diese voraufgegangenen Spektren so lange, bis die Kurve des jeweils letz-

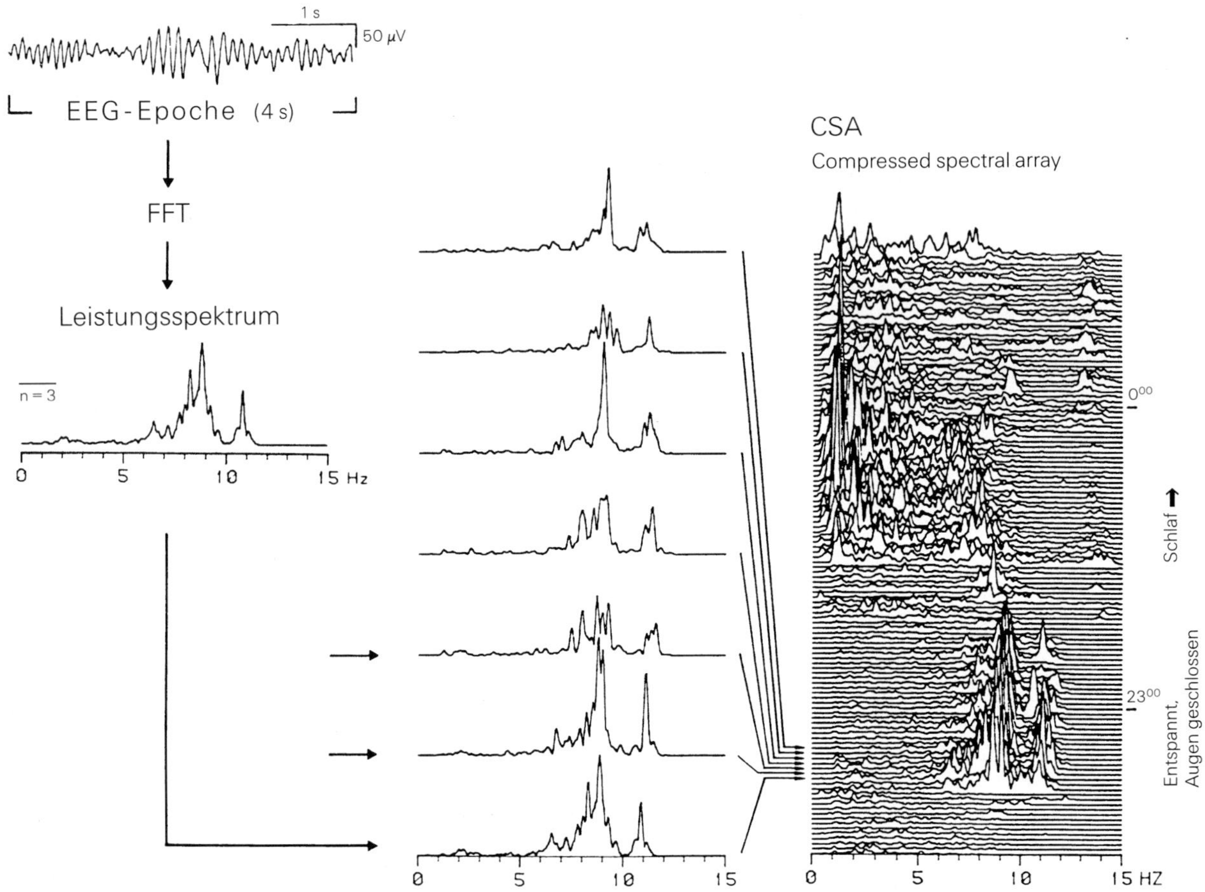

Abb. 16.14. Ablauf einer fortlaufenden Spektralanalyse bis zur Darstellung in Form des „compressed spectral array" (CSA). Im Regelfalle werden zunächst einige aufeinanderfolgende Spektren gemittelt (z.B. n = 3), bevor sie übereinandergestapelt ausgedruckt werden. Die dabei notwendige „hidden line"-Technik wird im Text genauer erläutert. Beispiel eines Überganges in den NREM-Schlaf. Im Wachzustand (entspannt, Augen geschlossen) erkennt man die deutliche α-Ausprägung. Nach vorübergehender Abflachung (Wegfall der α-Tätigkeit) zeigt sich der NREM-Schlaf an der starken Leistungszunahme vor allem im δ-Band. Zwischen 13 und 15 Hz zeichnet sich auch eine β-Aktivität ab

ten Spektrums die zuvor ausgegebenen Kurven nicht mehr tangieren kann). Dadurch wird ein Ineinanderschreiben der einzelnen Spektren vermieden, was zu einem nahezu totalen Verlust der Übersicht führen würde.

16.2.2 Die „hidden line"-Technik der *Ausgabe* einer fortlaufenden Spektralanalyse, die durch die *Stapelung* der Spektren notwendig wird, hat jedoch *zwangsläufig* auch einen gravierenden Nachteil. Treten in bestimmten Frequenzbereichen vorübergehend stark amplitudenbetonte EEG-Wellen auf, die zu hohen spektralen Leistungsanteilen führen (häufig die δ-Wellen), so *überdecken* die gleichermaßen hohen Ausschläge in den zugehörigen Leistungsspektren eine größere Zahl *nachfolgender* Spektralkurven, die dann nicht zu beurteilen sind. Besonders störend wird dieser Effekt, wenn *grobe Artefakte* auftreten, die sich in allen Frequenzbereichen sehr ausgeprägt niederschlagen können.

Es gibt noch weitere Möglichkeiten einer Darstellung fortlaufender Spektralanalysen, mit anderen Vorteilen und Nachteilen. Die Art der Ausgabe sollte sich *nach dem Anwendungszweck* bzw. der Fragestellung richten.

Konturplot

Einen guten Überblick über die Änderungen der fortlaufend ermittelten Frequenzspektren gewährt der sog. *Konturplot* (Dumermuth 1977). Hierbei werden alle Punkte mit gleichen Spektralwerten in einer Ebene (also zweidimensional) durch Konturlinien miteinander verbunden. Überlappungen können dabei nicht auftreten. Die Höhe der spektralen Leistung (sozusagen die 3. Dimension) kann dann allerdings nur grob, für viele Zwecke aber ausreichend, in wenigen (z. B. 10) Stufen markiert werden (Abb. 16.15). Diese Ausgabe, die durch farbige Kodierung noch übersichtlicher wird, findet in einigen Geräten ihre Anwendung.

Frequenzselektive Spektralanalyse

Für Verlaufsbeobachtungen sind oft nur bestimmte Frequenzbereiche des EEG von Bedeutung. Man kann dann die spektralen Werte *innerhalb abgesteckter Frequenzbänder mitteln* und nur den gemittelten Wert dann entlang einer Zeitachse ausgeben (Zschocke et al. 1983; Abb. 16.16), ein Verfahren, das auch von Matejcek (1982) als Chronospektrogramm vorgestellt wurde. Die Beschränkung auf wenige Frequenzbänder bedeutet zwar einen Informationsverlust, geringe Änderungen bestimmter Frequenzen (leichte Verschiebungen einzelner Frequenzgipfel) sind nicht zu erkennen, für Überwachungszwecke hat sich diese Methode jedoch gut bewährt (s. Abschn. 15.9.3).

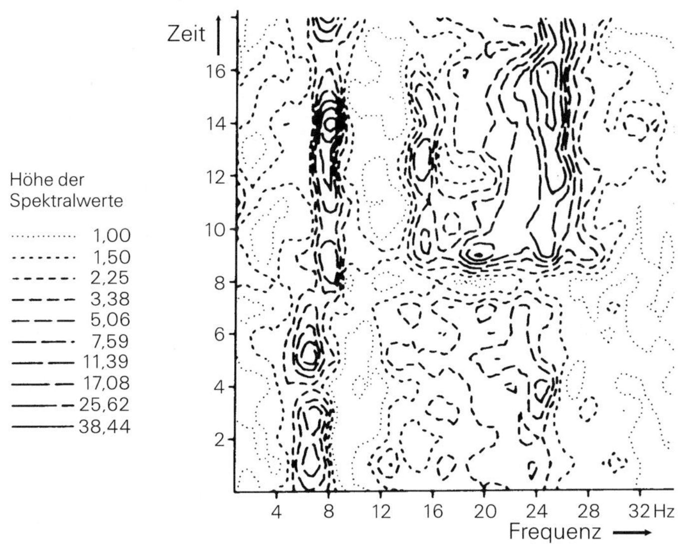

Abb. 16.15. Ausgabe einer fortlaufenden Spektralanalyse in Form des *Konturplots* (nach Dumermuth). Spektralwerte gleicher Höhe werden durch Konturlinien miteinander verbunden. Die Höhe der Spektralwerte kann allerdings nur in gröberen Stufen wie *links* im Bild angegeben dargestellt werden. Beachte beispielsweise die Verschiebung einer dominanten Frequenz von 6,5/s auf ca. 8/s bei gleichzeitigem Anstieg im β-Bereich (ca. 15–25/s) etwa ab Zeitpunkt 8 als Folge eines Medikamenteneffekts. (Aus Dumermuth 1977)

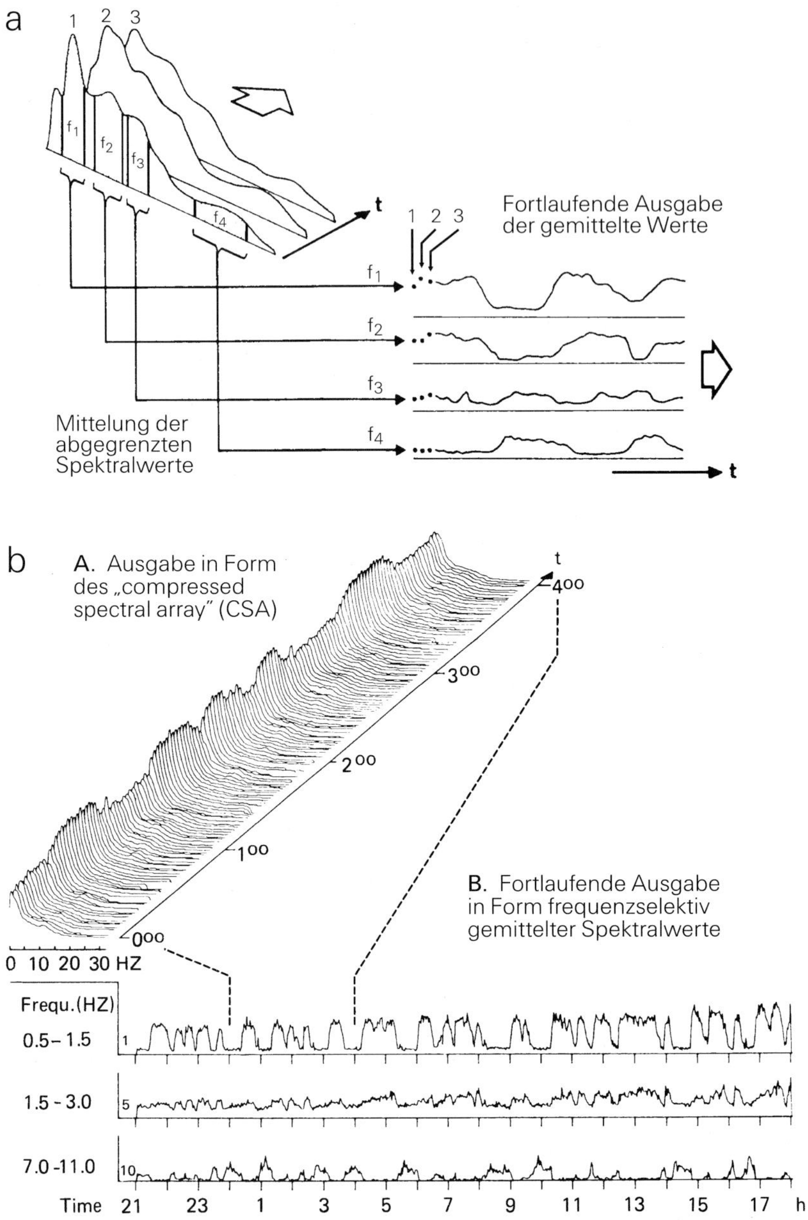

Abb. 16.16. Fortlaufende frequenzselektive Ausgabe einer Spektralanalyse. **a** Innerhalb der in wählbaren Zeitabschnitten (EEG-Epochen) ermittelten Leistungsspektren (*1,2,3 ff*) werden die für den jeweiligen Anwendungszweck maßgebenden Frequenzbereiche (z.B. f_1–f_4) abgegrenzt und innerhalb dieser Grenzen sämtliche errechneten Spektralwerte *gemittelt*. Es werden dann lediglich die gemittelten Werte fortlaufend entlang der Zeitachse *t* ausgegeben. **b** Gegenüberstellung eines Ausschnitts aus einer Darstellung in Form des CSA (s. Abb. 16.14) mit der frequenzselektiv gemittelten Ausgabe. Die jeweils gleichen Abschnitte sind durch *Strichlinien* markiert. In der Darstellung entsprechend *B* lassen sich feinere Frequenzänderungen nicht abbilden, sie ermöglicht jedoch eine starke zeitliche Straffung des Verlaufs und damit einen guten Überblick über die Leistungsänderungen *innerhalb* der abgegrenzten Spektralbereiche (vgl. die Abb. 15.32, 15.33, 15.35). (Nach Zschocke et al. 1983)

Bei der Darstellung einer Spektralanalyse ergeben sich generell besondere Probleme dadurch, daß – wie die Erläuterungen in Abschn. 16.2.1 gezeigt haben – *das Ergebnis nicht nur durch die Frequenz der Wellen bestimmt wird, sondern zwangsläufig und ganz wesentlich auch durch die Amplituden*, mit denen die verschiedenen Frequenzanteile im EEG auftreten (im Gegensatz z. B. zu Intervallanalysen, die über die einzelnen Intervalle nur die Frequenzen erfassen). Die Ursache hierfür liegt darin begründet, daß bei der

16.2.2

Fourier-Analyse in den Berechnungen Multiplikationen vorkommen. Daher steht vor allem bei einem pathologisch veränderten EEG der spektrale Anteil von δ-Wellen in der Regel so stark im Vordergrund, daß bei einer linearen Abbildung der spektralen Leistungswerte α- und vor allem β-Anteile des EEG in dem Frequenzspektrum praktisch nicht mehr darstellbar sind (s. beispielsweise Abb. 16.16b). Diesem Nachteil wird oft durch eine *logarithmische Ausgabe* der spektralen Daten abgeholfen.

16.2.3 Grenzen der Spektralanalyse

In der Spektralanalyse werden Potential*muster* des EEG in ihre Frequenzkomponenten aufgelöst

Die Spektralanalyse kann nur Frequenzanteile darstellen. Die *Form* der EEG-Wellen bleibt dabei unberücksichtigt. Bestimmte ***Potentialmuster*** werden in ihre Frequenzanteile aufgelöst und sind als Muster ***nicht mehr zu erkennen***.

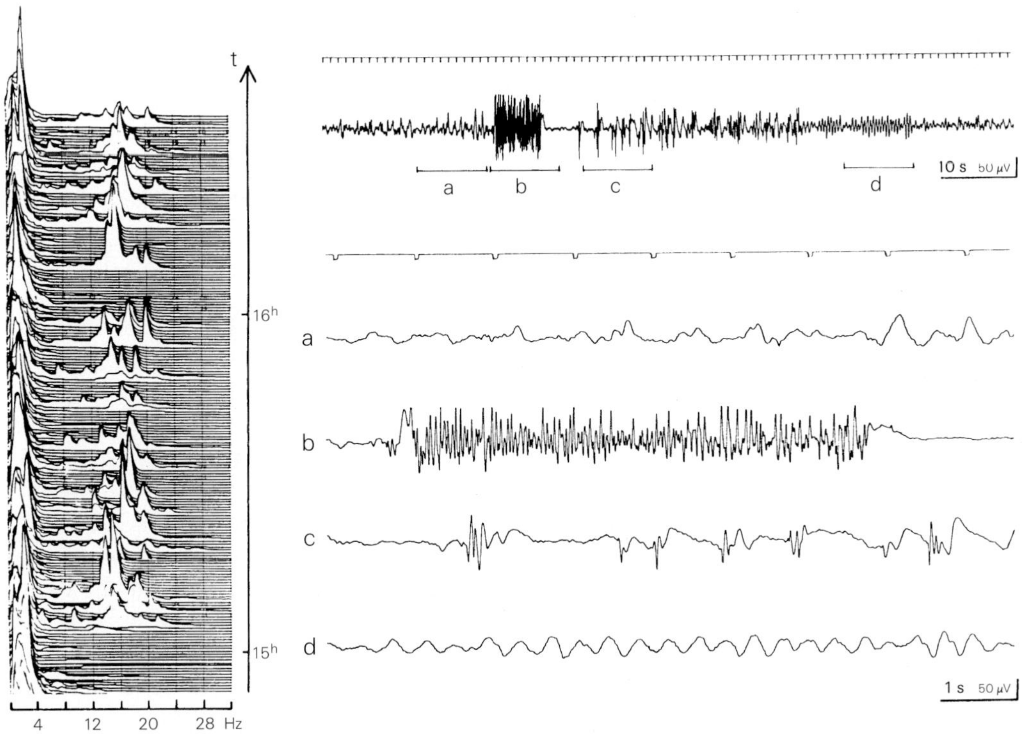

Abb. 16.17. Eine Dokumentation epileptischer Anfälle in einer Spektralanalyse ist bestenfalls dann sinnvoll, wenn man anhand der gleichzeitigen EEG-Registrierung *weiß*, wie sich *stereotyp wiederholende* epileptische Anfälle im Frequenzbereich abzeichnen. In der Abbildung handelte es sich um häufige Anfälle i. S. von BNS-Krämpfen. Der Ablauf eines Anfalls im EEG ist *rechts oben* mit langsamer Registriergeschwindigkeit dargestellt, darunter die Ausschnitte *a–d* nochmals mit normaler Papiergeschwindigkeit. Vor allem die Phase mit frequenten Spitzenentladungen (*b*) zeichnet sich in der auf der Basis von 4-s-EEG-Epochen durchgeführten Spektralanalyse mit Frequenzanteilen zwischen 10 und 20 Hz gut ab. *Eine weitergehende Mustererkennung ist mittels Frequenzanalyse nicht möglich*

***Kurzzeitige* EEG-Veränderungen sind in einer fortlaufenden Spektralanalyse oft nur schwer zu erkennen**

Aber auch mit ihrem reinen Frequenzanteil bleiben bestimmte Potentialmuster (wie scharfe Wellen oder epileptische Spitzenpotentiale) in der Spektralanalyse verborgen, wenn sie bei einer längeren EEG-Epochendauer oder bei einer Mittelung mehrerer Einzelspektren *nur vereinzelt* auftreten. Ihr Anteil an der spektralen Leistung der zugehörigen Frequenzbereiche ist dann *über die Zeit hinweg gemittelt* zu gering. Dieses Problem ergibt sich auch bei der kartographischen Darstellung des EEG auf der Basis einer Spektralanalyse (Spektralparameter-Mapping, s. Abschn. 17.3).

Erst wenn epileptische Erregungssteigerungen zeitlich lange genug auftreten, bilden sie sich im Frequenzbereich mit der spektralen Leistung ihrer Frequenzkomponenten ab. Abbildung 16.17 zeigt hierfür ein Beispiel. Die Anfälle im Sinne von BNS-Krämpfen zeigten im EEG jeweils für die Dauer von 5–8 s kontinuierliche rhythmische Entladungen zwischen 12 und 20/s (b). Erst diese kontinuierlichen Frequenzen führten zu entsprechend deutlichen Anteilen in den fortlaufend ermittelten Leistungsspektren, die in der Abbildung in Form des CSA (vgl. Abb. 16.14) übereinander ausgegeben wurden. Daß es sich dabei um Anfälle handelte, kann man der Spektralanalyse nur entnehmen, wenn man zumindest in einigen konkreten Beispielen anhand gleichlaufender EEG-Ableitungen erfahren hat, daß dieses besondere Spektralmuster einer iktualen Erregungssteigerung entspricht. Danach läßt sich die Häufigkeit epileptischer Anfälle auch allein aufgrund der (dann zeitlich stark komprimierten) Dokumentation der Frequenzanalyse der fortlaufenden EEG-Ableitung bestimmen.

16.2.4 Einsatz der Spektralanalyse

Einen regelmäßigen α-Grundrhythmus kann man exakt auszählen. Bereits bei einem unregelmäßigen oder frequenzlabilen EEG wird die Frequenz zu jenem EEG-Merkmal, das der genaueren visuellen Beurteilung der EEG-Kurve Schwierigkeiten bereitet. In besonderem Maße gilt dies für ein pathologisch verändertes, verlangsamtes EEG, wenn man die stets verschiedenen Frequenzanteile erfassen und möglichst kurz beschreiben will. Bei Verlaufskontrollen bleibt im Vergleich zu Voruntersuchungen die Erkennung geringer, aber diagnostisch durchaus relevanter Änderungen des durchschnittlichen Anteils verschiedener Frequenzen meistens nur eine grobe Schätzung. Hier kann die Spektralanalyse *zusätzlich zu dem Original-EEG* die Information wesentlich verbessern, *sofern sie kontrolliert eingesetzt* wird. Das heißt, die EEG-Abschnitte, die einer Frequenzanalyse unterzogen werden,

- müssen *artefaktfrei* sein, und sie
- müssen für das gesamte EEG *als repräsentativ* gelten können. Letzteres bedeutet beispielsweise, daß man eine Spektralanalyse nicht auf EEG-Epochen beziehen darf, die durch erkenn-

bare Vigilanzschwankungen beeinflußt sind (natürlich sofern letztere nicht der eigentliche Gegenstand der Untersuchung sind).

- Bei Verlaufskontrollen müssen jeweils *gleichartige Untersuchungsbedingungen* eingehalten werden, und die Analyse muß sich natürlich immer wieder auf dieselben Ableitepunkte beziehen.

Die vorstehend genannten Punkte machen deutlich, *daß eine Spektralanalyse* des EEG, wenn man sie detailreich auswerten will, ***nur im Zusammenhang mit einer gleichzeitigen EEG-Registrierung verwertet werden darf.*** Ausnahmen hiervon sind nur dann erlaubt, wenn sich bei lang dauernden Untersuchungen die gleichzeitige EEG-Registrierung aus praktischen Gründen nur noch auf Stichproben beschränken *kann*. Dies betrifft vor allem die mehrtägigen EEG-Überwachungen von Intensivpatienten, die anders als mit einer den Datenanfall stark komprimierenden Frequenzanalyse nicht zu bewältigen sind (s. Abschn. 15.9.3). Aber auch hierbei sollte die Bedeutung der fortlaufend anfallenden Spektren immer wieder durch EEG-Stichproben kontrolliert werden.

Bei fortlaufenden Spektralanalysen (zur EEG-Überwachung) muß auch das Original-EEG zumindest stichprobenweise dokumentiert werden

17 EEG-Mapping

In einer konventionellen EEG-Registrierung lassen sich die einzelnen Schreibkanäle in bezug zu den verschiedenartigen Elektrodenkombinationen (Programmschaltungen) keineswegs immer topographisch sinnvoll anordnen. Bei der Auswertung müssen die EEG-Kurven dann gedanklich in eine räumliche Vorstellung umgesetzt werden, die sich auf die Topographie der Hirnoberfläche bezieht. Zu den zwei Dimensionen, die die Verteilung der EEG-Wellen in der X- und Y-Ebene betreffen, kommt die „dritte" Dimension in Gestalt der Amplituden hinzu, mit der die Potentiale an den verschiedenen Ableitepunkten auftreten (Abb. 17.1a). Für dies alles ist eine besondere mentale Leistung erforderlich. Meistens wird die topographische Information in einer EEG-Ableitung nicht ausgeschöpft. Dies gilt für das Spontan-EEG ebenso wie für reizbezogene EEG-Phänomene (evozierte Potentiale).

Bemühungen, derartige Probleme mit technischer Unterstützung zu lösen, sind alt (Walter u. Shipton 1951; Petsche u. Marko 1954). Erst die Computertechnik ermöglichte die modernen Entwicklungen (Lehmann 1971; Duffy et al. 1979) und brachte auch klinisch einsatzfähige Apparate. Sie erlauben bildhafte Darstellungen, die man heute als EEG-Mapping bezeichnet. Im deutschen

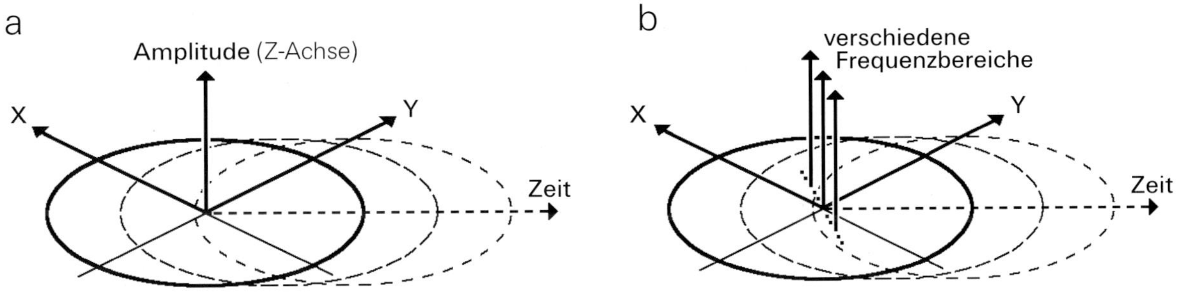

Abb. 17.1. Parameter der EEG-Mappinganalyse. **a** *Amplituden-Mapping*: In der X-Y-Richtung der Ebene, auf die die Kopfoberfläche projiziert wird, erscheint die Amplitudenverteilung der EEG-Potentiale als dritte Dimension (Z-Achse). **b** Beim *Spektralparameter-Mapping* bezieht sich die 3. Dimension der Darstellung auf die Ausprägung mehrerer *verschiedener* Frequenzbereiche in bezug auf die in der X-Y-Ebene angeordneten Ableitepunkte. Dies erfordert die parallele Ausgabe *mehrerer* Bilder (Karten, „maps"). In beiden Fällen (**a** und **b**) wird die Darstellung der Befunde sehr kompliziert, wenn auch noch die *Änderungen in der Zeit* dokumentiert werden sollen

Sprachraum wäre der Ausdruck EEG-Kartographie angebracht. Im amerikanischen Schrifttum findet man oft auch die Abkürzung BEAM („brain electrical activity mapping").[1]

Wenig glücklich ist der vielfach noch benutzte Ausdruck „brain mapping", denn es wird nicht das Hirn kartographisch dargestellt (wie etwa im CCT), sondern nur die elektrische Aktivität des Hirns. Wie weiter unten noch hervorgehoben wird, haben Fehlinterpretationen der EEG-Kartographie ihre Ursache häufig in einer unkritischen Vermischung dieser beiden verschiedenen (morphologischen und elektrophysiologischen) Aspekte einer Hirnfunktionsstörung. Daher ist es keine philologische Spitzfindigkeit, wenn man bereits im Ansatz auf eine korrekte Terminologie achtet.

Die EEG-Kartographie kann unser *räumliches Vorstellungsvermögen* sehr gut unterstützen. Der Mapping-Befund bezieht sich allerdings auf EEG-Karten („maps"), die nur einen momentanen Zustand der Hirnaktivität darstellen. Das EEG ist jedoch eine Zeitreihe. In dieser Hinsicht wird diese computergestützte Methodik sehr problematisch. Denn die *zeitliche Aufeinanderfolge* der EEG-Veränderungen wird quasi zur „vierten" Dimension (s. Abb. 17.1a, b), die sich in Mapping-Darstellungen nur mit viel Aufwand dokumentieren läßt.

Die EEG-Kartographie und die Mapping-Darstellungen evozierter Potentiale können sich auf zwei grundsätzlich verschiedene Merkmalsbereiche stützen:

- ***Amplituden*** der EEG-Potentiale: In einer EEG-Karte wird die *momentane Verteilung der Amplituden* der spontan auftretenden oder durch Außenreize evozierten EEG-Potentiale dargestellt (*Amplituden-Mapping*, s. Abschn. 17.2).
- ***Frequenz*** der EEG-Wellen: Darstellung der topographischen Verteilung bestimmter Parameter, die sich auf die Frequenzanteile im EEG beziehen. Sie erfolgt mit Hilfe des Frequenz- bzw. *Spektralparameter-Mapping* (s. Abschn. 17.3).

Mit den Amplituden oder den verschiedenen Frequenzen wird jedoch nur ein Teil der EEG-Merkmale erfaßt und in jeweils spezialisierter Form aufbereitet.

Bestimmte Wellen*formen* oder komplexe ***Potentialmuster***, die den konventionell erhobenen EEG-Befund wesentlich bestimmen, können in Mapping-Analysen ***nicht erkannt*** werden. Eine Mustererkennung ist nicht möglich.

So gehen auch alle ***Artefakte*** in das Analyseergebnis ein. Der Kartographiecomputer kann sie von echten EEG-Wellen nicht unter-

[1] Eine mit der Fa. Nicolet verbundene Bezeichnung.

scheiden. *Daher darf sich eine EEG-Beurteilung niemals allein auf ein Mapping-Ergebnis stützen.* Das EEG, das dem Analyseergebnis zugrunde liegt, muß immer mitregistriert werden. Ohne Kenntnis des konventionell dargestellten, *zeitgleichen* EEG-Abschnitts (oder der evozierten Potentiale) kann die Verwertung eines Mapping-Befundes zum Kunstfehler werden.

17.1 Grundprinzip der Mapping-Analyse

Die Mapping-Analyse liefert nicht mehr Daten als das ihr zugrunde liegende EEG – sie stellt einen Teil der Daten jedoch informativer dar

Auch sehr komplexe Mapping-Analysen stützen sich immer nur auf *relativ wenige Ableitepunkte* am Patienten, die durch die Zahl und die Lokalisation der Ableiteelektroden bestimmt werden. *Mehr Daten, als über diese Ableitepunkte in das Analysesystem einfließen, kann der Computer grundsätzlich nicht liefern.* Er kann die erfaßten Daten aber umrechnen und aufbereiten und den *Dateninhalt* unserem Auge in einer Form präsentieren, daß daraus ein *Informationsgewinn* resultiert (genau genommen ist es ein Ausgleich von Informationsdefiziten, die durch die begrenzten Fähigkeiten unseres Hirns bei der visuellen Durchsicht von EEG-Kurven entstehen).

Das wesentliche Prinzip der Mapping-Darstellung ist die *Interpolation* der realen Meßwerte. Hierdurch werden zusätzliche Werte jedoch lediglich simuliert

Das rechnerische Grundprinzip jeder Mapping-Analyse ist in Abb. 17.2 dargestellt. Es wird in dieser erklärenden Darstellung lediglich an 9 konkreten Ableitepunkten erläutert, deren Meßwerte in eine örtlich begrenzte Mapping-Darstellung eingehen. Dem Ableitepunkt, der im Zentrum liegt, wird hier zur Demonstration der Meßwert „10" zugeordnet, für alle übrigen, benachbarten Ableitepunkte wird ein Nullniveau angenommen. Zwischen diesen Ableitungen errechnet der Computer nun eine große Zahl weiterer Werte. Man bezeichnet diesen Vorgang als *Interpolation*. In dem in Abb. 17.2a gezeigten theoretischen Beispiel interpoliert der Rechner diese Zwischenwerte von der „Zentralelektrode" zu den „Randelektroden" jeweils in linearer Form von 10 bis 0, wie in der Abbildung markiert. Statt dieser linearen Interpolation gibt es auch noch andere Rechenvorschriften (Interpolationsalgorithmen), die sich dann auf das Ergebnis auswirken können. In jedem Falle werden *auch diese Interpolationsergebnisse in der Kartographie* abgebildet. Sie verbinden die einzelnen Ableitepunkte miteinander in einer optisch schlüssigen Form. Unterschiedliche Elektrodenabstände müssen berücksichtigt werden. Man sollte jedoch nie vergessen, daß mit derartigen Interpolationen diese zusätzlichen Meßwerte *lediglich simuliert* werden.

Daß diese Simulation im Regelfall der realen Meßwertverteilung zumindest nahekommt, liegt darin begründet, daß auch die

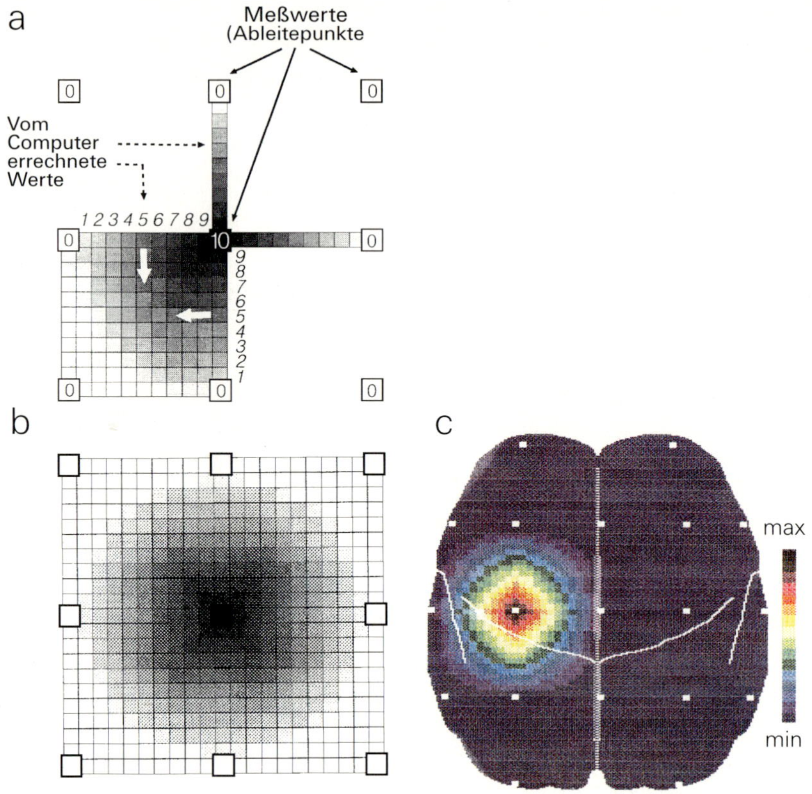

Abb. 17.2. Jede Mapping-Analyse stützt sich auf nur relativ wenige Meßwerte, die durch die Anzahl der Ableitepunkte (der Elektroden) bestimmt werden. In dem theoretischen Beispiel **a** der Abbildung ist einem Ableitepunkt der Wert 10 zugeordnet, den umliegenden 8 Elektroden jeweils ein 0-Wert. Zwischen dem zentralen Meßwert 10 und den 0-Werten werden durch einen reinen Rechenvorgang zusätzliche Werte *interpoliert* (in dem Bildbeispiel in linearer Weise von 10 bis 0), und es werden dann auch diese errechneten Werte abgebildet, in Bildteil **b** zunächst in Grauabstufungen, in **c** schließlich mit den farbpsychologisch bedingten Falscheindrücken der im EEG-Mapping üblichen Farbdarstellung (s. Text)

elektrischen Potentialfelder der kortikalen Neurone im Hinblick auf jede einzelne Ableitelektrode einen angenähert stetigen Abfall zeigen.

In Abb. 17.2b ist das lokale Interpolationsergebnis in bezug auf den zentralen, „aktiven" Ableitepunkt zunächst in Grauabstufungen dargestellt. Mapping-Geräte bilden solche Karten jedoch meistens farbig ab. Die Umsetzung in eine farbige Karte zeigt der Bildteil c.

Benutzt man Farben, so ergeben sich auch bei gleichmäßig abgestuften Werten in der Abbildung scheinbar sprunghafte Änderungen, die lediglich *farbpsychologisch* bedingt sind, wie der Vergleich der Bildteile c und b in Abb. 17.2 deutlich macht. Es werden (bei Übergängen von rot/gelb zu grün/blau) schärfere Grenzen vorgetäuscht, die so nicht vorhanden sind. Dieser sinnesphysiologisch bedingte Fehler tritt bei jeder Art von farbigen Mapping-Darstellungen auf. Man kann ihm nur schwer entgehen. Daher wären *Schwarz-weiß-Abbildungen* von Mapping-Befunden mit möglichst feinen Grauabstufungen besser, für die mittlerweile gute Graustufenmonitore und auch entsprechend geeignete Bildausgabegeräte zur Verfügung stehen.

17.2.1 Amplituden-Mapping des Spontan-EEG

Die kartographische Darstellung der Amplitudenverteilung *spontan auftretender EEG-Potentiale* hat nur dann Sinn, wenn es sich um weitgehend zeitgleich auftretende EEG-Phänomene handelt, deren Beziehungen zwischen den verschiedenen Ableitepunkten im Ablauf des EEG einigermaßen gleichförmig bleiben. Dies gilt beispielsweise für die Darstellung einer regelmäßigen α-Grundaktivität (Lehmann 1971).

Abbildung 17.4 zeigt eine Anwendung am Beispiel der SW-Aktivität einer Absence. Derart stereotype Erregungsabläufe machen interessante Unterschiede in der topographischen Amplitudenver-

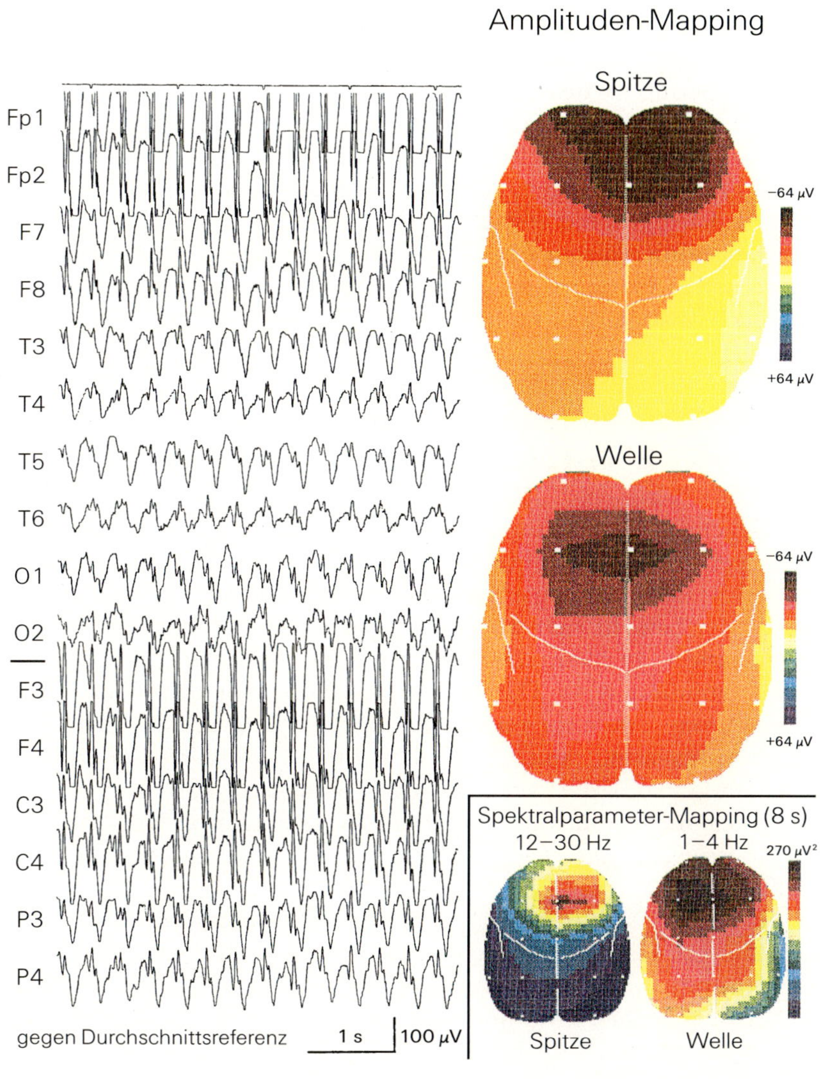

Abb. 17.4. Darstellung einer SW-Aktivität im Amplituden-Mapping. Ausschnitt aus dem SW-Paroxysmus einer Absence. Die beiden *rechten* EEG-Karten zeigen die Amplitudenverteilung einer der Spitzen aus der *links* abgebildeten EEG-Kurve mit der nachfolgenden Wellenkomponente. Für jeden anderen Spitze-Welle-Ablauf in diesem EEG-Ausschnitt ergab sich ein gleichartiger Befund. *Rechts unten* zum Vergleich die Darstellung derselben SW-Aktivität mit Hilfe des Spektralparameter-Mapping (s. Abschn. 17.3)

teilung der Spitzen- und der Wellenkomponenten deutlich (Rodin u. Ancheta 1987). Wie in Abb. 17.4 zu erkennen ist, tritt die Spitzenentladung vorwiegend frontal (sagittal betont) auf, die darauf folgende, hemmend wirkende Wellenkomponente mehr in der motorischen Präzentralregion. Solche topographischen Unterschiede sind in einer normalen EEG-Kurve nicht gleichermaßen deutlich abzulesen. Auch die Ausbreitungen einzelner fokaler epileptischer Erregungssteigerungen können oft sehr informativ dargestellt werden.

Von solchen sich stereotyp wiederholenden EEG-Mustern abgesehen, ist das Amplituden-Mapping in der klinischen Diagnostik für eine Analyse des *Spontan-EEG* jedoch nur von untergeordneter Bedeutung. Vor allem die große Variabilität der δ-Wellen in EEG-Herdbefunden macht Mapping-Darstellungen auf der Basis momentaner Amplitudenwerte fast sinnlos. Die EEG-Karten in Abb. 17.3a und b, die zur Erläuterung des Grundprinzips dieser Analyse benutzt wurden, stellen lediglich zwei kurze Momente im Ablauf einer sehr variablen, prozeßbedingten EEG-Veränderung dar. Zu jedem anderen Zeitpunkt findet man wieder ganz andere Amplitudenverteilungen. Sinnvolle Ergebnisse vermittelt die Amplitudenkartographie erst bei einer Mittelung zahlreicher derartiger Amplitudenkarten über einen längeren Zeitabschnitt hinweg. Dies entspricht dann jedoch im Prinzip dem Mapping der evozierten Potentiale (s. unten).

17.2.2 Amplituden-Mapping evozierter EEG-Potentiale

Im Gegensatz zum Amplituden-Mapping spontaner EEG-Veränderungen hat die Amplitudenkartographie bei der Untersuchung *evozierter Potentiale* sogar eine besondere Bedeutung gewonnen. Denn hier bezieht sich die Analyse auf das *gemittelte Ergebnis* der Reizreaktion, in dem die Variabilität des Spontan-EEG weitgehend eliminiert wird. Die in dem Mittelungsergebnis aller Ableitungspunkte erkennbaren hirnregionalen Unterschiede der Amplitudenverteilung sind nicht mehr zufällig verteilt, sondern untereinander kohärent, weil mit dem Sinnesreiz korreliert. Damit macht es auch Sinn, die Amplitudenverteilungen *in bezug auf einzelne Zeitpunkte nach dem Sinnesreiz* in einem Kartogramm darzustellen.

Abbildung 17.5 zeigt die Amplitudenkartographie des durch Schachbrettmusterumkehr visuell evozierten Potentials (VEP-Mapping) in bezug zu den 19 Ableitepunkten des 10-20-Systems. Das VEP tritt mit der P2-Komponente sehr ausgeprägt beiderseits ok-

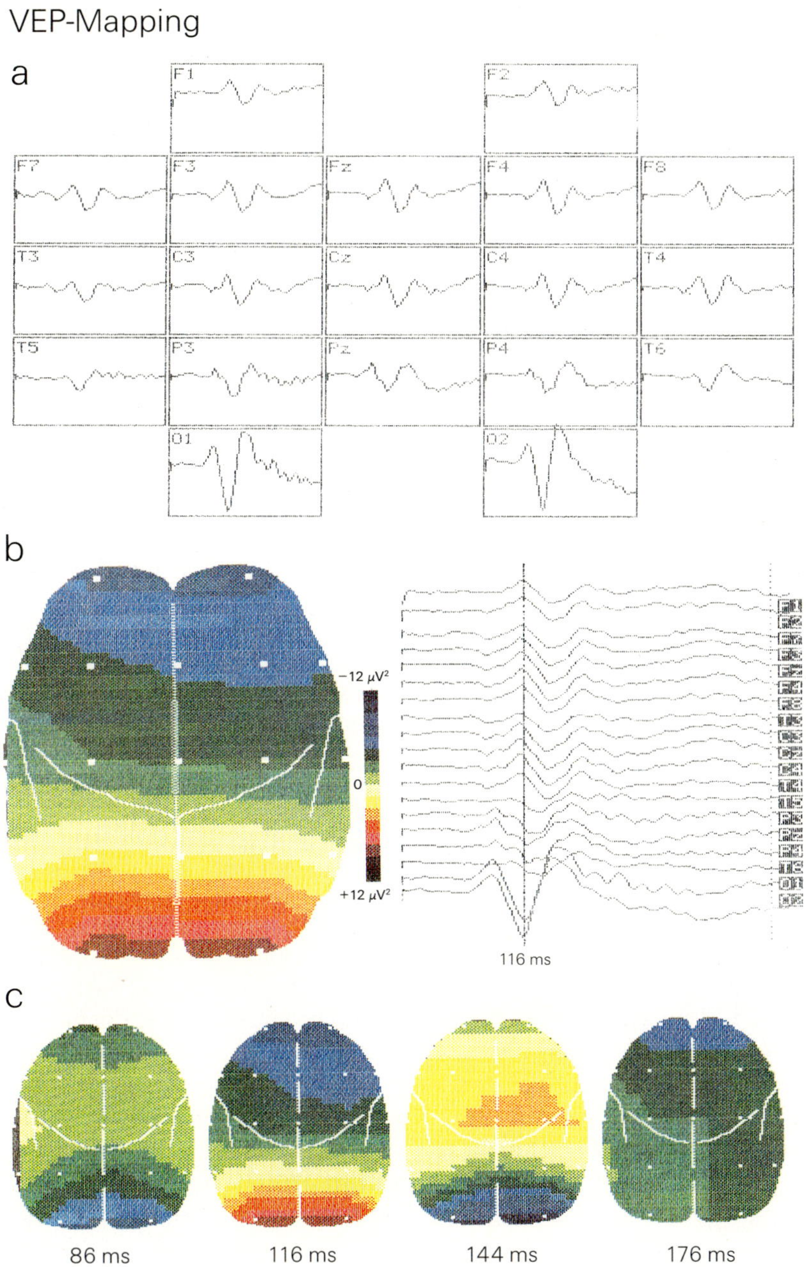

Abb. 17.5. VEP-Mapping. Darstellung der Amplitudenverteilung der Reizreaktion, die von 19 nach dem 10-20-System gesetzten Elektroden abgeleitet wurde. Stimulation durch Schachbrettmusterumkehr. Mittelung von 100 Einzelreizreaktionen. Die an den verschiedenen Ableitepunkten erfaßten VEP sind in konventioneller Form in **a** topographisch angeordnet und in **b** (*rechts*) übereinandergestapelt abgebildet. Für den Zeitpunkt des positiven Gipfels der in O2 ableitbaren VEP-Komponente P2 (in diesem Fall bei 116 ms) ist die momentane Amplitudenverteilung in **b** (*links*) kartographisch dargestellt. In **c** sind die Amplitudenkarten für weitere Zeitpunkte nach dem visuellen Stimulus herausgegriffen (86, 144 und 176 ms)

zipital (O1, O2) mit einer Latenz von 116 ms auf. Zu diesem Zeitpunkt der maximalen okzipitalen (oberflächenpositiven) Antwort stellt sich die gesamte Reizreaktion etwa ab der mittleren Elektrodenquerreihe (von T3 bzw. T4) frontalwärts umgekehrt mit einer negativen Potentialauslenkung dar.

Dieses Beispiel wurde ausgewählt, weil es von okzipital nach frontal eine deutliche Umkehr der Polarität der Reizreaktion zeigt. In der Literatur wird mit solchen Befunden der Begriff des „Dipols" überstrapaziert. Manche Autoren würden in der Darstellung der Abb. 17.5 einen „elektrischen Dipol" sehen, der, ausgehend vom Okzipitalhirn (dem „positiven Pol"), zu einem negativen „Gegenpol" in der vorderen Hirnhälfte führt. Gleichartige Vorstellungen findet man vor allem im Zusammenhang mit den P300-Analysen (s. Abb. 17.6). Auch in manchen experimentellen Untersuchungen werden derartige „Dipole" quer durch das gesamte Hirn gezogen, und es wird nicht erläutert, wie man diesen Begriff dann zu verstehen hat.

Die Abb. 17.5 (Bildteil b rechts) macht mit diskreten, aber eindeutigen zeitlichen Abweichungen zwischen den verschiedenen Ableitepunkten deutlich, daß die Potentialauslenkungen über der mittleren und vorderen Hirnregion keineswegs nur „elektrische Gegenpole" zu den okzipitalen VEP darstellen, sondern daß sie eigenständige Reaktionen entfernter Hirnareale darstellen, die über *neuronale Verknüpfungen* auftreten, wie sie vor allem zwischen den posterioren und frontalen Assoziationsgebieten bestehen. Sie dokumentieren offensichtlich die sehr rasch einsetzende globale Reiz- und Informationsverarbeitung. Was wir im VEP-(SEP- oder P300-)Mapping an den verschiedenen Ableitepunkten registrieren, sind jeweils *Potentiale, die durch lokale neuronale Generatoren (lokale neuronale Dipole) entstehen*, die sich im Ablauf der Informationsverarbeitung nur entsprechend kohärent entwickeln.

Echte elektrische Fernfeldwirkungen neuronaler Dipole sind natürlich immer vorhanden, sie spielen jedoch aufgrund ihrer geringen Feldstärke bei den VEP-(SEP- oder P300-)Analysen praktisch keine Rolle. Sie kommen erst bei FAEP-Untersuchungen zur Geltung, bei denen wir mit Mittelungen von z. B. 2000 Einzelreizreaktionen und mit entsprechend hoher Verstärkung (im Nanovoltbereich) den geringen Spannungsdifferenzen derartiger *Fernfeldpotentiale* (aus dem Hirnstamm) Rechnung tragen.

17.2.2

Abbildung 17.6 zeigt das Ergebnis einer *P300-Analyse* im Amplituden-kartogramm. Nach Sinnesreizen tritt mit einer durchschnittlichen Latenz von 300 ms vorwiegend parietal eine oberflächenpositive Welle auf, wenn die Sinnesreize vom Patienten aufmerksam wahrgenommen und verarbeitet (z. B. gezählt) werden (in der Abbildung sind sie in den EEG-Kurvenausschnitten mit Potentialauslenkungen nach oben dargestellt). Diese kognitive Leistung läßt sich mit jeder Art von Sinnesreizen prüfen. In der Praxis wird diese Untersuchung mit akustischen Reizen durchgeführt (Maurer et al. 1989). Abbildung 17.6 zeigt ein normales Ergebnis. Pathologische Befunde ergeben sich vor allem bei psychiatrischen Störungen und bei diffusen hirnorganischen Erkrankungen (z. B. Morbus Alzheimer), worauf hier nicht weiter eingegangen werden kann (s. Maurer u. Dierks 1988; Maurer et al. 1988 u. a.).

Abbildung 17.6 macht zugleich auch die Problematik derartiger Amplitudenanalysen deutlich, die sich immer nur auf *momentane* Amplitudenverteilungen stützen. In dem Bild ist der Cursor, der den Zeitpunkt der Dar-

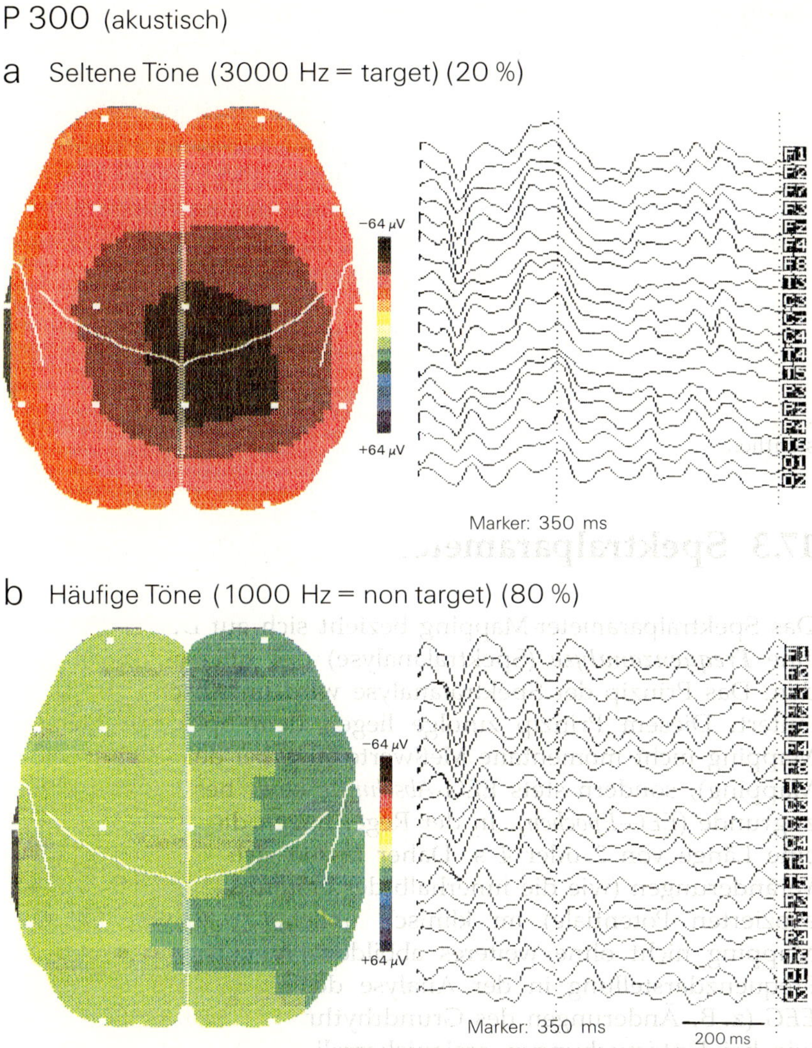

Abb. 17.6. P300-Mapping. Amplitudenverteilung der akustisch ausgelösten P300-Welle. **a** Mittelung der Reizreaktionen nach Zielreizen (kurze 3000-Hz-Tonimpulse) im Vergleich mit **b** dem Mittelungsergebnis der häufigeren Nichtzielreize (1000 Hz). Die Zielreize wurden vom Patienten (korrekt) gezählt. In beiden Bildteilen sind *jeweils rechts* die real von den einzelnen Ableitepunkten abgeleiteten und gemittelten Potentiale dargestellt. Die Amplitudenkarten (*jeweils links*) beziehen sich auf einen Zeitpunkt 350 ms nach den akustischen Reizen (s. die Markerlinien im Bild *rechts*). Die Amplitudenkarte **a** zeigt das normale P300-Feld in der Parietalregion, in diesem Fall mit Rechtsbetonung. Bei Nichtbeachtung der Stimuli (der häufigeren 1000-Hz-Töne) fehlt dieses Potential (**b**)

stellung im Kartogramm bestimmt, im Interesse der „Vergleichbarkeit" in beiden Teilbildern auf 350 ms eingestellt. Diese Wahl wurde nach dem oberen Teilbild (dem Mittelungsergebnis der Zielreize = seltene Töne = 3000 Hz) getroffen. Der Vergleich der beiden abgebildeten „EEG-Stapel" für die seltenen und häufigen Töne erweckt jedoch den Verdacht, daß die Auswahl dieses Zeitpunktes für die Mapping-Darstellung nicht frei von Willkür ist. Dennoch überrascht es immer wieder, daß sich bei der *Auswertung am Bildschirm* (mit Beobachtung der sich bei Verschiebungen des Cursors ständig ändernden Amplitudenverteilungen) in den meisten Fällen ein plausibles Ergebnis erarbeiten läßt. Auch dies ist ein (praktischer) Beleg dafür, daß die Mapping-Darstellung die topographisch relevanten Informationen besser vermitteln kann.

Die *im Ablauf der Zeit* ständig wechselnde Verteilung der Amplituden läßt sich in ausgewählten Zeitabständen durch den Ausdruck von vielen kleinen Karten auch auf einer DIN-A4-Seite einigermaßen überschaubar dokumentieren. Auf dem Bildschirm kann man die Änderungen in der Zeit sogar fast wie einen Film ablaufen lassen. Dieses „movie" bleibt jedoch ein laborinterner Vorgang am Monitor. Mit Übung könnte man auch das zu einem Befund verarbeiten und schriftlich vermitteln (ähnlich der Beschreibung des Befundes einer komplett durchgeblätterten EEG-Kurve).

Es gibt Vorschläge, die variablen Amplitudenverteilungen des EEG auf wenige relevante Parameter zu reduzieren (Amplitudengradienten, Darstellung lediglich der Maxima und Minima), so daß sich für die wesentlichen Merkmale auch der zeitliche Ablauf im Amplitudenbereich übersichtlich dokumentieren läßt (Lehmann 1986, 1987).

17.3 Spektralparameter-Mapping

Das Spektralparameter-Mapping bezieht sich stets auf *Abschnitte* des EEG (Epochen)

Das Spektralparameter-Mapping bezieht sich auf Daten, die über eine ***Frequenzanalyse*** (Spektralanalyse) des EEG errechnet werden. Das Prinzip der Spektralanalyse wird im Abschn. 16.2.1 erläutert. Diesem Prinzip zufolge liegen dem Spektralparameter-Mapping nicht momentane Meßwerte (wie bei dem Amplituden-Mapping), sondern stets EEG-*Abschnitte* einer bestimmten Dauer zugrunde (*EEG-Epochen*). In der Regel haben diese EEG-Epochen eine Länge von 2 oder 4 s. Daher lassen sich kurzzeitige EEG-Veränderungen (wie die innerhalb der ersten 500 ms ablaufenden evozierten Potentiale) im klinisch üblichen Spektralparameter-Mapping nicht ohne weiteres abbilden. Anwendung findet die Frequenzdarstellung in der Analyse des fortlaufenden *Spontan-EEG* (z. B. Änderungen des Grundrhythmus, Herdstörungen) sowie bei Untersuchungen ereigniskorrelierter Veränderungen der Grundaktivität des EEG, die 1 s oder länger dauern. Amplituden-Mapping und Frequenzanalyse-Mapping haben damit verschiedene, sich gegenseitig ergänzende Einsatzbereiche.

Spezielle mathematische Verfahren erlauben auch frequenzbezogene Untersuchungen auf der Basis kürzerer EEG-Epochen. So wird z. B. die Analyse ereigniskorrelierter EEG-Veränderungen (ERD = „event related desynchronization") von Pfurtscheller u. Aranibar (1977) über eine Berechnung von Bandleistungen sehr enger Frequenzbänder nach digitaler Filterung mit Analysezeiten von 125 ms durchgeführt (s. auch Pfurtscheller et al. 1986). Diese Verfahren sind jedoch nicht als Spektralanalyse im eigentlichen Sinne einzustufen.

Der technische Ablauf des Spektralparameter-Mappings ist in Abb. 17.7 dargestellt. Ausgangspunkt sind Leistungsspektren, die

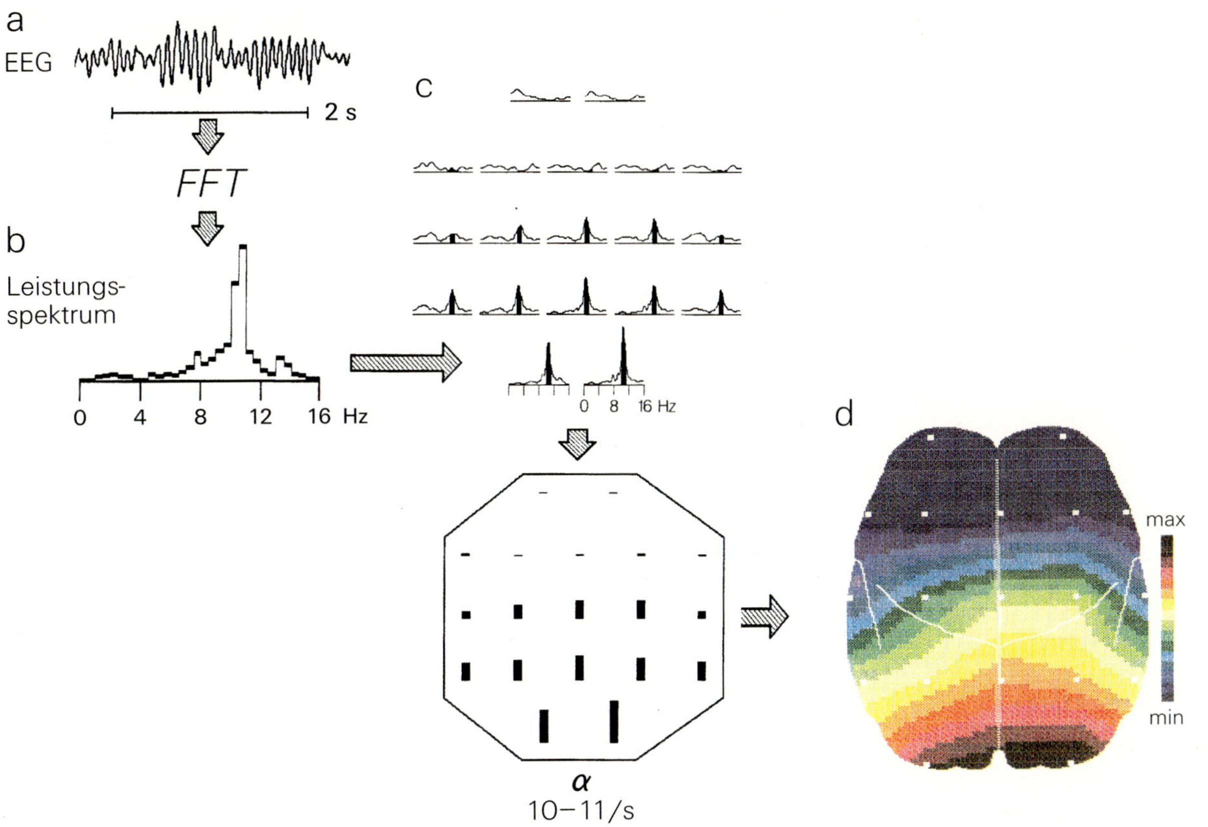

Abb. 17.7. Prinzip des Spektralparameter-Mapping. **a** Ein EEG-Segment bestimmter Länge (EEG-Epoche, meistens 2 s) wird einer Frequenzanalyse unterzogen (FFT, „fast Fourier transformation"; s. Kap. 16). Das Ergebnis ist für jeden einzelnen Ableitepunkt ein sog. Leistungsspektrum (**b**). Innerhalb dieser einzelnen Leistungsspektren wird der in Frage kommende Frequenzbereich abgegrenzt (in der Abbildung z. B. der α-Anteil von 10–11/s), und es wird innerhalb dieses Bereichs die spektrale Leistung integriert (**c**). Das Ergebnis sind (bei Ableitungen nach dem 10-20-System) lediglich 19 errechnete Werte, die nach den mit Abb. 17.2 dargestellten Regeln interpoliert und mit allen Zwischenwerten in eine farbig kodierte Karte umgesetzt werden (**d**). Das Maximum der Farbskalierung ist einstellbar, das Minimum (blau) wird in der Regel gleich Null gesetzt (d. h. die analysierten Frequenzanteile sind dann in den betreffenden Ableitepunkten der ausgewählten EEG-Epoche nicht vorhanden). Die Abbildung zeigt einen okzipital betonten (und in den frontalen Ableitungen fehlenden) α-Grundrhythmus einer Normalperson

aus den einzelnen, fortlaufend aneinandergereihten EEG-Epochen über eine FFT („fast Fourier transformation", s. Abschn. 16.2) errechnet werden. In diesen Leistungsspektren werden sodann die interessierenden Frequenzbereiche abgegrenzt und die einzelnen Meßwerte innerhalb eines abgegrenzten Frequenzbereichs für jeden Ableitepunkt zu einem Mittelwert zusammengefaßt. So erhält man dann beispielsweise bei Ableitungen mit 19 Ableiteelektroden nach dem 10-20-System wiederum nur 19 konkrete Zahlenwerte pro EEG-Epoche und Frequenzbereich. Diese Stützpunktwerte werden durch Interpolationen in gleicher Weise in farbige Karten umgesetzt, wie mit Abb. 17.3 für das Amplituden-Mapping bereits beschrieben. Für jeden ausgewählten Frequenzbereich ist eine Karte erforderlich.

Im Gegensatz zum Amplituden-Mapping, bei dem die Farbskalierung entsprechend der ständig wechselnden Polarität der EEG-Wellen Werte von Minus nach Plus durchläuft, beginnt die Skalierung bei einem Spektralanalyse-Mapping stets bei Null (d. h. das EEG enthält keine Frequenzanteile im gewählten Frequenzband) und endet bei einem Skalenwert, der einstellbar sein muß. Die Skalierung erfolgt entweder in μV^2 als unmittelbares Ergebnis der FFT und der Leistungsberechnung (wie in den Abbildungen dieses Abschnitts) oder durch nachträgliche Umrechnung in μV (der sog. „Amplitudendarstellung" der Spektralparameter), was von Vorteil sein kann.

Die *Auswahl der Frequenzbereiche* orientiert sich an der klinischen Fragestellung. Im Routinefall hält man sich an die 4 Frequenzbänder, die im klinischen EEG üblich sind (δ-, ϑ-, α- und β-Bereich). Leichte Abweichungen von den üblichen Frequenzgrenzen, wie in den Abbildungen dieses Abschnitts, sind Angleichungen an praktische Erfahrungen.

Mitunter ist es sinnvoll, die Frequenzbereiche enger abzustekken (s. beispielsweise Abb. 17.10). In Abb. 17.7 beschränkt sich die Darstellung der α-map auf den Bereich von 10–11/s. Generell sollte die Abgrenzung der Frequenzbereiche in Schritten von mindestens 0,5 Hz möglich sein, entsprechend einer Dauer der einzelnen EEG-Epochen von mindestens 2 s. Leider bestehen zwischen den verfügbaren Mapping-Systemen noch große Unterschiede hinsichtlich der Wahl der Parameter und aller Einstellungs- und Darstellungsmöglichkeiten.

Empfehlungen für eine gewisse Standardisierung gibt es von Seiten der amerikanischen und der Deutschen EEG-Gesellschaft (1989, Herrmann et al., s. Anhang D; s. auch Duffy u. Maurer 1989; Rappelsberger 1990). Eine ausgezeichnete Übersicht über die technischen Regeln und Probleme findet sich bei Nuwer (1988a, b).

Spektralparameteranalysen auf der Basis von kurzen EEG-Epochen (z. B. 2 s) sind für Untersuchungen reizbezogener sinnesphysiologischer und mentaler Vorgänge sinnvoll und auch notwendig (Petsche et al. 1985, 1986). Für die *Analyse von EEG-Herdbefunden im Spontan-EEG* haben kurze Analysezeiten dagegen wenig Sinn. Selbst in 8-s-Epochen stellen sich Herdstörungen von einem Abschnitt zum anderen noch außerordentlich variabel dar (Abb. 17.8b), wie man das bereits in konventionell registrierten EEG-Kurven an der zeitlichen Fluktuation der ϑ- oder δ-Wellen eines Herdbefundes unschwer erkennen kann. Konsistente und *für*

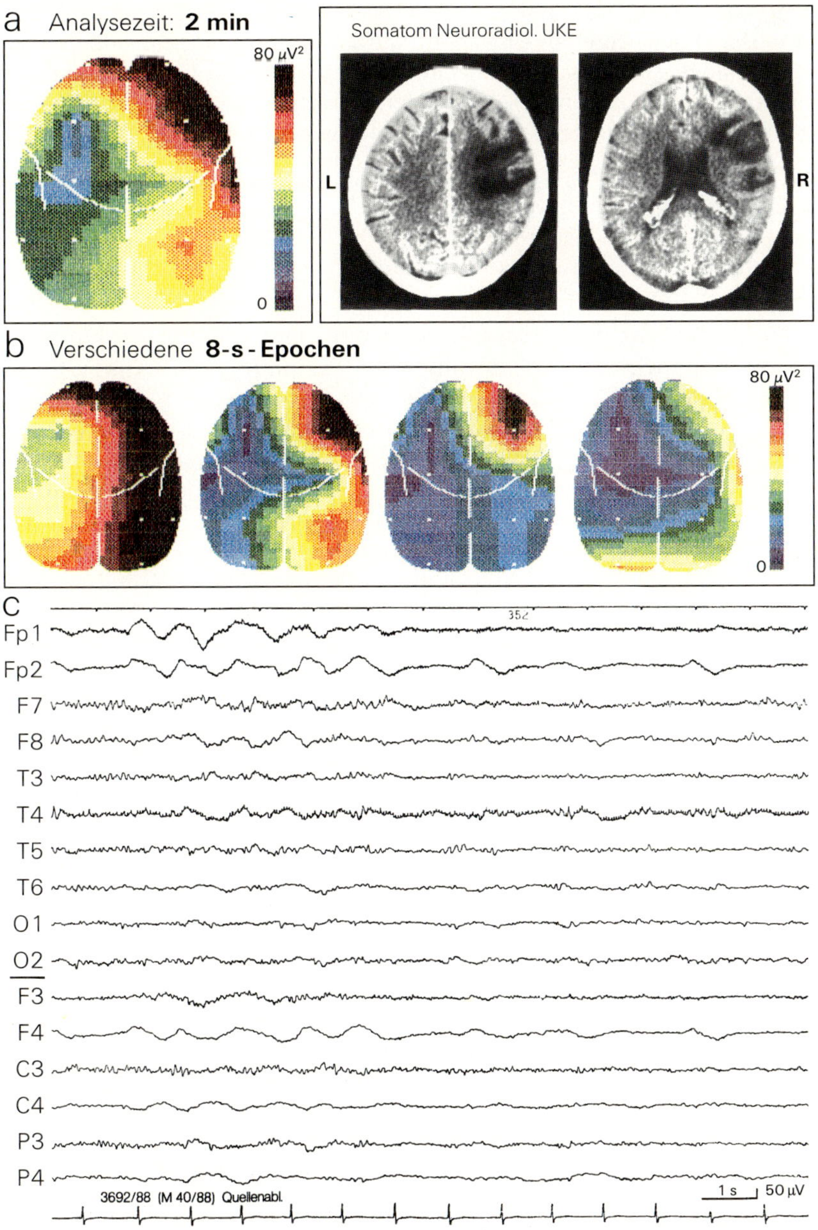

Abb. 17.8. Darstellung eines δ-Herdes der rechten frontotemporalen Hirnregion im Frequenzanalyse-Mapping bei einem Insult im Bereich der rechten A. cerebri media. Das Beispiel soll deutlich machen, daß im EEG-Mapping ein konsistentes und für weitere Verlaufsuntersuchungen verwertbares (reproduzierbares) Ergebnis erst dann zu erhalten ist, wenn sich die Spektralanalyse auf einen längeren EEG-Abschnitt bezieht (z. B. 2 min in **a**). Mit Analysen auf der Basis kurzer Epochen stellen sich die im EEG zumeist sehr variabel ausgeprägten Herdstörungen (**c**) auch in den EEG-maps mit großer Variabilität dar (wie in den verschiedenen 8-s-Epochen in **b**). Die Kartogramme in **a** und **b** wurden auf der Basis einer *Quellenableitung* (**c**) errechnet. (Aus Zschocke et al. 1990)

Verlaufskontrollen vergleichbare Mapping-Befunde ergeben sich erst bei kartographischen Darstellungen auf der Basis längerer Analyseabschnitte, in denen diese Fluktuationen durch eine *Mittelung* der Frequenzanalysen zahlreicher EEG-Epochen ausgeglichen werden. In unseren Untersuchungen hat sich eine *Analysezeit von 1–2 min* als Standard durchgesetzt (Abb. 17.8a; Zschocke et al. 1990).

Eine Analysezeit von 2 min erfordert die Addition und Mittelung der Leistungsspektren von 60 einzelnen, aufeinanderfolgenden 2-s-EEG-Epochen. Längere Analysezeiten haben den Nachteil, daß Herdbefunde, die nur flüchtig (sekundenweise) auftreten, in einem über mehrere Minuten gemittelten Ergebnis im Kartogramm untergehen (s. unten).

In der *klinischen Praxis* bleibt das Spektralparameter-Mapping im wesentlichen beschränkt

- auf die Abgrenzung von Herdbefunden, die mehr oder weniger kontinuierlich auftreten, sowie
- auf Analysen der Grundaktivität der Hemisphären im Hinblick auf Änderungen der dominanten Frequenz, der Ausprägung und der topographischen Verteilung. Dies kann für prozeßbedingte EEG-Veränderungen und bei allgemeinen Enzephalopathien wichtig werden, aber auch bei psychophysiologischen Untersuchungen und für Pharmako-EEG-Studien (Saletu 1989).

Für die Darstellung geringer Frequenzabweichungen der Grundaktivität im Mapping-Befund zeigt Abb. 17.10 ein Beispiel. Auf der Seite des Prozesses (Mediainsult rechts) ist die noch vorhandene α-Grundaktivität im Vergleich zur nicht betroffenen Hemisphäre im Mittel leicht verlangsamt. Dies wird in der Kartographie erst durch eine Auflösung des α-Bereiches in 1-Hz-Schritten deutlich (Abb. 17.10b). In der zeitgleichen Originalregistrierung des EEG war diese Frequenzdifferenz mit gleicher Eindeutigkeit nicht zu erkennen. Solche einseitigen leichten Frequenzminderungen können auch als alleiniger Hinweis auf eine hemisphärielle Funktionsstörung erwartet werden.

Flüchtig auftretende Befunde lassen sich im Spektralparameter-Mapping in der Regel nur gezielt, d. h. nach Durchsicht des gleichzeitig registrierten EEG, darstellen. Der abgesteckte Abschnitt wird dann mit entsprechend kurzen Analysezeiten aufgearbeitet.

Bei manchen Rechnern ist es möglich, bestimmte EEG-Segmente über eine vorausgehende Bearbeitung am Bildschirm für die Spektralanalyse vorübergehend zu „sperren", so daß auch über längere Analysezeiten hinweg *nur die relevanten EEG-Epochen* in die Frequenzanalyse eingehen. Mit dieser technischen Option kann man die kartographische Darstellung generell auf besondere „EEG-Zustände" begrenzen oder bestimmte EEG-Phasen (wie beispielsweise passagere Vigilanzminderungen, aber auch artefaktbelastete Abschnitte) ausblenden.

Bestimmte *Potentialmuster* sind, wie bereits eingangs hervorgehoben wurde, in einer Spektralanalyse *grundsätzlich nicht* erkennbar. Dies gilt vor allem für epileptische Erregungssteigerungen. Ein *epileptischer Fokus* zeigt sich in der Spektralkartographie in der Regel als (ϑ-)δ-Herd (bedingt durch die frequenzanalytisch vorherrschenden langsamen Nachschwankungen der Spitze-Welle- oder Sharp-slow-wave-Komplexe). Die eigentlichen Spitzen oder scharfen Wellen fallen im Mapping bestenfalls durch einen höheren spektralen Anteil im α-Frequenzbereich auf (entsprechend der Frequenzzuordnung der steilen Potentialgradienten epileptischer Entladungen).

„Räumlicher Aliasing-Effekt" im EEG-Kartogramm

Jede Mapping-Analyse zeigt einen Fehler durch den sog. *räumlichen Aliasing-Effekt*[1] (Nuwer u. Jordan 1987). Im Spektralparameter-Mapping wird er besonders deutlich. Abbildung 17.9 vermittelt hierfür ein typisches Beispiel.

Zunächst zeigt Abb. 17.9 vor allem in der Seitenansicht der Spektralparameterberechnung eine gute lokalisatorische Übereinstimmung mit den 3 verschiedenartigen Hirnläsionen (s. Legende). Es fällt jedoch auf, daß sich diese 3 Herdbefunde im Kartogramm jeweils exakt auf die Ableitepunkte Fp1, F3 und F7 beziehen, so als hätte man mit diesen Ableitungen die 3 verschiedenen Herdbefunde präzise getroffen. Tatsächlich kön-

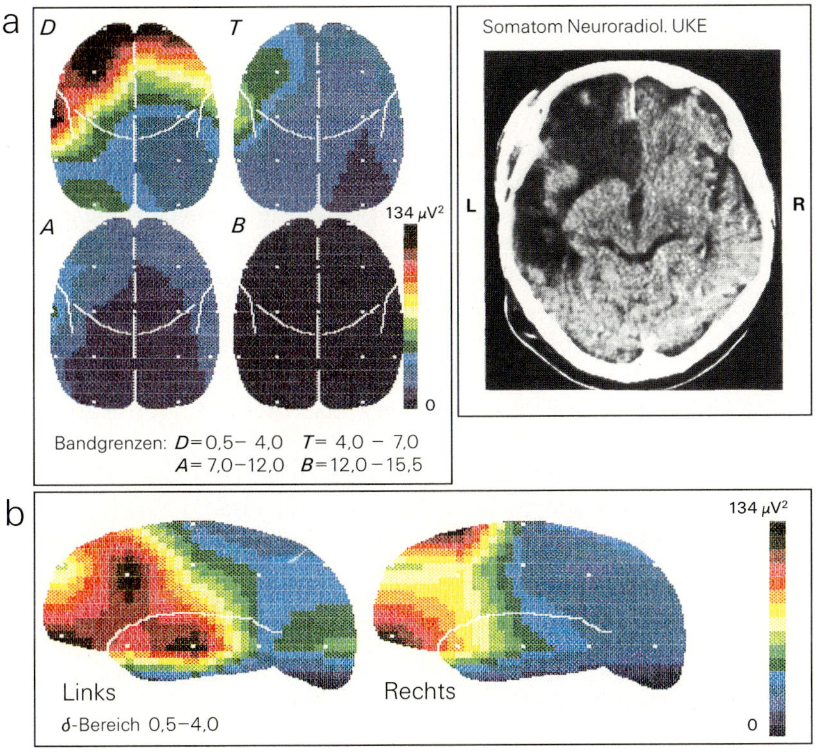

Abb. 17.9. Darstellung einer multifokalen Hirnfunktionsstörung im Spektralparameter-Mapping. Bei dem Patienten handelt es sich zum einen um einen Zustand nach einer 8 Jahre zurückliegenden kontusionellen Hirnschädigung links temporal, zum anderen um einen Zustand nach operativ entfernter Metastase links frontopolar und um eine inzwischen erneut nachgewiesene Metastase links präzentral (letztere ist in der abgebildeten CCT-Ebene nicht dargestellt). Das Spektralparameter-Mapping zeigt vor allem in der Seitenansicht (**b**) im δ-Bereich 3 entsprechend lokalisierte Herdbefunde, die in dieser klar abgrenzbaren Form in der konventionellen EEG-Registrierung nicht zu erkennen waren. Die Mapping-Darstellung basiert auf einer *Durchschnittsreferenz*. Zu dem in diesem Beispiel erkennbaren „räumlichen Aliasing-Effekt" s. Text. (Aus Zschocke et al. 1990)

[1] „Alias" bedeutet in diesem Zusammenhang „anders als" oder „neben, daneben". Dieser Begriff war bereits im Abschn. 16.1.3.1 bei der Erläuterung der sog. „Anti-aliasing-Filter" von Bedeutung, die in Frequenzanalysen das Auftreten von Frequenzanteilen verhindern, die als Kunstprodukte „neben" den realen Frequenzkomponenten auftreten können.

nen die Schwerpunkte der jeweiligen Herdstörungen real auch *neben* diesen Ableiteelektroden liegen. Dem Computer werden jedoch stets nur die *Meßwerte der Ableiteelektroden* übermittelt, und er errechnet allein auf der Basis dieser Stützpunktwerte die für die kartographische Darstellung notwendigen Zwischenwerte (s. Abb. 17.2). Diese Interpolation läßt dann zwangsläufig mögliche Maxima *zwischen* den Ableitepunkten außer Betracht. Der Schwerpunkt der Herdstörung wird damit oft nur scheinbar auf die (wenigen) konkreten Ableitepunkte „hingezogen". Dieser Effekt wurde bereits in Kap. 2 in bezug auf die Quellenableitungen beschrieben (s. Abb. 2.32). Solche Fehler sind bei Mapping-Analysen mit lediglich 19 Ableiteelektroden des 10-20-Systems durchaus von Belang. Dieser „räumliche Aliasing-Fehler" wird um so kleiner, je mehr Ableitepunkte der Kartographie zugrunde liegen. Er kann auch durch besondere Interpolationsrechnungen von vorn herein vermindert werden (z. B. „surface spline interpolation"; Perrin et al. 1987).

An dieser Stelle ist noch eine weitere Anmerkung wichtig, die für das Spektralparameter-Mapping in besonderem Maße gilt, die aber für jede EEG-Mapping-Darstellung in Erinnerung gerufen werden muß:

Das EEG-Mapping dokumentiert *Funktionsstörungen* des Hirns. Lokal abgrenzbare Befunde in den Kartogrammen sind daher nicht immer mit der anatomischen Lokalisation eines Prozesses identisch

Wie jedes EEG, so dokumentiert auch das EEG-Mapping stets nur die *Funktionsstörungen* des Hirns. Diese können auch bei umschriebenen Hirnläsionen im EEG lediglich zu *projizierten* Veränderungen der oberflächlich ableitbaren EEG-Aktivität führen. Solche projizierten Störungen können wiederum *hirnregional betont* auftreten. Diese „Projektionsherde" sind dann mit den anatomisch in CCT- oder MR-Untersuchungen nachweisbaren Läsionen nicht identisch. In der Mapping-Karte *erscheinen* sie jedoch wie ein Herdbefund. Dies führt bei einer kommentarlosen Weitergabe von Kartographiebefunden zwangsläufig zu Mißverständnissen.

Die Gefahren einer derart falschen Interpretation von Kartographiebefunden illustriert Abb. 17.10. In diesem Fall wird das EEG nach einem ausgedehnten Insult im Bereich der A. cerebri media durch eine *frontal projizierte δ-Aktivität* i. S. einer FIRDA geprägt (s. Abschn. 8.1.5). In der Mapping-Karte imponiert diese projizierte Aktivität als frontaler δ-Herd. Umgekehrt erscheint der eigentliche Infarktbereich rechts temporal im Kartogramm wie „ausgespart", was durch eine pathologische Spannungsminderung des EEG im Schwerpunkt dieser Hirnläsion zu erklären ist. Beide Mapping-Befunde lassen sich erst nach Kenntnis des gleichzeitig registrierten EEG korrekt einordnen!

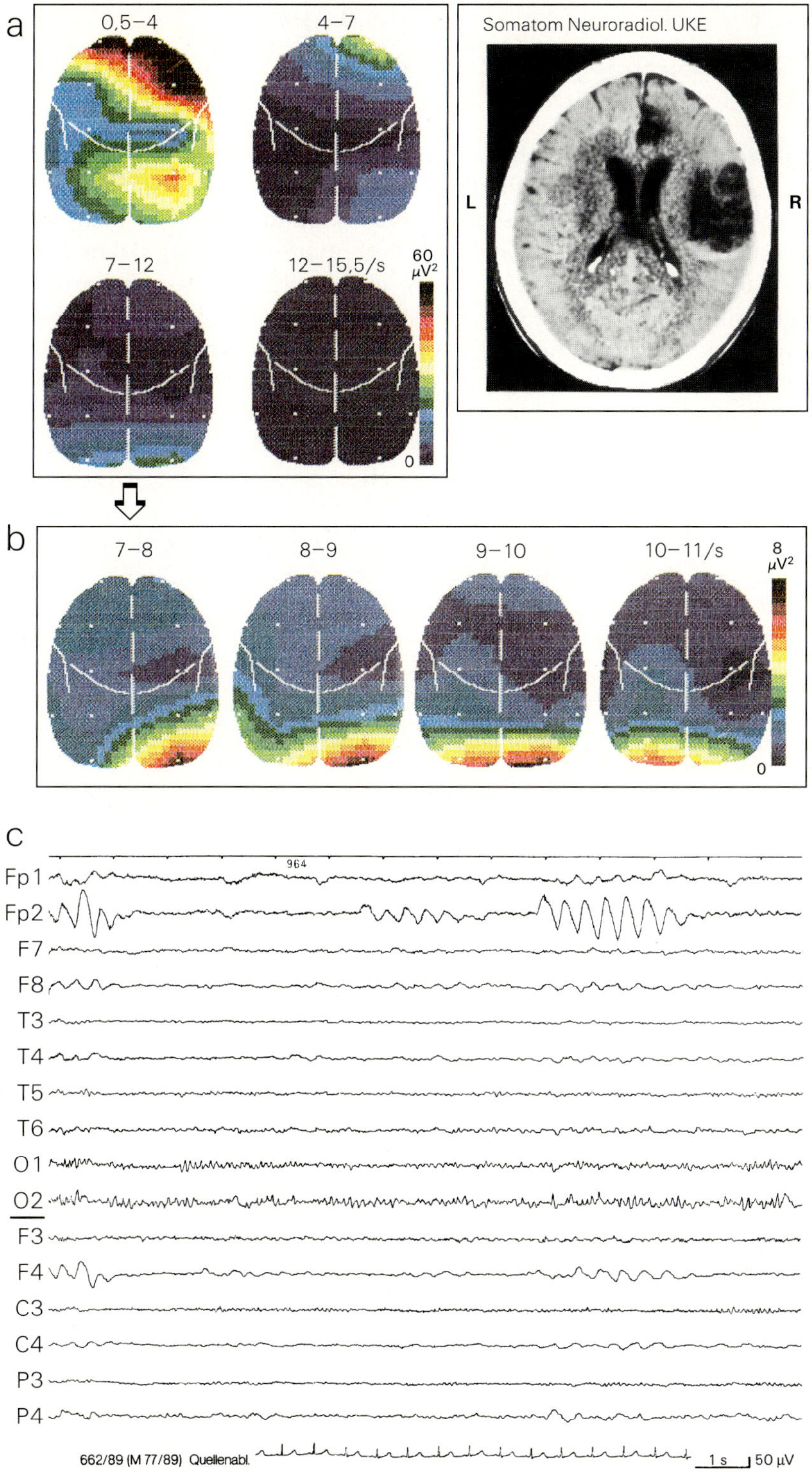

Abb. 17.10. Ausgeprägter Infarkt im Bereich der A. cerebri media rechts und Teilinfarzierung auch im Stromgebiet der rechten A. cerebri anterior. Der EEG-Mapping-Befund ergibt im δ-Bereich (**a**: 0,5–4/s) eine Verteilung der δ-Wellen, die in einem Widerspruch zu dem CCT-Befund zu stehen scheint. Die Erklärung: Die starke Ausprägung der δ-Aktivität rechts frontal, die bei unkritischer Beurteilung als δ-Herd gesehen werden könnte, ist lediglich die Folge häufig auftretender FIRDA in der rechten Frontalregion, wie sie im unteren Bildteil **c** in einem kurzen EEG-Ausschnitt zu erkennen ist (s. Abschn. 8.1.5.1). Umgekehrt erscheint in der δ-Mappe in **a** der ausgeprägte Infarktbezirk rechts temporal weitgehend ausgespart. Dies ist durch eine häufige pathologische Abflachung des EEG im Herdbereich bedingt (was in dem kurzen EEG-Ausschnitt in **c** nicht deutlich wird). Die α-Karte von 7–12 /s (in **a**) ist im Bildteil **b** in weitere, schmalere Frequenzbereiche mit höherer Empfindlichkeit der Bilddarstellung aufgeteilt (vgl. die jeweiligen Farbskalierungen). Diese Untergliederung in Teilbereiche des α-Bandes macht deutlich, daß auf der Seite des Prozesses langsamere α-Wellen (7–8 /s) dominieren, im Gegensatz zur intakten linken Hemisphäre mit einer α-Grundaktivität vorwiegend bei 10–11 /s. Diese Seitendifferenz ist im konventionell registrierten EEG mit gleicher Deutlichkeit nicht zu erkennen. Analysedauer im abgebildeten Mapping: 2 min. Quellenableitung.
(Aus Zschocke et al. 1990)

17.4 Statistische Auswertungen von EEG-Mapping-Analysen

Es ist oft aufschlußreicher, nicht den Befund als solchen darzustellen, sondern lediglich die ***Abweichungen*** *eines bestimmten Befundes von einem Vergleichs- oder Normalkollektiv.* Dies gilt insbesondere für die Analysen evozierter Potentiale und ereigniskorrelierter EEG-Veränderungen, da diese jeweils zu relativ gleichartigen Reizreaktionen führen, für die sich hinreichend homogene Normalkollektive zusammenstellen lassen. Man kann dann Einzelergebnisse mit einem bestimmten Kollektiv anderer Patienten oder mit einem Normalkollektiv vergleichen (Abb. 17.11a) oder eine Gruppe von Patienten mit einer Gruppe anderer Patienten bzw. mit einem Normalkollektiv statistisch korrelieren (Abb. 17.11b).

In bezug auf das Spektralparameter-Mapping des Spontan-EEG (der Grundaktivität) hat es dagegen wenig Sinn, Normalgruppen zu bilden. Der Variantenreichtum des normalen EEG ist dafür zu groß. Hier sind nur bei *ein und demselben Patienten* im Zusammen-

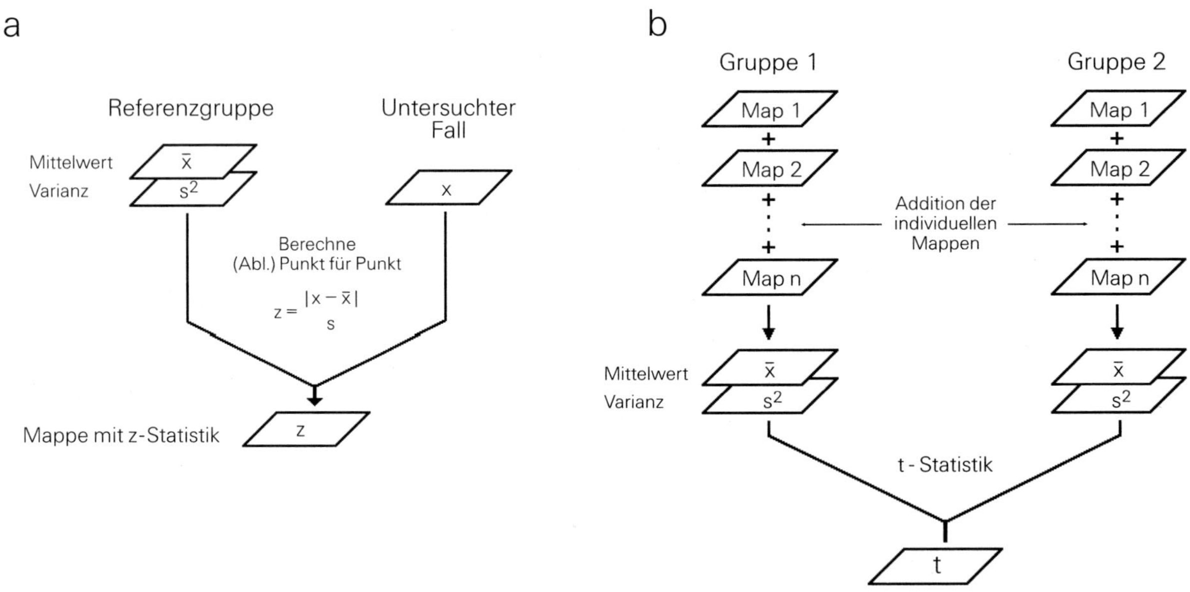

Abb. 17.11. **a** Signifikanzprüfung einzelner Untersuchungsergebnisse durch Vergleich mit der standardisierten Normalverteilung eines Kollektivs normaler Personen (z-Test). **b** Vergleich zweier Gruppen, beispielsweise eines Kollektivs bestimmter Erkrankungsfälle mit einem Normalkollektiv (t-Test). (Nach Duffy 1989)

17.4

hang mit Verlaufsbeobachtungen *direkte* Vergleiche zwischen aufeinanderfolgenden Mapping-Analysen sinnvoll (z. B. die Untersuchung von Pharmakawirkungen, Veränderungen eines Herdbefundes).

In jedem Fall werden die üblichen statistischen Rechenoperationen angewandt (wie z-Test, t-Test). *Sie dürfen sich jedoch immer nur auf die Meßwerte der realen Ableitepunkte beziehen!* Strittig ist, ob es zulässig ist, das Ergebnis dieser statistischen Berechnungen erneut zu interpolieren und wiederum in Form von Kartogrammen darzustellen (wie in Abb. 17.11 mit den perspektivisch gezeichneten Tafeln angedeutet).

Statistische Berechnungen dürfen sich nur auf die realen Meßwerte der Ableiteorte beziehen

Hinsichtlich weiterer Einzelheiten wird auf die Arbeiten von Duffy et al. (1981) sowie Duffy (1989) verwiesen. Diese Autoren haben die Signifikanzberechnungen im EEG-Mapping entwickelt („significance probability mapping", SPM). Grundsätzlich lassen sich auch alle anderen mathematischen EEG-Analysen für Mapping-Darstellungen anwenden. Besondere Bedeutung gewann dabei die Bestimmung der *Kohärenz* der EEG-Wellen zwischen den verschiedenen Ableitepunkten vor allem im Zusammenhang mit Untersuchungen kognitiver Leistungen des Hirns (Petsche et al. 1986). Es hat sich gezeigt, daß mit diesen erweiterten, topographisch orientierten Methoden aus dem EEG der Kopfoberfläche durchaus besondere Informationen über die komplexen kortikalen Funktionen zu gewinnen sind.

17.5 Das Problem der Referenz

In welch hohem Maße die Darstellung des EEG von der Wahl der Referenz abhängen kann, wird in Abschn. 2.4 in bezug zu den üblichen EEG-Ableitungen erörtert. Im EEG-Mapping, vor allem beim Spektralparameter-Mapping des Spontan-EEG, ergeben sich zwangsläufig die gleichen Besonderheiten und Probleme der Referenzwahl. Eine ungünstig gewählte Referenz kann zu Falschdarstellungen des EEG führen, die in Kap. 2 ausführlich erörtert werden.

Die Probleme, die wir damit bei der konventionellen Kurvenauswertung haben, verarbeiten wir gedanklich bereits bei der Durchsicht der verschiedenen Programme (EEG-Kurve) und erwähnen sie in unseren schriftlichen EEG-Befunden nicht mehr. In einer Mapping-Karte, die sich ja immer nur auf eine bestimmte und dann möglicherweise falsche Referenz beziehen kann, treten dagegen alle möglichen Fehler ungehindert und oft bildbestimmend in Erscheinung. Unzureichende Kenntnisse der Fehlerquellen können dann zu Fehlinterpretationen führen.

In den Kartographiegeräten wird das EEG zunächst (oder parallel zur Bildschirmdarstellung der Karten) elektronisch gespeichert. Wie bei der PL-EEG-Technik (papierloses EEG, s. Abschn. 15.7), empfiehlt es sich auch hier, die unmittelbare Speicherung der EEG-Daten (der sog. Rohdaten) zunächst auf eine Elektrodenverschaltung gegen eine *natürliche Referenz* zu beziehen. Häufig wird gegen die Ohrelektroden geschaltet. Im Prinzip ist jede Ableiteelektrode dafür geeignet. Denn diese Daten einer (konkreten) Referenzableitung kann der Computer in jede andere Form der Elektrodenverschaltung umrechnen, wie beispielsweise in eine Durchschnittsreferenz oder in eine Quellenableitung.

Auch Umrechnungen auf Elektrodenverknüpfungen nach Art bipolarer Reihenableitungen wären möglich. Sie hätten nur wenig Sinn. Die typischen Kunstprodukte solcher bipolarer Reihenschaltungen, wie die Phasenumkehrungen bei umschriebenen EEG-Veränderungen, würden undurchschaubare Kartographiebefunde ergeben.

Man kann natürlich von vornherein eine Durchschnittsreferenz oder eine Quellenableitung einstellen und die damit bereits entsprechend verrechneten EEG-Daten abspeichern, doch bleibt man dann darauf festgelegt. Die mit solchen Programmschaltungen erstellten Mappen lassen sich nicht mehr in andere Darstellungsformen umrechnen.

17.5.1 Referenzwahl beim Amplituden-Mapping

Im Amplituden-Mapping wird bis hin zur bildhaften Darstellung der Ergebnisse bevorzugt die Referenzschaltung verwendet. Dabei ist – anders als beim Spektralparameter-Mapping! – die Abbildung der Amplitudenverteilung *im Prinzip* von der Wahl des Referenzpunktes unabhängig. Im Kartogramm ändern sich in Abhängigkeit vom Ort der Referenzelektrode zwar die Meßwerte der Amplituden und damit die Farben entlang der eingestellten Farbskala (Abb. 17.12), die *relativen Beziehungen* zwischen den einzelnen Meßpunkten bleiben dagegen gleich. „Berge“ und „Täler“ in der Amplitudenverteilung bleiben unverändert, sie werden nur aus unterschiedlicher Höhe „betrachtet“.

In der Praxis sollte man sich für alle Untersuchungen auf eine bestimmte Referenz festlegen, da man auf das davon abhängige „Farbmuster“ memotechnisch fixiert ist. Auf jeden Fall müssen die Amplitudenkarten, die man (z. B. statistisch) miteinander *vergleichen* will, auf jeweils *gleiche Referenzpunkte* beziehen.

Häufig werden die Ohrelektroden als Bezugspunkt gewählt. Diese werden im Interesse einer Gleichgewichtung beider Hemisphären miteinan-

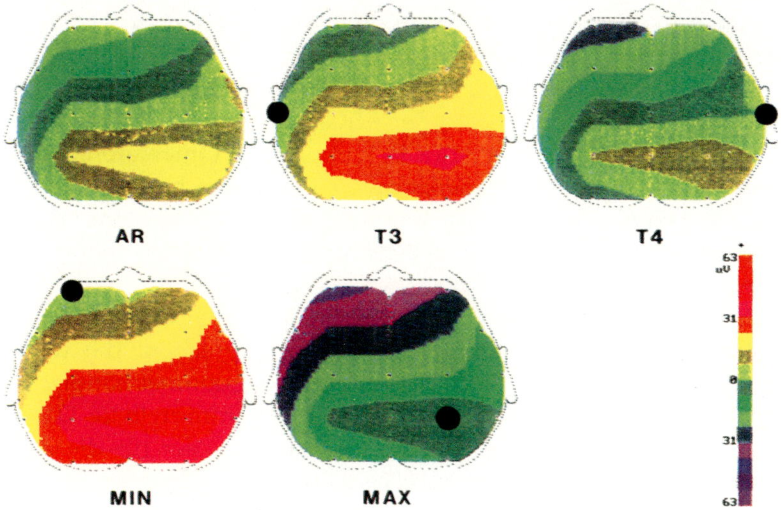

Abb. 17.12. Die Abbildung zeigt, daß die Darstellung der *momentanen* Potential***verteilung*** im Amplitudenmapping von der Wahl der Referenz unabhängig ist. Die Beziehungen der einzelnen Meßwerte zueinander (z. B. die Steilheit der Amplitudenänderungen) bleiben gleich und damit auch die Konturen der Linien gleichen Potentials (Isopotentiallinien). Es verändern sich lediglich der momentane Mikrovoltpegel und damit die Farbgebung der Karten entsprechend der angegebenen Farbskalierung. Ein jeweils ***gleicher Zeitpunkt*** im EEG wurde auf ***verschiedene Referenzen umgerechnet:*** *AR* („average reference") sowie als Referenz (jeweils mit *Punkten* markiert) die Elektroden *T3*, *T4* und die Orte der momentan niedrigsten (*MIN*= Fp1) bzw. höchsten Amplitude (*MAX*= P4). (Aus Lehmann 1989)

der verbunden. Um ein direktes „Übersprechen" zu verhindern, sollten die beiden Ohrableitungen elektronisch entkoppelt werden, und es wird dann der Mittelwert der beiden Referenzpotentiale als gemeinsame Referenz benutzt [(A1+A2)/2]. Für das Amplituden-Mapping ist diese Referenz (wie im Prinzip jeder andere Referenzpunkt) unkritisch, im Gegensatz zum Spektralparameter-Mapping (s. Abschn. 17.5.2).

Lehmann (1989) empfiehlt für die *Abbildung* und Auswertung von momentanen Amplitudenverteilungen die Umrechnung auf eine *Durchschnittsreferenz.* Dies hat den Vorteil, daß das Problem des Nullwertes (der Nullinie, „baseline"), auf die sich Amplitudenkarten mit ihren Minus- und Pluswerten beziehen müssen, entfällt. Der Nullwert ergibt sich dann zwangsläufig immer aus dem Durchschnitt aller Ableitepunkte.

17.5.2 Referenzwahl beim Spektralparameter-Mapping

Im Gegensatz zum Amplituden-Mapping ist die kartographische Darstellung einer Frequenzanalyse ganz wesentlich *von der Wahl der Referenz abhängig,* weil hier nicht einzelne direkte Meßwerte (momentane Amplitudenwerte) miteinander in Beziehung gebracht werden, sondern bereits Rechenergebnisse (der FFT) ganzer EEG-Segmente. Andererseits ist das Spektralparameter-Mapping *von der Nullinie („baseline") unabhängig,* da zumindest in der klinischen Praxis nur die Frequenz der Wellen, nicht aber die Nullinie bzw. die Gleichspannungskomponente des EEG (oder der Elektrodenpotentiale) erfaßt wird.

Auch für das Spektralparameter-Mapping gilt die Regel, daß die *Ableitung und Speicherung* der EEG-Daten immer auf einen Referenzpunkt zu beziehen ist (z. B. verbundene Ohrreferenz; s. Abschn. 17.5.1). Für die Frequenzanalyse kann man bereits diese Daten verwenden, oder man rechnet auch hier in eine Durchschnittsreferenz bzw. in eine Verknüpfungen entsprechend einer Quellenableitung um.

Im Spektralparameter-Mapping des EEG kann eine ungünstig gewählte Referenz zu erheblichen Befundverfälschungen führen

Beim Spektralparameter-Mapping ergeben sich dabei allerdings Probleme, die in jeder Hinsicht denen entsprechen, die wir bei der konventionellen EEG-Registrierung programmabhängig kennen (s. Abschn. 2.4.2). So kann bereits die unmittelbare Darstellung der Mappen gegen jenen Referenzpunkt, der für die Ableitung gewählt wurde, *zu erheblichen Falschbefunden führen, wenn*

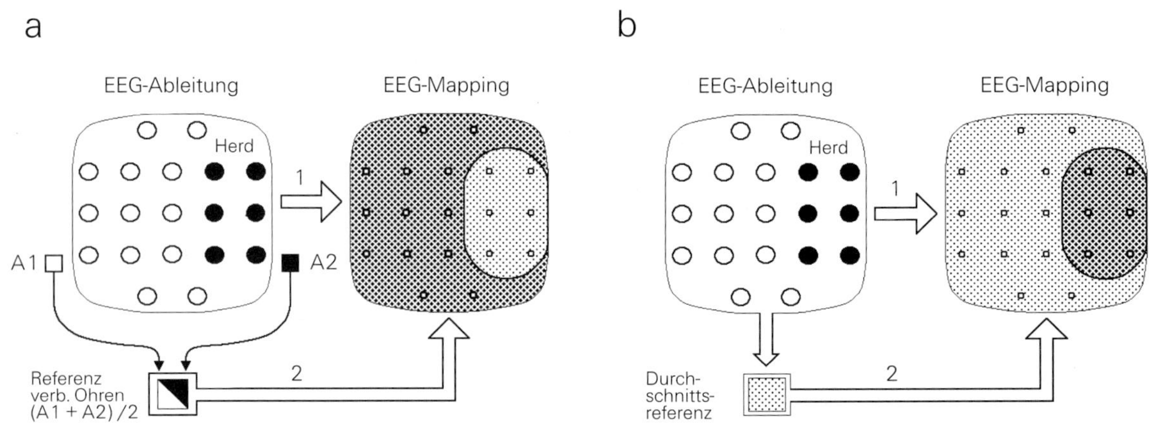

Abb. 17.13. Bei kartographischen Darstellungen mit Hilfe des Spektralparameter-Mapping ist die Wahl der Referenz von entscheidender Bedeutung. Die schematisierte Abbildung macht dies mit der Analyse eines δ-Herdes anhand von 2 Beispielen deutlich. Die Elektroden, die einen ***temporalen*** δ-Herd erfassen, sind im jeweils *linken* Bildteil *schwarz* ausgefüllt dargestellt, das Ergebnis der Mapping-Analyse in schematisierter Form jeweils *rechts* (*leicht punktiert:* geringer Niederschlag der δ-Wellen im Mapping, *kräftig punktiert:* deutlicher Niederschlag der δ-Aktivität im Mapping). **a** Die Mapping-Darstellung gegen ***verbundene Ohren*** als Referenz führt in diesem Beispiel zu einem groben Fehlbefund (falsche Abbildung deutlicher δ-Wellen in allen Punkten außerhalb des Herdbereiches), weil *auch die Referenz* durch die EEG-Veränderungen der Herdstörung *belastet* wird. **b** Der gleiche Herdbefund in einer Darstellung gegen eine ***Durchschnittsreferenz***. Sie führt zu einer gewissen „Glättung" zwischen dem Herd und dem EEG außerhalb der Herdstörung, bildet aber den Herdbefund in der Regel korrekt ab. In beiden Teilbildern symbolisieren die Pfeile *1* die Anschlüsse an die einzelnen (differenten) Verstärkereingänge A, die mit *2* gekennzeichneten Pfeile die an die Eingänge B des EEG-Gerätes. Für das Verständnis dieser Abbildung muß man sich für jeden Ableitepunkt jeweils die Differenzen zwischen diesen Verstärkereingängen vorstellen

auch dieser Referenzpunkt durch die pathologische EEG-Aktivität belastet ist. Dies gilt insbesondere *für die Ohrreferenz bei den häufigen temporalen Herdstörungen* (Abb. 17.13a; s. auch Zschocke et al. 1990). Darstellungen in Form von Quellenableitungen können ausgedehntere Herdbefunde „zerpflücken" (vgl. Abb. 2.24 in Kap. 2).

Letztendlich scheint auch beim Spektralparameter-Mapping die Aufarbeitung gegen eine *Durchschnittsreferenz* mit der geringsten Fehlerwahrscheinlichkeit belastet zu sein (Abb. 17.13b). Es ist immer wieder überraschend zu sehen, wie grobe Fehldarstellungen im Kartogramm, die zunächst auf direkter Basis einer belasteten Ohrreferenz im Monitorbild entstehen, durch Umrechnung auf eine Durchschnittsreferenz doch noch in einen plausiblen Befund umgewandelt werden. Die in Abschn. 2.4.2.1(b) erläuterten Vorteile und Nachteile der Durchschnittsreferenzableitung gelten uneingeschränkt auch für die Mapping-Analyse.

17.6 Artefakte im EEG-Mapping

Artefakterkennung bedeutet Mustererkennung. Eine Mustererkennung setzt jedoch die Beurteilung des *zeitlichen* Ablaufs der Potentialschwankungen voraus. Im *Amplituden-Mapping* kann man immer nur momentane Potentialverteilungen darstellen. Umgekehrt wird im *Spektralparameter-Mapping* das abgeleitete EEG über die Dauer der einzelnen EEG-Epochen hinweg *integriert*, und es gehen dann lediglich die verschiedenen EEG-Frequenzanteile in die Kartographie ein. In beiden Fällen läßt sich das EEG nur eingeschränkt darstellen. Bestimmte Potentialmuster (oder Artefaktmuster) sind nicht zu erkennen.

Vor allem im Hinblick auf die Erkennung und Abgrenzung von Artefakten darf eine Mapping-Analyse niemals ohne Kenntnis (Durchsicht) des zugrunde liegenden EEG erfolgen

Artefakte kann man im EEG-Mapping immer nur vermuten, häufig sind sie von echten EEG-Befunden nicht zu unterscheiden. *Daher setzt die Mapping-Analyse in besonderem Maße eine sorgfältige, artefaktfreie EEG-Ableitung voraus.* Eine automatische Artefaktunterdrückung, die in vielen Geräten über einstellbare Amplitudengrenzen möglich ist, blockt lediglich grobe Störungen ab. Dies kann bei Amplitudendarstellungen evozierter Potentiale (EP) ausreichen, da hier durch die Mittelung einer gößeren Zahl einzelner EEG-Segmente – ebenso wie bei der konventionellen EP-Diagnostik – eine weitere, wirksame Bereinigung von zufällig verteilten Störungen erreicht wird. Im Spektralparameter-Mapping des Spontan-EEG werden jedoch gerade die gering ausgeprägten Artefakte am ehesten mit dem EEG verwechselt.

Vor allem für das Spektralparameter-Mapping des Spontan-EEG sollte man sich stets die Zeit nehmen, vor der Darstellung der Mapping-Ergebnisse das EEG komplett durchzusehen und am Bildschirm auch die geringer artefaktbelasteten EEG-Epochen markieren. Mit dieser (reversiblen) elektronischen Markierung, die bei jedem Gerät möglich sein sollte, werden diese Epochen für die weitere Computerberechnung gesperrt.

Auf Abbildungen von Beispielen der zahlreichen verschiedenen Artefakte im EEG-Mapping wird hier verzichtet. Der Autor empfiehlt jedem, der sich in diese Untersuchungstechnik einarbeiten will, besondere Störungen gegebenenfalls auch gezielt herbeizuführen, um zu erfahren, wie sie sich in den verschiedenen Kartographiedarstellungen niederschlagen. Nachfolgend werden nur einige besondere Gesichtspunkte herausgestellt.

- *Augen- bzw. Lidschlagartefakte* sind in der Praxis das größte Problem. Im Spektralparameter-Mapping des Spontan-EEG schlagen sie sich im δ-Bereich (in den δ-Mappen) nieder und sind dann von frontalen Herdbefunden grundsätzlich nicht abzugrenzen. Eine *EOG-Kontrolle* erleichtert die Beurteilung. Kann der Patient die Lider oder die Augen nicht ruhig halten, bleibt als einzig mögliche Abhilfe ein „Halten" der Augenlider am besten durch eine weitere EEG-Assistentin, die mit Erfahrung den Druck auf die Lider optimal dosieren kann.

  Im Amplituden-Mapping evozierter Potentiale können Störpotentiale schon durch geringe, *reizbezogene* Augenbewegungen oder durch andere, z. B. muskuläre Reaktionen auftreten, deren Potentialfelder dann reizkorreliert in das Mittelungsergebnis einfließen. In bezug auf die Augen läßt sich dieser unvermeidbare Störfaktor z. B. bei der häufig praktizierten P300-Analyse abschätzen, wenn man außer dem EEG auch das EOG registriert, aufsummiert und mittelt und auch das *gemittelte EOG* im Befundausdruck darstellt.

- *Bewegungs- und Muskelartefakte* können Mapping-Darstellungen erheblich stören, sofern sie nicht durch eine automatische Artefaktkontrolle von vorn herein oder durch eine nachträgliche Bearbeitung am Bildschirm (s. oben) eliminiert werden. In Spektralparameterkarten treten sie meistens deutlich *elektrodenbezogen* hervor und fallen damit durch ein (pathophysiologisch) nicht plausibles Verteilungsmuster auf. Grobe Störungen führen zu völlig „zerfledderten" Kartogrammen, die man nicht mehr auswerten kann. Reine Muskelartefakte (einstreuendes EMG) stören im Spektralparameter-Mapping dagegen wenig, solange sich die Beurteilung auf Karten des ϑ- oder δ-Bereiches bezieht, da sich die höherfrequente Muskelaktivität in diesem Frequenzbereich nicht niederschlägt.

  Im Amplituden-Mapping evozierter Potentiale werden die meisten Artefakte dieser Art durch den Mittelungsvorgang („averaging"), der diesen Analysen zugrunde liegt, eliminiert.

- Reine *Elektrodenartefakte* sind ebenfalls nur im Spektralparameter-Mapping des Spontan-EEG von Bedeutung. Vor der kartographischen Verrechnung der gespeicherten EEG-Daten können sie auf dem Bildschirm „gesperrt" werden (s. oben). Im Kartogramm verraten sie sich durch eine auffällig isolierte Abstufung der interpolierten Meßwerte („spots"), die lediglich einen *einzelnen Ableitepunkt* umgeben.

- *50-Hz-Störungen* sollten bei Untersuchungen des Spontan-EEG keine Rolle spielen, wenn technisch sauber abgeleitet wird. Dagegen können schon minimale, visuell in der gleichzeitigen EEG-Registrierung noch nicht erkennbare 50-Hz-Einstreuungen das *Amplituden-Mapping* evozierter Potentiale stark beeinträchtigen, wenn diese niedrigen 50-Hz-Wellen während des Mittelungvorganges ebenfalls aufsummiert werden. Sie überlagern sich dann dem evozierten Potential und verfälschen die auf punktuelle Meßwerte bezogenen Amplitudenkarten.

17.7 Bewertung und Zusammenfassung

Im EEG-Mapping (Kartographie) wird die topographische Verteilung der auf die Kopfoberfläche projizierten Hirnrindenaktivität in Form von Landkarten bildhaft dargestellt. Die dafür notwendigen Daten leiten wir stets nur von einer begrenzten Zahl an Ableiteelektroden ab. Oft werden auch für das Mapping die Elektroden nach dem 10–20-System gesetzt. In jedem Fall sind für das EEG-Mapping und für das konventionell auf Papier registrierte EEG Art und Menge der Ausgangsdaten gleich. Die EEG-Kartographie kann daher im Prinzip nicht mehr Information liefern, als im zugehörigen konventionellen EEG schon vorhanden ist. In bezug auf die Topographie geht uns jedoch bei der Auswertung der üblichen EEG-Papierregistrierung oder der Aufzeichnung evozierter Potentiale durch unser begrenztes räumliches Vorstellungsvermögen ein Großteil der vorhandenen Information verloren. Dieses Informationsdefizit kann die EEG-Topographie hervorragend ausgleichen.

Die kartographische Darstellung kann sich auf die Amplitudenverteilung der EEG-Wellen zu einem definierten Zeitpunkt beziehen (*Amplituden-Mapping*) oder auf eine Abbildung der topographischen Verteilung verschiedener EEG-Frequenzanteile (*Spektralparameter-Mapping*). Letztere werden auf der Basis kurzer EEG-Abschnitte berechnet.

Das Amplituden-Mapping dient in erster Linie der kartographischen Darstellung von reizkorrelierten EEG-Veränderungen (evozierte Potentiale, P300-Analysen), das Spektralparameter-Mapping der Aufarbeitung des fortlaufenden Spontan-EEG (z. B. bei Herdbefunden, psychophysiologischen Untersuchungen, Pharmako-EEG-Analysen).

Mapping-Ergebnisse kann man miteinander statistisch vergleichen und nur die *Abweichungen* eines bestimmten Befundes von individuellen Vorbefunden oder von einer Vergleichsgruppe darstellen (SPM, „significance probability mapping").

In diesem Kapitel werden die methodischen Grundlagen der verschiedenen Formen kartographischer Datenverarbeitungen besprochen. Besondere Probleme ergeben sich auch hier im Hinblick auf die *Wahl der Referenz* für die EEG-Ableitung. Die bei Patienten oft unvermeidbaren *Artefakte* begrenzen zumindest im klinischen Bereich die Einsatzmöglichkeiten des EEG-Mapping. Darüber hinaus führt die EEG-Kartographie noch zu besonderen Problemen, die erst durch diese Methodik entstehen.

Insgesamt stehen den Vorteilen der EEG-Kartographie viele Nachteile gegenüber. Petsche (1990) fand dafür das Gleichnis mit dem Januskopf. Kritisch und technisch einwandfrei angewendet kann das EEG-Mapping die EEG-Diagnostik sinnvoll erweitern. Sie wird durch Verknüpfungen mit den gleichermaßen bildgebenden neuroradiologischen Methoden (CCT, PET, SPECT) sicher an Bedeutung gewinnen. Allen genannten Untersuchungsverfahren ist die *topographische Darstellung* der Hirnerkrankungen gemeinsam. Jedes Verfahren hat dabei seinen eigenen Stellenwert. CCT und MRT ergeben morphologisch begründete Befunde, PET und SPECT bringen sie mit besonderen lokalen Stoffwechselabweichungen in Beziehung, und das EEG-Mapping zeigt, in welchem Ausmaß sich die Hirnerkrankung auf die im EEG bioelektrisch darstellbare neuronale Aktivität auswirkt. Dabei wird das EEG-Mapping vielleicht noch durch eine kartographische Darstellung der magnetenzephalographisch registrierbaren Veränderungen (MEG-Mapping) ergänzt werden.

18 Artefakte im EEG

Als Artefakte gelten alle Potentialschwankungen in der EEG-Registrierung, die nicht vom Hirn ausgehen. Ihre Erkennung und Verhütung ist eines der wichtigsten Probleme in der klinischen Elektroenzephalographie! Die genaue Kenntnis der Artefakte ist *ebenso wichtig* wie die Kenntnis der verschiedenen EEG-Veränderungen. Manche Artefakte können echte EEG-Aktivitäten vortäuschen. Umgekehrt ist nicht jedes merkwürdige Potentialmuster zwangsläufig eine Störung. *Artefakte müssen genauso wie das EEG* ***diagnostiziert*** *werden*, und sie sollten *hinsichtlich ihrer Ursache auch erklärt werden können*. Erst dann werden sie für die Beurteilung zu eindeutigen Artefakten.

Das Wissen um die Artefakte im EEG ist ebensowichtig wie die Kenntnis der EEG-Befunde

Die zahlreichen möglichen Artefakte kann man unterteilen in *patientenbezogene* bzw. biologische Artefakte und *technische* Störungen. Die ersteren werden durch den Patienten verursacht und sind daher oft nicht zu vermeiden. Technische Artefakte sind durch Elektrodendefekte, apparative Mängel oder technische Fremdeinwirkungen bedingt und (fast) stets vermeidbar.

Patientenbezogene EEG-Artefakte sind jedoch nicht nur als lästige Störungen anzusehen. Sie können auch diagnostisch relevant und damit *zu einem Zusatzbefund* werden, der dann zu beschreiben ist und eine Erweiterung der EEG-Ableitung durch eine Polygraphie oder weitere spezielle Untersuchungen nach sich ziehen kann (z. B. Nystagmographie, gezielte EMG-Untersuchungen, EKG-Analyse).

18.1 Patientenbezogene (biologische) Artefakte

Biologische Artefakte haben ihren Ursprung in körpereigenen, aber extrazerebralen Spannungsquellen des Patienten (Augenartefakte, EKG, EMG). Im weiteren Sinne rechnet man auch jene Artefakte zu den patientenbezogenen Störungen, die durch Bewegungen des Patienten (infolge motorischer Unruhe oder auch durch einen Tremor) ausgelöst werden. Solche Störungen treten aber oft erst dann auf, wenn Elektroden schlecht sitzen oder defekt sind. Daher sind diese Artefakte letztlich technisch bedingt.

18.1.1 Augenartefakte

Das korneoretinale Potential ist die Quelle der Augenartefakte im EEG

Das Auge ist ein eigenständiger elektrischer Potentialgenerator. Generatorstrukturen sind die Nervenzellen der Netzhaut. Sie entwickeln das ***korneoretinale Potential***. Dieses Bestandspotential des Auges bildet einen *elektrischen Dipol*. Sein negativer Pol liegt in den äußeren Schichten der Netzhaut und der positive Gegenpol in Richtung der vorderen Augenabschnitte (s. Abb. 18.1). Das korneoretinale Potential liegt dem Elektrookulogramm (EOG) zugrunde, mit seinen durch Lichtreize ausgelösten Änderungen aber auch dem Elektroretinogramm (ERG).

Jede *Augenbewegung* führt zu einer räumlichen Drehung des korneoretinalen Dipols. Da sich bei Drehungen des Auges zwangsläufig *sämtliche Potentialquellen der Netzhaut völlig synchron bewegen*, werden die Potentialverschiebungen dieses Dipols zu einer *ausgeprägten Artefaktquelle* im EEG. Bei der üblichen EEG-Verstärkung (70 μV/cm) können diese Potentialschwankungen noch bis zur Schädelmitte in der EEG-Registrierung erkennbar sein. In den frontalen EEG-Ableitungen werden sie naturgemäß besonders stark erfaßt. Hier wirkt sich aufgrund der anatomischen Gegebenheiten vorwiegend der positive Pol des elektrischen Augenfeldes aus (s. Abb. 18.1a, links). Augenartefakte werden auch als Bulbusartefakte bezeichnet (Auge, lat. Bulbus oculi)

18.1.1.1 Augenbewegungs- und Lidschlagartefakte

In welchem Maße Augenbewegungen zu Artefakten im EEG führen, hängt einerseits von der Richtung der Augenbewegungen ab, andererseits von der Lage der EEG-Elektroden und von der Art der Elektrodenverschaltung (Ableiteprogramm). Generell gilt, daß Verschiebungen des Augendipols bei *vertikalen Augenbewegungen wesentlich stärker in die vorderen EEG-Ableitungen einstreuen* als bei horizontalen Augenbewegungen.

a. Artefakte durch vertikale Augenbewegungen

Augenartefakte im EEG entstehen vorwiegend durch vertikale Augenbewegungen

Vertikale Augenbewegungen sind die häufigsten Artefaktquellen im EEG. In typischer Form zeigt sich das Artefakt beim *Öffnen und Schließen der Augen* (Abb. 18.1 und 18.2). Ihm liegen ab- und aufwärts gerichtete Augenbewegungen zugrunde, die mit dem *Bell-Phänomen* zusammenhängen.

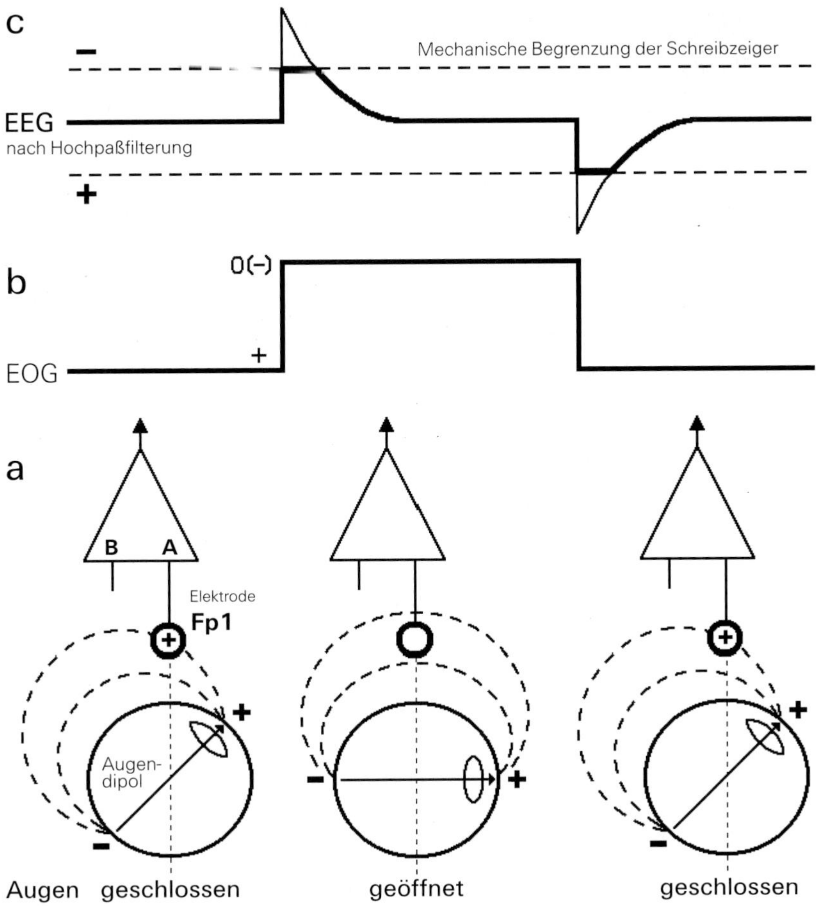

Abb. 18.1. Entstehung der Augenartefakte beim Öffnen und Schließen der Augen während einer EEG-Ableitung. Sie sind dadurch bedingt, daß sich bei geschlossenen Lidern die Augen in einer aufwärts rotierten Stellung befinden (Zustand im *linken Teil* der Abbildung). Diese Aufwärtsstellung der Augen ist durch das Bell-Phänomen bedingt (s. Text). Werden die Augen geöffnet, so stellen sie sich automatisch auf die primäre, horizontale Sehachse ein (*mittlerer Bildteil*). Bei erneutem Augenschluß drehen die Bulbi wieder nach oben (*rechter Bildteil*). Die damit verbundenen Verlagerungen des elektrischen Dipols der Augen werden im EOG (**b**) als rampenförmige Potentialverschiebung erfaßt, im EEG (**c**) aufgrund der Filterung mit den typischen Potentialauslenkungen, wie sie in **c** mit der *fettgedruckten* Linienführung dargestellt sind (s. auch Abb. 18.2)

Unter dem Bell-Phänomen versteht man die Aufwärtsbewegung der Augen, die normalerweise bei einem Lidschluß auftritt. Man kann dies erkennen, wenn man durch Festhalten der Augenlider den Lidschluß behindert und den Patienten auffordert, die Augen zu schließen. Bei einer peripheren Fazialisparese, bei der ein Augenschluß nicht mehr möglich ist (Lagophthalmus), ist dieses Phänomen gut zu beobachten (und hat auch in diesem Zusammenhang seinen Namen erhalten[1]).

b. Artefakte durch Lidschläge

Lidschläge führen zumindest bei geöffneten Augen zu typischen Artefakten, die vor allem in bipolaren Längsreihen in den frontalen Ableitepunkten überwiegend *nach unten gerichtete, sägezahnförmige Schreiberausschläge* verursachen (Abb. 18.2). Offensichtlich lie-

[1] Sir Charles Bell, Chirug, London, 1774–1842. Die idiopathische Fazialisparese wird bzw. wurde nach ihm auch als Bell-Lähmung bezeichnet.

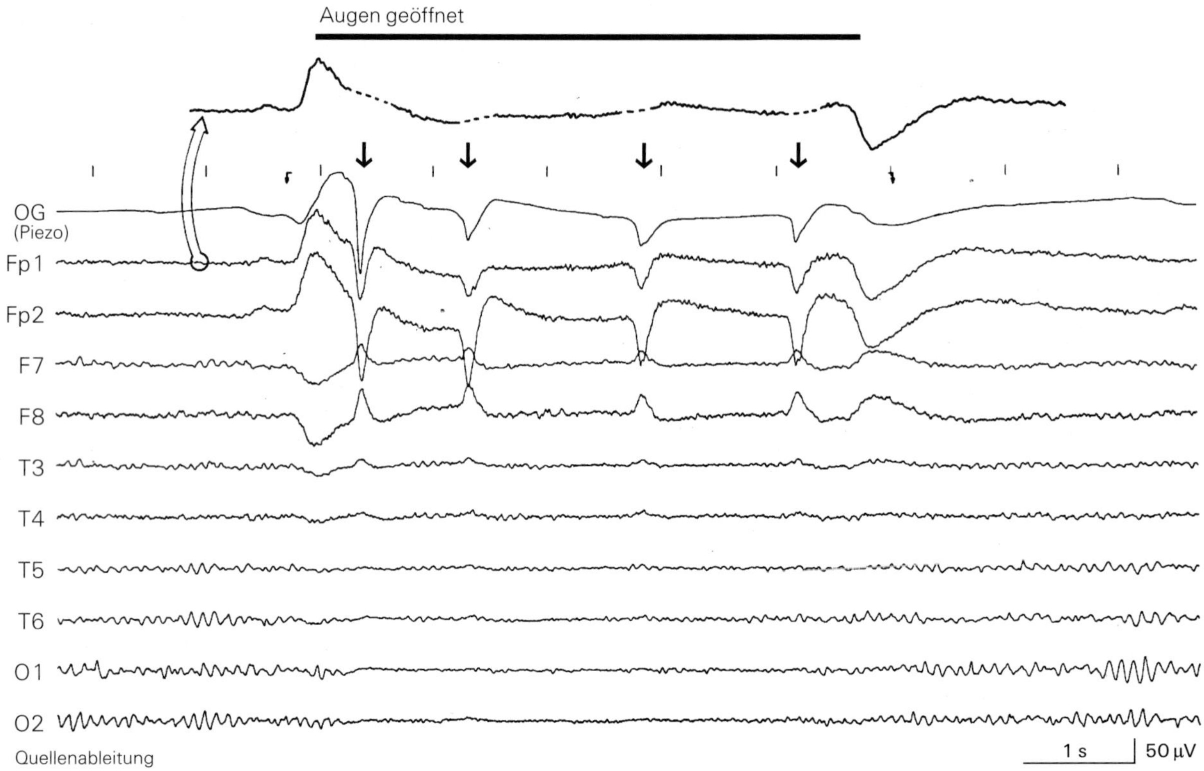

Abb. 18.2. Im EEG zeigt sich in den frontalen Ableitungen beim Öffnen der Augen eine negative Potentialauslenkung, bei Augenschluß umgekehrt ein positiv gerichteter Schreiberausschlag. Dazwischen treten die typischen Lidschlagartefakte auf (*Pfeile*). Die Augenbewegungen wurden mit einem piezoelektrischen Bewegungsfühler registriert (Okulogramm *OG*). Im Bild *oben* ist der Potentialverlauf für die Ableitung Fp1 nochmals unter Auslassung der Lidschlagartefakte herausgezeichnet. Die Erklärung für diesen Potentialverlauf findet sich in Abb. 18.1. Für das obige Beispiel wurde eine Quellenableitung gewählt. Sie macht deutlich, daß die Ausschlagsrichtung der Augenartefakte von der Art der Elektrodenverschaltung abhängt. In dieser Quellenableitung treten die Bulbusartefakte in bezug zu den Elektroden *F7* und *F8* im Vergleich mit den frontalen Elektroden in umgekehrter Richtung auf

gen diesen Artefakten ebenfalls kurze vertikale Bulbusbewegungen zugrunde, die bei jedem Lidschlag auftreten und mit einem Mechanismus ähnlich dem Bell-Phänomen verknüpft sind. Lidschlagähnliche Artefakte treten häufig auch bei geschlossenen Augen auf. Sie können die frontalen EEG-Ableitungen erheblich belasten. Oft sind es „nervöse" Patienten, bei denen dann diese Artefaktquelle auch als sichtbares Flattern der geschlossenen Augenlider zu erkennen ist. Abhilfe schafft hier oft schon das Auflegen eines feuchten (etwas schwereren) Tuches auf die geschlossenen Augen. Häufig muß man allerdings die Augenlider „halten" (Abb. 18.3).

18.1.1.1

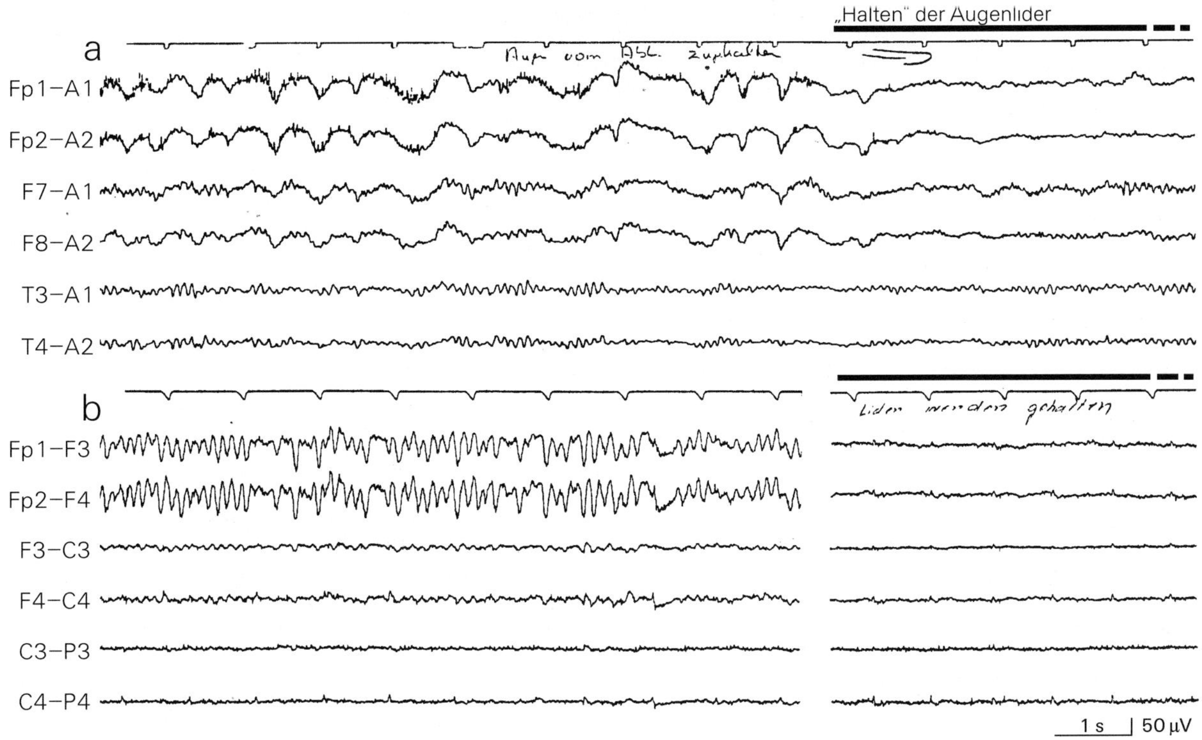

Abb. 18.3. Beispiele für frontale Artefakte durch Lid- bzw. Bulbusunruhe. Sie können sehr langsame artifizielle Potentialschwankungen verursachen (**a**), aber auch sehr schnelle, α-wellenähnliche Potentiale (**b**). Ein „Halten" der Augenlider kann diese Störungen unterdrücken (jeweils *rechts im Bild*, s. auch Text)

Gemeint ist damit ein leichter Fingerdruck auf die beiden geschlossenen Augen. Dies kann der Patient selbst tun, sofern er dazu imstande ist und solange die dazu erforderliche Armhaltung nicht zu anderweitigen Verspannungen und Artefakten führt. Besser ist es, wenn diese Prozedur zumindest vorübergehend durch eine zweite EEG-Assistentin durchgeführt wird, die diese Augenunruhe dann auch fühlen und mit Erfahrung durch wechselnden Druck etwas kontrollieren kann.

Im Interesse einer „sauberen" frontalen Ableitung ist dieser personelle Aufwand vor allem bei frontalen EEG-Befunden (aber auch z. B. bei EEG-Mapping-Untersuchungen, s. Kap. 17) oft unerläßlich. Lediglich bei Patienten mit *Kontaktlinsen* sollte man diese Prozedur vorsichtshalber vermeiden. In diesen Fällen ist auch bei der Anbringung des Bewegungsfühlers Vorsicht geboten.

c. Artefakte durch horizontale Augenbewegungen

Horizontale Augenbewegungen spielen bei einem wachen, aber mit geschlossenen Augen entspannt im Untersuchungsstuhl sitzenden Patienten im EEG eine geringere Rolle. Wenn sie aber auf-

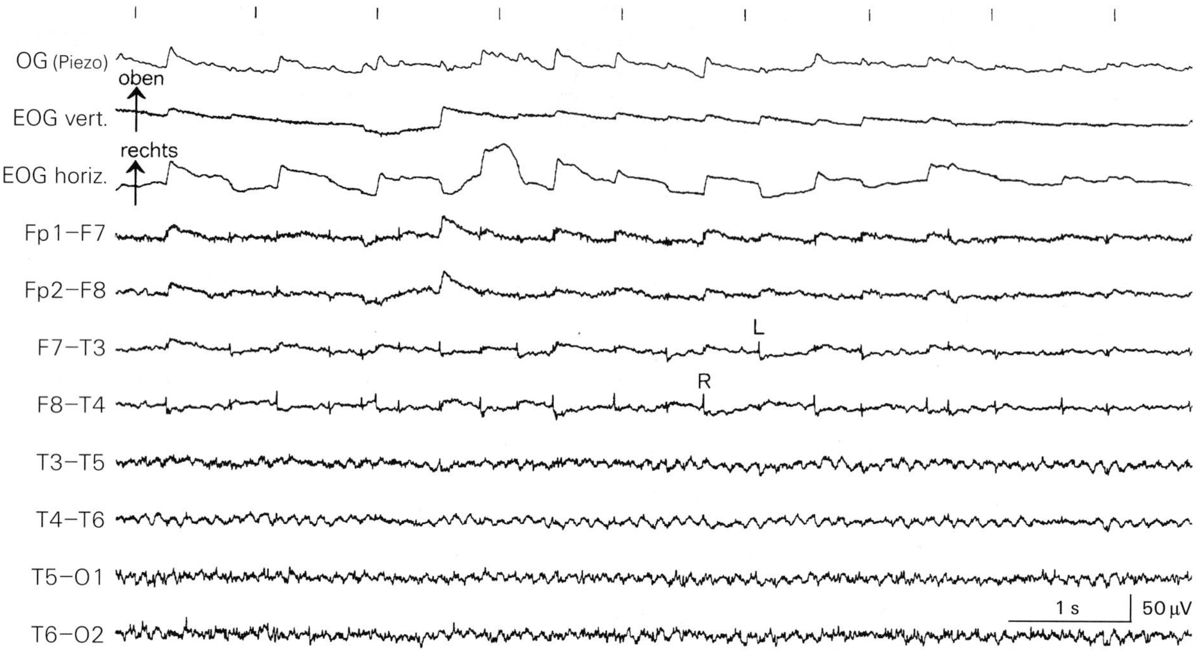

Abb. 18.4. Einfluß ruckartiger horizontaler Augenbewegungen (physiologische Gegenrucke) auf das EEG. In der zusätzlichen Polygraphie werden sie am deutlichsten im horizontalen Elektrookulogramm erfaßt (*EOG horiz.*). Im EEG zeigen sie sich bevorzugt in den frontolateralen Ableitungen *F7* und *F8*. Hier sind den rechteckförmigen Potentialschwankungen oft einzelne Muskelspitzen vorgeschaltet, die von den seitlichen Augenmuskeln ausgehen. Augenrucke nach rechts verursachen Muskelspitzen vorwiegend in F8, solche nach links vorwiegend in F7 (*R* bzw. *L*). Im EOG sind die Ausschlagsrichtungen der Augen angegeben (nach *oben* bzw. nach *rechts*). *OG (Piezo)* mechanische Registrierung der Augenbewegungen mit einem piezoelektrischen Bewegungsfühler auf dem Augenlid

treten, so können sie zu Schwierigkeiten in der Beurteilung führen, weil horizontale Augenbewegungen im EEG generell schlechter erfaßt werden und damit oft nicht eindeutig als Artefakte zu erkennen sind.

Im allgemeinen stellen sich horizontale Augenbewegungen in den *frontolateralen Ableitepunkten* (F7 bzw. F8) deutlicher dar als in den frontopolaren oder frontosagittalen Ableitungen (Fp1 bzw. Fp2 oder Fz). Horizontale Augenbewegungen können bei einem wachen Patienten (mit geschlossenen Augen) unbewußt in Form eines kurzen Hin- und Herruckens auftreten (sog. *Gegenrucke*). Dies ist kein Nystagmus. Im EEG führen diese Augenrucke zu rechteckförmigen Artefakten. In den Ableitungen F7 und F8 sind diesen „Rechtecken" mitunter kurze EMG-Spitzen vorgeschaltet, die von dem naheliegenden M. rectus lateralis des Auges herrühren sollen (Abb. 18.4). Gelegentlich treten Augenmuskelspitzen auch in den frontopolaren Ableitungen auf.

18.1.1.1

Horizontale Augenbewegungen gewinnen erst im Zusammenhang mit *Vigilanzminderungen und im Schlaf* vorrangige Bedeutung (s. Kap. 5). Bei Ermüdung und im leichten Schlaf zeigen sie sich in Form eines langsamen, unregelmäßigen Wanderns der Augen. Diese trägen horizontalen Pendelbewegungen der Augen (SEM = „slow eye movements") treten ebenfalls vorwiegend in F7 bzw. F8 als Artefakte auf. Im Schlaf sind die REM-Phasen (REM = „rapid eye movements") durch kurze, schnelle horizontale Augenbewegungen gekennzeichnet, die sich erst durch das Elektrookulogramm (EOG) eindeutig erkennen lassen.

d. Unterscheidung von EEG-Wellen und Augenartefakten

Generell gilt die Regel: Da normale Augenbewegungen wie auch pathologische Augeninnervationen in nahezu allen Fällen *beiderseits synchron* ablaufen, zeigen sich in den meisten Fällen auch die Augenartefakte in den EEG-Ableitungen über der vorderen Hirnregion auf beiden Seiten synchron und annähernd seitengleich ausgeprägt. Asymmetrien dieser Artefakte dürfen allerdings nicht gleich einer schiefsitzenden Ableitehaube angelastet werden. Sie können auch bei korrekt sitzender Haube auftreten, ohne daß dies im Einzelfall erklärt werden kann. Es ist dann nützlich, jene Augenartefakte im EEG zu betrachten, die eindeutig durch Augenbewegungen verursacht werden („Augen auf .... zu" beim visuellen Reaktionstest). Sie zeigen dann meistens gleichartige Asymmetrien.

Eine *zusätzliche Registrierung des EOG* ist dann unerläßlich, wenn frontale Herdstörungen vorliegen oder nach dem klinischen Befund zu erwarten sind. Nur mit Hilfe des EOG lassen sich echte δ-Wellen des EEG von oft ähnlichen Augenartefakten eindeutig unterscheiden. Dies gilt aber nur mit Einschränkungen. Die am Auge und damit in Nähe des Hirns angebrachten EOG-Elektroden erfassen natürlich *auch* die Potentialfelder der Hirnrinde, vor allem die EEG-Wellen des naheliegenden frontalen Kortex. Diese *Einstreuung des EEG in die EOG-Registrierung erschwert* nunmehr umgekehrt die Beurteilung des EOG und damit nicht selten die angestrebte Unterscheidung zwischen Augenartefakten und EEG.

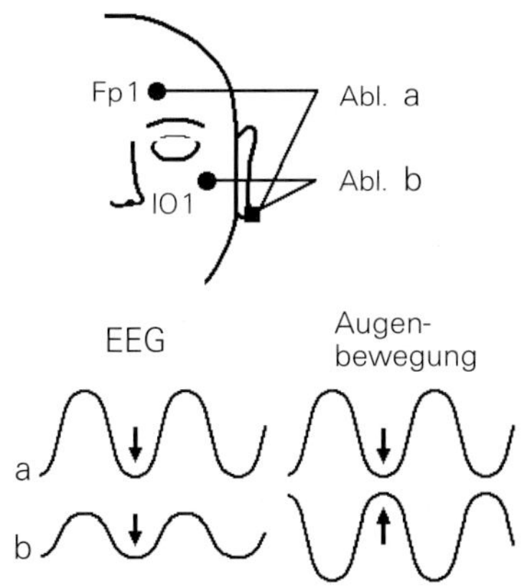

Abb. 18.5. Zusätzliche Elektrode zur Unterscheidung frontaler EEG-Wellen von oft ähnlichen Potentialen, die als Artefakte durch Augenbewegungen auftreten. Die Zusatzelektrode wird infraorbital gesetzt (*IO1*) und, ebenso wie die EEG-Elektrode (*FP1*), als Bezugsableitung z. B. gegen das Ohr geschaltet. EEG-Potentiale (aus dem Frontalhirn) treten in den beiden Ableitungen *a* und *b* gleichphasig auf, dagegen Potentiale, die ihren Ursprung im Auge haben, in Gegenphase (der elektrische Augendipol liegt *zwischen* Fp1 und IO1)

Durch geschickte Anordnung und Verschaltung der EOG-Elektroden lassen sich die vom EEG her bekannten Phänomene der Phasenumkehr auch für die EOG-Ableitungen ausnutzen, um langsame EEG-Wellen von EOG-Potentialen zu unterscheiden (ausführliche Darstellung in Tyner et al. 1983, Bd. 1).

So genügt in Ohrbezugsableitungen schon eine zusätzliche, dicht unter einem Auge (zum äußeren Augenrand hin) gesetzte Ableiteelektrode, die ebenfalls gegen das Ohr geschaltet wird. Hohe frontale EEG-Wellen

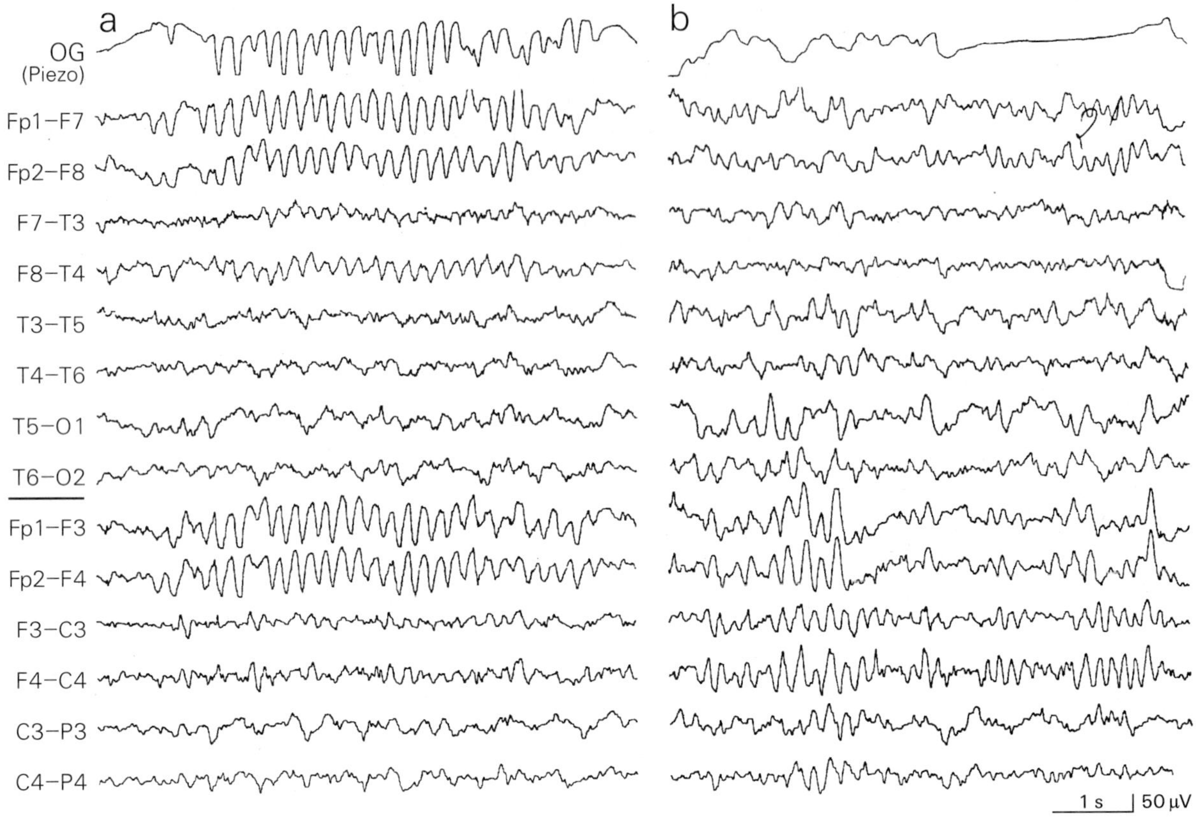

Abb. 18.6. EEG unter Hyperventilation (HV). Anfangs treten frontal beidseitig 4–5/s-Wellen auf, die durchaus einer Reaktion unter Mehratmung entsprechen könnten (**a**). Das gleichzeitig registrierte mechanische Okulogramm *(OG)* deklariert diese frontalen Wellen jedoch als Augenartefakt. **b** Später (nach 2 min HV) sind ähnliche Potentialschwankungen (jetzt bevorzugt in *F3* und *F4*) eindeutig hirneigene Potentiale. Vergleichbare Potentialschwankungen werden im OG nicht erfaßt

werden von ihr meistens noch gut erfaßt, und sie werden mit den über Fp1 bzw. Fp2 abgeleiteten Potentialen in gleicher Phase registriert. Handelt es sich um Augenpotentiale, so treten die Wellen der Ableitungen Fp1 bzw. Fp2 (über dem Auge) und der Zusatzableitung unter dem Auge in Gegenphase auf (Abb. 18.5).

Piezoelektrische Bewegungsaufnehmer eignen sich sehr gut zur orientierenden Registrierung der Augenbewegungen (Okulogramm)

In der klinischen Routine sind rein mechanisch reagierende Fühler (piezoelektrische *Bewegungsfühler*) sehr nützlich, da sie frei von elektrischen Einflüssen bleiben. Mit ihnen kann man jede Augenbewegung durch die Augenlider hindurch sehr empfindlich registrieren (Abb. 18.6). Sie können jedoch die Augenbewegungen nicht richtungsbezogen erfassen (s. Abschn. 15.8.1.2).

In *Querreihenschaltungen* werden die Änderungen (Verlagerungen) des elektrischen Augendipols bei den vorherrschend vertikalen Augenbewegungen nur schlecht erfaßt (Abb. 18.7a). Die Arte-

18.1.1.1

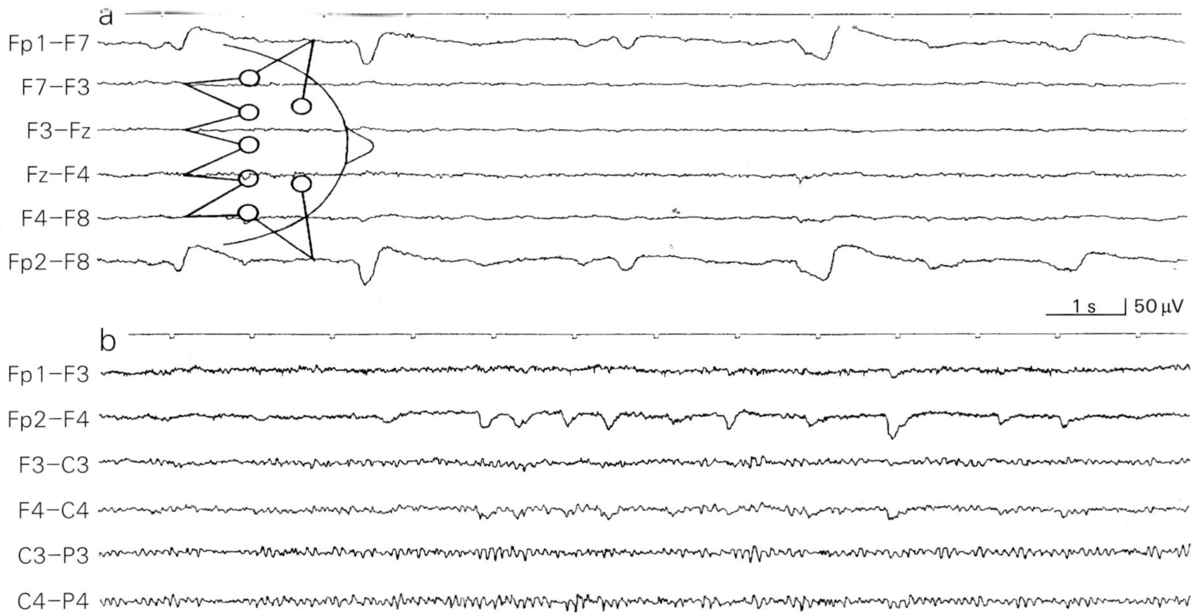

Abb. 18.7. Die häufigen vertikalen Augenbewegungen stellen sich in den Querreihenableitungen nicht oder nur angedeutet dar. Dies zeigt in **a** der Vergleich zwischen den vorderen Elektrodenpaaren Fp1–F7 bzw. Fp2–F8 der temporalen Längsreihen mit den Ableitungen der vorderen Querreihe. **b** Einseitig auftretende Augenartefakte bei fehlendem (künstlichem) Auge auf der linken Seite

fakte werden dann sehr uncharakteristisch und sind von hirneigenen Potentialen kaum zu unterscheiden.

Bei einer *Augenprothese* treten die Bulbusartefakte nur noch einseitig auf (Abb. 18.7b). Wird das Fehlen eines Auges in der EEG-Anmeldung oder im EEG-Protokoll nicht vermerkt, so fällt dieser Sachverhalt spätestens dann auf, wenn man, wie oben schon erwähnt, bei der Kurvenauswertung auf jene Artefakte achtet, die im Zusammenhang mit der Aufforderung zum Augenöffnen registriert wurden. Allerdings können in geringem Ausmaß Augenartefakte auch auf der Seite des fehlenden Auges durch einen Übergriff („Übersprechen") des elektrischen Feldes des vorhandenen Auges auftreten.

Bei beiderseits vorhandenen Augen, aber *einseitigen Augenerkrankungen mit schweren Netzhautschädigungen* kann eine starke Reduzierung des retinokornealen Potentials des geschädigten Auges auf dieser Seite die Einstreuung in das EEG so stark vermindern, daß Augenartefakte überwiegend oder nur noch auf der anderen (gesunden) Seite auftreten. Da dann ja beide Augen vorhanden sind, wird man die okuläre Ursache dieser Seitendifferenz nicht ohne weiteres erkennen. Einseitige langsame Wellen können dann als frontale Herdbefunde mißdeutet werden. Nur ein mechanischer Bewegungsfühler würde dann auch die Bewegungen des erkrankten Auges erfassen.

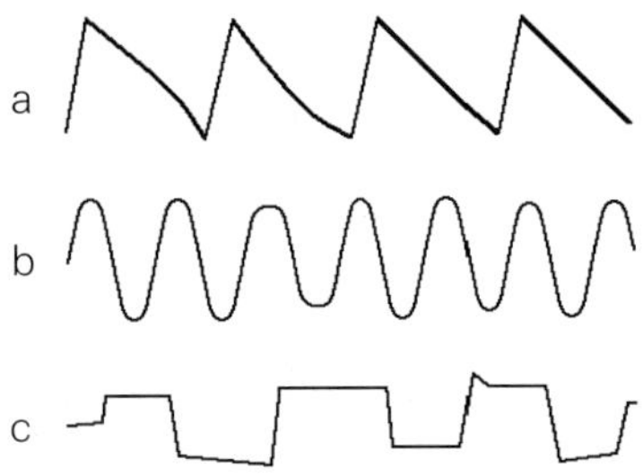

Abb. 18.8. Typische Potentialverläufe im EOG und damit auch der entsprechenden Artefakte im EEG bei **a** Rucknystagmus, **b** Pendelnystagmus und **c** bei den sog. Gegenrucken. Letztere sind normale horizontale Spontanbewegungen der Augen, die häufig unter Lidschluß auftreten (s. Abb. 18.4)

18.1.1.2 Nystagmus

Unter einem Nystagmus versteht man schnelle, unwillkürliche Augenbewegungen, die ruckförmig (Rucknystagmus) oder pendelförmig (Pendelnystagmus) mit einer Frequenz von vorwiegend 2–5/s auftreten. Ein *Rucknystagmus* kann durch horizontale oder vertikale (selten durch rotatorische) Augenbewegungen gekennzeichnet sein. Am häufigsten tritt ein Rucknystagmus horizontal auf und ist dann in der Regel vestibulär bedingt.

Ein Rucknystagmus zeigt stets eine *langsame* Bewegungskomponente, die der pathologischen, spontanen Abweichbewegung der Augen entspricht, und eine *schnelle* Komponente, mit der die Augen jeweils korrigierend zurückgestellt werden (und nach der man die Richtung des Nystagmus angibt). Im EOG und auch für das Artefakt im EEG ergibt dieser Ablauf der Augenbewegungen den typischen *sägezahnförmigen* Potentialverlauf (Abb. 18.8, 18.9).

In Abhängigkeit von der Ausschlagsrichtung und der Intensität der Augenschläge *kann* ein Nystagmus zu deutlichen und dann auch typischen Artefakten in den frontalen bzw. frontolateralen

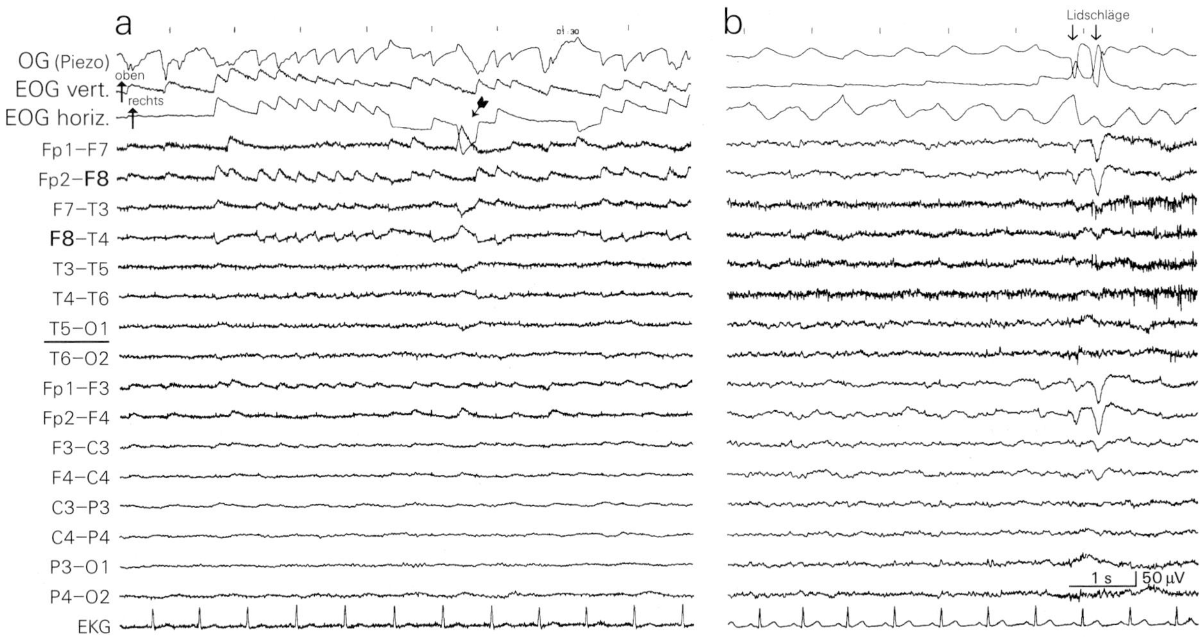

Abb. 18.9. **a** Vestibulärer Nystagmus (bei einem Patienten mit Dandy-Walker-Syndrom). Vorwiegend horizontal gerichteter Rucknystagmus wechselnder Frequenz. Im EEG treten die Artefakte rechtsseitig betont auf (*F8*), bedingt durch die entsprechende Rechtsdrehung der Augen im Ablauf des Nystagmus (beachte die entsprechend umgekehrte Artefakteinstreuung bei einem kräftigen Linksruck der Augen, *Pfeil*). Das EEG wurde bei geschlossenen Augen abgeleitet; bei Augenöffnung sistierte der Nystagmus nahezu vollständig. **b** Horizontaler Pendelnystagmus (kongenitaler Nystagmus) bei offenen Augen

Ableitungen führen. Aufgrund der bevorzugt *horizontalen* Schlagrichtung des (zumeist vestibulären) Nystagmus können entsprechende Artefakte auch weitgehend fehlen.

Typischerweise wird ein vestibulärer Nystagmus bei geöffneten Augen durch zielgerichtete Augeneinstellungen (Fixationen) des Patienten unterdrückt. Er tritt also oft erst *bei geschlossenen Augen auf* oder wird durch Augenschluß deutlich verstärkt. *Dadurch wird ein Nystagmus nicht selten als wichtiger Nebenbefund zunächst nur bei einer EEG-Untersuchung entdeckt.* Eine Erweiterung des laufenden EEG durch ein EOG ist dann als erste, orientierende Polygraphie angezeigt. Die spezielle Nystagmographie ist natürlich der nächste Schritt. Bei Ermüdung nimmt ein vestibulärer Nystagmus ab. Im Schlaf verschwindet er.

Ein vestibulärer Nystagmus tritt oft nur bei geschlossenen Augen auf (Nebenbefund einer EEG-Untersuchung)

In einzelnen Fällen können besondere motorische Augenstörungen zu besonderen Artefakten führen. Abbildung 18.10 zeigt dies am Beispiel eines *Opsoklonus*[1], der in diesem Falle für wenige Sekunden jeweils nach Augenschluß auftrat. Solche durch Blickmyoklonien bedingten Artefakte erscheinen aufgrund ihrer höheren Frequenz mitunter wie α-Wellen, als welche sie allerdings durch ihren ausgesprochen frontalen Abgriff nicht zu akzeptieren wären.

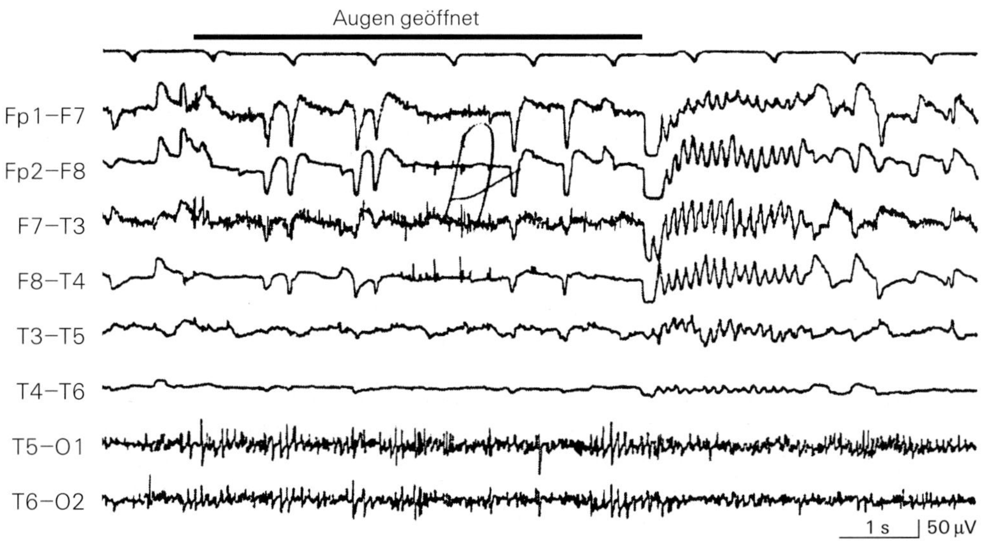

Abb. 18.10. Kurzzeitige α-wellenähnliche rhythmische Artefakte vorwiegend in den frontalen und frontolateralen Ableitungen infolge eines Opsoklonus[1], der in diesem Falle erst nach Lidschluß auftrat. Während Augenöffnung zeigen sich in den frontalen Ableitungen mit den sägezahnförmigen Ausschlägen in positiver Richtung die typischen Lidschlagartefakte

[1] Opso- (griech.): Wortteil mit der Bedeutung Auge. Opsoklonien (Blickmyoklonien) sind in kurzen Serien auftretende, meistens durch Blickbewegungen ausgelöste, schnelle pendelnde Augenbewegungen mit Frequenzen bis zu 15/s. Sie treten vor allem bei einer Hirnstammenzephalitis auf.

18.1.2 EKG- und Pulsartefakte

EKG-Artefakte sind direkte elektrische Einstreuungen des EKG in die EEG-Ableitung, *Pulsartefakte* sind lediglich pulssynchrone Wackelartefakte der Elektroden.

18.1.2.1 Direkte EKG-Einstreuung

Dem Elektrokardiogramm liegt ein durch die Herzmuskelerregung verursachter, starker elektrischer Dipol zugrunde, der sich über den gesamten Körper erstreckt und auch noch in den entfernten Ableitungen *am Kopf* bei größeren Elektrodenabständen mit Spannungsdifferenzen ableitbar ist, die um *den Faktor 10 über dem Amplitudenpegel des EEG* liegen können. So wird in den EEG-Bezugsableitungen beispielsweise gegen die Ohren der EKG-Dipol noch deutlich miterfaßt. Dagegen bleiben bipolare Reihenableitungen infolge des engen Elektrodenabstandes weitgehend frei von Störungen durch das Dipolfeld des Herzens, zumindest bei normaler Verstärkung.

Das Ausmaß der EKG-Einstreuung ist allerdings von der vorherrschenden Richtung des elektrischen Dipols der Herzmuskelerregung abhängig. Man bezeichnet den im Ablauf der Herzerregung dominierenden Dipol auch als *elektrische Herzachse*. Normale Herzen haben eine zum Körper weitgehend senkrecht gestellte elektrische Herzachse. Sie verursacht allgemein nur geringe EKG-Einstreuungen im EEG. Eine Linksherzhypertrophie bei Hypertonus oder eine Querverlagerung des Herzens bei Zwerchfellhochstand (starke Adipositas, Schwangerschaft) führen zu einer entsprechenden Veränderung (Querverlagerung) auch der elektrischen Herzachse. Damit ändert sich die Potentialverteilung des Herzdipols im Körper. Und diese Änderung kann dann auch in bipolaren Reihenableitungen des EEG zu einer deutlicheren EKG-Einstreuung führen. Dieser Artefaktbefund im EEG ist daher umgekehrt ein Hinweis auf die vorgenannten Bedingungen, bei einem Hypertonus vor allem auf eine stärkere Linksherzhypertrophie.

Direkte EKG-Einstreuungen beziehen sich vor allem auf den QRS-Komplex (Abb. 18.11a). Bei diskreter Ausprägung verraten sich diese Artefakte durch den *regelmäßigen Rhythmus* der EKG-synchron einstreuenden Potentiale. Unterschiedliche Kombinationen (Additionen) der hirneigenen Potentiale (z. B. α-Wellen) und der einstreuenden QRS-Zacken machen es manchmal schwierig, diese Regelmäßigkeit zu erkennen. Einzelne α-Potentiale können durch zufällig exakt aufgesetzte QRS-Zacken überhöht werden und den Eindruck einer scharfen Welle (einer epileptischen Entladung) ergeben.

18.1.2.1

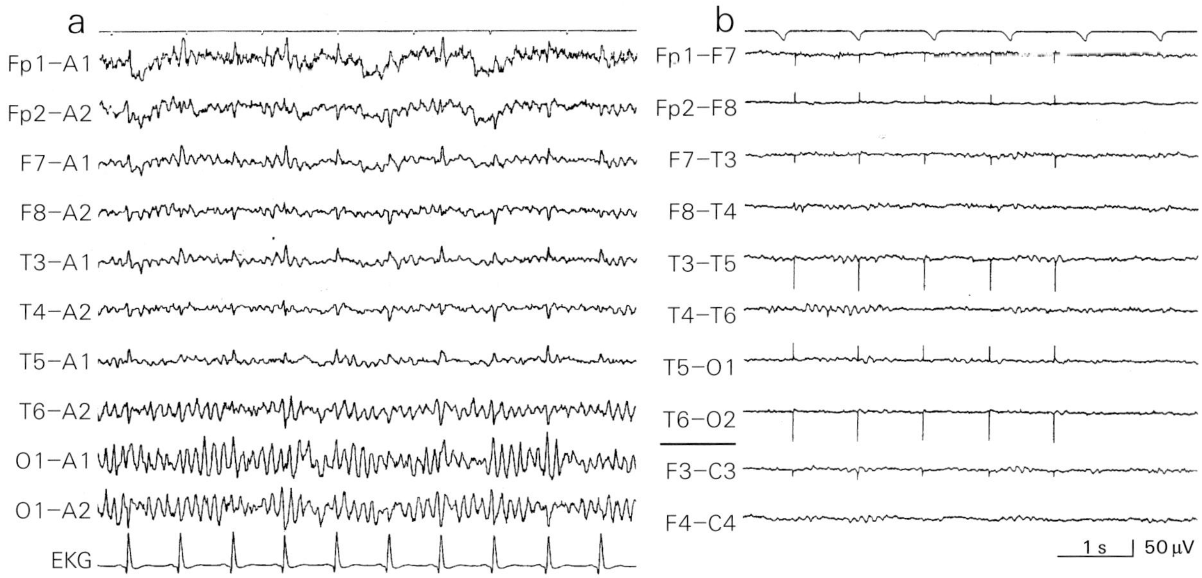

Abb. 18.11. a Mäßig ausgeprägte EKG-Einstreuung in einer Bezugsableitung gegen das jeweils gleichseitige Ohr. Selbst bei den relativ geringen Abständen zu den temporalen Ableiteelektroden T3 bis T6 zeigen Ohrbezugsableitungen noch deutliche Einstreuungen der QRS-Zacken. Aufgrund der Richtung des elektrischen Herzdipols treten die QRS-Zacken typischerweise vom rechten Ohr (A2) zu den Elektroden der rechten Seite mit Ausschlägen in positiver Richtung auf, in allen Ableitungen der Elektroden der linken Kopfseite zum linken Ohr mit negativen Ausschlägen (s. Polaritätsregeln in Kap. 2).
b Schrittmacherartefakte in einer bipolaren Reihenableitung (Demand-Schrittmacher)

Problematisch werden EKG-Einstreuungen bei einer *absoluten Arrhythmie* des Herzens. Hier geht die Regelmäßigkeit des Artefakts als wichtiges Erkennungsmerkmal verloren. Dies gilt vor allem für die herzsynchronen, aber pulsabhängigen Artefakte (s. Abschn. 18.1.2.2). *Ventrikuläre Extrasystolen* des Herzens sind durch momentan völlig andere Projektionen des Herzdipols gekennzeichnet, die im EEG als einzelne Potentialschwankungen besonders hervorragen können und dann nicht ohne weiteres als EKG-Artefakte zu erkennen sind. Stärkere atemsynchrone Amplitudenschwankungen der QRS-Projektion können dazu führen, daß die EKG-Zacken im EEG nur ab und zu auftauchen.

Die vorgenannten Beispiele zeigen, daß eine *simultane Registrierung des EKG* stets erfolgen sollte. Sie erleichtert vor allem die Identifizierung von Pulsartefakten. Modernere EEG-Geräte verfügen dafür stets über einen zusätzlichen Kanal mit zusätzlichen Anschlußbuchsen in der Elektrodenbox.

Prinzipiell muß man die EKG-Einstreuungen im EEG hinnehmen. Treten sie sehr störend auf, so sollte man die EEG-Untersuchung abweichend von der Routine bevorzugt mit jenen Elektrodenverschaltungen (Ableiteprogrammen) durchführen, in denen der Herzdipol am geringsten durchschlägt.

Herzschrittmacher können je nach Typ zu sehr ausgeprägten Störungen führen. Diese Artefakte sind durch *direkte Einstreuungen der elektrischen Impulse* des Schrittmachers bedingt und zeigen sich in der EEG-Registrierung in Form *feiner nadelförmiger Spitzen* (Abb. 18.11b). Durch kurzzeitige massive Übersteuerungen (und kurze Blockierungen) der Verstärker können sie auch langsamere, dann rein technisch bedingte Nachschwankungen verursachen, die die Beurteilung des EEG zusätzlich sehr stören. Demand-Schrittmacher führen nur zeitweilig zu solchen Artefakten (wie in Abb. 18.11b).

18.1.2.2 Pulsartefakte

Pulsartefakte sind stets auf *einzelne Elektroden* bezogene Störungen. Sie entstehen immer dann, wenn eine Elektrode über oder in der Nähe eines *pulsierenden Blutgefäßes* liegt. Verursacht werden sie durch rhythmische Veränderungen der elektrischen Doppelschicht an der Elektrodenoberfläche und damit des *Elektrodenpotentials* unterhalb der Elektrode (s. Abschn. 15.1.1). Ob und wie ausgeprägt sie auftreten, hängt von mehreren Faktoren ab, die die Stabilität der elektrischen Doppelschicht bestimmen, die aber im Einzelfall kaum zu durchschauen sind. Häufig sind schlecht (meist zu locker) sitzende, „trockene" oder defekte Elektroden eine Ursache.

Die Erkennung der häufigen Pulsartefakte im EEG ist der wichtigste Grund für die Simultanregistrierung des EKG

Pulsartefakte sind Störungen, die bei der Ableitung wie auch bei der Auswertung des EEG besondere Probleme ergeben können. In ausgeprägter Form sind sie unverkennbar (Abb. 18.12a). Beeinträchtigt der Puls die Bezugselektrode (z. B. die Ohrelektrode), so streut das Artefakt in alle Ableitungen ein (s. Abb. 2.14 in Abschn. 2.4.2.1). Im Normalfall fallen Pulsartefakte durch ihre Regelmässigkeit auf. Oft führen sie jedoch nur zu flachen, langsamen Potentialschwankungen, die von δ-Wellen des EEG nicht zu unterscheiden sind (Abb. 18.12b) und die dann auch nur *zeitweise* (möglicherweise in Abhängigkeit von Schwankungen der Pulsamplitude) oder ganz *unregelmäßig* auftreten können (absolute Arrythmie des Herzens!). Eine erfahrene EEG-Assistentin erkennt sie und versucht entsprechende Korrekturen (s. unten). Im Zweifel sind derart unregelmäßige Pulsartefakte erst inVerbindung mit dem gleichzeitig registrierten EKG festzulegen. Sie sind der wichtigste Grund für eine simultane EKG-Aufzeichnung. Entsprechend der Pulswellenlaufzeit treten die Pulsartefakte in bezug zum registrierten EKG mit zeitlicher Verzögerung (von 200–300 ms) auf.

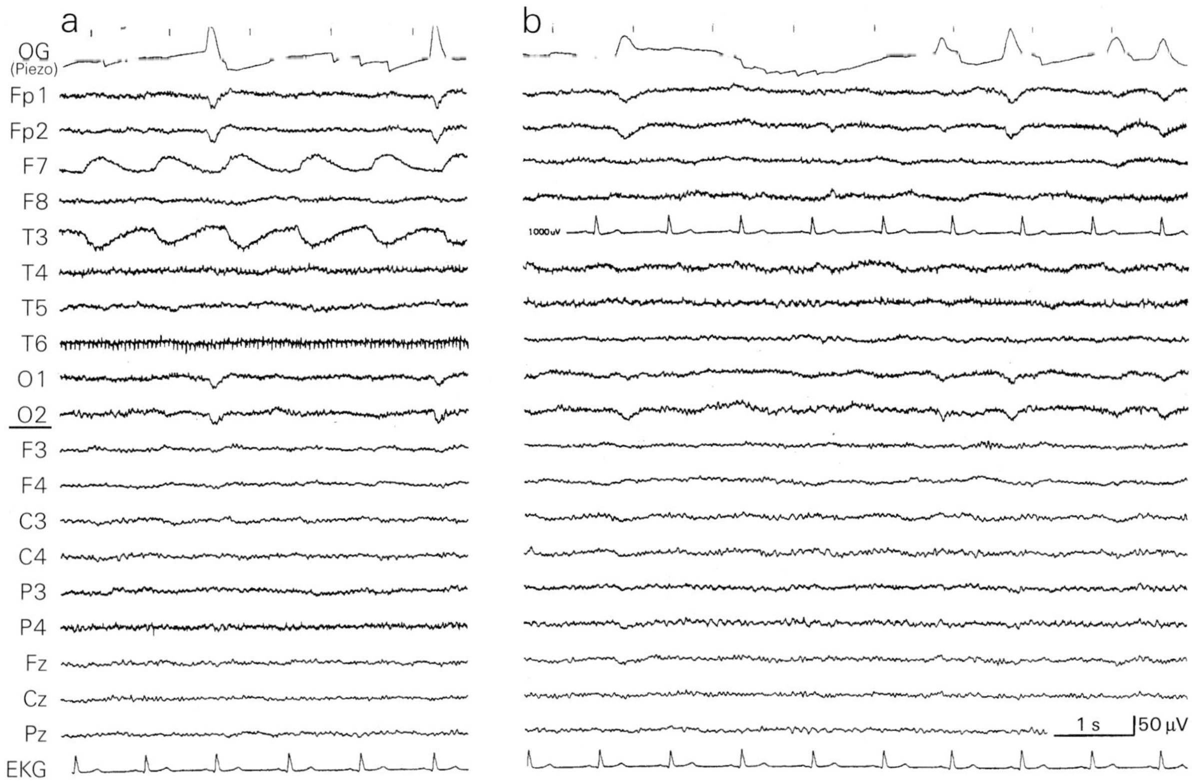

Abb. 18.12. Pulsartefakte im EEG (Quellenableitung). In **a** sind die Artefakte in der bipolaren Reihenableitung in bezug auf die Elektroden *F7* und *T3* eindeutig zu erkennen, angedeutet auch in einigen anderen Ableitungen (z. B. *C3*). Bei sehr flachen Pulsartefakten ist der Bezug zu dem üblicherweise am unteren Kurvenrand mitregistrierten EKG visuell nicht immer eindeutig festzulegen. In solchen Fällen ist es sinnvoll, das EKG vorübergehend direkt neben den suspekten EEG-Kanälen einzufügen (Bildteil **b** mit flachen Pulsartefakten in bezug zu *F8* und *T4*). Diese technische Prozedur ist bei den modernen digitalen EEG-Geräten mit beliebiger Anordnung der Ableitekanäle problemlos möglich

Eine ***Beseitigung von Pulsartefakten*** ist möglich durch

- leichtes Verschieben der Elektrode (Abstandsänderungen zum pulsierenden Gefäß). Stärkere Verschiebungen führen allerdings zu Abweichungen vom 10-20-System, die den EEG-Befund verfälschen können. Greift man dennoch zu dieser Abhilfe, so muß die Elektrodenverschiebung beschrieben bzw. in einem Vordruck (oder in einem Stempel in der Kurve) entsprechend eingezeichnet werden.
- Korrektur des Elektrodenandrucks durch straffere Spannung der Elektrodenhaube bzw. des zugehörigen Bandes der Haube (mitunter ist aber umgekehrt auch ein zu fester Andruck der Elektrode die Ursache; hier muß man probieren).

18.1.2.2

- Zugabe von Kochsalzlösung oder Elektrolytgel unter die betroffene Elektrode.
- Austausch der (mutmaßlich defekten) Elektrode.

Mitunter werden die pulsabhängigen Wackelartefakte einer Elektrode *indirekt über die Anschlußkabel* ausgelöst, wenn stärkere herzschlagsynchrone, ballistisch wirksame Erschütterungen des Körpers oder des Kopfes auftreten. Dies ist dann auch zu sehen. Die rhythmischen Schwankungen der Kabel übertragen sich auf die Elektrode. Eine Verlagerung der Anschlußkabel kann dann Abhilfe schaffen.

18.1.3 Muskelartefakte

Muskelartefakte gehen von jenen Muskeln aus, die nahe den EEG-Ableiteelektroden an der Schädelkalotte ansetzen. So belasten EMG-Einstreuungen vor allem die *frontalen* Ableitungen (mit Artefakten aus dem M. frontalis und auch dem M. orbicularis oculi) und die *temporalen* Ableitungen (mit Einstreuungen aus dem M. temporalis) (Abb. 18.13a). Die Nackenmuskulatur führt oft zu Muskelartefakten in den okzipitalen Ableitungen.

Am häufigsten treten Muskelartefakte durch *mangelhafte Entspannung* auf. Eine motorische Unruhe führt zu einem Gemisch von direkt einstreuender Muskelaktivität und von trägen Elektroden-(wackel-)artefakten (s. Abschn. 18.1.4).

Schluckbewegungen gehen stets mit einer kurzen Innervation auch der Schläfenmuskulatur (Kaumuskulatur) und daher mit Muskelartefakten vorzugsweise in den temporalen EEG-Ableitungen einher. Führen Haltebänder der Elektrodenhaube unter dem Kinn entlang, so können über kurze Mitbewegungen der gesamten Haube Schluckartefakte oft auch durch Wackel- bzw. Bewegungsartefakte an den verschiedensten Elektroden gekennzeichnet sein.

Muskelartefakte im EEG können diagnostisch verwertbar sein

Bei Patienten mit Erkrankungen, die zu Hyperinnervationen der Kopf- oder Nackenmuskeln führen, sind Muskelartefakte meistens unvermeidbar. Dies gilt insbesondere für *extrapyramidal-motorische Störungen*. Gehen sie mit einem *bestimmten Innervationsmuster* einher, so sind diese Artefakte durchaus auch *diagnostisch verwertbar* (und sollten deshalb im Befund beschrieben werden). Dies gilt beispielsweise für Tremorartefakte, die sich im EEG mitunter nur in Form einer rhythmisch einstreuenden Muskelaktivität zeigen, häufig aber auch mit rhythmischen Wackelartefakten einzelner Elektroden (s. Abschn. 18.1.4.2). In typischer Form treten burst- oder serienartige EMG-Einstreuungen bei einem *Fazialisspasmus* auf (Abb. 18.13c). *Myoklonien* können das EEG massiv stören (Abb. 18.13d). Bei *epileptischen Anfällen* mit motorischen Entäußerungen sind Muskeleinstreuungen (häufig verknüpft mit Bewegungsartefakten) unvermeidbar. Oft dokumentieren sie als *diagnostisch wichtiges Kriterium* den tonisch-klonischen Ablaufcharakter von Krämpfen (s. z. B. Abb. 7.21, 7.47). Besondere rhythmisierte Muskelartefakte können auch ein isoelektrisches EEG bei einem Hirntod (sog. Nullinien-EEG) noch prägen (s. Abb. 11.2).

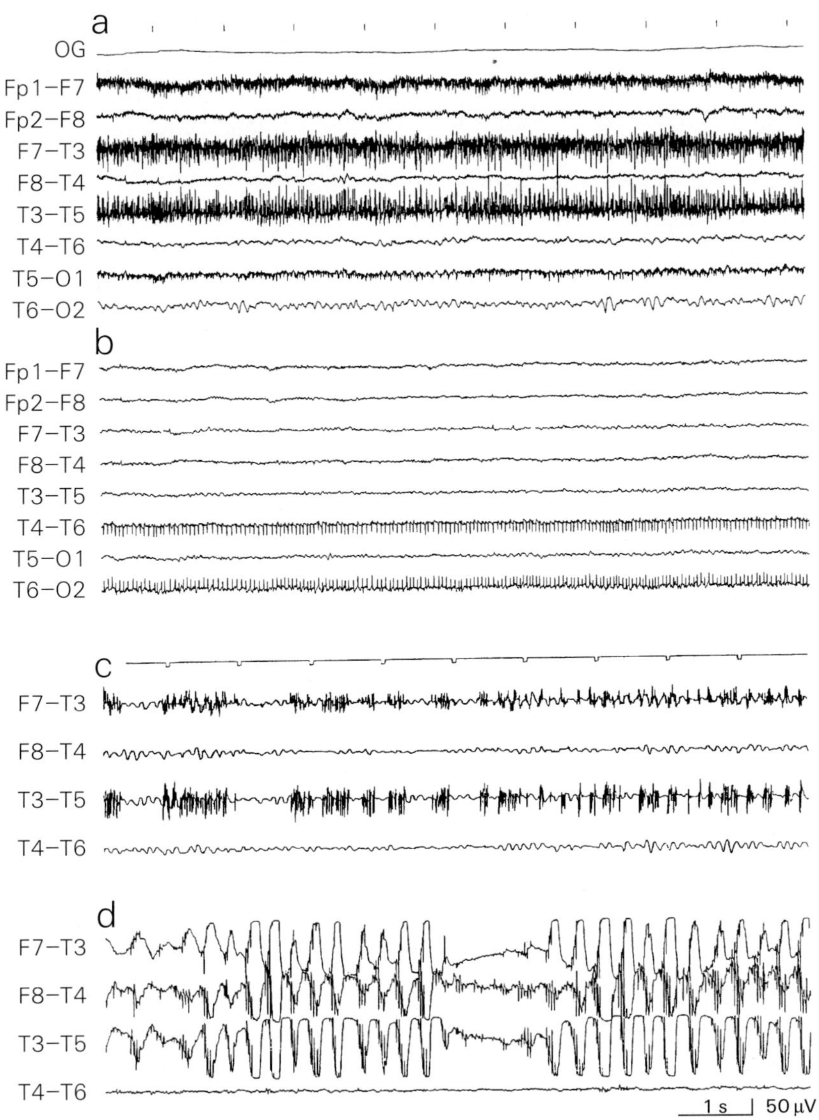

Abb. 18.13. Verschiedene Beispiele von Muskelartefakten im EEG. **a** Kontinuierliche Muskelartefakte (fortlaufendes Aktivitätsmuster durch mangelhafte Entspannung) in der linken temporalen Ableitung vorwiegend in bezug auf *T3*. **b** Repetierende Entladungen einzelner motorischer Einheiten unter der Elektrode *T6*. **c** Mehr burstartiges Entladungsmuster unter *T3* bei einem linksseitigen Spasmus facialis. **d** Serienweise auftretende Artefakte infolge generalisierter Myoklonien. Zusammen mit den burstartigen Muskelspitzen treten trägere Wellen in den Vordergrund, die durch gleichzeitige Elektrodenbewegungen verursacht werden (Wackelartefakte)

Die *Vermeidung von Muskelartefakten* ist eine besondere Aufgabe für die EEG-Assistentin. Mit einer *voraufgehenden*, für den Patienten verständlichen *Aufklärung* über den Sinn und den Ablauf der EEG-Untersuchung und mit einem beruhigenden Dialog in den Pausen der EEG-Ableitung kann sie für die notwendige Entspannung des Patienten viel bewirken. Die im Gespräch mit den Patienten von vielen Ärzten immer wieder benutzte Bezeichnung „hirnelektrische“ Untersuchung sollte man ausmerzen. Manche Patienten, die nicht weiter nachfragen, erwarten dann (natürlich mit Angst) eine *Anwendung* elektrischer Ströme.

Auch bei den besten Bemühungen des Patienten, sich zu entspannen, treten vor allem in den temporalen Ableitungen immer wieder einmal Muskelartefakte auf. Oft erscheinen sie als penetrante rhythmische Entladungen einer Gruppe einzelner motorischer Einheiten (rhythmische EMG-Spitzen im EEG, Abb. 18.13b). Dies sind unbewußte Muskelinnervationen, die quasi reflektorisch ausgelöst werden, möglicherweise gefördert durch den Druck der Elektrodenhaube. Bei den temporal einstreuenden Muskelartefakten kann die Aufforderung an den Patienten, den *Mund leicht zu öffnen*, Abhilfe schaffen.

Muskelartefakte können durch Änderungen der Lagerung des Patienten im EEG-Stuhl oder durch Lageänderungen des Kopfes (Kopfkeil, Nackenrolle) beeinflußt werden. Mitunter führt erst die *Hyperventilation* zur besseren Entspannung. Im Zweifel stellt man entsprechende Bemühungen schließlich ein. Denn häufige Aufforderungen zur Entspannung bewirken oft das Gegenteil. Erst geduldiges Warten kann dann noch eine artefaktarme Aufzeichnung bringen.

Wichtig ist es auch, daß man den Patienten nicht das Schlucken untersagt. Jeder kennt die ähnlich quälende Situation bei längeren zahnärztlichen Behandlungen. Wenn dies für einen Patienten erkennbar ein Problem wird, so läßt man ihn entweder schlucken und nimmt die kurzzeitigen Artefakte in Kauf, oder man stoppt nach voraufgegangener Vereinbarung in bestimmten Abständen die Aufzeichnung und fordert den Patienten dann (vorsorglich) zum Schlucken auf.

Bei bewußtseinsgestörten oder bewußtlosen Patienten können eine motorische Unruhe oder Myoklonien zu einem besonderen Problem werden. Wird der Patient *beatmet*, so empfiehlt sich – in Kooperation mit dem zuständigen Arzt – die Verabreichung von *Muskelrelaxanzien*, die den Patienten vorübergehend total lähmen.

Zu warnen ist vor einer Benutzung der EEG-Filter (Tiefpaßfilter: 70–30–15 Hz). Die Einschaltung beispielsweise des 15-Hz-Filters verringert zwar den störenden Einfluß einstreuender Muskelaktivität, verändert aber dieses artifizielle Signal derart, daß es von einer EEG-Aktivität im β-Bereich nicht mehr zu unterscheiden sein kann (s. Abschn. 15.3.3). Man gewinnt nichts, sondern verschleiert nur das Artefakt.

18.1.4 Bewegungsartefakte (Atmung, Tremor u.a.)

Bei Bewegungen des Körpers bzw. des Kopfes werden die Elektroden meistens über die angeschlossenenen Ableitekabel mechanisch beeinträchtigt. Bewegungsartefakte sind letztlich *Wackelartefakte der Elektroden*, die durch Störungen des Elektrodenpotentials verursacht werden. Dies wurde bereits bei den Pulsartefakten er-

18.1.4

läutert (Abschn. 18.1.2.2). Fast alle Bedingungen und Beispiele, die oben als Ursache für die direkte Einstreuung von Muskelaktivität genannt wurden, sind mit Bewegungen des Kopfes verbunden, oder es führen kräftige Innervationen der an der Galea ansetzenden Muskeln (z. B. der Temporalmuskeln beim Kauen) zu Verschiebungen der Kopfschwarte. Deshalb treten Bewegungsartefakte häufig mit Muskelartefakten vermischt auf. Der Anteil der reinen Bewegungsartefakte ist dann durch die trägeren Potentialschwankungen im EEG gekennzeichnet (wie beispielsweise bei den Myoklonusartefakten in Abb. 18.13d).

18.1.4.1 Atmungsabhängige Artefakte

Atmungsabhängige Artefakte sind ebenfalls in den meisten Fällen reine (Elektroden-)Bewegungsartefakte. Sie können auftreten, wenn sich atemsynchrone Körper-/Kopfbewegungen über die An-

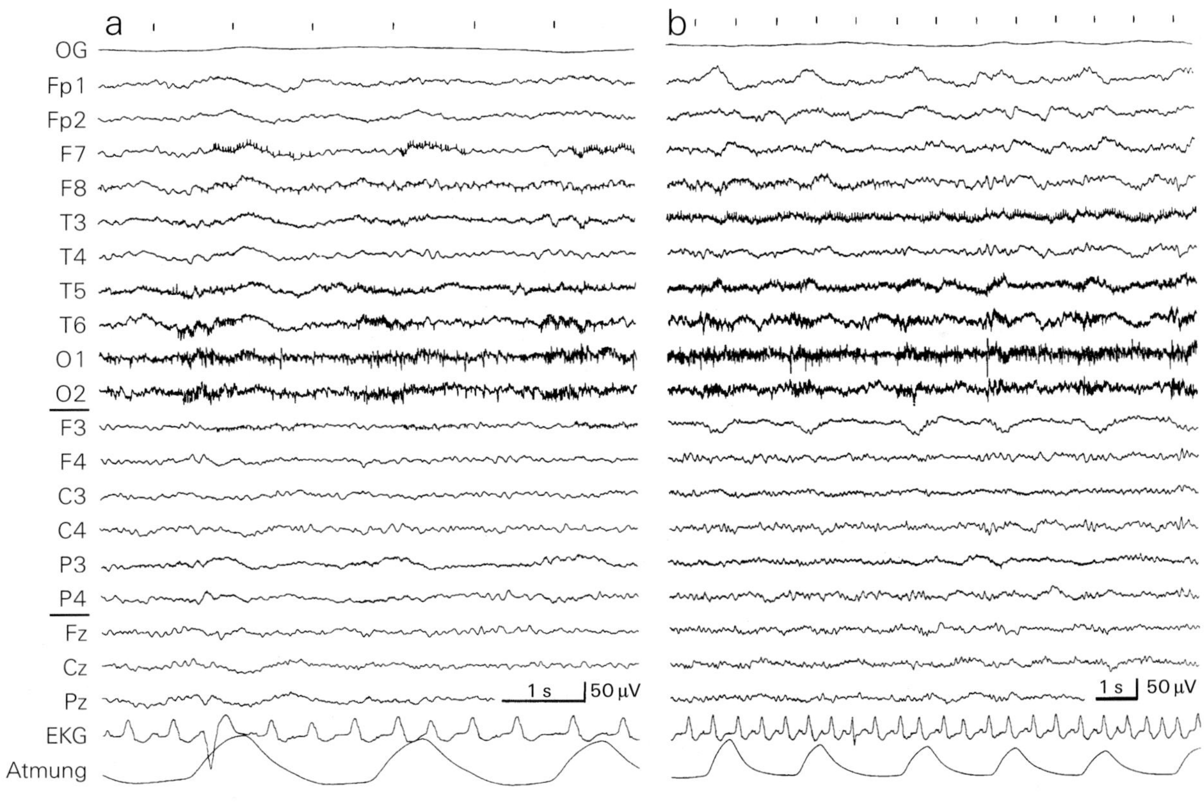

Abb. 18.14. Diskret ausgeprägte atmungsabhängige Artefakte im EEG. Sie äußern sich in Form langsamer Potentialschwankungen in verschiedenen Ableitungen, mitunter auch in Gestalt atmungssynchron einstreuender Muskelartefakte (z. B. *T6, O1, O2* in Bildteil **a**). Die atemsynchrone Rhythmik der Artefakte wird bei einer langsameren Papiergeschwindigkeit deutlicher erkennbar (**b**). Die Atmung wurde mit einem NTC-Widerstand am Naseneingang registriert

schlußkabel auf die Elektroden übertragen. Gleiches gilt noch häufiger bei maschinellen Beatmungen bewußtloser Patienten, da die Ventilmechanik der Beatmungsgeräte mitunter ruckartige Kopfbewegungen verursacht (Abb. 18.15b). Die im hinteren Kopfbereich liegenden (insbesondere die okzipitalen) Elektroden können bei liegenden Patienten durch die Kopfbewegungen auch direkt mechanisch irritiert werden (Abb. 18.15a).

Man erkennt atmungsabhängige Artefakte an Potentialschwankungen, die *mit der niedrigen Frequenz der Atmung (Beatmung) von zumeist 15/min regelmäßig wiederkehren* (Abb. 18.14, 18.15). Derart langsame Artefaktwiederholungen sind jedoch nicht immer gut zu überblicken. Dann hilft es schon viel, wenn die EEG-Assistentin die Atmung beobachtet und den Rhythmus der Thoraxbewegungen vorübergehend durch Striche auf dem EEG-Papier markiert. Eine zeitweilige Umschaltung auf eine niedrigere EEG-Papiergeschwindigkeit erleichtert den Überblick über diese sich nur langsam wiederholenden Störungen (Abb. 18.14b). Am besten ist es natürlich, wenn die Atmung wenigstens eine Zeit lang polygraphisch mitregistriert wird (Abb. 18.14; s. auch Abschn. 15.8.3). Mitunter verraten sich atmungsabhängige Artefakte auch durch

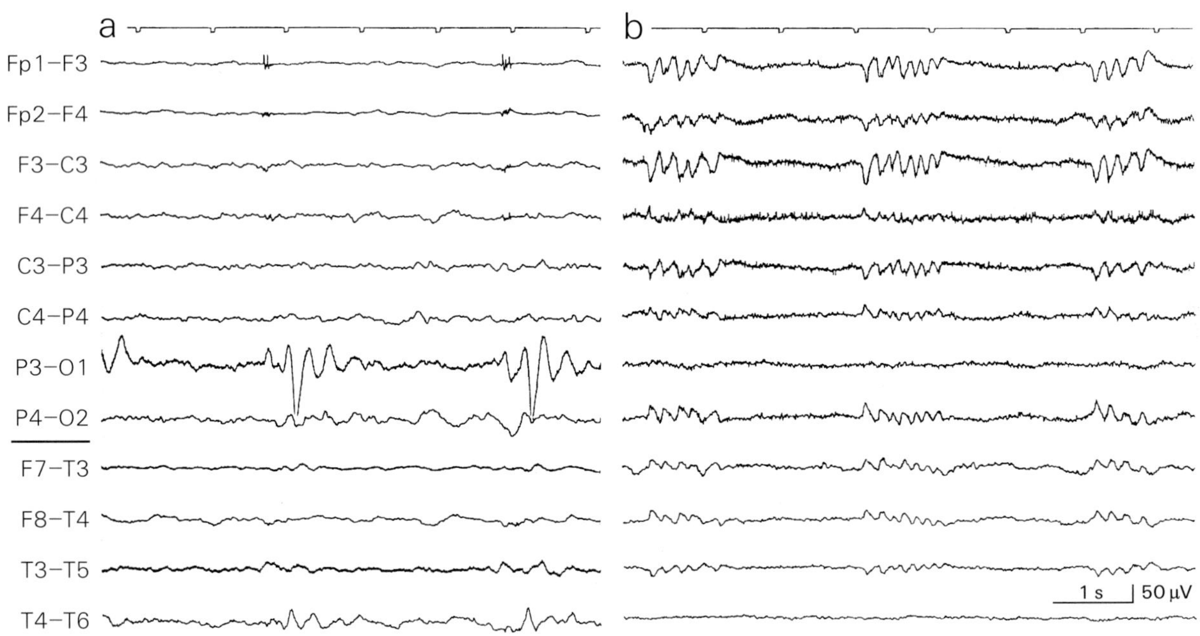

Abb. 18.15. Atmungssynchrone Elektrodenartefakte, die durch Mitbewegungen des Kopfes über mechanische Irritationen der Anschlußkabel auf die Ableiteelektroden übertragen werden. In **a** sind es direkte Wackelartefakte der (linken) okzipitalen Elektrode, in **b** möglicherweise beatmungssynchrone Schwingungen der Anschlußkabel, die sich auf mehrere Elektroden auswirken

18.1.4.1

Muskelaktivitäten, die in den okzipitalen oder temporalen Ableitungen im Rhythmus der Spontanatmung in das EEG einstreuen (Abb. 18.14a).

Beseitigen lassen sich atmungsabhängige Artefakte durch eine Änderung der Lage der Ableitekabel oder der Lage des Kopfes bzw. durch eine Nackenrolle, die den Kopf anhebt und den Abstand der okzipitalen Elektroden zur Unterlage vergrößert. Oft muß man alle diese Möglichkeiten ausprobieren.

18.1.4.2 Tremorabhängige Artefakte

Tremorabhängige Artefakte können EEG-Wellen täuschend ähnlich sein

Ein echter Kopftremor führt vor allem über die Innervation der nackenbezogenen Muskulatur meistens zu entsprechend rhythmischen direkten EMG-Einstreuungen in die okzipitalen und/oder temporalen Ableitungen. Diese Störungen sind dann als tremorbedingte Artefakte leicht zu erkennen (Abb. 18.17). Schwieriger wird die Situation, wenn diese direkte EMG-Einstreuung fehlt und wenn dann ein Tremor lediglich zu *passiven Mitbewegungen* des Kopfes führt. Da die Elektrodenkabel an der Elektrodenanschlußbox starr fixiert sind, wirkt sich der Tremorrhythmus durch leichte Schwingungen oder Zugbewegungen der Anschlußkabel auf die Elektroden aus. Die dann rein mechanisch bedingten Elektrodenartefakte (Wackelartefakte) stellen *rhythmische Potentialschwankungen dar, die einem EEG sehr ähnlich sein können*. Sie treten vorwiegend in den okzipitalen Ableitungen auf. Entsprechend

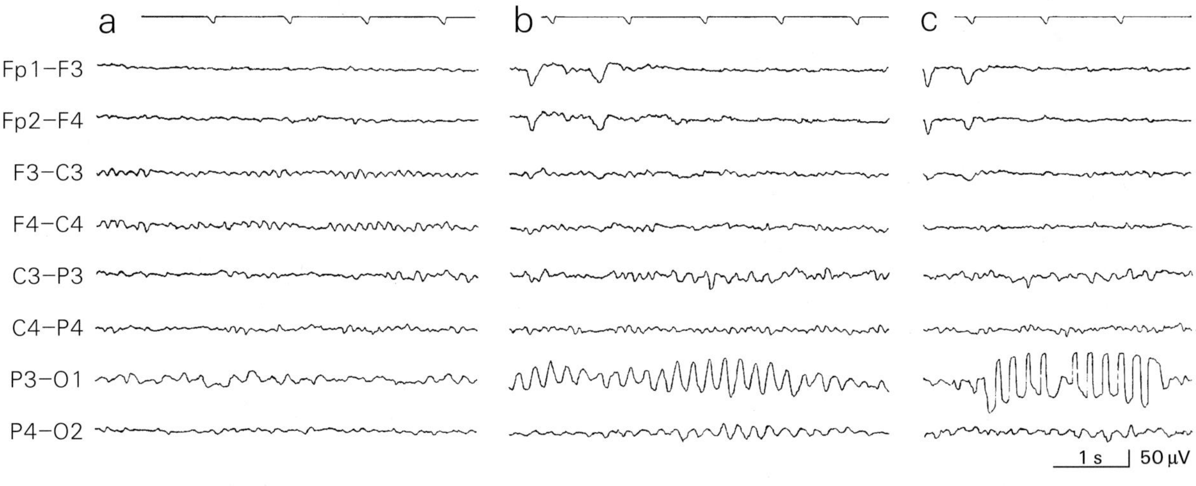

Abb. 18.16. Verschiedene Ausprägungen eines Artefaktes durch Tremor. Die Störung tritt mit einer Frequenz von 4–5/s in der Ableitung *O1* auf, vermutlich durch tremorabhängige Mitbewegungen des Elektrodenkabels. In **a** könnte das Artefakt einen Herdbefund vortäuschen, in **b** und vor allem in **c** ist die Störung eindeutig zu erkennen

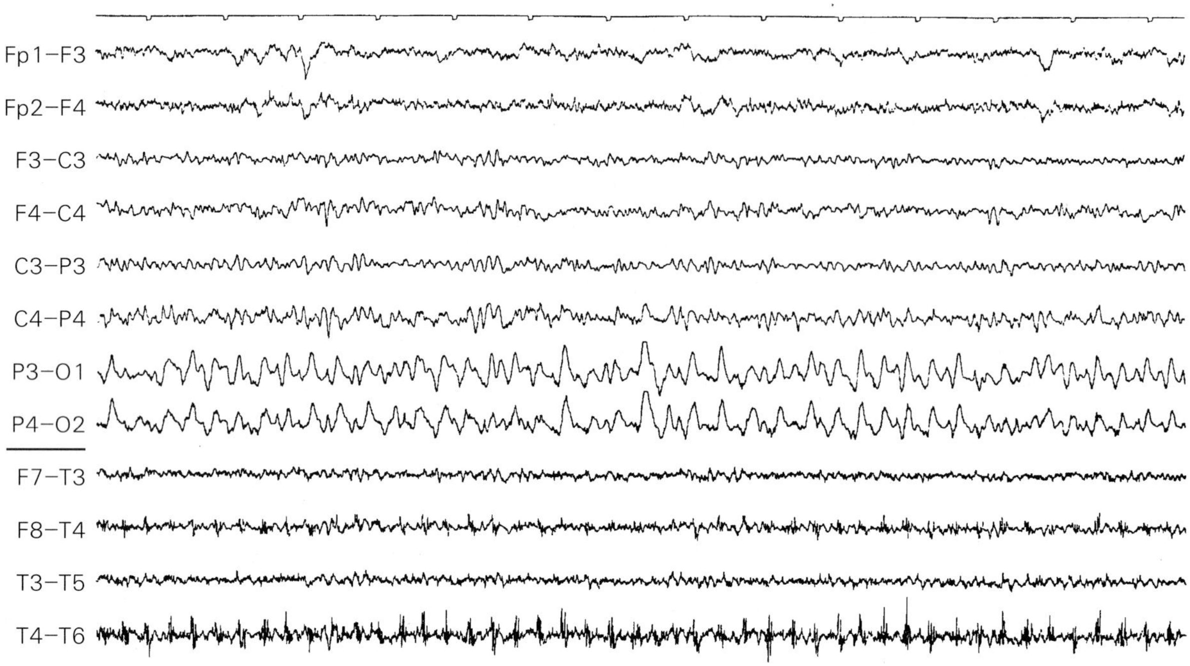

Abb. 18.17

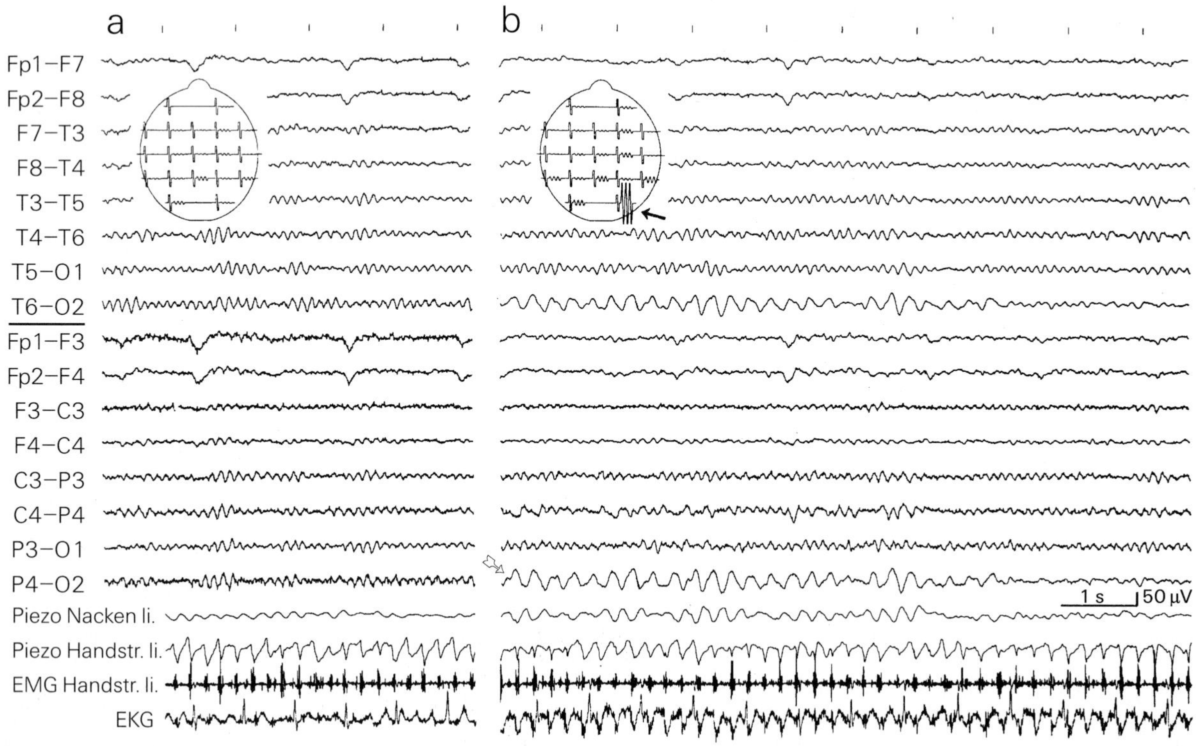

Abb. 18.18

18.1.4.2

← **Abb. 18.17.** Tremorabhängige Artefakte bei einem Parkinson-Patienten. In den okzipitalen Ableitungen verursachen sie beiderseits rhythmische Einstreuungen einer ϑ-ähnlichen Aktivität, die als EEG-Befund fehlgedeutet werden kann. Erst die unter *T6* mit einem gleichen Rhythmus einstreuende Muskelaktivität macht deutlich, daß es sich auch bei den okzipital auftretenden Wellen ganz offensichtlich nur um ein Tremorartefakt handelt

← **Abb. 18.18.** Die Abbildung zeigt, daß tremorabhängige Artefakte bevorzugt an Elektroden auftreten, die technisch unzureichend (trokken, verschmutzt) oder defekt sind. In **a** kurzer Ausschnitt des EEG von einem Parkinson-Patienten. Der Tremor wurde mit Hilfe von piezoelektrischen Bewegungsaufnehmern (*Piezo*) im Bereich der linken Nackenmuskulatur und über den linksseitigen Handstreckern registriert. Vom linken Unterarm wurde auch das *EMG* abgeleitet. Kurvenausschnitt **b** wurde registriert, nachdem die Elektrode *O2 gegen eine trockene Elektrode ausgetauscht* wurde. Der hohe Übergangswiderstand ist in dem eingeblendeten Bild der Widerstandsmessung zu erkennen (20 kΩ/cm, *schwarzer Pfeil*). Die Elektrode O2 wird nunmehr durch ein Artefakt belastet (*heller Pfeil*). Es tritt vor allem mit dem am Nacken registrierten Tremor absolut synchron auf

Abb. 18.19. a Tremorartefakte sind mitunter daran zu erkennen, daß sie bei Augenöffnung unbeeinflußt fortdauern (Ableitung *P3–O1*). **b** Ein Artefakt durch Kopfwackeltremor isoliert an Elektrode O1 täuscht einen Herdbefund vor. Erst der von der EEG-Assistentin neben und ***in Kontakt mit dieser Elektrode*** angebrachte Bewegungsfühler konnte das Artefakt, das über das Anschlußkabel übertragen wurde, belegen

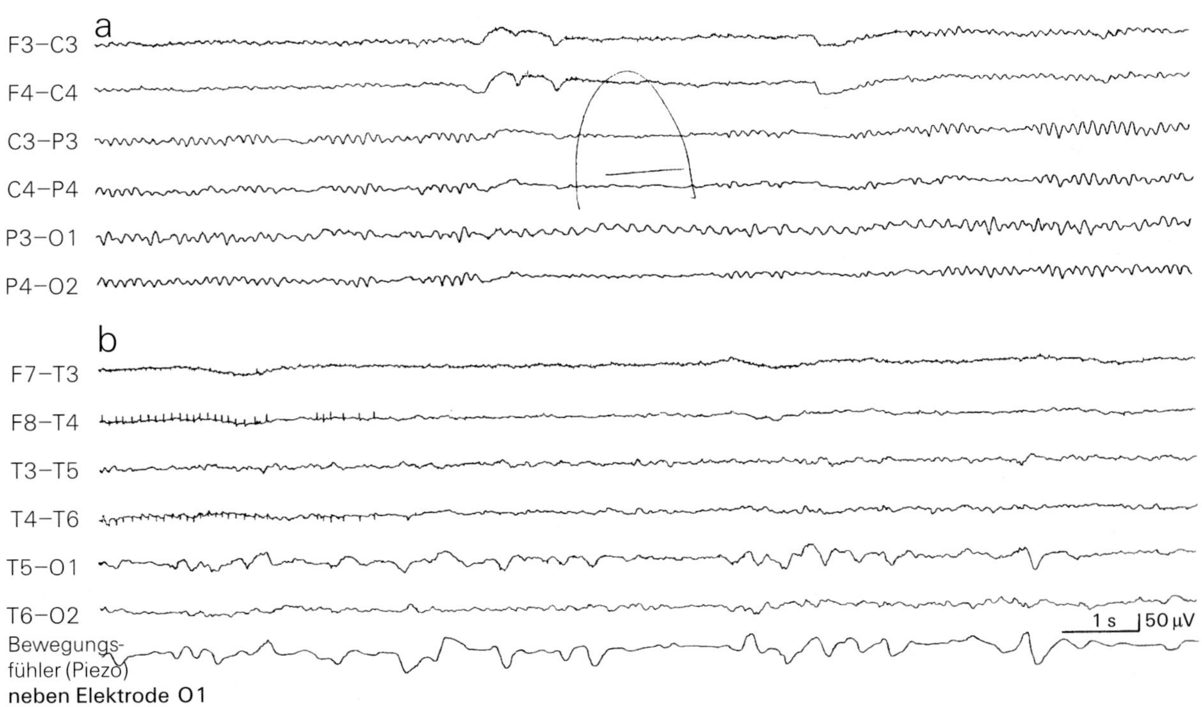

der vorherrschenden Frequenz eines extrapyramidal-motorischen Tremors um 5/s simulieren diese Artefakte rhythmische ϑ-Wellen (Abb. 18.16–18.19).

Meistens lassen sich Tremorartefakte durch Zugabe von Elektrolytgel oder durch den Tausch der Elektrode beseitigen. Mangelhafte Elektroden sind besonders artefaktanfällig (s. Abb. 18.18). Oft genügt es schon, die Ableitekabel anders anzuordnen bzw. zu entlasten. Bleibt bei einem ausgeprägten Tremor das Artefakt hartnäckig bestehen, so kann die EEG-Assistentin die spätere EEG-Beurteilung wesentlich erleichtern, wenn sie den Tremor mit Hilfe eines piezoelektrischen Bewegungsfühlers polygraphisch registriert (Abb. 18.18 und 18.19; s. auch Abschn. 15.8.2).

Ohne diese Zusatzinformation fallen derartige Artefakte oft dadurch auf, daß sie nur *einzelne Elektroden* betreffen und daß sie damit bei der nachträglichen EEG-Auswertung, als echte ϑ-Wellen gesehen, topographisch keinen plausiblen Befund ergeben.

18.1.4.3 Glossokinetische und odontogene Artefakte

Glossokinetische Artefakte werden durch Zungenbewegungen verursacht. Durch ihre nervalen Rezeptoren erzeugt die Zunge, ähnlich wie das Auge, ein konstantes elektrisches Potentialfeld, und Zungenbewegungen führen dann in vergleichbarer Weise zu Änderungen des elektrischen Dipolfeldes, die gelegentlich von den temporalen Elektroden erfaßt werden können (Westmoreland et al. 1973). Bei entsprechend suspekten Artefakten soll ein Test mit möglichst isolierter Zungenmotorik (Lautbildung ohne Lippen- oder Kieferbewegungen, wie z. B. bei „LaLaLaLa...") klären helfen, ob im jeweiligen Falle vergleichbare temporale Störungen durch Zungenbewegungen überhaupt auftreten können. Meistens handelt es sich bei den glossokinetischen Artefakten um langsame, unregelmäßige Potentialschwankungen beiderseits in den temporalen Ableitungen. Da die meisten diese Zungenartefakte nicht kennen, werden sie wahrscheinlich viel zu wenig als solche erkannt (und u. U. als bitemporale Störung verkannt).

Konstante elektrische Potentialdifferenzen mit Ausbildung elektrischer Dipole entstehen zwischen *metallischen Zahnfüllungen*, wenn unterschiedliche Metalle verwendet werden (z. B. Gold- und Silberlegierungen). Sie können bei Kieferbewegungen die EEG-Ableitung als *odontogene Artefakte* beeinflussen.

Meistens treten beim Sprechen, Kauen oder Schlucken derart spezielle Störungsquellen gegenüber den gleichzeitigen und vergleichsweise massiven Muskel- und Bewegungsartefakten in den Hintergrund. Diese besonderen Artefaktursachen zeigen jedoch, wie vielgestaltig die im Bereich von millionstel Volt liegenden EEG-Signale durch extrazerebrale Potentialquellen belastet werden können.

18.1.4.3

18.1.5 Haut- und Schwitzartefakte

Besondere Hauterkrankungen oder -veränderungen können den Kontakt zur Elektrode beeinträchtigen. Sind auffällige Hautveränderungen sichtbar, muß dies in der Kurve vermerkt werden. Probleme ergeben sich bei Patienten, bei denen eine Bestrahlung zu Hautschäden geführt hat.

Bei Schädel-Hirn-Verletzungen sind ausgeprägte *Kopfschwartenhämatome* möglich. Sie führen rein physikalisch zu Amplitudenminderungen des darüber abgeleiteten EEG. Wird dieser Sachverhalt nicht dokumentiert, so kann die im Bereich des Kopfschwartenhämatoms umschrieben auftretende Spannungsminderung zur Fehldiagnose eines intrakraniellen (epi- oder subduralen) Hämatoms führen!

Kosmetische Präparate und Haarsprays können erhebliche Artefakte verursachen. Sind sie durch das übliche Abreiben der Kopfhaut im Elektrodenbereich nicht zu beseitigen, dann sollte – wenn möglich – vor der EEG-Ableitung eine Kopfwäsche gefordert werden. Dies gilt auch für Patienten mit primär stark fettiger Kopfhaut.

Die meisten hautabhängigen Störungen gelten als sog. *Schwitzartefakte*. Sie können entstehen

- ▶ durch elektrische Potentiale, die von den Schweißdrüsen der Haut ausgehen,
- ▶ durch Änderungen des elektrischen Hautwiderstandes (infolge verstärkter Durchblutung der Kopfhaut, z. B. parallel zu einer affektiv ausgelösten Gesichtsrötung), und schließlich
- ▶ durch den Austritt des Schweißes.

Sogenannte Schwitzartefakte sind häufig Hautreaktionen ohne erkennbares Schwitzen

Die elektrische Aktivität der Schweißdrüsen und die Widerstandsänderungen der Haut *müssen nicht mit sichtbarem Schwitzen verbunden sein*. Oft handelt es sich um *psychisch bedingte Reaktionen* (Streß, Angst, Schmerz), die über das sympathische Nervensystem ausgelöst werden. Die Hautwiderstandsänderungen sind auch als sog. psychogalvanischer Hautreflex meßbar (wovon beispielsweise bei den umstrittenen „Lügendetektoren" Gebrauch gemacht wird). In zu warmer Umgebung wird auch das echte Schwitzen durch derartige Reaktionen eingeleitet bzw. begleitet.

Im EEG sind diese Reaktionen durch träge und mitunter sehr hohe Potentialschwankungen gekennzeichnet (Abb. 18.20). Sie können die Schreibkanäle massiv übersteuern. Dann ist in der Regel eine Umschaltung auf die Zeitkonstante 0,1 s erforderlich. Mitunter wird eine Auswertung des EEG unmöglich. Schwitzartefakte treten bevorzugt in Ableitungen der vorderen Kopfregion auf.

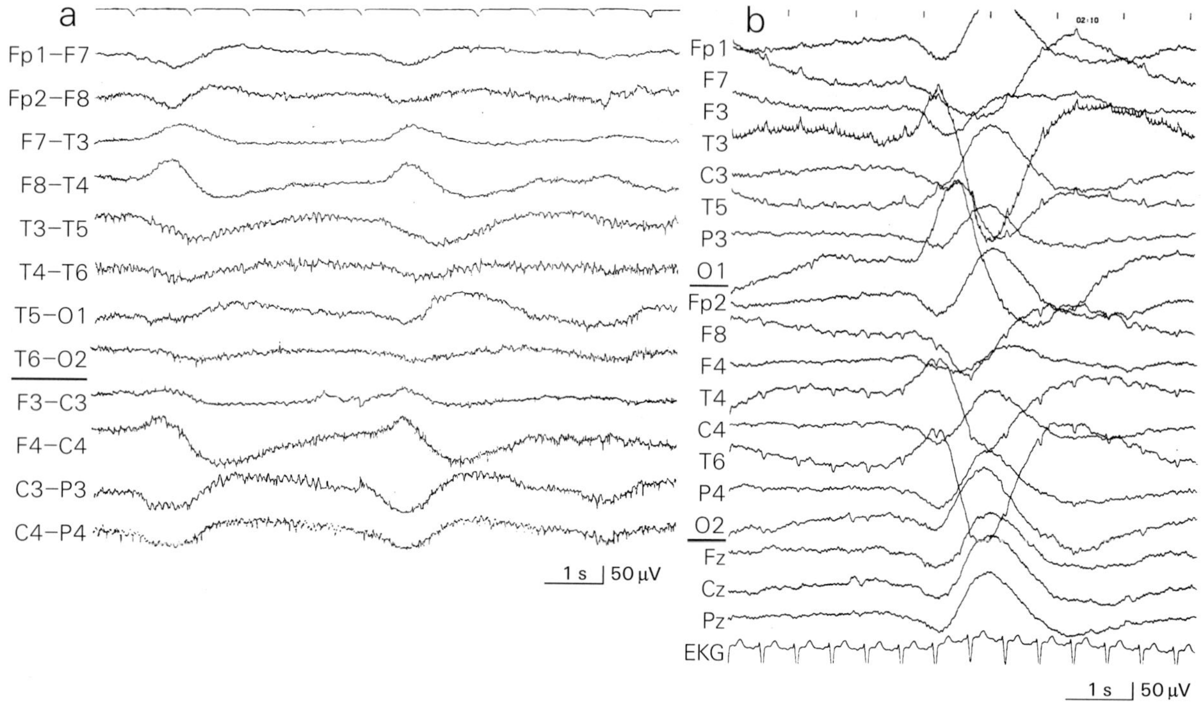

Abb. 18.20. Schwitzartefakte im EEG. In **a** zeigen sie die typischen, sehr trägen Potentialschwankungen bei einer Registrierung mit der Zeitkonstante 0,1 s. Die Höhe der Artefaktpotentiale wird deutlicher, wenn die Schreibbereichsbegrenzungen der einzelnen Kanäle wegfallen, wie bei einem Thermokammschreiber in einem digitalen EEG-Gerät (**b**, Zeitkonstante 0,3 s). Die Auswertung kann unmöglich werden

Ihren nerval-reflektorischen Charakter lassen diese „Schwitzartefakte" oft dadurch erkennen, daß sie plötzlich einsetzen und ebenso kurzfristig wieder verschwinden und daß sie in den gestörten EEG-Kanälen nicht selten auffallend synchron auftreten (Abb. 18.20a). Erst bei stärkerem *sichtbarem Schwitzen* treten sehr polymorphe, von Kanal zu Kanal unterschiedliche Potentialschwankungen hinzu. Diese echten Schwitzartefakte sind die Folge lokaler Störungen des Elektrodenpotentials durch die mit dem Schweiß austretenden Na^{+}- und Cl^{-}-Ionen. Nach starkem Schwitzen können Kurzschlüsse zwischen Elektroden auftreten.

Schwitzartefakte lassen sich nur begrenzt beeinflussen. Einer allgemeinen Überwärmung kann natürlich nur durch eine Kühlung entgegengewirkt werden, ggf. mit einem Ventilator oder einem kalten Föhn in Ableitungspausen. Da die sog. Schwitzartefakte vorwiegend psychoreaktiv ausgelöst werden, ist es immer sinnvoll, einen Patienten durch Zuspruch zu beruhigen. Häufig wirkt sich eine (im Untersuchungsablauf dann vorgezogene) *Hyperventilation* positiv aus.

18.1.5

18.1.6 Artefakte durch Schädelknochendefekte

Im Bereich größerer knöcherner Defekte der Schädelkalotte (nicht gedeckte Trepanationslücken) können *Pulsartefakte* auftreten. Sie entstehen in der Regel durch Pulsationen des Hirns, die sich bei fehlender Kalotte flächenhaft auf die Kopfhaut übertragen. Oft sieht oder fühlt man sie auch. Kann die zusätzliche Verabreichung von Elektrolytgel oder der Austausch der Elektrode dieses Pulsartefakt nicht beseitigen, so muß man es in Kauf nehmen. Sitzt die Elektrode am Rande des Defektes, so kann sie durch leichtes Verschieben auf „festen" (pulsfreien) Untergrund gebracht werden. Die Verschiebung muß natürlich notiert bzw. in einem Schema eingezeichnet werden. In besonderen Fällen hilft nur noch der Einsatz von Klebeelektroden.

Oft stellt sich das EEG über Knochendefekten verändert dar. Sieht man von örtlichen Verlangsamungen ab, die dann eindeutig als herdförmige (durch zerebrale Schädigungen bedingte) EEG-Befunde anzusehen sind, so zeigen sich die Anomalien des EEG über Knochenlücken vielfach nur in Form *höherer Amplituden der lokalen α-Wellen* oder in Form *deutlicherer Anteile von β-Wellen*. In vielen Fällen bleibt es unklar, wodurch solche EEG-Veränderungen bedingt sind.

Möglich sind *Änderungen* (quasi Verbesserungen) *der Ableitebedingungen* des EEG im Bereich des Knochendefektes. Denn die Schädelkalotte stellt normalerweise einen deutlichen elektrischen Widerstand dar, der auch kapazitiv wirksam ist. Er bewirkt neben einer Amplitudenminderung aller EEG-Anteile vor allem eine Dämpfung höherer Frequenzen im β-Spektrum (s. Abschn. 2.2). Im Bereich von Knochenlücken fällt dieser Widerstand weg. In diesem Bereich wäre dann die Akzentuierung von α- und vor allem von β-Wellen rein physikalisch erklärbar.

In den meisten Fällen ist die α–β-Akzentuierung im EEG über Knochenlücken aber auch Ausdruck einer echten *Störung der Hirnrindentätigkeit* i. S. einer abnormen Aktivierung der kortikalen Aktivität. Dieser Befund (beispielsweise in Form des sog. *„breach rhythm"*) wird im Kapitel über Herdstörungen ausführlicher dargestellt (Abschn. 8.2).

18.2 Technische Artefakte

Technische Artefakte können durch interne, gerätebedingte Störungen auf der gesamten Strecke zwischen Elektrode und Schreibgerät auftreten. Sie können aber auch durch externe elektromagnetische oder statische elektrische Felder die EEG-Ableitung beeinträchtigen.

18.2.1 Elektrodenartefakte. Kabelartefakte

Elektrodenabhängige Artefakte können *primär* durch Defekte der Elektroden bedingt sein oder erst *sekundär* durch passive Mitbewegungen der Ableiteelektroden. Diese sekundären Elektrodenstörungen gelten als patientbezogene Artefakte (Abschn. 18.1.4), weil sie durch Bewegungen des Patienten ausgelöst werden (Unruhe, Tremor, Myoklonien u. a.). Oft sind aber auch diese Artefakte Hinweise auf primär schlechte Elektrodeneigenschaften (s. technische Grundlagen der Elektroden in Abschn. 15.1).

Die Abb. 18.21 und 18.22 zeigen typische *primäre Elektrodenartefakte* in Form sog. „pops“ unterschiedlicher Ausprägung. Mit ihnen können beträchtliche Spannungssprünge verbunden sein. Dies erkennt man erst bei den modernen digitalen EEG-Geräten

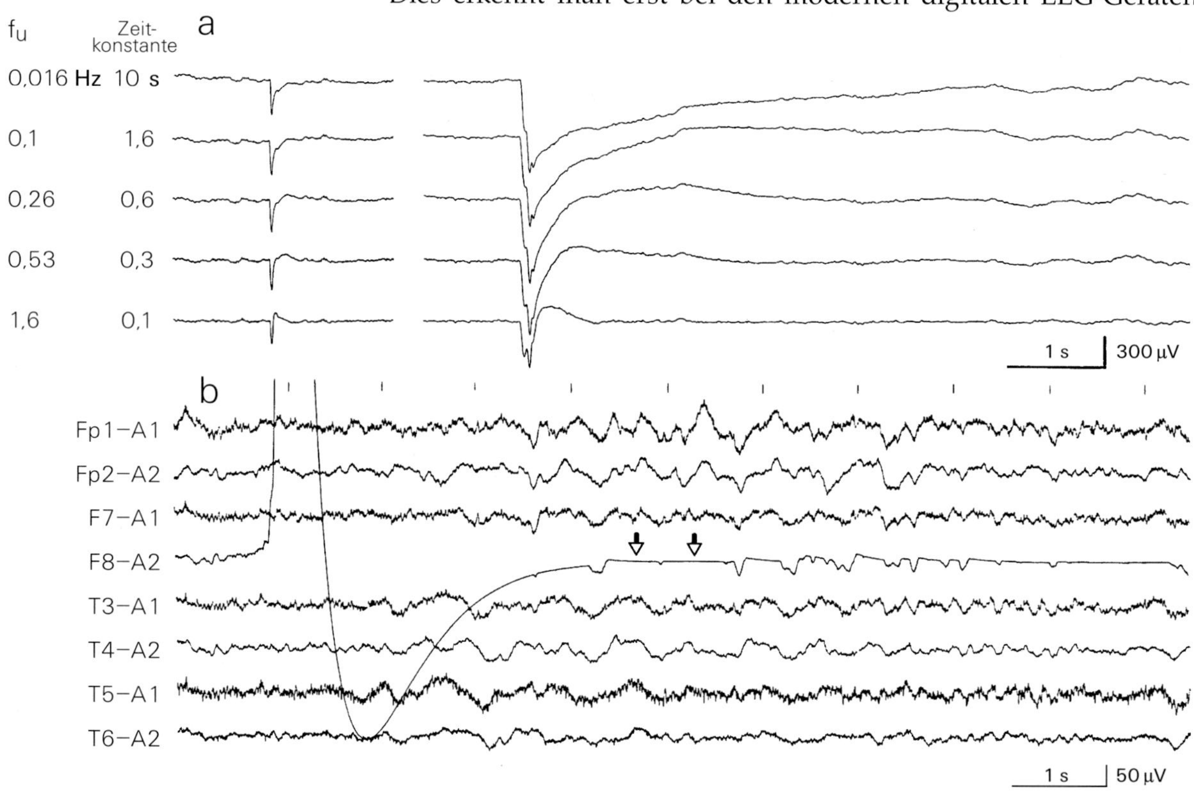

Abb. 18.21. Typische Elektrodenartefakte in Form sog. „pops“ mit oft erheblichen (positiven oder negativen) Spannungssprüngen (beachte die Amplitudeneichung in Bildteil **a**; bei dieser geringen Verstärkung ist das EEG kaum noch zu erkennen). Bei normaler Verstärkung (**b**) kann der Spannungssprung vorübergehend zu einer Übersteuerung des EEG-Verstärkers führen (*Pfeile*, s. auch Abb. 15.10). Generell dauert der Ausgleich dieser plötzlichen Änderungen des Elektrodenpotentials um so länger, je höher der Spannungssprung auftrat. Dies erkennt man erst bei Einschaltung einer hohen Zeitkonstante, wie in **a** (*rechts*), wo ein und dieselbe EEG-Ableitung mit den in den meisten EEG-Geräten verfügbaren Zeitkonstanten von 0,1–10 s dargestellt ist (entsprechend einer unteren Grenzfrequenz f_u von 0,016–1,6 Hz)

18.2.1

mit Thermokammschreibsystemen, die diese Spannungsschwankungen kanalübergreifend darstellen können (Abb. 18.21b). Treten sie in bezug zu einer Elektrode wiederholt spontan auf, so zeigen sie eine Instabilität der elektrischen Doppelschicht unterhalb dieser Elektrode an. Solche Artefakte sind ein Hinweis auf eine Verschmutzung oder auf einen Defekt der Elektrode.

Elektrodenartefakte können zu positiven oder negativen Spannungssprüngen führen. Hier gibt es keine Regel. Das Erscheinungsbild der Elektrodenartefakte hängt aber auch von der Art der Elektrodenverschaltung ab. In bipolaren Reihenableitungen zeigen sie innerhalb der Elektrodenreihe die typische *Phasenumkehr* (Abb. 18.22a), da die Störungen mit der schadhaften Elektrode immer auf einen *einzelnen* Ableitepunkt beschränkt sind. In Bezugsableitungen treten sie entsprechend isoliert auf. Betrifft die Störung jedoch die *Bezugselektrode*, so wird das Elektrodenar-

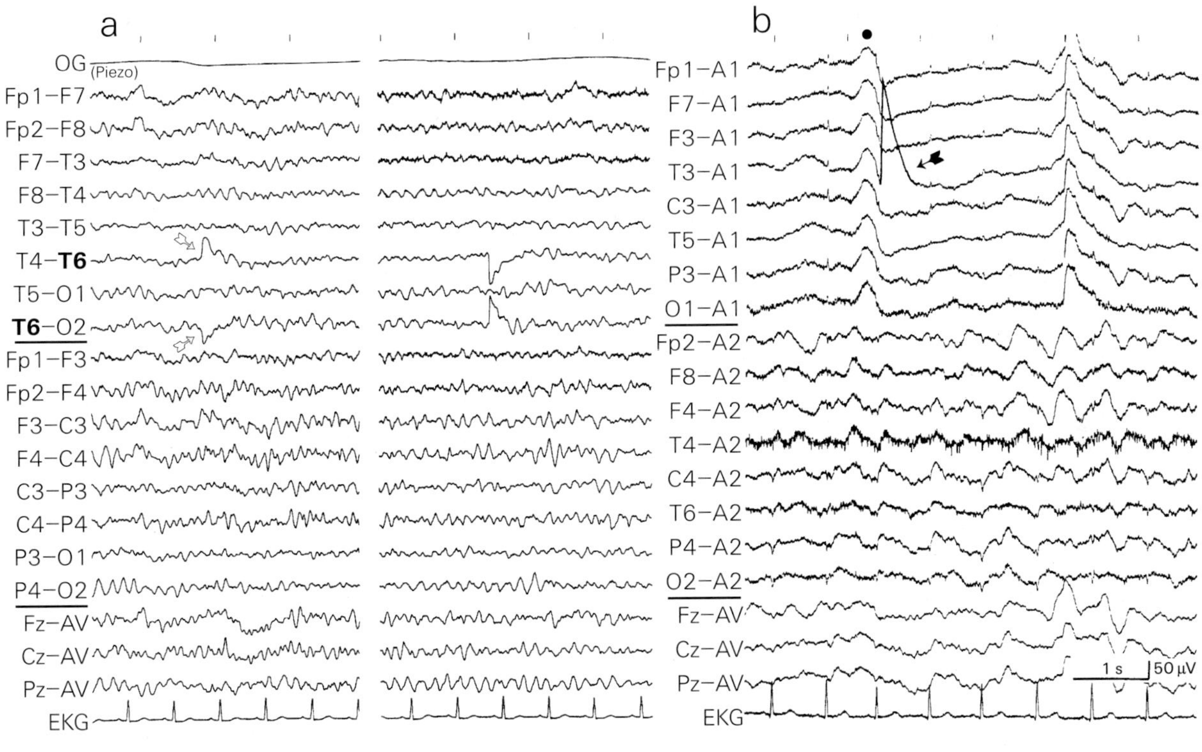

Abb. 18.22. **a** Primäre Elektrodenartefakte in bipolaren Reihenableitungen mit geringen positiven oder negativen Spannungssprüngen, die sich in bezug zur Elektrode *T6* mit *Phasenumkehrungen* darstellen (*Pfeile*). In **b** führt in einem durch eine Allgemeinveränderung gekennzeichneten EEG ein Artefakt an der *linken Ohrbezugselektrode (A1)* zu entsprechenden Störpotentialen *in allen Bezugsableitungen der linken Seite.* Das erste Artefaktpotential in diesem Bildteil könnte nach der Kurvenform noch als (generalisierende) δ-Welle gelten (mit *Punkt* markiert). Die ausgesprochene Einseitigkeit und die Identität des Potentialablaufs in allen Ableitungen nur der linken Seite weist es dann doch als Artefakt der Ohrbezugselektrode aus. Unter der Elektrode *T3* tritt zusätzlich noch eine *lokale Elektrodenstörung* auf (*Pfeil*)

tefakt *in alle zugehörigen Bezugsableitungen* identisch eingeschleift (Abb. 18.22b; vgl. auch Abschn. 2.4.2.1).

Primäre Elektrodenartefakte können sich auch anhaltend mit gröberen und unregelmäßigen Spannungssprüngen äußern (Abb. 18.23). Diese sind leicht zu erkennen. Zeigen sich fortgesetzte Elektrodenstörungen jedoch nur in Form *leichter Schwankungen des Elektrodenpotentials,* so können sie unregelmäßigen, flachen δ-Wellen des EEG sehr ähnlich werden. Hier ist der nachträglich auswertende Arzt von der Erfahrung der EEG-Assistentin abhängig, die *solche Artefakte bereits bei der Ableitung erkennen* und durch entsprechende Elektrodenbehandlungen beseitigen sollte. Nachträglich sind diese störungsbedingten, flachen langsamen Potentialschwankungen oft nur noch im Gesamtzusammenhang der EEG-Kurve als Artefakte einzuordnen, nämlich dann, wenn sie sich unter Berücksichtigung verschiedener Ableiteprogramme nicht zu einem plausiblen EEG-Befund verdichten lassen. Ein erfahrener EEGist erkennt sie auch „intuitiv", ohne daß er es im Einzelfall

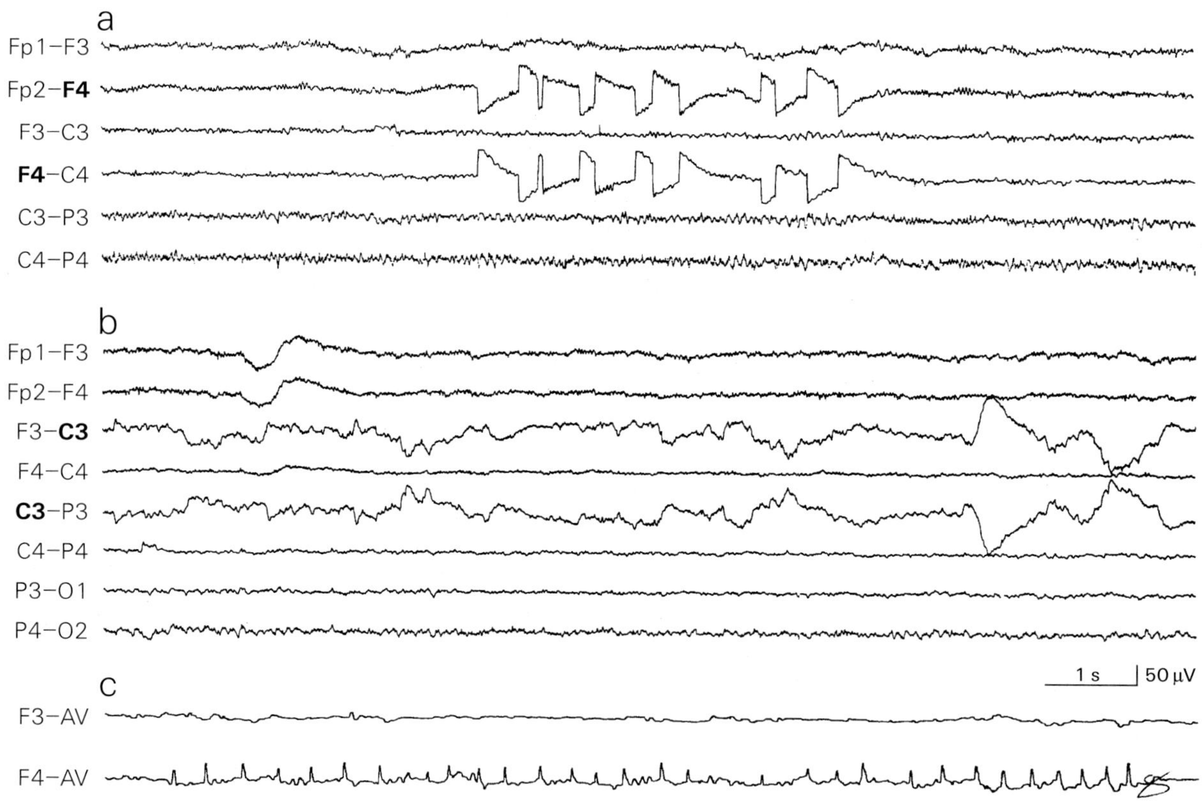

Abb. 18.23. Verschiedene Formen mehr kontinuierlich auftretender primärer Elektrodenartefakte, die sich bei bipolaren Reihenableitungen in bezug auf eine einzelne gestörte Elektrode typischerweise mit Phasenumkehrungen in kaleidoskopartiger Form darstellen (*F4* in **a**, *C3* in **b**). **c** Repetierende Spitzen als Elektrodenartefakt, die fokale epileptische Entladungen vortäuschen können

18.2.1

immer exakt begründen könnte. Bleiben Unsicherheiten bestehen, so sollte das stets im EEG-Befund zum Ausdruck gebracht werden. Mitunter sind allein diese Beurteilungsschwierigkeiten Anlaß für eine EEG-Kontrolle.

Gelegentlich treten primäre Elektrodenartefakte in eigenartiger Form *kurzzeitig repetierend* auf. Sie können *fokalen epileptischen Erregungssteigerungen sehr ähnlich* werden (Abb. 18.23c). Solche Artefaktspitzen zeigen sich jedoch in unregelmäßiger Abfolge, oder sie entwickeln sich mit einer Zunahme der Frequenz, im Gegensatz zu den Erregungssteigerungen eines epileptischen Fokus, für den die allmähliche Abnahme der Entladungsfrequenz charakteristisch ist (s. Abschn. 7.3.4).

Artifizielle Amplitudenminderungen durch feuchtigkeitsbedingte Kurzschlüsse zwischen Elektroden

Elektrodenkurzschlüsse sind ein häufiges Problem. Sie werden oft nicht erkannt. Solche Kurzschlüsse entstehen durch elektrisch leitende Flüssigkeitsbrücken zwischen zwei benachbarten Elektroden. Verursacht werden sie durch *stärkeres Schwitzen* des Patienten oder durch zu reichlich verabreichte Kochsalzlösung. In den bipolaren Ableitungen führen sie zu einem Zusammenbruch der Potentialdifferenz zwischen den benachbarten Elektroden und damit zwischen den Eingängen des angeschlossenen Differenzverstärkers. Die Folge ist eine *artifizielle Amplitudenminderung* in dem zugehörigen EEG-Kanal. Am häufigsten entstehen diese Feuchtigkeitsbrücken bei Verwendung von Elektrodenhauben, und zwar zwischen zwei Elektroden an der Unterseite der Gummibänder der Haube. Abhilfe schafft eine Trocknung der Kopfoberfläche, vor allem aber ein *Trockenwischen der Unterseite jener Gummibänder* der Elektrodenhaube, in die diese Elektroden eingeklinkt sind.

Pflege der Steckverbindungen der Elektrodenkabel!

Elektrodenbezogene Artefakte können auch allein durch *Störungen der Kabelanschlüsse* (der Steckkontakte) an den Elektroden entstehen. Dies wird oft nicht beachtet! Service-Techniker sehen hierin sogar eine besonders häufige Störungsquelle. Nach unsachgemäßer Lagerung der Elektroden in Kochsalzlösung oder – bei bereits gesetzten Elektroden – nach überschießendem Gebrauch zusätzlich verabreichter Kochsalzlösung können *an den versilberten Elektrodenbuchsen oder an den Steckern der Anschlußkabel Chlorierungseffekte* auftreten, die schließlich zu *Fehlspannungen* führen. *Verschmutzungen der Steckkontakte* verursachen Widerstandserhöhungen. Im Zweifel sollte man bei Elektrodenartefakten nicht nur einzelne Elektroden, sondern auch die zugehörigen Anschlußkabel austauschen.

Nach häufigem Gebrauch können *Kabelbrüche* auftreten. Derartige Defekte kann man mit einem elektrischen Durchgangsprüfer erkennen. Ein solcher ist bei manchen EEG-Geräten bereits in der Elektrodenanschlußbox vorhanden. Sonst sollte man ihn als einfaches Zusatzgerät beschaffen.

18.2.2 50-Hz-Wechselstromstörungen und andere elektromagnetische Störungen

Elektromagnetische Störungen sind Artefakte, die in unserer technisierten Umwelt prinzipiell unvermeidbar sind. In erster Linie sind es die Wechselspannungsstörungen unserer Stromversorgung, die auf vielfältige Weise die hochempfindliche EEG-Ableitung beeinträchtigen können. Entsprechend der Frequenz der Stromerzeugung in den Kraftwerken liegt diese Wechselstromstörung in Europa bei 50 Hz, in den USA bei 60 Hz.

Wechselspannungsstörungen bezeichnen wir oft als „Brumm", weil in elektronischen Anlagen, in denen die abgeleiteten Signale auch *akustisch* dargestellt werden, die Einstreuung einer 50-Hz-Störfrequenz als tiefer Ton (Brummen) zu hören ist.

Grundsätzlich muß man unterscheiden zwischen 50-Hz-Störungen, die

- durch Fernwirkung (*kapazitiv* oder *induktiv*) auf den Patienten übertragen werden (Abb. 18.24), und Störungen, die durch
- *fehlerhafte Erdung* des Patienten oder anderer, zusätzlich zum EEG-Gerät am Patienten angeschlossener elektrischer Geräte verursacht werden (Abb. 18.25).

18.2.2.1 Kapazitiv und induktiv eingekoppelte Störungen

Elektrische Geräte, die in unmittelbarer Nähe des Patienten stehen, führen zu Störungen im EEG, die in erster Linie *kapazitiv* übertragen werden. „Kapazitiv" bedeutet, daß dieser Übertragungsweg dem eines Kondensators gleichzusetzen ist. Dies gilt bereits für die elektrischen Starkstromleitungen in der Wand des Ableiteraums. Diese Leitungen und alle elektrischen Geräte in der Nähe des Patienten stellen dabei die eine Seite des „Kondensators" dar, der Patient (oder die Elektrode bzw. das Ableitekabel) die andere Seite. Dazwischen wirkt der Raum (die Luft) wie das Dielektrikum eines Kondensators, das das elektrische Feld überträgt (Abb. 18.24).

Induktive Störungen gehen zusätzlich von elektrischen Geräten aus, in denen beispielsweise stärkere Transformatoren oder Elektromotoren (z. B. der Ventilator in Abb. 18.24) ein *elektromagnetisches Wechselfeld* erzeugen, für das der Patient (wie beim Empfang eines Rundfunksenders) auch als Antenne wirkt.

In vielen Fällen kann man kapazitive und induktive Übertragungswege kaum voneinander trennen. Hält man beispielsweise einen Föhn in die Nähe eines abgeleiteten Patienten, so ist oft zwischen der 50-Hz-Störung bei laufendem Föhn (mit laufendem Elektromotor) und bei abgeschaltetem, aber noch am Netz angeschlossenem Föhn (der dann nur noch kapazitiv stören kann) kaum ein Unterschied feststellbar.

Kapazitiv oder induktiv eingekoppelte 50-Hz-Störspannungen treten an den Differenzeingängen der EEG-Verstärker mitunter so stark auf, daß selbst eine gute Gleichtaktunterdrückung dieser Verstärker die Wechselspannung nicht mehr ausreichend unterdrückt. Durch schlechte oder ungleiche Elektrodenübergangswiderstände wird diese Störung im EEG noch erheblich verstärkt (s. Abschn. 15.2). Eine defekte oder fehlende Erdung führt schließlich zu massiven Brummstörungen (entsprechend Abb. 18.24a).

Will man die Störungsquelle beseitigen, so genügt die einfache Abschaltung des störenden Gerätes oft nicht. Stets sollte man auch den Netzstecker ziehen (z. B. bei einem Ventilator in der Nähe des Patienten) oder das Gerät aus dem Umfeld des Patienten entfernen. Auf Intensivstationen ist dies natürlich nur begrenzt möglich. Aber auch hier kann man – natürlich nur nach Rücksprache mit dem zuständigen Arzt – manche Geräte zumindest vorübergehend abschalten (Monitore, Infusionspumpen).

Auf Intensivstationen muß das 50-Hz-Kerbfilter am EEG-Gerät oft eingeschaltet werden. *Ansonsten sollte man dieses 50-Hz-Filter vergessen!* Weitere Ausführungen hierzu s. Abschn. 15.3.3.1.

18.2.2.2 Fehlerhafte Erdung. Potentialausgleich

Eine häufige Fehlerquelle für 50-Hz-Störungen sind elektrische oder elektronische Geräte, die *zusätzlich zum EEG-Gerät* am Patienten noch *direkt* angeschlossen sind. Jedes dieser elektrischen Geräte hat einen eigenen Netzstecker und in diesem Stecker Schutzkontakte, die diese Geräte (deren Metallgehäuse, die Gerätemasse) vorschriftsgemäß erden. Normalerweise werden die Erdleitungen verschiedener Steckdosen jedoch erst an einem entfernt liegenden Sammelpunkt zusammengeführt. Damit haben diese längeren Erdleitungen noch einen merklichen Widerstand und infolge ihrer unterschiedlichen Längen zudem auch noch *verschiedene* elektrische Widerstände (R_1 bzw. R_2 in Abb. 18.25). Dadurch können Störströme, die aus diesen verschiedenen Geräten über diese Masse-(Erd-)leitungen abfließen, am jeweiligen Masseanschluß unterschiedlich hohe Störspannungen bedingen (U_1 bzw. U_2 in Abb. 18.25). Diese Störpotentiale sind zwar nur gering, aber in bezug zum extrem niedrigen EEG-Signalpegel durchaus schon von Bedeutung. Denn diese minimalen Störspannungsdifferenzen suchen zwischen den einzelnen Geräten ihren Ausgleich über den „kürzesten“ Weg, nämlich über den unmittelbar angeschlossenen Patienten. Dies führt zu den gefürchteten „Brummschlei-

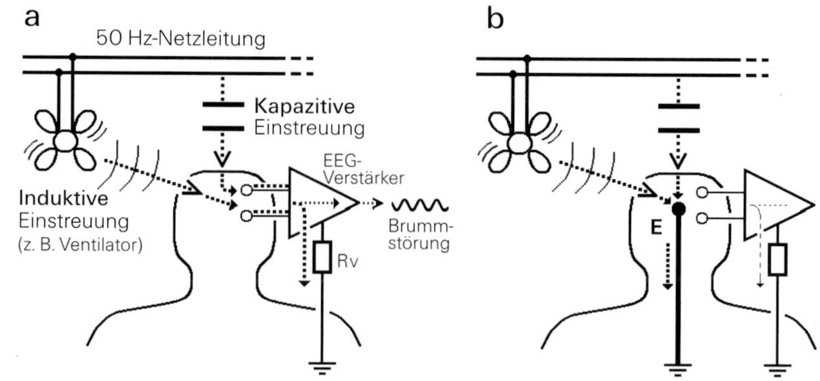

Abb. 18.24. Kapazitive und induktive Übertragung von Netzwechselfrequenzstörungen (50-Hz-Störung, „Brumm") auf den Patienten. Bei fehlender oder unzulänglicher, defekter Erdung des Patienten fließt der 50-Hz-Störstrom überwiegend über den EEG-Verstärker ab (**a**), mit massiver Brummstörung im EEG. **b** Bei ordnungsgemäßer Erdung des Patienten nimmt der Störstrom den Weg über die Erdleitung (*E*), die vergleichsweise einen sehr niedrigen elektrischen Widerstand besitzt

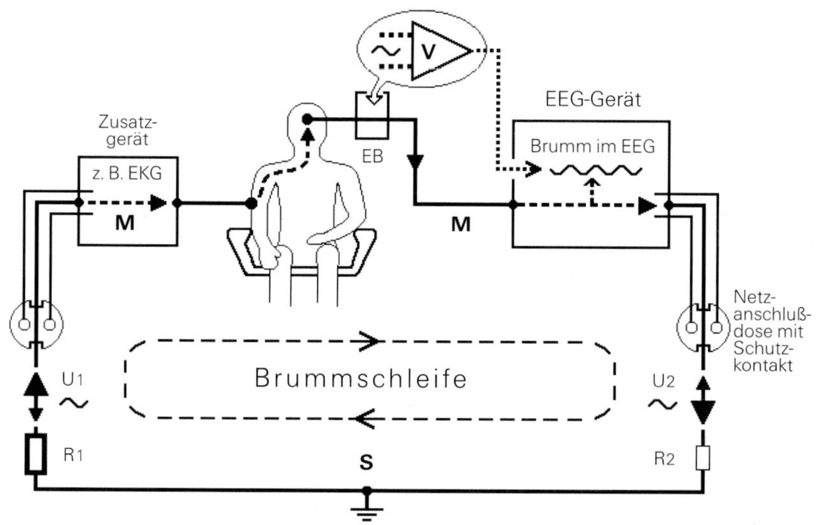

Abb. 18.25. Entstehung von 50-Hz-Störungen („Brummstörungen") durch fehlerhafte Erdungen verschiedener, mit dem Patienten verbundener elektronischer Geräte. Haben diese Geräte Netzanschlüsse, deren Erdleitungen jeweils getrennt erst an einem entfernt liegenden Sammelpunkt *(S)* zusammengeführt werden, so entstehen an den unterschiedlich hohen Widerständen dieser Erdleitungen (z. B. $R1 > R2$) unterschiedlich hohe 50-Hz-Störpotentiale (*U1* bzw. *U2*), die sich über unerwünschte „Brummschleifen" einen Ausgleich suchen. Weitere Erläuterungen s. Text. *M* Masseleitungen der Geräte. *V* Differenzverstärker in der Elektrodenanschlußbox *(EB)*

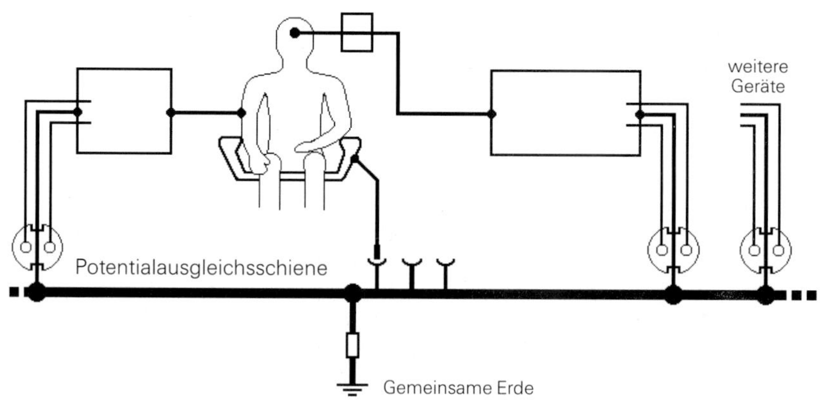

Abb. 18.26. Verhinderung der sog. Brummschleifen (s. Abb. 18.25) durch eine *Potentialausgleichsschiene*. Diese Ausgleichsleitung setzt möglichst nahe am Patienten die Massepotentiale aller angeschlossenen Geräte auf einen gleichen Störpegel, so daß *zwischen* diesen verschiedenen Geräten Ausgleichsströme (Brummschleifen) nicht mehr auftreten können

fen" (Abb. 18.25). Solche Brummschleifen belasten die Masseleitung des EEG-Gerätes, auf die sich die gesamte Elektronik des Gerätes technisch bezieht (M in Abb. 18.25), mit der 50-Hz-Störfrequenz. Vor allem belasten sie über die Ableiteelektroden auch direkt die Differenzeingänge eines jeden EEG-Verstärkers (V in Abb. 18.25).

Potentialausgleichsleitung

Abhilfe schafft hier eine *Potentialausgleichsschiene* (Potentialausgleichsleitung), die die Schutz- bzw. Erdkontakte sämtlicher Steckdosen *vor Ort* (im EEG-Labor oder in der Intensivstation) *direkt* über dicke, niederohmige Kabel miteinander (und mit der Gebäudeerde) verbindet. Sie verhindert Störspannungsdifferenzen zwischen den verschiedenen, am Patienten angeschlossenen elektrischen Geräten und damit die Brummschleifen (Abb. 18.26). Auch statische Aufladungen werden ausgeglichen. Am Gehäuse des EEG-Gerätes sollte es eine entsprechend gekennzeichnete Buchse geben, die mit der Potentialausgleichsleitung verbunden werden kann. In bestimmten Bereichen (z. B. in Operationsräumen) sind Potentialausgleichsverbindungen zwingend vorgeschrieben.

Gelegentlich hört man den Vorschlag, nur den Patienten mit einer Erde zu verbinden und zwar über den Erdungsanschluß des empfindlichsten Apparates (EEG-Gerät). Erdungskabel anderer Geräte, an die der Patient gleichzeitig angeschlossen ist, müßten dann entfernt werden. Dies kann zwar die Brummschleifen beseitigen, ***ist aber aus sicherheitstechnischen Gründen nicht zulässig!***

18.2.2.3 Hochfrequenzstörungen

Unter einer Hochfrequenz versteht man elektromagnetische Schwingungen (elektromagnetische Wechselfelder) oberhalb etwa 10 000 Hz (10 kHz). Hochfrequenzstörungen werden über längere Entfernungen nur induktiv übertragen und dies um so stärker, je höher die Frequenz ist. Typische Störungsquellen sind Rundfunksender (Langwellen- oder Mittelwellensender, seltener UKW-Sender). Aber auch im Nahbereich des Krankenhauses können benachbarte Diagnostik- und Therapiegeräte zu Störsendern werden, die sich durch viele Wände hindurch auswirken (z. B. Röntgengeräte, Kurzwellengeräte). In allen Fällen *wirkt der Patient dann wie eine Antenne.*

Natürlich können Frequenzen oberhalb 10 kHz in der EEG-Aufzeichnung nicht mehr dargestellt werden. Die über den Patienten eingefangenen Hochfrequenzen werden jedoch von der Elektronik der angeschlossenen EEG-Verstärker (nach Art einer Demodulation) zu einem geringen Teil in niederfrequente Spannungsschwankungen umgewandelt, die dann die EEG-Registrierung durchaus stören können (und bei älteren Geräten durch Schwingungen der Schreibzeiger mitunter sogar zu hören sind).

Im Hinblick auf derartige Störungsquellen wurden früher EEG-Ableiteräume oft mit viel Aufwand elektrisch abgeschirmt (Faraday-Käfig). Mit dieser Abschirmung wurde auch der direkte Einfluß elektrischer Leitungen in der Wand von der EEG-Ableitung ferngehalten. Heute sind solche Abschirmungen angesichts der besseren Elektronik mit hoher Gleichtaktunterdrückung der Verstärker im Regelfalle nicht mehr erforderlich. Ausnahmen sind bei baulich ungünstigen Verhältnissen noch möglich.

Hochfrequenzstörungen können auch *über die Netzanschlüsse* einstreuen. Meistens sind es elektrische Schaltvorgänge in benachbarten Geräten, bei denen mechanische (Starkstrom-)Schalter zu kurzen Funkenbildungen führen. Diese werden zu einer kurzen Hochfrequenzquelle und übertragen sich als Störimpulse über die gesamte Netzleitung. In dem an diesem Netzstrang angeschlossenen EEG-Gerät verursachen sie nadelförmige Spitzen in zumeist allen Kanälen. Angeschlossene Computer können dadurch „abstürzen". Ähnliche Effekte gehen von plötzlichen, kurzen Netzspannungsschwankungen aus. In derartigen Fällen ist eine Abhilfe nur durch eine Zwischenschaltung spezieller Netzstromfilter und Spannungskonstanthalter zwischen der Netzsteckdose und dem EEG-Gerät (oder dem Computer) möglich.

18.2.3 Elektrostatische Störungen

Schrittartefakte

Elektrostatische Störungen entstehen durch *Reibungselektrizität*. In der Regel sind es Personen, die in Nähe des abgeleiteten Patienten umhergehen und die sich bei entsprechendem Schuhwerk (insbesondere mit Gummisohlen) durch Reibung am Fußboden oft erheblich elektrisch aufladen können. Jeder kennt die Entladungsfunken, die schon nach wenigen Schritten über einem Teppichboden beim Berühren elektrisch leitender, geerdeter Gegenstände auftreten können. Oft entladen sich dabei Spannungen von mehreren 1000 Volt, die nur deswegen ungefährlich bleiben, weil ihnen lediglich geringfügige elektrische Ladungsmengen (und damit nur minimale Stromstärken) zugrunde liegen.

Derartige elektrostatische Aufladungen können zu vielgestaltigen Artefakten im EEG führen. Nicht selten sind sie *kurzen paroxysmalen Funktionsstörungen des Hirns* (bis hin zu epileptischen Erregungssteigerungen) *sehr ähnlich* (Abb. 18.27). Ursache sind vorwiegend kapazitive Übertragungen der im Raum („über die Luft hinweg") auftretenden elektrischen Spannungsfelder zwischen der elektrisch aufgeladenen, vorbeigehenden Person und dem abgeleiteten Patienten. Teilweise kommt es auch über den Fußboden, den Ableitestuhl (oder das Bett) und die Erdung des EEG-Gerätes zu direkten Entladungsströmen zwischen der statischen Hochspanungsquelle (der Fremdperson) und dem Patienten.

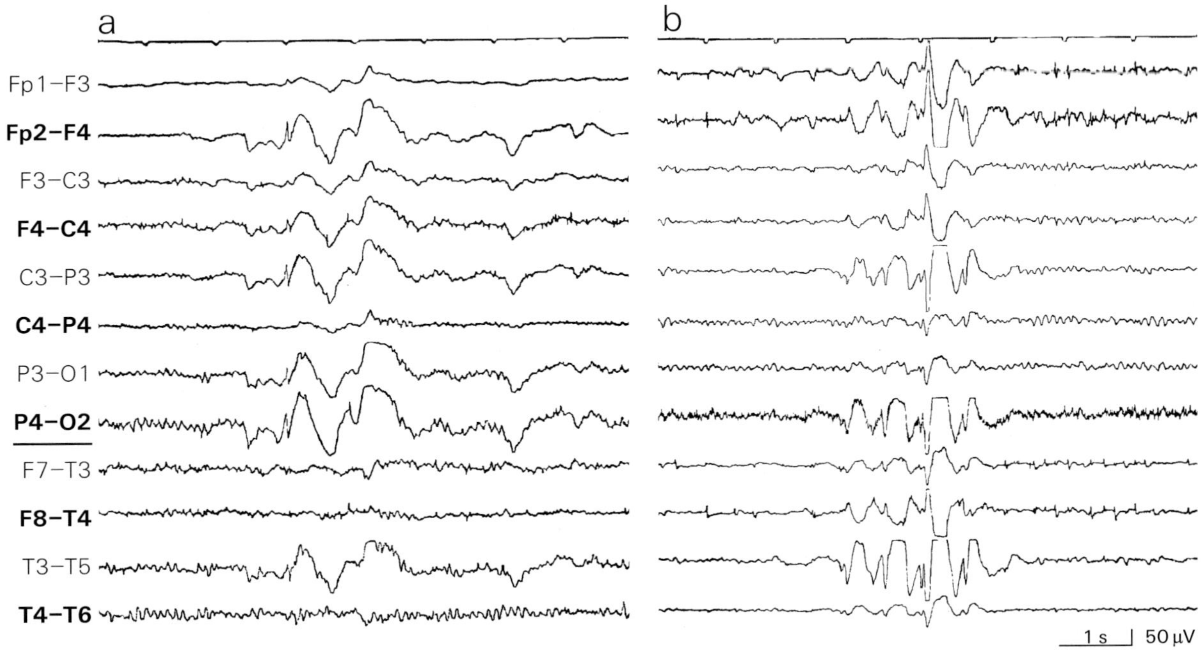

Abb. 18.27. Beispiel für elektrostatische, durch vorbeigehende Personen ausgelöste Artefakte (Schrittartefakte). Sie können sehr variable Störungen verursachen, mitunter Potentialmuster ähnlich epileptischen Erregungssteigerungen (wie im obigen Kurvenbeispiel). Den artifiziellen Charakter dieser Potentialformationen erkennt man auch an der „unphysiologischen" Verteilung [in **a** beispielsweise in unsystematischer Weise teils rechtsbetont (z. B. *Fp2–F4*), teils linksbetont (z. B. *C3–P3*)]

Elektrostatische Störungen lassen sich am besten durch *Ruhe in Umgebung eines abgeleiteten Patienten* verhindern. Dies gilt besonders auf Intensivstationen, wo für die Dauer der EEG-Ableitung störende Aktivitäten im Umfeld des Patienten, soweit irgendmöglich, auf ein Minimum reduziert werden müssen. Zumindest im EEG-Labor können elektrostatische Artefakte durch besondere antistatisch wirksame Fußbodenbeläge verhindert werden (Fußbodenbelag mit eingearbeiteten elektrisch leitenden Materialien oder Strukturen, die dann natürlich wirksam geerdet werden müssen).

18.2.4 Störungen und Defekte im EEG-Gerät

Aufgabe der EEG-Assistentin ist es, apparative Fehler zu erkennen und dann die erforderliche Reparatur zu veranlassen. Für den Techniker ist es dann nützlich, wenn ihm Kurvenbeispiele mit den aufgetretenen Störungen vorgelegt werden. Generell kann man unterscheiden zwischen technischen Störungen, die im EEG-

Signalweg schon vor dem Programmwahlschalter auftreten, und solchen, die erst danach verursacht werden:

- Treten technische Störungen noch *elektrodenbezogen* auf, d. h. „wandern" sie in der EEG-Registrierung je nach eingeschaltetem Programm von einem Kanal zum anderen, so liegt die Ursache der Störung *vor dem Programmwahlschalter*. Kann man Elektroden- und Kabeldefekte ausschließen, so liegt der Fehler meistens in der Elektrodenanschlußbox.
- Störungen *nach dem Programmwahlschalter* (bis hin zum Schreibsystem) bleiben *kanalbezogen*, d. h. sie treten unabhängig vom eingeschalteten Ableiteprogramm immer in demselben Registrierkanal auf. Diese Störungen sind *eindeutig technische Gerätefehler*. In älteren EEG-Geräten sind verschmutzte oder abgenutzte mechanische Schaltkontakte die häufigste Ursache. Die durch defekte Schaltkontakte bedingten Artefakte äußern sich in der Aufzeichnung durch oft anhaltend auftretende Spannungssprünge („Krachen") in der EEG-Registrierung.

Rein elektronisch sind die modernen EEG-Geräte heute hinreichend störungssicher. Das dann noch verbleibende und unvermeidbare *Rauschen* der elektronischen Bauteile und Verstärker sollte in bezug zum Eingangspotential des Verstärkers unterhalb eines Spannungspegels von 1,5 μVss liegen. Dieses entscheidende Gütemerkmal elektronischer Verstärker ist vor allem bei Untersuchungen zum Nachweis eines isoelektrischen EEG (Nullinien-EEG) wichtig, weil hier Ableitungen mit erhöhten Verstärkungen bis 20 μV/cm gefordert werden (s. Kap. 11). Das Rauschen wird in erster Linie durch die hochempfindlichen Eingangsverstärker in der Elektrodenanschlußbox verursacht. Diese analogen Verstärker sind auch am Eingang voll digitalisierter EEG-Geräte erforderlich (s. Abb. 15.19). Deshalb bleibt dieses Problem auch bei den ansonsten relativ störungssicheren digitalen EEG-Geräten bestehen. Digitale EEG-Geräte bringen mit dem sog. *Digitalisierungsrauschen* allerdings einen zusätzlichen Störfaktor in die EEG-Aufzeichnung, der bei hohen Verstärkungen sichtbar werden kann (vgl. Abschn. 16.1.3.2).

Digitale EEG-Geräte können, ähnlich wie jeder Computer, durch Störimpulse (z. B. über den Netzanschluß) momentan völlig „außer Tritt" gebracht werden und in einer Fehlfunktion hängenbleiben. In solchen Fällen hilft meistens nur ein Abschalten und ein neuer Start des gesamten Gerätes (sog. Kaltstart). Besitzt man ein EEG-Gerät, bei dem die Verbindung zwischen Elektrodenanschlußbox und dem EEG-Gerät noch durch elektrisch leitende Kabel hergestellt wird, so sollte aus Sicherheitsgründen diese Prozedur erst vorgenommen werden, wenn vorübergehend alle Elektrodenkabel aus der Anschlußbox herausgezogen wurden.

18.2.4

Dies entspricht der generellen Regel, daß jedes elektronische Gerät, das mit direkter Verbindung an einem Patienten angeschlossen wird, bereits *vor dem Anschluß am Patienten einzuschalten ist* und daß man dann dieses Gerät *ohne Trennung vom Patienten nicht mehr aus- und einschalten darf*.

Anhang: Empfehlungen der Deutschen Gesellschaft für Klinische Neurophysiologie (Deutsche EEG-Gesellschaft)[1]

A Mindestanforderungen für die Durchführung von EEG-Ableitungen in Klinik und Praxis

1. Eichung des Geräts vor und nach der Ableitung.
2. Elektrodenplazierung nach dem 10-20-System
3. Dokumentation der Elektrodenübergangswiderstände vor und nach der Ableitung.
4. Registrierung mit folgenden Verstärkereinstellungen: Zeitkonstante 0,3 s, Filter 70 Hz; Abweichungen nur in begründeten Ausnahmen (50-Hz-Filter u. ä. sind zu vermeiden).
5. Die Ableitung muß Referenzschaltungen, bipolare Längs- und Querreihen enthalten.
6. Prüfung der sensoriellen Reaktivität (z. B. Augenöffnung).
7. Durchführung von Photostimulation (zumindest 2 Minuten) und Hyperventilation (3 Minuten, anschließend mindestens 2 Minuten Ruheableitung), soweit es der klinische Zustand des Patienten erlaubt.
8. Falls erforderlich, Mitregistrierung von EKG, EMG und EOG.
9. Artefakte müssen bezeichnet und – soweit möglich – korrigiert werden.
10. Dauer der reinen EEG-Registrierung mindestens 20 Minuten (120 Seiten bei 30 mm/s Papiervorschub).
11. Beschriftung der Kurve mit allen für die Auswertung wichtigen Angaben (technische Parameter, Verhalten und Befinden des Patienten).

Die EEG-Geräte sollten zukünftig mit mindestens 10 EEG-Verstärkerkanälen und einem EKG-Verstärkerkanal ausgestattet sein.

Das EEG sollte von einer entsprechend ausgebildeten medizinischen Kraft abgeleitet werden.

Der auswertende Arzt muß das EEG-Zertifikat der Deutschen EEG-Gesellschaft besitzen oder eine entsprechende Ausbildung nachweisen.

Berlin, Juni 1985

Der Vorstand der Deutschen EEG-Gesellschaft

[EEG-Labor 7 (1985) 178]

---

[1] Abdruck mit freundlicher Genehmigung durch den Vorstand der Deutschen Gesellschaft für Klinische Neurophysiologie.

B Empfehlungen zu Ableiteprogrammen

mit Darstellung eines Teils der in den Empfehlungen der Deutschen EEG-Gesellschaft abgebildeten Programmvorschläge [s. EEG-Labor 8 (1986) 125–138]

Die folgenden Ableiteprogramme sind als Grundlage für EEG-Registrierungen in Klinik und Praxis zu verstehen. Sie ermöglichen eine bessere Vergleichbarkeit und Beurteilung der Ableitungen. Die hier vorgeschlagenen Programme für EEG-Geräte mit 8, 10, 12, 14, 16 und 20 Kanälen entsprechen einer *Mindestanforderung* und müssen je nach Fragestellung durch zusätzliche Ableitungen ergänzt werden. Dem Aufbau der Programme liegt das *Prinzip* zugrunde, daß während einer EEG-Registrierung jede Elektrode sowohl in den bipolaren Längsreihen, den bipolaren Querreihen als auch in den Referenzableitungen (Bezugsableitungen) enthalten sein sollte. Bei Referenzableitungen bedeutet das beispielsweise, daß eine Schaltung der paramedianen Elektroden zum gleichseitigen Ohr allein als unzureichend anzusehen ist und durch eine Schaltung der temporalen Elektroden mit der Cz- bzw. Fz-Elektrode als Referenz ergänzt werden muß (eine Ableitung der temporalen Elektroden zum gleichseitigen Ohr ist u. a. wegen der sehr unterschiedlichen Elektrodenabstände zu vermeiden).

Bei EEG-Geräten mit geringer Kanalzahl läßt sich das genannte Prinzip nicht ohne Einschränkungen bzw. nur mit mehreren Programmen einhalten (z.B. können bei 8-Kanal-Geräten in einer Referenzableitung von jeder Seite nicht 5, sondern nur 4 Elektroden der Längsreihen des 10-20-Systems enthalten sein).

Deshalb sollten in Zukunft nur noch EEG-Geräte mit mindestens 10 Kanälen verwendet werden (s. a. „Mindestanforderungen für die Durchführung von EEG-Ableitungen in Klinik und Praxis", Anhang A). Die Ableiteprogramme basieren auf dem internationalen 10-20-System zur Elektrodenplazierung; 8-Kanal-Geräte schließen die Anwendung nicht aus.

Grundregeln

1. Jede EEG-Registrierung muß Ableiteprogramme mit bipolaren Längsreihen, Querreihen und Referenzableitungen (Bezugsableitungen) entsprechend den angebotenen Programmvorschlägen enthalten.
2. Die Ableiteprogramme werden entsprechend den internationalen Empfehlungen rechts vor links geschaltet; eine Schaltung links vor rechts ist jedoch ebenfalls möglich (wichtig ist die eindeutige Kennzeichnung in jeder EEG-Kurve).
3. Bipolare Längsreihen müssen von frontal nach okzipital geschaltet werden.
4. Bipolare Längs- und Querreihen dürfen keine Winkel enthalten (s. S. 682).
5. Bei bipolaren Längsreihen und Referenzschaltungen können entweder die einzelnen Abgriffe alternierend rechts und links geschaltet werden, oder es können geschlossene Blöcke verwandt werden, d.h. erst alle rechten und dann alle linken Abgriffe (s. Programm 8.1, 10.1, 12.1, 14.1, 16.1 und 20.1 als Beispiel).
6. Während der Photostimulation müssen die frontopolaren, frontalen und okzipitalen Hirnregionen erfaßt werden, weil sich in diesen Arealen die wichtigsten Informationen finden.
7. Während der Hyperventilation müssen in erster Linie die frontalen, zentralen, okzipitalen und die mittleren temporalen Hirnregionen erfaßt werden.
8. Während der Photostimulation, Hyperventilation und im Schlaf soll das Ableiteprogramm nicht unbegründet geändert werden.

9. Das EKG (Elektrokardiogramm) soll für eine gewisse Zeit während jeder EEG-Ableitung mitregistriert werden.
10. Die Registrierzeit mit jedem einzelnen Ableiteprogramm soll 2 Minuten nicht unterschreiten.
11. Der Gebrauch von 16 und 20 EEG-Kanälen bringt wesentlich größere Sicherheit beim Erkennen von Seitendifferenzen, örtlichen Störungen und Artefakten, gestattet aber kein Unterschreiten der minimalen Gesamtableitedauer von 20 Minuten.
12. Quellenableitungen und Ableitungen mit Durchschnittsreferenz nach Goldman-Offner sind erst bei 16 und mehr Kanälen sinnvoll.

Die nachfolgend abgebildeten Programme sind so beschriftet, daß die erste Ziffer die Anzahl der Kanäle eines EEG-Gerätes angibt, die zweite Ziffer kennzeichnet das entsprechende Programm 1, 2, 3 usw.

Zu einigen Ableiteprogrammen sind Alternativen angeführt: so kann in Referenzableitungen gegen Cz auch Fz benutzt werden; die Kombination der zwei Referenzableitungen gegen A1/A2 sowie Cz (bzw. Fz) kann durch eine Kombination von drei Referenzableitungen gegen F7/F8, T3/T4 und T5/T6 ersetzt werden.

Im Anhang sind noch zwei Beispiele für ungünstige Ableiteprogramme abgebildet.

Berlin, Januar 1986

B. Bätz, S. Kubicki, J. Kugler, W. Scheuler

8 Kanäle

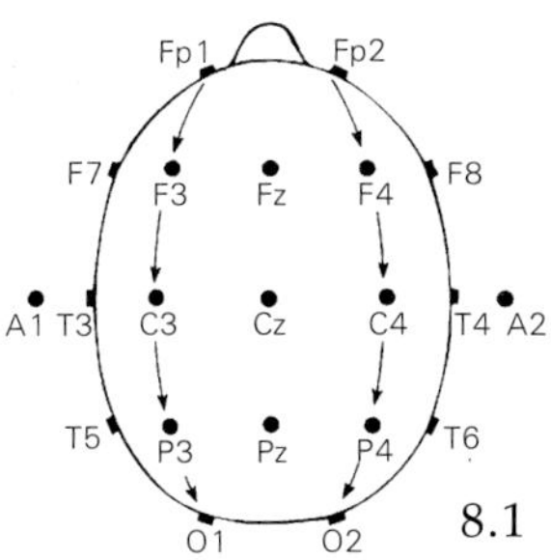

Fp2–F4
Fp1–F3
F4–C4
F3–C3
C4–P4
C3–P3
P4–O2
P3–O1
oder
Fp2–F4
F4–C4
C4–P4
P4–O2
Fp1–F3
F3–C3
C3–P3
P3–O1

8.1

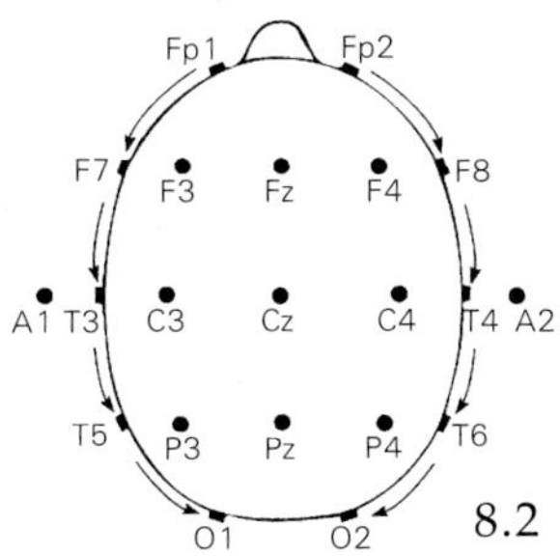

Fp2–F8
Fp1–F7
F8–T4
F7–T3
T4–T6
T3–T5
T6–O2
T5–O1
oder
Fp2–F8
F8–T4
T4–T6
T6–O2
Fp1–F7
F7–T3
T3–T5
T5–O1

8.2

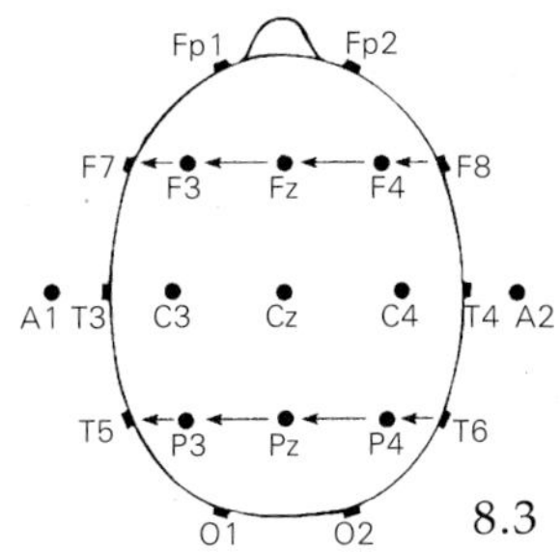

F8–F4
F4–Fz
Fz–F3
F3–F7
T6–P4
P4–Pz
Pz–P3
P3–T5

8.3

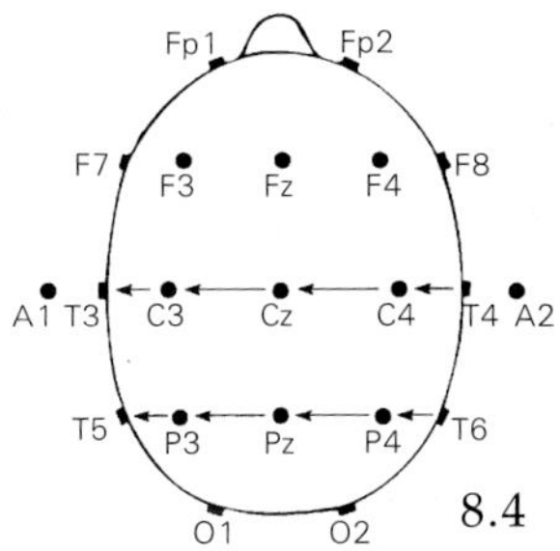

T4–C4
C4–Cz
Cz–C3
C3–T3
T6–P4
P4–Pz
Pz–P3
P3–T5

8.4

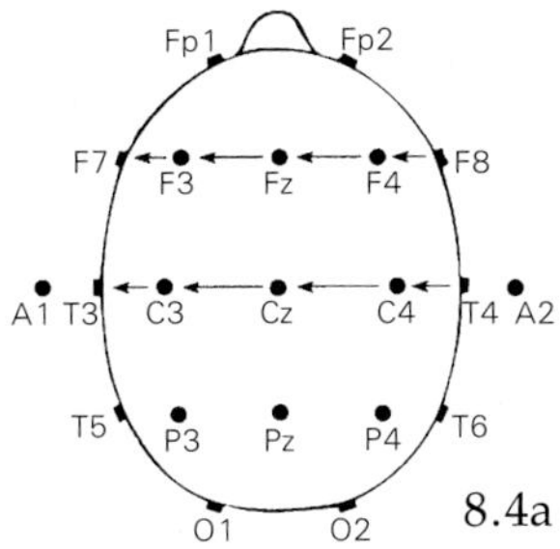

F8–F4
F4–Fz
Fz–F3
F3–F7
T4–C4
C4–Cz
Cz–C3
C3–T3

8.4a

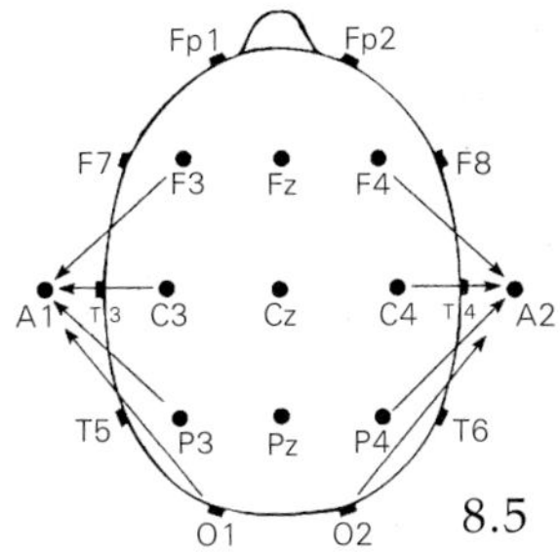

F4–A2
F3–A1
C4–A2
C3–A1
P4–A2
P3–A1
O2–A2
O1–A1

8.5

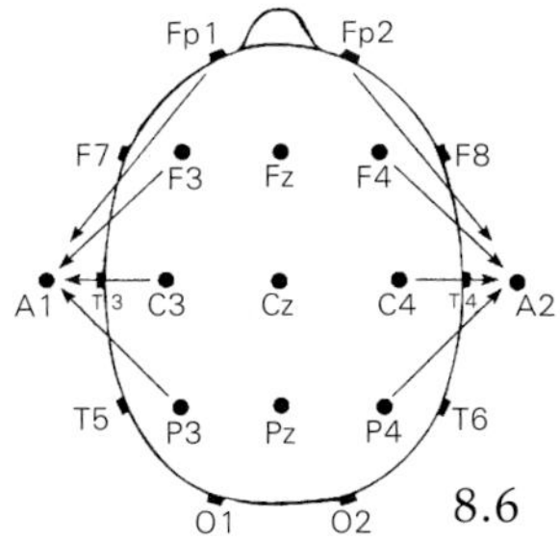

Fp2–A2
Fp1–A1
F4–A2
F3–A1
C4–A2
C3–A1
P4–A2
P3–A1

8.6

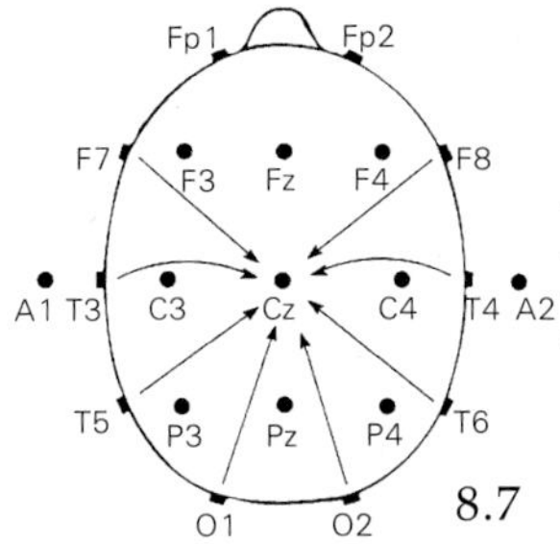

F8–Cz
F7–Cz
T4–Cz
T3–Cz
T6–Cz
T5–Cz
O2–Cz
O1–Cz

8.7

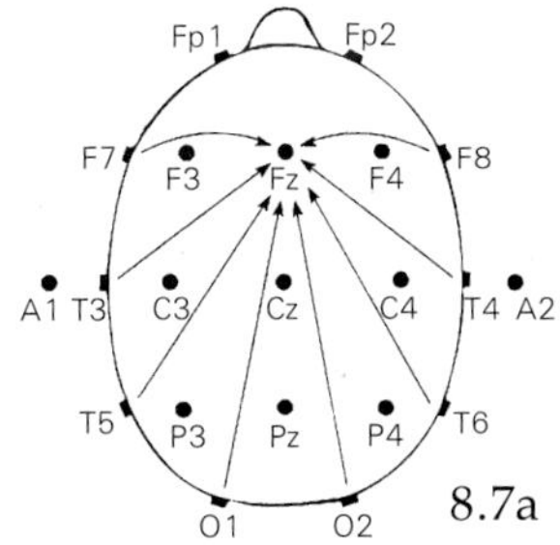

F8–Fz
F7–Fz
T4–Fz
T3–Fz
T6–Fz
T5–Fz
O2–Fz
O1–Fz

8.7a

10 Kanäle

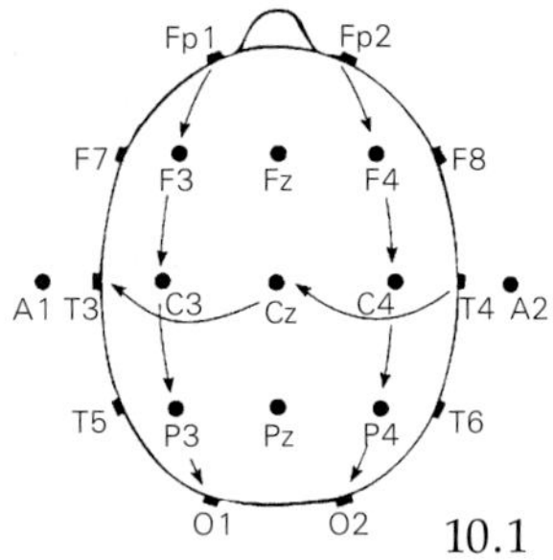

10.1

Fp2–F4
Fp1–F3
F4–C4
F3–C3
C4–P4
C3–P3
P4–O2
P3–O1
T4–Cz
Cz–T3

oder

Fp2–F4
F4–C4
C4–P4
P4–O2
Fp1–F3
F3–C3
C3–P3
P3–O1
T4–Cz
Cz–T3

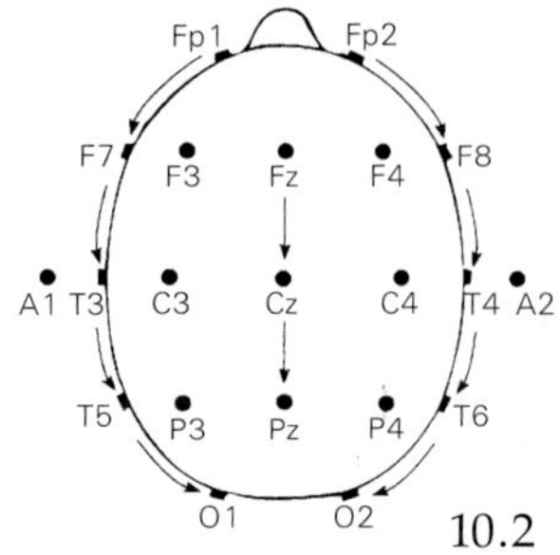

10.2

Fp2–F8
Fp1–F7
F8–T4
F7–T3
T4–T6
T3–T5
T6–O2
T5–O1
Fz–Cz
Cz–Pz

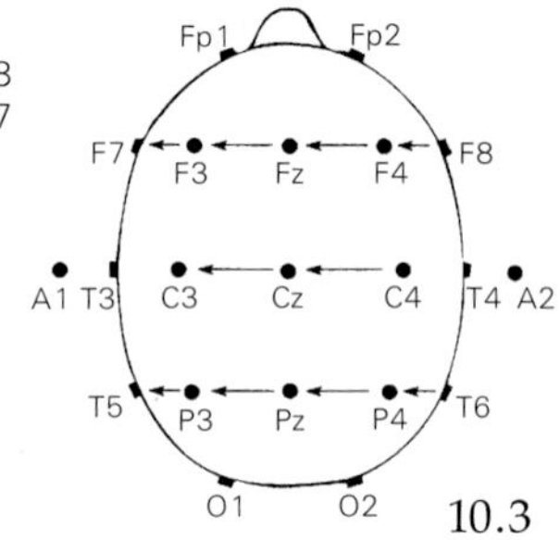

10.3

F8–F4
F4–Fz
Fz–F3
F3–F7
C4–Cz
Cz–C3
T6–P4
P4–Pz
Pz–P3
P3–T5

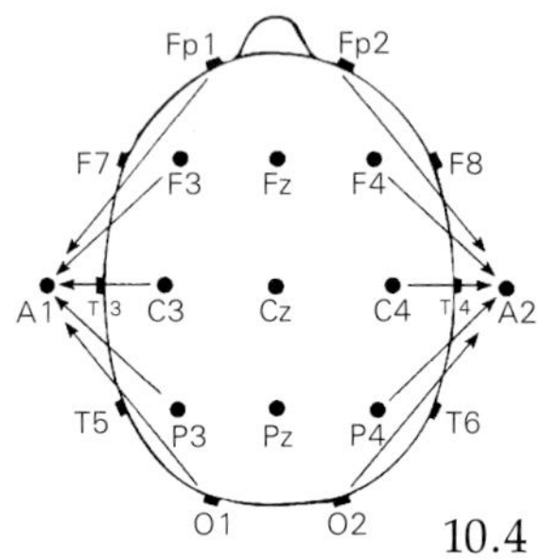

10.4

Fp2–A2
Fp1–A1
F4–A2
F3–A1
C4–A2
C3–A1
P4–A2
P3–A1
O2–A2
O1–A1

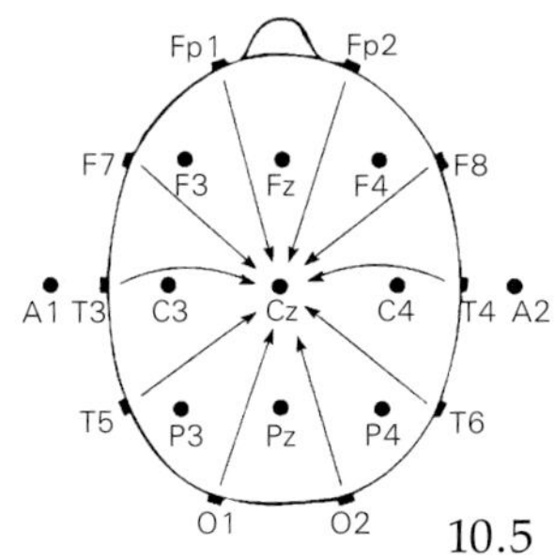

10.5

Fp2–Cz
Fp1–Cz
F8–Cz
F7–Cz
T4–Cz
T3–Cz
T6–Cz
T5–Cz
O2–Cz
O1–Cz

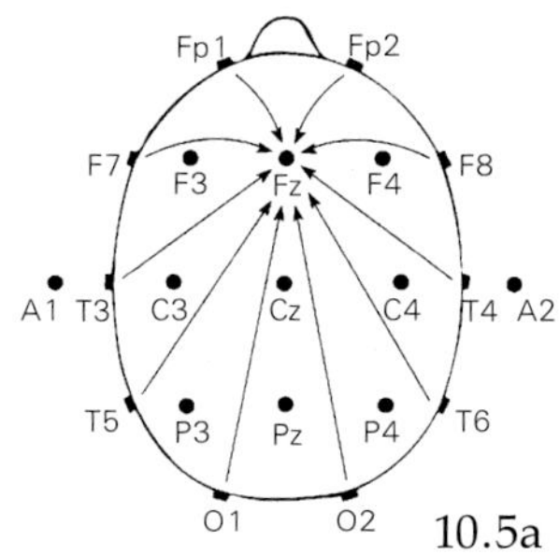

10.5a

Fp2–Fz
Fp1–Fz
F8–Fz
F7–Fz
T4–Fz
T3–Fz
T6–Fz
T5–Fz
O2–Fz
O1–Fz

12 Kanäle

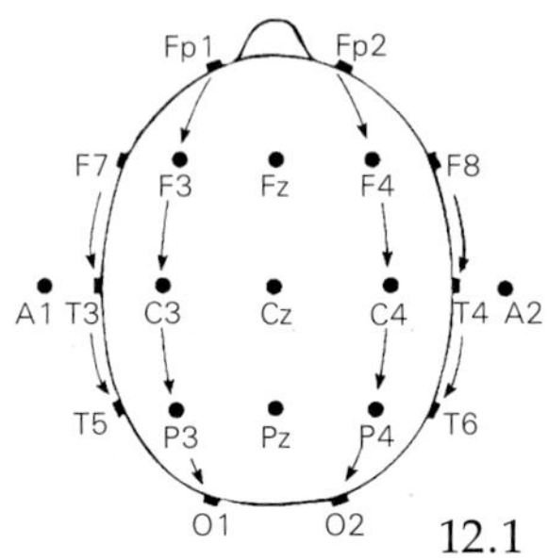

12.1

Fp2–F4
Fp1–F3
F4–C4
F3–C3
C4–P4
C3–P3
P4–O2
P3–O1
F8–T4
F7–T3
T4–T6
T3–T5

oder

Fp2–F4
F4–C4
C4–P4
P4–O2
Fp1–F3
F3–C3
C3–P3
P3–O1
F8–T4
T4–T6
F7–T3
T3–T5

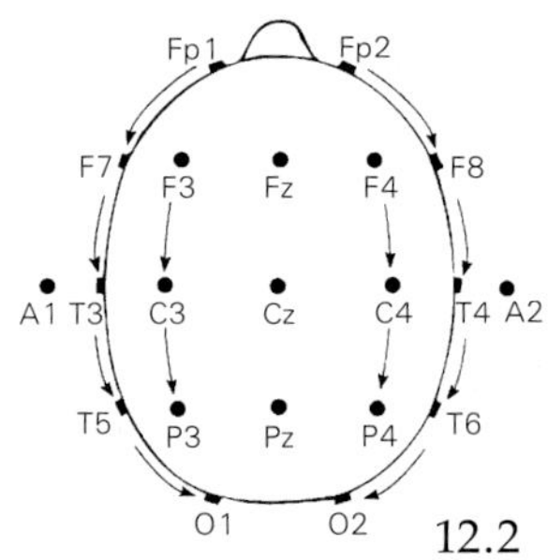

12.2

Fp2–F8
Fp1–F7
F8–T4
F7–T3
T4–T6
T3–T5
T6–O2
T5–O1
F4–C4
F3–C3
C4–P4
C3–P3

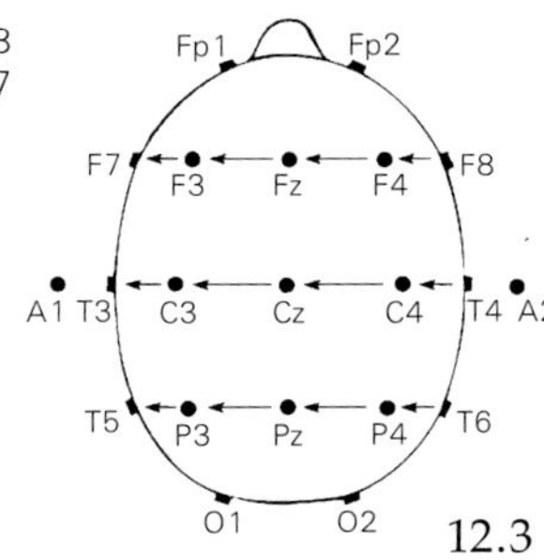

12.3

F8–F4
F4–Fz
Fz–F3
F3–F7
T4–C4
C4–Cz
Cz–C3
C3–T3
T6–P4
P4–Pz
Pz–P3
P3–T5

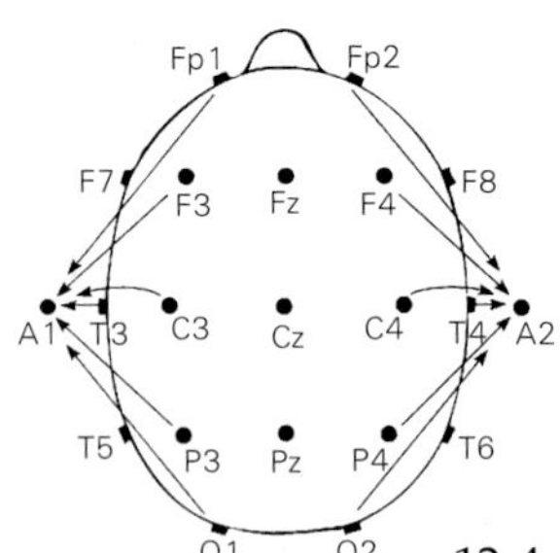

12.4

Fp2–A2
Fp1–A1
F4–A2
F3–A1
C4–A2
C3–A1
P4–A2
P3–A1
O2–A2
O1–A1
T4–A2
T3–A1

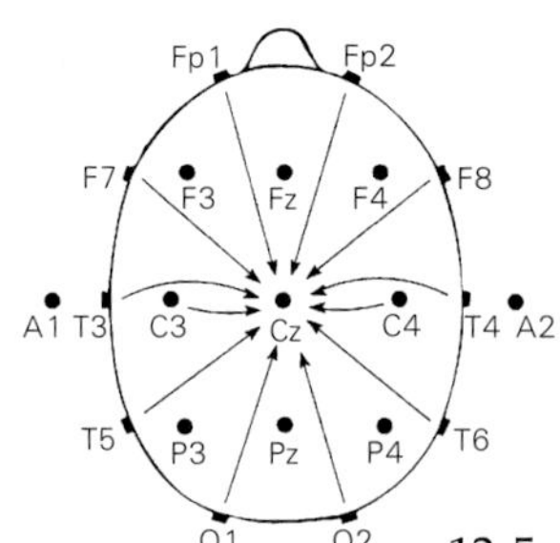

12.5

Fp2–Cz
Fp1–Cz
F8–Cz
F7–Cz
T4–Cz
T3–Cz
T6–Cz
T5–Cz
O2–Cz
O1–Cz
C4–Cz
C3–Cz

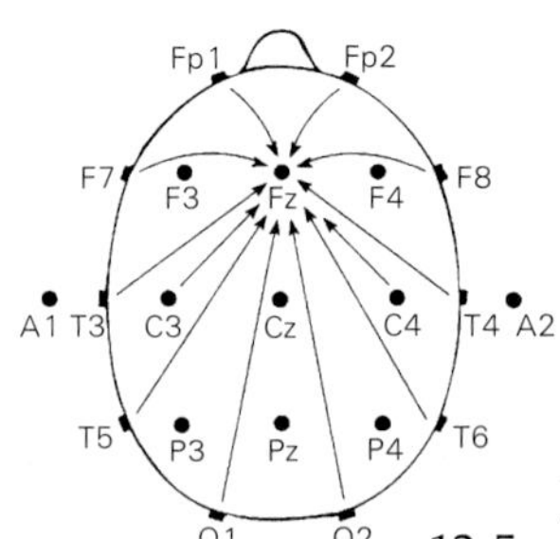

12.5a

Fp2–Fz
Fp1–Fz
F8–Fz
F7–Fz
T4–Fz
T3–Fz
T6–Fz
T5–Fz
O2–Fz
O1–Fz
C4–Fz
C3–Fz

14 Kanäle

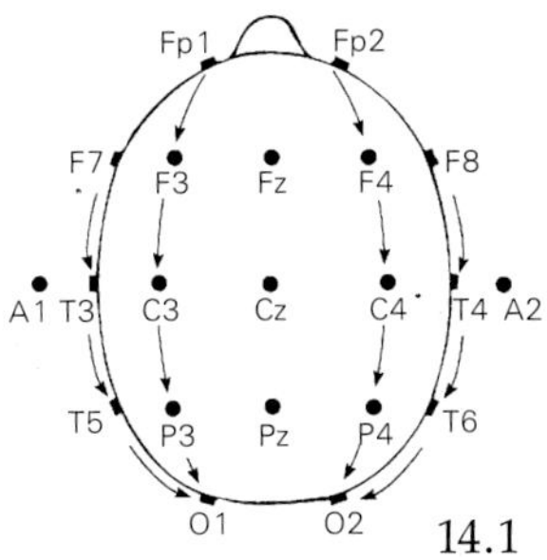

14.1

Fp2–F4
Fp1–F3
F4–C4
F3–C3
C4–P4
C3–P3
P4–O2
P3–O1

F8–T4
F7–T3
T4–T6
T3–T5
T6–O2
T5–O1

oder

Fp2–F4
F4–C4
C4–P4
P4–O2

Fp1–F3
F3–C3
C3–P3
P3–O1

F8–T4
T4–T6
T6–O2

F7–T3
T3–T5
T5–O1

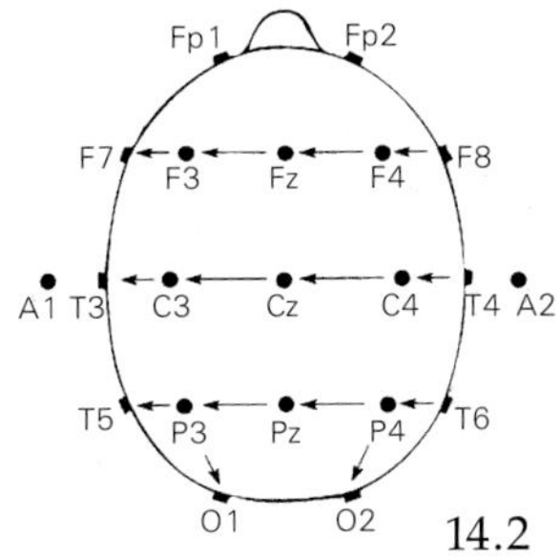

14.2

F8–F4
F4–Fz
Fz–F3
F3–F7

T4–C4
C4–Cz
Cz–C3
C3–T3

T6–P4
P4–Pz
Pz–P3
P3–T5

P4–O2
P3–O1

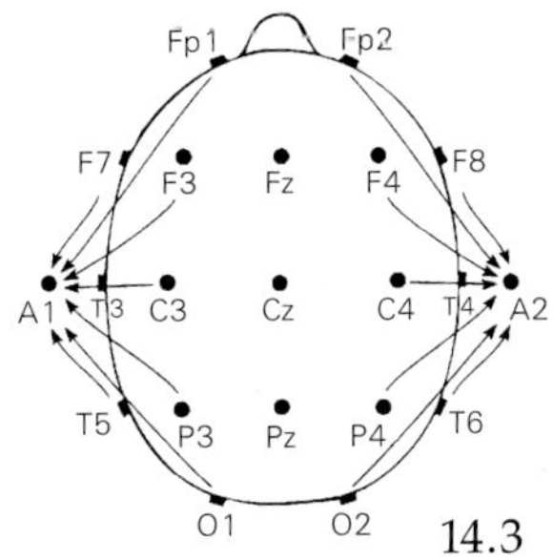

14.3

Fp2–A2
Fp1–A1
F4–A2
F3–A1
C4–A2
C3–A1
P4–A2
P3–A1
O2–A2
O1–A1

F8–A2
F7–A1
T6–A2
T5–A1

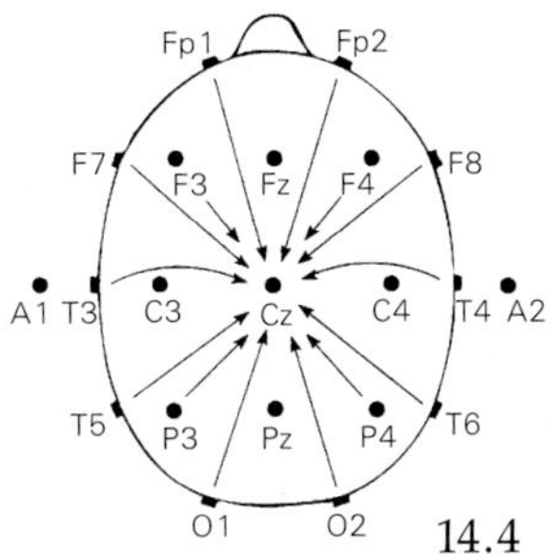

14.4

Fp2–Cz
Fp1–Cz
F8–Cz
F7–Cz
T4–Cz
T3–Cz
T6–Cz
T5–Cz
O2–Cz
O1–Cz

F4–Cz
F3–Cz
P4–Cz
P3–Cz

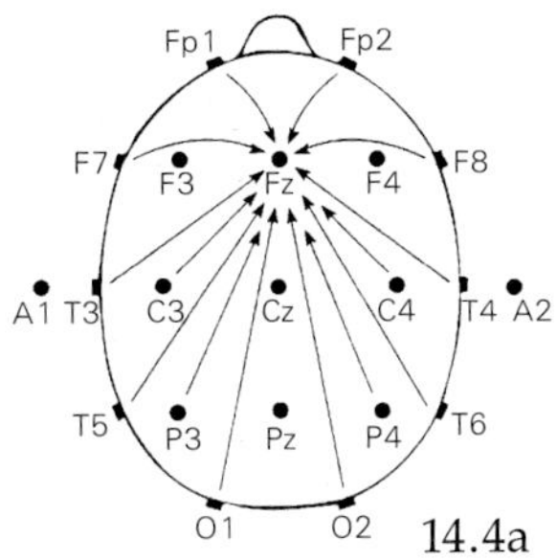

14.4a

Fp2–Fz
Fp1–Fz
F8–Fz
F7–Fz
T4–Fz
T3–Fz
T6–Fz
T5–Fz
O2–Fz
O1–Fz

C4–Fz
C3–Fz
P4–Fz
P3–Fz

16 Kanäle

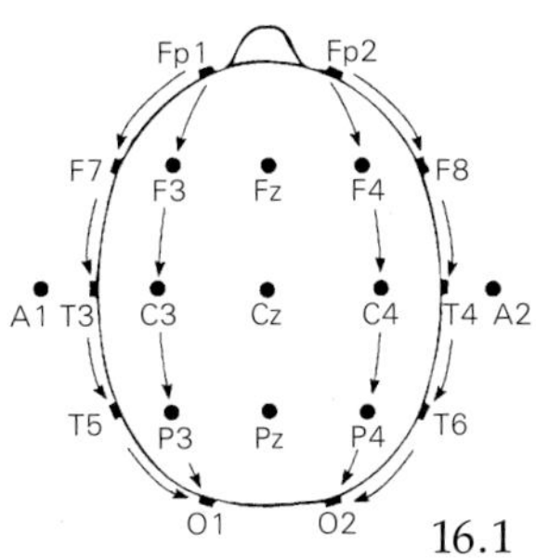

16.1

Fp2–F4
Fp1–F3
F4–C4
F3–C3
C4–P4
C3–P3
P4–O2
P3–O1

Fp2–F8
Fp1–F7
F8–T4
F7–T3
T4–T6
T3–T5
T6–O2
T5–O1

oder

Fp2–F4
F4–C4
C4–P4
P4–O2

Fp1–F3
F3–C3
C3–P3
P3–O1

Fp2–F8
F8–T4
T4–T6
T6–O2

Fp1–F7
F7–T3
T3–T5
T5–O1

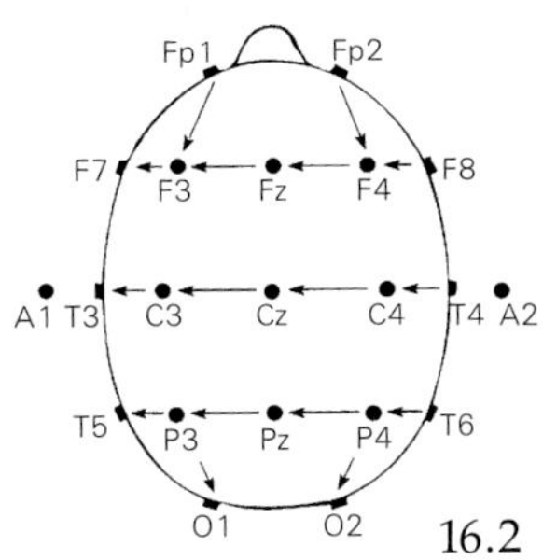

16.2

Fp2–F4
Fp1–F3

F8–F4
F4–Fz
Fz–F3
F3–F7

T4–C4
C4–Cz
Cz–C3
C3–T3

T6–P4
P4–Pz
Pz–P3
P3–T5

P4–O2
P3–O1

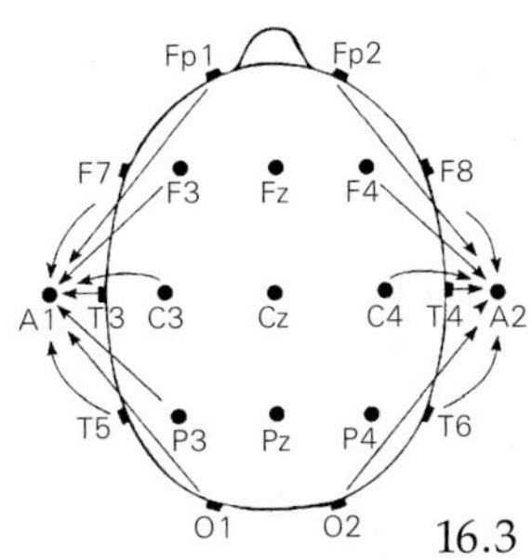

16.3

Fp2–A2
Fp1–A1
F4–A2
F3–A1
C4–A2
C3–A1
P4–A2
P3–A1
O2–A2
O1–A1

F8–A2
F7–A1
T4–A2
T3–A1
T6–A2
T5–A1

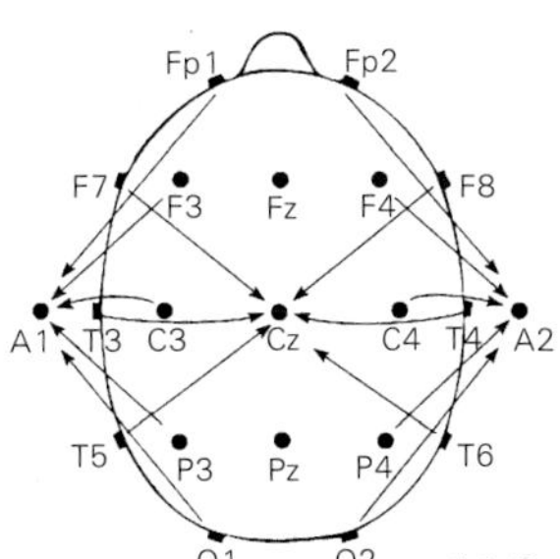

16.3a

Fp2–A2
Fp1–A1
F4–A2
F3–A1
C4–A2
C3–A1
P4–A2
P3–A1
O2–A2
O1–A1

F8–Cz
F7–Cz
T4–Cz
T3–Cz
T6–Cz
T5–Cz

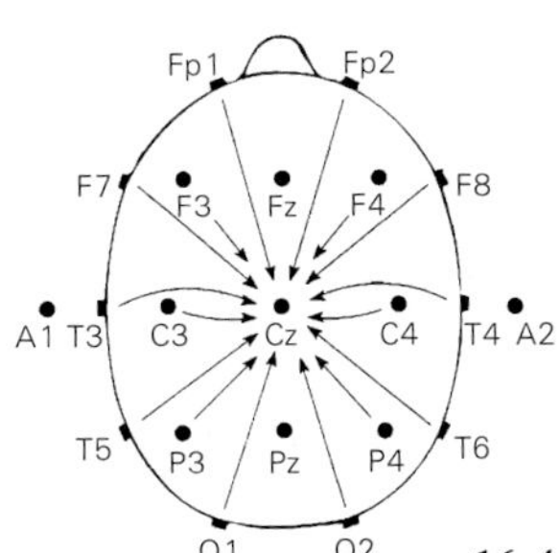

16.4

Fp2–Cz
Fp1–Cz
F8–Cz
F7–Cz
T4–Cz
T3–Cz
T6–Cz
T5–Cz
O2–Cz
O1–Cz

F4–Cz
F3–Cz
C4–Cz
C3–Cz
P4–Cz
P3–Cz

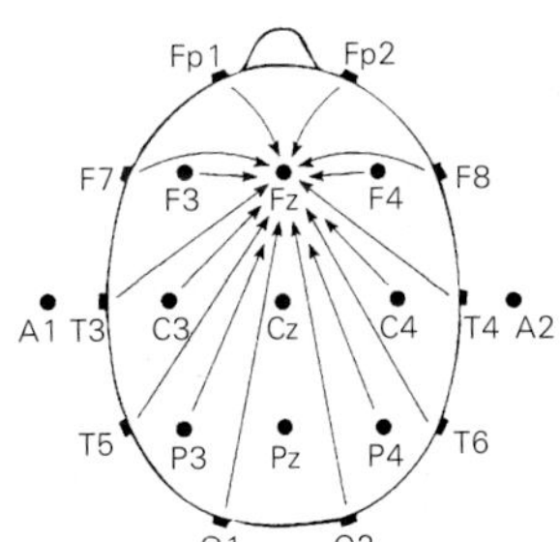

16.4b

Fp2–Fz
Fp1–Fz
F8–Fz
F7–Fz
T4–Fz
T3–Fz
T6–Fz
T5–Fz
O2–Fz
O1–Fz

F4–Fz
F3–Fz
C4–Fz
C3–Fz
P4–Fz
P3–Fz

20 Kanäle

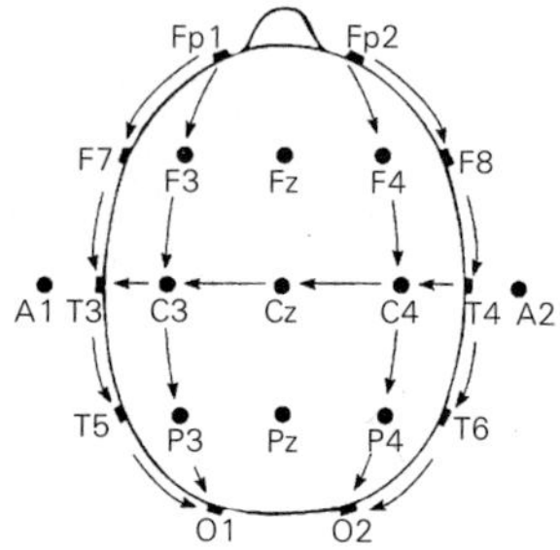

20.1

	oder
Fp2–F4	Fp2–F4
Fp1–F3	F4–C4
F4–C4	C4–P4
F3–C3	P4–O2
C4–P4	Fp1–F3
C3–P3	F3–C3
P4–O2	C3–P3
P3–O1	P3–O1
Fp2–F8	Fp2–F8
Fp1–F7	F8–T4
F8–T4	T4–T6
F7–T3	T6–O2
T4–T6	Fp1–F7
T3–T5	F7–T3
T6–O2	T3–T5
T5–O1	T5–O1
T4–C4	T4–C4
C4–Cz	C4–Cz
Cz–C3	Cz–C3
C3–T3	C3–T3

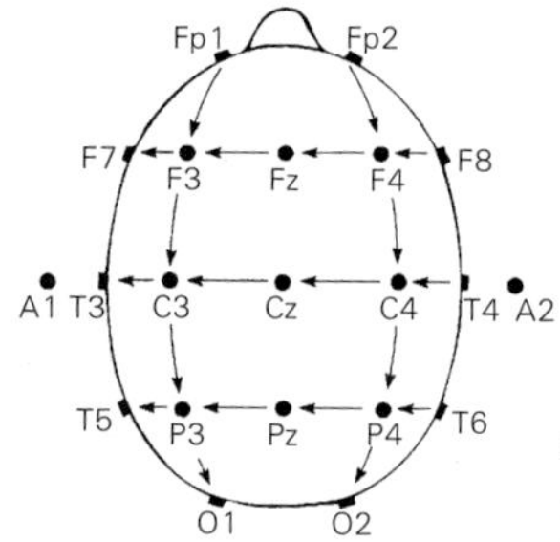

20.2

Fp2–F4
Fp1–F3
F4–C4
F3–C3
C4–P4
C3–P3
P4–O2
P3–O1

F8–F4
F4–Fz
Fz–F3
F3–F7

T4–C4
C4–Cz
Cz–C3
C3–T3

T6–P4
P4–Pz
Pz–P3
P3–T5

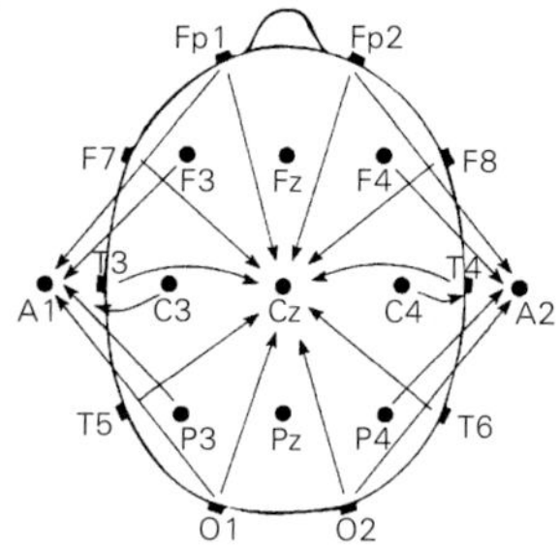

20.3

Fp2–Cz
Fp1–Cz
F8–Cz
F7–Cz
T4–Cz
T3–Cz
T6–Cz
T5–Cz
O2–Cz
O1–Cz

Fp2–A2
Fp1–A1
F4–A2
F3–A1
C4–A2
C3–A1
P4–A2
P3–A1
O2–A2
O1–A1

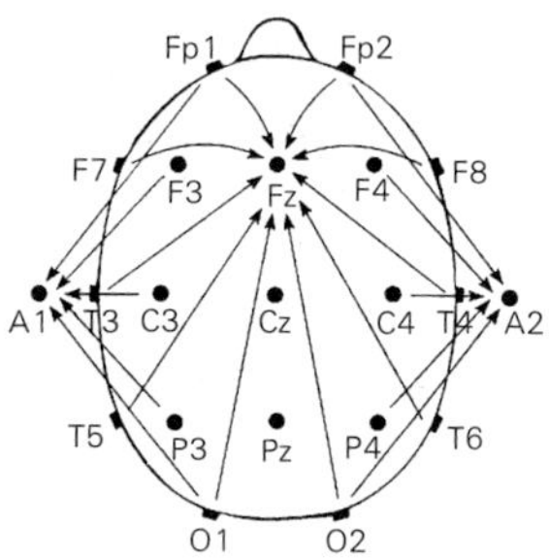

20.3a

Fp2–Fz
Fp1–Fz
F8–Fz
F7–Fz
T4–Fz
T3–Fz
T6–Fz
T5–Fz
O2–Fz
O1–Fz

Fp2–A2
Fp1–A1
F4–A2
F3–A1
C4–A2
C3–A1
P4–A2
P3–A1
O2–A2
O1–A1

In den Empfehlungen der Deutschen EEG-Gesellschaft sind zu den Referenzschaltungen mit Cz oder Fz als Bezugspunkt noch Alternativen angegeben, in denen die temporalen Ableitepunkte F8/F7, T4/T3 bzw. T6/T5 als gemeinsame Referenz dienen.

Im Gegensatz zu den vorstehenden Empfehlungen, in denen die Elektroden rechts vor links geschaltetet werden („europäische Norm"), basieren die Abbildungen in diesem Lehrbuch in der Regel auf einer Links-rechts-Abfolge („amerikanische Norm"); s. hierzu auch Anmerkungen auf S. 98.

Beispiele für ungünstige Ableiteprogramme, wie sich **nicht verwendet** werden sollten. Winkel in den Elektrodenreihen oder ungleiche Abstände zwischen den Elektroden erschweren die Auswertung.

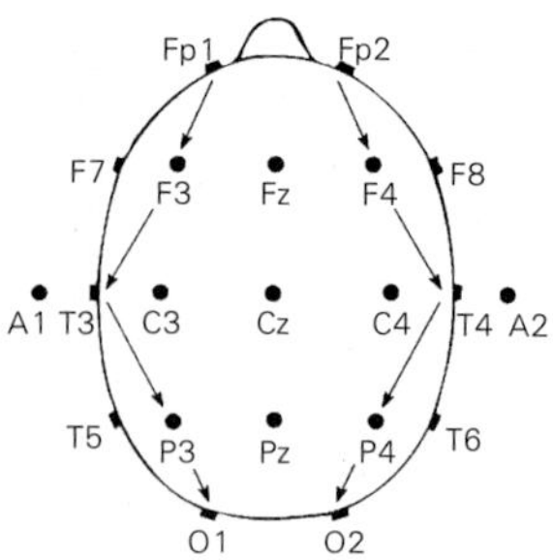

Fp1–F3
F3–T3
T3–P3
P3–O1
Fp2–F4
F4–T4
T4–P4
P4–O2

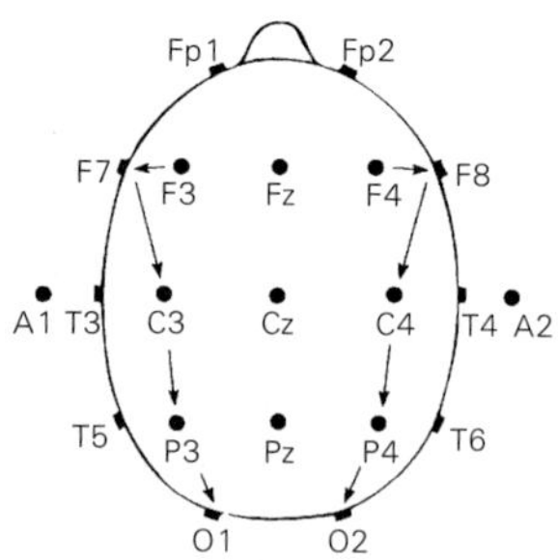

F4–F8
F8–C4
C4–P4
P4–O2
F3–F7
F7–C3
C3–P3
P3–O1

C Empfehlungen für das mobile Langzeit-EEG

Einleitung

Die Empfehlungen für das mobile Langzeit-EEG beziehen sich auf die kontinuierliche Ableitung des EEG über 24 Stunden bei gleichzeitiger Protokollierung des Verhaltens und eventuell auftretender Anfälle des untersuchten Patienten (Eigen- oder Fremdbeobachtung). Sie betreffen nicht andere prolongierte EEG-Ableitungen, wie z. B. intraoperative EEG-Untersuchungen, Nachtschlafanalysen und die präoperative EEG-Diagnostik).[1]

Technische Verbesserungen des Langzeit-EEG sollen die Durchführung prolongierter Aufzeichnungen von Patientenverhalten und EEG erleichtern. Gegenwärtig gibt es kein Verfahren, das für alle Zwecke gleich gut geeignet ist. Deswegen wird hier nicht auf besondere technische Ausrüstungen oder verbindliche Protokolle zur Verhaltensbeobachtung eingegangen.

Indikationen für das mobile Langzeit-EEG

Die nachfolgende Indikationsliste ist nicht vollständig, da unter Umständen besondere Gegebenheiten zu berücksichtigen sind.

1. Nachweis iktualer und interiktualer EEG-Aktivitäten bei Patienten mit epileptischen Anfällen oder auf epileptische Anfälle verdächtigen Störungen der Hirnfunktion oder des Verhaltens, sofern Routine-EEG und Kurzschlaf-EEG keine verläßliche Einordnung erlauben.
2. Nachweis der epileptischen Natur „neuer Anfälle" bei Patienten, deren bisherige Anfälle geklärt waren.
3. Charakterisierung (Lateralisation, Lokalisation und Verteilung) von iktualen und interiktualen EEG-Tätigkeiten bei zerebralen Anfallsleiden.
4. Nachweis von Verhaltensänderungen und Leistungsstörungen mit Hilfe von psychometrischen Tests während des Auftretens von flüchtigen Veränderungen des EEG.
5. Erfassen der Häufigkeit iktualer und interiktualer EEG-Tätigkeiten in Abhängigkeit von auslösenden Ereignissen, Biorhythmen oder der Therapie.
6. Dokumentation der iktualen und interiktualen EEG-Tätigkeiten vor einer Modifikation, Reduktion oder nach Absetzen der Medikamente.
7. Untersuchungen von Patienten mit seltenen Anfällen (z. B. Gelegenheitsanfällen) bei beruflichen Eignungsfragen.
8. Untersuchungen von Patienten mit Störungen des Schlafes.

Ableitung des mobilen Langzeit-EEG

Die Ableitung des Langzeit-EEG umfaßt folgende Schritte: Indikationsstellung unter Berücksichtigung von Anamnese und Routine-EEG. Information des Patienten oder seiner Begleitperson über das Verhaltensprotokoll. Optimale Elektrodenpositionierung in Abhängigkeit von der klinischen Frage und bereits aus dem Routine- und Kurzschlaf-EEG bekannten fokalen Befunden. Eichen, Überprüfen der Elektrodenübergangswiderstände, EEG-Proberegistrierung mit Artefaktprovokation, Abstimmen der Uhrzeiten und schließlich Demontage, Reinigen sowie Neuchlorieren der Elektroden.

Die ärztliche Leistung beim Langzeit-EEG umfaßt: Überprüfen der Langzeit-EEG-Ableitung, Auswertung des EEG und der Verhaltensprotokolle, deren Korrelation mit der klinischen Frage, Entwurf, Diktat und Korrektur

---

[1] *Anmerkung des Autors:* Empfehlungen der Deutschen Gesellschaft für Klinische Neurophysiologie (Deutsche EEG-Gesellschaft) zur Durchführung derartiger EEG-gestützter Langzeitableitungen finden sich bei Heinze H-J et al. (1994) Z EEG-EMG 25: 219–225.

des Befundes und Dokumentation der klinischen und EEG-Befunde.

Apparative Voraussetzungen

Zum Erfassen generalisierter paroxysmaler EEG-Aktivitäten sind Registriergeräte mit mindestens vier Kanälen erforderlich, wobei ein Kanal für die Aufzeichnung des Zeitcodes verwendet werden sollte. Zum Erfassen fokaler EEG-Aktivitäten sind Registriergeräte mit mindestens acht Kanälen nötig.

Fachliche Voraussetzungen

Qualifikation

Das Ableiten und Beurteilen von Langzeit-EEG verlangt spezielle Kenntnisse von Technologie, Datenerhebung, Verhaltensbeobachtung, Datenspeicherung und -wiedergabe. Ein Arzt, der Langzeit-EEG-Ableitungen durchführt oder überwacht und befundet, muß die Voraussetzungen erfüllen, die die Deutsche EEG-Gesellschaft an den Leiter eines EEG-Laboratoriums stellt (Besitz des EEG-Zertifikats über 3 Jahre), oder eine gleichartige Ausbildung nachweisen. Er muß unter der Aufsicht eines in dieser Technik erfahrenen Arztes fünfzig Langzeit-EEG-Ableitungen mit den Verhaltensprotokollen ausgewertet und deren zugehörige Befunde geschrieben haben. Zehn dieser Langzeit-EEG-Ableitungen müssen von dem auszubildenden Arzt persönlich durchgeführt werden.

Berlin, den 21. November 1987

Die Mitglieder der Kommission:
B. Bätz, J. Kugler, H. Stefan

D Empfehlungen der Deutschen EEG-Gesellschaft für das Mapping von EEG-Parametern (EEG- und EP-Mapping) – Kurzfassung

Vorwort

Das EEG- und EP-Mapping ist ein Verfahren zur Darstellung der räumlichen Verteilung der hirnelektrischen Aktivität. Maps (Karten) werden aus Potentialwerten erstellt, die an bestimmten Punkten (z. B. den Elektrodenpositionen des 10-20-Systems) gemessen und an anderen durch Interpolation gewonnen werden. Das Mapping gibt Auskunft über die – ständig wechselnde – Verteilung der an der Kopfoberfläche registrierten Potentialfelder, jedoch nicht über deren Herkunft. Das Mapping ist keine Darstellung anatomischer Strukturen wie bei anderen bildgebenden Verfahren.

Es handelt sich um eine äußerst aufwendige Methode, die sowohl beim Registrieren als auch beim Auswerten beträchtliche Erfahrung erfordert. Die Deutsche EEG-Gesellschaft sieht bisher keine spezielle klinische Indikation, die den alleinigen Einsatz des Mapping rechtfertigt. Die rasche Entwicklung dieser neuen Darstellungsweise hinterließ beim Vorstand der Deutschen EEG-Gesellschaft den Eindruck, daß bereits etablierte elektroenzephalographische Qualitätsstandards bislang im Verhältnis zu den technischen Möglichkeiten des Mapping vernachlässigt wurden.

Die nachstehende Kurzform der Empfehlungen soll dazu beitragen, den rechten Gebrauch des EEG-Mapping zu fördern und Mißbrauch zu verhindern. Es wird auf die ausführliche Version der Mapping-Empfehlungen verwiesen (Deutsche EEG-Ges., Herrmann et al. 1989).

1 Gegenstand der Empfehlungen

Die folgenden Empfehlungen behandeln das Mapping von momentanen Amplitudenwerten einzelner Wellen (z. B. evozierte Potentiale, Spikes, K-Komplexe) oder von Spektralparametern, die über Zeitabschnitte (Epochen) des EEG geschätzt werden (z. B. Frequenzband-Leistung, -Amplitude, Kohärenz).

2 Datenaufnahme

2.1 Elektrodenpositionen und Registrierung

Es werden *mindestens* die 19 von der Deutschen EEG-Gesellschaft empfohlenen Positionen des 10-20-Systems für die Registrierung gefordert (Jasper 1958, Pastelak-Price 1983):

Fp1 Fp2
F7 F3 Fz F4 F8
T3 C3 Cz C4 T4
T5 P3 Pz P4 T6
O1 O2

Weitere Positionen sind dem Anhang zu entnehmen.

Das Registrieren von Augenbewegungen ist für die Artefakterkennung obligat. Dabei kann so verfahren werden, wie bei Irrgang u. Höller (1981) dargestellt.

Es wird grundsätzlich empfohlen, gegen *eine* Referenzelektrode abzuleiten, z. B. gegen Cz, A1, A2 oder das arithmetische Mittel aus A1 und A2 ([A1+A2]/2).

Mindestens bis zur abschließenden Beurteilung des EEG müssen die Daten in einer Form gespeichert werden, die das Umrechnen von der registrierten Referenz auf *jede* andere Ableitungsform erlaubt (z. B. auf Mittelwertsreferenz, Quellenableitung, andere Elektroden als Referenzen etc.). Es wird darauf hingewiesen, daß Quellen- und Laplace-Ableitungen die Daten *unumkehrbar* verändern.

Bei der *Registrierung des klinischen EEG* sind die Mindestanforderungen der Deutschen EEG-Gesellschaft anzuwenden (s. Anhang A). Eine Ableitedauer von mindestens 20 Minuten ist einzuhalten. Für Vergleichszwecke sind Frequenzbandparameter-Maps für mindestens folgende EEG-Abschnitte anzufertigen:

a) 2 Maps von je 20 (artefaktfreien!) Sekunden (s) unter der Bedingung „Augen zu" aus der 2. und 3. Minute der Ableitung, jeweils 10 s nach Augenschluß beginnend;
b) 2 Maps von je 20 (artefaktfreien!) Sekunden unter der Bedingung „Augen auf" aus der *2. und 3. Minute der Ableitung jeweils möglichst unmittelbar nach dem Augenöffnen* beginnend;
c) sofern Hyperventilation durchgeführt wird, 1 Map von 20 s Hyperventilation aus den letzten 20 s der 3. Minute.
d) Für die Abschnitte mit abnormer Aktivität müssen zusätzliche Maps angefertigt werden.

Unter klinischen Bedingungen bzw. bei unruhigen Patienten wird ein (komplettes) Mapping artefaktfreier Abschnitte nach den o. g. Empfehlungen oft nicht möglich sein; das macht die Grenzen des Mapping als standardisierbare klinische Methode deutlich.

2.2 Dokumentation der Daten und Behandeln von Artefakten

Die Zeit der Abschnitte (Epochen), aus denen eine Karte erstellt wurde, muß in der Abbildung vermerkt sein.

Um Information über die Form von Wellen in Zeitreihen zu erhalten und Artefakte sowie Einzelergebnisse im analysierten Abschnitt erkennen zu können, müssen zusätzlich zu jeder Karte die EEG-Kurven aller Kanäle *nach* Digitalisierung dargestellt werden.

Unabhängig davon ist das vollständige EEG entweder als Kurve auf Papier/Mikrofilm oder in digitalisierter Form gemäß den gesetzlichen Bestimmungen für Ärzte 10 Jahre aufzubewahren.

Vor dem Erstellen einer Karte muß in jedem einzelnen Fall die EEG-Kurve auf Artefakte durchgesehen werden. Segmente mit Artefakten sind von der weiteren Analyse auszuschließen. Art der Artefakte und ihre Editierung müssen dokumentiert werden.

Bei gemittelten evozierten Potentialen muß die Anzahl der verworfenen Reaktionspotentiale (Durchgänge, Sweeps) dokumentiert werden.

2.3 Grundlinie

Die Grundlinie (baseline) für Amplitudenmapping ist die technische Null-Linie.

Bei evozierten Potentialen (EP) kann auch die Differenz-Karte zwischen Prä- (100–500 ms vor dem Stimulus; Prä-Stimulus-Grundlinie) und Post-Stimulus-Aktivität berechnet werden.

3 Parametrisierung

3.1 Eichung, Filterung und Digitalisierung

Die Eichung, Filterung und Digitalisierung der Daten geschieht nach den üblichen Regeln der Quantifizierung von EEG- oder EP-Daten. Es wird auf die Empfehlungen der Internationalen Pharmako-EEG-Gesellschaft (IPEG) verwiesen (Dumermuth et al. 1987). Vor jeder Ableitung muß mit einer unabhängigen, stabilen Eichquelle geeicht werden; die Amplituden jedes Kanals müssen an der gemessenen Eichamplitude korrigiert werden (automatischer Abgleich). Es wird empfohlen, mit einem 10 Hz/ 100 μV- (Spitze-zu-Spitze) Sinusgenerator zu eichen. Die mittlere Amplitude für ein 20 s-Eichintervall darf in jedem Kanal um nicht mehr als ±10% vom Sollwert abweichen. Bei größeren Abweichungen ist ein technischer Defekt in Betracht zu ziehen.

Die Bestimmung der technischen Null-Linie soll für jeden Kanal durch Mittelung eines Abschnittes von mindestens 1 s Dauer bei kurzgeschlossenen Verstärkereingängen erfolgen. Die Mittelung darf *frühestens 1 min* nach dem Kurzschließen erfolgen.

3.2 Spontanes EEG

Das spontane EEG wird heute zumeist mit Hilfe der Spektralanalyse (Leistung pro Frequenzband) parametrisiert.

Zu Vergleichszwecken soll immer die Darstellung gegen die Mittelwerts-Referenz („Common-Average"-Referenz) erfolgen. Darüber hinaus wird empfohlen, einen Datensatz gegen andere Referenzen umzurechnen.

Die Darstellung soll einen Amplitudenmaßstab zeigen (Quadratwurzel aus Leistung pro Frequenzband in μV, linear oder logarithmisch).

3.3 Momentane Potentialkarten (EEG, EP, Spikes, K-Komplexe etc.)

Für Vergleiche wird empfohlen, die Karten gegen die Mittelwerts-Referenz darzustellen. Die Anzahl der Mittelungen bei EP und ERP richtet sich nach den Empfehlungen der Deutschen EEG-Gesellschaft (Lowitzsch et al. 1988). Die Anzahl der gemittelten Durchgänge (Sweeps) ist *in der Karte* anzugeben.

4 Zielvariable

4.1 EEG

Bezüglich der Zielvariablen für das EEG wird auf Kapitel 7 der IPEG-Empfehlungen verwiesen (Dumermuth et al. 1987). Trotz erheblicher Nachteile ist die mittlere Amplitude (Quadratwurzel aus Leistung pro Frequenzband) die gebräuchlichste Zielvariable für das EEG.

Für *klinische Fragestellungen* werden mindestens *sechs Frequenzbänder* empfohlen. Ihre Grenzen können der Fragestellung angepaßt werden und sind auf jeder Karte anzugeben. Im Interesse der Vergleichbarkeit empfiehlt die Kommission folgende Frequenzbandgrenzen (in Hz):

a) 0,5–3,4
b) 3,5–7,4
c) 7,5–12,4
d) 12,5–17,9
e) 18,0–f_N (Nyquist-Frequenz) sowie
f) 0,5–f_N bzw. 0,5–30 (–32) Hz.

Weitere Vorschläge für Frequenzbandeinstellungen sind der ausführliche Version der Mapping-Empfehlungen zu entnehmen. Darüber hinaus soll die Kartendarstellung mit einer Frequenzauflösung von mindestens 1 Hz möglich sein.

4.2 EP-Kartenserie

Die Latenz einer EP-Komponente ist als Zeitabstand zwischen dem stärksten positiven oder negativen Potentialwert und dem Reizbeginn definiert. Neben dem üblichen Vorgehen, die Latenz anhand der Potentialdifferenzen einzelner Elektroden zu bestimmen, können auch Schätzfunktionen gewählt werden, die die Veränderungen des elektrischen Feldes auf dem gesamten Schädel berücksichtigen. Dafür kommt nach Lehmann u. Skrandies (1980) z. B. die maximale „globale Feldleistung" (innerhalb der

Zeitfenster für die einzelnen EP-Komponenten) in Betracht.

Die *Amplitude* einer bestimmten Komponente kann entweder durch die Wurzel aus der „globalen Feldleistung" (Standardabweichung) zum Zeitpunkt der Latenz ausgedrückt werden oder durch die Differenz zwischen dem Potentialminimum und Potentialmaximum. Dadurch kann die EP-Kartenserie auf wenige, den Latenzen der einzelnen Komponenten entsprechende Karten reduziert werden.

5 Kartenbildung

5.1 Algorithmus für die Kartenbildung

Der für die Kartenbildung verwendete Interpolations-Algorithmus ist anzugeben; durch den Algorithmus der Kartenbildung dürfen gemessene Punkte nicht verändert werden. Desgleichen ist das Verfahren der zweidimensionalen Projektion zu spezifizieren (Coppola 1986).

Bei der *Anwendung* (insbesondere bei klinischen Fragestellungen) muß man die mangelnde Definition einer Aktivität zwischen zwei Elektroden berücksichtigen (räumliches Aliasing). Dieses Problem kann nicht durch Interpolation sondern nur durch eine erhöhte Anzahl von Elektroden gelöst werden.

5.2 Skalierung und Farbgebung

Die Zuordnung von Amplituden zu Farb- bzw. Grauwerten muß eindeutig aus jeder Karte ersichtlich sein. Beim Mapping mittlerer Amplituden muß die Dauer des gemittelten Abschnitts in jeder Karte angegeben werden.

Für quantitative intra- und interindividuelle Vergleiche ist die Darstellung von Absolutwerten unerläßlich. Soll lediglich eine relative Verteilung in einem Bild dargestellt werden, kommen Prozentwerte in Betracht. Für Vergleiche zwischen zwei Karten sind Differenzdarstellungen von Amplitudenwerten gebräuchlich.

Derzeit gibt es noch keine einheitliche Verfahrensweise zur Farb- oder Graustufenkodierung. Wichtig ist, die Farbstufen so zu wählen, daß sie farbpsychologisch als äquidistant empfunden werden; dies gilt analog auch für die Graustufenkodierung. Für die Skalierung ist einerseits der größtmögliche dynamische Bereich der Skalierung auszunutzen, andererseits soll bei intra- und interindividuellen Vergleichen – wann immer möglich – der gleiche Maßstab beibehalten werden.

Um eine Vergleichbarkeit zu gewährleisten und die Interpretation zu erleichtern, sollen bei Schwarzweißdarstellungen schwarze (intensive) Werte einen großen, weiße einen kleinen Wert repräsentieren; bei Differenzbildung soll Schwarz eine große, Weiß eine kleine Differenz darstellen. Bei Buntdarstellungen soll Rot einen großen Wert bzw. eine große Differenz, Blau einen kleinen Wert bzw. eine kleine Differenz darstellen. Werden Differenzen dargestellt, soll die Mittellage (0-Wert) ein mittleres Grau haben; bei Farbdarstellungen soll der 0-Wert zwischen Gelb und Grün liegen, so daß die positive Skala von Gelb bis Rot und die negative von Grün bis Blau reicht.

Werden die Skalen, um Grau- oder Farbtöne voll ausnutzen zu können, an die vorhandenen Maximal- und Minimalwerte adaptiert, besteht die Gefahr, daß minimale Unterschiede durch beeindruckende Farbumschläge in Wirklichkeit nicht vorhandene Änderungen vortäuschen. Markante Farb- oder Grauton-Umschläge sollten deshalb nur dann gezeigt werden, wenn ein Effekt tatsächlich vorhanden ist.

Im Hinblick auf den derzeitigen Stand der Vervielfältigungsmöglichkeiten sind Grautondarstellungen obligat.

5.3 Wahrscheinlichkeitskarten (Probability maps)

Darstellungen von parametrischen oder nichtparametrischen Vergleichen dürfen nur für die Elektrodenpositionen, jedoch nicht für interpolierte Punkte angegeben und nur zur Exploration und Deskription verwendet werden. Wahrscheinlichkeitskarten können nicht für konfirmatorische Nachweise von Wirkungen, fokalen Störungen oder Normalabweichungen benutzt werden (Dumermuth et al. 1987). Einige Hersteller von Mapping-Geräten bieten sogenannte Normdaten an. Deren Verwendung kann die Deutsche EEG-Gesellschaft derzeit noch nicht empfehlen.

6 Verlaufskontrolle für klinisches EEG und EP

Bei Verlaufskontrollen sollen identische Ableite-, Transformations-, Auswerte- und Darstellungsbedingungen eingehalten werden. Abweichungen hiervon müssen genau dokumentiert und begründet werden.

7 Nachweis von Effekten

Effekte (z. B. von Behandlungen oder Substanzen) können nur mit Hilfe der tatsächlich gemessenen Ableitepunkte (mindestens 19) und nicht mit den interpolierten Bildpunkten nachgewiesen werden. Es muß zwischen explorativen, deskriptiven und konfirmativen statistischen Analysen unterschieden werden; es ist stets anzugeben, um welche Art der Analyse es sich handelt. Dies geschieht bei der Angabe von p-Werten zweckmäßigerweise dadurch, daß sie einen Index ‹e› für explorativ, ‹d› für deskriptiv und ‹c› für konfirmativ erhalten (p_e, p_d oder p_c) (Dumermuth et al. 1987).

Mapping-Kommission der Deutschen EEG-Gesellschaft:

W. M. Herrmann, S. Kubicki, H. Künkel, J. Kugler, D. Lehmann, K. Maurer, P. Rappelsberger, W. Scheuler

[Z EEG-EMG 20 (1989) 125–132]

Die zitierten *Literaturstellen* finden sich im Literaturverzeichnis zu Kap. 17

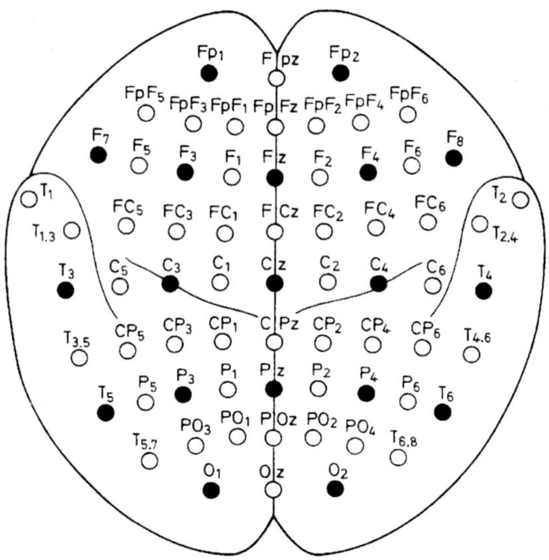

Abb. 1. 10%-Elektrodensystem mit den von der Deutschen EEG-Gesellschaft empfohlenen Elektrodenbezeichnungen. Die das 10-20-System ergänzenden Elektrodenpositionen sind hell eingezeichnet

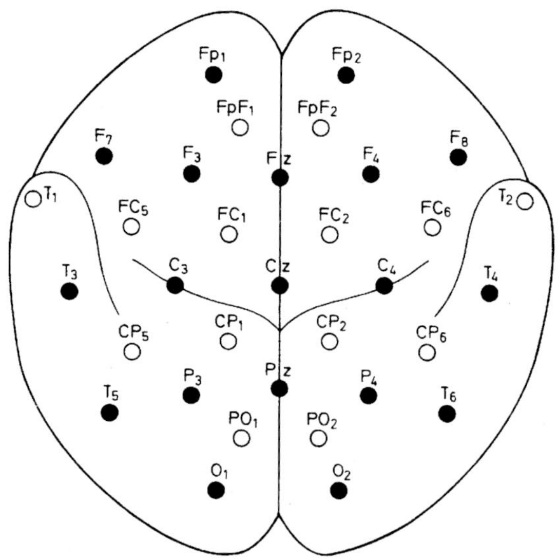

Abb. 2. Vorschlag zur Elektrodenplazierung bei einem 32-Kanal-Gerät. Die Elektroden des 10-20-Systems können durch die hell eingezeichneten Positionen des 10%-Systems ergänzt werden, wobei sich die Auswahl (12 der angegebenen 14 Positionen) nach der Fragestellung richten muß.
Die Temporalpol-Elektroden T1 und T2 sind für die klinische Elektroenzephalographie von Bedeutung und sollten vor allem bei Patienten mit Epilepsie eingesetzt werden

E Stellungnahme der Technischen Kommission der Deutschen EEG-Gesellschaft zum papierlos registrierten EEG

Einleitung

Neuere technische Entwicklungen ermöglichen eine computergestützte EEG-Registrierung und EEG-Speicherung.

Aufgrund der zahlreichen Anfragen gibt die Technische Kommission der Deutschen EEG-Gesellschaft eine Stellungnahme zu den Voraussetzungen der Datenerfassung, Speicherung und Darstellung heraus. Die Kommission wird die weitere Entwicklung verfolgen und zu gegebener Zeit erneut Stellung nehmen.

1. Datengewinnung

- Für die Datenerfassung ist das Einhalten der IPEG-Guidelines obligatorisch (Dumermuth et al. 1987). Bei der Wahl der Abtastfrequenz nach dem Abtasttheorem ist zwar eine fehlerfreie Repräsentation der Daten möglich, es kann aber für eine einwandfreie Darstellung der Signale erforderlich sein, mit einer höheren Abtastrate zu arbeiten. Andererseits können unter Einhaltung des Nyquist-Theorems auch geeignete Interpolationsverfahren eingesetzt werden.
- Die vom Hersteller vorgegebene Abtastrate für die Datenerfassung soll nur erschwert zu ändern sein.
- Die Daten sind entsprechend den Mapping-Richtlinien der Deutschen EEG-Gesellschaft gegen eine gemeinsame Referenz aufzuzeichnen (s. Anhang D).
- Die Registrierung mit mindestens 19 Kanälen (Elektroden des 10-20-Systems) für das EEG und von mindestens 4 polygraphischen Kanälen (z. B. EKG, EOG, EMG, Respiration) soll möglich sein.
- Die Aufzeichnung von Eichsignalen in allen Kanälen ist obligatorisch, und zwar: a) eines sinusförmigen Eichsignals mit einer stabilen Frequenz von etwa 10 Hz; und b) eines rechteckförmigen Eichsignals. Die Amplituden der Rechtecksprünge sollen der halben Spitze-Spitze-Amplitude der Sinuseichung entsprechen.
- Die Bandbreite pro Kanal muß so dimensioniert werden, daß eine eindeutige Artefaktdifferenzierung und Beurteilung der EMG-Aktivität gewährleistet ist. Eine Begrenzung auf 70 Hz mit steilen Filterflanken reicht nicht aus.
- Eine Messung der Elektrodenübergangswiderstände muß auf Abruf möglich sein. Zu empfehlen ist sowohl die Einzelmessung von Elektroden als auch die Messung im Rahmen von Ableiteprogrammen. Bei der Messung der Elektrodenübergangswiderstände müssen die Referenzelektroden und die Erdelektrode mit einbezogen werden, d. h. auch deren Übergangswiderstand muß interpretiert werden können. Aus einer analogen Darstellung am Bildschirm müssen die Übergangswiderstände in kΩ abgelesen werden können (z. B. 1 mm = 1 kΩ). Die Messung mit Wechselspannung einer Frequenz, die 10 Hz nicht übersteigt, wird für ausreichend gehalten. Das Ergebnis der Messung muß mit den EEG- und Patientendaten abgespeichert werden. Aus der Bedienungsanleitung muß klar ersichtlich sein, wie die Messung erfolgt, insbesondere über welche Elektrode(n) das Meßsignal eingespeist wird.

2. Datenspeicherung

In einer gemeinsamen Datei (File) mit den EEG-Daten müssen gespeichert werden:

- Patientenidentifikation,
- Filter für untere Grenzfrequenz (Zeitkonstante),
- Filter für obere Grenzfrequenz,
- zusätzliche Schaltung von Filtern (z. B. 50-Hz-Bandsperre),

- Eichung in μV_{SS},
- Empfindlichkeit in μV/mm,
- Elektrodenverschaltung,
- Elektrodenübergangswiderstände in kΩ.
- Zusätzlich zur Aufzeichnung des EEG und polygraphischer Signale muß ein Kommentar gespeichert werden können (äquivalent der Beschriftung einer EEG-Kurve). Die Eingabe muß vor, während und nach Ende der Aufzeichnung möglich sein.
- Eine Ereignismarkierung ist vorzusehen. Über Funktionstasten kann eine feste Vorgabe zur Markierung von Standardereignissen (bis zu 16) ermöglicht werden: Augen auf/Augen zu, Photostimulation, Hyperventilation usw. Die alphanumerische Markierung (Buchstaben) wird der graphischen Markierung (Farbbalken) vorgezogen. Die Möglichkeit der zeitgleichen Markierung zusätzlicher Ereignisse bei der Patientenbeobachtung, z. B. mittels Lichtgriffel oder Graphiktabletts, ist vorzusehen.

3. Archivierung von EEG-Daten

Derzeit besteht die gesetzliche Forderung zur Speicherung des Komplett-EEG von 10 Jahren sowie zur Speicherung des schriftlichen Befundes von 30 Jahren.

Als Alternative zur Archivierung der Originalkurven (Papier) und Archivierung nach Mikroverfilmung sowie der Archivierung des EEG auf Kassetten beim Langzeit-EEG wird von einigen Firmen die Archivierung auf optischer Platte angeboten. Die Technische Kommission der Deutschen EEG-Gesellschaft stimmt der Archivierung auf optischen Platten unter der Bedingung zu, daß Produkte eingesetzt werden, für die bereits internationale Normen bestehen, und daß diese Normen auch eingehalten werden. Sobald internationale Normen für Datenaufzeichnung zur Verfügung stehen, müssen auch diese berücksichtigt werden. Aus Gründen der Datensicherheit muß dafür Sorge getragen werden, daß auch bei Zerstörung des Inhaltsverzeichnisses der Platte ein Zugriff auf die Daten gewährleistet bleibt.

Eine digitale Magnetspeicherung für Archivierungszwecke wird von der Technischen Kommission der Deutschen EEG-Gesellschaft nur unter der Bedingung akzeptiert, daß fehlerkorrigierende Kodes eingesetzt werden, das heißt, daß die Datendichte entsprechend hoch ist (in der Regel über 6000 bpi).

Auf die Einhaltung der Datenschutzbestimmungen muß geachtet werden.

4. EEG-Darstellung während der Aufzeichnung

Für die klinische Diagnostik muß die Darstellung der EEG-Kurven am Bildschirm mit einer Auflösung erfolgen, bei der die Abbildungsfehler unterhalb des Rauschpegels der Signale bleiben. Ein entsprechender Qualitätsstandard ist von den Herstellern anzupeilen, wobei als generelle Richtlinie bei allen Entwicklungen die Mindestanforderungen der Deutschen EEG-Gesellschaft für die EEG-Registrierung in Klinik und Praxis anzusehen sind (s. Anhang A).

Bei der Datenaufnahme sollen zwei getrennte Bildschirme zur Verfügung stehen, damit ohne Unterbrechung der Darstellung des aktuellen EEG auf dem ersten Bildschirm vorangegangene EEG-Abschnitte für Vergleichszwecke auf dem zweiten Bildschirm als Standbild dargestellt werden können.

Der auf einem Bildschirm dargestellte EEG-Abschnitt soll der üblichen Aufzeichnungsgröße und -relation auf dem Papier entsprechen. Das bedeutet, daß als **Minimalforderung** auf dem Bildschirm 10 s EEG entsprechend der üblichen Aufzeichnungsgröße und -relation dargestellt werden.

Der Zeitmaßstab, Amplitudenmaßstab und die Elektrodenverschaltung müssen jederzeit ersichtlich sein.

Bildschirmfarbe und -kontrast sollen wählbar sein. Einschlägige arbeitsmedizinische Richtlinien für Bildschirmarbeit sind einzuhalten, insbesondere hinsichtlich der Bildwiederholfrequenz.

Die Möglichkeit der Aufzeichnung des EEG auf Papier muß vorhanden sein. Die Qualität muß der Schreibqualität eines konventionellen EEG-Gerätes mit einwandfreier Aufzeichnungsqualität entsprechen.

5. Auswertung und Weiterverarbeitung

Die unter Abschnitt 4 angeführten Punkte bezüglich der EEG-Darstellung auf Schirm sind auch für die Auswertung zu fordern.

In einer EEG-Abteilung werden in der Regel mehrere (ca. drei bis fünf) Auswerteplätze notwendig sein.

Ein schneller Zugriff zu allen abgespeicherten Registrierungen eines Patienten, auch bei entfernt liegenden Auswerteplätzen, muß möglich sein.

Die Speicherung der Daten auf Massenspeicher bietet den großen Vorteil der nachträglichen beliebigen Verarbeitung der EEG-Rohdaten. Dazu zählt auch die Wiederdarstellung in anderen Ableitprogrammen. Nach Aufzeichnung des EEG gegen eine Referenz (z. B. Cz, [A1+A2]/2) muß eine solche Wiederdarstellung möglich sein.

Für die gängigen Hochsprachen (C, Pascal, Fortran) sollen Programme bereitgestellt werden, mit denen per random access auf die auf dem Massenspeicher bereitliegenden EEG-Daten zugegriffen werden kann. Bei MS-DOS-kompatibler Archivierung kann darauf verzichtet werden, sofern die Datenstruktur mitgeteilt wird. Als **Mindestforderung** müssen die Daten über eine standardisierte Schnittstelle dem Benutzer für weitere Auswertungen zur Verfügung stehen.

Es sollte die Möglichkeit geschaffen werden, Epochen bzw. Abschnitte in den Rohdaten zu markieren, um damit artefaktbehaftete Daten von weiteren Auswertungen auszuschließen beziehungsweise beliebige Abschnitte selektiv auswerten zu können. Die Markierungen sollten mit den Daten permanent gespeichert werden und bei späteren grafischen Darstellungen automatisch am Bildschirm aufscheinen.

Juli 1990

Die Mitglieder der Kommission:

B. Bätz, H. Hinrichs, C. Pastelak-Price (Vertreterin der EPTA), P. Rappelsberger (Vorsitzender), W. Scheuler, S. Zschocke

[EEG-Labor 12 (1990) 151–154]

Die zitierten *Literaturstellen* finden sich im Literaturverzeichnis zu Kap. 15.

Hinweis des Autors: In Ergänzung und Fortführung der Empfehlungen wurde von Seiten der Deutschen Gesellschaft für Klinische Neurophysiologie noch ein „Fragenkatalog für digital/papierlos arbeitende EEG-Geräte" veröffentlicht [Hinrichs H et al. (1995), Z EEG-EMG 26: 38–41; s. dazu auch Hinrichs H (1995) Kommentar zum Fragenkatalog für digital/papierlos arbeitende EEG-Geräte, Z EEG-EMG 26: 42–47]

F Empfehlungen der Deutschen Gesellschaft für Klinische Neurophysiologie (Deutsche EEG-Gesellschaft) zur Bestimmung des Hirntodes

1. Einleitung

Der Hirntod wird definiert als Zustand des irreversiblen Erloschenseins der Gesamtfunktion des Großhirns, des Kleinhirns und des Hirnstamms bei einer durch kontrollierte Beatmung aufrechterhaltenen Herz-Kreislauf-Funktion.

Die Diagnose des Hirntodes stützt sich auf die von der Bundesärztekammer festgelegten Entscheidungshilfen zur Feststellung des Hirntodes (Bundesärztekammer 1991), wobei die Irreversibilität des Hirnfunktionsverlustes

- durch eine weitere klinische Beobachtung während einer angemessenen Zeit oder
- durch ergänzende Untersuchungen

nachgewiesen werden muß.

Als ergänzende Untersuchungen kommen

- neurophysiologische (EEG, frühe AEP und SEP) sowie
- neurovaskuläre (Dopplersonographie)

Untersuchungen in Frage. In allen Fällen müssen die von der Bundesärztekammer (1991) genannten Voraussetzungen und klinische Symptome vorliegen.

Voraussetzungen des Einsatzes ergänzender Untersuchungen

Voraussetzung für die Bewertung des EEG und der evozierten Potentiale sind:

- eine Körpertemperatur über 34° C,
- ein systolischer Blutdruck über 80 mmHg,
- der Ausschluß schwerer metabolischer oder endokrinologischer Entgleisungen und
- die Beachtung vorangegangener sedierender Maßnahmen.

Medikamenteneffekte

Zentral wirksame Medikamente können das EEG in erheblichem Maße beeinflussen, während die frühen AEP und die SEP weitgehend pharmakaresistent sind. Intoxizierte oder stark sedierte Patienten kommen deshalb nicht für die EEG-Diagnostik in Betracht. Zentral wirksame Medikamente werden aber auch aus therapeutischen Gründen verabreicht. Nach dem derzeitigen Wissensstand ist es nicht möglich, sämtliche zentral wirksamen Substanzen unterhalb ihrer noch wirksamen Serum-Konzentration mit genügender Genauigkeit quantitativ zu bestimmen oder bei nachgewiesenen Substanzen diejenige Serum-Konzentration festzulegen, unter der eine zweifelsfreie Auswertung des EEG und der späten evozierten Potentiale möglich ist.

Für einige häufig verwendete zentral wirksame Medikamente lassen sich jedoch Grenzwerte angeben, unterhalb derer Beeinflussungen der elektrophysiologischen Parameter keine Rolle zu spielen scheinen. Vor der Ableitung des EEG und der evozierten Potentiale ist in jedem Verdachtsfall eine toxikologische Untersuchung zu veranlassen. Eine EEG-Aufzeichnung kann bewertet werden, wenn im Serum

- *Thiopental* nur in einer Konzentration unter 30 μmol/l (Stöhr et al. 1991) und
- *Diazepam* oder *Midazolam* nur in einer Konzentration unter 50 ng/ml nachweisbar sind (Krier et al. 1992; Vinik u. Kissin 1991).

Dabei darf die Gabe eines spezifischen Antagonisten dann keine Änderung der Isoelektrizität im EEG bewirken.[1]

Die genannten Grenzwerte gelten nicht, wenn gleichzeitig Alkohol im Blut nachweisbar ist, da dieser zentrale Arzneimittelwirkungen erheblich verstärken kann. In diesem Falle können erst diejenigen EEG-Aufzeichnungen bewertet werden, die nach dem Zeitpunkt abgeleitet wurden, zu dem im Blut kein Alkohol mehr nachzuweisen ist.

Werden *andere zentral wirksame Stoffe* (z. B. Sedativa, zentral wirksame Antihypertensiva, Neuroleptika, Antidepressiva, Opiate) nachgewiesen, können ebenfalls erst diejenigen EEG-Aufzeichnungen bewertet werden, die nach dem Zeitpunkt abgeleitet wurden, zu dem diese Substanzen nicht mehr nachweisbar sind, während Ableitungen der evozierten Potentiale hierdurch nicht nennenswert beeinflußt werden.

Wenn der Verdacht auf eine intrakranielle Kreislaufunterbrechung besteht, Medikamentenwirkungen aber nicht auszuschließen sind, kann alternativ eine Ultraschalluntersuchung erwogen werden.

2. Ergänzende elektrophysiologische Untersuchungen

2.1 Elektroenzephalographie

Die EEG-Registrierung ist bei primär supratentoriellen Prozessen und sekundären Hirnschädigungen als ergänzende Untersuchung die geeignetste Methode, um den Großhirntod festzustellen. Bei primär infratentoriellen Prozesen muß das Erloschensein der kortikalen Aktivität durch das EEG dokumentiert werden.

Wird während einer kontinuierlichen Registrierung des EEG über mindestens dreißig Minuten eine hirnelektrische Stille (isoelektrisches EEG, Null-Linien-EEG) registriert, so

[1] Dabei ist zu bedenken, daß ein zerebraler Perfusionsstillstand oder eine starke Perfusionsminderung für Diskrepanzen zwischen den Serumkonzentrationen im peripheren Blut und im Hirnkreislauf verantwortlich sein kann.

kann – außer bei Säuglingen und Kleinkindern – der Hirntod ohne weitere Beobachtungszeit festgelegt werden, sofern die in der Einleitung genannten Bedingungen erfüllt sind und bei hypoxischer Hirnschädigung die Ableitung mindestens acht Stunden (bei Kindern unter fünf Jahren zwölf Stunden) nach Eintritt der Schädigung durchgeführt wird (Krier et al. 1992; Stöhr et al. 1991). Wegen der physiologischen Unreife des Gehirns muß die EEG-Registrierung bei Neugeborenen nach 72 bzw. bei Kleinkindern bis zum vollendeten zweiten Lebensjahr nach 24 Stunden wiederholt werden, bevor der Hirntod festgestellt werden kann.

Ableitetechnik

Es werden folgende Maßnahmen (Ableitetechnik) empfohlen, um das Erloschensein der kortikalen Aktivität nachzuweisen:

1. Die Beurteilung muß sich auf mindestens 30 min einwandfrei auswertbare, artefaktarme EEG-Registrierung stützen.
2. Den jeweiligen Umständen entsprechend kann mit gesinterten Ag/AgCl-Elektroden oder mit Platin- bzw. Stahlnadelelektroden abgeleitet werden. Stahlnadelelektroden zeigen bei ungünstigen Verstärkereigenschaften Polarisationseffekte. Daher muß für die gewählte Kombination aus Verstärker und Elektrode vorher sichergestellt sein, daß eine technisch stabile EEG-Ableitung über entsprechend lange Zeiten gewährleistet ist.
3. Die Elektroden sind nach dem 10:20-System zu setzen. Die Ableitprogramme sollen auch Abgriffe mit doppelten Elektrodenabständen beinhalten, z. B. Fp1–C3, F3–P3 usw. Bei der neuen EEG-Technik mit referentieller Registrierung sind für die Darstellung Programme zu verwenden, die obige Empfehlungen berücksichtigen. – Als Beispiel kann folgendes Acht-Kanal-Ableiteschema verwendet werden: Fp2–C4, C4–O2, Fp1–C3, C3–O1, Fp2–T4, T4–O2, Fp1–T3, T3–O1.
4. Die Elektrodenübergangswiderstände sollen zwischen 1 und 10 kΩ liegen und möglichst gleich niedrig sein. Widerstände unter 1 kΩ können durch Flüssigkeits- oder Elektroden-Gel-Brücken verursacht werden. Die Messungen der Übergangswiderstände soll die Referenzelektrode(n) und die Erdungselektrode(n) mit einschließen. Die Werte der Widerstände müssen zu Beginn und am Ende der Aufzeichnung dokumentiert werden.
5. Die Registrierung soll mit Standard-Filtereinstellungen erfolgen: Zeitkonstante 0,3 s (untere Grenzfrequenz 0,53 Hz); obere Grenzfrequenz 70 Hz bei konventionellen EEG-Geräten, bei digitalen Systemen mit steilen Filterflanken entsprechend höher (s. Anhang E). Zur Erfassung auch sehr langsamer Frequenzen ist ein mindestens 10 min einwandfrei auswertbares, artefaktarmes EEG mit einer Zeitkonstante von 1 s oder länger (unter Grenzfrequenz 0,16 Hz oder darunter) zu registrieren.
6. Die Registrierung soll mit Standard-Verstärkereinstellungen begonnen werden (5 bzw. 7 μV/mm). Die der Beurteilung zugrundeliegenden EEG-Abschnitte (≥ 30 min) müssen mit einer Empfindlichkeit von mindestens 2 μV/mm aufgezeichnet werden. Bei der digitalen EEG-Technik muß die Aufzeichnung in der Weise erfolgen, daß eine Auswertung mit einer Auflösung von 2 μV/mm möglich ist. Die Geräteeichung soll mit einem Signal erfolgen, dessen Höhe der Amplitude des zu erwartenden Signals entspricht, z. B. 20 μV bei einer Empfindlichkeit von 2 μV/mm. Eichsignale müssen am Beginn, bei jeder Änderung und am Ende der Registrierung aufgezeichnet werden. Steht kein entsprechend kleines Eichsignal zur Verfügung, muß das Eichsignal mit der Standard-Einstellung aufgezeichnet und jede Verstärkeränderung dokumentiert werden.
7. Der Rauschpegel des EEG-Gerätes sollte beachtet werden. Er muß so gering sein, daß eine sichere Abgrenzung von EEG-Potentialen um 2 μV möglich ist. Das Geräterauschen sowie auch externe Einstreuungen können sehr einfach überprüft werden, indem man einen 10-kΩ-Widerstand zwischen die zwei Anschlüsse eines Kanals schaltet oder diese gegen Masse kurzschließt.
8. Die Anzahl der EEG-Kanäle darf acht nicht unterschreiten. Unverzichtbar zur Erkennung von nicht zu beseitigenden Artefakten

ist die kontinuierliche Mitregistrierung des EKG. Andere Artefakte müssen sicher identifiziert und vom EEG abgegrenzt werden. Zur Differenzierung rascher β-Aktivität von EMG-Aktivität können kurz wirkende Muskelrelaxanzien gegeben werden. Dies darf jedoch nur nach der Feststellung der klinischen Hirntod-Kriterien erfolgen.

9. Zu Beginn der Ableitung soll durch willentlich ausgelöste Artefakte, z. B. durch Berühren der Elektroden, die Funktionstüchtigkeit der einzelnen Verstärker überprüft werden.
10. Die EEG-Registrierung muß von einem darin erfahrenen Arzt kontrolliert und beurteilt werden.

2.2 Frühe akustisch evozierte Potentiale (FAEP)

Die Ableitungen der frühen AEP können die Feststellung des Hirntodes bei primär supratentoriellen und sekundären Hirnschädigungen ergänzen, die Registrierung eines EEG aber nicht ersetzen. Wenn die klinische Hirnfunktionsdiagnostik nicht vollständig durchgeführt werden kann (z. B. Augenverletzung), müssen die frühen AEP ergänzend herangezogen werden.[1]

Der Nachweis eines bilateralen Ausfalls aller im Hirnstamm generierten frühen AEP-Komponenten erlaubt den Rückschluß auf einen generellen Funktionsausfall des Hirnstamms, da die akustische Leitungsbahn hierbei parallel zu den übrigen Hirnstammstrukturen funktionslos wird. Damit sind folgende frühe AEP-Muster mit der Diagnose des Hirntodes vereinbar:

- der progrediente, konsekutive Verlust der Wellen mit schließlich bilateralem Ausfall aller Komponenten,
- der progrediente, konsekutive Ausfall der Wellen mit Erhaltenbleiben der Wellen I oder I und II ein- oder beidseitig,
- das isolierte Erhaltensein der Wellen I oder I und II.[2]

Stimulation: Geschirmte Kopfhörer mit überprüfter Reizpolarität und bekanntem, vom Hersteller belegten Frequenzgang (alternativ pneumatisch arbeitende Kopfhörer, wobei die Latenzen um die Laufzeit im Schlauch zu korrigieren sind).

- Klickreize 100 μs Dauer; Reizfrequenz zwischen 10 und 15 Hz; ungerade Wiederholungsrate (z. B. 11,11 Hz) wird empfohlen;
- Sog- und Druckreize müssen getrennt gemittelt und gespeichert werden; falls technisch nicht möglich, sollen nur Sogpulse verwendet werden.
- Schalldruck 95 dB HL; kontralaterales Ohr mit 30 dB unter Klick-Schalldruck verrauschen.

Analysezeit: 10 ms; 20 ms werden zur besseren Artefakt-Abgrenzung (50 Hz) empfohlen.

Filtereinstellung: (bei 6 dB/Oktave Filter), Untere Grenzfrequenz 100–150 Hz; obere Grenzfrequenz 3000 Hz.

Elektrodenposition: Vertex (Cz); Referenz am ipsilateralen Ohrläppchen oder Mastoid. Zur besseren Identifikation der Welle I wird eine Ableitung mit einer Nadelelektrode aus dem Gehörgang empfohlen.

Elektrodenarten: Es können sowohl Nadel- als auch Klebe-Elektroden verwendet werden. Der Elektrodenwiderstand soll 5 kΩ nicht überschreiten.

Mittelungsschritte: 1000–2000. Jede Messung muß mindestens einmal wiederholt werden, um die Reproduzierbarkeit der Wellen zu belegen. Überdies ist auf eine wirksame Unterdrückung von Artefakten zu achten.

[1] Es ist zu berücksichtigen, daß es mehrere Befundkonstellationen gibt, die Fehlschlüsse zulassen. Deshalb sind die frühen AEP bei *primär infra*tentoriellen Schädigungen *nicht* als ergänzende Untersuchung geeignet.

[2] Ein durch Verlaufsuntersuchungen belegter konsekutiver Verlust der Wellen V bis III (fakultativ auch I und II) im Zusammenhang mit einer von rostral nach kaudal fortschreitenden Hirnstammläsion bei transtentorieller Herniation war bisher in keinem dokumentierten Fall rückläufig. Ein solcher Verlauf belegt damit nicht nur den Funktionsverlust des Hirnstamms, sondern auch dessen Irreversibilität (Stöhr et al. 1991).

2.3 Somatosensorisch evozierte Potentiale (SEP)

Ableitungen der SEP können die Feststellung des Hirntodes bei primär supratentoriellen und sekundären Hirnschädigungen ergänzen, aber die Registrierung eines EEG nicht ersetzen.[1]

Mit der Diagnose des Hirntodes sind folgende SEP-Muster vereinbar:

Bei der Wahl einer *Fz-Referenz* entspricht ein Ausfall der in der kaudalen Medulla oblongata generierten – und über den Halswirbelkörper 2 (HWK 2) ableitbaren – Komponente N13b bei Fehlen des kortikalen Primärkomplexes einem Abbrechen der Impulswelle am zervikokranialen Übergang (Stöhr et al. 1991). N13a kann im weiteren Verlauf auch erlöschen.

Bei der Wahl einer *extrakranialen Referenz* (Hand/Arm/Schulter) und Ableitung über der sensiblen Hirnrinde (C3′ und C4′) bricht die Kette der Far-field-Potentiale mindestens nach der Komponente P11 ab.

Stimulation: Rechteckimpulse; Dauer 0,1–0,2 ms; Frequenz 3–5 Hz; Reizstärke 2–3 mA über der motorischen Schwelle; Kathode proximal.

Analysezeit: (bei fehlender Reizantwort verdoppeln): Armnerven-Stimulation 40–50 ms.

Filtereinstellung: (bezieht sich auf 6 dB/Oktave Filter): Untere Grenzfrequenz 5–10 Hz (kortikales SEP) bzw. 20–50 Hz (spinales SEP); obere Grenzfrequenz 1000–2000 Hz.

Elektrodenposition: Referenz Fz: Erb'scher Punkt, Dornfortsätze C7 und C2, kortikale C3′, C4′. Referenz Hand: C3′, C4′.

Elektrodenarten: Es können sowohl Nadel- als auch Klebe-Elektroden verwendet werden. Der Elektrodenwiderstand soll 5 kΩ nicht überschreiten.

Mittelungsschritte: 512–2048; das Potential muß mindestens einmal reproduziert werden. Überdies ist auf eine wirksame Unterdrückung von Artefakten zu achten.

[1] Es ist zu berücksichtigen, daß es mehrere Befundkonstellationen gibt, die Fehlschlüsse zulassen. Deshalb sind die SEP bei *primär infra*tentoriellen Schädigungen *nicht* als ergänzende Untersuchung geeignet.

3. Dopplersonographie

Als Voraussetzung für den Einsatz der Dopplersonographie in der Hirntod-Diagnostik muß der Untersucher in der extra- und intrakraniellen Untersuchungstechnik geübt sein. Die Dopplersonographie kann die Feststellung des Hirntodes in der folgenden Weise ergänzen:

- die Verlaufsbeobachtungen mit Nachweis typischer Strompulskurven extra- und intrakraniell an den Aa. carotis interna und vertebralis sowie intrakraniell an den Aa. cerebri media und basilaris wie oszillierende Strömung (gleich ausgeprägte Vorwärts- und Rückwärtsströmung) sowie frühsystolische Spitzen (*systolic spikes* < 50 cm/s) mit deutlicher Abhängigkeit vom Atemzyklus, sowie
- das Erlöschen vorher eindeutig nachweisbarer intrakranieller Dopplersignale bei typischen extrakraniellen Befunden sind Zeichen eines Sistierens der Hirndurchblutung (v. Reutern 1991; Bundesärztekammer 1991).

Die Befunde müssen kontinuierlich über 30 Minuten oder zweimal im mindestens 30minütigem Abstand erhoben werden, um sehr seltene transiente zerebrale Kreislaufstörungen auszuschließen.

Primär fehlende Dopplersignale dürfen nicht als Zirkulationsstillstand gewertet werden, da intrakranielle Signale bei unzureichender Schalltransmission durch den Knochen, intrakranieller Luftansammlung und massiver Gefäßverlagerung trotz noch erhaltener Hirndurchblutung fehlen können.

Magdeburg, den 31. März 1994

B. Bätz, R. Besser, I. Flemming, H.-J. Heinze, H. Hinrichs, H.C. Hopf, S. Kubicki, C.H. Lücking, P. Rappelsberger, G.N. von Reutern, M. Stöhr, H.H. Wellhörner, S. Zschocke

[Z EEG-EMG 25 (1994) 163–166]

Die zitierten *Literaturstellen* finden sich im Literaturverzeichnis zu Kap. 11

Literatur

Kapitel 1: Entstehungsmechanismen des EEG

Adrian ED, Matthews BHC (1934) The interpretation of potential waves in the cortex. J Physiol 81: 440–471

Andersen P (1966) Rhythmic 10/sec activity in the thalamus. In: Purpura DP, Yahr MD (eds) The thalamus. Columbia Univ Press, New York London, pp 143–151

Andersen P, Andersson SA (1968) Physiological basis of the alpha rhythm. Appleton Century Crofts, New York

Andersen P, Andersson SA (1974) Thalamic origin of cortical rhythmic activity. In: Handbook of Electroenceph Clin Neurophysiol, vol 2, part C. Elsevier, Amsterdam, pp C90–C118

Barlow JS, Estrin Th (1971) Comparative phase characteristics of induced and intrinsic alpha activity. Electroenceph Clin Neurophysiol 30: 1–9

Basar E, Bullock TH (Eds) (1992) Induced rhythms of the brain. Birkhäuser, Boston Basel Berlin

Berger H (1929) Über das Elektrenkephalogramm des Menschen. Arch Psychiat Nervenkrankh 87: 527–570

Berger H (1938) Das Elektrenkephalogramm des Menschen. Nova Acta Leopoldina (Halle) 6: 173–309

Brazier MAB (1948) Physiological mechanisms underlying the electrical activity of the brain. J Neurol Neurosurg Psychiat 11: 118–133

Brazier MAB, Petsche H (eds) (1978) Architectonics of the cerebral cortex. Raven, New York

Brodal A (1981) Neurological anatomy - in relation to clinical medicine, 3rd edn., Oxford Univ Press, New York Oxford

Brooks C McC, Eccles JC (1947) Electrical investigation of the monosynaptic pathway through the spinal cord. J Neurophysiol 10: 251–274

Brown BB, Klug JW (eds) (1974) The alpha syllabus. A handbook of human EEG alpha activity. Thomas, Springfield Ill

Buzsáki G, Bickford RG, Ponomareff G, Thal LJ, Mandel R, Gage FH (1988) Nucleus basalis and the thalamic control of neocortical activity in the freely moving rat. J Neurosci 8: 4007–4026

Callaway E (1962) Factors influencing the relationship between alpha activity and visual reaction time. Electroenceph Clin Neurophysiol 14: 674–682

Caspers H (1961) Die Entstehungsmechanismen des EEG. In: Janzen R (Hrsg) Klinische Elektroenzephalographie. Springer, Berlin Göttingen Heidelberg, S 4–26

Caspers H, Speckmann E-J (1970) Postsynaptische Potentiale einzelner Neurone und ihre Beziehungen zum EEG. Z EEG-EMG 1: 55–65

Caspers H, Speckmann E-J (1974) Cortical DC shifts associated with changes of gas tensions in blood and tissue. In: Handbook of Electroenceph Clin Neurophysiol, vol 10, part A. Elsevier, Amsterdam, pp A10–A65

Caspers H, Speckmann E-J, Lehmenkühler A (1980) Electrogenesis of cortical DC potentials. In: Kornhuber HH, Deecke J (eds) Motivation, motor and sensory processes of the brain: Electrical potentials, behavior and clinical use. Progress in Brain Research, vol 54. Elsevier, New York, pp 3–15

Cohen MW (1074) Glial potentials and their contribution to extracellular recordings. In: Handbook of Electroenceph clin Neurophysiol, vol 2, part B. Elsevier, Amsterdam, pp B43–B60

Creutzfeldt OD (1978) The neocortical link: Thoughts on the generality of structure and function of the neocortex. In: Brazier MAB, Petsche H (eds) Architectonics of the cerebral cortex. Raven, New York, pp 357–383

Creutzfeldt OD (1983) Cortex cerebri. Springer, Berlin Heidelberg New York

Creutzfeldt OD, Houchin J (1974) Neuronal basis of EEG-waves. In: Handbook of Electroenceph Clin Neurophysiol, vol 2, part C. Elsevier, Amsterdam, pp C5–C55

Creutzfeldt OD, Jung R (1961) Neuronal discharge in the cat's motor cortex during sleep and arousal. In: Wolstenholme GEW, O'Connor M (eds) The nature of sleep. Churchill, London, pp 131–170

Creutzfeldt OD, Lux HD, Watanabe S (1966a) Relations between EEG-phenomena and potentials of single cortical cells. I. Evoked potentials. Electroenceph Clin Neurophysiol 20: 1–18

Creutzfeldt OD, Lux HD, Watanabe S (1966b) Electrophysiology of cortical nerve cells. In: Purpura DP, Yahr MD (eds) The thalamus. Columbia Univ Press, New York London, pp 209–235

Creutzfeldt OD, Struck G (1962) Neurophysiologie und Morphologie der chronisch isolierten Cortexinsel der Katze. Arch Psychiat Nervenkrankh 203: 708–731

Creutzfeldt OD, Watanabe S, Lux HD (1966) Relations between EEG-phenomena and potentials of single cortical cells. II. Spontaneous and convulsoid activity. Electroenceph Clin Neurophysiol 20: 19–37

Deschênes M, Paradis M, Roy JP, Steriade M (1984) Electrophysiology of neurons of lateral thalamic nuclei in cat: resting properties and burst discharges. J Neurophysiol 51: 1196–1219

Dustman RE, Beck EC (1965) Phase of alpha brain waves, reaction time, and visually evoked potentials. Electroenceph Clin Neurophysiol 18: 433–440

Eccles JC (1964) The physiology of synapses. Springer, Berlin Göttingen Heidelberg

Elul R (1972) The genesis of the EEG. Int Rev Neurobiol 15: 227–272

Firbas W, Gruber H, Mayr R (1988) Neuroanatomie. Maudrich, Wien München Bern

Frost JD Jr (1968) EEG-intracellular potential relationships in isolated cerebral cortex. Electroenceph Clin Neurophysiol 24: 434–443

Gastaut H (1974) Vom Berger-Rhythmus zum Alpha-Kult und zur Alpha-Kultur. Z EEG-EMG 5: 189–199

Giannitrapani D (1971) Scanning mechanisms and the EEG. Electroenceph Clin Neurophysiol 30: 139–146

Hogan K, Fitzpatrick J (1987) The cerebral origin of the alpha rhythm. Electroenceph Clin Neurophysiol 69: 79–81

Hubel DH, Wiesel TN (1968) Receptive fields and functional architecture of monkey striate cortex. J Physiol 195: 215–243

Jones EG (1975) Some aspects of the organization of the thalamic reticular complex. J Comp Neurol 162: 285–308

Jones EG (1985) The thalamus. Plenum, New York

Joseph JP, Rémond A, Rieger H, Lesévre N (1969) The alpha average: II. Quantitative study and the proposition of a theoretical model. Electroenceph Clin Neurophysiol 26: 350–360

Kahle W, Leonhardt H, Platzer W (Hrsg) (1979) Taschenatlas der Anatomie. Bd 3: Kahle W, Nervensystem und Sinnesorgane. Thieme, Stuttgart

Knowles WD (1992) Normal anatomy and neurophysiology of the hippocampal formation. J Clin Neurophysiol 9: 252–263

Kuffler SW, Nicholls JG (1966) The physiology of neuroglial cells. Erg Physiol 57: 1–90

Kuffler SW, Nicholls JG, Orkand RK (1966) Physiological properties of glial cells in the central nervous system of amphibia. J Neurophysiol 29: 768–780

Kuffler SW, Potter DD (1964) Glia in the leech central nervous system: Physiological properties and neuron-glia relationship. J Neurophysiol 27: 290–320

Lehmenkühler A (1990) Spreading depression-Reaktionen an der Hirnrinde: Störungen des extrazellulären Mikromilieus. Z EEG-EMG 21: 1–6

Li C-L (1966) Some factors determining single cell discharges in cerebral cortex. In: Servit Z (ed) Comparative and cellular pathophysiology of epilepsy. Excerpta Medica Foundation, Amsterdam, pp 75–85

Li C-L, Jasper H (1953) Microelectrode studies of the electrical activity of the cerebral cortex in the cat. J Physiol 121: 117–140

Loewenstein WR (1981) Junctional intercellular communication: the cell-to-cell membrane channel. Physiol Rev 61: 829–913

Lopes da Silva F (1993) Dynamics of EEG as signals of neuronal populations: models and theoretical considerations. In: Niedermeyer E, Lopes da Silva F, Electroencephalography, 3rd edn. Williams & Wilkins, Baltimore, pp 63–77

Lopes da Silva F, van Lierop THMT, Schrijer CF, Storm van Leeuwen W (1973) Organization of thalamic and cortical alpha rhythms: spectra and coherences. Electroenceph Clin Neurophysiol 35: 627–639

Magoun HW (1952) An ascending reticular activating system in the brain stem. Arch Neurol Psychiat 67: 145–154

Milstein V (1974) Alpha wave phase and alpha attenuation. Electroenceph Clin Neurophysiol 37: 167–172

Moruzzi G, Magoun HW (1949) Brain stem reticular formation and activation of the EEG. Electroenceph Clin Neurophysiol 1: 455–473

Mountcastle VB (1958) Modality and topographic properties of single neurons in cat's somatic sensory cortex. J Neurophysiol 20: 408–437

Nieuwenhuys R, Voogd J, van Huijzen C (1991) Das Zentralnervensystem des Menschen. 2. Aufl. Springer, Berlin Heidelberg New York

Nuñez PL (1981) Electric fields of the brain. Oxford Univ Press, New York Oxford

Orkand RK (1969) Neuroglial-neuronal interactions. In: Jasper HH, Ward AA, Pope A (eds) Basic mechanisms of the epilepsies. Little Brown, Boston

Orkand RK, Nicholls JG, Kuffler SW (1966) Effect of nerve impulses on the membrane potential of glial cells in the central nervous system of amphibia. J Neurophysiol 29: 788–806

Oshima T (1983) Intracortical organization of arousal as a model of dynamic neuronal processes that may involve a set of neurons. In: Desmedt JE (ed) Motor control mechanisms in health and disease: Raven, New York, pp 287–302

Petsche H (1989) Wie entsteht das EEG? EEG-Labor 11: 120–135

Petsche H (1990a) Epilepsie. In: Zwiener U, Ludin H-P, Petsche H: Neuropathologie. Fischer, Jena

Petsche H (1990b) EEG und Denken. Z EEG-EMG 21: 207–218

Kapitel 1

Petsche H, Müller-Paschinger IB, Pockberger H, Prohaska O, Rappelsberger P, Vollmer R (1978) Depth profiles of electrocortical activities and cortical architectonics. In: Brazier MAB, Petsche H (eds) Architectonics of the cerebral cortex. Raven, New York, pp 257–280

Pfurtscheller G, Arinabar A (1977) Event-related cortical desynchronization detected by power measurements of scalp EEG. Electroenceph Clin Neurophysiol 42: 817–826

Pfurtscheller G, Pfurtscheller B (1970) Korrelation zwischen α-Rhythmus und gemittelten kortikalen Reizantworten. Z EEG-EMG 1: 197–204

Purpura DP, Yahr MD (eds) (1966) The thalamus. Columbia Univ Press, New York London

Rall W (1962) Electrophysiology of a dendritic neuron model. Biophys J 2: 145–167

Ransom BR, Sontheimer H (1992) The neurophysiology of glial cells. J Clin Neurophysiol 9: 224–251

Rauber A, Kopsch F (1987) Anatomie des Menschen, Bd III: Leonhardt H, Töndury G, Zilles K (Hrsg) Nervensystem, Sinnesorgane. Thieme, Stuttgart New York, S 87

Rémond A, Lesévre N (1967) Variations in average visual potential as a function of the alpha rhythm phase ('autostimulation'). Electroenceph clin Neurophysiol [Suppl] 26: 42–52

Riekkinen P, Buzsaki G, Riekkinen P Jr, Soininen H, Partanen J (1991) The cholinergic system and EEG slow waves. Electroenceph Clin Neurophysiol 78: 89–96

Saper CB (1987) Diffuse cortical projection systems: anatomical organization and role in cortical function. In: Handbook of Physiology, sec 1: The nervous system, vol 5, part 1, chap 6. Am Physiol Soc, Bethesda Maryland, pp 169–210

Scheibel AB (1981) The problem of selective attention: a possible structural substrate. In: Pompeiano O, Ajmone-Marsan C (eds) Brain mechanisms of perceptual awareness. Raven, New York, pp 319–326

Scheibel ME, Scheibel AB (1966a) The organization of the nucleus reticularis thalami: a Golgi study. Brain Res 1: 43–62

Scheibel ME, Scheibel AB (1966b) Patterns of organization in specific and nonspecific thalamic fields. In: Purpura DP, Yahr MD (eds) The thalamus. Columbia Univ Press, New York London, pp 13–46

Scheibel ME, Scheibel AB (1967) Structural organization of nonspecific thalami nuclei and their projection toward cortex. Brain Res 6: 60–94

Schlag J (1974) Reticular influences on thalamo-cortical activity. In: Handbook of Electroenceph Clin Neurophysiol, vol 2, part C. Elsevier, Amsterdam, pp C119–C134

Simon O (1977) Das Elektroenzephalogramm. Urban & Schwarzenberg, München Wien Baltimore

Sloper JJ (1972) Gap junctions between dendrites in the primate cortex. Brain Res 44: 641–646

Somjen GG (1975) Electrophysiology of neuroglia. Ann Rev Physiol 37: 163–190

Somjen GG (1993) Glial and neuronal generators of sustained potential shifts associated with electrographic seizures. In: Zschocke S, Speckmann E-J (eds) Basic mechanisms of the EEG. Birkhäuser, Boston Basel Berlin, pp 97–108

Speckmann E-J (1981) Einführung in die Neurophysiologie. Wiss Buchges, Darmstadt

Speckmann E-J, Caspers H (1974) The effect of O_2- and CO_2-tensions in the nervous tissue on neuronal activity and DC potentials. In: Handbook of Electroenceph Clin Neurophysiol, vol 2, part C. Elsevier, Amsterdam, pp C71–C89

Speckmann E-J, Caspers H (eds) (1979) Origin of cerebral field potentials. Thieme, Stuttgart

Speckmann E-J, Caspers H, Janzen RWC (1972) Relations between cortical DC shifts and membrane potential changes of cortical neurons associated with seizure activity. In: Petsche H, Brazier MAB (eds) Synchronization of EEG activity in epilepsies. Springer, New York, pp 93-111

Speckmann E-J, Elger CE (1993) Introduction to the neurophysiological basis of the EEG and DC potentials. In: Niedermeyer E, Lopes da Silva F, Electroencephalography, 3rd edn. Williams & Wilkins, Baltimore, pp 15–26

Steriade M, Deschênes M (1984) The thalamus as a neuronal oscillator. Brain Res Rev 8: 1–63 (in Brain Res 320)

Steriade M (1993) Cellular substrates of brain rhythms. In: Niedermeyer E, Lopes da Silva F, Electroencephalography, 3rd edn. Williams & Wilkins, Baltimore, pp 27–62

Steriade M, Dossi RC, Nuñez A (1993) Intracellular studies of thalamic neurons generating sleep delta waves and fast (40 Hz) oscillations during arousal. In: Zschocke S, Speckmann E-J (eds) Basic mechanisms of the EEG. Birkhäuser, Boston Basel Berlin, pp 129–144

Steriade M, Gloor P, Llinás RR, Lopes da Silva F, Mesulam M-M (1990) Basic mechanisms of the cerebral rhythmic activities (Report of IFCN Committee on Basic Mechanisms) Electroenceph Clin Neurophysiol 76: 481–508

Steriade M, Llinás R (1988) The functional states of the thalamus and the associated neuronal interplay. Physiol Rev 68: 649–742

Steriade M, Paré D, Hu B, Deschênes M (1990) The visual thalamocortical system and its modulation by the brain stem core. In: Ottoson D (ed-in-chief) Progress in Sensory Physiology 10. Springer, Berlin Heidelberg New York

Surwillo WW (1963) The relation of simple response time to brain-wave frequency and the effects of age. Electroenceph Clin Neurophysiol 15: 105–114

Szenthágothai J (1969) Architecture of the cerebral cortex. In: Jasper HH, Ward AA, Pope A (eds) Basic mechanisms of the epilepsies. Little Brown, Boston, pp 13–28

Vogel F (1970) The genetic basis of the human electroencephalogram (EEG). Humangenetik 10: 91–114

Walden J (1990) Elementarprozesse der synaptischen Erregungsübertragung. EEG-Labor 12: 174–189

Walden J, Speckmann E-J, Bingmann D, Straub H (1993) Transmitter systems in neo- and archicortical structures. In: Zschocke S, Speckmann E-J (eds) Basic mechanisms of the EEG. Birkhäuser, Boston Basel Berlin, pp 215–229

Walker AE (1938) The primate thalamus. Univ Chicago Press, Chicago London, 2nd impressum 1966

Wolff JR (1976) The morphological organization of cortical neuroglia. In: Handbook of Electroenceph Clin Neurophysiol, vol 2, part A. Elsevier, Amsterdam, pp A26–A43

Zschocke S (1991) Vom Neuron über den elektrischen Dipol zum EEG: Die Entstehungsmechanismen des EEG. I. Die Potentialquellen des EEG. EEG-Labor 13: 43–57

Zschocke S (1991) Vom Neuron über den elektrischen Dipol zum EEG: Die Entstehungsmechanismen des EEG. II. Das EEG als Ableitung der kortikalen Feldpotentiale. EEG-Labor 13: 87–102

Zschocke S, Speckmann E-J (eds) (1993) Basic mechanisms of the EEG. Birkhäuser, Boston Basel Berlin

Kapitel 2: Ableitung des EEG

American Electroencephalographic Society (1986) Guidelines in EEG, 1–7. J clin Neurophysiol 3: 131–168

American Electroencephalographic Society guidelines for standard electrode position nomenclature (1991) J Clin Neurophysiol 8: 200–222

Bätz R (1980) Zur Bestimmung der Polarität von EEG-Potentialen. EEG-Labor 2: 111–126

Binnie CD, Dekker E, Smit A, Van der Linden G (1982) Practical considerations in the positioning of EEG electrodes. Electroenceph Clin Neurophysiol 53: 453–458

Chatrian GE, Bergamini L, Dondey M, Klass DW, Lennox-Buchthal M, Petersén I (IFSECN) (1974) A glossary of terms most commonly used by clinical electroencephalographers. Electroenceph Clin Neurophysiol 37: 538–548

Chatrian GE, Lettich E, Nelson PL (1985) Ten percent electrode system for topographic studies of spontaneous and evoked EEG activities. Am J EEG Technol 25: 83–92

Chatrian GE, Lettich E, Nelson PL (1988) Modified nomenclature for the '10%' electrode system. J Clin Neurophysiol 5: 183–186

Cooper R, Osselton JW, Shaw JC (1984) Elektroenzephalographie. Fischer, Stuttgart New York

Cooper R, Winter AL, Crow HJ, Walter WG (1965) Comparison of subcortical, cortical and scalp activity using chronically indwelling electrodes in man. Electroenceph Clin Neurophysiol 18: 217–228

Creutzfeldt O, Houchin J (1974) Neuronal basis of EEG-waves. In: Handbook of Electroenceph Clin Neurophysiol, vol 2, part C. Elsevier Amsterdam, pp C5–C55

Gibbs FA, Gibbs EL (1952) Atlas of electroencephalography, vol 2: Epilepsy. Addison-Wesley, Cambridge, Mass

Gloor P (1985) Neuronal generators and the problem of localization in electroencephalography: Application of volume conductor theory to electroencephalography. J Clin Neurophysiol 2: 327–354

Goldman D (1950) The clinical use of the 'average' reference electrode in monopolar recording. Electroenceph Clin Neurophysiol 2: 209–212

Henry CE (1984) Ableitung des EEG. In: Klass DW, Daly DD (Hrsg) Klinische Elektroenzephalographie. Fischer, Stuttgart New York, S 159–199

Deutsche EEG-Gesellschaft (1989) (Herrmann WM et al.) Empfehlungen für das Mapping von EEG-Parametern (EEG- und EP-Mapping). Z EEG-EMG 20: 125–132

Hjorth B (1975) An on-line transformation of EEG scalp potentials into orthogonal source derivations. Electroenceph Clin Neurophysiol 39: 526–530

Hjorth B (1981) Die Quellenableitung vereinfacht die topographische Darstellung des EEG. EEG-Labor 3: 153–166

Homan RW, Herman J, Purdy Ph (1987) Cerebral location of international 10-20-system electrode placement. Electroenceph Clin Neurophysiol 66: 376–382

Jasper HH (1958) The ten twenty electrode system of the International Federation. Electroenceph Clin Neurophysiol 10: 371–375

Jasper HH (1980) Das 10-20-Elektrodensystem der Internationalen Förderation. EEG-Labor 2: 143–149

Jayakar P, Duchowny M, Resnick TJ, Alvarez LA (1991) Localization of seizure foci: pitfalls and caveats. J Clin Neurophysiol 8: 414–431

Jung R (1953) Das Elektrencephalogramm (EEG). In: Handbuch der Inneren Medizin, Bd 5, Teil 1: Neurologie I. Springer, Berlin Göttingen Heidelberg, S 1216–1325

Klass DW, Daly DD (Hrsg) (1984) Klinische Elektroenzephalographie. Fischer, Stuttgart New York

Knott JR (1985) Further thoughts on polarity, montages and localization. J Clin Neurophysiol 2: 63–75

Lesser RP, Lüders H, Dinner DS, Morris H (1985) An introduction to the basic concepts of polarity and localization. J Clin Neurophysiol 2: 45–61

Lüders HO, Noachtar S (1994) Atlas und Klassifikation der Elektroenzephalographie. Einführung in die EEG-Auswertung. Ciba-Geigy Verlag, Wehr

Mertins L, Lütcke A, Schäfer AE (1982) Quellenableitung nach Hjorth – ein Vergleich mit den konventionellen Ableitetechniken. EEG-Labor 4: 32–45

Morris HH, Lüders H, Lesser RP, Dinner DS, Klem GH (1986) The value of closely spaced scalp electrodes in the localization of epileptiform foci: a study of 26 patients with complex partial seizures. Electroenceph Clin Neurophysiol 63: 107–111

Myslobodsky MS, Coppola R, Bar-Ziv J, Weinberger DR (1990) Adequacy of the international 10-20 electrode system for computed neurophysiological topography. J Clin Neurophysiol 7: 507–518

Nicholson P (1965) Specific impedance of cerebral white matter. Exp Neurol 13: 386–401

Nuñez, PL (1981) Electrical fields in the brain: the neurophysics of EEG. Oxford Univ Press, New York Oxford

Nuwer, MR (1987) Recording electrode site nomenclature. J Clin Neurophysiol 4: 121–133

Offner FF (1950) The EEG as potential mapping: The value of the average monopolar reference. Electroenceph Clin Neurophysiol 2: 213–214

Osselton JW (1966) Bipolar, unipolar and average reference recording methods. I. Mainly theoretical considerations. Am J EEG Technol 6: 129–141

Osselton JW (1969) Bipolar, unipolar and average reference recording methods. II Mainly practical considerations. Am J EEG Technol 9: 117–133

Pastelak-Price C (1983) Das internationale 10-20-System zur Elektrodenplazierung: Begründung, praktische Anleitung zu den Meßschritten und Hinweise zum Setzen der Elektroden. EEG-Labor 5: 49–72

Pfurtscheller G, Cooper R (1975) Frequency dependence of the transmission of the EEG from cortex to scalp. Electroenceph Clin Neurophysiol 38: 93–96

Reilly EL, Seward MA (1980) Reversal of electrical sign in the occipital area: Physiological or montage artifact. Clin Electroenceph 11: 57–66

Scheuler W (1982) Ableiteprogramme in der Elektroenzephalographie. I. Allgemeiner Aufbau und grundsätzliche Eigenschaften hinsichtlich der Darstellung hirnelektrischer Aktivität. EEG-Labor 4: 101–115

Scheuler W (1982) Ableiteprogramme in der Elektroenzephalographie. II. Zur Wahl von Ableiteprogrammen bei der Darstellung unterschiedlicher EEG-Aktivitäten. EEG-Labor 4: 137–160

Silverman D (1960) The anterior temporal electrode and the ten twenty system. Electroenceph Clin Neurophysiol 12: 735–737

Stephenson WA, Gibbs FA (1951) A balanced non-cephalic reference electrode. Electroenceph Clin Neurophysiol 3: 237–240

Wieser HG (1988) Spontane und evozierte Spitzentätigkeit im Tiefen- und Oberflächen-EEG. EEG-Labor 10: 8–30

Kapitel 3: Auswertung und Beschreibung des EEG

(einschließlich Hinweisen auf weitere Lehrbücher zur klinischen Elektroenzephalographie)

American Electroencephalographic Society (1984) Guidelines for writing EEG reports. J Clin Neurophysiol 1: 219–222

American Electroencephalographic Society (1984) Syllabus for clinical electroencephalographers. J Clin Neurophysiol 1: 335–347

Andresen B (1993) Multivariate statistical methods and their capability to demarcate psychophysiologically and neurophysiologically sound frequency components of human scalp EEG. In: Zschocke S, Speckmann E-J (eds) Basic mechanisms of the EEG. Birkhäuser, Boston Basel Berlin, S 317–352

Berger H (1929) Über das Elektrenkephalogramm des Menschen. Arch Psychiat Nervenkr 87: 527–570

Chatrian GE, Bergamini L, Dondey M, Klass DW, Lennox-Buchthal M, Petersén I (1983) A glossary of terms most commonly used by clinical electroencephalographers. In: Cobb WA (ed) Recommendations for the practice of clinical neurophysiology. Elsevier, Amsterdam, pp 11–27

Christian W (1990) Klinische Elektroenzephalographie. Lehrbuch und Atlas. Thieme, Stuttgart

Daly DD, Pedley TA (eds) (1990) Current practice of clinical electroencephalography, 2nd edn. Raven, New York

Deutsche EEG-Gesellschaft (1985): Mindestanforderungen für die Durchführung von EEG-Ableitungen in Klinik und Praxis. EEG-Labor 7: 178 (s. Anhang A)

Duffy FH, Iyer VG, Surwillo WW (1989) Clinical Electroencephalography and topographic brain mapping. Technology and practice. Springer, New York Berlin Heidelberg

Dummermuth G, Ferber G, Herrmann WM, Hinrichs H, Künkel H (1987) International Pharmaco-EEG Group (IPEG): Recommendations for standardization of data aquisition and signal analysis in pharmaco-electroencephalography. Neuropsychobiology 17: 213–218

Ebe M, Homma I (1992) Leitfaden für die EEG-Praxis. Ein Bildkompendium. Fischer, Stuttgart Jena

Gibbs FA, Gibbs EL (1951–1964): Atlas of Electroencephalographie: vol 1: Methodology and controls (1951), vol 2: Epilepsy (1952), vol 3: Neurological and psychiatric disorders (1964). Addison-Wesley, Reading/Cambridge, Mass
Herrmann WM, Fichte K, Kubicki S (1978) Mathematische Rationale für die klinischen EEG-Frequenzbänder. 1. Faktorenanalyse mit EEG-Powerspektralschätzungen zur Definition von Frequenzbändern. Z EEG-EMG 9: 146–154
Klass DW, Daly DD (Hrsg) (1984) Klinische Elektroenzephalographie. Fischer, Stuttgart New York
Kooi KA, Tucker, RP, Marshall RE (1978) Fundamentals of Electroencephalography, 2.Aufl. Harper & Row, Hagerstown MD
Kubicki S (1980) Zur Entwicklung und Begründung der klinischen Frequenzbänder. In: Kubicki S, Herrmann WM, Laudahn G (Hrsg) Faktorenanalyse und Variablenbildung aus dem Elektroenzephalogramm. Fischer, Stuttgart New York, S 1–3
Kubicki S, Herrmann, WM, Laudahn G (1980) Faktorenanalyse und Variablenbildung aus dem Elektroenzephalogramm. Fischer, Stuttgart New York
Kugler J (1981) Elektroenzephalographie in Klinik und Praxis. Thieme, Stuttgart New York
Lüders HO, Noachtar S (1994) Atlas und Klassifikation der Elektroenzephalographie. Einführung in die EEG-Auswertung. Ciba-Geigy Verlag, Wehr
Niedermeyer E, Lopes da Silva (1993) Electroencephalography. Basic principles, clinical applications, and related fields, 3rd edn. Williams & Wilkins, Baltimore
Schmettau A (1970) Zwei elektroenzephalographische Merkmalsverbände und ihre psychologischen Korrelate. Z EEG-EMG 1: 169–182
Simon O (1977) Das Elektroenzephalogramm. Urban & Schwarzenberg, München Wien Baltimore
Storm van Leeuwen W et al (1966) Proposal for an EEG terminology by the Terminology Committee of the IFSECN. Electroenceph Clin Neurophysiol 20: 306–310
Tyner FS, Knott JR, Mayer Jr WB (1983–1989): Fundamentals of EEG Technology: vol 1: Basic concepts and methods (1983), vol 2: Clinical correlates (1989). Raven New York
Ulrich G (1994) Psychiatrische Elektroenzephalographie. Fischer, Jena Stuttgart New York
Vogel F (1962b) Untersuchungen zur Genetik der β-Wellen im EEG des Menschen. Dtsch Z Nervenheilkd 184: 137–173
Walter WG, Dovey VJ (1944) Electroencephalography in cases of sub-cortical tumour. J Neurol Neurosurg Psychiat 7: 57–65

Kapitel 4: Die Grundaktivität des normalen EEG. EEG-Varianten

Aird RB, Gastaut Y (1959) Occipital and posterior electroencephalographic rhythms. Electroenceph Clin Neurophysiol 11: 637–656
Arfel G, Laurette G (1972) Steile Wellen über der hinteren Schädelregion (PPM) im Schlaf und Lambda-Wellen. Z EEG-EMG 3: 126–134
Chatrian GE (1976a) The mu rhythm. In: Handbook of Electroenceph Clin Neurophysiol, vol 6, part A. Elsevier, Amsterdam, pp A46–A78
Chatrian GE (1976b) The lambda waves. In Handbook of Electroenceph Clin Neurophysiol, vol 6, part A. Elsevier, Amsterdam, pp A123–A149
Childers DG, Perry NW (1971) Alpha-like activity in vision. Brain Res 25: 1–20
Christian W (1984) Das Elektroencephalogramm (EEG) im höheren Lebensalter. Nervenarzt 55: 517–524
Dieker H (1967) Untersuchungen zur Genetik besonders regelmäßiger hoher Alpha-Wellen im EEG des Menschen. Humangenetik 4: 189–216
Eberlin P, Yager D (1968) Alpha blocking during visual after-images. Electroenceph Clin Neurophysiol 25: 23–28
Eeg-Olofsson O (1971) The development of the electroencephalogramm in normal adolescents from the age of 16 through 21 years. Neuropaediatrie 3: 11–45
Fourment A, Calvet J, Bancaud J (1976) Electrocorticography of waves associated with eye movements in man during wakefulness. Electroenceph Clin Neurophysiol 40: 457–469
Friedl W, Vogel F (1979) Geschlechtsunterschiede im normalen Ruhe-EEG bei jungen Erwachsenen. Z EEG-EMG 10: 70–79
Fröscher W (1979) Die okzipitale δ-Grundrhythmusvariante und ihre Differentialdiagnose (4 ± 1/sec-Grundrhythmusvariante). Z EEG-EMG 10: 25–30
Heintel H (1975) Die 4/sec EEG-Grundrhythmusvariante. Z EEG-EMG 6: 82–87
Hoovey ZB, Heinemann U, Creutzfeldt OD (1972) Inter-hemispheric 'synchrony' of alpha waves. Electroenceph Clin Neurophysiol 32: 337–347
Hubbard O, Sunde D, Goldensohn ES (1976) The EEG in centenarians. Electroenceph Clin Neurophysiol 40: 407–417
Hughes JR, Cayaffa JJ (1977) The EEG in patients at different ages without organic cerebral disease. Electroenceph Clin Neurophysiol 42: 776–784
IFSECN (Storm van Leeuwen W et al) (1966) Proposal for an EEG terminology by the Terminology Committee of the IFSECN. Electroenceph Clin Neurophysiol 20: 293–320

IFSECN (Chatrian GE et al.) (1974) A glossary of terms most commonly used by clinical electroencephalographers. Electroenceph Clin Neurophysiol 37: 538–548

Inouye T, Shinosaki K, Yagasaki A, Shimizu A (1986) Spatial distribution of generators of alpha activity. Electroenceph Clin Neurophysiol 63: 353–360

Ishihara T, Yoshii N (1972) Multivariate analytic study of EEG and mental activity in juvenile delinquents. Electroenceph Clin Neurophysiol 33: 71–80

Jasper H, Penfield W (1949) Electrocorticograms in man: Effect of voluntary movement upon the electrical activity of the precentral gyrus. Arch Psychiat Z Neurol 183: 163–174

Kellaway P (1984) Die visuelle Analyse der verschiedenen Aktivitäten des normalen EEG Erwachsener und Kinder. In: Klass DW, Daly DD (Hrsg) Klinische Elektroenzephalographie. Fischer, Stuttgart New York

Knott JR (1976) The theta rhythm. In: Handbook of Electroenceph Clin Neurophysiol, vol 6, part A. Elsevier, Amsterdam, pp A69–A77

Kooi KA, Güvener AN, Tupper CJ, Bagchi BK (1964) Electroencephalographic patterns of the temporal region in normal adults. Neurology 14: 1029–1035

Koshino Y, Niedermeyer E (1975) Enhancement of rolandic mu-rhythm by pattern vision. Electroenceph Clin Neurophysiol 38: 535–538

Kozella JW, Pedley TA (1990) Beta and mu rhythms. J Clin Neurophysiol 7: 191–207

Krauss GL, Niedermeyer E (1991) Electroencephalogram and seizures in chronic alcoholism. Electroenceph Clin Neurophysiol 78: 97–104

Kubicki St, Höller L (1980) Systematische Einteilung der EEG-Grundrhythmen und -Normvarianten. EEG-Labor 2: 32–53

Kuhlmann WN (1978) Functional topography of the human mu rhythm. Electroenceph Clin Neurophysiol 44: 83–93

Kuhlo W (1967) Die 4–5/sec EEG-Grundrhythmusvariante im Schlaf und nach Contusio cerebri. Arch Psychiat Nervenkrankh 210: 68–75

Kuhlo W (1976) The beta rhythms. In: Handbook of Electroenceph Clin Neurophysiol, vol 6, part A. Elsevier, Amsterdam, pp A29–A46

Kuhlo W, Heintel H, Vogel F (1969) The 4-5/sec rhythm. Electroenceph Clin Neurophysiol 26: 613–618

Lehtonen JB, Lehtinen J (1972) Alpha rhythm and the uniform visual field in man. Electroenceph Clin Neurophysiol 32: 139–147

Leisner P, Lindholm L-E, Petersén I (1970) Alpha amplitude dependency on skull thickness as measured by ultrasound technique. Electroenceph Clin Neurophysiol 29: 392–399

Lipman IJ, Hughes JR (1969) Rhythmic mid-temporal discharges. An electro-clinical study. Electroenceph Clin Neurophysiol 27: 43–47

Markand O (1990) Alpha rhythms. J Clin Neurophysiol 7: 163–189

Matthis P, Scheffner D, Benninger Chr, Lipinski Chr, Stolzis L (1980) Changes in the background activity of the electroencephalogram according to age. Electroenceph Clin Neurophysiol 49: 626–635

Mizuki Y, Tanaka M, Isozaki H, Nishijima H, Inanaga K (1980) Periodic appearance of theta rhythm in the frontal midline area during performance of a mental task. Electroenceph Clin Neurophysiol 49: 345–351

Neundörfer B (1970) Über die 4–5/sec-EEG-Grundrhythmus-Variante. Nervenarzt 41: 321–326

Niedermeyer E (1963) Clinical correlates of flat or low voltage records. Electroenceph Clin Neurophysiol 15: 148 (abstr)

Niedermeyer E (1988) Widersprüchlich beurteilte EEG-Tätigkeiten und ihre Bedeutung. EEG-Labor 10: 3–7

Niedermeyer E (1990) Ein alpha-artiger Rhythmus über den Temporallappen. EEG-Labor 12: 165–173

Niedermeyer E (1993) The normal EEG of the waking adult. In: Niedermeyer E, Lopes da Silva F, Electroencephalography, 3rd edn. Williams & Wilkins, Baltimore, pp 131–152

Niedermeyer E, Koshino Y (1975) My-Rhythmus: Vorkommen und klinische Bedeutung. Z EEG-EMG 6: 69–78

Niedermeyer E, Krauss GL, Peyer CE (1989) The electroencephalogram and mental activation. Clin Electroenceph 20: 215–226

Ozaki H, Suzuki H (1987) Transverse relationships of the alpha rhythm on the scalp. Electroenceph Clin Neurophysiol 66: 191–195

Perez-Borja C, Chatrian GE, Tyce FA, Rivers MH (1962) Electrographic patterns of the occipital lobe in man: A topographic study based on use of implanted electrodes. Electroenceph Clin Neurophysiol 14: 171–182

Petersen I, Eeg-Olofsson O (1971) The development of the electroencephalogram in normal children from the age of 1 through 15 years - non-paroxysmal activity. Neuropaediatrie 2: 247–304

Pfurtscheller G (1986) μ-Rhythmen: Ursprung, Reaktivität, Ableitung und klinische Bedeutung. EEG-Labor 8: 46–57

Pfurtscheller G, Aranibar A (1978) Änderungen in der spontanen EEG-Aktivität vor Willkürbewegungen. Neue Wege bei der Untersuchung der zentralen μ-Aktivität. Z EEG-EMG 9: 18–23

Scherzer E (1966) Das flache EEG als bioelektrischer Ausdruck der Erwartungsspannung (psychogene Alphareduktion). Psychiat Neurol 152: 207–212

Scheuler W, Kubicki St, Pastelak-Price C (1988) Steile Wellen und Spitzen in der Okzipitalregion bei Gesunden und Kranken ohne Epilepsie. EEG-Labor 10: 61–105

Schoppenhorst M, Brauer F, Freund G. Kubicki S (1980) The significance of coherence estimates in determining central alpha and mu activities. Electroenceph Clin Neurophysiol 48: 25–33

Scott DF, Groethuysen UC, Bickford RG (1967) Lambda responses in the human electroencephalogram. Neurology 17: 770–778

Storm van Leeuwen W, Wienecke G, Spoelstra P, Versteeg H (1978) Lack of bilateral coherence of mu rhythm. Electroenceph Clin Neurophysiol 44: 140–146

Vogel F (1958) Über die Erblichkeit des normalen Elektroenzephalogramms. Thieme, Stuttgart

Vogel F (1962a) Ergänzende Untersuchungen zur Genetik des menschlichen Niederspannungs-EEG. Dtsch Z Nervenheilkd 184: 105–111

Vogel F (1962b) Untersuchungen zur Genetik der β-Wellen im EEG des Menschen. Dtsch Z Nervenheilkd 184: 137–173

Vogel F (1966a) Zur genetischen Grundlage occipitaler langsamer β-Wellen im EEG des Menschen. Humangenetik 2: 238–245

Vogel F (1966b) Zur genetischen Grundlage fronto-präzentraler β-Wellengruppen im EEG des Menschen. Humangenetik 2: 227–237

Vogel F (1986) Grundlagen und Bedeutung genetisch bedingter Variabilität des normalen menschlichen EEG. Z EEG-EMG 17: 173–188

Vogel F, Fujiya Y (1969) The incidence of some inherited EEG variants in normal japanese and german males. Humangenetik 7: 38–42

Vogel F, Götze W (1959) Familienuntersuchungen zur Genetik des normalen Elektroenzephalogramms. Dtsch Z Nervenheilkd 178: 668–700

Vogel F, Götze W (1962) Statistische Betrachtungen über die β-Wellen im EEG des Menschen. Dtsch Z Nervenheilkd 184: 112–136

Westmoreland BF, Klass DW (1981) A distinctive rhythmic EEG discharge of adults. Electroenceph clin Neurophysiol 51: 186–191

Westmoreland BF, Klass DW (1986) Midline theta rhythm. Arch Neurol 43: 139–141

Zangemeister WH, Bushart W (1978) Statistische und Verlaufsuntersuchungen zur 4/s-Variante der EEG-Grundaktivität. Arch Psychiat Nervenkr 224: 273–280

Kapitel 5: Vigilanz und Schlaf

Anders T, Emde R (1971) A manual of standardized terminology, techniques and criteria for the scoring of states of sleep and wakefulness in newborn infants. Brain Information Service, School of Health Sciences, UCLA, Los Angeles

Arfel G, Laurette G (1972) Steile Wellen über der hinteren Schädelregion (PPM) im Schlaf und Lambda-Wellen. Z EEG-EMG 3: 126–134

Aserinsky E, Kleitman N (1953) Regulary occuring periods of eye motility and concomitant phenomena during sleep. Science 118: 273–274

Azumi K, Shirakawa S, Takahashi S (1975) Periodicity of sleep spindle appearence in normal adults. Sleep Res 4: 262

Azumi K, Shirakawa S (1982) Characteristics of spindle activity and their use in evaluation of hypnotics. Sleep 5: 95–105

Baumgarten HG (1993) Control of vigilance and behavior by ascending serotonergic systems. In: Zschocke S, Speckmann E-J (eds) Basic mechanisms of the EEG. Birkhäuser, Boston Basel Berlin

Beier KM, Kubicki S (1987) Kortikale Verteilung zweier δ-Frequenzen im langsamen Schlaf. Z EEG-EMG 18: 47–51

Berk ML, Finkelstein JA (1981) An autoradiographic determination of the efferent projections of the suprachiasmatic nucleus of the hypothalamus. Brain Res 226: 1–3

Brunner DP, Dijk DJ, Tobler I, Borbely AA (1990) Effect of partial sleep deprivation on sleep stages and EEG power spectra: evidence for non-REM and REM sleep homeostasis. Electroenceph Clin Neurophysiol 75: 492–499

Butenuth I, Kubicki S (1975) Klinisch-elektroenzephalographische Schlafbeobachtungen im apallischen Syndrom. Z EEG-EMG 6: 185–188

Caderas M, Niedermeyer E, Uematsu S, Long DM, Nastalski J (1982) Sleep spindles recorded from deep cerebral structures in man. Clin Electroenceph 13: 216–255

Coindet J, Chouvet G, Mouret J (1975) Effects of lesions of the suprachiasmatic nuclei on paradoxical and slow wave sleep circadian rhythms in the rat. Neurosci Lett 1: 243–247

Daly DD (1968) The effect of sleep upon the electroencephalogram in patients with brain tumor. Electroenceph Clin Neurophysiol 25: 521–529

Degen R, Niedermeyer E (1984) Epilepsy, sleep and sleep deprivation. Elsevier, Amsterdam New York Oxford

Dement W, Kleitman N (1957) Cyclic variations in EEG during sleep and their relation to eye movements, body motility and dreaming. Electroenceph Clin Neurophysiol 9: 673–690

Dijk D-J, Beersma DGM (1989) Effects of SWS deprivation on subsequent EEG power density and spontaneous sleep duration. Electroenceph Clin Neurophysiol 72: 312–320

Dumermuth G (1972) Elektroenzephalographie im Kindesalter. Einführung und Atlas. Thieme, Stuttgart

Ehrhart J, Ehrhart M, Muzet A, Schieber JP, Naitoh P (1981) K-complexes and sleep spindles before transient activation during sleep. Sleep 4: 400–407

Erwin CW, Somerville ER, Radtke RA (1984) A review of electroencephalographic features of normal sleep. J Clin Neurophysiol 1: 253–274
Gaillard JM, Blois R (1989) Spindle density in sleep of normal subjects. Sleep 4: 385–391
Gibbs FA, Gibbs EL (1971) Elektroencephalographie. Fischer, Stuttgart
Grau A (1989) Der Einfluß von Flurazepam und Lopirazepam auf Schlafspindeln und K-Komplexe im Stadium 2 bei schlafgestörten Probanden. Diss, Freie Univ Berlin
Groos GA (1981) The suprachiasmatic nuclei as a central pacemaker timing the rest-activity cycle. In: Koella WP (ed) Sleep 1980. Karger, Basel, pp 45–51
Hartmann E (1968) The 90-minute sleep-dream cycle. Arch Gen Psychiat 18: 280–286
Hauri P, Hawkins DR (1973) Alpha-delta-sleep. Electroenceph Clin Neurophysiol 34: 233–237
Höller L (1982) Verwendung piezoelektrischer Registrierungen in der Polygraphie. EEG-Labor 4: 116–126
Höller L, Irrgang U (1981) Voraussetzungen zur Durchführung qualitativer polygraphischer Ableitungen des Schlafes. EEG-Labor 3: 63–82
Hobson JA (1988) The dreaming brain. Basic, New York
Inouye ST (1981) The circadian rhythm generator in the suprachiasmatic nucleus of the rat. In: Karacan I (ed) Psychophysiological aspects of sleep. Noyes, Park Ridge, NJ
Jankel WR, Niedermeyer E (1985) Sleep spindles. J Clin Neurophysiol 2: 1–35
Jobert M, Poiseau E, Jähnig P, Schulz H, Kubicki St (1992) Topographical analysis of sleep spindle activity. Neuropsychobiology 26: 210–217
Johnson LC, Karpan WE (1968) Autonomic correlates of the spontaneous K-complexe. Electroenceph Clin Neurophysiol 24: 395–396
Jouvet M (1969) Neurophysiologische Mechanismen im Schlaf. In: Jovanović UJ (Hrsg) Der Schlaf. Neurophysiologische Aspekte. Barth, München, S 103–135
Jurko MF, Andy OJ (1978) The K-complex in thalamic depth recordings. Clin Electroenceph 9: 80–89
Kales A, Soldatos R, Bixler O, Kales DJ (1983) Early morning insomnia with rapidly eliminated benzodiazepines. Science 220: 95–97
Kleitman N (1963) Sleep and wakefulness. Univ Chicago Press, Chicago
Kleitman N (1982) Basic rest activity cycle - 22 years later. Sleep 5: 311–317
Kruse R, Scheffner D, Weinmann H-M (1980) Ableitung und Beschreibung des kindlichen EEG. Desitin, Hamburg
Kubicki S, Freund G (1980) Synchronisierte Tiefschlafphasen im Koma als Ausdruck einer residualen Schlafzyklik. In: Schiffter R (Hrsg) Zentral-vegetative Regulationen und Syndrome. Springer, Berlin Heidelberg New York
Kubicki S, Haag-Wüsthoff C, Röhmel J, Herrmann WM, Scheuler W (1987) Der Einfluß von Lormetazepam, Triazolam und Flunitrazepam auf die schnellen Augenbewegungen, K-Komplexe und Schlafspindeln gesunder Probanden. Z EEG-EMG 18: 61–67
Kubicki S, Herrmann WM, Höller L (1982) Critical comments on the rules by Rechtschaffen and Kales concerning the visual evaluation of EEG sleep records. In: Herrmann WM (ed) EEG in drug research. Fischer, Stuttgart New York, pp 387–403
Kubicki S, Höller L (1986) Einführung in die Auswertung polygraphischer Schlafableitungen. EEG-Labor 8: 68–91
Kubicki S, Höller L (1992) Physiologische „paroxysmale" Ereignisse im Schlaf und ihre epileptische Entartung. EEG-Labor 14: 65–80
Kubicki S, Höller L, Pastelak-Price C (1987) Subvigil Beta-activity: A study of fast EEG patterns in drowsiness. Am J EEG Technol 27: 15–31
Kubicki S, Meyer Ch, Röhmel J (1986) Die 4 s-Schlafspindelperiodik. Z EEG-EMG 17: 55–61
Kubicki S, Scheuler W, Jobert M, Pastelak-Price C (1989) Der Einfluß des Alters auf die Schlafspindel- und K-Komplex-Dichte. Z EEG-EMG 20: 59–63
Kubicki S, Schoppenhorst M, Sack H-J, Klaes H (1973) Posttraumatischer μ-wave-Fokus: Der Einfluß von Schlaf, Pharmaka und motorischer Aktivität. Z EEG-EMG 4: 203–209
Kubicki S, Stölzel R, Butenuth I, Humpert U (1970) EEG-Untersuchungen in Schlaf, Hexobarbital-Kurznarkose und unter Elektroschock bei einer Patientin mit apallischem Syndrom. Z EEG-EMG 1: 27–34
Kugler J (1973) Formvarianten der K-Komplexe. Z EEG-EMG 4: 34–36
Kugler J (1984) Vigilanz - ihre Bestimmung im EEG. Z EEG-EMG 15: 168–172
Loomis AL, Harvey EN, Hobart GA (1935) Potential rhythms of the cerebral cortex during sleep. Science 81: 597–598
Loomis AL, Harvey EN, Hobart G (1936) Brain potentials during sleep. Science 83: 239–241
Loomis AL, Harvey EN, Hobart G (1937) Cerebral states during sleep as studied by human brain potential. J Exp Psychol 21: 127–144
Moldofsky H, Lue FA (1980) The relationship of alpha and delta EEG frequencies to pain and mood in 'fibrositis' patients treated with chlorpromazine and L-tryptophan. Electroenceph Clin Neurophysiol 50: 71–80
Montplaisir J, Leduc L, Laverdiere M, Walsh J, Saint-Hilaire SM (1981) Sleep spindles in the human hippocampus: normal of epileptic activity? Sleep 4: 423–428
Moore Y (1973) Retinohypothalamic projection in mammals: a comparative study. Brain Res 49: 403–409

Mosko SS, Holowach JB, Sassin JF (1983) The 24 hour rhythm of core temperature in narcolepsy. Sleep 6: 137–146

Naitoh P, Antony-Baas V, Muzet A, Ehrhart J (1982) Dynamic relation of sleep spindles and K-complexes to spontaneous phasic arousal in sleeping human subjects. Sleep 5: 58–72

Niedermeyer E (1970) Spitzen über der Zentralregion und μ-Rhythmus: Gedanken zum Problem der „funktionellen" Spitzen. Z EEG-EMG 1: 133–141

Okawa M, Nanami T, Wada S, Shimizu T, Hishikawa Y, Sasaki H, Nagamine T, Takahashi T (1987) Four congenietically blind children with circadian sleep-wake rhythm disorder. Sleep 10: 101-110

Perri R di, Meduri M, Rosa AE di, Simone F (1977) Sleep spindles in healthy people: a quantitative, automatic analysis in young adult subjects. Bull Soc I Biol Sperm 57: 983–989

Poiseau E, Jobert M, Schulz H, Kubicki S (1991) Localization of sleep spindle activity. Sleep Res 20: 60

Prior PF, Deacon PA (1969) Spontaneous sleep on healthy subjects in long-term serial electroencephalographic recordings. Electroenceph Clin Neurophysiol 27: 422–424

Rechtschaffen A, Kales A (1968) A manual of standardized terminology, techniques and scoring system for sleep stages of human subjects. US Gov Print Off, Publ Health Serv, Washington

Reynolds CF, Kupfer DJ, Taska LS, Hoch CC, Sewitch DE, Spiker DG (1985) Sleep of healthy seniors: a revisit. Sleep 8: 20–29

Santamaria J, Chiappa KH (1987) The EEG of drowsiness in normal adults. J Clin Neurophysiol 4: 327–382

Scheuler W, Rappelsberger P, Pastelak-Price C, Kubicki S, Petsche H (1993) Alpha activity of NREM sleep. In: Zschocke S, Speckmann E-J (eds) Basic mechanisms of the EEG. Birkhäuser, Boston Basel Berlin, pp 183–214

Scheuler W, Stinshoff D, Kubicki S (1983) The alpha sleep pattern - differentiation from other sleep patterns and effects of hypnotics. Neuropsychobiology 10: 183–189

Schieber JP, Muzet A, Ferriere PJ (1971) Les phases d'activation transitoire spontanées au cours du sommeil normal chez l'homme. Arch Sci Physiol 25: 443–465

Schoppenhorst M, Kubicki S (1973) Veränderungen organisch-bedingter EEG-Herde im Schlaf. Z EEG-EMG 4: 22–29

Shirakawa S, Azumi K, Oguri M (1980) The stability of spindle activity and the correlation with REM-sleep. Sleep Res 9: 41

Spieweg L, Sanders S, Kubicki S (1992) Periodische Entladungen von Schlafspindeln unter Plazebo und Zopiclone. Z EEG-EMG 23: 215–220

Steriade M, Domich L, Oakson G, Deschênes M (1987) The deafferented reticular thalamic nucleus generates spindle rhythmicity. J Neurophysiol 56: 260–273

Terstegge K, Kühnberg N, Kubicki S (1993) Differenter δ-Schlaf-Anteil bei Verwendung unterschiedlicher Auswertekriterien. EEG-Labor 15: 82–94

Vetter F, Böker W (1962) Zur Funktion des K-Komplexes im Schlaf-Elektroencephalogramm. Nervenarzt 33: 390–394

Webb WB (1982) Sleep in older persons: sleep structures of 50 to 60 year old men and women. J Gerontol 37: 581–586

Wever RE (1979) The circadian system of man: Results of experiments under temporal isolation. Springer, Heidelberg Berlin New York

Wieser HG (1985) Human sleep and stereo-EEG findings. In: Kubicki S, Herrmann WM (eds) Methods of sleep research. Fischer, Stuttgart New York, pp 179–219

Wieser HG, Siegfried J (1979) Hirnstamm-Ableitungen (Makroelektroden) beim Menschen. 1. Elektrische Befunde im Wachzustand und Ganznachtschlaf. Z EEG-EMG 10: 8–19

William RL, Karacan I, Hursch CJ (1974) EEG of human sleep. Clinical applications. John Wiley & Sons, New York London Sydney Toronto

Wittenbecher H, Kubicki S (1982) Kurzschlafableitungen nach vorangegangener Schlafreduzierung. Auswertung von 719 Registrierungen. Z EEG-EMG 13: 86–91

Yamadori A (1971) Role of the spindles in the onset of sleep. Kobe J Med Sci 17: 97–111

Yasoshima A, Hayashi H, Iijima S, Sugita Y, Teshima Y, Shimizu T, Hishikawa Y (1984) Potential distribution of vertex sharp and sawtoothed wave on the scalp. Electroenceph Clin Neurophysiol 58: 73–76

Kapitel 6: Provokationsmethoden im EEG

Bätz B (1986) Artefakte unter Photostimulation: photomyogene Reaktion. EEG-Labor 8: 153–160

Baier WK, Doose H (1987) Interdependence of different genetic EEG patterns in siblings of epileptic patients. Electroenceph Clin Neurophysiol 66: 483–488

Bechinger D, Kriebel J, Schlager M (1973) Das Schlafentzug-EEG, ein wichtiges diagnostisches Hilfsmittel bei cerebralen Anfällen. Z Neurol 205: 193–206

Bickford RG (1984) Provokationsmethoden und spezielle Elektroden. In: Klass DW, Daly DD (Hrsg) Klinische Elektroenzephalographie. Fischer, Stuttgart New York, S 245–278

Broughton RJ (1990) Sleep and sleep deprivation studies in epilepsy. In: Handbook of Electroenceph Clin Neurophysiol, revised series, vol 4. Elsevier, Amsterdam, pp 89–119

Cantor FK, Ilbag F (1973) Facilitation of photic response by focal lesions. Electroenceph Clin Neurophysiol 34: 77–79
Chatrian GE, Lettich E, Miller LH, Green JR (1970) Pattern-sensitive epilepsy. Part 1. An electrographic study of its mechanisms. Epilepsia 11: 125–149
Coull BM, Pedley TA (1978) Intermittent photic stimulation. Clinical usefullness of non-convulsive responses. Electroenceph Clin Neurophysiol 44: 353–363
Danesi MA (1988) Seasonal variations in the incidence of photoparoxysmal response to stimulation among photosensitive epileptic patients: Evidence from repeated EEG recordings. J Neurol Neurosurg Psychiat 58: 875–877
Darby CE, De Korte RA, Binnie CD, Wilkins AJ (1980) The self-induction of epileptic seizures by eye closure. Epilepsia 21: 31–42
Degen R (1977) Die diagnostische Bedeutung des Schlafs nach Schlafentzug unter antiepileptischer Therapie. Nervenarzt 48: 314–320
Degen R (1980) A study of the diagnostic value of waking and sleep EEGs after sleep deprivation in epileptic patients on anticonvulsive therapy. Electroenceph Clin Neurophysiol 49: 577–584
Degen R, Degen H-E (1981) A comparative study of the diagnostic value of drug-induced sleep EEGs and sleep EEGs following sleep deprivation in patients with complex partial seizures. J Neurol 225: 85–93
Degen R, Degen H-E (1984) Sleep and sleep deprivation in epileptology. In: Degen R, Niedermeyer E (eds) Epilepsy, sleep and sleep deprivation. Elsevier, Amsterdam, pp 273–286
Degen R, Niedermeyer E (1984) Epilepsy, sleep and sleep deprivation. Elsevier, Amsterdam
Deisenhammer E, Klingler D (1978) Das Schlafentzugs-EEG bei Kranken mit gesicherter und fraglicher Epilepsie sowie bei Kranken ohne epileptische Anfälle. Z EG-EMG 9: 38–42
Deisenhammer E, Klingler D (1981) Vertexzacken und abnorme K-Komplexe im EEG nach Schlafentzug. EEG-Labor 3: 111–120
Deisenhammer E, Klingler D (1983) Schlaf und Schlafentzug als EEG-Provokationsmethode bei Patienten mit epileptischen Anfällen oder mit Epilepsie. EEG-Labor 5: 96–105
Doose H, Gerken H, Hien-Völpel KS, Völzke E (1969) Genetics of photosensitive epilepsy. Neuropaediatrie 1: 56–73
Ellingson RJ, Wilken K, Bennett DR (1984) Efficacy of sleep deprivation as an activation procedure in epilepsy patients. J Clin Neurophysiol 1: 83–101
Gastaut H, Gomez-Almanzar M, Taury M (1983) Der provozierte Mittagsschlaf: Eine einfache, erfolgreiche Methode zur Schlafaktivierung bei Epileptikern. Z EEG-EMG 14: 1–5
Höller L, Reimer E (1979) Über den Informationswert einer vierten und fünften Hyperventilationsminute. EEG-Labor 1: 154–162
Jayakar P, Chiappa KH (1990) Clinical correlations of photoparoxysmal responses. Electroenceph Clin Neurophysiol 75: 251–254
Jeavons PM, Harding GFA (1975) Photosensitive epilepsy: A review of the literature and a study of 460 patients. Heineman, London
Klingler D, Deisenhammer E (1982) Triggermechanismen für paroxysmale Entladungen im EEG nach Schlafentzug. EEG-Labor 4: 81–87
Koshino Y, Niedermeyer E (1975) Enhancement of rolandic mu-rhythm by pattern vision. Electroenceph Clin Neurophysiol 38: 535–538
Kubicki S, Scheuler W, Wittenbecher H (1984) Short-term sleep in EEG recordings after partial sleep deprivation as a routine procedure in order to uncover epileptic phenomena: an evaluation of 719 EEG recordings. In: Degen R, Niedermeyer E (eds) Epilepsy, sleep and sleep deprivation. Elsevier, Amsterdam, pp 249–271
Lewis JA (1972) Eye closure as a motor trigger for seizures. Neurology 22: 1145–1150
Lugaresi E, Cirignotta F, Montagna P (1984) Occipital lobe epilepsy with scotosensitive seizures: The role of central vision. Epilepsia 25: 115–120
Maulsby RL (1984) EEG Aktivitätsmuster unbestimmter diagnostischer Bedeutung. In: Klass DW, Dlay DD (Hrsg) Klinische Elektroenzephalographie. Fischer, Stuttgart New York, S 371–378
Meldrum BS, Wilkins AJ (1984) Photosensitive epilepsy in man and the baboon: Integration of pharmacological and psychophysical evidence. In: Schwartzkroin PA, Wheal H (eds) Electrophysiology of epilepsy. Academic Press, London
Morgan MH, Scott DF (1970) EEG activation in epilepsies other than petit mal. Epilepsia 11: 255–261
Newmark ME, Penry JK (1979) Photosensitivity and Epilepsy: A review. Raven, New York
Niedermeyer E (1993) Abnormal EEG patterns: Epileptic and paroxysmal. In: Niedermeyer E, Lopes da Silva, Electroencephalography. Williams & Wilkins, Baltimore, pp 217–240
Niedermeyer E, Fineyre F, Riley T, Bird B (1979) Myoclonus and the electroencephalogram, a review. Clin Electroenceph 10: 75–95
Olson SF, Hughes JR (1970) The clinical symptomatology associated with the 6/sec spike-and-wave complex. Epilepsia 11: 383–393
Patel VM, Maulsby RL (1987) How hyperventilation alters the electroencephalogram: a review of controversial viewpoints emphasizing neurophysiological mechanisms. J Clin Neurophysiol 4: 101–120

Rabending G, Klepel H (1978) Die Fotostimulation als Aktivierungsmethode in der Elektroenzephalographie. VEB Fischer, Jena

Reilly EL, Peters JF (1973) Relationship of some varieties of electroencephalographic photosensitivity to clinical convulsive disorders. Neurology 23: 1050–1057

Rowan AJ, Veldhuisen RJ, Nagelkerke NJD (1982) Comparative evaluation of sleep deprivation and sedated sleep EEGs as diagnostic aids in epilepsy. Electroenceph Clin Neurophysiol 54: 357–364

Rumpl E, Lorenzi E, Bauer G, Hengl W (1977) Zum diagnostischen Wert des EEG nach Schlafentzug. Z EEG-EMG 8: 205–209

Scheuler W (1983) Zur klinischen Bedeutung der gesteigerten Photostimulationsreaktion im α-Frequenzbereich. Z EEG-EMG 14: 143–153

Scheuler W, Pastelak-Price C (1992) Photostimulation. Norddeutsches EEG-Seminar

Schoppenhorst M, Kubicki S (1973) Veränderungen organisch-bedingter EEG-Herde im Schlaf. Z EEG-EMG 4: 22–29

Schwarz JR, Zangemeister WH (1978) The diagnostic value of the short sleep EEG and other provocative methods following sleep deprivation. J Neurol 218: 179–186

Soso MJ, Lettich E, Belgum JH (1980) Pattern-sensitive epilepsy. II: Effects of pattern orientation and hemifield stimulation. Epilepsia 21: 313–323

Speckmann E-J, Caspers H (1973) Neurophysiologische Grundlagen der Provokationsmethoden in der Elektroenzephalographie. Z EEG-EMG 4: 157–167

Takahashi T (1993) Activation methods. In: Niedermeyer E, Lopes da Silva F, Electroencephalography, 3rd edn. Williams & Wilkins, Baltimore, pp 241–262

Takahashi T, Tsukahara Y (1976) Influence of color on the photoconvulsive response. Electroenceph Clin Neurophysiol 41: 124–136

Veldhuizen R, Binnie CD, Beintema DJ (1983) The effect of sleep deprivation on the EEG in epilepsy. Electroenceph Clin Neurophysiol 55: 505–512

Vignaendra V, Ghee LT, Lee LC, Tin CS (1976) Epileptic discharges triggered by blinking and eye closure. Electroenceph Clin Neurophysiol 40: 491–498

White JC, Langston JW, Pedley T (1977) Benign epileptiform transients of sleep: clarification of the 'small sharp spike' controversy. Neurology 27: 1061–1068

Wieser HG, Haffner B (1974) Der Effekt der photischen Stimulation im EEG bei der intermittierenden vertebrobasilären Insuffizienz. Z EEG-EMG 5: 14–24

Wilkins AJ, Binnie CD, Darby CE (1981) Interhemispheric differences in photosensitive epilepsy. I. Pattern sensitivity thresholds. Electroenceph Clin Neurophysiol 52: 461–468

Wittenbecher H, Kubicki St (1982) Kurzschlafableitungen nach vorangegangener Schlafreduzierung - Auswertung von 719 Registrierungen. Z EEG-EMG 13: 86–91

Wolf P (1981) Optische Provokationen in der EEG-Untersuchung bei Epilepsie. EEG-Labor 3: 1–34

Wolf P, Gooses R (1986) Relation of photosensitivity to epileptic syndromes. J Neurol Neurosurg Psychiat 49: 1386–1391

Kapitel 7: Epileptische Erregungssteigerungen

Aarts JHP, Binnie CD, Smit AM, Wilkins AJ (1984) Selective cognitive impairment during focal and generalized epileptiform EEG activity. Brain 107: 293–308

Ajmone-Marsan C (1984) Electroencephalographic studies in seizure disorders: Additional considerations. J Clin Neurophysiol 1: 143–157

Ajmone-Marsan C, Zivin LS (1970) Factors related to the occurence of typical paroxysmal abnormalities in the EEG records of epileptic patients. Epilepsia 11: 361–381

Au WJ, Gabor AJ, Vijayan N, Markand O (1980) Periodic lateralized epileptiform complexes (PLEDs) in Creutzfeldt-Jakob disease. Neurology 30: 611–617

Autret A, Laffont F, Roux S (1983) Influence of waking and sleep stages on the inter-ictal paroxysmal activity in partial epilepsy with complex seizures. Electroenceph Clin Neurophysiol 55: 406–410

Avoli M, Gloor P, Kostopoulos G, Gotman J (1983) An analysis of penicillin-induced generalized spike and wave discharges using simultaneous recordings of cortical and thalamic single neurons. J Neurophysiol 50: 819–837

Baldy-Moulinier M (1990) Partial epilepsy: Ictal and interictal. In: Handbook of Electroenceph Clin Neurophysiol, revised series, vol 4. Elsevier, Amsterdam, pp 291–310

Bauer G, Aichner F, Hengl, W (1981) Der diagnostische Wert periodischer lateralisierter Komplexe im EEG. Z EEG-EMG 12: 135–141

Bauer J, Druschky K-F, Erbguth F (1992) Status epilepticus: Ursachen, Verlauf und Therapie bei 100 Patienten. Akt Neurol 19: 165–170

Beaumanoir A, Ballis, Varfis G, Ansari K (1974) Benign epilepsy of childhood with Rolandic spikes. A clinical, electroencephalographic, and telencephalographic study. Epilepsia 15: 301–315

Beaussart M (1972) Benign epilepsy of children with rolandic (centro-temporal) paroxysmal foci. A clinical entity. Study of 221 cases. Epilepsia 13: 795–811

Billard C, Autret A, Markabi S, Lucas B, Bertrand P, Degiovanni E, Santini JJ, De Toffol B (1990) The influence of vigilance states on paroxysmal EEG activities and clinical seizures in children. Electroenceph Clin Neurophysiol 75: 127–135

Blom S, Heijbel J (1982) Benign epilepsy of children with centrotemporal EEG foci: A follow-up study in adulthood of patients initially studied as children. Epilepsia 23: 629–632

Blume WT, Lemieux JF (1988) Morphology of spikes in spike-and-wave complexes. Electroenceph Clin Neurophysiol 69: 508–515

Blume WT, Pillay N (1985) Electrographic and clinical correlates of secondary bilateral synchrony. Epilepsia 26: 636–641

Brazier MAB (1972) Spread of seizure discharges in epilepsy: anatomical and electrophysiological considerations. Exp Neurol 36: 263–272

Brazier MAB (ed) (1973) Epilepsy - Its phenomena in man. Academic Press, New York London

Broughton R (1972) Sleep and clinical pathological states. In: Chase HH (ed) The sleeping brain. Brain Res Inst, pp 363–446

Brown TR, Penry JK, Porter RJ, Dreifuß FE (1974) Responsiveness before, during, and after spike-wave paroxysms. Neurology 24: 659–665

Calvin WH, Ojeman GA, Ward AA Jr (1973) Human cortical neurons in epileptogenic foci: Comparison of inter-ictal firing patterns to those of 'epileptic' neurons in animals. Electroenceph Clin Neurophysiol 34: 337–351

Caspers H, Speckmann E-J (1969) DC potential shifts in paroxysmal states. In: Jasper HH, Ward AA Jr, Pope A (eds) Basic mechanims of the epilepsies. Little, Brown, Boston, pp 375–388

Caspers H, Speckmann E-J (1972) Cerebral pO_2, pCO_2 and pH: Changes during convulsive activity and their significance for spontaneous arrest of seizures. Epilepsia 13: 699–725

Cavazzuti GB, Cappella L, Nalin A (1980) Longitudinal study of epileptiform EEG patterns in normal children. Epilepsia 21: 43–55

Celesia GG, Chen R-C (1976) Parameters of spikes in human epilepsy. Dis Nerv Syst 37: 277–281

Chatrian GE, Shaw C-M, Leffmann H (1964) The significance of periodic lateralized epileptiform discharges in EEG: An electrographic, clinical and pathological study. Electroenceph Clin Neurophysiol 17: 177–193

Chatrian GE, Bergamini L, Dondey M, Klass DW, Lennox-Buchthal M, Petersén I (IFSECN) (1974) A glossary of terms most commonly used by clinical electroencephalographers. Electroenceph Clin Neurophysiol 37: 538–548

Christian W (1961) Schlaf-Wach-Periodik bei Schlaf- und Aufwach-Epilepsien. Nervenarzt 32: 266–275

Cooper R, Winter AL, Crow HJ, Walter WG (1965) Comparison of subcortical, cortical and scalp activity using chronically indwelling electrodes in man. Electroenceph Clin Neurophysiol 18: 217–228

Daly DD (1973) Circadian cycles and seizures. In Brazier MAB (ed) Epilepsy - Its phenomena in man. Academic Press, New York, pp 215–233

Degen R (1991) Praxis der Epileptologie. Fischer, Stuttgart New York

De la Paz D, Brenner RP (1981) Bilateral independent periodic lateralized epileptiform discharges: clinical significance. Arch Neurol 38: 713–715

Dempsey EW, Morrison RS (1942) The production of rhythmically recurrent cortical potentials after localised thalamic stimulation. Am J Physiol 135: 293–300

Dichter MA (ed)(1988) Mechanisms of epileptogenesis: The transition to seizures. Plenum, New York

Dichter MA, Ayala GF (1987) Cellular mechanisms of epilepsy: A status report. Science 237: 157–164

Doose H, Gerken H, Horstmann T, Völzke E (1973) Genetic factors in spike-wave absences. Epilepsia 14: 57–75

Drury I, Henry TR (1993) Ictal patterns in generalized epilepsy. J Clin Neurophysiol 10: 268–280

Dudek FE, Snow RW, Taylor CP (1986) Role of electrical interactions in synchronization of epileptiform bursts. In: Delgado-Escueta AV, Ward AA, Woodbury DM, Porter RJ (eds) Basic mechanisms of the epilepsies, Advances in Neurology, vol 44. Raven, New York, pp 593–618

Elger CE (1979) Neurophysiologische Aspekte zentralnervöser Krampfaktivität. EEG-Labor 1: 11–24

Elger CE (1987) Basic epileptology. In: Wieser HG, Elger CE (eds) Presurgical evaluation of epilepsies. Basics, techniques, implications. Springer, Berlin Heidelberg New York, pp 29–34

Elger CE, Speckmann E-J (1983) Penicillin-induced epileptic foci in the motor cortex: Vertical inhibition. Electroenceph Clin Neurophysiol 56: 604–622

Engel J Jr (1984) A practical guide for routine EEG studies in epilepsy. J Clin Neurophysiol 1: 109–142

Engel J Jr (1992) Recent advances in surgical treatment of temporal lobe epilepsy. Acta Neurol Scand 86 [Suppl. 140]: 71–80

Engel J Jr (1993) Intracerebral recordings: organization of the human epileptogenic region. J Clin Neurophysiol 10: 90–98

Fisher RS (1989) Animal models of the epilepsies. Brain Res Rev 14: 245–278

Fisher RS, Prince DA (1977b) Spike-wave rhythms in cat cortex induced by parenteral penicillin. II. Cellular features. Electroenceph Clin Neurophysiol 42: 625–639

Fleischhauer K, Laube A (1979) Supracellular patterns in the cerebral cortex. In: Speckmann E-J, Caspers H (eds) Origin of cerebral field potentials. Thieme, Stuttgart, pp 1–12

Fleischhauer K, Petsche H, Wittkowsky W (1972) Vertical bundles of dendrites in the neocortex. Z Anat Entwicklungsgesch 136: 213–223

Gabor AJ, Seyal M (1986) Effect of sleep on the electrographic manifestations of epilepsy. J Clin Neurophysiol 3: 23–38

Gastaut H (1970) Clinical and electroencephalographical classification of epileptic seizures. Epilepsia 11: 102–113

Gastaut H, Roger J, Soulayrol R, Tassinari CA, Régis H, Dravet C, Bernard R, Pinsard N, Saint-Jean M (1966) Childhood epileptic encephalopathy with diffuse slow spike-waves (otherwise known as 'petit mal variant') or Lennox syndrome. Epilepsia 7: 139–179

Gastaut H, Tassinari CA (1966) Triggering mechanisms in epilepsy. The electroclinical point of view. Epilepsia 7: 85–138

Geiger LR, Harner RN (1978) EEG patterns at the time of focal seizure onset. Arch Neurol 35: 276–286

Gibbs FA, Davis H, Lennox WG (1935) The electro-encephalogram in epilepsy and in conditions of impaired consciousness. Arch Neurol Psychiat 34: 1133–1148

Gibbs FA, Gibbs EL (1952) Atlas of Electroencephalography. Vol 2: Epilepsy. Addison-Wesley, Cambridge, Mass

Gloor P (1968) Generalized cortico-reticular epilepsies. Some considerations on the pathophysiology of generalized bilaterally synchronous spike and wave discharges. Epilepsia 9: 249–263

Gloor P (1972) Generalized spike and wave discharges: a consideration of cortical and subcortical mechanisms of their genesis and synchronization. In: Petsche H, Brazier MAB (eds) Synchronization of EEG activity in epilepsies. Springer, New York, pp 382–406

Gloor P (1979) Generalized epilepsy with spike-and-wave discharge: A reinterpretation of its electrographic and clinical manifestations. Epilepsia 20: 571–588

Gloor P (1984) Electrophysiology of generalized epilepsy. In: Schwartzkroin PA, Wheal HV (eds) Electrophysiology of Epilepsy. Academic Press, London, pp 107–136

Goode DJ, Penry JK, Dreifuss FE (1970) Effects of paroxysmal spike-wave on continuous visual-motor performance. Epilepsia 11: 241–254

Gotman J (1981) Interhemispheric relations during bilateral spike-and-wave activity. Epilepsia 22: 453–466

Gotman J (1987) Interhemispheric interactions in seizures of focal onset: data from human intracranial recordings. Electroenceph Clin Neurophysiol 67: 120–133

Guberman A, Cantu-Reyna G, Stuss D, Broughton R (1986) Nonconvulsive generalized status epilepticus: Clinical features, neuropsychological testing, and long-term follow-up. Neurology 36: 1284–1291

Guerrero-Figueroa R, Barros A, De Balbian Verster F, Heath RG (1963) Experimental 'petit mal' in kittens. Arch Neurol 9: 297–306

Hecker A, Kocher R, Ladewig D, Sçollo-Lavizzari G (1979) Das Miniatur-Spike-Wave-Muster. EEG-Labor 1: 51–56

Heinemann U, Lux HD, Gutnick MJ (1977) Extracellular free calcium and potassium during paroxysmal activity in the cerebral cortex of the rat. Exp Brain Res 27: 237–243

Heintel H (1972) Der Staus epilepticus. Seine Ätiologie, Klinik und Letalität. Fischer, Stuttgart

Hrachovy RA, Frost JD Jr, Kellaway P (1984) Hypsarrhythmia revisited: Variations on a theme. Epilepsia 25: 317–325

Hughes JR (1980) Two forms of the 6/sec spike and wave complex. Electroenceph Clin Neurophysiol 48: 535–550

Hughes JR (1989) The significance of the interictal spike discharge: a review. J Clin Neurophysiol 6: 207–226

ILAE (1981) Proposal for revised clinical and electroencephalographic classification of epileptic seizures. Epilepsia 22: 489–501

ILAE (1985) Proposal for classification of epilepsies and epileptic syndromes. Epilepsia 26: 268–278

ILAE (1989) Proposal for revised classification of epilepsies and epileptic syndromes. Epilepsia 30: 389–399

Janz D (1962) The grand mal epilepsies and the sleeping-waking cycle. Epilepsia 3: 69–109

Janz D (1969) Die Epilepsien. Spezielle Pathologie und Therapie. Thieme, Stuttgart

Janz D (1974) Epilepsia and the sleeping-waking cycle. In: Handbook of Clinical Neurology, vol 15: The Epilepsies. North Holland, Amsterdam

Jasper H (1949) Diffuse projection systems: The integrative action of the thalamic reticular system. Electroenceph Clin Neurophysiol 1: 405–420

Jasper HH, Ward AA Jr, Pope A (eds)(1969) Basic mechanisms of the epilepsies. Little, Brown, Boston

Jayakar P, Duchowny M, Resnick TJ, Alvarez LA (1991) Localization of seizure foci: pitfalls and caveats. J Clin Neurophysiol 8: 414–431

Jones EG, Hendry SHC (1984) Basket cells. In: Peters A, Jones EG (eds) Cerebral cortex, vol 1: Cellular components of the cerebral cortex. Plenum, New York London, pp 309–336

Jung R, Tönnies JF (1950) Hirnelektrische Untersuchungen über Entstehung und Erhaltung von Krampfentladungen. Die Vorgänge am Reizort und die Bremsfähigkeit des Gehirns. Arch Psychiat Z Neurol 185: 701–735

Kaibara M, Blume WT (1988) The postictal electroencephalogram. Electroenceph Clin Neurophysiol 70: 99–104

Karbowski K (1980) Status psychomotoricus. Klinische und elektroenzephalographische Aspekte. In: Karbowski K (Hrsg) Status psychomotoricus und seine Differentialdiagnose. Huber, Bern, S 39–71

Karbowski K (1985) Epileptische Anfälle. Springer, Berlin

Karbowski K (1986) Klinik und EEG fokal-motorischer epileptischer Anfälle. EEG-Labor 8: 169–175

Kellaway P, Frost JD Jr, Crawley JM (1980) Time modulation of spike and wave activity in generalized epilepsy. Ann Neurol 8: 491–500

Killam KF, Killam EK, Naquet R (1967) An animal model of light sensitive epilepsy. Electroenceph Clin Neurophysiol 22: 497–513

Killam KF, Naquet R, Bert J (1966) Paroxysmal responses to intermittent light stimulation in a population of baboons (Papio papio). Epilepsia 7: 215–219

Kooi KA (1966) Voltage-time characteristics of spikes and other rapid electroencephalographic transients: Semantic and morphological considerations. Neurology 16: 59–66

Kopeloff LM, Chusid, JG, Kopeloff N (1955) Epilepsy in Macaca mulatta after cortical or intracortical alumina. Arch Neurol Psychiat 74: 523–526

Kugler J (1981) Elektroenzephalographie in Klinik und Praxis. Thieme, Stuttgart New York

Lee SI (1985) Nonconvulsive status epilepticus: Ictal confusion in later life. Arch Neurol 42: 778–781

Lehmenkühler A (1988) Änderungen des Mikromilieus von Nervenzellen in der Hirnrinde bei epileptischen Anfällen. Experimentelle Beobachtungen. EEG-Labor 10: 145–161

Lieb JP, Joseph JP, Engel J Jr, Walker J, Crandall PH (1980) Sleep state and seizure foci related to depth spike activity in patients with temporal lobe epilepsy. Electroenceph Clin Neurophysiol 49: 538–557

Lieb JP, Woods SC, Siccardi A, Crandall P, Walter DO, Leake B (1978) Quantitative analysis of depth spiking in relation to seizure foci in patients with temporal lobe epilepsy. Electroenceph Clin Neurophysiol 44: 641–663

Loewenstein WR (1981) Junctional intercellular communication: the cell-to-cell membrane channel. Physiol Rev 61: 829–913

Lombroso CT, Erba G (1970) Primary and secondary bilateral synchrony in epilepsy. A clinical and electroencephalographic study. Arch Neurol 22: 321–334

Lowenstein DH, Aminoff MJ (1992) Clinical and EEG features of status epilepticus in comatose patients. Neurology 42: 100–104

Lüders H (ed) (1991) Epilepsy surgery. Raven, New York

Lüders H, Burgess R, Noachtar S (1993) Expanding the international classification of seizures to provide localization information. Neurology 43: 1650–1655

Marcus EM, Watson CW (1968) Symmetrical epileptogenic foci in monkey cerebral cortex. Mechanisms of interactions and regional variations in capacity for synchronuous discharges. Arch Neurol 19: 99–116

Marcus EM, Watson CW, Simon SA (1968) An experimental model of some varieties of petit mal epilepsy. Epilepsia 9: 233–248

Markand ON, Daly DD (1971) Pseudoperiodic lateralized paroxysmal discharges in electroencephalogram. Neurology 21: 975–981

Matsumoto H (1964) Intracellular events during the activation of cortical epileptiform discharges. Electroenceph Clin Neurophysiol 17: 294–307

Matsumoto H, Ajmone-Marsan CA (1964) Cortical cellular phenomena in experimental epilepsy: Interictal manifestations. Exp Neurol 9: 286–304

Meencke H-J, Janz D (1984) Neuropathological findings in primary generalized epilepsy: A study of eight cases. Epilepsia 25: 8–21

Merlis JK (1970) Proposal for an international classification of the epilepsies (ILAE). Epilepsia 11: 114–119

Mirsky AF, Tecce JJ (1968) The analysis of visual evoked potentials during spike and wave EEG activity. Epilepsia 9: 211–220

Moruzzi G, Magoun HW (1949) Brain stem reticular formation and activation of the EEG. Electroenceph Clin Neurophysiol 1: 455–473

Niedermeyer E (1965) Sleep electroencephalograms in petit mal. Arch Neurol 12: 625–630

Niedermeyer E (1966a) The generalized multiple spike discharge. An electroclinical study. Electroenceph Clin Neurophysiol 20: 133–138

Niedermeyer E (1966b) Generalized seizure discharges and possible precipitating mechanisms. Epilepsia 7: 23–29

Niedermeyer E (1969) The Lennox-Gastaut syndrome: A severe type of childhood epilepsy. Dtsch Z Nervenheilkd 195: 263–282

Niedermeyer E (1976) Epilepsien des Kindesalters. Praktische Hinweise zur Unterscheidung der Verlaufsformen. Z EEG-EMG 7: 21–33

Niedermeyer E (1979) Generalisierte Epilepsien. Grundlegende Mechanismen und elektroenzephalographische Erwägungen. EEG-Labor 1: 119–131

Niedermeyer E (1988) Widersprüchlich beurteilte EEG-Tätigkeiten und ihre Bedeutung. EEG-Labor 10: 3–7

Niedermeyer E (1990) The epilepsies. Diagnosis and management. Urban & Schwarzenberg, Baltimore München

Niedermeyer E (1993) Epileptic seizure disorders. In: Niedermeyer E, Lopes da Silva F, Electroencephalography, 3rd edn. Williams & Wilkins, Baltimore, pp 461–564

Niedermeyer E, Fineyre F, Riley T, Uematso S (1979) Absence status (petit mal status) with focal characteristics. Arch Neurol 36: 417–421

Niedermeyer E, Khalifeh R (1965) Petit mal status ('spike-wave stupor'). An electro-clinical appraisal. Epilepsia 6: 250–262

Niedermeyer E, Rocca U (1972) The diagnostic significance of sleep electroencephalograms in temporal lobe epilepsy. Eur Neurol 7: 119–129

Niedermeyer E, Witte OW (1986) Das EEG in der Epilepsiediagnostik. EEG-Labor 8: 94–123

Penfield W (1952) zit. nach Penfield W, Jasper H (1954)

Penfield W, Jasper H (1954) Epilepsy and the functional anatomy of the human brain. Little, Brown, Boston

Perria L, Rosadini G, Rossi GF, Gentilomo A (1966) Neurosurgical aspects of epilepsy: physiological sleep as a means for focalizing EEG epileptic discharges. Acta Neurochir 14: 1–9

Petsche H (1990) Epilepsie. In: Zwiener U, Ludin H-P, Petsche H, Neuropathophysiologie. Allgemeine, spezielle und klinische Pathophysiologie des Nervensystems. Fischer, Jena, S 180–217

Petsche H, Brazier MAB (eds) (1972) Synchronization of EEG activity in Epilepsies. Springer, Wien New York

Petsche H, Pockberger H, Rappelsberger P (1985) Mikro-EEG-Untersuchungen zur Entstehung epileptischer Anfälle nach kortikaler Applikation von Penicillin beim Kaninchen. Erg Exp Med 46: 59–71

Petsche H, Pockberger H, Rappelsberger P (1988) Cortical structure and electrogenesis. In: Basar E (ed) Dynamics of sensory and cognitive processing by the brain, Springer Series in Brain Dynamics 1. Springer, Berlin Heidelberg, S 123–139

Petsche H, Rappelsberger P (1973) The problem of synchronization in the spread of epileptic discharges leading to seizures in man. In: Brazier MAB (ed) Epilepsy - Its phenomena in man. Academic Press, New York London, pp 121–151

Petsche H, Rappelsberger P, Lapins R, Vollmer R (1979) Rhythmicity in seizure patterns - Topographical aspects. In: Speckmann E-J, Caspers H (eds) Origin of cerebral field potentials. Thieme, Stuttgart, pp 60–79

Pockberger H, Rappelsberger P, Petsche H (1984a) Penicillin-induced epileptic phenomena in the rabbit's neocortex. I. The development of interictal spikes after epicortical application of penicillin. Brain Res 309: 247–260

Pockberger H, Rappelsberger P, Petsche H (1984b) Penicillin-induced epileptic phenomena in the rabbit's neocortex. II. Laminar specific generation of interictal spikes after the application of penicillin to different cortical depths. Brain Res 309: 261–269

Pockberger H, Rappelsberger P, Petsche H (1986) Calcium antagonists and their effects on generation of interictal spikes: a field potential analysis in the neocortex of the rabbit. In: Speckmann E-J, Schulze H, Walden J (eds) Epilepsy and calcium. Urband & Schwarzenberg, München, S 357–378

Pollen DA (1964) Intracellular studies of cortical neurons during thalamic induced wave and spike. Electroenceph Clin Neurophysiol 17: 398–406

Prince DA (1969) Electrophysiology of 'epileptic' neurons: spike generation. Electroenceph Clin Neurophysiol 26: 476–487

Prince DA, Wilder BJ (1967) Control mechanisms in cortical epileptogenic foci: 'surround' inhibition. Arch Neurol 16: 194–202

Prince DA, Wong RKS (1981) Human epileptic neurons studied in vitro. Brain Res 210: 323–333

Rappelsberger P, Petsche H, Vollmer R, Lapins R (1979) Rhythmicity in seizure patterns - intracortical aspects. In: Speckmann E-J, Caspers H (eds) Origin of cerebral field potentials. Thieme, Stuttgart, pp 80–97

Rappelsberger P, Pockberger H, Petsche H (1982) The contribution of the cortical layers to the generation of the EEG: field potential and current source densitiy analyses in the rabbit's visual cortex. Electroenceph Clin Neurophysiol 53: 254–269

Rappelsberger P, Szirmai I, Vollmer R (1986) Analyse der Ausbreitung epileptischer Entladungen im Tiermodell. Z EEG-EMG 17: 47–54

Rettig T, Zschocke S (1984) EEG long-term monitoring for investigation of the variability of epileptic potentials in the waking-sleeping cycle. Electroenceph Clin Neurophysiol 57: 32P

Rodin E, Ancheta O (1987) Cerebral electrical fields during petit mal absences. Electroenceph Clin Neurophysiol 66: 457–466

Roger J, Lob H, Tassinari CA (1974) Status epilepticus. In: Handbook of Clin Neurology, vol 15. North Holland, Amsterdam, pp 145–182

Rossi G, Collicchio G, Pola P, Roselli R (1984) Sleep and epileptic activity. In: Degen R, Niedermeyer E (eds) Epilepsy, sleep and sleep deprivation. Elsevier, Amsterdam, pp 35–46

Ruf H (1950) Experimentelle, über Stunden dauernde Verlängerung des Elektrokrampfes durch Sauerstoff und Kreislaufmittel. Nervenarzt 21: 109–113

Sato S, Dreifuss FE, Penry JK (1973) The effect of sleep on spike-wave discharges in absence seizures. Neurology 23: 1335–1345

Scheibel, ME, Scheibel AB (1966) The organization of the nucleus reticularis thalami: A Golgi study. Brain Res 1: 43–62

Scheibel ME, Scheibel AB (1973) Hippocampal pathology in temporal lobe epilepsy. A Golgi study. In: Brazier MAB (ed) Epilepsy – Its phenomena in man. Academic Press, New York London, pp 311–337

Scheuler W, Kubicki S, Pastelak-Price C (1988) Steile Wellen und Spitzen in der Okzipitalregion bei Gesunden und Patienten ohne Epilepsie. EEG-Labor 10: 61–105

Scheuler W, Kubicki St, Pastelak-Price C (1990) Die nicht-invasive EEG-Diagnostik fokaler epileptogener Störungen. Teil I. EEG-Labor 12: 49–91

Scheuler W, Kubicki St, Pastelak-Price C (1990) Die nicht-invasive EEG-Diagnostik fokaler epileptogener Störungen. Teil II. EEG-Labor 12: 113–135

Schwartz BA, Guilbaud G, Fischgold H (1964) Single and multiple spikes in the night sleep of epileptics. Electroenceph Clin Neurophysiol 16: 56–67

Schwartzkroin PA, Wheal HV (eds)(1984) Electrophysiology of Epilepsy. Academic Press, New York

Schwartzkroin PA, Wyler AR (1980) Mechanisms underlying epileptiform burst discharges. Ann Neurol 7: 95–107

Sengoku A, Kanazawa O, Kawai I, Yamaguchi T (1990) Visual cognitive disturbance during spike-wave discharges. Epilepsia 31: 47–50

Sharbrough FW (1993) Scalp-recorded ictal patterns in focal epilepsy. J Clin Neurophysiol 10: 262–267

Shewmon DA, Erwin RJ (1988) The effect of focal interictal spikes on perception and reaction time. I. General considerations. Electroenceph Clin Neurophysiol 69: 319–337

Simon RP, Aminoff MJ (1986) Electrographic status epilepticus in fatal anoxic coma. Ann Neurol 20: 351–355

Snodgrass SM, Tsuburaya K, Ajmone-Marsan C (1989) Clinical significance of periodic lateralized epileptiform discharges: relationship with status epilepticus. J Clin Neurophysiol 6: 159–172

Somjen GG (1984) Interstitial ion concentration and the role of neuroglia in seizures. In: Schwartzkroin PA, Wheal HV (eds) Electrophysiology of Epilepsy. Academic Press, New York London, pp 303–341

Speckmann E-J (1986) Experimentelle Epilepsieforschung. Wiss Buchges, Darmstadt

Speckmann E-J, Caspers H (1973) Neurophysiologische Grundlagen der Provokationsmethoden in der Elektroenzephalographie. Z EEG-EMG 4: 157–167

Speckmann E-J, Caspers H (1978) Effects of pentylenetetrazol on isolated snail and mammalian neurons. In: Chalazonitis N, Boisson M (eds) Abnormal neuron discharges. Raven, New York, pp 165–176

Speckmann E-J, Caspers H, Janzen RWC (1972) Relations between cortical DC shifts and membrane potential changes of cortical neurons associated with seizure activity. In: Petsche H, Brazier MAB (eds) Synchronization of EEG activity in epilepsies. Springer, Wien New York, pp 93–111

Speckmann E-J, Elger CE (1993) Introduction to the neurophysiological basis of the EEG and DC potentials. In: Niedermeyer E, Lopes da Silva, Electroencephalography, 3rd edn. Williams & Wilkins, Baltimore pp 15–26

Speckmann E-J, Walden J, Bingmann D (1989) Die funktionelle Bedeutung von Calcium-Ionen bei epileptischen Anfällen. Arzneimittelforschung 39: 149–156

Stefan H, Bauer J (1990) Status epilepticus. Springer, Berlin Heidelberg

Sterman MB, Shouse MN, Passouant P (eds)(1982) Sleep and epilepsy. Academic Press, New York

Stevens JR, Kodama H, Lonsbury BL, Mills L (1971) Ultradian characteristics of spontaneous seizure discharges recorded by radiotelemetry in man. Electroenceph Clin Neurophysiol 31: 313–325

Stevens JR, Lonsbury BL, Goel SL (1972) Seizure occurence and interspike interval. Telemetered electroencephalogram studies. Arch Neurol 26: 409–419

Terzano MG, Parrino L, Anelli S, Halasz P (1989) Modulation of generalized spike-and-wave discharges during sleep by cyclic alternating pattern. Epilepsia 30: 772–781

Thomas JE, Reagan TJ, Klass DW (1977) Epilepsia partialis continua. A review of 32 cases. Arch Neurol 34: 266–275

Tomson T, Svanborg E, Wedlund JE (1986) Nonconvulsive status epilepticus: high incidence of complex partial status. Epilepsia 27: 276–285

Treiman DM, De Giorgio CMA, Salisbury SM, Wickboldt CL (1984) Subtle generalized convulsive status epilepticus. Epilepsia 25: 653(abstr)

Tükel K, Jasper H (1952) The electroencephalogram in parasagittal lesions. Electroenceph Clin Neurophysiol 4: 481–493

Walsh JM, Brenner RP (1987) Periodic lateralized epileptiform discharges – long-term outcome in adults. Epilepsia 28: 533–536

Walden J, Speckmann E-J, Witte OW (1985) Suppression of focal epileptiform discharges by intraventricular perfusion of a calcium antagonist. Electroenceph Clin Neurophysiol 61: 299–309

Ward AA Jr (1961) The epileptic neuron. Epilepsia 2: 70–80

Ward AA Jr (1969) The epileptic neuron: chronic foci in animals and man. In: Jasper HH, Ward AA, Pope A (eds) Basic mechanisms of the epilepsies. Little, Brown, Boston, pp 263–288

Westmoreland BF, Klass DW (1990) Unusual EEG patterns. J Clin Neurophysiol 7: 209–228

Westmoreland BF, Klass DW, Sharbrough FW (1986) Chronic periodic lateralized epileptiform discharges. Arch Neurol 43: 494–496

Westrum LE, White LE Jr, Ward AA Jr (1964) Morphology of the experimental epileptic focus. J Neurosurg 21: 1033–1046

Wieser HG (1981) Stereo-elektroenzephalographisches Korrelat motorischer Anfälle. Z EEG-EMG 12: 1–13

Wieser HG (1983) Electroclinical features of the psychomotor seizure. Fischer, Stuttgart New York

Wieser HG (1984) Temporal lobe epilepsy, sleep and arousal: stereo-EEG findings. In: Degen R, Niedermeyer E (eds) Epilepsy, sleep and sleep deprivation. Elsevier, Amsterdam, pp 137–167

Wieser HG, Elger CE (eds) (1987) Presurgical evaluation of epileptics. Basics, technique, implications. Springer, Berlin Heidelberg

Wieser HG, Graf HP, Bernoulli C, Siegfried J (1978) Quantitative analysis of intracerebral recordings in epilepsia partialis continua. Electroenceph Clin Neurophysiol 44: 14–22

Wieser HG, Hailemariam S, Regard M, Landis T (1985) Unilateral limbic epileptic status activity: Stereo-EEG, behavioral, and cognitive data. Epilepsia 26: 19–29

Wieser HG, Urech E, Wyss A, Meles HP (1980) Verhalten fokaler epileptogener Aktivität während Nachtschlafableitungen im Oberflächen- und Tiefen-EEG. Nervenarzt 51: 9–16

Williamson PD, Spencer DD, Spencer SS, Novelly RA, Mattson RH (1985a) Complex partial seizures of frontal lobe origin. Ann Neurol 18: 497–504

Williamson PD, Spencer DD, Spencer SS, Novelly RA, Mattson RH (1985b) Complex partial status epilepticus: A depth-electrode study. Ann Neurol 18: 647–654

Witte OW, Speckmann E-J, Walden J (1987) Motor cortical epileptic foci in vivo: actions of a calcium channel blocker on paroxysmal neuronal depolarizations. Electroenceph Clin Neurophysiol 66: 43–55

Wolf P (1970) Zur Klinik und Psychopathologie des Status psychomotoricus. Nervenarzt 41: 603–610

Wyler AR, Ojemann GA, Ward AA Jr (1982) Neurons in human epileptic foci: Correlation between unit and EEG activity. Ann Neurol 11: 301–308

Young RR, Shahani BT (1969) Asterixis: One type of negative myoclonus. In: Fahn S, Marsden CD, Van Woert MH (eds) Myoclonus. Advances in Neurology, vol 43. Raven, New York, pp 137–156

Zivin L, Ajmone-Marsan C (1968) Incidence and prognostic significance of 'epileptiform' activity in the EEG of non-epileptic subjects. Brain 91: 751–778

Zschocke S, Ahrens R, Rettig T (1984) Twenty-four hour profiles of the variability of epileptic excitability in long-term EEG monitoring. Electroenceph Clin Neurophysiol 57: 31P

Zschocke S, Alexopoulos T (1984) Die EEG-Langzeitableitung in der Epilepsiediagnostik. Fortschr Neurol Psychiat 52: 438–450

Kapitel 8: Herdstörungen

Arfel G, Fischgold H (1961) EEG-signs in tumours of the brain. Electroenceph Clin Neurophysiol 19 (Suppl): 36–50

Ball GJ, Gloor P, Schaul N (1977) The cortical electromicrophysiology of pathological delta waves in the electroencephalogram of cats. Electroenceph Clin Neurophysiol 43: 346–361

Cobb WA, Guiloff RJ, Cast J (1979) Breach rhythm: The EEG related to skull defects. Electroenceph Clin Neurophysiol 47: 251–271

Cordeau J-P (1959) Monorhythmic frontal delta activity in the human electroencephalogram: A study of 100 cases. Electroenceph Clin Neurophysiol 11: 733–746

Daly DD (1968) The effect of sleep upon the electroencephalogram in patients with brain tumors. Electroenceph Clin Neurophysiol 25: 521–529

Daly DD, Thomas JE (1958) Sequential alterations in the electroencephalograms with brain tumors. Electroenceph Clin Neurophysiol 10: 395–404

Daly DD, Whelan JL, Bickford RG, McCarty CS (1953) The electroencephalogram in cases of tumors of the posterior fossa and third ventricle. Electroenceph Clin Neurophysiol 5: 203–216

Decker DA Jr, Knott JR (1972) The EEG in intrinsic supratentorial brain tumors: A comparative evaluation. Electroenceph Clin Neurophysiol 33: 303–310

Duensing F (1948) Die Alphawellenaktivierung als Herdsymptom im Elektroencephalogramm. Nervenarzt 19: 544–552

Duensing F (1950) Über periodische pathologische Potentiale subcorticaler Herkunft bei Hirngeschwülsten. Arch Psychiat Nervenkrankh 185: 539–570

Fariello RG, Orrison W, Blanco G, Reyes PF (1982) Neuroradiological correlates of frontally predominant intermittent rhythmic delta activity (FIRDA). Electroenceph Clin Neurophysiol 54: 194–202

Fischer-Williams M, Last SL, Lyberi G, Northfield DWC (1962) Clinico-EEG study of 128 gliomas and 50 intracranial metastatic tumours. Brain 85: 1–46

Fischgold H, Zalis A, Buisson-Ferey J (1961) General comments on the use of the EEG in the diagnosis and localization of cerebral tumours. Electroenceph Clin Neurophysiol 19(Suppl): 51–74

Gastaut JL, Michel B, Hassan SS, Cerda M, Bianchi L, Gastaut H (1979) Electroencephalography in brain edema (127 cases of brain tumor investigated by cranial computerized tomography). Electroenceph Clin Neurophysiol 46: 239–255

Gilmore PC, Brenner RP (1981) Correlation of EEG, computerized tomography, and clinical findings. Study of 100 patients with focal delta activity. Arch Neurol 38: 371–382

Gloor P, Ball G, Schaul N (1977) Brain lesions that produce delta waves in the EEG. Neurology 27: 326–333

Goldensohn ES (1984) Das EEG bei fokalen, intrakraniellen Läsionen. In: Klass DW, Daly DD (Hrsg) Klinische Elektroenzephalographie. Fischer, Stuttgart New York, S 279–310

Hasegawa K, Aird RB (1963) An EEG study of deep-seated cerebral and subtentorial lesions in comparison with cortical lesions. Electroenceph Clin Neurophysiol 15: 934–946

Hess R (1961) Significance of EEG-signs for location of cerebral tumours. Electroenceph Clin Neurophysiol 19 [Suppl]: 75–110

Hess R (1962) Die bioelektrischen Zeichen der cerebralen Massenverschiebung bei Hirntumoren. Schweiz Med Wochenschr 92: 1537–1542

Jaffe R, Jacobs L (1972) The beta focus: It's nature and significance. Acta Neurol Scand 48: 191–203

Jasper H, Van Buren J (1953) Interrelationship between cortex and subcortical structures: clinical electroencephalographic studies. Electroenceph Clin Neurophysiol 4(Suppl): 168–188

Krenkel W (1974) The electroencephalogram in tumours of the brain. In: Handbook of Clinical Neurology, vol 16: Tumours of the brain and skull, part I. Elsevier, Amsterdam, pp 418–454

Mani KS, Townsend HRA (1964) The EEG in benign intracranial hypertension. Electroenceph Clin Neurophysiol 16: 604–610

McCormick GF, Chi-Shing Z, Heiden J (1982) Cysticercosis cerebri. Review of 127 cases. Arch Neurol 39: 534–539

Meyer JG, Hofmann M, Weber E (1978) Blockade und Aktivierung fokaler EEG-Aktivitäten durch Augenöffnung und Augenschluß. Z EEG-EMG 9: 46–52

Michel B, Gastaut JL, Bianchi L (1979) Electroencephalographic cranial computerized tomographic correlations in brain abscess. Electroenceph Clin Neurophysiol 46: 256–273

Nau H-E, Bock WJ, Clar HE (1978) Electroencephalographic investigations in sellar tumours, with special regard to different methods of operative treatment. Acta Neurochir 44: 207–214

Pfurtscheller G, Wege W, Sager W (1980) Asymmetrien in der zentralen α-Aktivität (My-Rhythmus) unter Ruhe- und Aktivitätsbedingungen bei zerebrovaskulären Erkrankungen. Z EEG-EMG 11: 63–71

Prior PF (1968) Electroencephalographic studies in patients after removal of intracranial meningioma. Acta Neurol Scand 44: 107–123

Rowan AJ, Rudolf NDeM, Scott DF (1974) EEG prediction of brain metastases: A controlled study with neuropathological confirmation. J Neurol Neurosurg Psychiat 37: 888–893

Schaul N, Gloor P, Gotman J (1981) The EEG in deep midline lesions. Neurology 31: 157–167

Scollo-Lavizzari G (1970) The effect of sleep on electroencephalographic abnormalities at a distance from the lesion. Eur Neurol 3: 65–87

Scollo-Lavizzari G, Matthis H (1981) Frontal intermittent rhythmic delta activity. A comparative study of EEG and CT scan findings. Eur Neurol 20: 1–3

Thie A, Zschocke S (1988) Localized abnormal activation of EEG rhythms (including breach rhythm) following craniotomy. Electroenceph Clin Neurophysiol 70: 73P

Van der Drift JHA, Magnus O (1961) The value of the EEG in the differential diagnosis of cases with cerebral lesions. Electroenceph Clin Neurophysiol 19 [Suppl]: 183–196

Vand der Drift JHA, Magnus O (1961) Primary thalamic lesions. Electroenceph Clin Neurophysiol 19 [Suppl]: 125–137

Vignaendra V, Ghee LT, Chawla J (1975) EEG in brain abscess: Its value in localization compared to other diagnostic tests. Electroenceph Clin Neurophysiol 38: 611–622

Zschocke S, Heidrich V, Kuhlmann E (1990) Mapping des Spontan-EEG bei Herdstörungen. Z EEG-EMG 21: 233–242

Kapitel 9: Hirnstammfunktionsstörungen. EEG und Koma. Schädelhirnverletzungen

Arfel G (1975) Introduction to clinical and EEG studies in coma. In: Rémond A (ed) Handbook of Electroenceph Clin Neurohysiol, vol 12. Elsevier, Amsterdam, pp 5–23

Bätz B (1988) EEG-Befunde bei Schädelhirntraumen im Kindesalter. EEG-Labor 10: 113–136

Bauer G, Gerstenbrand F, Aichner F (1983) Das Locked-in Syndrom: Pseudokoma bei pontinem Querschnitt. In: Neumärker K-J (Hrsg) Hirnstammläsionen. Enke, Stuttgart, S 139–145

Bauer G, Gerstenbrand F, Rumpl E (1979) Varieties of locked-in syndrome. J Neurol 221: 77–91

Beck U, Kendel K (1971) Polygraphische Nachtschlafuntersuchungen bei Patienten mit Hirnstammläsionen. Arch Psychiat Nervenkrankh 214: 331–346

Beltinger A-M (1991) Elektroenzephalographie (EEG). In: Stöhr M, Riffel B, Pfadenhauer K: Neurophysiologische Untersuchungsmethoden in der Intensivmedizin. Springer, Berlin Heidelberg New York, S 1–68

Bergamasco B, Bergamini L, Doriguzzi T, Fabiani D (1968) EEG sleep patterns as a prognostic criterion in post-traumatic coma. Electroenceph Clin Neurophysiol 24: 374–377

Bricolo A, Gentilomo A, Rosadini G, Rossi GF (1968) Long lasting post-traumatic unconsciousness. A study based on nocturnal EEG and polygraphic recording. Acta Neurol Scand 44: 512–532

Britt ChW (1981) Nontraumatic 'spindle coma': clinical, EEG, and prognostic features. Neurology 31: 393–397

Butenuth J, Kubicki S (1975) Klinisch-elektroenzephalographische Schlafbeobachtungen im apallischen Syndrom. Z EEG-EMG 6: 185–188

Carroll WM, Mastaglia FL (1979) 'Locked-in coma' in postinfective polyneuropathy. Arch Neurol 36: 46–47

Chase TN, Moretti L, Prensky AL (1968) Clinical and electroencephalographic manifestations of vascular lesions of the pons. Neurology 18: 357–368

Chatrian GE (1975) Electrographic and behavioral signs of sleep in comatose states. In: Handbook of Electroenceph Clin Neurophys, vol 12. Elsevier, Amsterdam

Chatrian G-E (1990) Coma, other states of altered responsiveness, and brain death. In: Daly DD, Pedley TA (eds) Current practice of clinical electroencephalography, 2rd edn. Raven, New York, pp 425–487

Chatrian GE, White LE, Daly D (1963) Electroencephalographic patterns resembling those of sleep in certain comatose states after injuries to the head. Electroenceph Clin Neurophysiol 15: 272–280

Dalle Ore G, Gerstenbrand F, Lücking CH, Peters G, Peters UH (eds) (1977) The apallic syndrome. Springer, Berlin Heidelberg New York

Davis PH, Davis H (1939) The electrical activity of the brain. Its relation to physiological states and to states of impaired consciousness. Res Publ Assoc Res Nerv Mental Dis 19: 50–80

Deisenhammer E, Hammer B, Reisecker F (1980) Das EEG beim chronischen Subduralhämatom. EEG-Labor 2: 127–135

Dichgans J, Koufen H, Kehrle G, Sauer M, Klieser J (1978) Systematische klinische und EEG-Verlaufsuntersuchungen nach Schädeltraumen bei Erwachsenen: zum klinischen Begriff Commotio/Contusio cerebri. Fortschr Neurol Psychiat 47: 144–155

Duensing F (1949) Das Elektroencephalogramm bei Störungen der Bewußtseinslage. Arch Psychiat Z Neurol 183: 71–115

Evans BM (1976) Patterns of arousal in comatose patients. J Neurol Neurosurg Psychiat 39: 392–402

Fischgold H, Mathis P (1959) Obnubilations, comas et stupeurs. Etudes électroencéphalographiques. Electroenceph Clin Neurophysiol 11 [Suppl]: 27–68

Gastaut H (1954) The brain stem and cerebral electrogenesis in relation to consciousness. In: Adrian EA, Bremer E, Jasper H (eds) Brain mechanisms and consciousness. Blackwell, Oxford, pp 249–279

Gerstenbrand F (1967) Das traumatische apallische Syndrom. Springer, Wien New York

Gerstenbrand F, Lücking CH (1970) Die akuten traumatischen Hirnstammschäden. Arch Psychiat Nervenkrankh 213: 264–281

Gerstenbrand F, Rumpl E (1983) Das prolongierte Mittelhirnsyndrom traumatischer Genese. In: Neumärker K-J (Hrsg) Hirnstammläsionen. Enke, Stuttgart, S 236–248

Gibbs FA, Gibbs EL (1941) Atlas of EEG, Addison, Wesley, Mass

Guterman B, Sebastian P, Sodha N (1981) Recovery from alpha coma after lorazepam overdose. Clin Electroenceph 12: 205–208

Hacke W (1986) Neurologische Intensivmedizin. Perimed, Erlangen

Hansiota P, Gottschalk P, Green P, Zais D (1981) Spindle coma: Incidence, clinicopathologic correlates, and prognostic value. Neurology 31: 83–87

Hawkes CH, Bryan-Smyth L (1974) The electroencephalogram in the 'locked-in' syndrome. Neurology 24: 1015–1018

Hughes JR, Cayaffa J, Leestma J, Mizuna Y (1972) Alternating 'waking' and 'sleep' EEG patterns in a deeply comatose patient. Clin Electroenceph 3: 86–93

Ibrahim MM, Elian M (1974) A reappraisal of the value of the EEG in subdural hematoma. A report on 86 patients, with a follow-up study. J Neurol 207: 117–128

Janzen RWC, Zschocke S (1980) Problems in diagnosing an alpha coma. Electroenceph Clin Neurophysiol 50: 128P

Jellinger K, Gerstenbrand F, Pateisky K (1963) Die protrahierte Form der posttraumatischen Encephalopathie. Nervenarzt 34: 145–159

Jennett B (1974) Early traumatic epilepsy - incidence and significance. Arch Neurol 30: 394–398

Jennett B, Bond M (1975) Assessment of outcome after severe brain damage: a practical scale. Lancet I: 480–484

Jennett B, Plum F (1972) The persistent vegetative state: A syndrome in search of a name. Lancet I: 734–737

Jennett B, Van de Sande J (1975) EEG prediction of post-traumatic epilepsy. Epilepsia 16: 251–256

Jouvet M (1969) Coma and other disorders of consciousness. In: Handbook of Clin Neurol, vol 3. North Holland, Amsterdam New York Oxford, pp 62–79

Jurko MF, Andy OJ, Webster CL (1971) Disordered sleep patterns following thalamotomy. Clin Electroenceph 2: 213–217

Kleitman N (1982) Basic rest-activity cycle – 22 years later. Sleep 5: 311–317

Kooi K, Tucker RP, Marshall RE (1978) Fundamentals of Electroencephalography. Harper & Row, Hagerstown

Koufen H, Dichgans J (1978) Häufigkeit und Ablauf von traumatischen EEG-Veränderungen und ihre klinischen Korrelationen: systematische Verlaufsuntersuchungen bei 344 Erwachsenen. Fortschr Neurol Psychiat 46: 165–177

Krüger J, Steudel WI, Grau HC (1981) Traumatic lesions of the brain stem: electroencephalographic and computer-tomographic follow-up study in the acute phase. Electroenceph Clin Neurophysiol 51: 526–536

Kubicki S, Freund G (1979) Residual polymorphic sleep activity in moderate coma. In: Speckmann E-J, Caspers H (eds) Origin of cerebral field potentials. Thieme, Stuttgart, pp 115–121

Kubicki S, Haas J (1975) Elektro-klinische Korrelationen bei Komata unterschiedlicher Genese. Akt Neurol 2: 103–112

Kuroiwa Y, Furukawa T, Inaki K (1981) Recovery from drug-induced alpha coma. Neurology 31: 1359–1361

Li C-L, Jasper HH, Henderson L (1952) The effect of arousal mechanisms on various forms of abnormality in the electroencephalogram. Electroenceph Clin Neurophysiol 4: 513–526

Loeb C (1958) Electroencephalographic changes during the state of coma. Electroenceph Clin Neurophysiol 10: 589–606

Loeb C, Poggio G (1953) Electroencephalograms in a case with ponto-mesencephalic haemorrhage. Electroenceph Clin Neurophysiol 5: 295–296

Lorenzoni E (1975) Das EEG im posttraumatischen Koma. Fortschr Neurol Psychiat 43: 155–191

Lücking CH (1970) Sleep-like patterns and abnormal arousal reactions in brain stem lesions. Electroenceph Clin Neurophysiol 28: 214 (abstr)

Lücking CH, Müllner E, Pateisky K, Gerstenbrand F (1977) Electroencephalographic findings in the apallic syndrome. In: Dalle Ore G, Gerstenbrand F, Lücking CH, Peters G, Peters UH (eds) The apallic syndrome. Springer, Berlin Heidelberg New York, pp 144–154

Markand ON (1976) Electroencephalogram in 'locked-in' syndrome. Electroenceph Clin Neurophysiol 40: 529–534

Markand ON, Dyken ML (1976) Sleep abnormalities in patients with brain stem lesions. Neurology 26: 769–776

Meienberg O, Mumenthaler M, Karbowski K (1979) Quadriparesis and nuclear oculomotor palsy with total bilateral ptosis mimicking coma. A mesencephalic 'locked-in syndrome'? Arch Neurol 36: 708–710

Neumärker K-J (1983) Hirnstammläsionen. Neurologische, psychopathologische, morphologische, neuropathologische und computertomographische Aspekte. Enke, Stuttgart

Neundörfer B, Piotrowski W (1979) Das EEG beim subduralen Hämatom. EEG-Labor 1: 132–139

Niedermeyer E (1990) The epilepsies. Diagnosis and management. Urban & Schwarzenberg, Baltimore München

Nieuwenhuys R, Voogd J, van Huijzen Chr (1991) Das Zentralnervensystem des Menschen, 2. Aufl. Springer, Berlin Heidelberg New York

Plum F, Posner JB (1972) Diagnosis of stupor and coma. Davis, Philadelphia

Rae-Grant AD, Strapple C, Barbour PJ (1991) Episodic low-amplitude events: An under-recognized phenomenon in clinical electroencephalography. J Clin Neurophysiol 8: 203–211

Rumpl E (1979) Elektro-neurologische Korrelationen in den frühen Phasen des posttraumatischen Komas. I. Das EEG in den verschiedenen Phasen des akuten traumatischen sekundären Mittelhirn- und Bulbärhirnsyndroms. Z EEG-EMG 10: 148–157

Rumpl E (1980) Elektro-neurologische Korrelationen in den frühen Phasen des posttraumatischen Komas. II. Das EEG im Übergang zum und im Vollbild des traumatischen apallischen Syndroms. Z EEG-EMG 11: 43–50

Rumpl E (1993) Craniocerebral trauma. In: Niedermeyer E, Lopes da Silva F. Electroencephalography, 3rd edn. Williams & Wilkins, Baltimore, pp 383–403

Rumpl E, Lorenzoni E, Hackl JM, Gerstenbrand F, Hengl W (1979) The EEG at different stages of acute secondary traumatic midbrain and bulbar brain syndromes. Electroenceph Clin Neurophysiol 46: 487–497

Rumpl E, Prugger M, Bauer G, Gerstenbrand F, Hackl JM, Pallua A (1983) Incidence and prognostic value of spindles in post-traumatic coma. Electroenceph Clin Neurophysiol 56: 420–429

Silverman D (1963) Retrospective study of the EEG in coma. Electroenceph Clin Neurophysiol 15: 486–503

Specht F (1964) Ponstumoren und Bewußtseinszustand. Arch Psychiat Z Ges Neurol 20: 323–344

Steudel WI, Krüger J, Grau H (1979) Zur Alpha- und Spindel-Aktivität bei komatösen Patienten nach einer Schädel-Hirnverletzung unter besonderer Berücksichtigung der Computertomographie. Z EEG-EMG 10: 143–147

Stockard JJ, Bickford RG, Aung MH (1975) The electroencephalogram in traumatic brain injury. In: Handbook of Clin Neurol, vol 23. North Holland, Amsterdam, pp 317–367

Stöhr M, Riffel B, Pfadenhauer K (1991) Neurophysiologische Untersuchungsmethoden in der Intensivmedizin. Springer, Berlin Heidelber New York

Velho-Groneberg P (1985) Das Schädel-Hirn-Trauma. Klassifikation, Klinik und Diagnostik. EEG-Labor 7: 97–109

Walser H, Friedli W, Glinz W (1981) Die prognostische Bedeutung des EEG beim akuten posttraumatischen Koma. Z EEG-EMG 12: 198–204

Westmoreland BF, Klass DW, Sharbrough FW (1975) Alpha coma. Electroencephalographic, clinical, pathologic and etiologic correlations. Arch Neurol 32: 713–718

Zschocke S (1986) Diagnostic and prognostic value of EEG in brainstem lesions including spectral analysis. In: Kunze K, Zangemeister WH, Arlt A (eds) Clinical problems of brainstem disorders. Thieme, Stuttgart New York, pp 145–156

Zschocke S (1993) EEG changes in brain stem dysfunctions. In: Zschocke S, Speckmann E-J (eds) Basic mechanisms of the EEG. Birkhäuser, Boston Basel Berlin, pp 281–302

Kapitel 10: EEG bei diffusen Erkrankungen des Gehirns

Allen EM, Singer FR, Melamed D (1970) Electroencephalographic abnormalities in hypercalcemia. Neurology 20: 15–22

Alving J, Møller M, Sindrup E, Nielsen BL (1979) 'Alpha pattern coma' following cerebral anoxia. Electroenceph Clin Neurophysiol 47: 95–101

Bahamon-Dussan JE, Celesia GG, Grigg-Damberger MM (1989) Prognostic significance of EEG triphasic waves in patients with altered state of consciousness. J Clin Neurophysiol 6: 313–319

Bauer G (1993) Cerebral anoxia. In: Niedermeyer E, Lopes da Silva F, Electroencephalography, 2nd edn. Urban & Schwarzenberg, Baltimore München, pp 383–389

Bauer G, Aichner F, Klingler D (1982) Aktivitäten im Alpha-Frequenzbereich und Koma. Z EEG-EMG 13: 28–33

Bauer G, Pieber R (1974) Über periodische Komplexe im EEG. Z EEG-EMG 5: 75–86

Besser R (1987) Die diffuse zerebrale Hypoxie. EEG-Labor 9: 29–43

Beydoun A, Yen CE, Drury I (1991) Variance of interburst intervals in burst suppression. Electroenceph Clin Neurohysiol 79: 435–439

Bickford RG, Butt HR (1955) Hepatic coma: The electroencephalographic pattern. J Clin Invest 34: 790–799

Brass N (1980) Verlaufsuntersuchungen über die EEG-Veränderungen während Hämodialyse bei terminaler Niereninsuffizienz. Z EEG-EMG 11: 51–57

Brenner RP, Schaul N (1990) Periodic EEG patterns: classification, clinical correlation, and pathophysiology. J Clin Neurophysiol 7: 249–267

Brierley JB, Meldrum BS, Brown AW (1973) The threshold and neuropathology of cerebral 'anoxic-ischemic' cell damage. Arch Neurol 29: 367–374

Butenuth J, Kubicki t (1971) Über die prognostische Bedeutung bestimmter Formen der Myoklonien und korrespondierender EEG-Muster nach Hypoxien. Z EEG-EMG 2: 78–83

Carroll WM, Mastaglia FL (1979) Alpha and beta coma in drug intoxication uncomplicated by cerebral hypoxia. Electroenceph Clin Neurophysiol 46: 95–105

Celesia GG, Grigg MM, Ross E (1988) Generalized status myoclonicus in acute anoxic and toxic-metabolic encephalopathies. Arch Neurol 45: 781–784

Chatrian G-E (1990) Coma, other states of altered responsiveness, and brain death. In: Daily DD, Pedley TA (eds) Current practice of clinical electroencephalography, 2nd edn. Raven, New York, pp 425–487

Chokroverty S (1975) 'Alpha-like' rhythms in electroencephalograms in coma after cardiac arrest. Neurology 25: 655–663

Cordeau J-P (1959) Monorhythmic frontal delta activity in the human electroencephalogram: a study of 100 cases. Electroenceph Clin Neurophysiol 11: 733–746

Dougherty JH, Rawlinson DG, Levy DE, Plum F (1981) Hypoxic-ischemic brain injury and the vegetative state: Clinical and neuropathologic correlation. Neurology 31: 991–997

Echlin FA, Arnett V, Zoll J (1952) Paroxysmal high voltage discharges from isolated and partially isolated human and animal cerebral cortex. Electroenceph Clin Neurophysiol 4: 147–164

Evans BM (1975) Cyclic EEG changes in subacute spongiform and anoxic encephalopathy. Electroenceph Clin Neurophysiol 39: 587–598

Fahn S (1986) Posthypoxic action myoclonus: Literature review update. In: Fahn S, Marsden CD, Van Woert MH (eds) Myoclonus. Advances in Neurology, vol 43. Raven, New York, pp 157–169

Fariello RG, Orrison W, Blanco G, Reyes PF (1982) Neuroradiological correlates of frontal predominant intermittent rhythmic delta activity (FIRDA). Electroenceph Clin Neurophysiol 54: 194–202

Fisch BJ, Klass DW (1988) The diagnostic specifity of triphasic wave patterns. Electroenceph Clin Neurophysiol 70: 1–8

Flügel, KA (1982) Alphakoma, Pseudoalpha-Koma und Alpha-Pseudokoma - Zur Differentialdiagnose des sogenannten Alphakomas. Fortschr Neurol Psychiat 50: 371–386

Garcia JH, Anderson ML (1991) Circulatory disorders and their effects on the brain. In: Davis RL, Robertson DM (eds) Textbook of Neuropathology, chap 13, 2nd edn. Williams & Wilkins, Baltimore

Glaser GH (1974) Brain dysfunction in uremia. In: Plum F (ed) Brain dysfunction in metabolic disorders, vol 53. Raven, New York, pp 173–197

Gloor P, Ball G, Schaul N (1977) Brain lesions that produce delta waves in the EEG. Neurology 27: 326–333

Gloor P, Jacob JC, Elwan OH, Dossetor JB, Pateras VR (1969) The electroencephalogram in chronic renal failure. In: Gastaut H, Jasper H, Bancaud J, Waltrégny A (eds) The physiopathogenesis of the epilepsies. Thomas, Springfield, pp 50–59

Gloor P, Kalabay O, Giard N (1968) The elctroencephalogram in diffuse encephalopathies: electroencephalographic correlates of grey and white matter lesions. Brain 91: 779–802

Haider I, Matthew H, Oswald I (1971) Electroencephalographic changes in acute drug poisoning. Electroenceph Clin Neurophysiol 30: 23–31

Hallett M (1985) Myoclonus: Relation to epilepsy. Epilepsia 26 [Suppl 1]: S67–S77

Hallett M, Chadwick D, Marsden CD (1979) Cortical reflex myoclonus. Neurology 29: 1107–1125

Halliday AM (1967) The electroencephalographical study of myoclonus in man. Brain 90: 241–284

Halliday AM (1986) Evolving ideas on the neurophysiology of myoclonus. In: Fahn S, Marsden CD, van Woert MH (eds) Myoclonus. Advances in Neurology, vol 43. Raven, New York, pp 339–355

Hansiota P, Harris R, Kennedy J (1969) EEG changes in Wilson's disease. Electroenceph Clin Neurophysiol 27: 523–528

Harner RN, Katz RI (1975) Electroencephalography in metabolic coma. In: Handbook of Electroenceph Clin Neurophysiol, vol 12. Elsevier, Amsterdam, pp 47–62

Henry CE, Scoville WB (1952) Suppression-burst activity from isolated cerebral cortex in man. Electroenceph Clin Neurophysiol 4: 1–22

Hockaday JM, Potts F, Epstein E, Bonazzi A, Schwab RS (1965) Electroencephalographic changes in acute cerebral anoxia from cardiac or respiratory arrest. Electroenceph Clin Neurophysiol 18: 575–586

Hughes JR (1980) Correlations between EEG and chemical changes in uremia. Electroenceph Clin Neurophysiol 48: 583–594

Hughes JR, Boshes B, Leestma J (1976) Electro-clinical and pathologic correlations in comatose patients. Clin Electroenceph 7: 13–30

IFSECN (Chatrian GE et al) (1974) A glossary of terms most commonly used by clinical electroencephalographers. Electroenceph Clin Neurophysiol 37: 538–548

Ito IK, Harris RA (1981) Mechanisms of action of barbiturates. Annu Rev Pharmacol 21: 83–111

Janzen R (1975) Neurologische Diagnostik, Therapie, Prognostik. Enke, Stuttgart

Janzen RWC (1980) Myoklonus - motorisches Elementarphänomen bei gestörter zentraler Erregbarkeit. In: Mertens HG, Przuntek H (Hrsg) Pathologische Erregbarkeit des Nervensystems und ihre Behandlung. Verhandl Dtsch Ges Neurol, Bd 1. Springer, Berlin Heidelberg, S 40–65

Karnaze DS, Bickford RG (1984) Triphasic waves: A reassessment of their significance. Electroenceph Clin Neurophysiol 57: 193–198

Krumholz A, Stern BJ, Weiss HD (1988) Outcome from coma after cardiopulmonary resuscitation: Relation to seizures and myoclonus. Neurology 38: 401–405

Kubicki St, Rieger H, Busse G, Barckow D (1970) Elektroenzephalographische Befunde bei schweren Schlafmittelvergiftungen. Z EEG-EMG 1: 80–93

Kuroiwa Y, Celesia GG (1980) Clinical significance of periodic EEG patterns. Arch Neurol 37: 15–19

Kuroiwa Y, Furukowa T, Inaki K (1981) Recovery from drug-induced alpha coma. Neurology 31: 1359–1361

Laas R (1994) Persönliche Mitteilung

Laas R, Rosenkranz T, Zschocke S (1993) The neuropathology of the so-called alpha-pattern coma. In: Zschocke S, Speckmann E-J (eds) Basic mechanisms of the EEG. Birkhäuser, Boston Basel Berlin, pp 269–279

Lance JW (1986) Action myoclonus, Ramsay Hunt-syndrome, and other cerebellar myoclonic syndromes. In: Fahn S, Marsden CD, van Woert MH (eds) Myoclonus. Advances in Neurology, vol 43. Raven, New York, pp 33–55

Lance JW, Adams RD (1963) The syndrome of intention or action myoclonus as a sequel to hypoxic encephalopathy. Brain 86: 111–136

Loeb C (1975) Correlative EEG and clinico-pathological studies of patients in coma. In: Handbook of Electroenceph Clin Neurophysiol, vol 12. Elsevier, Amsterdam, pp 24–36

Madison D, Niedermeyer E (1970) Epileptic seizures resulting from acute cerebral anoxia. Z Neurol Neurosurg Psychiat 33: 381–386

Markand ON (1984) Electroencephalography in diffuse encephalopathies. J Clin Neurophysiol 1: 357–407

Marsden CD, Hallett M, Fahn S (1982) The nosology and pathophysiology of myoclonus. In: Marsden CD, Fahn S (eds) Movement disorders. Butterworth, London, pp 196–248

Møller M (1978) 'Alpha-pattern coma' and survival after cardiac arrest. Electroenceph Clin Neurophysiol 44: 518–522

Nadel AM, Wilson WP (1976) Dialysis encephalopathy: A possible seizure disorder. Neurology 26: 1130–1134

Noriega-Sanchez A, Martinez-Maldonado M, Haiffe RM (1978) Clinical and electroencephalographic changes in progressive uremic encephalopathy. Neurology 28: 667–669

Obeso JA, Rothwell JC, Marsden CD (1985) The spectrum of cortical myoclonus. From focal reflex jerks to spontaneous motor epilepsy. Brain 108: 193–224

Penin H (1967) Über den diagnostischen Wert des Hirnstrombildes bei der hepato-portalen Enzephalopathie. Fortschr Neurol Psychiat 35: 173–234

Pichlmayr I, Lips U, Künkel H (1983) Das Elektroenzephalogramm in der Anästhesie. Springer, Berlin Heidelberg New York

Poiré R (1969) Hypoglycemic epilepsy: Clinical, electrographic and biological study during induced hypoglycemia in man. In: Gastaut H, Jasper HH, Bancaud J, Waltrégny A (eds) The Physiopathogenesis of the epilepsies. Thomas, Springfield, pp 75–110

Prior, PF (1973) The EEG in acute cerebral anoxia. Excerpta Medica, Amsterdam

Prüll G, Kaftan J (1971) Aktionsmyoklonus nach allgemeiner zerebraler Hypoxie. Z EEG-EMG 2: 73–78

Rosenkranz T (1991) Neuropathologische Untersuchung komatöser Patienten, die im Elektroenzephalogramm eine bilateral-synchrone Verlangsamung, ein Burst-Suppression-Muster oder eine Alphawellen-Aktivität zeigten. Diss, Univ Hamburg

Rumpl E, Hackl JM, Gerstenbrand F, Bauer G (1979) Zum EEG im Leberkoma. Z EEG-EMG 10: 88–94

Saunders MG, Westmoreland BF (1984) Das EEG bei diffusen Funktionsstörungen des Gehirns. In: Klass DW, Daly DD (eds) Klinische Elektroenzephalographie. Fischer, Stuttgart New York, S 311–344

Schaul N (1990) Pathogenesis and significance of abnormal nonepileptiform rhythms in the EEG. J Clin Neurophysiol 7: 229–248

Schaul N, Lueders H, Sachdev K (1981) Generalized, bilaterally synchronous bursts of slow waves in the EEG. Arch Neurol 38: 690–692

Scollo-Lavizzari G (1987) EEG-Veränderungen bei metabolischen Störungen. EEG-Labor 9: 1–17

Scollo-Lavizzari G, Bassetti C (1987) Prognostic value of EEG in post-anoxic coma after cardia arrest. Eur Neurol 26: 161–170

Sharbrough FW, Westmoreland BF, Reagan TJ, Klass DW (1975) The significance of a transitional monorhythmic EEG pattern in patients after cardiopulmonary arrest. Neurology 27: 384(Abstr)

Silverman D (1962) Some observations on the EEG in hepatic coma. Electroenceph Clin Neurophysiol 14: 53–59

Simon RP, Aminoff MJ (1986) Electrographic status epilepticus in fatal anoxic coma. Ann Neurol 20: 351–355

Simsarian JP, Harner RN (1972) Diagnosis of metabolic encephalopathy: significance of triphasic waves in the electroencephalogram. Neurology 22: 456 (Abstr)

Spatz R, Nagel J, Kollmannsberger A, Kugler J (1975) Das Elektroenzephalogramm bei der Hyperthyreose und im thyreotoxischen Koma. Z EEG-EMG 6: 14–18

Sperling MR, Brown WJ, Crandall PH (1986) Focal burst-suppression induced by thiopental. Electroenceph Clin Neurophysiol 63: 203–208

Synek VM (1988) Prognostically important EEG coma patterns in diffuse anoxic and traumatic encephalopathies in adults. J Clin Neurophysiol 5: 161–174

Synek VM, Synek BJL (1984) Theta pattern coma, a variant of alpha pattern coma. Clin Electroenceph 15: 116–121

Westmoreland BF, Klass DW, Sharbrough FW, Reagan TJ (1975) Alpha coma. Electroencephalographic, clinical, pathologic and aetiologic correlations. Arch Neurol 32: 713–718

Young RR, Shahani BT (1986) Asterixis: one type of negative myoclonus. In: Fahn S, Marsden CD, Van Woert MH (eds) Myoclonus. Advances in Neurology vol 43. Raven, New York, pp 137–156

Zander Olsen P, Støier M, Siersbaek-Nielsen K, Mølholm Hansen J, Schiøler M, Kristensen M (1972) Electroencephalographic findings in hyperthyroidism. Electroenceph Clin Neurophysiol 32: 171–177

Kapitel 11: EEG in der Hirntodbestimmung

Alvarez LA, Moshé SL, Belman AL, Maytal J, Resnick TJ, Keilson M (1988) EEG and brain death determination in children. Neurology 38: 227–230

American Electroencephalographic Society (1986) Minimum technical standards for EEG recording in suspected cerebral death. J Clin Neurophysiol 3: 144–149

Barth H, Mehdorn HM (1995) Erfahrungen bei der Feststellung des Hirntodes auf einer neurochirgischen Intensivstation. Schleswig-Holst Ärztebl 48: 5–11

Bauer G (1993) Coma and brain death. In: Niedermeyer E, Lopes da Silva, Electroencephalography, 3rd edn. Williams & Wilkins, Baltimore, pp 445–459

Bennett DR, Hughes JR, Korein J, Merlis JK, Suter C (1976) Atlas of electroencephalography in coma and cerebral death. Raven, New York

Besser R (1994) EEG-Diagnostik beim Hirntod. EEG-Labor 16: 64–74

Bundesärztekammer (1982) Kriterien des Hirntodes. Entscheidungshilfen zur Feststellung des Hirntodes. Stellungnahme des wissenschaftlichen Beirates der Bundesärztekammer. Dtsch Ärztebl 79: 45–55

Bundesärztekammer (1986) Dto, Dtsch Ärztebl 83: 2940–2946

Bundesärztekammer (1991) Dto, 2. Fortschreibung, Dtsch Ärztebl 88: 2855–2860

Chatrian G-E (1992) Electrophysiologic evaluation of brain death: A critical appraisal. In: Aminoff MJ (ed) Electrodiagnosis in clinical neurology, 3rd edn. Churchill Livingstone, New York, pp 737–793

Deutsche EEG-Gesellschaft (Hirsch H et al) (1970) Empfehlungen zur Bestimmung der Todeszeit. Z EEG-EMG 1: 53–54

Deutsche Gesellschaft für Klinische Neurophysiologie (Bätz B et al.) (1994) Empfehlungen zur Bestimmung des Hirntodes. Z EEG-EMG 25: 163–166 (s. Anhang F)

Harvard Medical School (1968) A definition of irreversible coma. Report of the Ad Hoc Committee of the Harvard Medical School to examine the definition of brain death. JAMA 205: 337–340

Henry CE (1984) Ableitung des EEG. Bestimmung der elektrozerebralen Stille. In: Klass DW, Daly DD (Hrsg) Klinische Elektroenzephalographie. Fischer, Stuttgart New York, pp 187 f.

Krier C, Henn-Beilharz A, Ritter A, Klotz U (1992) Einflüsse fremdblutsparender Verfahren auf Plasmaspiegel und Elimination von Midazolam bei Patienten mit Hüftgelenksoperationen. Anästhes Intensivmed Notfallmed Schmerzther 27: 23–30

Mayr N, Zeitlhofer J, Auff E, Wessely P, Deecke L (1990) Die Bedeutung von EMG-Artefakten im isoelektrischen EEG. Z EEG-EMG 21: 56–58

Moskopp D, Kurthen M, Wassermann H (1994) Klinische und apparative Diagnostik des Hirntodes. Eine problemorientierte Falldarstellung. EEG-Labor 16: 87–99

Reutern GM von (1991) Cerebraler Zirkulationsstillstand. Diagnostik mit der Dopplersonographie. Dtsch Ärztebl 88: B2844–B2848

Silverman D, Masland RL, Saunders MG, Schwab RS (1970) Irreversible coma associated with electrocerebral silence. Neurology 20: 525–533

Silverman D, Saunders MG, Schwab RS, Masland RL (1969) Cerebral death and the electroencephalogram. Report of the Ad Hoc Committee of the American Electroencephalographic Society on EEG criteria for determination of cerebral death. JAMA 209: 1505–1510

Stöhr M, Sommer-Edlinger B, Kroiss H, Pfadenhauer K, Riffel B (1991) Neurophysiologische Methoden in der Hirntoddiagnostik. In: Stöhr M, Riffel B, Pfadenhauer K, Neurophysiologische Untersuchungsmethoden in der Intensivmedizin. Springer, Berlin Heidelberg New York, S 219–270

Vinik HR, Kissin I (1991) Sedation in the ICU. Int Care 17 [Suppl 1]: 20–23

Walker AE (1985) Cerebral death, 3rd edn. Urband & Schwarzenberg, München Baltimore

Kapitel 12: Entzündliche Hirnerkrankungen

Au WJ, Gabor AJ, Vijayan N, Markand ON (1980) Periodic lateralized epileptiform complexes (PLEDs) in Creutzfeldt-Jakob disease. Neurology 30: 611–617

Besser R (1986) Klinik und EEG der Herpes-simplex-Enzephalitis. EEG-Labor 8: 6–18

Besser R (1993) Hirnmetatstase und Herpes-simplex-Enzephalitis: Wertigkeit der EEG-Diagnostik. EEG-Labor 15: 95–99

Besser R, Krämer G, Hopf HC (1990) Die zeitliche Dynamik von EEG-Veränderungen in der Frühphase der Herpex-simplex-Enzephalitis. Z EEG-EMG 21: 243–246

Besser R, Lüth G (1982) Stellenwert des EEG für die Diagnose und Verlauf der Herpes simplex Enzephalitis. Akt Neurol 9: 129–134

Brown P, Cathala F, Castaigne P, Gajdusek DC (1986) Creutzfeldt-Jakob disease: Clinical analysis of a consecutive series of 230 neuropathologically verfied cases. Ann Neurol 20: 597–602

Brown P, Rodgers-Johnson P, Cathala F, Gibbs CJ Jr, Gajdusek DC (1984) Creutzfeldt-Jakob disease of long duration: Clinicopathological characteristics, transmissibility, and differential diagnosis. Ann Neurol 16: 295–304

Celesia GG (1973) Pathophysiology of periodic EEG complexes in subacute sclerosing panencephalitis (SSPE). Electroenceph Clin Neurophysiol 35: 293–300

Ch'ien LT, Boehm RM, Robinson H, Liu C, Frenkell LD (1977) Characteristic early electroencephalographic changes in herpes simplex encephalitis: Clinical and virologic studies. Arch Neurol 34: 361–364

Chiofalo N, Fuentes A, Galvez S (1980) Serial EEG findings in 27 cases of Creutzfeldt-Jakob disease. Arch Neurol 37: 143–145

Cobb W (1966) The periodic events of subacute sclerosing leucoencephalitis. Electroenceph Clin Neurophysiol 21: 278–294

Cobb WA (1979) Evidence on the periodic mechanisms on herpes simplex encephalitis. Electroenceph Clin Neurophysiol 46: 345–350

Cobb W, Hill D (1950) Electroencephalogram in subacute progressive encephalitis. Brain 73: 392–404

Fenyö E, Hasznos T (1964) Periodic EEG complexes in subacute panencephalitis: reactivity, response to drugs and respiratory relationships. Electroenceph Clin Neurophysiol 16: 446–458

Geréby G (1981) Elektroenzephalographische Befunde bei nekrotisierender Herpesenzephalitis. Z EEG-EMG 12: 205–211

Ghezzi A, Montanini R, Basso PF, Zaffaroni M, Massimo E, Cazzullo CL (1990) Epilepsy in multiple sclerosis. Eur Neurol 30: 218–223

Gloor P, Kalabay O, Giard N (1968) The electroencephalogram in diffuse encephalopathies: Electroencephalographic correlates of grey and white matter lesions. Brain 91: 779–802

Hacke W, Zeumer H (1980) Herpes-simplex-Enzephalitis; eine computertomographisch-elektroenzephalographische Verlaufsstudie. Z EEG-EMG 11: 177–182

Hansen HC, Goossens-Merkt H, Zschocke S, Kunze K (1993) Polygraphische EEG-Verlaufsuntersuchungen bei Creutzfeldt-Jakob'scher Erkrankung in bezug zur klinischen Progredienz. Z EEG-EMG 24: 181 (Abstr)

Kugler J, Martin JJ, Radermecker FJ, Stockdorph O (1976) Periodische Komplexe im EEG bei nekrotisierender Herpes-Enzephalitis. Z EEG-EMG 7: 63–71

Lai C-W, Gragasin ME (1988) Electroencephalography in herpes simplex encephalitis. J Clin Neurophysiol 5: 87–103

Lampert PW, Gajdusek DC, Gibbs CJ Jr (1971) Experimental spongiform encephalopathy (Creutzfeldt-Jakob disease) in chimpanzees. Electron microscopic studies. J Neuropathol Exp Neurol 30: 20–32

Legg NJ, Gupta PC, Scott DF (1973) Epilepsy following cerebral abscess. A clinical and EEG study of 70 patients. Brain 96: 259–268

Lenard HG, Yaneza PL, Reimer M (1976) Polygraphic recordings in subacute sclerosing panencephalitis. A study of the pathophysiology of the periodic EEG complexes. Neuropaediatrie 7: 52–65

Levìć ZM (1978) Electroencephalographic studies in multiple sclerosis. Specific changes in benign multiple sclerosis. Electroenceph Clin Neurophysiol 44: 471–478

Levy SR, Chiappa KH, Burke CJ, Young RJ (1986) Early evolution and incidence of electroencephalographic abnormalities in Creutzfeldt-Jakob disease. J clin Neurophysiol 3: 1–21

Ludolph A, Elger CE (1985) Die Bedeutung des EEG bei der Diagnostik entzündlicher Erkrankungen des Zentralnervensystems. EEG-Labor 7: 123–135

Maier G (1983) Creutzfeldt-Jakob-Krankheit. Klinik und EEG. EEG-Labor 5: 148–153

Markand ON, Panszi JG (1975) The electroencephalogram in subacute sclerosing panencephalitis. Arch Neurol 32: 719–726

Nelson J (1968) On the origin of diffuse spikes in Jakob-Creutzfeldt's disease. Electroenceph Clin Neurophysiol 24: 395 (Abstr)

Radermecker J (1955) The EEG in the encephalitides and related cerebral conditions. Electroenceph clin Neurophysiol 7: 448 (Abstr)

Radermecker J (1957) Das Elektroenzephalogramm der subakuten sklerosierenden Leukoenzephalitis und seine Variationsbreite. Wien Z Nervenhlkd 13: 204–223

Radermecker J, Poser CM (1960) The significance of repetitive paroxysmal electroencephalographic patterns. Their specifity in subacute sclerosing leukoencephalitis. World Neurol 1: 422–431

Rayport M (1963) Electroencephalographic, corticographic and intracerebral potentials in two anatomically verified cases of Creutzfeldt-Jakob disease. Electroenceph Clin Neurophysiol 15: 922(Abstr)

Scharein S, Zschocke S, Kunze K (1991) EEG alterations in Guillaine-Barre syndrome. Electroenceph Clin Neurophysiol 78: 55P

Traub RD, Pedley TA (1981) Virus-induced electrotonic coupling: hypothesis on the mechanisms of periodic EEG discharges in Creutzfeldt-Jakob disease. Ann Neurol 10: 405–410

Westmoreland BF (1993) The EEG in cerebral inflammatory processes. In: Niedermeyer E, Lopes da Silva F, Electroencephalography, 3rd edn. Williams & Wilkins, Baltimore, pp 291-304

Westmoreland BF, Gomez MR, Blume WT (1977) Activation of periodic complexes of subacute sclerosing panencephalitis by sleep. Ann Neurol 1: 185–187

Westmoreland BF, Sharbrough FW, Donat JR (1979) Stimulus-induced EEG complexes and motor spasms in subacute sclerosing panencephalitis. Neurology 29: 1154–1157

Kapitel 13: Gefäßabhängige und degenerative Erkrankungen des Gehirns

Alberts MS, Duffy FH, McAnulty GB (1990) Electrophysiologic comparison between two groups of patients with Alzheimer's disease. Arch Neurol 47: 857–863

Andermann F, Andermann E (1992) Migraine and epilepsy with special reference to the benign epilepsies of childhood. In: Degen R, Dreifuss FE (eds) Benign localized and generalized epilepsies of early childhood. Elsevier, Amsterdam, pp 207–214

Asokan G, Pareja J, Niedermeyer E (1987) Temporal minor slow and sharp EEG activity and cerebrovascular disorder. Clin Electroenceph 18: 201–210

Barolin GS (1974) Das Elektroencephalogramm beim Kopfschmerz (1974) Z EEG-EMG 5: 67–75

Barolin GS, Scherzer E, Schnaberth (1975) Die zerebrovaskulär bedingten Anfälle. Huber, Bern Stuttgart Wien

Binnie CD, Margerison JH, McCaul IR (1969) Electroencephalographic localization of ruptured intracranial aneurysms. Brain 92: 679–690

Brenner RP (1993) EEG and dementia. In: Niedermeyer E, Lopes da Silva F, Electroencephalography, 3rd edn. Williams & Wilkins, Baltimore, pp 339–349

Brenner RP, Reynolds CF, Elrich RF (1988) Diagnostic efficacy of computerized spectral versus EEG analysis in elderly normal, demented and depressed subjects. Electroenceph Clin Neurophysiol 69: 110–117

Camfield PR, Metrakos K, Andermann F (1978) Basilar migraine, seizures, and severe epileptiform EEG abnormalities. A relatively benign syndrome in adolescents. Neurology 28: 584–588

Coben LA, Danziger W, Storandt M (1985) A longitudinal EEG study of mild senile dementia of the Alzheimer type: changes at 1 year and at 2.5 years. Electroenceph Clin Neurophysiol 61: 101–112

Daly DD, Markand ON (1990) Focal brain lesions. In: Daly DD, Pedley TA (eds) Current practice of clinical electroencephalography, 2nd edn. Raven, New York, pp 357 f.

Duffy FH, Albert MS, McAnulty G (1984) Brain electrical activity in patients with presenile and senile dementia of the Alzheimer type. Ann Neurol 16: 439–448

Ehle AL, Johnson PC (1977) Rapidly evolving EEG changes in a case of Alzheimer disease. Ann Neurol 1: 593–595

Griewing B, Mertins L, Lütcke A, Körber R, Huffmann G (1991) Das Elektroenzephalogramm in der Verlaufsbeobachtung und Diagnostik von Thrombosen des Hirnvenensystems. EEG-Labor 13: 103–117

Gschwend J (1971) EEG-Befunde und ihre Interpretation bei einfacher Migräne. J Neurol 201: 279–292
Hacke W, Kolmann HL, Zeumer H (1982) Neuropathologische Befunde bei der subkortikalen arteriosklerotischen Enzephalopathie (M. Binswanger). Z EEG-EMG 13: 121–128
Hirose G, Saeki M, Kosoegawa H, Takado M, Yamamoto T, Tada A (1981) Delta waves in the EEGs of patients with intracerebral hemorrhage. Arch Neurol 38: 170–175
Hockaday JM, Whitty CW (1969) Factors determining the electroencephalogram in migraine: A study of 560 patients, according to clinical type of migraine. Brain 92: 769–788
Karbowski K (1975) Fokale periodische Spitzenpotentiale bei extraterritorialer zerebraler Ischämie. Z EEG-EMG 6: 27–33
Kayser-Gatchalian MC, Neuendörfer B (1980) The prognostic value of EEG in ischaemic cerebral insults. Electroenceph Clin Neurophysiol 49: 608–617
Kendel K, Koufen H (1970) EEG-Veränderungen bei cerebralen Gefäßinsulten des Hirnstamms. Dtsch Z Nervenhlkd 197: 42–55
Ketz E (1971) Die Vertebro-Basilaris-Thrombose im konventionellen EEG. Z EEG-EMG 2: 36–43
Logar Ch, Enge S, Körner EM, Ladurner G, Sager WD, Lechner H (1982) Zur klinischen Wertigkeit des EEG bei Subarachnoidalblutung. Z EEG-EMG 13: 68–72
Logar Ch, Enge S, Ladurner G, Bertha G, Schneider G, Lechner G (1983) Das EEG bei Multiinfarkten mit und ohne intellektuellem Abbau. Z EEG-EMG 14: 204–208
Markand ON (1990) Organic brain syndromes and dementias. In: Daly DD, Pedley TA (eds) Current practice of clinical electroencephalography, 2nd edn. Raven , New York, pp 401–423
Niedermeyer E (1963) The electroencephalogram and vertebrobasilar artery insufficiency. Neurology 13: 412–422
Niedermeyer E (1993a) Cerebrovascular disorders and EEG. In: Niedermeyer E, Lopes da Silva F, Electroencephalography, 3rd edn. Williams & Wilkins, Baltimore, pp 305–327
Niedermeyer E (1993b) The EEG in patients with migraine and other forms of headache. In: Niedermeyer E, Lopes da Silva F, Electroencephalography, 3rd edn. Williams & Wilkins, Baltimore, pp 573–579
Olesen J, Larsen B, Lauritzen M (1981) Focal hyperemia followed by spreading oligemia and impaired activation of rCBF in classic migraine. Ann Neurol 9: 344–352
Parain D, Samson-Dollfus D (1984) Electroencephalograms in basilar artery migraine. Electroenceph clin Neurophysiol 58: 392–399
Pearce, JMS (1985) Is migraine explained by Leao's spreading depression? Lancet II: 763–766
Rae-Grant A, Blume W, Lau C, Hachinski VC, Fisman M, Merskey DM (1987) The electroencephalogram in Alzheimer-type dementia: A sequential study correlating the electroencephalogram with psychometric and quantitative pathologic data. Arch Neurol 44: 50–54
Rumpl E, Bauer G, Stampfel G (1977) Der Angiospasmus bei der Subarachnoidalblutung als wichtige Ursache für fokale Veränderungen im EEG. Z EEG-EMG 8: 200–204
Sishta SK, Troupe A, Marszalek KS, Kremer LM (1974) Huntington's chorea: An electroencephalographic and psychometric study. Electroenceph Clin Neurophysiol 36: 387–393
Slatter KH (1968) Some clinical and EEG findings in patients with migraine. Brain 91: 85–98
Smyth VOG, Winter AL (1964) The EEG in migraine. Electroenceph Clin Neurophysiol 16: 194–202
Soikkeli R, Partanan J, Soininen H, Pääkkönen A, Riekkinen P (1991) Slowing of EEG in Parkinson's disease. Electroenceph Clin Neurophysiol 79: 159–165
Towle PA (1965) The electroencephalographic hyperventilation response in migraine. Electroenceph clin Neurophysiol 19: 390–393
Velho-Groneberg P (1986) The EEG: An important (and often underrated) tool in the diagnosis of stroke. Am J EEG Technol 26: 213–224
Wessely P, Mayr N, Goldenberg G (1985) EEG-Befunde bei komplizierter Migräne. Z EEG-EMG 16: 221–226
Westmoreland BF (1984) Das EEG bei Kopfschmerzen. In: Klass DW, Daly DD (Hrsg) Klinische Elektroenzephalographie. Fischer, Stuttgart New York, S 345–356
Yeager CL, Alberts WW, Delattre LD (1966) Effects of stereotactic surgery upon electroencephalographic status of parkinsonian patients. Neurology 16: 904–910
Zschocke S (1974) Pathogenese epileptischer Reaktionen beim arteriovenösen Angiom des Gehirns. Fortschr Neurol Psychiat 42: 433–453

Kapitel 14: Medikamenteneffekte im EEG. Intoxikationen

Bauer G (1993) EEG, drug effects, and central nervous system poisoning. In: Niedermeyer E, Lopes da Silva F, Electroencephalography, 3rd edn. Williams & Wilkins, Baltimore, pp 631–642
Bente D (1965) zit nach Ulrich G (1994) Psychiatrische Elektroenzephalographie, Fischer, Jena Stuttgart New York, S 188

Bente D, Scheuler W, Ulrich G, Müller-Oerlinghausen B (1982) Effects of lithium on the EEG of healthy subjects and psychiatric patients. In: Herrmann WM (ed) Electroencephalography in drug research. Fischer, Stuttgart, pp 369–385

Besser R, Hornung K, Theisohn M, Rothacher G, Krämer G (1992) EEG changes in patients during the introduction of carpamazepine. Electroenceph Clin Neurophysiol 83: 19–23

Dummermuth G, Ferber G, Herrmann WM, Hinrichs H, Künkel H (1987) International Pharmoco-EEG Group (IPEG). Recommendations for standardization of data acquisition and signal analysis in pharmacoelectroencephalography. Neuropsychobiology 17: 213–218

Duncan JS, Smith SJ, Forster A, Shorvon SD, Trimble MR (1989) Effects of the removal of phenytoin, carbamazepine, and valproate on the electroencephalogram. Epilepsia 30: 590–596

Freund G, Niedermeyer E (1982) Toxic encephalopathies. In: Niedermeyer E, Lopes da Silva F, Electroencephalography, 1st edn. Urban & Schwarzenberg, Baltimore München, pp 491–497

Glaze DG (1990) Drug effects. In: Daly DD, Pedley TA (eds) Current practice of clinical electroencephalography, 2nd edn. Raven, New York, pp 489–512

Haider I, Matthew H, Oswald I (1971) Electroencephalographic changes in acute drug poisoning. Electroenceph Clin Neurophysiol 30: 23–31

Helmchen H, Kanowski S (1971) EEG-Veränderungen unter Lithium-Therapie. Nervenarzt 42: 144–148

Herrmann WM (1982) Development and evaluation of an objective procedure for the electroencephalographic classification of psychotropic drugs. In: Herrmann WM (ed) Electroencephalography in drug research. Fischer, Stuttgart, pp 249–351

Herrmann WM, Schärer E (1987) Pharmako-EEG. Grundlagen. Methodik. Anwendung. Einführung und Leitfaden für die Praxis. Ecomed, Landsberg München

Hormes JT, Benarroch EE, Rodriguez M, Klass DW (1988) Periodic sharp waves in baclofen-induced encephalopathy. Arch Neurol 45: 814–815

Itil TM (1982a) Psychotropic drugs in the human EEG. In: Niedermeyer E, Lopes da Silva F, Electroencephalography, 1st edn. Urban & Schwarzenberg, Baltimore München, pp 499–513

Ketz E (1974) Wirkung von Antikonvulsiva und psychotropen Drogen auf das EEG. Z EEG-EMG 5: 99–106

Koufen H, Consbruch U (1972) Die Lithium-Intoxikation. Beobachtungen an 6 Fällen. Nervenarzt 43: 145–152

Kubicki S, Rieger H, Busse G, Barckow D (1970) Elektroenzephalographische Befunde bei schweren Schlafmittelvergiftungen. Z EEG-EMG 1: 80–93

Levy RH, Dreifuss FE, Mattson RH, Meldrum BS, Penry JL (eds) (1989) Antiepileptic drugs. Raven, New York, 3rd edn

Okonek S, Rieger H (1975) EEG-Veränderungen bei Alkylphosphat-Vergiftungen. Z EEG-EMG 6: 19–27

Pichlmayr I, Lips U, Künkel H (1983) Das Elektroenzephalogramm in der Anästhesie. Springer, Berlin Heidelberg New York

Saletu B (1989) EEG imaging of brain activity in clinical psychopharmacology. In: Maurer K (ed) Topographic brain mapping of EEG and evoked potentials. Springer, Berlin Heidelberg, pp 482–506

Small JG (1986) EEG and lithium CNS toxicity. Am J EEG Technol 26: 225–239

Smith SJM, Kocen RS (1988) A Creutzfeldt-Jakob like syndrome due to lithium toxicity. J Neurol Neurosurg Psychiat 51: 120–123

Spatz R, Kugler J, Greil W, Lorenzi E (1978) Das Elektroenzephalogramm bei der Lithium-Intoxikation. Nervenarzt 49: 539–542

Stumpf C, Gogolak G (1987) EEG and neuropharmacology. In: Niedermeyer E, Lopes da Silva F, Electroencephalography, 2nd edn. Urban & Schwarzenberg, Baltimore München, pp 553–565

Ulrich G (1994) Das EEG unter Psychopharmaka und andersartigen psychotropen Substanzen. In: Ulrich G, Psychiatrische Elektroenzephalographie. Fischer, Jena Stuttgart New York, S 172 f.

Ulrich G, Scheuler W, Müller-Oerlinghausen B (1983) Zur visuell-morphologischen Analyse des hirnelektrischen Verhaltens bei Patienten mit manisch-depressiven und schizoaffektiven Psychosen unter Lithiumprophylaxe. Fortschr Neurol Psychiat 51: 24–36

Wessely P, Mayr N (1981) Das EEG bei Phenytoin-Intoxikation. Z EEG-EMG 12: 142–147

Kapitel 15: Methodische Grundlagen. Elektroden. EEG-Geräte

American Electroencephalographic Society (1985) Guidelines for long-term neurodiagnostic monitoring in epilpsy. J Clin Neurophysiol 2: 419–452

Bätz B, Fleischmann WD, Wabner D (1984) Zur Pflege von Elektroden. Ein Vergleich von gesinterten Silber-Silberchloridelektroden mit herkömmlichen Elektroden. EEG-Labor 6: 101–113

Barlow JS, Dubinsky J (1976) Some computer approaches to continuous automatic clinical EEG monitoring. In: Kellaway P, Petersén I (eds) Quantitative analytic studies in epilepsy. Raven, New York, pp 309–327

Bickford RG, Fleming NI, Billinger TW (1971) Compression of EEG data by isometric power spectral plots. Electroenceph Clin Neurophysiol 31: 632 (Abstr)

Binnie CD (1986a) Computer applications in monitoring. In: Handbook of Electroenceph Clin Neurophysiol, revised series, vol 2. Elsevier, Amsterdam, pp 67–91
Bricolo A, Turazzi S, Faccioli F, Odorizzi F, Sciarretta G, Erculiani P (1978) Clinical application of compressed spectral array in long-term EEG monitoring of comatose patients. Electroenceph Clin Neurophysiol 45: 211–225
Bridgers SL, Ebersole JS (1985) The clinical utility of ambulatory cassette EEG. Neurology 35: 166–173
Broughton R, Hanley J, Quanbury AO, Roy OZ (1976) Electrodes. In: Handbook of Electroenceph Clin Neurophysiol, vol 3, part A. Elsevier, Amsterdam, pp A5–A27
Büchele W, Hökendorf H, Brandt Th (1980) Klinische Elektronystagmographie als diagnostisches Hilfsmittel in der Oto-Neurologie und Neuro-Ophthalmologie. EEG-Labor 1: 167–185
Burr W, Stefan H, Newzella U, Platte M, Hennemann-Hohenfried U (1988) Mobiles Langzeit-EEG (MLE) bei der Diagnostik der Narkolepsie. EEG-Labor 10: 165–176
Cant BR, Shaw NA (1984) Monitoring by compressed spectral array in pronlonged coma. Neurology 34: 35–39
Caspers H, Speckmann E-J (1974) Cortical DC shifts associated with changes of gas tensions in blood and tissue. In: Handbook of Electroenceph Clin Neurophysiol, vol 10, part A. Elsevier, Amsterdam, pp A10–A65
Collura TF (1993) History and evolution of electroencephalographic instruments and techniques. J Clin Neurophysiol 10: 476–504
Cooper R, Osselton JW, Shaw JC (1984) Elektroenzephalographie, 3. Aufl. Fischer, Stuttgart New York
Deutsche EEG-Gesellschaft (1985) Mindestanforderungen für die Durchführung von EEG-Ableitungen in Klinik und Praxis. EEG-Labor 7: 178 (s. Anhang A)
Deutsche EEG-Gesellschaft (1990a) (Bätz B et al.) Empfehlungen der Technischen Kommission zur Verwendung von 50-Hz-Filtern. EEG-Labor 12: 150
Deutsche EEG-Gesellschaft (1990b) (Rappelsberger P et al.) Stellungnahme der Technischen Kommission zum papierlos registrierten EEG. EEG-Labor 12: 151–154 (s. Anhang E)
Deutsche Gesellschaft für Klinische Neurophysiologie (Deutsche EEG-Gesellschaft) (1994) (Heinze H-J et al.) Empfehlungen für Langzeitableitungen. Z EEG-EMG 25: 219–225
Deutsche Gesellschaft für Klinische Neurophysiologie (Deutsche EEG-Gesellschaft) (1995) (Hinrichs H et al.) Fragenkatalog für digital/papierlos arbeitende EEG-Geräte. Z EEG-EMG 26: 38–41
Dieterich M, Brandt Th (1989) Elektronystagmographie: Methodik und klinische Bedeutung. EEG-Labor 11: 13–30
Dolce G, Künkel H (1975) CEAN – Computerized EEG-analysis. Fischer, Stuttgart 1975
Dumermuth G (1977) Fundamentals of spectral analysis in electroencephalography. In: Rémond A (ed) EEG-Informatics. A didactic review of methods and applicationes of EEG data processing. Elsevier, Amsterdam, pp 83–105
Dumermuth G, Ferber G, Herrmann WM, Hinrichs H, Künkel H (1987) International Pharmaco-EEG Group (IPEG) - Recommendations for standardization of data acquisition and signal analysis in pharmaco-electroencephalography. Neuropsychobiology 17: 213–218
Dumermuth G, Lange B, Lehmann D, Meier CA, Dinkelmann R, Molinaris L (1983) Spectral analysis of all-night sleep EEG in healthy adults. Eur Neurol 22: 322–339
Dumermuth G, Molinari L (1987) Spectral analysis of EEG background activity. In: Handbook of Electroenceph Clin Neurophysiol, Revised series, vol 1. Elsevier, Amsterdam, pp 85–130
Ebersole JS (1985) Ambulatory cassette EEG. J Clin Neurophysiol 2: 397–418
Ebersole JS (ed) (1988) Ambulatory EEG monitoring. Raven, New York
Ebersole JS (1992) Ambulatory cassette electroencephalographic monitoring. In: Aminoff MJ (ed) Electrodiagnosis in clinical neurology, 3rd edn. Churchill Livingstone, New York, pp 169–193
Ebersole JS, Bridgers SL (1985) Direct comparison of 3- and 8-channel ambulatory cassette EEG with intensive inpatient monitoring. Neurology 35: 846–854
Ebersole JS, Leroy RF (1983a) An evaluation of ambulatory, cassette EEG monitoring: II. Detection of interictal abnormalities. Neurology 33: 8–18
Ebersole JS, Leroy RF (1983b) Evaluation of ambulatory, cassette EEG monitoring: III. Diagnostic accuracy compared to intensive inpatient EEG monitoring. Neurology 36: 853–860
Erwin CW, Hartwell JW (1987) Sleep staging of ambulatory tape-recorded polysomnographic data: what a difference an epoch makes. J Clin Neurophysiol 4: 215
Fleming RA, Smith NT (1979) Density modulation: A technique for the displays of three-variable data in patient monitoring. Anesthesiology 50: 543–546
Freye E (1990) Cerebral monitoring in the operating room and the intensive care unit. Kluwerl, Dordrecht Boston London
Gotman J, Ives JR, Gloor P (eds) (1985) Long-term monitoring in epilepsy. Electroenceph Clin Neurophysiol, Suppl 37
Gumnit RJ (ed) (1987) Intensive neurodiagnostic monitoring. Advances in Neurol, vol 46. Raven, New York
Hinrichs H (1992) Die digitale EEG-Technik: Eigenschaften und Möglichkeiten. EEG-Labor 14: 113–121

Höller L (1982) Verwendung piezoelektrischer Registrierungen in der Polygraphie. EEG-Labor 4: 116–126

Höller L (1984) Eine einfache Methode zur Registrierung des Aktogramms im Schlaf. EEG-Labor 6: 183–188

Höller L, Irrgang U (1981) Voraussetzungen zur Durchführung qualitativer, polygraphischer Ableitung des Schlafes. EEG-Labor 3: 63–82

Irnich W (1975) Einführung in die Bioelektronik. Thieme, Stuttgart

Ives JR, Woods JF (1975) 4-channel 24 hour cassette recorder for long-term EEG monitoring of ambulatory patients. Electroenceph Clin Neurophysiol 39: 88–92

Jordan KG (1993) Continuous EEG and evoked potential monitoring in the neuroscience intensive care unit. J Clin Neurophysiol 10: 445–475

Kamp A, Pfurtscheller G, Lopes da Silva F (1993) Special techniques of recording and transmission. In: Niedermeyer E, Lopes da Silva F, Electroencephalography, 3rd edn. Williams & Wilkins, Baltimore, pp 713–727

Karnaze DS, Marshall LF, Bickford RG (1982) EEG monitoring of clinical coma: The compressed spectral array. Neurology 32: 289–292

Kleitman N (1973) The basic rest-activity cycle in sleep and wakefulness. In: Jovanović UJ (ed) The nature of sleep. Fischer, Stuttgart, pp 40–42

Kleitman N (1982) Basic rest-activity cycle – 22 years later. Sleep 5: 311–317

Koffler DJ, Gotman J (1985) Automatic detection of spike-and-wave burts in ambulatory EEG recordings. Electroenceph Clin Neurophysiol 61: 165–180

Kral W (1992) Elektroenzephalographie - Rückblick und Perspektiven der Gerätetechnik. EEG-Labor 14: 97–112

Leroy RF, Ebersole JS (1983) An evaluation of ambulatory, cassette EEG monitoring: I. Montage design. Neurology 33: 1–7

Levy WJ, Shapiro HM, Maruchak G, Meathe E (1980) Automated EEG processing for intraoperative monitoring: A comparison of techniques. Anesthesiol 53: 223–236

Lopes da Silva FH, Storm van Leeuwen W, Rémond A (eds) (1986) Clinical application of computer analysis of EEG and other neurophysiological signals. Handbook of Electroenceph Clin Neurophysiol, revised series, vol 2. Elsevier, Amsterdam New York Oxford

Maynard DE, Jenkinson JL (1984) The cerebral function analysing monitor. Anaesthesia 39: 678–690

Mertins L, Schäfer AE (1979) Die Beeinflussung des EEG durch Zeitkonstante und Filter. EEG-Labor 1: 214–222

Mohs C, Zschocke S (1986) Narcolepsy and sleep apnea syndrome. Diagnostic use of mobile long-term EEG recording. Electroenceph Clin Neurophysiol 63: 27P

Pfurtscheller G (1993) Special uses of EEG computer analysis in clinical environments. In: Niedermeyer E, Lopes da Silva F, Electroencephalography, 3rd edn. Williams & Wilkins, Baltimore, pp 1125–1133

Pichlmayr I, Lehmkuhl P (1988) EEG-Überwachung des Intensivpatienten. Springer, Berlin Heidelberg New York

Principe JC, Smith JR (1985) Automatic recognition of spike and wave bursts. Electroenceph Clin Neurophysiol, Suppl 37

Prior PF (1979) Monitoring in the intensive care unit. In: Prior PF, Maynard DE (eds) Monitoring cerebral function. Elsevier, Amsterdam, pp 165–204

Prior PF, Maynard DE (eds) (1986) Monitoring cerebral function. Elsevier, Amsterdam

Quy RJ (1978) A miniature preamplifier for ambulatory monitoring of the electroencephalogram. J Physiol 284: 23–24

Rappelsberger P (1979) Elektroden und deren Eigenschaften: Was sollte eine EEG-Assistentin darüber wissen? EEG-Labor 1: 25–40

Rappelsberger P (1980) Verstärkung von EEG-Signalen: Was passiert am Verstärkereingang und was sollte eine EEG-Assistentin darüber wissen? EEG-Labor 2: 87–103

Rappelsberger P (1982) Messung von Elektrodenwiderständen. EEG-Labor 4: 25–31

Rappelsberger P (1987) Erdungsprobleme bei EEG-Ableitungen: I. Elektrische Sicherheit und Störspannungen. EEG-Labor 9: 49–59

Rappelsberger P (1992) Die neue EEG-Technik. EEG-Labor 14: 55–64

Rappelsberger P (1994) Die neue EEG-Technik: Remontage. EEG-Labor 16: 17–26

Rappelsberger P, Pastelak-Price C, Scheuler W (1987) Erdungsprobleme bei EEG-Ableitungen: II. Artefakte und ihre Ursachen. EEG-Labor 9: 61–87

Reitman M (1988) Techniques of cassette polysomnography. In: Ebersole JS (ed) Ambulatory EEG monitoring. Raven, New York

Salinsky M, Kanter R, Dasheiff RM (1987) Effectiveness of multiple EEGs in supporting the diagnosis of epilepsy: an operational curve. Epilepsia 28: 331–334

Stefan H, Burr W (eds) (1982a) Mobile long-term EEG monitoring. Fischer, Stuttgart New York

Stefan H, Burr W (1982b) Mobile 24-Stunden-EEG-Ableitung: Ihre Bedeutung in einer Epilepsie-Klinik. EEG-Labor 4: 54–69

Stefan H, Wieser HG (1987) Prächirurgische epileptologische Intensivevaluation. In: Bätz B, Künkel H (Hrsg) Prächirurgische Diagnostik und operative Behandlung bei therapieresistenten Epilepsien. Zuckschwerdt, München Bern Wien, S 18–38

Stott FD, Raftery EB, Goulding L (eds) (1980) ISAM 1979. Proc 3rd Int Symposium Ambulatory Monitoring. Academic Press, New York London

Kapitel 15

Stott FD, Wright SL, Raftery EB, Clement DL (eds) (1981) ISAM 1981. Proc 4th Int Symp Ambulatory Monitoring. Academic Press, New York London

Terzano MG, Gatti PL, Manzoni GC, Formentini E, Mancia D (1982) Is the EEG cyclic alternating pattern a true autonomous entity? Analytic study in a case of post-traumatic coma with good prognosis. Eur Neurol 21: 324–334

Young B, Blais R, Campbell V, Covacich D, Demelo J, Leitch G, MacKenzie J, Schieven J (1993) Vapors from collodium and acetone in an EEG laboratory. J Clin Neurophysiol 10: 108–110

Zschocke S, Alexopoulos T (1984) Die EEG-Langzeitableitung in der Epilepsie-Diagnostik. Fortschr Neurol Psychiat 52: 438–450

Zschocke S, Hunger J, Alexopoulos T (1982) Gain of information using mobile EEG long-term monitoring. In: Stefan H, Burr W (eds) Mobile long-term EEG monitoring. Fischer, Stuttgart New York, pp 19–28

Zschocke S, Janzen RWC (1978) Zentralisiertes System zur EEG-Diagnostik und -Überwachung in einer neurologischen Intensivstation. Z EEG-EMG 9: 113–119

Zschocke S, Neunzig H-P, Janzen RWC, Rohr W (1986) Consecutive EEG intensive monitoring using continuous selective spectral analysis. Electroenceph Clin Neurophysiol 63: 22P

Zschocke S, Topp W, Gabler E (1983a) EEG-Langzeitregistrierung am freibeweglichen Patienten. EEG-Labor 5: 1–9

Zschocke S, Rettig Th, Rohr W (1983b) Die kontinuierliche Frequenzanalyse (spektrale Trendanalyse) in der Auswertung von EEG-Langzeitableitungen. Z EEG-EMG 14: 74–78

Kapitel 16: Grundlagen der digitalen EEG-Verarbeitung. Frequenzanalyse des EEG

Barlow JS (1985) Methods of analysis of nonstationary EEGs, with emphasis on segmentation techniques: A comparative study. J Clin Neurophysiol 2: 267–304

Bickford RG, Brimm J, Berger L, Aung M (1973) Application of compressed spectral array in clinical EEG. In: Kellaway P, Petersén J (eds) Automation of clinical electroencephalography. Raven, New York, pp 55–64

Cooley JW, Tucker JW (1965) zit. nach Lopes da Silva F (1993)

Cooper R, Osselton JW, Shaw JC (1984) Elektroenzephalographie. Fischer, Stuttgart New York, 3. Aufl

Dolce G, Künkel H (1975) CEAN – Computerized EEG analysis. Fischer, Stuttgart

Dumermuth G (1977) Fundamentals of spectral analysis in electroencephalography. In: Rémond A (ed) EEG informatics. A didactic review of methods and applications of EEG data processing. Elsevier, Amsterdam, pp 83–105

Dumermuth G, Gasser T, Lange B (1975) Aspects of EEG analysis in the frequency domain. In: Dolce G, Künkel H (eds) CEAN – Computerized EEG analysis. Fischer, Stuttgart, pp 432–457

Dumermuth G, Molinari L (1987) Spectral analysis of EEG background activity. In: Handbook of Electroenceph Clin Neurophysiol, revised series, vol 1. Elsevier, Amsterdam New York Oxford, pp 85–130

Gotman J (1990) The use of computers in analysis and display of EEG and evoked potentials. In: Daly DD, Pedley TA (eds) Current practice of clinical electroencephalography, 2nd edn. Raven, New York, pp 51–83

Hinrichs H (1987) EEG data acquisition. Neuropsychobiology 17: 77–84

Hinrichs H (1991) EEG data compression with source coding techniques. J Biomed Eng 13: 417–423

Kellaway P, Petersén I (1976) Quantitative analytic studies in epilepsy. Raven, New York

Künkel H (1972) Die Spektraldarstellung des EEG. Z EEG-EMG 3: 15–24

Lopes da Silva F (1993) EEG analysis: Theory and practice. In: Niedermeyer E, Lopes da Silva, Electroencephalography, 3rd edn. Williams & Wilkins, Baltimore, pp 1097–1123

Matejcek M (1982) Vigilance and the EEG: Psychological, physiological and pharmacological aspects. In: Herrmann WM (ed) EEG in drug reaearch. Fischer, Stuttgart New York, pp 405–508

Matousek M (1977) Clinical application of EEG analysis: Presentation of EEG results and dialogue with the clinician. In: Rémond A (ed) EEG Informatics. Elsevier, Amsterdam, pp 233–242

Nuwer MR (1988a) Quantitative EEG: I. Techniques and problems of frequency analysis and topographic mapping. J Clin Neurophysiol 5: 1–43

Nuwer, MR (1988b) Quantitative EEG: II. Frequency analysis and topographic mapping in clinical settings. J Clin Neurophysiol 5: 45–85

Oken BS, Chiappa KH (1988) Short-term variability in EEG frequency analysis. Electroenceph Clin Neurophysiol 69: 191–198

Rappelsberger P (1984) Analog-Digital-Konversion des EEG: Voraussetzung für die Computerverarbeitung. EEG-Labor 6: 27–39

Zschocke S, Rettig T, Rohr W (1983) Die kontinuierliche Frequenzanalyse (spektrale Trendanalyse) in der Auswertung von EEG-Langzeitableitungen. Z EEG-EMG 14: 74–78

Kapitel 17: EEG-Mapping

Coppola R (1986) Issues in topographical analysis of EEG activity. In: Duffy FH (ed) Topographic mapping of brain electrical activity. Butterworth, London, pp 339–346

Deutsche EEG-Gesellschaft (1989) (Herrmann WM et al) Empfehlungen für das Mapping von EEG-Parametern (EEG- und EP-Mapping). Z EEG-EMG 20: 125–132 (s. Anhang D)

Duffy FH (1986) Brain electrical activity mapping: Issues and answers. In Duffy FH (ed) Topographic mapping of brain electrical activity. Butterworths, Boston, pp 401–418

Duffy FH (1989) Topographic mapping of brain electrical activity: Clinical applications and issues. In: Maurer K (ed) Topographic brain mapping of EEG and evoked potentials. Springer, Berlin Heidelberg New York, pp 19–52

Duffy FH, Bartels PH, Burchfield J (1981) Significance probability mapping: An aid in the topographic analysis of brain electrical activity. Electroenceph Clin Neurophysiol 51: 455–462

Duffy FH, Burchfield JL, Lombroso CT (1979) Brain electrical activity mapping (BEAM): A method for extending the clinical utility of EEG and evoked potential data. Ann Neurol 5: 309–321

Duffy FH, Maurer K (1989) Establishment of guidelines for the use of topographic mapping in clinical neurophysiology: a philosophical approach. In: Maurer K (ed) Topographic brain mapping of EEG and evoked potentials. Springer, Berlin Heidelberg New York, pp 3–10

Dumermuth G, Ferber G, Herrmann WM, Hinrichs H, Künkel H (1987) International Pharmoco-EEG Group (IPEG). Recommendations for standardization of data acquisition and signal analysis in pharmacoelectroencephalography. Neuropsychobiology 17: 213–218

Hughes JR, Weiner RD, Burchfield JL, Fisch BJ (1989) Auseinandersetzung mit neuen Entwicklungen - EEG-Mapping. EEG-Labor 11: 56–65

Irrgang U, Höller L (1981) Polygraphic recording in the EEG laboratory. J Electrophysiol Techn 7: 98–111

Jasper HH (1958) The ten twenty electrode system of the International Federation. Electroenceph Clin Neurophysiol 10: 143–149

Kahn EM, Weiner RD, Brenner RP, Coppola R (1988) Topographic maps of brain electrical activity - pitfalls and precautions. Biol Psychiat 23: 628–636

Lehmann D (1971) Multichannel topography of human alpha EEG fields. Electroenceph Clin Neurophysiol 31: 439–449

Lehmann D (1972) Human scalp EEG fields: Evoked, alpha, sleep and spike-wave patterns. In: Petsche H, Brazier MAB (eds) Synchronization of EEG activity in epilepsies. Springer, Berlin, pp 301–325

Lehmann D (1986) Spatial analysis of EEG and evoked potential data. In: Duffy FH (ed) Topographic mapping of brain electrical activity. Butterworths, Boston, pp 29–61

Lehmann D (1987) Principles of spatial analysis. In: Handbook of Electroenceph Clin Neurophysiol, revised series, vol 1. Elsevier, Amsterdam, pp 309–354

Lehmann D (1989) From mapping to the analysis and interpretation of EEG/EP maps. In: Maurer K (ed) Topographic brain mapping of EEG and evoked potentials. Springer, Berlin Heidelberg New York, pp 53–75

Lehmann D, Skrandies W (1980) Reference-free identification of components of checkerboard-evoked multichannel potential fields. Electroenceph Clin Neurophysiol 8: 609–621

Lopes da Silva F (1990) A critical review of clinical applications of topographic mapping of brain potentials. J Clin Neurophysiol 7: 535–551

Lowitzsch K, Besser R, Hacke W, Stöhr M (1988) Empfehlungen (der Deutschen EEG-Gesellschaft) für die Ausbildung im Bereich „Evozierte Potentiale". EEG-Labor 10: 51–53

Maurer K (ed) Topographic brain mapping of EEG and evoked potentials. Springer, Berlin Heidelberg New York

Maurer K, Dierks T (1987) Brain mapping – topographische Darstellung des EEG und der evozierten Potentiale in Psychiatrie und Neurologie. Z EEG-EMG 18: 4–12

Maurer K, Dierks T (1988) Topographie der P300 in der Psychiatrie. I. Kognitive P300-Felder bei Psychosen. Z EEG-EMG 19: 21–25

Maurer K, Ihl R, Dierks T (1988) Topographie der P300 in der Psychiatrie. II. Kognitive P300-Felder bei Demenz. Z EEG-EMG 19: 26–29

Maurer K, Ihl R, Dierks T (1989) Mapping von EEG und evozierten Potentialen: Eine Hilfe für klinische Entscheidungsprozesse? Z EEG-EMG 20: 136–138

Nagata K, Yunoki K, Araki G, Mizukami M (1984) Topographic electroencephalographic study of transient ischemic attacks. Electroenceph Clin Neurophysiol 58: 291–301

Nuwer MR (1988) Quantitative EEG: I. Techniques and problems of frequency analysis and topographic mapping. J Clin Neurophysiol 5: 1–43

Nuwer MR (1990) The development of EEG brain mapping. J Clin Neurophysiol 7: 459–471

Nuwer MR, Jordan SE (1987) The centrifugal effect and other spatial artifacts of topographic EEG mapping. J Clin Neurophysiol 4: 321–326

Pastelak-Price C (1983) Das internationale 10-20-System zur Elektrodenplazierung: Begründung, praktische Anleitung zu den Meßschritten und Hinweise zum Setzen der Elektroden. EEG-Labor 5: 49–72

Perrin F, Pernier J, Bertrand O, Giard MH, Echallier JF (1987) Mapping of scalp potentials by surface spline interpolation. Electroenceph Clin Neurophysiol 66: 75–81

Petsche H (1990) Der Januskopf des EEG-Mapping. EEG-Labor 12: 1–11

Petsche H, Marko A (1954) Das Photozellentoposkop, eine einfache Methode zur Bestimmung der Feldverteilung und Ausbreitung hirnelektrischer Vorgänge. Arch Psychiat Z Neurol 192: 447–462

Petsche H, Pockberger H, Rappelsberger P (1985) Musikrezeption, EEG und musikalische Vorbildung. Z EEG-EMG 16: 183–190

Petsche H, Pockberger H, Rappelsberger P (1986) EEG topography and mental performance. In: Duffy FH (ed) Topographic mapping of brain electrical activity. Butterworth, Boston, pp 63–98

Pfurtscheller G, Aranibar A (1977) Event-related cortical desynchronization detected by power measurements of scalp EEG. Electroenceph Clin Neurophysiol 42: 817–826

Pfurtscheller G, Aranibar A (1979) Evaluation of event-related desynchronization (ERD) preceding and following voluntary self-paced movement. Electroenceph Clin Neurophysiol 46: 138–146

Pfurtscheller G, Lindinger G, Klimesch W (1986) Dynamisches EEG-Mapping – bildgebendes Verfahren für die Untersuchung perzeptiver, motorischer und kognitiver Hirnleistungen. Z EEG-EMG 17: 113–116

Pfurtscheller G, Lopes da Silva FH (eds) (1988) Functional brain imaging. Huber, Toronto Lewiston Bern Stuttgart

Rappelsberger P (1990) Einführung in das Mapping von EEG-Parametern. EEG-Labor 12: 137–147

Rodin E, Ancheta O (1987) Cerebral electrical fields during petit mal absences. Electroenceph Clin Neurophysiol 66: 457–466

Saletu B (1989) EEG imaging of brain activity in clinical psychopharmacology. In: Maurer K (ed) Topographic brain mapping of EEG and evoked potentials. Springer, Berlin Heidelberg New York, pp 482–506

Walter WG, Shipton HW (1951) A new toposcopic display system. Electroenceph Clin Neurophysiol 3: 281–292

Zschocke S, Heidrich V, Kuhlmann E (1990) Mapping des Spontan-EEG bei Herdstörungen. Z EEG-EMG 21: 233–242

Kapitel 18: Artefakte im EEG

Bätz B (1985) Artefakte in der Quellenableitung. EEG-Labor 7: 63–72

Brittenham DM (1990) Artifacts. Activities not arising from the brain. In: Daly DD, Pedley TA (eds) Current practice of clinical electroencephalography. Raven, New York, pp 85–105

Cooper R, Osselton JW, Shaw JC (1984) Elektroenzephalographie. Fischer, Stuttgart New York, pp 99 ff.

Eichmeier J (1986) Entstehung von Störsignalen bei der EEG-Ableitung. EEG-Labor 8: 59–67

Elbert T, Lutzenberger W, Rockstroh, B, Birbaumer N (1985) Removal of ocular artifacts from the EEG – a biophysical approach to the EOG. Electroenceph Clin Neurophysiol 60: 455–463

Gordon MR (1980) Artifacts created by imbalanced electrode impedance. Am J EEG Technol 20: 149–160

MacGillivray BB, Binnie CD, Osselton JW (1974) Artefacts, faults, and fault-finding. In: Handbook of Electroenceph Clin Neurophysiol, vol 3, part C. Elsevier, Amsterdam, pp C88–C102

Saunders MG (1984) Artefakte: Aktivitäten nichtzerebralen Ursprungs im EEG. In: Klass DW, Daly DD (Hrsg) Klinische Elektroenzephalographie. Fischer, Stuttgart New York, S 33–61

Sims JJ, Aung MH, Bickford RG, Billinger TW, Shattuck CM (1973) Respirator artifact mimicking burst-suppression during electrocerebral silence. Am J EEG Technol 13: 81–87

Tyner FS, Knott JR, Mayer WB Jr (1983) Fundamentals of EEG technology, vol 1: Basic concepts and methods. Raven, New York, pp 280–311

Weinmann HM (1974) Artefakte im Elektroenzephalogramm. Z EEG-EMG 5: 1–13

Westmoreland BF, Espinosa RE, Klass DW (1973) Significant prosopo-glossopharyngeal movements affecting the EEG. Am J EEG Technol 13: 59–70

Sachverzeichnis